放射治疗中正常组织损伤与防护

Normal Tissue Injury in Radiotherapy and Its Protection

主　编　田　野　王绿化
副主编　李宝生　易俊林　胡超苏

人民卫生出版社

图书在版编目（CIP）数据

放射治疗中正常组织损伤与防护 / 田野，王绿化主编 .—北京：人民卫生出版社，2019

ISBN 978-7-117-28241-3

Ⅰ. ①放… Ⅱ. ①田…②王… Ⅲ. ①放射治疗学 Ⅳ. ① R815

中国版本图书馆 CIP 数据核字（2019）第 046777 号

放射治疗中正常组织损伤与防护

主　　编： 田　野　王绿化
出版发行： 人民卫生出版社（中继线 010-59780011）
地　　址： 北京市朝阳区潘家园南里 19 号
邮　　编： 100021
E - mail： pmph @ pmph.com
购书热线： 010-59787592　010-59787584　010-65264830
印　　刷： 北京汇林印务有限公司
经　　销： 新华书店
开　　本： 889 × 1194　1/16　**印张：** 33
字　　数： 903 千字
版　　次： 2019 年 4 月第 1 版　2019 年 4 月第 1 版第 1 次印刷
标准书号： ISBN 978-7-117-28241-3
定　　价： 298. 00 元
打击盗版举报电话：010-59787491　E-mail：WQ @ pmph.com
（凡属印装质量问题请与本社市场营销中心联系退换）

编 委

（按姓氏笔画排序）

于大海	南京中医药大学附属医院
王　军	河北医科大学第四医院
王胜资	复旦大学附属眼耳鼻喉科医院
王绿化	中国医学科学院肿瘤医院
毛卫东	苏州大学附属第二医院
田　野	苏州大学附属第二医院
巩合义	山东省肿瘤医院
毕　楠	中国医学科学院肿瘤医院
朱雅群	苏州大学附属第二医院
李宝生	山东省肿瘤医院
张　烨	中国医学科学院肿瘤医院
张力元	苏州大学附属第二医院
陆雪官	复旦大学附属肿瘤医院
范秋虹	苏州大学附属第二医院
易俊林	中国医学科学院肿瘤医院
周平坤	军事医学科学院放射与辐射医学研究所
郎锦义	四川省肿瘤医院
赵培峰	苏州大学附属第二医院
赵路军	天津医科大学肿瘤医院
胡春洪	苏州大学附属第一医院
胡超苏	复旦大学附属肿瘤医院
洪金省	福建医科大学附属第一医院
祝淑钗	河北医科大学第四医院
钱建军	苏州大学附属第二医院
董丽华	吉林大学白求恩第一医院
惠周光	中国医学科学院肿瘤医院
曾昭冲	复旦大学附属中山医院
谢丛华	武汉大学中南医院

编　者

（按姓氏笔画排序）

马沛卿　王仁生　王玉祥　王孝深　孔月虹　邢鹏飞
朱　健　刘　婕　刘叶红　孙　鑫　孙绍星　孙彦泽
李俊晨　杨咏强　邹　莉　应红梅　沈云天　张玉松
张军军　张奇贤　陈金梅　武亚晶　范　铭　周乐源
俞辰道　徐美玲　徐睿哲　郭　旗　曹　振　常鹏宇
蔡　尚　冀胜军

主编简介

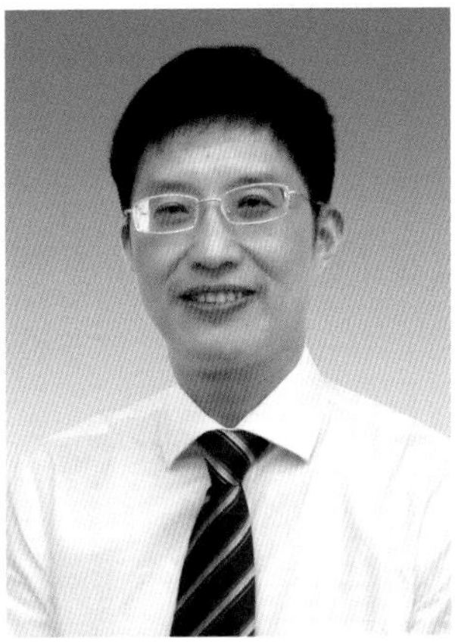

田　野

主任医师、教授、博士生导师。现任苏州大学附属第二医院放射治疗科主任、苏州大学放射肿瘤治疗学研究所所长。中华医学会放射肿瘤治疗学分会常务委员兼放射生物学组组长、中国医师协会放射肿瘤治疗医师分会常务委员、江苏省医学会放射肿瘤治疗学分会主任委员、《中华放射肿瘤学杂志》与《中华放射医学与防护杂志》编委。

1986 年本科毕业于苏州医学院，先后师承余子豪教授与殷蔚伯教授，在中国医学科学院肿瘤医院（研究所）获得放射治疗学硕士（1991 年）与肿瘤学博士学位（1999 年）。近二十年来，主要从事“放射性损伤的实验与临床研究”和“乳腺癌、胃肠道肿瘤放射治疗”等方面临床及科研工作。作为主持人，先后承担国家自然科学基金项目 5 项、国际原子能机构课题 3 项、省部级重点课题 3 项。获得排名前三位的省部级科技成果奖 8 项。以第一作者或通讯作者发表 SCI 收录期刊论文 46 篇、中华系列期刊论文 63 篇。

主编简介

王绿化

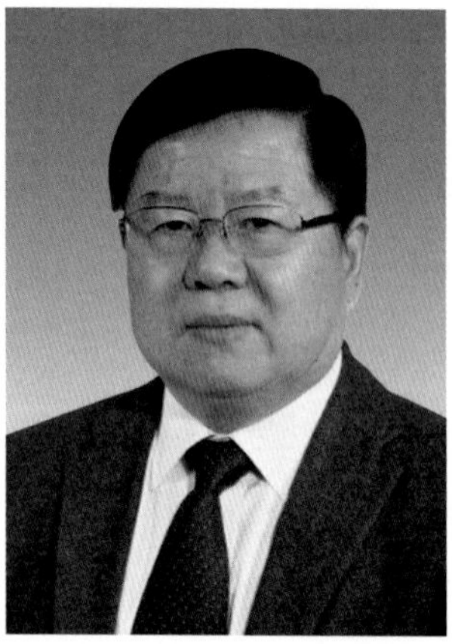

主任医师、教授、博士生导师。现任国家癌症中心副主任、中国医学科学院肿瘤医院副院长、中华医学会肿瘤放射治疗学分会主任委员。

1982年毕业于蚌埠医学院，1987年于中国医学科学院北京协和医学院获得放射肿瘤学专业硕士研究生学位。毕业后一直在中国医学科学院肿瘤医院从事放射治疗的临床医疗和转化研究，在国际上率先开展基因多态性与放射性肺损伤相关性研究和对局部晚期非小细胞肺癌临床治疗预后的影响、小RNA对小细胞肺癌预后的影响及机制研究、非小细胞肺癌脑转移预测及机制研究，提出放射性肺炎的预测模型，牵头制定临床放射性肺炎诊断与治疗指南。

在国内率先应用肺癌和食管癌三维适形和调强放疗技术，主导制定了相关临床实践原则和靶区勾画原则，并积极在国内推广精确放疗技术的应用。联合国内多个肿瘤中心开展国际上首个局限晚期非小细胞肺癌同步放化疗方案的随机对照研究，研究结果填补了国内外空白，在提高肺癌放射治疗疗效关键技术研究和应用上取得显著成绩。先后获得国家科学技术奖一等奖、教育部科学技术进步奖二等奖、北京市科学技术奖二等奖等。主编国家卫生和计划生育委员会住院医师规范化培训规划教材《肿瘤放射治疗学》、放射诊断与治疗学专业临床型研究生规划教材《肿瘤放射治疗学》。积极推进我国放疗领域专业人才培养。

副主编简介

李宝生

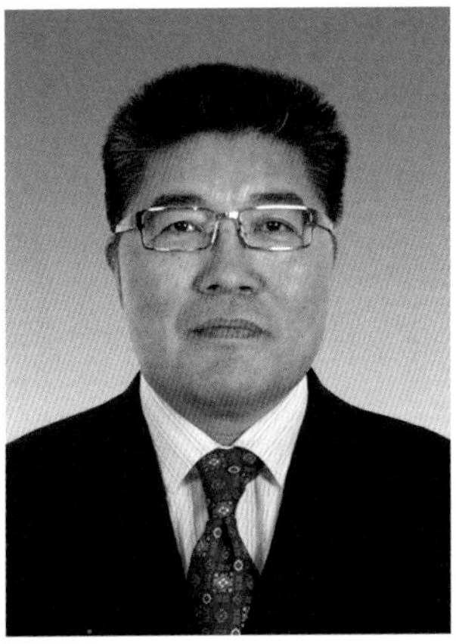

教授、博士生导师。现任山东省肿瘤医院副院长，兼任中国医师协会放射肿瘤治疗医师分会主任委员、中华医学会放射肿瘤治疗学分会副主任委员、中国抗癌协会肿瘤放射治疗专业委员会副主任委员，《国际肿瘤学杂志》总编辑、《中华肿瘤防治杂志》副总编、《中华放射肿瘤学杂志》编委。

1986 年毕业至今一直从事肿瘤放射治疗临床、科研和教学工作。主要研究方向为胸部肿瘤精准放射治疗基础及临床。承担国家重点研发计划课题 1 项，国家自然科学基金重点项目 1 项、面上项目 4 项，省级项目多项。发表 SCI 论文 88 篇、获国家发明专利权 5 项。作为第一负责人获国家科学技术进步奖二等奖 1 项，作为主要负责人获得国家科学技术进步奖二等奖两项，作为第一负责人获得山东省科学技术进步奖一等奖 1 项、二等奖两项、中华医学科技奖二等奖、三等奖各 1 项。

易俊林

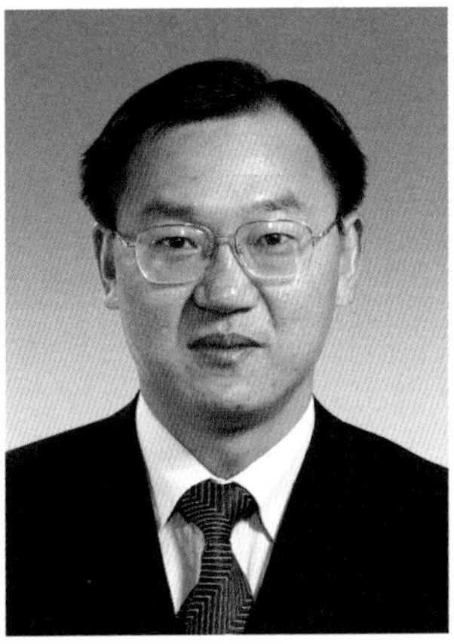

教授、博士生导师，中国医学科学院肿瘤医院放疗科副主任。国际原子能机构地区协作项目中国协调员，亚洲放射治疗联盟中国代表，中国医师协会放射肿瘤治疗医师分会住院医师规范化培训委员会副主任委员，中华医学会放射肿瘤治疗学分会青年委员会副主任委员，中国抗癌协会鼻咽癌专业委员会常务委员，北京医学会放射肿瘤治疗学分会常务委员。

从事肿瘤放射治疗专业 25 年，主要研究领域为鼻咽癌、头颈肿瘤、中枢神经系统肿瘤的放射治疗和综合治疗。承担国家自然科学基金面上项目 1 项、科技部重大研发专项课题 1 项及多项国际多中心临床研究，多次受邀在国内和国际专业大会发言。参与本专业权威著作《肿瘤放射治疗学》第 4 版和第 5 版编写，发表学术论文 80 余篇。

副主编简介

胡超苏

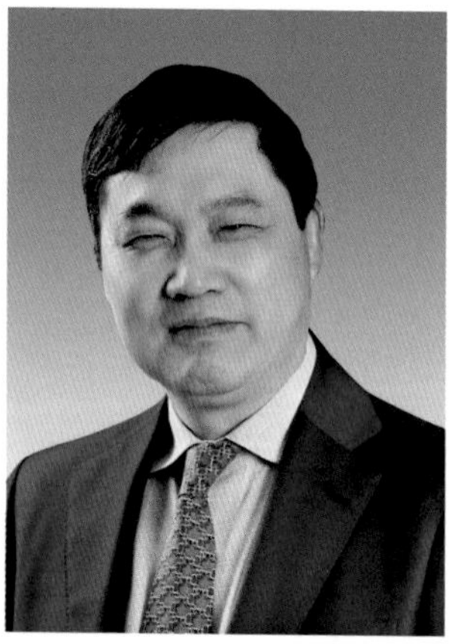

复旦大学附属肿瘤医院主任医师、教授、博士研究生导师，放射治疗中心副主任。中国抗癌协会鼻咽癌专业委员会主任委员，上海市医学会放射肿瘤专业委员会主任委员，中华医学会放射肿瘤治疗学分会委员，中国抗癌协会神经肿瘤专业委员会常务委员，中国抗癌协会肿瘤放射治疗专业委员会常务委员，上海市抗癌协会鼻咽癌专业委员会主任委员。

从事肿瘤的放射治疗及综合治疗工作 30 余年，对鼻咽癌等头颈部肿瘤的放射治疗及综合治疗具有丰富的临床经验。发表论文 130 余篇，主编或参与编写多部学术专著及教材，组织或参与多项全球或全国多中心前瞻性临床研究。获得教育部、中国核工业集团有限公司、上海市和中国抗癌协会科技奖等。

序　一

恶性肿瘤的发病率逐年增加，在我国已经进入了高发期。放射治疗作为恶性肿瘤最主要的治疗手段，是一把双刃剑，在杀灭肿瘤细胞的同时，也会给正常组织带来不同程度的急性和晚期毒性损伤。虽然一系列精准放射治疗技术已经得到了广泛地应用并在不断更新之中，肿瘤周围正常组织的耐受剂量仍然在很大程度上决定了肿瘤的照射剂量，放射治疗是在控制肿瘤和降低正常组织损伤之间寻找平衡。因此，认识放射线对正常组织的损伤和掌握电离辐射对肿瘤细胞的杀灭作用同等重要。近几十年来，从临床和基础研究方面对放射损伤已经有了较深入的了解，对不同组织器官的耐受剂量、临床表现和诊治也有了较为系统与规范的方案。

本书主编田野教授和王绿化教授，是国内放射治疗学界研究放射损伤的佼佼者，尤其是在放射性大脑和肺损伤及其防护方面取得了非常突出的成绩。他们组织编写的《放射治疗中正常组织损伤与防护》一书，从基础研究到临床实践对人体各个系统的组织和器官在放射损伤中的发病机制、影响因素、临床表现、诊断分级、预防和治疗等方面进行了详细阐述，并附有各大国际权威组织推荐的正常组织和器官放射治疗剂量和受照体积限值的标准，是迄今为止国内正常组织放射损伤与防护方面最新、最全面的一本参考书。该书的出版对推动和提高我国肿瘤放射治疗的基础研究和临床实践水平将会起到良好的作用。

谨以此序向本专著的编写和出版付出辛勤劳动的全体编者致以崇高的敬意，感谢他们对中国放射肿瘤学作出的贡献。

中国医学科学院肿瘤医院
殷蔚伯
2018 年 12 月 28 日

序　二

近二十年来，随着三维适形放射治疗、调强放射治疗、立体定向放射治疗、三维近距离放射治疗及图像引导等新技术的不断发展及推广，肿瘤施照越来越精准，治疗效果显著提高，且放疗副作用也明显减轻。尽管如此，放射治疗过程中的正常组织损伤依然无法完全避免。随着精准医学的发展及患者对生活质量需求的不断提高，对我们放射肿瘤工作者提出了更高的要求。因此，即便在精准放疗时代，依然需要高度关注放射性损伤的防治。

为此，田野教授和王绿化教授组织全国近二十家单位的相关领域专家学者，将他们在放射性损伤研究与防治方面的成果与经验进行总结，结合国际最新的资料，编写了《放射治疗中正常组织损伤与防护》一书。本书系统地论述了急、慢性放射损伤的病因学、疾病特点、临床症状、诊断和防治。书中的理论与实践内容与时俱进，高度关注精确放射治疗时代下的放射损伤临床诊断与防治，因此对肿瘤放射治疗临床工作有极强的实用性。

我很荣幸为本书作序，深感编者们的用心与努力。本书的出版和发行将帮助我国肿瘤放射治疗科从业人员更加全面地认识放射治疗的不良反应，提高放射损伤防治的理论与临床实践水平，改善肿瘤放射治疗的疗效与患者的生活质量，推动我国放射治疗学科的发展。

中国工程院院士

山东省肿瘤医院院长

于金明

2019 年元旦　于济南

前　言

放射治疗在恶性肿瘤治疗中发挥的重要作用已经被医学界同行认可并逐步被广大癌症病人所接受。在综合治疗条件下，各类精确放射治疗技术已经得到熟练运用，肿瘤患者生存率不断提高、生存期明显延长，追求更好的生活质量已经成为治疗中和治疗后关注的重点。但是，“放射线在杀死肿瘤的同时会对正常组织、器官造成一定程度损伤”这一问题在引起患者、家属甚至非放疗专业临床同道的担忧的同时，一定程度上也影响了放射治疗的选择和临床应用，而成为阻碍放射治疗可及性与提高肿瘤治疗效果的主要因素之一。

放射肿瘤学是一门临床交叉学科，它涉及的领域包括肿瘤学、放射医学与生物学、放射物理与技术学等方面。因此，在放射损伤发病机制、诊断与防治的临床、科研和教学工作中，需要对这些学科的理论与实践有较系统与深入的认知和熟练的运用。我国至今还没有这方面的书籍可供肿瘤学、放射治疗学、放射医学等相关人员学习、参考与使用。为此，我们邀请来自全国近二十家大学附属医院与科研院所在放射肿瘤学与放射损伤专业两个方面都具有丰富经验与深厚造诣的教授、主任们编撰了本书。

本书的安排与编写具有以下特点：第一，它涵盖了放射治疗相关的放射生物学、物理与剂量学、临床诊治与预防的各个方面。第二，既采用了近几年来国外本专业重要期刊、书籍所提供的文献资料，又融汇了各位作者本人的研究成果与临床工作经验。第三，从临床实践需求出发，突出了能够帮助与指导放射治疗临床工作的原则。本书力争达到对放射治疗相关的正常组织（器官）放射性副反应与并发症进行系统、全面、详实地阐述的目的。

但是，由于我们学术水平与工作时间有限，书中难免存在缺点与错误，请读者批评指正，以便再版时进行修订。

在本书出版之际，我们要感谢所有参编者付出的辛勤劳动，感谢张烨、陆雪官、胡春洪、惠周光等教授提出的意见与建议，特别感谢苏州大学附属第二医院放疗科的钱建军、赵培峰、徐美玲等同事在书稿收集、整理与审校等方面所做的细致而繁冗的工作。

本书的编写与出版得到了国家自然科学基金委（81773223、81803039）、江苏省科技厅（BL2018657、BK20180195）、江苏省医学创新团队（CXDT-37）、核工业集团公司青年英才工程、苏州市领军人才（62）等项目的资助。

田 野　王绿化

2019 年 1 月

目录

第一章　放射损伤分子和细胞生物学机制

第二章　放射损伤组织病理学概论

第三章 放射损伤常用实验动物模型

第四章 放射损伤易感性预测的分子生物学研究

第五章　放射损伤的潜在生物标志物

第六章　剂量、分次和照射体积等物理因素对组织损伤的作用

第七章　放射治疗技术优化对正常组织的保护

第八章　质子、重离子治疗对正常组织的保护

第九章　急性事故性与治疗性全身照射的放射损伤

第十章　再程放射治疗的正常组织耐受性

第十一章　影像诊断新技术的应用

第十二章　急性和晚期毒性反应的临床常用评价系统

第十三章　非肿瘤性伴发疾病对正常组织损伤的影响

第十四章　肿瘤药物治疗对放射损伤的影响

第十五章　放射损伤防治相关的药物

第十六章 放射治疗患者的营养不良及防治

第十七章 放射治疗诱发的第二原发性肿瘤

第十八章　大脑的放射损伤

第十九章　脑干的放射损伤

第二十章 脊髓的放射损伤

第二十一章 外周神经的放射损伤

第二十二章 视觉和听觉器官的放射损伤

第二十三章　下丘脑－垂体轴的放射损伤

第二十四章　甲状腺的放射损伤

第二十五章 涎腺的放射损伤

第二十六章 口腔黏膜与咽喉的放射损伤

第二十七章 肺的放射损伤

第二十八章 心脏的放射损伤

第二十九章 食管的放射损伤

第三十章 胃的放射损伤

第三十一章 肝脏的放射损伤

第三十二章 小肠的放射性损伤

第三十三章 直肠的放射损伤

第三十四章 泌尿系统的放射损伤

第三十五章 生殖系统的放射损伤

第三十六章 造血系统的放射损伤

第三十七章　皮肤的放射损伤

第三十八章　骨骼的放射损伤

附录

第一章

放射损伤分子和细胞生物学机制

电离辐射对肿瘤和周边正常组织细胞的损伤效应及其受到微环境和体内外各种修饰因子的调节作用，是放射生物学的基础，其过程包括电离辐射在生物组织的能量沉积、生物物理反应、化学键断裂和生物大分子损伤以及一系列细胞学反应及其结局的分子调控。细胞是生命体的最小独立功能单元，细胞核 DNA 是电离辐射的靶分子，DNA 损伤反应是电离辐射细胞效应的关键基础。此外，细胞质中的一些细胞器如线粒体、溶酶体、高尔基体等结构和功能变化，在放射细胞效应调节中也发挥了重要的作用。

第一节　电离辐射导致的 DNA 损伤及修复机制

DNA 分子是遗传的物质基础，确保其结构和功能的完整性对维持正常生命活动和物种特性延续至关重要。细胞核基因组 DNA 是电离辐射作用的关键靶，DNA 损伤的类型和严重程度、细胞 DNA 损伤修复功能，是决定细胞放射敏感性的关键内在机制。正常组织细胞具备一系列高度进化保守而且近乎完美的 DNA 修复体系，从而维持机体的正常生理功能和遗传稳定性。细胞 DNA 损伤修复机制异常最直接的后果是改变细胞的放射敏感性。针对同一种类型 DNA 损伤，机体细胞通常具有互补的修复通路，或者互补的修复蛋白与调节分子。

一、电离辐射导致 DNA 损伤

电离辐射是能够引起物质电离的带电或不带电粒子构成的辐射。带电粒子如 α 和 β 粒子可以与原子中的电子直接碰撞后将其击出，形成一个离子对，称为直接电离；不带电粒子如 γ 射线、X 射线和中子引起的电离是与物质相互作用后产生的次级带电粒子产生的，称为次级电离。机体受到电离辐射作用后，发生化学键断裂或其他种类繁多的化学基团修饰反应，使生物大分子尤其是 DNA 受到损伤，引发生物化学和生物学级联反应。电离辐射对生物活性物质的作用有两个途径（图 1-1-1）：一是直接作用于生物大分子如 DNA，通过电离和激发使其发生化学键的断裂，造成分子结构的改变和生物活性的丧失，这种作用称为直接作用。二是射线与水分子相互作用，辐解产生自由基等活化产物，后者再作用于生物分子，引起其损伤，此类作用称为间接作用。射线的直接作用和间接作用是同时发生。在生物体内，由于水分子的大量存在，间接作用也具有重要的意义。

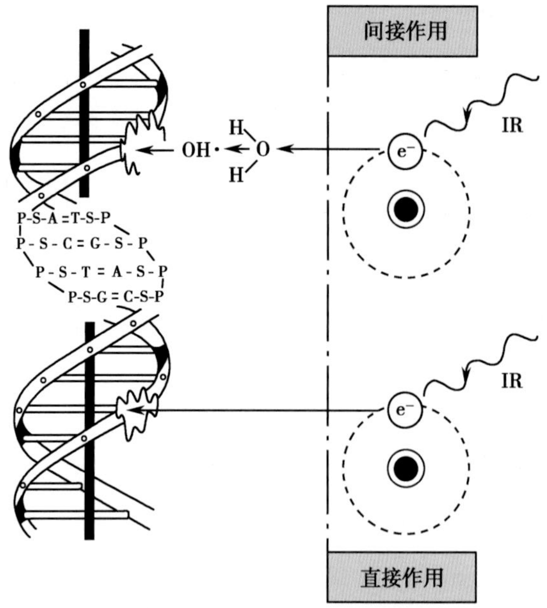

图 1-1-1　电离辐射对 DNA 分子的直接作用和间接作用

电离辐射致细胞 DNA 损伤包括 DNA 的单链断裂和双链断裂、碱基损伤、糖基损伤、DNA 交联等多种类型，其中 DNA 双链断裂为危害最为严重的主要损伤类型。碱基损伤，可以发生在全部四种核苷酸碱基的不同位置，有由电离辐射引起的直接作用损伤，更多的是由辐射生成自由基诱发的损伤。电离辐射通过诱发自由基导致碱基损伤发生的位点和形式比较复杂、多样。此外，不同类型辐射对 DNA 损伤的效应会有差别，当细胞受到高传能线密度（linear energy transfer，LET）辐射如重离子、质子的照射时，会产生复杂的 DNA 簇集损伤（clustered damage），即在细胞双链 DNA 分子的局部小范围内产生包括断裂、碱基损伤等多种类型的 DNA 损伤的集合，由此增加了 DNA 修复的难度，产生更强的生物效应。

电离辐射引起 DNA 损伤的严重后果是导致细胞死亡，以及细胞遗传学变化即染色体数目和结构的异常（染色体畸变）和基因组不稳。电离辐射作用细胞的染色体数目畸变包括非整倍体（亚二倍体、超二倍体）和多倍体。染色体结构畸变有单体型畸变和染色体型畸变。前者包括单体裂隙、断裂和互换等；后者包括双着丝点、环、断片等非稳定性畸变和相互易位、倒位、缺失和插入等稳定性畸变。染色体稳定性畸变因能在体内长期保存，是许多恶性肿瘤发生的标志性信号。辐射诱发 DNA 损伤所导致的基因突变和染色体畸变，加剧了细胞基因组的不稳定性，导致细胞正常生长调控功能的丧失，促使细胞恶性转化，是二次肿瘤的生物学基础之一。受照射的癌细胞如果存活下来，由于电离辐射加剧了癌细胞的遗传不稳定性，有可能会发生放射抗性的表型变化。

二、DNA 损伤信号的细胞应答机制

针对各种形式的 DNA 损伤，细胞具有相应的信号感应和响应机制，随即触发系列的细胞学反应，包括基因转录调控、DNA 修复、细胞周期检测点的启动和细胞自噬、凋亡等，发挥维持细胞存活和基因组稳定性的作用，或产生不良结局。

DNA 分子损伤作为一种信号将激活细胞内一系列生化反应，引发多样性细胞放射损伤反应，其中的一个关键问题是 DNA 分子损伤信号在细胞中是被何种物质或分子识别并引发出下游的生化级联反应，这类识别 DNA 损伤信号的物质被称为损伤感应子和早期信号转导子。DNA 损伤感应子（DNA damage sensor）是最先直接到达或接触 DNA 损伤位点并能识别损伤信号、启动细胞信号转导反应的物质。与之

协同是信号转导子（mediator），即损伤感应器的功能伴侣，两者往往并存，难以严格区分。损伤信号转导子多具有激酶活性，将DNA损伤化学信号转变为生物化学修饰反应，激活下游的效应分子（effector）。损伤感应子一般还具有将DNA损伤响应蛋白招募到DNA损伤位点的功能。

通过生化、遗传和细胞学等分析手段，首先从酵母细胞中鉴定到了DNA双链断裂损伤的信号感应分子。芽胞酵母中的Rad24p被认为是一个最原初损伤感应分子，其与Rad17p·Ddc1p·Mec3p复合物结合，将启动DNA损伤后的细胞周期阻抑反应。Rad24p能与复制因子C多个亚基（Rfc2p-Rfc5p）形成稳定的复合物，而复制因子C能识别“引物－模板”结构，其功能是将增殖细胞核抗原（PCNA）招募到损伤部位。内含Rad24p的复合物作为损伤感应子，通过结合到双链或单链DNA损伤点，募集PCNA样信号感应复合物Rad17p·Ddc1p·Mec3p，或创立一个类似反应器样“车间”，激活下游的激酶或效应分子，如Rad53p。PCNA样蛋白Rad17p除能与Mec3p等形成异源聚合体外，还能自身结合形成同源聚合物（Rad17p·Rad17p），其结合位点不同于异源聚合位点，并且DNA损伤信号能增加这种同源聚合物的产生。Mec1p和Rad26p分别是芽胞酵母和裂殖酵母细胞中的人ATR同源物，拥有DNA损伤感应器特点，并具有磷酯酰肌醇蛋白激酶活性，其磷酸化作用底物就包括有被认为也是损伤感应分子的Ddc1p或Rad9p。DNA损伤感应机制从酵母到哺乳类细胞是高度进化保守的，虽然目前尚未在哺乳类细胞中确定很理想化的损伤感应子，但已了解到如下几个分子具有损伤感应子的部分特点，尤其在电离辐射致DNA双链断裂的损伤信号感应中发挥作用。

（一）γH2AX

H2AX异组蛋白是真核细胞组蛋白的一个亚基，是染色质结构中核蛋白组分之一。电离辐射诱发DNA双链断裂，细胞中最早发生的生化反应事件之一就是H2AX蛋白的139位丝氨酸残基被磷酸化，形成的磷酸化蛋白即γH2AX。利用γH2AX单克隆抗体和免疫荧光杂交定位技术可观察到其特异定位于DNA断裂损伤位点，形成聚焦点（foci），即便mGy水平及极低剂量的照射，也能观察到诱发产生的γH2AX聚焦点。一旦DNA损伤消除（如被修复），该聚焦点就消失。γH2AX在损伤位点的出现，要早于其他的蛋白，而且位于DNA损伤位点的γH2AX还为招募其他DNA修复蛋白提供锚地平台，这些蛋白包括BRCA1、53BP1、MDC1、Nbs1和Rad51等。从一定意义上来说，γH2AX更像是在DNA损伤信号反应中扮演损伤感应子的角色。

（二）Mre11复合物

Mre11复合物（MRN）目前被认为是真核细胞中最符合DNA损伤感应子特征的复合物，它是由Nbs1、hMre11和hRad50蛋白组成。Nbs1即人类隐性遗传疾病Nijmegen断裂综合征（NBS）易感基因产物，NBS患者对电离辐射敏感，为癌症高风险人群，和运动失调毛细血管扩张征（AT）患者有类似之处。有一个被称之为AT样失调症（A-TLD）是AT表型变化的温和变异型，即所表现出来的临床症状比较轻，其致病基因就是*hMre11*突变体，这种突变会影响*hMre11*基因的功能，但并不导致其完全失活。在细胞表型上，NBS细胞和AT细胞更为相似，如对电离辐射敏感、细胞周期检测点缺陷、野生型p53蛋白稳定性下降。NBS缺陷基因编码的蛋白Nbs1或p95，与hMre11和hRad50蛋白形成紧密结合的复合体。hMre11和hRad50是两个酵母蛋白的人类功能同源物，两者形成异源二聚体结合并稳定DNA双链断裂末端。酵母细胞中Mre11和Rad50蛋白参与DNA双链断裂的同源重组修复（HR）和非同源末端连接修复（NHEJ），它们与另一个蛋白Xrs-2p结合形成三元复合体，其中任一基因突变均显示出相同的表型改变，由此基本可以认定Nbs1就是Xrs-2p的功能同源物。

Nbs1蛋白结构上含有叉－头相聚（FHA）结构域和一个BRCT（BRCA1羧基端）结构域，这一点类似于其他 DNA 修复蛋白。细胞受到辐射作用后，hMre11、hRad50 和 Nbs1 迅速在细胞核中共定位于 DNA 损伤位点，但在 AT 细胞或 NBS 细胞中就观察不到这种现象。同时，Nbs1 又是 ATM 的磷酸化底物，而且磷酸化 Nbs1 只定位于 DNA 损伤位点，并不在细胞内扩散。研究发现，如果用一种野生腺病毒感染哺乳动物细胞，其中病毒蛋白 E1b55K/E4 能降解 hMre11 复合物，从而阻断了 DNA 损伤信号反应。如果用 E4 缺陷的腺病毒感染细胞，hMre11 复合物的功能基本不受影响，此时的 DNA 损伤信号能诱发 ATM 和 ATR 激活等细胞 DNA 损伤反应。由此表明，尽管 Nbs1 是 ATM 的磷酸化底物，在 DNA 损伤反应中 MRN 复合物是处于 ATM 的上游，发挥 DNA 损伤感应子的功能。

（三）Ku70/Ku80 异源二聚体

一旦发生 DNA 双链断裂损伤，Ku70/Ku80 异源二聚体就迅速结合到 DNA 断裂位点。Ku70/Ku80 复合物有一个口袋结构，将 DNA 断裂末端套入其中，再被与 ATM 同属于 PIKK 激酶家族的 DNA-PKcs 亚基识别和结合，形成 Ku-DNA 末端 -DNA-PKcs 复合体，启动 DNA 双链断裂的非同源末端连接（NHEJ）修复。

（四）MDC1 和 53BP1

MDC1（DNA 损伤检测点蛋白 1 介导子）是一个染色质相关蛋白，含有 FHA 和 BRCT 结构域，通过 FHA 结构域与 Mre11 复合物结合，但这种结合是一种不依赖 DNA 损伤的行为。DNA 损伤能快速诱发 MDC1 聚焦点的形成，如在电离辐射作用后 1min 内出现，而且与 γH2AX 形成共聚焦点，并包括另一个成分 53BP1。53BP1 是一个 p53 结合蛋白，其羧基端 BRCT 结构域是其 DNA 结合位点。

MDC1 功能缺失，将产生类似于 Nbs1 的突变生化表型，包括 ATM 自磷酸化（1981 位丝氨酸）与激酶活性降低。53BP1 受到抑制，对 Nbs1 突变细胞来说，ATM 自身磷酸化和 ATM 的激活受到明显影响；但对野生型 Nbs1 细胞来说，ATM 活性将不受影响，但在 DNA 损伤位点会出现 NFBD1/MDC1 和 Nbs1 蛋白代偿性聚集增多。同样，MDC1 结合到 DNA 损伤位点，为招募包括 ATM 在内的其他 DNA 修复蛋白提供了锚地平台。

（五）*BRCA1* 和 *BRCA2*

BRCA1 和 *BRCA2* 是人类乳腺癌的易感基因。BRCA1 蛋白氨基端有一个环指结构，是介导蛋白间相互结合的结构域，另外，在其羧基端有一个 BRCT 结构域。细胞受到辐射作用时，BRCA1-RAP80-Abraxas 复合物与 DNA 损伤位点的泛素化组蛋白结合，参与 DNA 损伤感应。同时，BRCA1 与 CtIP 蛋白和 MRN 复合物结合（MRE11-RAD50-NBS1），感应 DNA 双链断裂损伤，开启 DSB 的同源重组（HR）修复模式。此外，BRCA1 是通过与 BRCA2 和 PALB2 互作将 HR 修复蛋白 Rad51 招募到 DNA 损伤位点。*BRCA1* 突变细胞，DNA 损伤反应（DDR）信号过程异常、S 和 G2/M 期检测点功能和同源重组修复缺陷。BRCA2 缺陷细胞的周期检测点机制正常，但不能发生 Rad51 与单链 DNA 的结合，使同源重组修复异常。*BRCA1* 和 *BRCA2* 缺陷，都表现出基因组不稳定性表型。

三、DNA 损伤的修复

DNA 修复是一系列与恢复 DNA 结构的完整性与功能稳定性有关的 DNA 生物化学代谢反应，由于致损伤因子理化性质的不同，诱发的 DNA 损伤类型也有很大的差别，细胞中具有针对不同类型损伤的多种修复反应途径，在某些修复途径之间还存在交互重叠的反应。

（一）直接修复

对 DNA 损伤最简单的修复方式是通过一步反应修复 DNA 损伤，把损伤点的序列恢复到原状。在有光的条件下光复活酶类可直接与损伤的 DNA 结合来扭转紫外线（UV）或化疗药物引起的 DNA 损伤。另一个直接修复酶是甲基鸟嘌呤甲基转移酶（MGMT），MGMT 对修复甲基化损伤非常重要。

（二）碱基切除修复

碱基切除修复（base excision repair，BER）是一个多步骤的修复过程，需要几种酶参与，主要是修复细胞内源性自发 DNA 损伤，如胞嘧啶的水解脱氨基、5- 甲基胞嘧啶，以及简单烷化剂和电离辐射引起的某些简单类型碱基损伤。启动 BER 途径的关键修复酶是 DNA 糖苷酶，该类酶能识别并催化切割 DNA 分子中受损碱基与核糖基之间的糖苷键，将受损碱基释放出来，在 DNA 分子中产生一个脱碱基位点（AP 位点），再由 APE 核酸内切酶在 AP 位点 3’ 端切割磷酸二酯键，一个脱氧核糖磷酸二酯酶（dRpase）从 5’ 端将 AP 位点的核糖基切除掉。DNA 聚合酶 Polβ 修补缺口，同时也能切除 5’ 无碱基的糖基，最后在 XRCC1 蛋白的参与下由连接酶 LIG3 连接后完成修复反应。

针对不同类型的碱基损伤，哺乳类细胞中存在多种 DNA 糖苷酶，它们具有高度进化保守性，如人 MPG 完全能够互补 *E.coli* 的 *alkA tag* 的突变表型，酵母细胞与人类细胞 DNA 糖苷酶之间的序列保守性达 30%~50%。某些 DNA 糖苷酶只识别专门的碱基损伤底物（如尿嘧啶碱基），有些可识别多种碱基损伤底物，但 AP 位点形成以后的修复过程是共同的。

XRCC1（X 射线修复交叉互补组 1）是第一个从哺乳动物中分离出来的与电离辐射敏感性相关的 DNA 修复基因，其定位于 19q13.2，32kb。*XRCC-1* 基因缺陷细胞对 DNA 损伤事件敏感、单链断裂增加、姐妹染色体交换（SCE）频率比正常细胞高约 10 倍。

（三）核苷酸切除修复与转录偶联修复

核苷酸切除修复（nucleotide excision repair，NER）在细菌、酵母和人类着色性干皮病（XP）细胞中被广泛的研究，它主要是修复外源损伤因素诱发的 DNA 碱基损伤。碱基切除修复只是切除受损碱基的“小修补手术”，而核苷酸切除修复是切除包括受损碱基上下游几十个碱基在内的“大修补手术”。

参与核苷酸切除修复途径的修复蛋白包括着色性干皮病患者的缺陷基因表达产物（*XPA~XPG*，即 7 个互补组基因）、ERCCs、复制蛋白 A（RPA）、复制因子 C（RFC）、增殖细胞核抗原（PCNA）和转录因子 TFIIH 等多达 25 个修复蛋白（表 1-1-1）。

人类的 NER 系统相对复杂，大致可分为如下四个步骤①损伤识别：NER 首先通过 XPC-hHR23B 复合物识别损伤碱基；②解螺旋和切割：由转录因子 TF ⅡH 的亚基 XPB-XPD 将 DNA 解螺旋（约 30bp），由 XPA 再确认损伤碱基、RPA 与未损伤的链结合并稳定开放的 DNA 结构，然后通过 XPG 和 ERCC1/XPF 分别在受损碱基 3’ 和 5’ 切除一段约 30 个碱基的寡核苷酸；③修补缺口：在 DNA 聚合酶、RFC 和 PCNA 的作用下，以正常的互补链为模板合成修补缺口；④连接：由 DNA 连接酶 1 连接断点，完成修复。

NER 修复蛋白的命名有 3 大系列：①以仓鼠细胞 UV 敏感突变株切除修复交叉互补组（excision repair cross complement group，ERCC）命名；②以人类遗传性疾病着色性干皮病 XP 命名；③人类遗传疾病科卡因综合征（Cockayne syndrome，CS）命名。XP 和 CS 患者有共同之处，即对 UV 敏感，但是 XP 患者患皮肤癌的风险性很高，而 CS 患者几乎没有患肿瘤的报道。至今所鉴定的 XP 细胞有 7 个互补组（*XPA~XPG*）和一个突变体，CS 有 2 个互补组（CSA、CSB），任一基因的缺陷均导致 UV 敏感表型和 NER 缺陷。ERCC 系列基因的分离鉴定是以仓鼠细胞 UV 敏感突变株为模型，通过转染人的基因组 DNA 或 cDNA 恢复突变细胞的 UV 抗性，从中克隆出人的 DNA 修复基因 *ERCC1~6*。后发现某些 XP 蛋白和 ERCC 蛋白是同一种蛋白（表 1-1-1）。

表 1-1-1 核苷酸切除修复途径的修复蛋白

修复蛋白	功能
ERCC1	与 XPF 结合，损伤位点 5' 核酸酶亚基
EXCC2/XPD	TF ⅡH 亚基，5' → 3' 解旋酶活性
ERCC3/XPB	TF ⅡH 亚基，3' → 5' 解旋酶
ERCC4/XPF	损伤位点 5' 核酸酶亚基
ERCC5/XPG	损伤位点 3' 核酸内切酶
ERCC6/CSB	结合 TF ⅡH，参与转录偶联修复
XPA	锌指结构，识别和结合损伤的单链 DNA（ssDNA）
XPC	识别核苷酸损伤位点
XPE	识别结合紫外线诱发 DNA 损伤
CSA	结合 TF ⅡH，参与转录偶联修复

上述核苷酸切除修复过程，是一种泛基因组核苷酸切除修复（global genome NER，GG-NER），这种修复的效率对于全基因组都是一致的。哺乳动物细胞中，还存在一种与基因转录活性状态相关联的核苷酸切除修复，即转录偶联修复（transcription-coulped repair，TCR-NER），其主要特征是活性转录基因的 NER 效率要明显优于非活性转录基因或沉默基因、基因转录链的修复要优于非转录链的修复。最先揭示这种修复现象的是美国 Stanford University 的 Hanawalt 和 Bohr，他们通过实验比较了紫外线照射后 CHO 细胞中总的基因组 DNA、处于活性转录状态的 *dhfr* 基因和不转录的 *dhfr* 基因 5' 端上游的 DNA 片段之间的 DNA 切除修复效率，发现这三者之间存在显著的差异，其中 *dhfr* 基因活性转录部分的嘧啶二聚体的切除修复异常活跃，8 小时的修复量比总的基因组 DNA 和不转录部分的 DNA 要提高 5~6 倍。他们称之为 DNA 的不均一性修复。

转录偶联修复的关键是 DNA 损伤发生在转录基因或转录链时，RNA 聚合酶Ⅱ在损伤位点受阻，立即有 CSA 和 CSB 结合并解除受阻 RNA 聚合酶Ⅱ、快速启动核苷酸切除修复反应，其后的解螺旋和切割及修复合成等步骤与上述泛基因组核苷酸切除修复相同。人类 *CSB* 基因编码蛋白有 1493 个氨基酸残基，分子量 168kDa。后来证实 CSB 和 ERCC6 是同一种蛋白。通过同源比较发现，CSB 蛋白属于 SW12/SNF2 家族。此家族所有蛋白均包含 7 个假想连续的 DNA 或 RNA 解旋酶结构域。除了解旋酶结构域外，CSB 还包含一个酸性氨基酸链，一个甘氨酸富集区域，和两个假想的核定位信号序列。尽管在其结构中有着保守的结构域，CSB 蛋白却并未表现出相应的解旋酶能力。就如 SW12/SNF2 家族的其他成员一样，CSB 蛋白可能参与包括 DNA 修复在内的众多细胞功能如转录调控、维持染色体稳定性及染色质重构。

转录活性基因组中 RNA 聚合酶在 DNA 损伤处受阻时，在 CSB 蛋白的作用下形成 RNA 聚合酶 -CSB-DNA-RNA 四聚体，并进一步招募包括 TFIIH 核心亚基 p62 和 XPB 在内的修复因子，构建成一个修复“车间”。CSB 可能通过招募蛋白因子参与 DNA 损伤位点的早期识别，由此来促进活性基因的修复。

（四）跨越损伤复制机制

DNA 复制过程中遇到碱基损伤时，还可通过启动跨越损伤复制机制（translesion synthesis，TLS），在不修复原损伤的情况下继续 DNA 的复制，结果是原来的损伤继续存在，新合成的 DNA 链可能是正确的也可能是突变的，这取决于所启用的跨越损伤复制的具体途径。两种跨越损伤复制机制：

（1）DNA 聚合酶的转换机制：催化先导链 DNA 合成的聚合酶 Polδ/ε 在损伤位点受阻时，被可跨越

损伤的聚合酶 ζ–κ 取代，继续 DNA 合成。这种途径产生的新生 DNA 具有很高的错误率。

（2）模板转换机制：滞后链 DNA 合成（冈崎片段）聚合酶 Polα 在损伤位点受阻时留下 DNA 单链缺口，通过同源链重组交换方式用未受损伤的新合成链填补。很显然，一些 DNA 同源重组修复蛋白如 RAD52 家族成员参与这一反应过程。这种机制新生的 DNA 是完全正常的。总之，不管新合成链是否正常，而原来的损伤仍然存在，因此具有很强的突变、甚至导致细胞癌变的倾向性。但这种细胞学反应过后，也可能还会继续启动其他 DNA 修复反应，如错配修复。

（五）错配修复

错配修复（mismatch repair，MMR）是一种 DNA 复制后修复机制，主要是修复新合成 DNA 链上的错误。错配修复过程有 4 个主要的步骤：①错配碱基的识别；②修复蛋白的募集；③寻找错误碱基链的信号，切除含错配碱基的 DNA 链；④修补合成。参与错配修复过程的蛋白因子有多种，从细菌到人类有很高的同源保守性。人类至少有 9 个错配修复基因，分别为 *hMSH2*（*human MutS homologue gene 2*）、*hMSH3*、*hMSH4*、*hMSH5*、*hMSH6*、*hMLH1*（*human MutL homologue gene 1*）、*hMLH3*、*hPMS1*（*human postneiotic segregation gene 1*）、*hPMS2*。

DNA 碱基错配有两种基本类型，一种是真正意义上的碱基错误配对如 G–T，另一种是由于在一条链上插入或缺失一个或几个碱基而造成的无配对碱基环，它们分别由不同的修复蛋白复合物识别。人类细胞中 hMSH2 与 hMSH6 组合成异源二聚体 hMutSα，主要识别碱基错误配对和单个无配对碱基环；hMSH2 与 hMSH3 组合成异源二聚体 hMutSβ，主要识别多个碱基插入或缺失产生的无配对碱基环。

人类 MutL 样蛋白存在两种复合物，分别是由 hMLH1 与 hPMS2 组合成异源二聚体 hMutLα，和 hMLH1 与 hPMS1 组合成异源二聚体 hMutLβ。其中 hMutLα 与 hMutSα 协同作用，参与碱基错误配对和单个无配对碱基环的修复；hMutLβ 可能与 hMutSβ 协同作用参与多个无配对碱基环的修复。错配修复过程中对错误碱基链的切除和修补合成的蛋白 / 酶包括有聚合酶 δ/ε、RPA、PCNA、RFC、核酸酶 1（hEXO1）、内切核酸酶（FEN1）等，其中 hEXO1 可与 hMLH1 结合形成复合物。

（六）DNA 链断裂修复

DNA 链断裂是电离辐射致 DNA 损伤的主要类型，包括单链断裂和双链断裂，DNA 单链断裂修复过程相对双链断裂来说要简单。

1. 单链断裂修复　对于 DNA 单链断裂而言，绝大多数哺乳类细胞都能快速高效率地修复，如电离辐射产生的单链断裂在受照后即刻就开始迅速修复，随后逐渐减慢，一般在 1 小时内修复可达 90%，半修复时间大致为 10~40 分钟。

DNA 单链断裂（SSB）的修补合成和重接关键在于断裂末端基团的化学结构，即需要 3’ 端为磷酸基团和 5’ 端为羟基基团。因此，单链断裂修复的启动首先是要识别断裂（缺口）点并对末端基团进行“修剪”，有 3 个关键的蛋白参与此修复反应步骤，即 XRCC1、PARP 和 PNK 蛋白，各自的功能是：

（1）XRCC1 是一个分子量为 70kDa 的蛋白，含 633 氨基酸残基，能识别和结合 DNA 单链断裂，因此被称为“缺口感应器”。XRCC1 的羧基端含有一个 BRCT 功能结构域，能与连接酶Ⅲ、DNA 聚合酶 β 和 PARP 等蛋白结合。

（2）PARP 是一个分子量为 122kDa 的蛋白，氨基端有 DNA 结合结构域、中部是自主修饰结构域、羧基端是催化部位，其主要功能是催化核蛋白的 ADP 核糖基化，此活性受 DNA 断裂激活。PARP 与 XRCC1 结合参与 DNA 断裂修复的启动。

（3）PNK（聚核苷酸激酶）负责将断点的 3' 端修剪为磷酸基团、5' 端修剪为羟基基团。DNA 断裂末端经过适当修剪后，由 XRCC1/DNA 聚合酶 β 进行修补合成，DNA 连接酶 3 将断点连接。

2. 双链断裂修复　DNA 双链断裂直接破坏了 DNA 的结构完整性，被认为是最严重的 DNA 损伤类型，也是电离辐射所致 DNA 的主要损伤。DNA 双链断裂未被及时修复时，DNA 的复制和转录将被阻断，严重时导致细胞死亡。DNA 双链断裂的错误修复或修复的不忠实性，将引起基因或染色体的缺失和重排性突变。

哺乳动物细胞中的双链断裂修复动力学过程可分为两个阶段，即早期的快速修复和随后的慢修复。快修复阶段可重接修复 50% ~70%甚至更高比例的 DNA 断裂，其半修复时间约为 30 分钟，而慢速修复阶段的半修复时间以小时计。不同细胞的修复水平有相当的差异，在体外实验中还可观察到细胞经长时间修复后还残留有一定量的双链断裂，这可能是造成细胞死亡的重要原因。

真核细胞 DNA 双链断裂修复通路有非同源末端连接（non-homologous end joining，NHEJ）、同源重组修复（homologous recombination，HR）和末端连接替代途径（Alternative end joining，a-EJ）等（图 1-1-2），主要是 NHEJ 和 HR 修复通路。比较多的学者认为同源重组修复是酵母细胞中的主要修复机制，而非同源末端连接是哺乳动物细胞中的主导修复机制。但是近年来发现，同源重组修复在哺乳动物细胞中，特别是在晚 S 期和 G_2 期中发挥了重要作用。

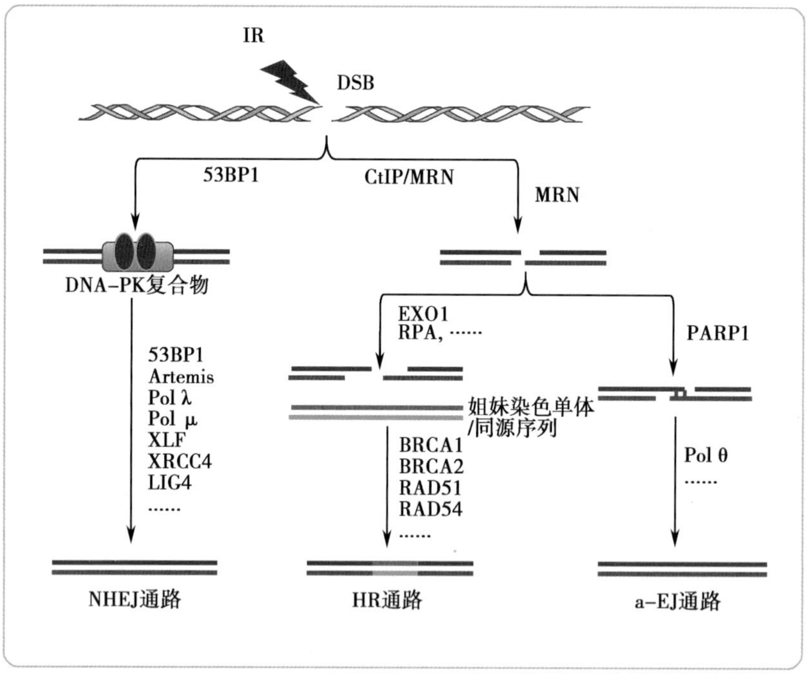

图 1-1-2　DNA 双链断裂修复通路

同源重组修复是利用未受损伤的姐妹染色单体或同源 DNA 的遗传信息来修补断裂损伤的 DNA，是一种具有高度保真性而且有效的 DNA 双链断裂修复机制。细菌中同源重组修复的关键蛋白是 RecA，由它形成核蛋白纤丝启动同源 DNA 序列配对。酵母细胞中同源重组修复基因是属于 Rad52 附加位（epistais）基因组，包括有 Rad50、Rad51、Rad52、Rad54、Rad55、Rad57、Rad59、Mre11 和 xrs-2 等。Rad51p 的羧基端与 RecA 蛋白有约 30%的同源性，Rad51p 能与 DNA 分子形成核蛋白纤丝，这一点也与 RecA 有类似于之处。

有关人类 DNA 同源重组修复基因的研究，是依据同源保守性找到了部分酵母的同源基因 / 蛋白。

另外，研究发现乳腺癌患者的遗传易感突变基因表达产物 BRCA1 和 BRCA2 也可能参与了电离辐射损伤的修复。实验表明 BRCA1 蛋白含有 BRCT 结构域，BRCA1 和 BRCA2 可结合 hRAD51，参与同源重组修复。

同源重组修复模型可概括为 4 个修复步骤：① DNA 断裂的识别和断点“修剪”：由具有 5’–3’ 核酸酶活性的 hRAD50/MRE11/NBS1 复合体结合在断点的 3’ 端，切一个缺口，切除少数几个碱基，其作用依赖于 CtIP 蛋白。随后，在核酸酶 EXO1 的作用下，形成单链 DNA 末端，并结合 RPA 蛋白；②核蛋白纤丝的组装：由 RPA 推动核蛋白纤丝的组装，此蛋白复合体中包括有 XRCC2、XRCC3、HsRAD51B、RAD51C 和 RAD51D。hRAD52 具有激活纤丝组装的作用；③链的交换和 DNA 合成：可能在姐妹染色体联会介导因子（cohesins）的协助下寻找同源 DNA，在 hRAD51 的介导下损伤 DNA 与同源双链 DNA 交换单链，利用正常的同源 DNA 作为模板，合成新的互补 DNA 链，形成了所谓“Holliday-junction”；④交叉链的归位：即解除 Holliday-junction。

同源重组修复主要是发生在晚 S 期、G_2 期和 M 期早期阶段，是一种无错误 DNA 修复机制。

非同源末端连接是哺乳动物细胞中一种很普遍的 DNA 双链断裂修复方式，其修复反应过程相对来说也比较简单。非同源末端连接反应中有 6 个核心修复蛋白，它们分别是 DNA-PK 复合物（Ku70、Ku80 和催化亚单位即 DNA-PKcs）、Artemis、XRCC4 和 DNA 连接酶Ⅳ，其中任一基因缺陷或突变都会给细胞带来严重后果。

Ku70（XRCC6）和 Ku80（XRCC5）蛋白首先识别和结合 DNA 双链断裂末端，其中 Ku70 和 Ku80 起到保护断裂末端的作用，DNA-PKcs 启动 DNA 修复信号。DNA-PKcs 是属于磷脂酰肌醇 3 激酶（PIKK）家族成员，具有丝氨酸 / 苏氨酸蛋白激酶活性，属于同一家族的蛋白还有 ATM、ATR 蛋白等。当细胞 DNA 发生断裂损伤时，DNA-PK 复合物就聚集到损伤位点上，随之蛋白激酶被活化，募集并磷酸化其下游的 DNA 修复蛋白如 Artemis、XRCC-4 和连接酶Ⅳ等，启动 DNA 链断裂的 NHEJ 修复。Artemis 蛋白具有依赖于 DNA-PKcs 的内切核酸酶活性，以及不依赖于 DNA-PKcs 的 5’ 外切核酸酶活性。XRCC4 是一个 38kDa 蛋白，与 DNA 连接酶Ⅳ结合密切，体外实验中证明其能增强 DNA 连接酶Ⅳ的活性。DNA 连接酶Ⅳ含有 2 个 BRCT 结构域，DNA 连接酶Ⅳ通过这两个结构域与 XRCC4 相互结合，完成对断裂 DNA 的连接修复。

DNA 双链断裂的 HR 修复是发生于 S 期后期和 G_2 及 M 早期，NHEJ 修复可发生于整个细胞周期中，修复通路的选择是受照射细胞 DNA 双链断裂修复机制调控重要内容，同样对细胞放射敏感性和基因组稳定性产生重要影响。由于 HR 是 DSB 的一种无错修复，细胞在正确时期正确选择 HR 修复，无疑更有利于细胞的恢复。细胞处于 G_1 期尚缺乏同源的 DNA 模板，如果在此时错误的选择 HR 途径，无疑是致命的。相反，G_2 期细胞如不能启动 HR 修复而过多依赖有错误倾向性的 NHEJ 途径修复，很显然基因突变后果增加。

DNA 损伤修复通路选择调节与细胞周期以及末端剪切形成单链 DNA 末端结构密切相关联。DNA 双链断裂末端的 3’ 单链 DNA 的形成，既是 HR 修复途径中 RPA、Rad51 纤丝形成和重组过程中同源 DNA 链的介入所必需，又对 NHEJ 途径有抑制作用，是 DNA DSB 的 NHEJ 和 HR 修复途径选择的关键控制点，核酸酶 Exo1 在此发挥作用。研究表明，DNA-PKcs 在 DNA 损伤位点的存在，阻止了核酸酶 Exo1 与 DSB 结合，从而抑制了 DSB 的 5’ → 3’ 切割和末端单链 DNA 的形成，及随后的同源重组修复。DNA-PKcs 的这一作用受到其自身的磷酸化调节，不同位点的磷酸化会对 DNA-PKcs 的功能产生影响：如 JK 位点（T946 和 S1004）和 T3950 位点磷酸化，会抑制 DNA-PKcs 的 NHEJ 活性，转而促进 HR 修复。DNA-PKcs 的 ABCDE 簇结构中的 6 个丝氨酸或苏氨酸残基位点发生自磷酸化，或被 ATM 磷酸化修饰，可导致 DNA-PKcs 发生很大的构象变化，促使 DNA-PKcs 从 DNA 断端解离，由此解除 DNA-PKcs 对 DNA 断裂末端单链切割的抑制作用。协同调节这一修复选择控制点的还包括 Mre11-RAD50-NBS1（MRN）复合物，其进一步促进 Exo1 的招募和 DNA-PKcs 自磷酸化，促使细胞选择 DSB 的 HR 修复途径。

G_1 期细胞中，P53 结合蛋白 1（53BP1）-RIF1 结合 DNA 断点，阻滞 DNA 断裂末端的单链切割，促使选择 NHEJ 修复。在修复通路选择中，53BP1 和 BRCA1 是一个拮抗的关系。作为同源重组修复通路的核心蛋白，CtIP 蛋白在受到照射损伤的 G_2 期细胞中被 CDK 激酶磷酸化，然后结合 BRCA1 和 MRN 复合体，介导 MRE11 的核酸内切酶活性，执行 DNA 断裂末端的单链切割，促进同源重组修复的完成。

第二节　电离辐射对细胞周期的影响

一、细胞周期

细胞自一次增殖分裂结束开始生长到下一次细胞分裂终了形成新的子代细胞为止，所经历的过程称为细胞周期（cell cycle）。在这一过程中，细胞的遗传物质复制并均等地分配到两个子代细胞中。细胞周期的全过程分为间期与分裂期两个阶段。

（一）间期

间期（interphase）阶段占据一个细胞周期循环中的大部分时间，为下一次细胞分裂做结构、功能和物质上的准备，如合成复制 DNA、细胞体积增大等。间期又分为 DNA 合成前期（G_1 期）、DNA 合成期（S 期）与 DNA 合成后期（G_2 期）三期。

（二）分裂期

细胞分裂期（mitotic phase）又分为前期、前中期与中期、后期、末期，一般历时 1~2 小时。在此过程中，发生了染色体形成和姐妹染色单体分离、中心体、纺锤体、中体等亚细胞结构的连续动态变化，以及调节有丝分裂过程的一系列蛋白在特定亚细胞结构上形成功能或结构复合体及共定位变化（图 1-2-1）。

前期（prophase）自分裂期开始到核膜解体为止的时期，细胞染色质丝高度螺旋化，逐渐形成染色体，在前期末核膜破裂，于是染色体散于细胞质中。两个中心体（centrosome）向相反方向移动，在细胞中形成两极。而后，以中心粒随体为起始点开始合成微管，开始形成纺锤体。随着核仁相随染色质的螺旋化，核仁逐渐消失。在此期，核膜开始瓦解离散成囊泡状内质网；前中期（prometaphase）自核膜破裂起到染色体排列在赤道板上为止；中期（metaphase）细胞变为球形，主要过程是纺锤体的最终形成，从纺锤体两极发出的微管附着于每一个染色体的着丝点（kinetochore）上，46 条染色体均移和排列到细胞的赤道板上。从中期细胞可分离得到完整的染色体群，包括 22 对常染色体和 2 条性染色体（XY 或 XX）；后期（anaphase）通过纺锤体微管的运动，着丝点纵裂，每一条染色体的两个姐妹染色单体分开，染色单体遂分为两组，并以相反方向朝各自的中心体移动。与此同时，细胞被拉长，并由于赤道板部细胞膜下方环行微丝束的活动，该部缩窄，细胞遂呈哑铃形；末期（telophase），染色单体逐渐解螺旋，重新出现染色质丝与核仁，内质网囊泡组合为核被膜。细胞赤道部缩窄加深开始胞质分裂（cytokinesis），最后完全分裂为两个二倍体的子细胞。

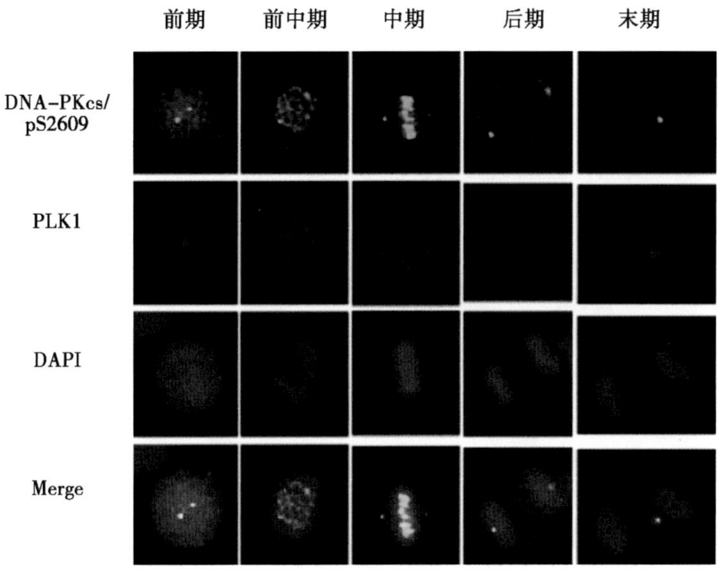

图 1-2-1　免疫荧光激光共聚焦显微镜观察
HeLa 细胞有丝分裂过程中，磷酸化 DNA-PKcs/pS2609 与 PLK1 蛋白在中心体、着丝点、赤道板和中体等亚细胞结构上共定位

（三）G_0 期或静息期细胞

G_0 期细胞是一群暂时离开细胞周期、停止增殖分裂亦不做分裂准备的处于静息状态（quiescence）的细胞。处于 G_0 期细胞，其细胞周期蛋白和周期素依赖性激酶消失、维系细胞周期运转的机器停止工作。G_0 期细胞通常是终末分化的并执行特定生理功能的细胞。如肝细胞、肾小管上皮细胞、心肌细胞、神经细胞、甲状腺滤泡上皮细胞。但是，在某种刺激或应急状态下，这些细胞可能会重新进入细胞周期。体外培养的细胞当生长因子或营养缺乏而处于饥饿状态时，便停止分裂而处于 G_0 期状态。对于具有接触抑制生长特性的正常二倍体细胞，在体外培养过程中随细胞的接触密度超过一定限度值，增殖速度下降，随即细胞增殖便停止下来，此时细胞就进入静息期。

值得注意的是静息期细胞与细胞衰老（senescence）都是停止增殖分裂的细胞状态，但两者存在实质上的差别。虽然许多 G_0 期细胞是随同组织器官而走向死亡，但并非所有的细胞进入 G_0 期是必定死亡的，只是由于缺乏任何的刺激而未能进入细胞周期中。细胞衰老就不同，它是细胞针对 DNA 损伤或降解所处的一种反应状态，致使一个细胞的后代丧失生存能力。另一点，细胞衰老不像静息期细胞，它是一种不可逆的细胞周期阻滞状态，直至细胞死亡。

二、细胞周期检查点

细胞周期检查点（checkpoint）是细胞固有的一套暂停细胞周期进程、确保 DNA 结构完整性、DNA 复制忠实性或姐妹染色单体分配准确性的内在检查机制。当细胞周期进程中出现异常事件，如 DNA 损伤或 DNA 复制受阻或纺锤体结构缺陷时，这类调节机制就被激活，及时地中断细胞周期的运行，待细胞修复损伤或排除异常结构故障后，细胞周期才能恢复运转。因此，细胞周期检查点与 DNA 修复机制一样，在维持细胞的基因组和染色体数目稳定性中发挥重要作用。但持续延长的细胞周期阻滞，将导致细胞死亡的发生。

按照细胞周期进程的运行时间顺序，可将检查点分为 G_1/S 期（边界）检查点、S 期 DNA 复制检查点、G_2/M（边界）期检查点和 M 期（纺锤体）检查点（图 1-2-2）。很显然，发生在两个时相之间的交界点

（G_1/S，G_2/M）检查点分别是阻止细胞由 G_1 期进入 S 期，或由 G_2 期进入 M 期，避免受损 DNA 被复制或被转移给子代细胞。而 S 期检查点是因复制叉处 DNA 合成复合体受阻而引发的，M 期检查点是纺锤体装配异常或结构受损如微管蛋白被破坏而引发。根据激活检查点的诱因和调控内容，可分为 DNA 损伤检查点（G_1/S、G_2/M、DNA 复制检查点）和纺锤体结构检查点即 M 期检查点。

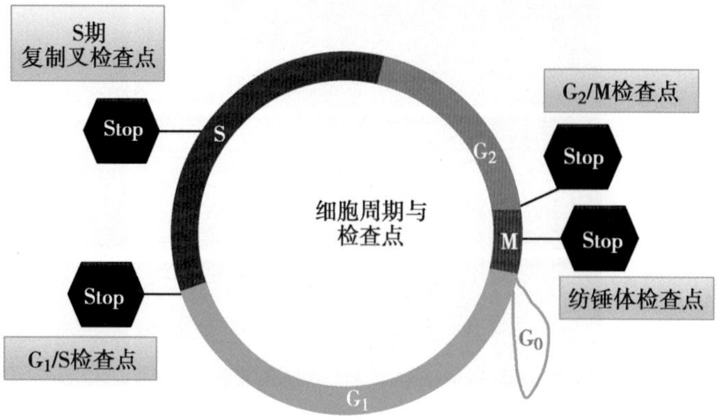

图 1-2-2　细胞周期及 DNA 损伤检查点和纺锤体结构检查点

有关细胞周期检查点机制的认识，最初很多是来自啤酒酵母或裂殖酵母细胞模型系统，酵母细胞 DNA 受到损伤时，可通过几个检查点机制启动细胞周期延迟或阻滞。哺乳类细胞磷脂酰肌醇 3- 激酶（PI3-K）家族成员，如 ATM、ATR（AT 和 Rad3 相关蛋白）和 DNA-PKcs 是调节能介导 DNA 损伤依赖的磷酸化事件，所不同的是 ATM 和 DNA-PKcs 主要是对 DNA 双链断裂损伤作出反应，即属于电离辐射损伤激活的 PI3-K 激酶；与此相反，ATR 是被 DNA 大的损伤或复制叉受阻的信号如紫外线所致 DNA 损伤激活。高等生物与酵母细胞的另一个重要的区别是，p53 蛋白在哺乳类细胞周期检查点的信号转导反应中发挥重要作用，而且无论是在 DNA 损伤诱导的暂时周期阻滞作用还是永久性阻抑反应直至凋亡发生，p53 蛋白通过磷酸化激活多种信号转导蛋白或效应分子、扮演着不可替代的作用。而至今还没有发现酵母细胞存在类似 p53 蛋白的同源物。近期发现多个直接参与 DNA 修复的蛋白如 BRCA1、DNA-PKcs 等在细胞 G_2/M 监测点和有丝分裂进程调节中发挥重要作用。如 DNA-PKcs 缺陷会导致受照细胞 G_2/M 检查点缺陷、纺锤体结构不稳定阻滞在 M 期。DNA-PKcs 缺陷细胞在 DNA 损伤情况下，发生持续延长的 M 阻滞将导致细胞有丝分裂灾变死亡。

三、电离辐射对细胞周期进程的影响及作用机制

细胞增殖分裂过程中，不断有序的由细胞周期的一个时相进入下一个时相循环往返，周期素（cyclin）和周期素依赖激酶（cycline-dependent kinase，Cdk）在此过程的调控中发挥了主导作用。周期素是一类小分子蛋白，在细胞周期过程中以振动方式循环交替的表达和降解。周期素通过结合激活周期素依赖蛋白激酶，形成 Cyclin/Cdk 复合物，推动细胞周期进程。Cdk 的激酶活性是通过其磷酸化和去磷酸化来调节，也就是说细胞周期进程变化主要是通过调控 Cdk 激酶活性来实现的。DNA 双链断裂是电离辐射诱发细胞周期时相进程改变的关键因素或分子信号。

（一）G_1/S 期阻滞

在细胞由 G_1 期向 S 期行进的调控中，CyclinD 与 Cdk4 或 Cdk6 结合形成具有活性的复合物 CyclinD/Cdk4/6，由其磷酸化 pRB，促使转录因子 E2F 从 pRB 释放出来，激活 CyclinE 转录。CyclinE 与 Cdk2 形成活性复合物，继而产生正反馈作用，进一步充分磷酸化 pRB，增强 E2F 的释放，促使 S 期所需基因产

物的大量转录生成，推动细胞由 G_1 期向 S 期行进。

细胞受照后推动 G_1/S 进程的功能机制受到干扰，出现 G_1 抑制。理论上，G_1 抑制能使受照细胞获得时间来进行 DNA 修复。实验表明 G_1 抑制与细胞内 *p53* 基因的存在状态有关。例如，*p53* 基因为野生型的正常小鼠成纤维细胞受 2Gy 或 4Gy 照射后，细胞呈明显的 G_1 抑制。如用同源重组技术造成染色体上的野生型 *p53* 双缺失，则照射后不发生 G_1 抑制。在 *p53* 基因单缺失的小鼠细胞中，照射后呈现中间程度的 G_1 抑制。又如在 PKO 细胞中原来表达的是野生型 *p53*，照射后呈现 G_1 抑制，如果细胞转染了突变型 *p53* 基因，则 G_1 抑制减弱。目前已发现多个下游基因受 *p53* 的转录调控，如 *Mdm2*、*p21*^{CIP}、*Gadd45*、*Bax*、*Fas* 等。Mdm2 蛋白通过与 p53 蛋白的氨基端结合来介导后者通过泛素化－蛋白酶体途径降解。

p21^{CIP} 是现实 p53 的 G_1/S 阻滞调节功能的关键分子。p21 是 CDK 抑制因子，其转录受 p53 调控。在正常细胞中 p21 与增殖细胞核抗原 PCNA、周期蛋白和 CDK 以四聚体形式存在，参与 G_1/S 转换的调节。在通过基因剔除技术得到的 p21 缺失的小鼠上，辐射诱发的 G_1 抑制明显减弱。

现已基本明确，G_1 细胞发生 DNA 损伤时，至少可通过有两条机制途径激活 G_1/S 期检查点，现实 G_1 期阻滞。

ATM/p53/p21^{CIP} 途径是通过调节 p53 蛋白和其负调节分子 Mdm2 磷酸化来实现的。DNA 损伤信号激活 ATM，ATM 一方面磷酸化 p53 和 Mdm2，使两者解离，从而阻止了 p53 蛋白出核和泛素化降解。另一方面，ATM 磷酸化激活 Chk2，后者也可磷酸化 p53，增加稳定性。p53 蛋白水平上升，激活包括 p21^{CIP} 在内的靶基因的转录。而 p21^{CIP} 是 Cdk 抑制剂，能与 CyclinE/Cdk2 和 CyclinD/Cdk4/6 复合物结合，从而阻滞细胞的 G_1/S 期进程。此调节过程涉及基因转录的激活，通常需要 2~3h 才能实现，因此，是一个慢的细胞周期调节机制。

ATM/Chk2/Cdc25a 途径是通过磷酸化和泛素化等翻译后修饰机制实现的，是一个快速调节反应。ATM 磷酸化激活 Chk2，后者磷酸化并摧毁磷酸酶 Cdc25a。在细胞正常生长状态下，Cdc25a 能去除 Cdk2 分子中 Thr14 和 Tyr15 位点上具有抑制作用的磷酸化，从而维持 Cdk2 的激酶活性。DNA 损伤后，通过 ATM/Chk2 途径磷酸化的 Cdc25a 被降解，Cdk2 分子因保持有 Thr14 和 Tyr15 的磷酸化而失活，导致细胞 G_1/S 阻滞。

（二）S 期阻滞

细胞在 DNA 复制过程中受到照射，DNA 损伤导致 DNA 合成机器受到抑制或 DNA 复制过程受阻引起细胞通过 S 期的时间延长或 S 期阻滞。引发 S 期阻滞的 DNA 受损可以是 DNA 链断裂、DNA 交联或加合物等多种形式，为了使 DNA 受损伤细胞能以 DNA 完整分子结构形式继续 DNA 的复制，由 S 期检查点构成的监视网络通过信号转导使细胞延迟 S 期的进程，直至受损 DNA 得到修复。

电离辐射对 DNA 合成的抑制作用呈双相剂量反应，在较低剂量时 DNA 合成速率下降较快，反映了辐射敏感成分。随后的速率曲线下降较为平坦，反映了辐射抗性成分。进一步的研究证明敏感部分是由于复制的抑制子引发的抑制，而抗性部分是体现了 DNA 链的延长活性的辐射响应。

ATM、NBS1 和 MRE11 都是细胞 DNA 损伤信号识别和信号转导反应的重要调节分子，其中 NBS1、MRE11 与 RAD50 是以复合物 MRN 的形式存在和发挥生物学功能，包括参与 DNA 双链断裂修复反应。*ATM* 基因缺陷的共济失调性毛细血管扩张综合征，以及 *Nbs*1 或 *Mre*11 基因缺陷的 Nijmegen 断裂综合征（NBS）或 AT 样综合征（ATLD），除都对电离辐射敏感外，还有一个共同的表型特点，即辐射抗性 DNA 合成（radioresistant DNA synthesis，RDS）。如前面所述，通常情况下细胞受照后，DNA 合成很快受到抑制，而 *ATM* 或 *Nbs*1、*Mre*11 缺陷的细胞具有显著的抵抗辐射对 DNA 合成的抑制作用，说明这些基因产物在电离辐射损伤细胞的 S 期检测点中发挥重要作用。ATM 与 MRN 复合物在 DNA 损伤反应中存在比较复杂的相互调节的关系：一方面，MRN 在 DNA 损伤后就会很快地以不依赖于 ATM 的方式聚集到 DNA 双链断裂位点，形成聚焦点。而且，MRN 募集到 DNA 损伤位点是 ATM 的激活所必需的，特别是在低剂量照射的情况下；另一方面，MRN 又是 ATM 的直接磷酸化靶分子，其中 NBS1 分子中有多个 ATM 磷酸化位点，这些位点的磷酸化，对介导 S 期和 G_2/M 期检测点功能都非常重要。

ATM 可通过以下三条平行途径介导细胞 S 检查点。

（1）ATM-Chk2-Cdc25a-Cdk2 信号途径：Cdc25a 磷酸酶能催化周期素依赖激酶 Cdk2 去磷酸化而被激活，在活性 Cdk2 的介导下，Cdc45 被装载到复制起始点（replication origins），这个步骤是募集 DNA 聚合酶、促进 MCM 介导的复制起始点解螺旋、启动 DNA 合成代谢所必需的。细胞受照损伤，ATM 被激活，进一步磷酸化激活 Chk2，后者磷酸化 Cdc25a 的 Ser123 位点，导致其降解，Cdk2 因不能被去磷酸化而失活，最终 DNA 合成被抑制。

（2）ATM-MRN-SMC1 途径：SMC（the structural maintenance of chromosomes）蛋白家族几乎参与染色体生物学的全部过程，对维持基因组稳定性非常重要。其中的 SMC1/SMC3 在 S 期检查点机制中发挥作用。辐射 DNA 损伤能通过 ATM-NBS1 信号途径诱导 SMC1 的 Ser957 和 Ser966 位点及 SMC3 的 Ser1083 位点磷酸化。SMC3 的 Ser1067 位点是一个组成型磷酸化位点，是 CK2 的底物。虽然 Ser1067 的磷酸化水平不会受到电离辐射作用而进一步的上升，但对于辐射诱导的 Ser1083 位点的磷酸化是不可或缺的。Ser1067 位点突变同样会导致细胞 S 期检查点功能的缺陷。SMC1/SMC3 是如何抑制 DNA 合成的具体机制尚不清楚。

（3）ATM-MRN-RPA 途径：有研究报道，细胞受照后，MRN 通过与复制蛋白 A（RPA）的相互作用被募集到复制中心位点，抑制 DNA 复制起始。RPA 是与 MRN 复合物中的 MRE11 发生直接的相互作用。RPA 是募集 DNA 聚合酶 α/引物酶以及复制因子 C 转载 PCNA 到达引物复制起始点所必需的。电离辐射作用下，通过 ATM 磷酸化 MRN，可能会导致 MRN/RPA 的构象改变，进而抑制 RPA 的复制起始功能。另一个可能性是，磷酸化 MRN 干扰了 RPA/MRN 在复制起始点与其他复制因子的结合，导致 DNA 复制抑制。

（三）G_2/M 期阻滞

CyclinB1/Cdk1 是牵引细胞由 G_2 期进入 M 期的关键复合物。在活性 CyclinA/Cdk2 的引导性，调控 CyclinB1 的转录因子被周期素依赖激酶激活，促使 CyclinB1 的转录生成。CyclinB 是在 S 期开始生成，G_2 后期达到高峰。

CyclinB1/Cdk1 的活性是受到激酶与磷酸酶的反向反馈环的严密调节。①在 G_2 期，受 Wee1 和 Myt1 激酶的作用，Cdk1 的 Tyr15 和 Thr14 位点被磷酸化，此时的 CyclinB1/Cdk1 是处于非活性状态；②为促使细胞由 G_2 期向 M 期行进，在磷酸酶 Cdc25 的催化下，Cdk1 去磷酸化而被激活。

电离辐射诱发哺乳动物细胞 G_2/M 期阻滞在照射 2~4 小时左右出现，8~12 小时左右到达高峰，24 小时基本恢复正常。照射剂量越大阻滞越明显，恢复时间越晚，甚至不能恢复直至细胞死亡。不同来源细胞系的细胞周期阻滞程度和恢复的时间也不一致。此外，一些参与调节 G_2/M 期进程的基因功能的缺失如 PLK1、ATM、Chk1 缺失会改变细胞周期对电离辐射损伤的反应性。4Gy 照射 HeLa 细胞后 4h 左右出现 G_2/M 期阻滞，12 小时左右到达高峰，24 小时基本恢复正常。但当 DNA、DSB 修复关键分子 DNA-PKcs 的表达被其特异的 shRNA 分子沉默后，或激酶活性被其特异化学抑制剂及 Nu7026 抑制后，G_2/M

阻滞显著延长，照射后 48 小时也未恢复（图 1-2-3），而且其结局是发生有丝分裂灾变死亡。由此揭示了 DNA-PKcs 的偶联 DNA 修复与细胞周期阻滞的生物学功能。

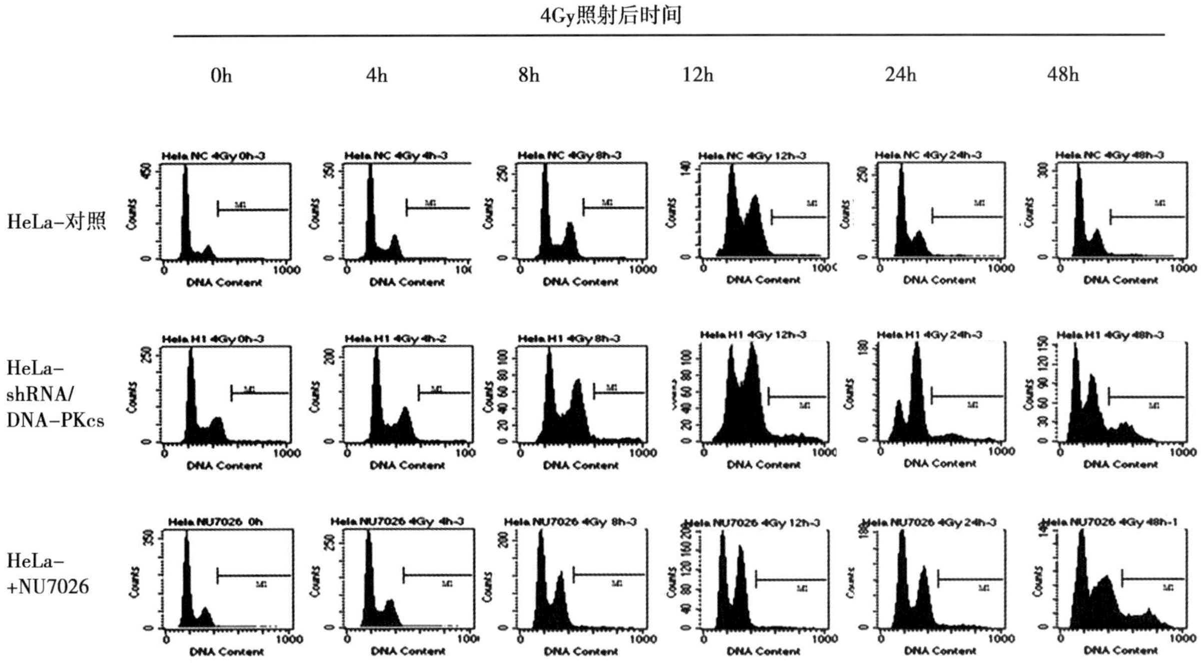

图 1-2-3　4Gy γ射线照射诱发 HeLa 细胞周期阻滞

G_2/M 期阻滞及 DNA-PKcs 表达被 shRNA 沉默或活性被 NU7026 抑制后的增加作用

由于 G_2 细胞和 M 期细胞的 DNA 含量是相等的，普通的流式细胞技术无法区分开，需要借助 M 期细胞的分子标志物来标记 M 期细胞，如 Ser10 位点磷酸化的组蛋白 H3（H3-pS10）是有丝分裂中期（metaphase）分子标记物，以 pH3 抗体作免疫荧光标记，结合流式细胞术就可实时检查到细胞周期过程中 M 细胞含量的变化，分析细胞 G_2/M 检查点功能。HeLa 细胞在 4Gy 照射后 2 小时就可观察到 M 细胞比例显著降低，表明细胞启动了 G_2/M 期检查点，使细胞阻滞在 G_2 期，约 4~6 小时 M 期细胞比例下降到最低点，8 小时左右阻滞被逐渐解除，大量的 G_2 细胞进入 M 期，并阻滞在 M 期。

在 DNA 损伤信号刺激下，ATM 及 DNA-PKcs 被激活，继而磷酸化激活 Chk2，后者磷酸化 Cdc25，促使其由细胞核向胞质转位而失活，导致 CyclinB1/Cdk1 处于非活性状态、G_2/M 期阻滞。

（四）纺锤体检查点与 M 期阻滞

上述 G_1/S、S 期和 G_2/M 期检查点是由 DNA 损伤直接诱发的，被称为 DNA 损伤检查点。纺锤体检查点又称为结构检查点，是细胞感应到纺锤体结构异常如染色体在赤道板处的排列异常、纺锤体丝纤维在着丝点处的异常附着或缺如、游离染色体等而引发的检查点机制。纺锤体或 M 期检查点是确保姐妹染色单体能均等和准确地分裂和分配到两个子细胞，维持细胞的染色体结构和数目稳定性。

有丝分裂激酶 Auroras 是 M 期检查点的关键性调节分子之一，参与了包括中心体分裂、二极体纺锤体的形成、染色单体分裂和胞质分裂等有丝分裂的全过程。人类有 Aurora A、B、C，Aurora A 蛋白水平和激酶活性在 G_2 期就达到高峰，直到 M 期过程的结束。在 M 期中，TPX2 与 Aurora A 结合，阻止后者分子 T- 环位点的 pT288 被磷酸酶 PP1 去磷酸化，保持 Aurora A 的激酶活性。PLK1 也是一个参与 M 期全过程调节的激酶，能介导 TPX2 磷酸化，由此维持 Aurora A 的活性状态。细胞受到照射后，TPX2 蛋白被快速降解。而且电离辐射还能选择性地抑制 TPX2 的蛋白翻译活性。其结果导致 Aurora A 失去与

TPX2 结合的机会而发生 T- 环 pT288 位点去磷酸化，由此失去活性，导致细胞 M 期阻滞。除此以外，DNA-PKcs、PLK1、ATM、Chk2 等失活，也会导致电离辐射诱发的 M 期阻滞延长，甚至细胞发生有丝分裂灾变死亡或凋亡。

第三节 电离辐射诱发细胞死亡及机制

致细胞死亡是电离辐射确定效应发生的根本，不同来源组织细胞对电离辐射致死效应的敏感性存在一定的差异，而且不同组织细胞、不同剂量照射，细胞死亡的方式和发生机制也会有所不同。电离辐射诱发哺乳动物细胞死亡的方式有多种，如坏死（necrosis）、凋亡（apoptosis）、自噬（autophagic cell death）、有丝分裂灾变（mitotic catastrophe）、铁死亡（ferroptosis）等，其中研究最为透彻的是程序性细胞死亡（programmed cell death）即凋亡。虽然各种死亡方式的发生机制不尽相同，但也会有共同的调节分子或效应分子，或信号通路的交叉点。

一、细胞间期死亡与增殖死亡

（一）间期死亡与增殖死亡

有很长一段时间，在放射生物学领域中将电离辐射诱发的细胞死亡分为间期死亡（interphase death）和增殖死亡（reproductive death）两种类型，这两种类型的细胞死亡是从细胞生活周期中死亡出现的时期来划分的。间期死亡是指受照射细胞未经细胞分裂即在细胞间期发生死亡。而增殖死亡是指受照射的细胞丧失了继续增殖生长的能力，通常是细胞并不是在受照射的当代死亡，而是在经过一个或数个有丝分裂周期后丧失代谢活动和细胞功能而死亡。经典的证据是，在进行受照细胞的克隆形成分析实验中，可以看到有部分细胞可继续经历 1~4 次分裂后长成细小克隆，随后其后代细胞全部死亡。因此，细胞克隆实验通常在细胞接种后需要培养 10 天左右时间，一般是将多于 50 个细胞的克隆才计数为存活细胞克隆。

放射诱发细胞间期死亡可以归类三种：①相对放射敏感的组织细胞，如外周血淋巴细胞、胸腺细胞等非分裂增殖细胞或分裂能力有限的细胞，几个 Gy 剂量照射就可诱发细胞间期死亡；②相对放射不敏感的组织细胞，如不分裂的分化成熟的神经细胞或肌肉细胞，分裂缓慢细胞（如肝细胞），需要几十甚至上百个 Gy 照射；③体外培养的哺乳动物细胞，一般也需要大剂量照射才发生间期死亡。从分子机制上说，间期死亡是细胞凋亡的一个特例，实验所观察到的间期死亡的淋巴细胞中可溶性染色质的规律性降解，可能和凋亡细胞的 DNA 电泳的梯状带谱是一致的。

（二）间期死亡的生化机制

能量耗竭与代谢障碍。细胞在间期死亡过程中生化代谢发生了多方面的变化，而最显著的是能量代谢的变化。电离辐射可以引起细胞线粒体的氧化磷酸化的抑制，表现为高能磷酸键形成减少，而细胞耗氧并无明显变化。细胞核的磷酸化比线粒体更加敏感，受照射细胞的 ATP 合成显著减少。有学者研究观察 X 射线全身照射大鼠胸腺或植入不同淋巴肉瘤细胞的小鼠的脾脏线粒体氧化磷酸化和核磷酸化，发现凡是在照射后 2 小时核磷酸化抑制 50% 的细胞基本上是发生间期死亡的细胞，其线粒体氧化磷酸化只受到轻微的抑制。由于淋巴细胞的线粒体数量少，维持代谢稳定的能力差，容易发生死亡。

也有学者研究了受照细胞的糖酵解的改变。在 0.18~0.7Gy 这样相对低的剂量照射下，小鼠胸腺细胞发生了有氧糖酵解（Warburg 效应）的增加，乳酸含量明显增加，说明细胞试图通过糖酵解作用来补充能量的损失。一定细胞糖酵解作用机制也丧失，细胞就趋向死亡。另外，乳酸的堆积会造成细胞微环境和内环境的酸化，一方面会抑制某些酶的活性，影响了细胞的其他生化代谢机制。另一方面，也可能会激活某些平时活性不高的酶如酸性 DNA 酶，导致生物大分子的降解，其中就包括细胞间期死亡时检测到可溶性染色质 DNA 降解的现象。

1. 膜结构的损伤　细胞的膜系统包括细胞质膜、核膜、线粒体等细胞器膜，保持生物膜结构的完整性和稳定性，对细胞功能调节、防御外来因素损伤发挥着重要的作用。有学者提出膜是除核 DNA 外的电离辐射生物效应的另一个靶分子。膜损伤是细胞间期死亡的主要机制之一。

细胞质膜的结构完整性被破坏或重要功能蛋白的结构损伤、活性改变，可能会增加膜的流动性和通透性，使离子的主动运输功能丧失，导致细胞肿胀死亡。

核膜损伤还会影响到 DNA 与膜的复合物的形成以及结合在复合物上的酶的活性，导致 DNA 合成起始过程受阻。核膜上细胞色素的丢失，会造成核磷酸化水平降低，是核内 ATP 缺乏的原因之一。

线粒体膜的损伤则会影响到线粒体的氧化磷酸化功能。溶酶体膜的脂质过氧化损伤，增加膜的通透性，会导致 DNA 酶和蛋白水解酶的溢出，损伤生物大分子。

2. 染色质结构损伤　核固缩是细胞间期死亡过程中的一个典型的形态学上的变化。早在 20 世纪 50 年代末期，就有学者首次发现受照射的小鼠脾脏中出现与正常染色质不同的、可被生理盐水提取的染色质降解的成分。此后，在受照射小鼠的多种组织中都检测到这种降解的染色质，与此同时，这些组织在照射后最初几个小时中都发生了明显的细胞间期死亡。在当时根据其化学性质，将这种降解成分称为“可溶性染色质”。很显然，这种降解成分不是游离的寡核苷酸，而是与组蛋白结合的 DNA。已明确，这就是细胞凋亡中的一个特征性生化改变指标即 DNA 梯状带谱（DNA ladder），通过琼脂糖凝胶电泳，可显示出规律性分子量间隔的条带，其最小单位正好是一个核小体的分子长度，梯状带谱也就是核小体的整倍累加体产物。细胞内源性 DNA 酶的激活，是导致 DNA 降解的根本，其中包括镁离子依赖的核酸内切酶 CAD（Caspase-activated DNase），受其抑制分子 ICAD 的负调节，而 Caspase 能降解 ICAD，从而释放出 CAD 的活性。另有核酸内切酶 GADD。还有一类酸性核酸酶，如 DNase Ⅱa、DNase Ⅱb 和 L-DNase Ⅱ。

（三）增殖死亡的分子机制

上述细胞间期死亡的机制在增殖死亡中也都发挥了相应的作用。而核 DNA 损伤以及由此引发的损伤反应（DNA damage response，DDR）的信号调节机制变化是细胞增殖死亡的主要的分子机制。

核 DNA 是电离辐射的敏感靶分子的最有力证据是来自放射性同位素掺入实验。Warters RL 和 Hofer KG 用 ^{125}I-UdR 和 ^{125}I-ConA 分别掺入到细胞核 DNA 或结合到细胞膜上，比较两者的辐射效应。发现 ^{125}I 掺入到核 DNA 中造成细胞死亡的 D_0 值 =100 衰变 / 细胞，D_q=0；而结合在膜上的 ^{125}I 致细胞死亡的 D_0 值 =12 000 衰变 / 细胞，D_q=10 000 衰变 / 细胞。说明直接照射 DNA 分子，只需要较小的剂量就能致细胞死亡，而辐照细胞膜，需要很多的剂量才能产生相应的辐射效应。

二、细胞凋亡与坏死

（一）细胞凋亡与坏死的概念和特征

从细胞的形态病理特征和发生机制上，可将电离辐射诱发的细胞死亡划分为细胞坏死和细胞凋亡。

细胞凋亡是在基因控制下自主地、按程序进行的细胞死亡过程，是一系列生化级联反应的后果。凋亡（apoptosis）一词源于希腊文，意指像树叶一样地凋谢脱落，反映了细胞死亡后的形态学变化。凋亡有其典型的细胞形态学特征，如核固缩、染色质浓集、凋亡小体形成等。早在 1842 年，德国科学家 Carl Vogt 在研究蟾蜍蝌蚪的发育中，就观察到和首次描述了细胞凋亡的概念，即程序性死亡（programmed cell death，PCD）。1885 年，德国的解剖学和生物学家 Walther Flemming 对程序性细胞死亡过程做了更精确的描述。直到 1965 年，昆士兰大学的 John Kerr 使用电子显微镜研究组织细胞，首次辨识出凋亡细胞的形态。

有学者将细胞凋亡与程序性细胞死亡两个名词并用表示同一含义，但也有学者认为两者还是应该有所区分，这是基于并不是所有的程序性死亡细胞都具有人们描述凋亡的特征的事实，其中细胞自噬死亡，也是一种细胞程序性死亡过程，无论是形态特征还是发生机制，都有别于凋亡。程序性死亡是一个功能性概念，起源于对动物或生物体的发育过程中细胞死亡现象的观察，描述在一个多细胞生物体中，某些细胞的死亡是个体发育中一个预定的、并受到严格程序性控制的正常生理过程的一个部分。而凋亡是一个基于形态学变化的概念，所描述的是一种有着特征性形态学变化的与坏死完全不同的细胞死亡方式。细胞凋亡是细胞对包括电离辐射在内的环境刺激因子和其他生理或病理刺激信号的反应过程，是为了保持细胞内环境稳定和平衡所进行的细胞自杀，是一个主动过程。

细胞坏死被认为是细胞的病理性被动死亡，电离辐射或某些化学损害剂及缺氧与营养不良等均导致细胞坏死。坏死细胞的膜通透性增高，致使细胞肿胀，细胞器特别是线粒体变形或肿大，坏死早期细胞核无明显形态学变化，最后细胞破裂。坏死的细胞裂解后释放出的内含物，会唤醒先天免疫系统、引起局部炎症反应。组织细胞坏死后的愈合过程中常伴随组织器官的纤维化，形成瘢痕。细胞坏死早期会出现线粒体失能的早期信号，如线粒体产生大量的活性氧（ROS）系列、线粒体肿胀、ATP 耗竭、Ca^{2+} 稳态失衡，还有细胞器的核周聚集、多个蛋白酶特别是组织蛋白酶（cathepsins）和钙蛋白酶（calpains）激活、溶酶体破裂，最终细胞膜崩解。很显然，在某些极端的情况下，如去污剂作用、细胞冻融，细胞坏死是一个非调控的、不可逆转的过程。但是近年来的系列研究表明，某些情况下的细胞坏死可能是细胞“程序性死亡”的另一种形式，包含“程序性发生”和“程序性死亡过程”的双重意思。当细胞其他形式死亡如凋亡不能正常发生而细胞必须死亡时，坏死作为“替补”死亡方式被采用。细胞坏死可以出现在包括引发炎症反应在内的重要生理功能反应中，甚至是在机体正常的生理过程中发生，显示出程序性死亡的特点。如：发育，控制骨纵向生长的软骨细胞死亡方式；细胞膜上受体被其他生理性配体占位；细胞坏死敏感性受遗传和表观遗传因素调节；抑制某些酶或反应过程，可阻止坏死的发生；抑制 Caspase 可能将凋亡的死亡方式转变为坏死方式，等等。

照射细胞的死亡方式与细胞的种类及受照剂量有关。如人胃成纤维细胞受照射后很少有凋亡细胞生成，而是发生细胞坏死。人急性 T 淋巴细胞白血病细胞 Molt-4 在受照射剂量大于 100Gy 时表现为典型的细胞坏死。而当照射剂量减至 9~30Gy 时，则既有细胞坏死又有细胞凋亡。无论是小鼠和人类外周血或免疫组织淋巴细胞，照射诱发死亡的方式与照射剂量有着密切的关系，大剂量 γ 射线照射后免疫组织淋巴细胞凋亡率迅速升高，在 6~12Gy 范围内与照射剂量成正比；但照射剂量 ≥ 15Gy 照射后凋亡率逐渐减少，随之而来的死亡坏死率显著增加。细胞凋亡和细胞死亡的区别扼要概括于表 1-3-1。

（二）细胞凋亡的分子机制

照射后细胞凋亡的发展大致分为 3 个阶段，①引发阶段：亦称信号刺激阶段。在放射生物学方面，电离辐射导致 DNA 损伤的信号、活性氧等自由基、造成细胞膜损伤等因素都是诱发凋亡的刺激信号。造血因子和免疫因子等在体内失衡也是诱因；②早期调控阶段：不同细胞照射后发生凋亡的潜伏期长短不一，胸腺细胞仅有数分钟，精原细胞数小时，腮腺细胞在低剂量照射后可能会延迟到几个月后才发生凋亡。在此期间，发生 DNA 损伤信号反应、辐射诱导的凋亡相关基因表达和转录因子生成，对影响凋亡的基因、细胞因子、各种酶类或效应蛋白进行表达水平、蛋白翻译后修饰和活性调节；③执行阶段：染色质 DNA 和重要蛋白质降解，细胞膜结构改变，凋亡小体形成，凋亡小体被吞噬。电离辐射诱发细胞凋亡主要依赖线粒体途径进行，Bcl-2 家族蛋白 Bax/Bak 等引起线粒体外膜通透性增加，促使线粒体内容物如细胞色素 C 和 Smac 等释放到细胞质中，导致 Caspase 激活和凋亡的发生。

表 1-3-1 细胞凋亡与坏死的区别

指标	细胞凋亡	细胞坏死
诱发因素	生理性死亡、损伤刺激的病理性死亡	强烈外界因素刺激的病理性死亡
膜完整性	晚期丧失	早期丧失
细胞核	早期固缩、断裂，细胞膜泡状突起	晚期破裂
染色质	染色质浓缩，边缘化或半月状，凋亡小体形成	晚期碎裂
细胞器	形态结构变化不明显	肿胀破坏，内容物大量释放
生化变化	胞内钙浓度失衡，特异蛋白酶激活，谷氨酰胺转移酶活性升高，有大分子合成代谢与修饰；DNA 降解，基因组 DNA 电泳呈梯状带谱	胞内钙浓度无变化，蛋白质水解酶作用，谷氨酰胺转移酶活性无变化，合成代谢终止；DNA 弥散降解，电泳呈拖尾状分布
细胞结局	凋亡小体被吞噬	细胞崩解
炎症反应	无炎症反应	有炎症反应，波及周围细胞
死亡细胞分布	凋亡细胞分散于正常细胞间，可呈现单个细胞死亡	同一区域各种细胞成群死亡

1. 调控细胞凋亡的基因及表达产物的功能调节

（1）线虫的死亡基因和生存基因：生物体的进化过程中有很多的功能基因存在着高度保守性，因此各种模式生物被广泛应用于生理和病理机制的研究中。在线虫、果蝇、鼠和人的细胞中致死的基因和活存的基因分别在序列上有相当一部分同源，在凋亡过程中起着相同或相似的作用。细胞凋亡现象和居多机制的阐明实验是在秀丽隐杆线虫（*Caenorhabditis* elegans）模型上进行的。秀丽隐杆线虫在胚胎发育期线虫只有 1090 个体细胞，其中发育过程中 131 个细胞死亡，有 959 个细胞存在于成熟个体。与死亡有关的基因共 14 个，其中 *ced-3* 和 *cde-4* 能引起细胞凋亡，被称为杀手基因或死亡基因。而 *ced-9* 却能抑制 *ced-3* 和 *ced-4* 阻止凋亡。被称为生存基因。

与之相对应，在哺乳动物细胞中已克隆了与 *ced-3* 家族同源的系列基因，即半胱氨酸天冬氨酸特异性蛋白酶（cysteine aspartic acid specific proteases，Caspase）基因家族。包括 *ced-3* 的同源物 ICE（interleukin-1b converting enzyme）即 Caspase1，能切割前体白介素 -1β，转化成具有活性的 IL-1β。另一个 ICE 成员是 Apopain/CPP32 或 Yama 的半胱氨酸蛋白酶，能催化 poly（ADP-ribose）Polymerase（PARP）裂解成为“死亡底物”，结果导致细胞的凋亡。还有，与 *ced-4* 同源的 *Apaf* 基因家族，以及与 *ced-9* 与同源的 *Bcl-2* 基因家族。

（2）*Bcl-2* 基因家族：*Bcl-2*（B cell lymphoma-2，β 细胞淋巴瘤 -2）是一个原癌基因，与淋巴瘤的发生有关。*Bcl-2* 基因能抑制多种因素引起的细胞凋亡。Bcl-2 蛋白附着于细细内膜结构上。转染 *Bcl-2* 基因完全可以取代线虫 *ced-9* 基因的作用。也能够调控 *ced-3* 和 *ced-4* 基因的表达。*Bcl-2* 并不改变细胞的增殖速度，而是通过对抗多种引起细胞凋亡的因素，延长细胞寿命，促进细胞生存。

基于其保守的 α 螺旋 *Bcl-2* 同源结构域（BH）数量，可将 *Bcl-2* 基因家族及其相关蛋白分为三个亚组：①抗凋亡蛋白亚家族成员，或前存活（pro-survival）成员，含有全部 4 个 BH 结构域，包括 Bcl-2、Bcl-XL、Mcl-1、A1/BFL-1 和 Bcl-W 等；②促凋亡蛋白亚家族成员，包括 BAX、BAK、BOK 等，含有 BH1、BH2、BH3 多个 BH 结构域；③前凋亡（pro-apoptotic）亚家族成员，包括 BID、BIM、BAD、NOXA、PUMA、HRK、BIK、BMF 等，只含有保守型 BH3 结构域。通常将 Bcl-2/bax 的比值变化视为细胞凋亡与否的命运决定因素。

基于其保守的 α 螺旋 *Bcl-2* 同源结构域（BH）数量，可将 *Bcl-2* 基因家族及其相关蛋白分为三个亚组：①抗凋亡蛋白亚家族成员，或前存活（pro-survival）成员，含有全部 4 个 BH 结构域，包括 Bcl-2、Bcl-XL、Mcl-1、A1/BFL-1 和 Bcl-W 等；②促凋亡蛋白亚家族成员，包括 BAX、BAK、BOK 等，含有 BH1、BH2、BH3 多个 BH 结构域；③前凋亡（pro-apoptotic）亚家族成员，包括 BID、BIM、BAD、NOXA、PUMA、HRK、BIK、BMF 等，只含有保守型 BH3 结构域。通常将 Bcl-2/bax 的比例视为细胞凋亡与否的命运决定因素。

Bcl-2 能抑制辐射引起的细胞凋亡。向辐射敏感的淋巴细胞转染 *Bcl-2* 基因能够大大增加这类细胞对电离辐射的抗性。有实验证明 *Bcl-2* 能防止膜脂质过氧化物的产生，抑制 H_2O_2 诱导的细胞凋亡。通过抑制 *Bcl-2* 基因可以促进细胞凋亡，甚至促其向正常细胞逆转。

（3）*Fas* 和 *FasL* 基因：Fas、APO-1 和 CD95 为同义词，Fas 属于肿瘤坏死因子受体（TNFR）家族，这个家族还包括多个神经生长因子受体（NGFR），如 CD27、CD30、CD40 等。Fas 基因编码的跨膜蛋白在胞质区有一段 60~70 个氨基酸序列与 TNFR 同源，能介导细胞死亡，因此称为死亡结构域（death domain，DD）。APO-1 抗原即因它能介导 apoptosis 而命名。

Fas 配体（FasL）属于 TNF 家族。其他家族成员还有淋巴毒素、CD27、CD30 和 CD40 的配体和 TNF 相关诱导凋亡配体（TNF-related apoptosis-inducting ligand，TRAIL）等。

Fas 和 FasL 是介导细胞凋亡的一对膜蛋白。当 Fas 与 FasL 结合后可在数小时内诱发细胞凋亡。但如果 Fas 蛋白的死亡结构域缺失，则 Fas-FasL 就不起作用。

Fas 系统在辐射所致的细胞凋亡中起着重要作用。射线能上调细胞内 Fas 基因的表达，且呈剂量依赖性，Fas/FasL 也介导了辐射所致的细胞凋亡。

（4）*c-myc* 和 *Ras* 基因：在细胞正常增殖调控中，c-myc 具有维持细胞分裂增殖的功能。外在信号改变或 DNA 受损时，它就参与诱导细胞凋亡。有实验证明 c-myc 诱导的细胞凋亡是通过激活 Fas/FasL 起作用的，也有资料显示 c-myc 与 Bcl-2 之间存在相互作用，Bcl-2 可抵制 c-myc 发出的细胞凋亡的指令，加速细胞增殖。

Ras 基因的作用方式和 *c-myc* 类似，它和 PKC 协同促进淋巴细胞凋亡。Bcl-2 的过度表达能消除 Ras 对凋亡的促进作用，在 Jurkat 细胞中活化的 Ras 介导了 Fas-FasL 引起的细胞凋亡。

（5）*p53* 基因：p53 被誉为细胞的守门者（gatekeeper），监视着细胞的生长、增殖、分化、DNA 损伤和修复、细胞周期和细胞凋亡。野生型 *p53* 基因对凋亡有促进作用，而突变型 *p53* 基因则对凋亡有抑制作用。突变型 *p53* 抑制凋亡的作用方式类似于 Bcl-2 抑制由 myc 介导凋亡的作用方式。

正常的生长情况下，p53 蛋白在细胞中浓度较底，半寿期较短，只有约 20 分钟，而且可能以无转录活性的潜伏形式（latent form）存在。当细胞处于应激状态时如电离辐射 DNA 损伤刺激下，p53 水平增高且被磷酸化修饰后活化成为转录因子。ATM 是 p53 的上游信号分子。已知的 p53 转录调节活性的重要作用底物有 p21、WAFI、Cipl、Mdm-2、Gadd45、周期蛋白 G、Bax 和 IGF-BP3 等。Bax 是上述 Bcl-2 家族的成员，IGF-BP3 是胰岛素样生长因子结合蛋白 -3（insulin-like growth factor binding protein-3）。这两个蛋白比其他 p53 活化产物更为直接地控制着细胞凋亡。

实验证明，野生型*p53*小鼠受到低至1Gy的辐照，其胸腺细胞和骨髓细胞即发生明显的细胞凋亡，而*p53*缺陷细胞在2Gy的照射剂量下仍然存活。两个*p53*的等位基因都发生突变细胞的辐射抗性比单个等位基因发生突变的细胞的抗凋亡能力要强得多。

（6）Caspase家族成员：Caspase是近年来发现的一组存在于胞质溶胶中的结构上相关的半胱氨酸蛋白酶，它们的一个重要共同点是特异地切割天冬氨酸残基后的肽键，其家族至少有11个成员。其中Caspase-2、Caspase-8、Caspase-9和Caspase-10参与细胞凋亡的起始调节；参与细胞凋亡执行功能的则是Caspase-3、Caspase-6和Caspase-7，其中Caspase-3和Caspase-7具有相近的底物和抑制剂特异性，它们降解PARP、DFF-45（DNA fragmentation factor-45），导致DNA修复的抑制并启动DNA的降解。而Caspase-6的底物是laminA和keratin18，它们的降解导致核纤层和细胞骨架的崩解；Caspase-1和Caspase-11，以及可能还有Caspase-4被认为不直接参与凋亡信号的转导，它们主要参与白介素前体的活化。

目前认为细胞凋亡的起始者（Caspase-2、Caspase-8、Caspase-9和Caspase-10）和执行者（Caspase-3、Caspase-6和Caspase-7）之间存在着上下游关系，即起始者活化执行者。凋亡起始者（Caspase-2、Caspase-8和Caspase-10）的活化属于同性活化（homo activation）。Caspase-8和Caspase-10含有串联重复的“死亡效应子”结构域（death effector domain，DED），而Caspase-2和Caspase-9则含有不同但类似的Caspase募集结构域（Caspase recruitment domain，CARD），这两种结构域是招募Caspase-2、Caspase-8和Caspase-10所必需的。

（7）*Survivin*基因：*Survivin*基因产物是细胞凋亡的重要负调节分子，可能主要通过两条途径来抑制细胞凋亡：①直接抑制凋亡效应酶Caspase-3和Caspase-7的活性来阻断各种刺激诱导的细胞凋亡过程。Survivin也可通过p21间接抑制Caspase；②与周期蛋白激酶CDK4、CDK2相互作用阻断凋亡信号转导通路。Survivin与CDK4结合，导致CDK2/cyclin-E激活和核糖体（Rb）磷酸化，Rb磷酸化后启动细胞进入周期，加快G_1/S期的转换，使pP21从Survivin-CDK4复合物中释放出来，与线粒体Pro-Caspase-3结合、抑制Caspase-3活性，阻止线粒体释放细胞色素C，抑制细胞凋亡。

2. 细胞凋亡过程中的蛋白酶切割或降解反应　Caspase家族被称为细胞凋亡的杀手蛋白酶（killer proteases），某些成员是凋亡的执行者。细胞中合成的Caspase是以无活性的酶原状态存在，经活化方能执行其功能。一般的蛋白酶活化时，只是将N-末端的肽段切除，而Caspase的活化则需在两个亚基的连接区的天冬氨酸位点进行切割，结果产生了由两个亚基组成的异二聚体，此即具有活性的酶。通常N-末端的肽在活化时也被除去，但对于Caspase-7是否去除N-末端肽对活性无影响。

应该特别注意的是Caspase的几个降解底物，如多腺苷二磷酸核糖聚合酶（poly-ADP-ribose-polymerase，PARP），DNA依赖的蛋白激酶催化亚基（DNA protein kinase catalytic subunit，DNK-PKcs）和ATM蛋白等，PARP和ATM蛋白是DNA损伤的传感器，DNA-PKcs是DNA修复所需要的。这些底物的降解对凋亡过程的进行具有重要意义。PARP的切割产物被称为凋亡的“死亡底物”。

另一些底物正好相反，被切割后才能被激活而参与细胞凋亡，如PKCθ、PKCδ、p21激活的激酶等。还有一类底物是结构蛋白，如核纤层蛋白（lamins）、肌动蛋白等，可能与凋亡时的细胞形态改变有关。

凋亡蛋白酶活化因子（apoptotic protease activating factors，Apaf）蛋白家族是ced-4的同源蛋白。在细胞质中细胞色素C与Apaf-1形成复合物，激活Caspase-9，后者再激活下游效应物Caspase（Caspase-3、Caspase-6和Caspase-7等）。这些效应物可以水解胞内多种蛋白底物，并引起细胞形态学改变。其中，Caspase-3能降解核酸酶CAD（Caspase-activated deoxyribonuclease）的抑制分子ICAD，从而活化 CAD 降解 DNA。

参与细胞凋亡的有 Ca^{2+} 依赖的中性蛋白酶、丝氨酸蛋白酶以及外源性的丝氨酸蛋白酶的颗粒酶（granzyme）等。其中丝氨酸蛋白酶被认为也是参与染色质蛋白降解的主要酶类。

3. 细胞凋亡过程中的核酸内切酶激活和 DNA 片段化 染色质 DNA 的降解和电泳梯状带谱的出现是细胞凋亡的显著生化特征和标志。绝大多数凋亡细胞都有 DNA 降解，但也有少数并不出现电泳梯状带谱。染色质 DNA 片段化的机制比较复杂，是一个多酶级联反应的结果。至少包括 3 个方面：①核酸内切酶激活，由潜伏状态进入活性状态。目前已发现的核酸内切酶接近 40 种，包括上述的 CAD 酶。在其中还有中性二价金属离子依赖的核酸内切酶，如 DNase、Nuc-I 和 Ca^{2+}/mg^{2+} 依赖的核酶内切酶 CMDE（Ca/Mg dependent endonuclease）。在核酸内切酶活化过程中，半胱天冬酶、丝氨酸蛋白酶、Ca^{2+}/ 钙调素依赖的蛋白质磷酸酶 PP2B（钙调磷酸酶，calcineurin）和 PARP 等参与其中。②核酸内切酶在细胞内和核内的重新分布。这和凋亡过程中细胞器膜结构和功能的改变有关。线虫的核酸内切酶基因是 Nuc- Ⅰ，而它编码的酶类似于 DNase Ⅱ。过去认为 DNase Ⅱ是酸性酶，存在于细胞质溶酶体中，与染色质 DNA 降解关系不大，但从重新分布的观点和进化保守性的观点看，DNase Ⅱ在凋亡中的作用值得重新考虑。③凋亡过程中染色质结构的变化。在 PARP 和拓扑异构酶等的协助下，染色质的环状结构被剪切，接下来是染色质核小体间的切割。从中有核酶和蛋白酶参加。

4. 细胞凋亡的信号转导通路 电离辐射、活性氧、环境刺激、TNF-α、生长因子的撤除、药物的作用等都可触发细胞内信号转导途径，引起凋亡。关于细胞凋亡信号途径，有将其划分为有两条途径：外源性凋亡途径和内源性凋亡途径。

（1）外源性凋亡途径：外源性凋亡途径又称为死亡受体通路，是由胞外肿瘤坏死因子（TNF）超家族的死亡配体如 TNFa、FasL/CD95L、TWEAK 和 TRAIL 引发的。这些配体和相关的细胞表面死亡受体（分别是 TNFR、Fas/CD95、DR3、DR4/DRS）结合，使受体三聚化（receptor clustering）并激活，三聚化的死亡受体通过其死亡结构域募集衔接蛋白如 TRADD 和（或）FADD。衔接蛋白通过死亡效应域（death effecter domain，DED）与 Pro-Caspase-8 形成复合物，称为死亡诱导信号复合物（death-inducing signaling complex，DISC）。Pro-Caspase-8 具有弱的催化活性，在 DISC 中局部浓度升高，可发生自我切割并活化。活化的 Caspase-8 释放到胞质中启动 Caspase 的级联反应，激活下游的效应 Caspase，导致细胞凋亡。激活的 Caspase-8 还能切割胞质中的 Bid 断裂称为 tBid，tBid 转移到线粒体中，诱导细胞色素 C 从线粒体释放进入胞质，从而将死亡受体通路和线粒体通路联系起来，有效地扩大了凋亡信号。

（2）内源性凋亡途径：内源性凋亡途径又称为线粒体 / 细胞色素 C 介导的凋亡途径，线粒体不仅是细胞呼吸链和氧化磷酸化的场所，而且也是细胞凋亡的调控中心。凋亡蛋白 Bax 促使细胞色素 C 从线粒体释放到胞质中。释放到细胞质的细胞色素 C 在 dATP 存在的条件下能与凋亡相关因子 1（Apaf-1）结合，使其形成多聚体，并促使 pro-Caspase-9 与其结合形成凋亡小体（apoptosome），之后激活 Caspase-9，被激活的 Caspase-9 能激活其他的 Caspase 如 Caspase-3 等，从而诱导细胞凋亡。一般认为，电离辐射主要是通过线粒体 / 细胞色素 C 介导的途径诱发细胞凋亡。

对电离辐射的生物效应说来，DNA 和膜两个辐射靶的刺激和损伤所引起的信号转导尤为重要。特别是在 DNA 损伤信号的刺激性，p53 蛋白在电离辐射诱发哺乳动物细胞凋亡的调节中处于中心主轴位置。而转录调节因子 E2F1 是近年揭示的另一条不依赖 p53 的凋亡信号通路的上游调控分子，两者之间有着共同的调控点。E2F1 与 p53 共享有多个下游靶基因，如前凋亡蛋白 p73、Apaf-1、Caspase-3、Caspase-7 和凋亡调节蛋白 BIM、PUMA 和 Bax 等。以果蝇为研究模型，表明在发育过程中或大剂量电离辐射下，通过 E2F1 信号途径，能诱发非 p53 依赖的细胞凋亡。在黑色素瘤细胞中，E2F1 通过上调 PUMA 蛋白水平和诱导 Bax 从细胞质转位到线粒体诱发细胞凋亡。

PUMA（p53 upregulated modulator of apoptosis）和 Noxa/PMAIP1 是 Bcl-2 家族中的只含 BH3 保守结构域的亚家族成员。在电离辐射作用下，p53 被上游分子 ATM 或 DNA-PKcs 活化，随即激活包括 PUMA 在内的一系列 DNA 损伤反应基因的转录活性。正常情况下，凋亡蛋白 Bax 与抗凋亡蛋白 Bcl-2 结合，活性受到抑制。PUMA 通过其 BH3 结构域取代 Bax/Bak 与 Bcl-2 家族抗凋亡蛋白结合，从而释放 Bax 活性，在线粒体的外膜形成多聚孔状结构，导致线粒体功能失调，细胞色素 C、SMAC 和凋亡诱导因子 AIF（apoptosis-inducing factor）释放到胞质，激活 Caspase（图 1-3-1）。

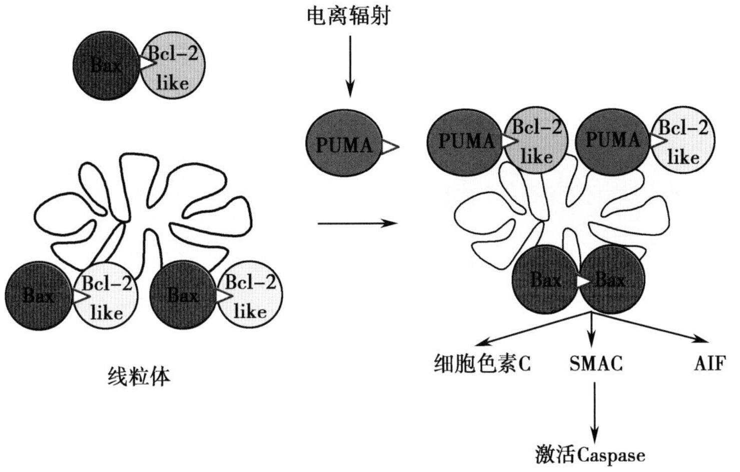

图 1-3-1　细胞凋亡的调节作用模式

PUMA 通过结合抗凋亡蛋白 Bcl-2 释放凋亡蛋白 Bax 调节细胞凋亡

三、细胞自噬

（一）自噬的概念

“自噬”（autophagy）一词是由比利时科学家 Christian de Duve 在 1963 年首先提出，是指一些待降解的蛋白质和细胞器等胞质成分被双层膜结构的小泡包裹，被运送至溶酶体降解的过程，自噬性降解产生的氨基酸和其他一些小分子物质可被细胞再利用或产生能量。在某种意义上，自噬是真核细胞维持稳态、实现更新的一种重要的进化保守机制，是机体生理过程、或在细胞受到死亡威胁或某些应激性反应时保持细胞存活的一种防御机制，如饥饿、清除异常聚合或错误折叠的蛋白质、生长发育、抗衰老、先天免疫反应等。

细胞自噬过程起始于在细胞内形成一种称为隔离膜（isolation membrane）或吞噬泡（phagopore）的小囊泡样结构，其与待降解的胞质成分集结在一起，通过隔离膜延伸而包裹封闭胞质成分形成一个双层膜的结构，即自噬体（autophosome）。自噬体与溶酶体直接融合形成自噬溶酶体（autopholysome），或先与内涵体融合形成自噬内涵体（amphisome）后再与溶酶体融合，包裹的胞质成分最终在溶酶体酶的作用下被降解利用。细胞自噬主要有三种形式：微自噬（microautophagy）、巨自噬（macroautophagy）和分子伴侣介导的自噬（chaperone-mediated autophagy，CMA）。

除维持生理状态下机体的稳态功能外，越来越多的研究表明自噬失调可能与肿瘤、感染、神经退行性变等疾病相关。近年来，不断有研究显示，自噬是放射损伤的重要细胞学反应之一。

（二）自噬与细胞放射损伤反应

电离辐射可诱发细胞自噬，但自噬在细胞放射损伤反应中的生物学意义有着截然相反的结论：存活与死亡。

有一系列的研究表明放射可诱发细胞产生保护性自噬。自噬抑制剂 3- 甲基腺嘌呤（3-MA）及自噬相关基因如 atg3（autophagy-related3）、agt4b、Beclin1 等小分子干扰 RNA 抑制自噬后，能显著提高放射抗拒细胞对电离辐射的敏感性。自噬有利于受照细胞的存活，其作用机制是通过自噬来降解因放射损伤导致的错误折叠或异常聚集的蛋白、受损分子或细胞器如线粒体，使这些受损的细胞成分的降解产物作为原料被循环再利用，从而有利用与维持细胞的稳态平衡和促进细胞修复。

另一方面，自噬作为Ⅱ型程序性细胞死亡机制被更多学者认可。通过抑制 mTOR 信号通路诱发细胞自噬，能显著提高某些细胞对电离辐射的敏感性。维生素 D 或其类似物，通过促发自噬能提高细胞的电离辐射敏感性。通常情况下，发生自噬死亡的细胞存在细胞凋亡机制的某种缺失，比如 *p53* 或 *Bax* 基因突变。

此外，受照射细胞通过释放外泌体（exosome），将一些可引发类似细胞放射损伤反应的蛋白、DNA、非编码 RNA 等递送到周围的其他细胞中，引发放射旁效应，其中就包括细胞自噬。如 2Gy 照射人支气管上皮 BEP2D 细胞外排的外泌体 miR-7-5p 分子显著增加，被周旁的细胞吸收后通过 EGFR-AKT-mTOR 信号通路诱发自噬旁效应。

（三）细胞自噬机制

自噬是一个受到高度调节的细胞代谢过程，这一过程起始于 ULK（unc-51-like kinase）激酶复合物的活化。ULK 复合物由 ULK1/2、atg13、FIP200 和 atg101 等构成，受 mTOR 调节。如细胞富有营养的状况下，mTOR 磷酸化 ULK1/2，进而抑制自噬。营养缺失时，mTOR 与 ULK1/2 解离，自噬激活。ULK 复合物的累积和激活，导致隔离膜的形成，后续的自噬小体形成有赖于Ⅲ型磷脂酰肌醇 3 激酶（PI3K）即 Vps34 复合物。

Ⅲ型 PI3K 附着在隔离膜上，并进一步招募 Atg3、Atg5、Atg7 和 LC3，允许隔离膜延伸、形成自噬小体。Beclin1-UVRAG（UV radiation resistance associated gene）和 Beclin1-Ambra1 复合物激活自噬。而 Beclin1-Rubicon 复合物抑制Ⅲ型 PI3K，负调节自噬。在溶酶体膜蛋白 LAMP-2 和小 GTPase Rab7 的介导下，自噬小体或自噬囊泡与溶酶体融合，执行自噬。

值得一提的是 atg5 蛋白是一个交叉串联凋亡（Ⅰ型程序性细胞死亡）与自噬机制的蛋白分子。在自噬中 atg5 与 atg12 连接附着在隔离膜形成自噬小体。在细胞凋亡的过程中，33kDa 的全长 atg5 蛋白被 Calpains 切割掉 C 端，产生一个 24kDa 丧失自噬活性的片段。但是这个片段会由胞质转位到线粒体中，与抗凋亡分子 Bcl-xL 结合后激发细胞凋亡。

近年来，还有电离辐射诱发细胞的其他形式死亡的研究报道，如有丝分裂灾变死亡（mitotic catastrophe）、焦亡（pyroptosis）又称细胞炎性坏死、铁死亡（ferroptosis）等，在特定情况下，这些形式的细胞死亡对不同类型细胞的放射敏感性产生不同的影响。

第四节 细胞放射损伤修复与细胞存活曲线

一、细胞放射损伤类型与修复

（一）致死性损伤

致死性损伤（lethal damage，LD）是指细胞内关键靶点发生的电离事件所造成的不可逆性损伤，其不能被修复或被错误修复因而是不可逆转的细胞死亡。

（二）亚致死性损伤及修复

亚致死性损伤（sublethal damage，SLD）是细胞内只有部分关键性靶点受到电离事件的破坏，只要给予足够时间，细胞就可对这些损伤进行修复，这种修复称为亚致死性损伤修复（sublethal damage recovery or repair，SLDR）。由于这种修复的存在，使分次照射时细胞存活率比总剂量一次性照射时明显提高。现行的肿瘤放射治疗正是利用这种修复制订合理的分次照射方案，使之杀死肿瘤的同时并有利于受照正常细胞的恢复。

（三）潜在致死性损伤及修复

潜在致死性损伤（potentially lethal damage，PLD）是指一定条件状态下照射的致死效应是潜在性的，在不进行干预的情况下可导致细胞死亡。如果改变受照细胞所处的状态如延迟接种或暂时置于不利于分裂的环境，即可促进细胞恢复免于死亡。这种恢复或修复称为潜在致死性损伤修复（potentially lethal damage recovery or repair，PLDR）。

二、细胞存活曲线

（一）细胞持续增殖能力与集落形成

细胞存活曲线所描绘的是细胞的持续增殖活性、形成克隆或集落的能力，以辐照剂量与细胞存活分数之间的关系来表述。细胞受照后即使具有一定的生理和生化功能，但如果只能暂时维持一两次或数次有丝分裂且已基本丧失完整的持续增殖能力，就不能看作是存活细胞而应作为非活细胞看待。这些细胞受电离辐射后，丧失完整的持续增殖能力，最终发生增殖死亡（reproductive death）。存活细胞应是能产生克隆或集落的克隆原性细胞（clonogenic cell），通常是受照细胞接种后培养大约 10 天，仍能保持持续增殖，能形成至少大于 50 个细胞的克隆。细胞存活分数或形成集落能力随着照射剂量的增加而下降，构成“剂量 – 存活曲线”，简称细胞存活曲线。

将培养的细胞用胰酶处理，制成单细胞悬液，计细胞浓度。将已知数的细胞接种到培养皿中并用 X 射线或 γ 射线照射。然后继续培养 10 天使细胞增殖，形成集落，计集落数。每皿中接种的细胞数应随照射剂量而增加，以确保计数的准确性。

（二）细胞存活曲线及参数

典型的细胞增殖死亡的剂量曲线，如以算术坐标表示，呈 S 形（图 1–4–1A），如以对数坐标表示其存活分数则可得到如图 1–4–1B 所示的带肩区的直线。这曲线基本上符合改良的多靶单击模型。D_0 表示直线部分的斜率，是使细胞存活分数下降 63% 所需的剂量。从存活分数对坐标的 0.1 和 0.037 两点分别做平行线与曲线的直线部分相交，然后分别作垂直线与剂量轴相交。剂量轴上两个相交点剂量之差即为 D_0，图中的 D_0 值为约 1Gy。D_0 代表细胞的平均致死剂量或平均灭活剂量，大多数哺乳动物细胞的 D_0 值在 1~2Gy 之间。这是表示细胞内在辐射敏感性大小的主要参数。可以用 D_0 来比较不同细胞株的辐射敏感性。有时也用 D_{37} 来反映辐射敏感性，D_{37} 是细胞存活分数从 1.00 降至 0.37 的剂量。

$$D_{37} = D_0 + D_q \qquad \text{（式 1–4–1）}$$

D_q 是克服曲线肩部所需剂量。在单靶单击模型，剂量存活曲线是一条指数性直线，没有肩区，这时 D_{37} 等于 D_0。

将曲线的直线部分外推，使之与存活分数轴相交，相交点表示外推数 N，N 原称靶数或击中数。图 1–4–1B 中 N 等于 3，对于大多数哺乳动物细胞，N=1~5，少数细胞 N 值可到 10~20。如果从存活分数

1.0 处作一平行线与上述外推线相交，相交点在剂量轴上的投影点即为准阈剂量（quasi–threshold dose，D_q）。D_q 代表肩宽。对于急性照射的有氧细胞，D_q=0.5~2.5Gy。N 和 D_q 都是描述细胞对亚致死性损伤承受能力的参数，也反映了对这类损伤的修复能力。

$$D_q=D_0 \ln N \qquad \text{（式 1-4-2）}$$

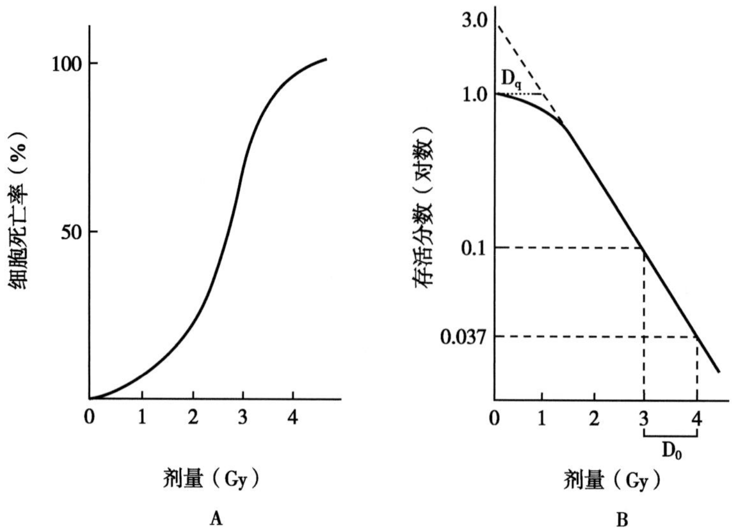

图 1-4-1　辐射引起哺乳动物细胞增殖死亡的细胞存活曲线及部分参数图解

（三）细胞存活曲线的数学模型

描述辐射剂量细胞存活率曲线的数学模型最初是从靶学说的概念提出的。随着放射生物学的发展，针对不同生物体、不同品质的射线、不同的修复条件，拟合了多种数学模型。

单靶单击模型假设受照生物体仅有一个对射线敏感的结构，即单靶，在此单靶中仅发生一次电离事件或仅有一个电离粒子穿过，即单击。单靶单击模型是靶学说的基础，也是细胞存活曲线数学模型的理论基础。这个模型适用于生物大分子，某些小病毒、某些细菌。在少数情况下，也适用于描述高 LET 辐射（如 α 粒子）所致的哺乳动物细胞恶性转化。

这个模型的表达公式为：

$$N/N_0=e^{-D/D_0} \qquad \text{（式 1-4-3）}$$

这里 N_0 是大分子的原始数，N 是受剂量 D 照射后的未失活分子数，N_0 是平均一次击中所需的剂量，简称为平均失活剂量，对细菌或其他细胞来说，称为平均致死剂量。这个公式显示出生物大分活性随照射剂量的增加而呈指数下降的特性，故称为指数失活曲线。

多靶单击模型是假设在一些辐射生物实验中有两个或多个靶存在。例如，在受照射的精子 X 染色体有几个能显示致死突变的基因，这时显然不能用单靶模型。对于某些大的病毒和细菌、酵母菌落的多细胞系统、哺乳动物细胞都需使用多靶模型。在多靶单击模型中又可分为简单的初始斜率为零的模型和改良的初始斜率非零的模型两种。

简单的多靶单击模型的细胞存活分数（S）可用式 1-4-4 表示：

$$S=1-(1-e^{-D/D_0})^N \qquad \text{（式 1-4-4）}$$

这里 D 为受照剂量，D_0 为曲线指数区存活率每下降 63% 所需的照射剂量，N 为外推数或靶数。这条曲线的初始斜率为 0，其余部分指数性直线。这个模型对受高 LET 照射的哺乳细胞比较合适。

改良的多靶单击模型是在上述简单型方程式上乘上一个带有指数失活特点的校正系数 e^{-D/D_0}，得到式

1-4-5：

$$S=e^{-D/D_1}\left[1-\left(1-e^{-D/D_2}\right)\right]^N \quad （式 1-4-5）$$

这个方程式对大多数细胞和较宽能量范围的射线都适用。

线性 - 平方模型（linear-quadratic model，简称 LQ 模型）。这个模型的方程式为式 1-4-6：

$$S=e^{-(\alpha D+\beta D^2)} \quad （式 1-4-6）$$

这个模型的曲线不断向外弯曲，故又称连续弯曲曲线模型。曲线的初始斜率也不等于 0。曲线弯曲的程度是 α 和 β 值的函数。

这个方程式是 Kellerer Rossi 根据他们的二元辐射作用理论（theory of dual radiation action）提出的。这个理论认为单击效应和多击效应同时存在，总辐射效应由 αD 和 βD^2 的相对重要性决定。与此同时，Chadwick 和 Leenhous 提出了 DNA 双链断裂模型，把细胞死亡与 DNA 双链断裂（DSB）直接联系起来。以后又有人将辐射诱发的染色体畸变与细胞存活的关系用 LQ 模型来表达。如果由于一个电离粒子的通过而造成 DSB，这时 DSB 数与吸收剂量成正比（αD）。如果由于两个电离粒子的通过而造成，这时 DSB 数与吸收剂量的平方成正比（βD^2）。系数 α 和 β 值取决于 DNA 修复能力和细胞环境中的其他因数。αD 和 βD^2 是决定细胞死亡的两个成分。当 $\alpha D=\beta D^2$ 或 $D=\alpha/\beta$ 时，两个成分的杀伤效应相等。

LQ 模型是近 20 年来放射生物学研究的重大发展。现已广泛应用于放射生物学和临床放射治疗中的细胞放射敏感性研究。根据正常组织和肿瘤之间 α/β 的不同，改进分次照射方案，可使正常组织的反应相对轻于对肿瘤的杀伤，从而提高放疗效果。

（四）分次照射的细胞存活曲线

亚致死性损伤修复是肿瘤放疗分次照射的理论基础。在这方面引入了有效剂量存活曲线（effective dose survival curve）的概念。将所给的大照射剂量分割为一系列相等的小剂量部分，分次的时间间隔要足以满足细胞行使 SLD 修复。每个分次照射（例如，每日照射 2Gy）都有存活曲线的肩段出现，并在放疗过程中多次重复。从起点经过每个分次存活曲线的肩段点联成一直线，这样可得到成指数函数的有效剂量存活曲线（图 1-4-2）。

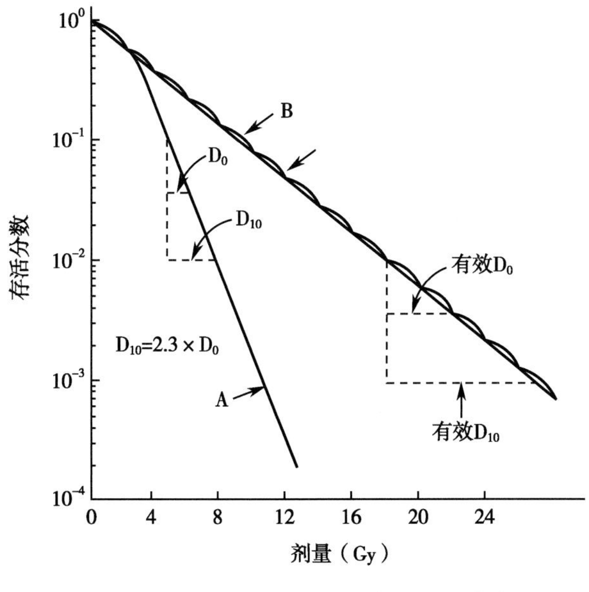

图 1-4-2　分次照射的有效剂量存活曲线

A. 单次照射；B. 分次照射

为了放疗时计算方便，常采用杀死 90% 肿瘤细胞所需的剂量 D_{10}（式 1-4-7）。

$$D_{10}=2.3\times D \qquad \text{（式 1-4-7）}$$

在此，2.3 是 10 倍的自然对数。

与一次照射比较，分次照射能在一定程度上保护正常组织，因为在放疗分次照射间隙中正常组织能进行亚致死性损伤修复和细胞增殖。相反，乏氧的肿瘤细胞修复亚致死性损伤的能力差，不能逃脱分次照射的杀伤。

第五节　细胞的放射敏感性

一、不同类型细胞的放射敏感性差异

细胞存活率或存活曲线及相应参数，是表达体外培养细胞放射敏感性最为直接和准确的方式，最简单的存活率指标是 2Gy 照射后的存活率（SF_2），不同细胞的 SF_2 可在 0.01~0.9 区间变动。细胞凋亡率也是判断细胞放射敏感性的简便指标，但值得注意的是，细胞自噬死亡（autophygic cell death）和有丝分裂灾变死亡（mitotic catastrophe）等也是放射损伤细胞死亡的重要类型。

早在 1906 年，法国科学家 Bergonié J 和 Tribondeau L 就发现增殖活跃细胞，以及形态和功能上尚未“成型”（未分化）细胞容易受到 X 射线损伤的现象，随即提出了一个“组织细胞的辐射敏感性与它们的增殖能力成正比，而与它们的分化程度成反比”的定律，即 Bergonié 和 Tribondeau 定律，这是人类揭示的放射线作用于生物体产生效应的第一个定律（规律），尽管其有一定的局限性，但其科学意义是毋庸置疑的，有不少的细胞类型符合此规律，如小肠上皮细胞、骨髓细胞、生殖细胞都是增殖活跃、更新很快的细胞，它们对放射线有较高的敏感性；肝脏、肌细胞、神经节细胞、骨细胞等分裂增殖能力很低而分化程度很高或不再分裂增殖的细胞，它们对放射线敏感度较低。但也不尽然，如小淋巴细胞是已分化细胞，也不分裂，但有很高的放射敏感性。

二、细胞周期不同时相的放射敏感性差异

不仅不同组织来源细胞的放射敏感性存在差异，同一细胞所处细胞周期的不同阶段，其放射敏感性也有明显不同。对大多数细胞而言，G_1 期有一定放射抗性，但对 G_1 期时程较长的细胞，随着向 S 期的推进，放射敏感性有所上升、到 G_1/S 期边界点时敏感性上升到一个最高点；进入 S 期后开始变得不敏感即放射抗性上升，到晚 S 期抗性最高；进入 G_2 和 M 期，细胞又再度向敏感性表型转变，M 期是细胞对放射最敏感期。关于细胞周期不同时相放射敏感性差异的机制提出了多种学说，如内源性放射防护物质水平的波动，S 期遗传物质的倍增，细胞在 DNA 合成或凝集状态下染色质 DNA 结构的变化等，看来主要是和细胞修复 DNA 损伤的能力和机会有关。

三、放射敏感体细胞与突变细胞株

在 20 世纪 80 年代，研究人员为了探讨细胞放射敏感性的决定基因和相关机制，通过诱变技术在实验室人工培养建立了一系列放射敏感性细胞。通常采用啮齿动物细胞株如 CHO 细胞，用化学诱变剂诱变，然后从突变体中筛选出敏感株。由于存在突变缺陷，因此敏感性增高的程度大大高于天然细胞。用细胞互补实验，将细胞分成不同的遗传互补组，每一个互补组意味着存在一种特有的遗传学机制和缺陷

基因，可供实验研究应用。最为直接的用途是分析 DNA 损伤修复机制，将人的基因组或 cDNA 转染这些敏感突变株修补辐射敏感表型，进而克隆人类 DNA 修复基因等。研究最为广泛的有 XRCC 互补组及 X 射线交叉互补组（X-ray cross complementing group）系列，其中 XRCC5、XRCC6、XRCC7 分别为 DNA 双链断裂修复蛋白 DNA 依赖蛋白激酶（DNA-PK）复合物中的 3 个亚基 Ku80、Ku70 和催化亚基 DNA-PKcs。

另一类高度辐射敏感的细胞系来自一些特殊的遗传疾病患者。这些患者对电离辐射高度敏感，在接受放射治疗时出现过度敏感的辐射损伤反应。已经鉴别出属于这类的遗传疾患有 23 种之多，但由于病例稀少，或者纯合子缺失时胚胎死亡，许多病症不能得到充分鉴定。目前了解较多的为对电离辐射致死效应敏感性增高的疾患，如共济失调性毛细血管扩张症（ataxia telangiectasia，AT）和 Nijmegen 染色体断裂综合征（Nijmegen breakage syndrome，NBS）等。

共济失调性毛细血管扩张症（AT）是一种人类常染色体隐性遗传疾患，发生率很低，仅为十万分至数十万分之一。但作为一种典型的辐射敏感疾病受到放射生物学家的重视。其临床主要特征为小脑共济失调，步履蹒跚；眼及颜面部位有经常性的小血管和毛细血管扩张；常有免疫缺陷；癌发生率很高，主要是淋巴瘤和白血病。AT 患者的细胞（成纤维细胞）在 X 射线照射后存活率明显低于正常细胞，其敏感性平均为正常细胞的 2.7 倍。血细胞染色体畸变的频率很高，有的在染色体 7 与 14 间有自发的染色体易位。ATM（AT mutated）蛋白是一个非常重要的细胞 DNA 损伤反应蛋白，具有丝氨酸 / 苏氨酸激酶活性，属于磷脂酰肌醇 3 激酶（PI3K）家族，其作用底物包括有 H2AX、Chk2、KAP-1、p53 等 DNA 损伤反应蛋白。AT 细胞在细胞周期控制方面有异常，照射后缺乏 G_1 阻滞，抑制 DNA 合成的能力弱，被称为辐射抗性的 DNA 合成。在 DNA 修复方面，初期的研究没有发现其 DNA 双链断裂重接修复率缺陷，只发现其修复忠实性较低。但是近来用精细的方法测到 AT 细胞也具有 DNA 修复缺陷，只是不那么明显，但仍然是导致细胞放射敏感性增加的因素之一。

Nijmegen 染色体断裂综合征是一种稀有的常染色体隐性遗传疾病，它的辐射敏感、免疫缺陷、基因不稳定性及癌症倾向都与 AT 相似，但没有运动失调和毛细血管扩张。临床表现为小头畸形、发育迟缓。患者细胞对电离辐射敏感，T 淋巴细胞培养中染色体畸变也多发生在 7 号和 14 号染色体上。NBS1 与 RAD50 和 MRE11 组成 MRN 复合物，在 DNA 损伤早期被募集到 DNA 损伤位点，参与 DNA 双链断裂损伤修复的早期信号调节反应。MRN 复合物还具有维持端粒稳定性的功能。

此外，Bloom 综合征、Fanconi 综合征、Werner 综合征等也属此类遗传疾患。患者有明显的癌症倾向，其细胞对电离辐射及多种 DNA 损伤剂敏感，并有很高的自发染色体畸变率。

四、细胞放射敏感性的内在机制

（一）DNA 损伤修复与细胞放射敏感性的关系

由于 DNA 双链断裂是与细胞死亡关系最密切的一种损伤，在 20 世纪八九十年代，双链断裂损伤修复与细胞放射敏感性之间的关系是放射生物学中最受人注意的一个领域。至于与细胞放射敏感性关系最为密切的是初始 DNA 双链断裂损伤量还是细胞 DNA 修复效率，不同研究者采用不同的细胞模型，提出了不同的观点。所谓初始 DNA 双链断裂损伤是指在照射后即刻、尚未发生修复前细胞内的 DNA 双链断裂损伤量的总和，它与照射剂量间存在线性依赖关系。哺乳动物细胞 γ 射线照诱发的 DNA 双链断裂损伤的修复是一个双相的动力学曲线（图 1-5-1），即早期的快速修复相，在照射后 30~40 分钟内能修复 50%~70% 的双链断裂量，和随后的慢速修复相，能持续到照射 24 小时甚至更长的时间。同时还可以看到不同细胞的放射敏感性差异，有的修复缺陷是出现在快速修复相如 SX-10 细胞，有的是出现在慢速修复相如 A2780 细胞。

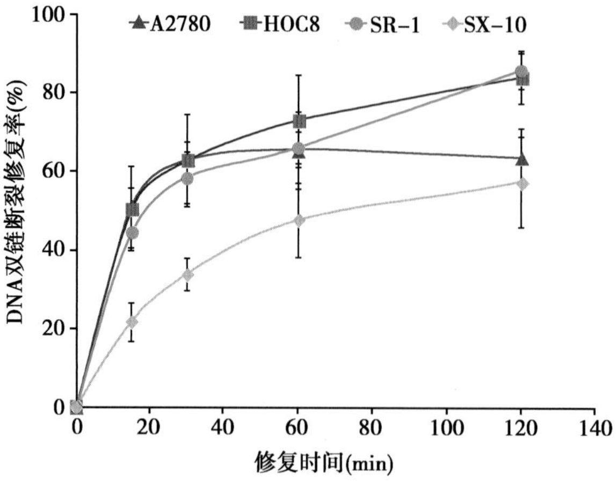

图 1-5-1　20Gy γ 射线照射诱发哺乳类细胞 DNA 双链断裂修复的动力学曲线

HOC8 和 A2780 为人卵巢癌细胞，SR-1 和 SX-10 为小鼠乳腺癌细胞

对人类不同细胞的放射性感性的研究显示，DNA 双链断裂修复效率而非初始损伤量是细胞放射敏感性的一个决定因素。DNA 双链断裂的修复效率与细胞放射敏感性关系已得到公认，即修复缺陷的细胞，放射敏感性都是高的，并有考虑将双链断裂修复测定应用于细胞放疗敏感性预测。细胞受照射后经过一定时间的修复，其残留的 DNA 双链断裂水平即残留损伤，是上述初始损伤和修复效率两个因素的综合，被认为是一个更加理想的反映或预测细胞放射敏感性的生物学指标。通过比较不同组织来源、甚至不同种系来源的细胞系受照射后修复 2 小时的双链断裂的残留损伤量，发现与 SF_2（图 1-5-2）和 D_0 值（图 1-5-3）有良好的相关性。与 DNA 双链断裂修复的还有一个衡量指标，即修复忠实性。错误的重接不能恢复 DNA 的正确结构，也会影响细胞活存或引起突变。部分放射敏感细胞是由于其修复忠实性较差造成的，AT 细胞就是一个例子，检测其 DNA 双链断裂的重接修复速率并没有显著降低，但其修复忠实性降低。同样，还有一些敏感细胞株中检测不到明显的 DNA 重接修复率的缺陷，这意味着还存在影响敏感性的其他机制，其中就包括细胞凋亡机制的异常。

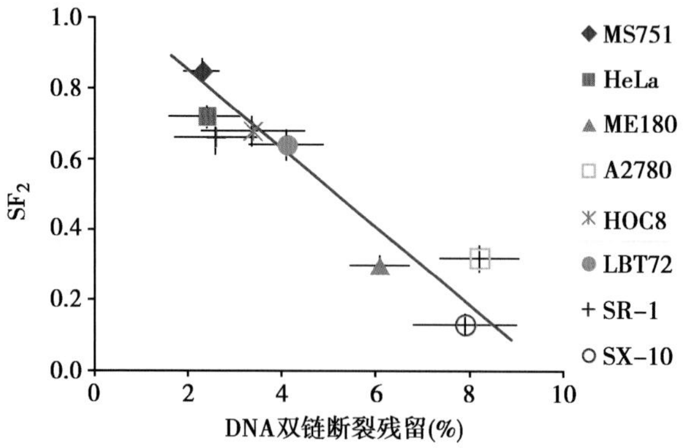

图 1-5-2　SF_2 值与 DNA 双链断裂残留损伤的相关性

r=-0.941，P=0.0005

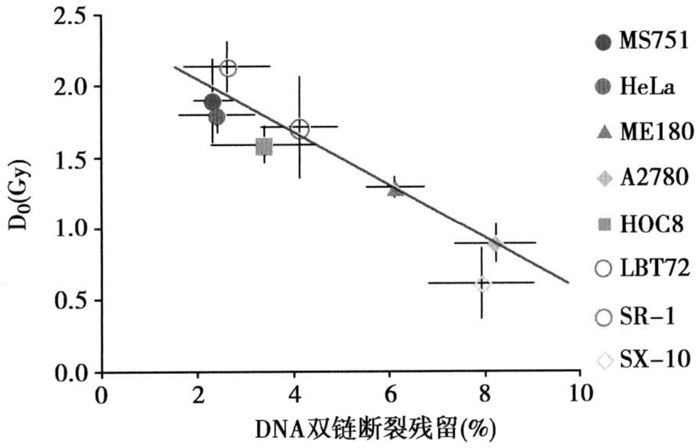

图 1-5-3　D_0 值与 DNA 双链断裂残留损伤的相关性

r=-0.9498，P=0.0003

（二）染色质结构对细胞放射敏感性的影响

与 DNA 损伤修复有密切关系的另一因素是真核细胞的染色质结构。DNA 与蛋白质的结合状况对损伤形成及修复都有影响。在细胞核内，DNA 超螺旋形成环状区（loop），以 30~60kbp 的间隔，通过一段特殊序列与核基质相结合。这种结构使染色质分隔成独立的区域，对 DNA 复制、转录、修复的立体控制有很重要的作用。而且，在不同区域中重接修复动力学可能不同。有学者提出假设：与核基质结合的区域有两种类型，一种结合较松（对蛋白酶敏感），发生断裂时不仅影响断裂所在的环状区，而且还影响邻近环区的重塑；另一种结合牢固，不易脱开，断裂只影响本环状区。辐射抗性细胞可能有更多的，或均匀分布的牢固结合点。

（三）决定电离辐射敏感性的基因

通过对各种辐射敏感细胞株的遗传学互补组分析和生化研究，定位和克隆出了多个受累及的基因，大大增加了我们对细胞放射敏感分子机制的认识。当一个新的基因被克隆后，通过序列比较、同源性分析，便能获得其编码产物性质和功能线索，再通过基因剔除、基因转染和基因沉默等技术又能对其在细胞内的功能有更加细致了解。从已知情况分析，参与决定细胞敏感性的基因为数极多，因为参与 DNA 修复、周期调控、细胞凋亡等基因都应该包括在内，如 *PARP1*、*DNA-PKcs*、*ATM*、*HDAC*、*EGFR*、*AKT* 等。这些基因的功能状态与放射敏感性密切相关。

（四）细胞凋亡与细胞放射敏感性

p53 蛋白被誉为基因组的“护卫者”，具有调节细胞凋亡和周期检查点等多重生物学功能，p53 对细胞的放射敏感性有着重要的影响。辐射引起的 DNA 断裂损伤信号激活 p53 的上游分子如 ATM，后者磷酸化激活 p53 蛋白，使其半衰期得到短暂的延长（从几分钟到几小时），并在核内蓄积。活化的 p53 能激活 *Gadd45* 及 *WAF1/CIPI* 基因，后者编码的 p21 蛋白是细胞周期激酶的抑制剂，导致细胞周期阻断在 G_1/S 检查点。理论上，阻滞在 G_1 期的细胞可赢得更多的时间修复 DNA 损伤，有利于改善细胞存活。近年来的研究进一步认识到 p53 还参与细胞的 G_2/M 检查点调控。单从细胞周期检查点功能来看，*p53* 野生型细胞在受到照射后，其细胞活存理应比 *p53* 突变细胞高。但多种 *p53* 突变细胞的辐射抗性比野生型细胞更高，这主要归咎于 p53 的细胞凋亡功能。因此 p53 在调节细胞的放射敏感性的作用和机制是比较复杂的。很显然，凋亡抑制基因如 *survivin* 的缺失会导致细胞的放射敏感性增加。

（周平坤）

参考文献

1. Shang ZF, Huang B, Xu QZ, et al.Inactivation of DNA-dependent protein kinase leads to spindle disruption and mitotic catastrophe with attenuated checkpoint protein2 Phosphorylation in response to DNA damage.Cancer Res, 2010, 70 :3657-3666.
2. Symington LS, Gautier J.Double strand break end resection and repair pathway choice.Annu Rev Genet, 2011, 45 :247-271.
3. Danielsen JR, Povlsen LK, Villumsen BH, et al.DNA damage-inducible SUMOylation of HERC2 promotes RNF8 binding via a novel SUMO-binding Zinc finger.J Cell Biol, 2012, 197 :179-187.
4. Mattiroli F, Vissers JH, van Dijk WJ, et al.RNF168 ubiquitinates K13-15 on H2A/H2AX to drive DNA damage signaling.Cell, 2012, 150 :1182-1195.
5. Kaidi A, Jackson SP.KAT5 tyrosine phosphorylation couples chromatin sensing to ATM signalling.Nature, 2013, 498 :70-74.
6. Roos WP, Kaina B.DNA damage-induced cell death: from specific DNA lesions to the DNA damage response andapoptosis.Cancer Lett, 2013, 332 :237-248.
7. Trovesi C, Manfrini N, Falcetton M, et al.Regulation of the DNA damage response by cyclin-dependent kinases.J Mol Biol, 2013, 425 :4756-4766.
8. Tu WZ, Li B, Huang B, et al.γH2AX foci formation in the absence of DNA damage: Mitotic H2AX phosphorylation is mediated by the DNA-PKcs/CHK2 pathway.FEBS Lett, 2013, 587 :3437-3443.
9. Zimmermann M, Lottersberger F, Buonomo SB, et al.53BP1 regulates DSB repair using Rif1 to control 5'end resection.Science, 2013, 339 :700-704.
10. Aparicio T, Baer R, Gautier J.DNA double-strand break repair pathway choice and cancer.DNA Repair (Amst), 2014, 19 :169-175.
11. Gupta A, Hunt CR, Chakraborty S, et al.Role of 53BP1 in the regulation of DNA double-strand break repair pathway choice.Radia Res, 2014, 181 :1-8.
12. Huang B, Shang ZF, Li B, et al.The catalytic subunit of DNA-dependent protein kinase associates with PLK1 and is involved in proper chromosome segregation and the regulation of cytokinesis.J Cell Biochem, 2014, 115 (6): 1077-1088.
13. Chaurasia M, Bhatt AN, Das A, et al.Radiation-induced autophagy: mechanism and consequences.Free Radical Res, 2016, 50 (3): 273-290.
14. Mladenov E, Magin S, Soni A, et al.DNA double-strand-break repair in higher eukaryotes and its role in genomic instability and cancer: Cell cycle and proliferation-dependent regulation.Semin Cancer Biol, 2016, 37-38 :51-64.
15. Lee SY, Jeong EK, Ju MK, et al.Induction of metastasis, cancer stem cell phenotype and oncogenic metabolism in cancer cells by ionizing radiation.Mol Cancer, 2017, 16 (1): 10.
16. Li M, You L, Xue J, et al.Ionizing Radiation-Induced Cellular Senescence in Normal, Non-transformed Cells and the Involved DNA Damage Response: A Mini Review.Front Pharmacol, 2018, 9 :522.
17. Nagaraja SS, Nagarajan D.Radiation-induced pulmonary epithelial-mesenchymal transition: A review on targeting molecular pathways and mediators.Curr Drug Targets, 2018, 19 :1191-1204.
18. Ou HL, Schumacher B.DNA damage responses and p53 in the aging process.Blood, 2018, 131 :488-495.
19. Shen LP, Wang Q, Liu RX, et al.LncRNA lnc-RI regulates homologous recombination repair of DNA double-strand breaks by stabilizing RAD51 mRNA as a competitive endogenous RNA.Nucleic Acids Res, 2018, 46 :2717-2729.
20. Shen Y, Sherman JW, Chen X, et al.Phosphorylation of CDC25C by AMP-activated protein kinase mediates a metabolic checkpoint during cell-cycle G2/M-phase transition.J Biol Chem, 2018, 293 :5185-5199.
21. Wright WD, Shah SS, Heyer WD.Homologous recombination and the repair of DNA double-strand breaks.J Biol Chem, 2018, 293 :10524-10535.

第二章 放射损伤组织病理学概论

第一节 放射损伤的发展过程

癌症是导致人类死亡的主要病因之一，目前癌症患者的生存期较二十年前已有明显提高，其中放射治疗在延长癌症患者生存期方面发挥着重要作用。在对恶性肿瘤的放射治疗过程中，某些正常组织会受到辐射的影响。辐射所致的组织病理学改变与所构成组织器官的细胞对辐射的敏感性有关。尽管所有器官都会受到辐射的影响，但是腮腺、口腔黏膜及胃肠道黏膜等部位对辐射的敏感性更高，更容易出现辐射损伤。此外，辐射损伤的严重程度还与其他重要的因素有关，比如辐射剂量、剂量率、照射野范围，照射后观察的时间点，组织器官的血供等。其中，照射后观察的时间点是一个重要的因素，辐射所致组织器官的形态和功能改变与时间密切相关。

放射治疗时，照射后组织器官的损伤一般可以分为早期损伤或晚期损伤。早期损伤是放射治疗后数天到数周内发生的损伤，临床及形态学表现为急性或亚急性改变。晚期损伤是指照射后数月到数年内发生的损伤。即刻、早期或晚期是指辐射损伤发生的时间点，而急性、亚急性或慢性则是描述组织器官照射后发生损伤的类型。

早期损伤是指发生于照射后数小时之内，在足够大的单次剂量照射后的几分钟至几小时，形态学变化开始出现。电子显微镜可以观察到这些即刻的变化（例如，8 分钟时可观察到淋巴细胞核的变化）。在单次照射 24 小时后，严重的损伤可以通过光学显微镜观察到。这些即刻损伤主要影响高度敏感的 DNA，如快速增殖的细胞或特定的细胞，如淋巴细胞。这些分子损伤可能最终以形态学改变的形式表现出来，但也可能不会发展为早期或晚期损伤。病理学家以及放射肿瘤学家很少有机会在临床上观察到这些即刻损伤。

早期损伤指发生于辐射暴露后数天至数周的变化。这一时期在单次暴露时严重的细胞损伤开始表现出形态学变化。出现于这一时期的病理学改变在形态学与临床上是急性或是亚急性的，最好的例子是消化道、骨髓和睾丸。这些器官的损伤在辐射暴露后的几小时内几乎不能被检测到，但是能在数天后被发现，这种损伤被称为早期损伤。在消化道黏膜特别是小肠，这种损伤表现为进行性的上皮细胞的凋亡及丢失。在全身照射后，这一损伤在大约第 7 天进展至最大（可能是致命的）。由于三个主要祖细胞系的凋亡（放射敏感性最强），以及骨髓中成熟成分的迁移（放射敏感性最低）导致骨髓造血细胞急速减少。单次照射后骨髓抑制最严重时期为照射后 4~5 天，并且导致白细胞及血小板在 3~4 周后降至最低。睾丸放射敏感性最强的细胞是精原细胞 B 以及精母细胞，在暴露 5 小时至 20 天之后这些细胞的坏死发展至最大，加上成熟精子的迁徙导致在暴露几周后出现明显的少精症。此外，早期损伤也发生于呼吸道、唾液腺以及皮肤。

晚期损伤通常发生在辐射暴露之后数月至数年。晚期辐射损伤与组织器官的血管损伤或细胞外基质成分的损伤有关，往往是永久性损伤。可能是靶组织或器官的直接损伤，比如血管闭塞造成的深部组织坏死，也可能是由于严重的早期反应所致，比如广泛的表皮剥脱、感染所致的皮肤坏死，或严重的肠道黏膜溃疡所致的肠腔狭窄等。另外，早期反应与晚期反应并不是相互排斥的，而是常常共存的。关于常见各类组织、器官病理形态学改变的描述，详见第四篇各章。

第二节　放射损伤的基本组织形态学改变

电离辐射是造成组织损伤的物理性因素之一。受到照射的器官和组织几乎都会产生病理形态学的改变，这些改变大致可以分为上皮、间质和血管三个主要方面。但是这些细胞、组织损伤在病理形态学方面的改变并不具有特异性。放射治疗后数天或数周后开始逐渐出现早期病理改变，一般在消化道、骨髓或睾丸组织中有比较明显的早期病理变化。组织器官的晚期病理变化具有相似性。把各种不同的病理形态改变作为一个整体来分析，可以提示有放射性损伤的线索。因此对于病理学工作者来说，要知晓患者病史、既往是否有放射治疗史，对于做出正确的病理诊断具有重要意义。

一、放射治疗后的实质改变

萎缩（atrophy）是放疗晚期效应中最常见的病理变化之一。病理学上我们把实质细胞的体积减少称之为萎缩，细胞萎缩可导致组织、器官的体积缩小，萎缩的器官常伴有细胞数量的减少。放射治疗后，被覆有黏膜上皮的空腔器官如消化道、呼吸道、尿道，被覆表皮的皮肤组织，以及胰腺、乳腺及涎腺等均可发生萎缩。甚至某些实质脏器如肺脏、肾脏等也可以发生萎缩。这些组织器官的萎缩不仅有细胞体积的缩小，而且更多的是由于细胞坏死、凋亡或衰老引起的细胞数量的减少。

一些上皮或实质组织相比于其他组织更容易受损、且受损更加严重。重度萎缩见于脂肪腺体、消化道上皮、尿路上皮、唾液腺以及睾丸的原始细胞；中度萎缩见于上呼吸道、消化道、肺、肾。与其他延迟性放射损伤类似，萎缩不是均匀发生的，即使在接受均一放射剂量的器官内。

坏死（necrosis）并不在所有组织中发生，局部坏死同样发生于有上皮被覆的各种器官如皮肤、消化道、呼吸道及尿道等。中枢神经系统的坏死有一定特征性，特别是脑和脊髓的白质部分，坏死往往是凝固性坏死，能够产生嗜酸性颗粒样物质。大多数研究者认为中枢神经系统的坏死主要是由于持续性缺血所致的微血管损伤。

化生（metaplasia）是一种分化成熟的细胞被另一种分化成熟的细胞替代的过程。放射治疗中化生并不发生于所有器官，通常见于前列腺和乳腺的腺泡及导管。

上皮非典型增生（epithelial atypia），形态学表现为细胞胞质体积增大、细胞核染色深但不清晰、核仁不明显。非典型上皮细胞常见于皮肤表皮、黏膜上皮以及某些器官的导管上皮等。尽管上皮细胞非典型改变不是很显著和普遍，但是难与肿瘤细胞相鉴别，从而引起诊断的困扰。一般来说这种非典型改变仅是细胞而无组织结构上的改变（图 2-2-1）。

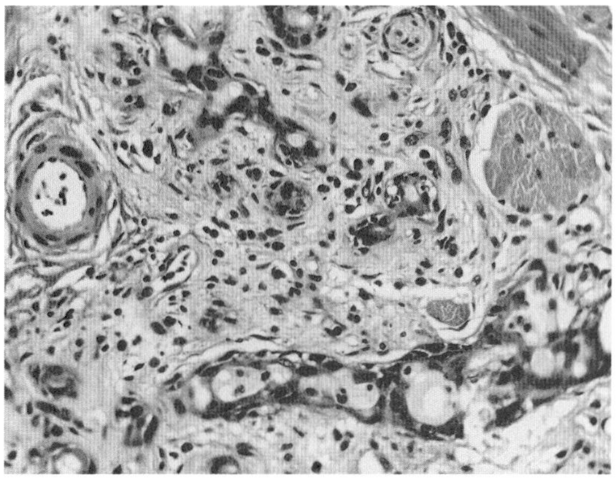

图 2-2-1　口底鳞状细胞癌放疗后 3 年改变

高倍镜观察（HE 染色，×400）黏膜腺体萎缩伴上皮细胞反应性非典型改变，腺体的组织结构基本保持不变

异型增生（dysplasia），是一种癌前病变。多见于鳞状上皮，形态上也表现为细胞体积增大、胞质丰富、核染色深但染色清晰无模糊改变。细胞极性常发生改变，出现组织结构的异型性。细胞非典型改变及异型性增生均为基因发生损伤的结果，但是非典型上皮细胞产生子代细胞的能力减弱或消失，而异型性增生的上皮细胞则具有显著增生的潜能，有产生肿瘤性克隆的能力。

肿瘤形成（neoplasia），虽然由射线所致的肿瘤存在夸大现象，但是起源于任何射线照射区域的肿瘤已经被研究者观察到。放射线所致的肿瘤可发生于暴露后几年。对于白血病至少 2 年、实体肿瘤至少 5 年。放射线所致的肿瘤形态学变化与非射线引起的肿瘤没有区别。因此，没有肿瘤可以从大体形态以及显微镜表现诊断为放射线所致的肿瘤。

二、放射治疗后的间质改变

间质病变是放疗后晚期损伤中比较有特征性的改变。其中纤维化（fibrosis）（图 2-2-2）是晚期病变中最常见的病理变化，几乎发生于所有组织器官，且与放疗的时间和剂量有关。不同的组织器官其纤维化的程度也有所不同，即使同一组织器官，其纤维化的程度也并不均一，即有的区域纤维化显著而有的区域仅有少量的纤维组织。纤维化一般不发生于脑组织及骨髓，脑组织通常表现为胶质细胞的增生；而在骨髓组织中一般表现为脂肪化，但有时在伴有炎症反应时骨髓也可出现纤维化。纤维化不仅是一种辐射损伤的标志，它本身也是有害的。比如皮肤回缩，食管、胃肠道或尿路狭窄伴梗阻，弥漫性心肌纤维化伴左心衰，心包限制性疾病，以及间质性肺纤维化伴肺功能降低。

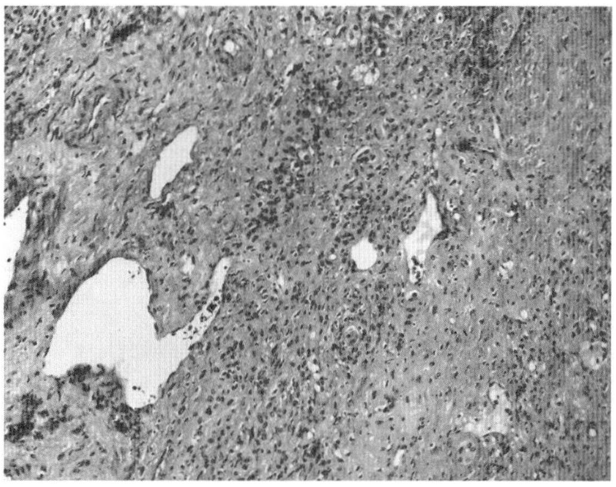

图 2-2-2　肝细胞肝癌放疗后 6 个月肝脏改变

低倍镜（HE 染色，×200）观察，周围肝组织呈现显著的放疗后间质纤维化，肝细胞板萎缩

纤维化是一种十分重要的晚期损伤，可能通过一种或多种机制引发。有学者提出成纤维细胞的功能障碍是导致纤维化的原因。也有研究者认为纤维化是由于该器官中血管缺乏进而导致局部缺血的结果。不管是哪种机制，增加的胶原蛋白很可能是由于纤维化细胞因子，如转化生长因子 β（TGF-β）家族的释放所导致的。

有研究认为基质中的纤维蛋白渗出是延迟性辐射损伤的特点。纤维蛋白在胶原蛋白和成纤维细胞间表现为嗜酸性纤维的精细网络。它在整个纤维化的区域都没有看到，但在病灶中广泛分布。特殊染色剂如磷钨酸－苏木精或 Fraser Lendrum 技术有助于识别纤维蛋白。纤维蛋白渗出物可能会发生在大多数受照射的间充质组织中，但是只有在一些软组织中才能通过光学显微镜观测到它。这个发现在延迟性放射性纤维化的鉴别诊断中是十分重要的，但仅仅限于未经过治疗或有其他活动性炎症的部位。当然，纤维蛋白也可能是正常的炎性渗出。

纤维蛋白渗出是由多种损伤引起的，这些损伤改变了小血管及其内皮细胞的各种功能。一种是毛细血管和血窦的物理损伤，造成基底膜和内皮层的破坏。另一种是可溶性凝血系统的活化，导致促凝血状态，这种凝血状态导致纤维蛋白的形成，并在血管壁外的基质中沉积。第三种现象是纤溶酶原激活物（组织和尿激酶类型）的消耗。其结果是不能分解和吸收沉积的纤维蛋白。这些效果在体内和体外均被证实了。在辐射暴露后数月至数年内发现纤维蛋白渗出物，这表明血管损伤和纤维蛋白溶解的缺失持续存在。

非典型成纤维细胞（atypical Fibroblasts，AF），也称放射性成纤维细胞（radiation fibroblasts），是晚期放射性损伤的特征性改变，通常细胞体积增大，形态奇异，胞质嗜碱性浓染（图 2-2-3）。这些细胞形态往往呈三角形改变，核染色深，但模糊不清，几乎看不到核分裂象。非典型成纤维细胞主要见于消化道、呼吸道及尿道黏膜下层，少见于皮肤和深部软组织，而在心脏、肝脏、肾脏以及肺脏中几乎看不到。

非典型成纤维细胞经常发生在含有细菌的器官的壁上，例如消化道，包括口腔和外生殖器。在未照射的，慢性炎症组织中偶尔会看到与 AF 相同的细胞，特别是在慢性压疮的区域（所谓的褥疮溃疡）。这些观察结果表明，非典型成纤维细胞可能不仅仅来源于辐射，也可能是白细胞或细菌的溶解产物。不论如何，非典型成纤维细胞是 DNA 合成异常，且不能分裂的细胞。

哺乳动物组织中晚期放射性损伤的一致特征是细胞炎症反应的缺乏。除了罕见的例外（如溃疡），前文描述的基质反应都缺乏粒细胞，只含有少量的淋巴细胞或巨噬细胞。这在深部组织较为多见，如心肌、心包和肾实质，但在某种程度上，只要没有溃疡或附加感染，这种缺失几乎在所有组织中都是很明显的。这种细胞炎症反应的缺乏有助于放射病理学的鉴别诊断，并支持辐射损伤并不是由免疫机制介导的这个理论。

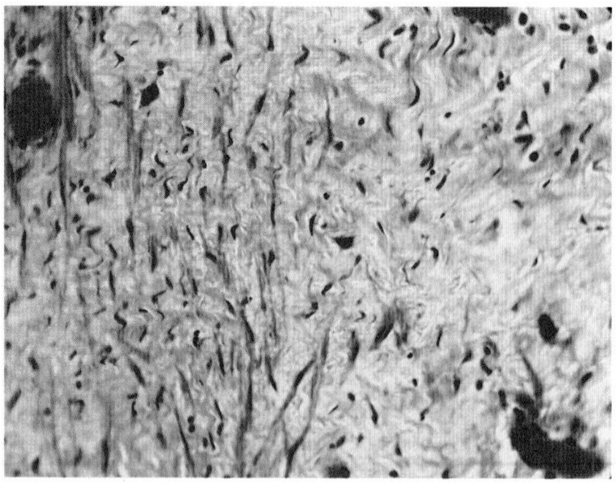

图 2-2-3　直肠腺癌放疗后 3 年肠道改变

高倍镜观察（HE 染色，×400）黏膜下层可见非典型成纤维细胞，细胞外形不规则，细胞核染色深

三、放射治疗后血管的病变

放射性损伤，无论是早期损伤还是晚期损伤，在病变形成中血管的改变都发挥着重要作用。血管病

变（vascular lesions）是放射治疗中正常组织最常见的病变，其中毛细血管及小动脉的改变则是最具有特征性的晚期损伤。其他辐射损伤，尤其是肾实质、消化道或心肌的萎缩和纤维化，可以由微血管损伤引起的缺血来解释。

毛细血管和血窦（blood capillaries and sinusoids）是脉管系统中最普遍的成分，也是放射性损伤最为敏感的部分，这是由于内皮细胞对放射性损伤的敏感性所决定的，而内皮细胞又是构成血管壁的重要组成成分。通过电子显微镜观察发现，在早期病变中就可以发现内皮细胞肿胀、细胞膜不规则以及伪足的出现，可能会造成血管腔的堵塞；内皮细胞脱落、基底膜曝露以及由纤维素样成分及血小板构成的血栓形成；内皮细胞破裂、毛细血管断裂、缺失等。

上述损伤的一些延迟的结果可以通过光学显微镜观察到，甚至可以直接观察到。这些包括毛细血管扩张，最常见于皮肤和黏膜，可能导致膀胱等器官的出血，毛细血管和血窦壁的不规则性和不对称性，内皮细胞核的增大和（或）过度染色，以及血栓形成。

许多器官可以观察到毛细血管显著减少，导致微血管网络的缺陷，随后发生缺血性改变。这种重要的、严重的和广泛的微血管损伤是由于内皮细胞（endothelial cells，EC）的放射敏感性很强。虽然有异质性，但 EC 似乎是间充质中放射反应最强的部分。因为毛细血管和血窦是由内皮细胞和一层薄薄的基膜构成的狭窄通道，根据定义，对前者的损害是对微血管完整性十分严重的，并且是无法弥补的损害。而在较大的血管中不是这样，由于平滑肌壁具有弹性，以及结缔组织的支撑和保护作用，血管不完全依赖于其内部的内皮细胞。

小动脉（small arteries）（测量外径达 100μm）有薄的肌性血管壁，可以起到保护作用防止其破裂。在这些血管中，人们可以观察到内皮下或外膜纤维化，“玻璃样变”的中间层（致密而无细胞，嗜酸性，胶原材料），内膜中富含脂质的巨噬细胞的堆积。偶尔这些小动脉会发生延迟性坏死（所谓的纤维蛋白样坏死），即纤维蛋白在血管壁上广泛沉积。这在一些器官，如大脑比其他一般的器官常见。以上的任何一种改变可能都和血栓形成有关联。

病理学家最能识别的病变发生在中等大小的动脉（medium-sized arteries）（100~500μm）中，其特征在于含有胶原和成纤维细胞的内膜纤维化。同样的，含脂质的巨噬细胞可能在内膜中积聚，其中可能存在纤维蛋白。后者现象通常可以在自发性动脉粥样硬化观察到，但通常不会发生在很小的动脉中，它似乎是延迟辐射损伤的一个特征。

血管炎（vasculitis）是很少见的一种延迟性病变。一般细胞炎性渗出物在晚期放射病理学改变中是不存在的或极少出现的。已有研究发现晚期急性动脉炎的例子，其在小肠管壁、骨盆脂肪组织和乳房中均有体现。通常渗出是淋巴细胞的，可能会影响到管壁的所有层。

大动脉是管径大于 500μm 以上的动脉，一般受影响较小，可能与管壁较厚及管腔较大有关。这些动脉发生的放射性损伤与动脉粥样硬化很难鉴别，除非是年轻患者，而且患者缺乏动脉粥样硬化的危险因素，或者是病变仅局限于动脉的某一节段，肌内膜增生、血栓形成或动脉破裂。动脉破裂是很少见的严重病变，一般见于颈总动脉、主动脉及股动脉，它更可能与手术并发症有关，而不是与放射治疗有关，除非是非常高的局部剂量，例如来自近距离放射治疗。

因为缺乏在大动脉中的特定损伤，因此放射损伤的证明只能依靠统计学数据而不是形态学数据。比如在冠状动脉中，放射损伤与自发动脉粥样硬化引起的损伤是一样的。但是，至少有三个流行病学研究表明，接受过纵隔腔照射的霍奇金淋巴瘤患者具有更高的风险发生冠脉疾病及缺血事件，包括致命的心肌梗死。暴露后 7~10 年发生心肌梗死的相对危险度为 2.6~3.2。相对危险度与患者发生照射时的年龄成反比，对于20岁之前受过照射的个体而言RR是相当高的（RR可能高达44）。风险与患者的观察时间直接成正比，观察时间越长，发生缺血事件的可能越高。

小静脉（包含有几层肌肉）的损伤，相对于其相应的动脉而言更难被检测到。然而在肠壁中，静脉的内膜纤维化或者甚至是血栓形成相对类似的动脉损伤一样常见或者更常见。在肝脏中，辐射更易造成静脉损伤。大静脉损伤（超过500μm）相比其他血管要少见。相反，静脉经常受到肿瘤侵犯，因此静脉壁中的节段纤维瘢痕可能表明肿瘤曾经存在并已被放射治疗根治。

（马沛卿　郭 旗　张 烨）

参考文献

1. Shrieve DC, Loeffer JS.Human radiation injury.Philadelphia: Lippincott Williams & Wilkins, 2011.
2. Stewart FA, Akleyev AV, Hauer-Jensen M, et al.ICRP publication 118 : ICRP statement on tissue reactions and early and late effects of radiation in normal tissues and organs—threshold doses for tissue reactions in a radiation protection context.Ann ICRP, 2012, 41(1-2): 1-322.
3. Westbury CB, Yarnold JR.Radiation fibrosis—current clinical and therapeutic perspectives.ClinOncol (R CollRadiol), 2012, 24 : 657-672.
4. Halperin EC, Wazer DE, PerezCA, et al.Perez and Brady's principles and practice of radiation oncology.6th ed.Philadelphia: Wolters Kluwer/Lippincott Williams & Wilkins, 2013.
5. Koontz BF.Radiation therapy treatment effects.An evidence-based guide to managing toxicity.New York: Demos, 2018.

第三章 放射损伤常用实验动物模型

第一节 概　　述

过去二十几年里随着医学生物学的快速发展，人们对电离辐射生物学效应有了深入了解，但由于模式动物的局限性，各类辐射损伤发生发展规律也缺乏综合性认识。另外人类疾病的发展十分复杂，以人本身作为实验对象来深入探讨辐射损伤发生机制，推动医学的发展来之缓慢，临床积累的经验不仅在时间和空间上都存在局限性，而且许多实验在道义上和方法上也受到限制。所以借助于动物模型的间接研究、深入研究，可以有意识地改变那些在自然条件下不可能或不易排除的因素，以便准确地观察模型的实验结果，并与人类疾病进行比较研究，有助于更方便，更有效的认识人类疾病的发生发展规律，研究防治措施。目前已有多种模式动物应用于辐射损伤及其防治措施研究（表 3-1-1）。动物疾病模型应用于实验生理学、实验病理学和实验治疗学的研究，对正常组织辐射损伤的病因、发病机制与发病特点的探索，对临床研究具有重要的指导意义与科研价值。

表 3-1-1　多种模式动物应用于辐射损伤及其防治措施研究

动物模型	动物特征
小鼠	研究多种射线的辐射效应以及造血系统、胃肠、肺等多个器官辐射损伤的良好模型，但其缺乏前驱症状。具有应用范围广、损伤呈现快、品系多、繁殖快、经济等诸多优点
大鼠	与小鼠极其相似，但体型较大，易于展现形态特征，并在异食癖等研究上更适用
豚鼠	研究数据有限，辐射损伤呈现快，寿命较短
白鼬	最佳的前驱症状研究模型，如研究胃肠梗阻中的恶心、呕吐等前驱症状
兔子	研究数据有限，性情温顺，无攻击性
比格犬	研究多种射线的辐射效应以及造血系统辐射损伤的良好模型，也适用于研究以呕吐为观察终点的胃肠辐射损伤，但其发生机制与人类并不相同
小型猪	因皮肤构造与辐射反应类似于人类，是研究皮肤辐射损伤的良好模型，也适用于研究腹泻与呕吐症状、造血系统辐射损伤
非人灵长类	研究多种射线的辐射效应以及造血系统、胃肠、肺等多个器官辐射损伤的良好模型，在辐射损伤发生机制与过程、药物保护反应等多个方面与人类极其相似。是美国食品与药物管理局公认的首选动物模型

在医学实践中，建立辐射损伤动物模型首先要保证选择的实验动物具有必要性与合理性，同时确定实验研究的观察终点，从而获得可重复和可量化的量－效关系。在动物种类的选择上既要追求理想的研究结果，又要尽量达到经济、方便的目标。例如，猪的皮肤在皮肤颜色、毛发毛囊、汗腺和皮下脂肪等方面和人的皮肤具有极高的相似性。在放射性皮肤损伤的研究中，由猪皮肤得来的辐射量－效关系与人皮肤的辐射反应极其类似。但是由于猪的体型过大，操作过程不方便且研究花费过高，因此常由啮齿类动物代替。以大鼠、小鼠为主的啮齿类小动物模型不仅在生物学上与人相似，且在一些需要大量动物的研究中显得更加经济，因此其在目前的辐射损伤研究中应用最广泛。即使是同一种类的实验动物，不同品系也会导致研究结果的差异，而且这种差异性有时会相当大。观察终点可以大致分为以明显的组织坏死为主的器质性损伤和未见明显组织病理坏死情况下出现的功能性损伤。一些功能性观察终点包括：放射性认知功能障碍、皮肤红斑和脱屑、局限性肺炎或肺纤维化导致的呼吸频率增快和放射性脊髓损伤导致的动物后肢脊髓病等。这些损伤出现的潜伏期的长短大体上与辐射剂量成反比关系。

鉴于正常组织辐射损伤的多样性、复杂性以及与科研目的相关的动物模型适用性，如何排除相关影响因素也是我们必须要仔细考虑、妥善解决的问题。影响辐射生物学效应的因素多种多样，不仅与辐射因素、辐射递质密切相关，如辐射类型（高 LET 辐射或低 LET 辐射）、剂量和剂量率大小、照射方式（单次或分次）、辐射递质使用（防护剂或增敏剂）等因素，还与受照射物种差异及个体差异紧密联系，主要分为①种系差异：不同物种的动物辐射敏感性差异较大（表 3-1-2）。一般说来，生物进化程度愈高，辐射敏感性愈高。②性别：育龄雌性个体的辐射耐受性稍大于雄性。这与体内性激素含量差异有关。③年龄：幼年和老年的辐射敏感性高于壮年。④生理状态：机体处于过热、过冷、过劳和饥饿等状态时，对辐射的耐受性亦降低。⑤健康状况：身体虚弱和慢性病患者，或合并外伤时对辐射的耐受性亦降低。

表 3-1-2 各种动物半数致死剂量比较

动物种类	$LD_{50/30}$（rad）	动物种类	$LD_{50/30}$（rad）
猴	500~550	豚鼠	200~400
羊	350~500	田鼠	700
猪	230~280	大鼠	600~800
狗	250~300	小鼠	400~600
兔	750~800	人	260~300

因此，建立动物模型遵循了医学伦理学规范，为人类辐射损伤研究提供丰富的实验材料，并且实验条件可控，有利于因素分析，有助于全面了解辐射损伤的本质，对正常组织辐射损伤防护与救治的研究有丰富的理论意义与现实指导意义。

第二节 放射性造血系统损伤模型

一、背景介绍

Bergonie 和 Tribondeau 提出“组织和细胞辐射敏感性与其增殖能力成正比，与其分化程度成反比。”

造血组织具有高度增殖分化能力，对射线极为敏感，0.5Gy 全身照射后就会引起血液学改变。当全身或大部分机体受到较大剂量射线照射后，造血组织的损伤是机体最早出现的基本损伤之一。全身大面积照射常发生于原子弹爆炸、核事故、放射工作人员在事故抢救过程中及放射源丢失事件时，照射后造血系统很快就有十分明显的形态、功能、数量及特性的变化。白血病患者骨髓或外周干细胞移植前接受全身照射、淋巴瘤患者进行大面积野照射时因接受的是小剂量分次照射，并且可能既往接受过放疗或化疗，故其血液学变化不再典型。

射线对造血系统的损伤主要表现为造血功能的抑制和破坏，由此诱发机体感染、出血、免疫功能抑制等致死性疾病。具体表现为：①造血干细胞及多种成熟细胞损伤，出现凋亡、坏死，数目急剧下降。②造血微环境改变，出现炎症反应、吞噬清除反应异常等。③血管损伤，出现血管和血窦充血、出血、组织水肿等。骨髓抑制是辐射损伤的主要表现，也是临床放疗常见副反应，是限制放疗剂量的主要因素。因此，全身照射后造血系统损伤的轻重和恢复的快慢在很大程度上影响放射病的病情和转归。

二、实验动物选择

多种动物模型已应用到造血系统辐射损伤的研究中，最常见的实验动物有三种：小鼠，犬和恒河猴。小鼠、犬的造血系统组成与功能和人相似，辐射损伤后机体修复性和内分泌代谢的改变也类似于人。造血系统辐射反应实验中，小鼠、犬的血细胞对刺激反应敏感，其反应近似于人。非人灵长类模型是美国食品药物管理局（Food and Drug Administration，FDA）认证通过的药物研发试验标准模型。非人灵长类模型有许多无法比拟的优势，它在组织结构、基因同源性、机体代谢方式、寿命与人类极其相似，并在人类疾病研究上表现出与人高度相似的组织病理学改变以及分子发生机制。

评估全身照射后造血系统辐射损伤最广泛使用的特征性观察终点是 LD_{50}，即照射后的半数致死剂量。小鼠接受半数致死剂量后，骨髓综合征的发展速度最快，30 天后数目剩余一半（$LD_{50/30}$）。体型更大的动物接受半数致死剂量后，45~60 天后数目剩余一半（$LD_{50/45\sim60}$）。人类死亡的高峰发生在暴露后 30 天左右。

三、辐射损伤模型建立

放射性造血系统损伤出现较早，易于发生，常采用全身照射方式制作损伤模型。我们以最常见的雄性 C57BL/6 小鼠为例，阐述放射性造血系统损伤模型的建立步骤与常见检测指标。将小鼠放入与体型匹配的有机玻璃固定装置内，使其保持清醒状态且固定身体，四肢平铺，呈俯卧位。应用医用电子直线加速器全身照射一次，射线种类为 6MeV 电子线，剂量为 8Gy，剂量率为 200cGy/min，源皮距为 100cm。

四、辐射损伤评价指标

（一）一般情况记录

照射后每天称量体重，并按实验所需时间点颈椎脱臼处死小鼠，称量脾脏重量，计算脾重指数［脾重（mg）/ 体重（g）］。

（二）骨髓造血微环境观察

分离双侧股骨，10% 中性甲醛固定过夜，常规石蜡包埋切片，HE 染色于光镜下观察骨髓组织病理学改变。

（三）外周血细胞计数

按实验所需时间点采集小鼠眼眶血，全自动血液分析仪进行血常规分析，测定白细胞、红细胞、血小板数量及血红蛋白浓度。

（四）脾结节形成单位或脾集落形成单位（colony forming unit-spleen，CFU-S）

给照射后小鼠尾静脉内注入一定数量的正常同系小鼠的骨髓细胞后，受体小鼠脾表面出现肉眼可见的圆形结节，即脾结节，每一个脾结节称为一个脾结节形成单位或脾集落形成单位（colony forming unit-spleen，CFU-S），每一个脾结节来源于单个细胞。

（五）造血干细胞集落培养

按实验所需时间点颈椎脱臼处死小鼠，取双侧股骨，采集骨髓有核细胞，以终浓度为 10^5/ 孔铺入 12 孔板中，培养箱孵育 1 周，计算集落形成数目，≥ 30 个细胞为一个集落。

（六）淋巴细胞亚群百分百含量的测定

按实验所需时间点采集小鼠眼眶血，混匀后分别采用双标 CD3/CD19、CD3/NK1.1、三标 CD3/CD4/CD8 荧光标记、孵育，应用流式细胞仪检测荧光分布，采集数据。

（七）淋巴细胞转化增殖能力检测

按实验所需时间点颈椎脱臼处死小鼠，采集脾脏并制成单细胞悬液。以细胞终浓度为 2×10^6 个 /ml 铺入 96 孔板，培养箱孵育并采用 CCK-8 或 MTT 法测定淋巴细胞转化增殖能力。

五、小结

造血组织是辐射高度敏感组织，暴露于射线后，血液系统很快就有十分明显的形态、功能及数量、特性的变化，血细胞生成各阶段的细胞数量和功能以及调控网络的各个环节都可发生明显异常，且与照射剂量相关，因此是临床分类诊断的极好的生物学指标，外周血白细胞数的变化与放射病临床分期在时相上十分一致，常作为临床病程，病情和转归预后的判断依据之一。造血系统损伤的轻重和造血重建的好坏与放射病的发展和结局关系密切。因此，在一定的照射剂量范围内，改善造血促进重建也是临床治疗的关键措施。基于全身照射方式的放射性造血损伤动物模型的建立，为我们充分、深入的了解辐射造血损伤的发病特点及发生机制提供了丰富的证据。对于放射性造血损伤的防护与救治药物筛选、疗效验证提供了合理、适用的研究工具。

第三节　放射性皮肤损伤模型

一、背景介绍

皮肤是人体最大的器官，总重量占体重的 5%~15%，总面积为 1.5~2m^2。皮肤辐射损伤综合征往往作为多器官损伤中的一部分，其发病机制与特点尚未得到充分研究，其发病机制主要涉及氧化应激、炎症表达及间充质干细胞丢失等过程。人类皮肤接受超过 3Gy 的电离辐射就会产生一过性红斑、起疱，随后有严重的红斑、坏死。不同辐射剂量诱导的坏死发生在照射后 10~30 天。而以特定的剂量和时间照射后，皮肤将发生可重复和剂量依赖性的肉眼可见的损伤，依据发生时间早晚，可分为早期反应和晚期反应。早期皮肤损伤往往发生在单次照射 5~20Gy 或分次照射 30~60Gy 后的 70 天内。最先出现的是红斑，随着照射剂量的增加，相继出现色素沉着、脱毛和脱皮，剂量足够大时可出现湿性脱皮。湿性脱皮可在受照后 50 天内治愈或难以愈合、进展至坏死。晚期皮肤损伤往往发生在受照 10 周后，会出现诸如萎缩、脱皮、毛细血管扩张、皮下组织纤维化、坏死等症状并持续进展。

一般来说，总的照射剂量决定损伤的严重程度。每天用 2.5~3.0Gy 的放疗计划者比每天接受 1.8~2.0Gy 者发生的迟发反应严重。毛细血管扩张发生在萎缩的真皮内，在变薄的表皮下，可见红色区域，主要为薄壁扩张的血管。组织学表现为扩张的血管位于真皮内，一些血管直接与基底膜相邻。皮下组织纤维化的特点为：进展性硬结、水肿，真皮及皮下组织增厚。湿性反应区纤维化最为严重，纤维化的发生、发展呈剂量依赖性，一旦发生后将缓慢进展。

临床上，了解皮肤的受照耐受剂量和病理生理学是非常重要的，这不仅涉及深部癌症的治疗受到皮肤耐受剂量的限制，也关系到位于皮肤、乳腺及距皮肤表面几厘米内肿瘤的治疗限制。因此，研究正常皮肤受照后的损伤反应有助于预防皮肤相关辐照副反应，并且有助于改善患者的治疗总体反应。

二、实验动物选择

猪作为一种最常见的用来研究皮肤辐射损伤综合征的大型动物模型，被广泛运用于放射性皮肤损伤研究探索。由于猪的消化道、免疫系统等解剖和生理以及营养代谢均与人类相似，加上许多小型猪和无菌猪的育成，便于供应实验室应用，以猪作为实验动物模型的报道日益增多。猪和人的皮肤组织结构很相似，上皮再生修复性类似，皮下脂肪层和损伤后内分泌代谢的改变也相似，通过实验证明 2、3 月龄小猪的皮肤解剖生理特点最接近于人，包括体表毛发的疏密，表皮厚薄，表皮具有的脂肪层，表皮形态学和增生动力学（猪 30 天，人 21 天），损伤皮肤的体液和代谢变化机制等（表 3-3-1）。

表 3-3-1　人与 3 月龄小猪皮肤格结构厚度的比较（mm）

皮肤结构	人	小型猪
皮肤	2.0（0.5~3.0）	1.3~1.5
表皮	0.07~0.17	0.06~0.07
真皮	1.7~2.0	0.93~1.7
基底细胞层所处的深度	0.07	0.03~0.07
表皮和真皮厚度的比例	1∶24	1∶24

有研究报道小型猪的皮肤辐照模型揭示了组织持久性的 DNA 损伤并伴随炎症反应，与人类的皮肤辐射损伤反应较为相似。小型猪的皮肤辐照后有多种炎症因子分泌，如 IL-1、TNF-α、TGF-β 水平明显升高，另外在放射性皮肤损伤的机制探索中，TGF-β 及其相关信号通路对于放射性皮肤纤维化可能起关键作用，而下游的 Smad3 也与放射性皮肤纤维化的发生发展紧密相关。在放射性皮肤损伤的干预措施中，早期反应的传统治疗常以抗炎处理为主，晚期反应中出现的纤维化常以手术为主，而小型猪的皮肤辐照模型提出了间充质干细胞、脂肪基质细胞等干细胞疗法的可行性。干细胞的植入促进了伤口的愈合，并且改善了受损表皮及真皮的修复反应，明显缓解了皮肤纤维化现象，为临床运用干细胞疗法提供

了充分的理论依据与现实基础。

皮肤反应实验中，家兔和豚鼠皮肤对刺激反应敏感，其反应近似于人。近年来也有研究常选用仓鼠皮肤进行辐射应激对皮肤局部作用的研究。由于小鼠模型遗传修饰的可得性，提供了更多的机会进行机制性研究。举例来说，Smad3 基因敲除的小鼠可以免受射线所致的皮肤损伤，这意味着可能与 TGF-β 信号通路有关。

非人灵长类模型是 FDA 认证通过的药物研发试验标准模型。非人灵长类模型有许多无法比拟的优势，它在组织结构、基因同源性、机体代谢方式、寿命等方面与人类极其相似，并在人类疾病研究上表现出与人高度相似的组织病理学改变以及分子发生机制。猕猴有 20 多个物种，和人类有 95% 以上的基因同源性，在放射生物学研究中表现出相似的剂量效应关系。其劣势在于伦理道德准则、生命周期长、饲养成本上涨、获取来源少。

三、辐射损伤模型建立

皮肤放射性损伤具有时相性、潜在性、进行性、迁延性的特点，建立皮肤辐射损伤模型有助于研究放射性皮肤损伤的发病机制和防治措施。本书以雄性小型猪为例，阐述放射性造血系统损伤模型的建立与常见检测指标。

选取 6~7 月龄的小型猪，体重 18~20kg，常规饲养。将小猪麻醉后，剃去背部体毛，应用直线加速器照射背部皮肤。非照射部位以铅板屏蔽，照射面积为 3cm × 6cm，射线种类为 6MeV 电子线，剂量为 50~100Gy，剂量率为 1000cGy/min，源皮距为 100cm。

四、辐射损伤评价指标

（一）一般情况评价

动物受照后，采用肉眼观察并根据放射性皮肤损伤评价标准进行评分。（表 3-3-2）

表 3-3-2　放射性皮肤损伤评价标准

评分	症状描述
1.0	正常
1.5	轻度红斑、干燥
2.0	中度红斑、干燥
2.5	明显红斑、干燥、脱屑
3.0	干燥脱屑、轻度结疤
3.5	干燥脱屑、轻度表皮斑疤
4.0	斑片状湿润脱屑，中度斑疤
4.5	大片潮湿的脱屑、溃疡，大量结疤开放创伤，全层皮肤丢失
5.0	

小鼠受照后，皮肤出现干性脱皮至湿性脱皮的变化过程，并呈现明显的水肿及溃疡，见图 3-3-1。

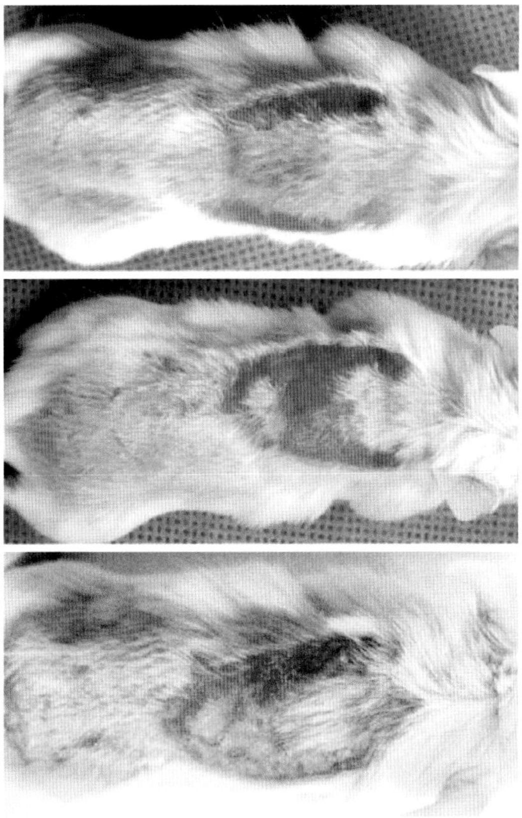

图 3-3-1　放射性皮肤损伤变化过程
小鼠在接受 30Gy 照射后逐步出现大片潮湿的溃疡、结疤

（二）皮肤组织病理学检测

按实验所需时间点处死动物，快速取出组织，脱水透明，石蜡包埋，切片后行 HE 染色，观察表皮毛囊及血管结构、真皮层淋巴细胞浸润情况等。小鼠皮肤受照后 HE 染色及苦味酸染色显示其表皮及真皮结构紊乱，呈明显纤维化，见图 3-3-2。

五、小结

放射性皮肤损伤的生物学效应受射线种类、照射剂量、剂量率、间隔时间、照射面积、生物学、理化等多种因素影响。因此有必要研究放射性皮肤损伤的分子机制，寻找有效的治疗手段，而其中最重要的步骤是建立有效可靠的动物模型。利用皮肤损伤动物模型研究组织病理学改变，如表皮增厚、过度角化、毛囊内根鞘萎缩、毛囊数量减少等，探索其长期性、持久性、潜在性和进行性的特征，其致伤程度主要取决于照射剂量，即短期受照射剂量越大，皮肤损伤越严重。没有一种动物模型能完全复制人类疾病真实情况，动物毕竟不是人体的缩影。模型实验只是一种间接性研究，只能在一个局部或几个方面与人类疾病相似。因此，模型实验结论的正确性只是相对的，最终必须在人体身上得到验证。建模过程中一旦出现与人类疾病不同的情况，必须分析其分歧范围和程度，找到相平行的共同点，正确分析其价值与原因。

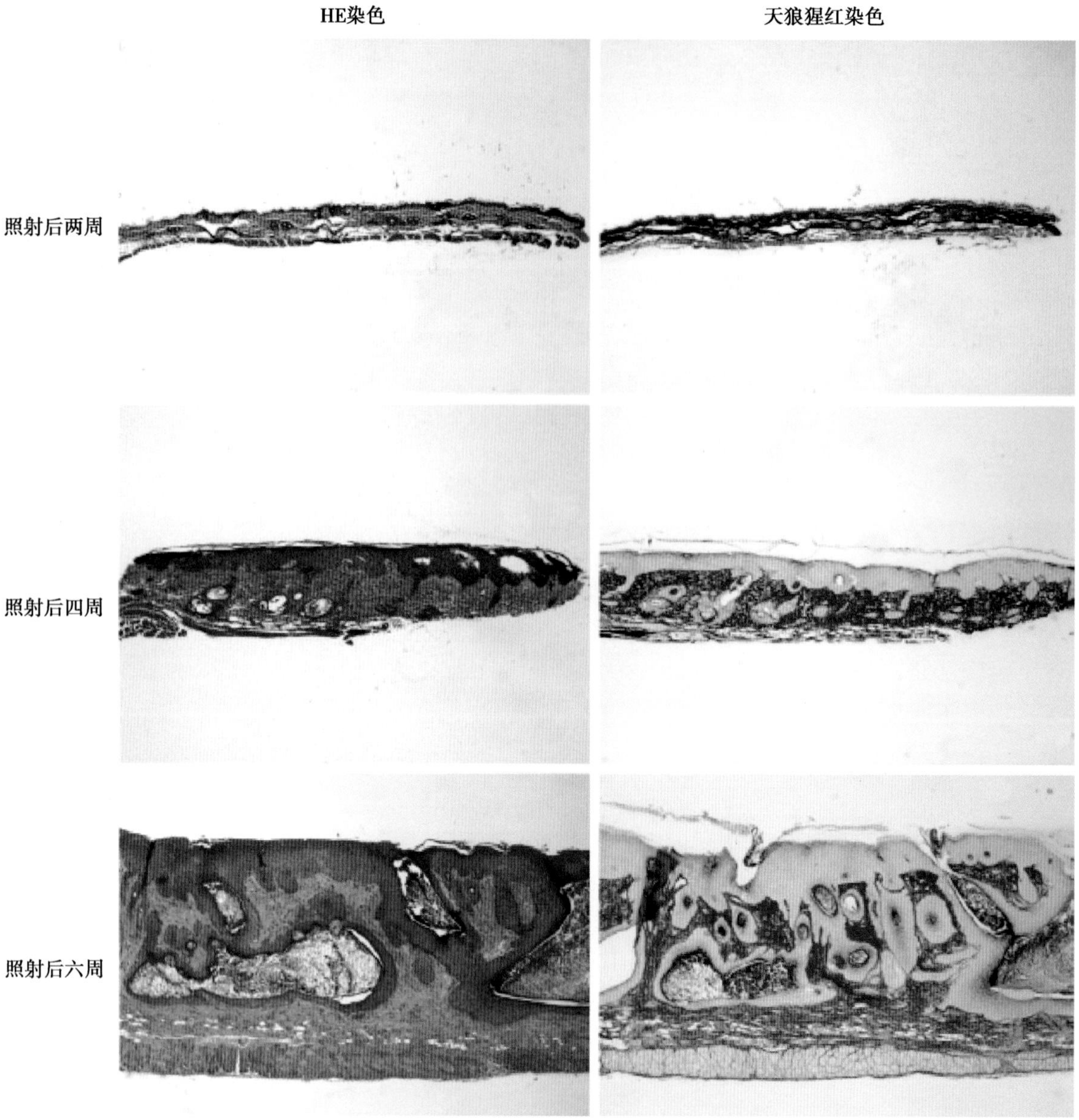

图 3-3-2　小鼠皮肤受照后 HE 染色及苦味酸染色

小鼠在接受 30Gy 照射后，皮肤 HE 染色及苦味酸染色分别显示真皮层增厚和皮下组织纤维化

第四节　放射性肠道损伤模型

一、背景介绍

传统的放射性肠道损伤归因于促克隆形成的肠道上皮隐窝干细胞的死亡，而实际上放射性肠道损伤是许多同步、连续的病理生理事件共同造成的后果。放射性肠道损伤过程主要涉及肠上皮丢失、缺血、氧化应激、纤维化等病理过程，显示放射性肠道损伤包括肠上皮细胞耗损、肠黏膜屏障破坏、炎症、细胞因子释放的继发效应等多个过程。从生理学角度来看，放射性肠道损伤的功能性改变包括肠道能动性和渗透性变化，菌群迁移至血液和血浆中的瓜氨酸水平的改变等。从病理学角度来看，放射性肠道损伤包括肠上皮细胞耗损，肠黏膜屏障作用的破坏，黏膜相关的分泌性腹泻等，病理特征主要为肠上皮细胞

消耗，可能伴有由更高剂量的射线导致的血管损伤。甚至在低于诱发放射性肠道损伤症状阈值的照射剂量下，黏膜屏障作用的破坏使细菌进入循环系统，从而导致败血症甚至伴随着免疫抑制并最终死亡。即使辐射并未诱发死亡，辐射损伤后的长期组织重建改变胃肠道的结构、能动性和吸收功能，纤维变性使它变得更加僵硬并且更易发生肠道粘连、狭窄和穿孔，这些病变对受照人群的生存质量造成严重而深远的影响。随着检测手段的进步，从分子生物学角度来看，放射性肠道损伤则强调了蛋白质修饰，氧化还原状态的改变，炎症、细胞因子释放的继发效应和细胞丢失的功能性后果。

放射性肠道损伤的急性反应常见于核突发事故、环境污染照射等，人类的数据主要来源于广岛和长崎幸存者、在 1954 年受到放射性落下灰意外照射的马绍尔人、少数几次核设施事故（如切尔诺贝利、福岛核泄漏事故等），而急性辐射综合征平时极难见到，采用实验方法在动物身上可成功复制，因此，今天我们对辐射损伤的大部分知识，是通过动物实验积累起来的，动物实验提供了大量的数据，使我们能够深入的理解照射后机体死亡的机制与损伤反应。其主要表现为动物受照射后几小时内，以恶心、呕吐、腹泻为主要起始症状，肠道（主要是小肠）黏膜损伤、脱落，隐窝受到严重破坏，失去增殖更新能力，绒毛剥脱，失去正常屏障，肠内营养消化吸收产生严重障碍，体内水分、电解质流失。肠道炎症因子分泌伴随肠道细菌繁殖，毒素增多和扩散，诱发内毒素血症，动物在 3~5 天内死亡。

慢性反应常见于放射工作者的职业性照射、临床医疗诊断照射等，其数据详实，病历资料完整，常表现为机体胃肠道的功能改变与器质性损伤，临床上常见有放射性肠纤维化等。临床表现主要为胃黏膜屏障受损、消化吸收障碍、细菌移位，长期则表现为组织损伤伴随自身修复，导致肠道结构异常、动力障碍、消化吸收障碍、纤维化。

二、实验动物选择

目前小鼠模型是基础研究中最常见的动物模型，其被广泛应用于研究辐射损伤干预措施和探索各类辐射损伤的发生机制与特点，见表 3-4-1。在过去十几年中，小鼠模型已大量用于放射性肠道损伤的间充质干细胞移植治疗实验，对于间充质干细胞移植的多方面治疗效果与机制、特点做了全面阐述。多个研究报道在小鼠肠道辐照模型中，间充质干细胞移植不仅改善了组织病理破坏，如延长辐照小鼠的生存期，维持肠道屏障完整性与肠上皮绒毛数目，保护肠隐窝干细胞数目与抑制细胞凋亡。另外在分子生物学层面也展现了多样化的治疗特点，如通过对小鼠模型的一系列生化检测，证实间充质干细胞移植提高

表 3-4-1　肠道辐射损伤动物模型构建

年龄 / 体重	模式动物	照射条件	研究目标	存活率
20 周龄、体重 25g	雌性 B6D2F1/J 小鼠	全身照射 8.5~10.0Gy，0.4Gy/min，^{60}Co	炎症	$LD_{50/30}$=9.65Gy
10 周龄	雄性 BALB/C 小鼠	全身照射 3~7Gy，1.05Gy/min，^{137}Cs	炎症与细菌转移	7Gy 全身照射后存活率为 10%
6~8 周龄	雄性 C57BL/6 小鼠	全身照射 14Gy，0.8Gy/min，^{137}Cs	肠干细胞	14Gy 照射后平均存活 5~6 天
8~10 周龄	雄性 C57BL/6 小鼠	局部照射，暴露骨 40%，14Gy，70cGy/min，X 射线	肠道功能及肠隐窝细胞存活情况	存活率为 70%
6~7 周龄、体重 22~25g	雄性 C57BL/6 小鼠	全身照射 8~10Gy，1.35Gy/min，^{137}Cs	肠上皮屏障完整性	$LD_{50/10}$=9.44Gy

小鼠血清中 R-spondin1、KGF、IL-10 和 PGE2 水平，保护干细胞增殖、缓解肠道炎症，还上调 SDF-1、VEGF、FGF 和 Flk-1 水平，促进血管形成，缓解肠道缺血坏死。小鼠模型的推广运用证实了间充质干细胞移植的治疗效果，推动了间充质干细胞移植治疗的临床转化应用。

另外用无菌小鼠研究放射的生物学效应，可以将放射所引起的症状和因感染而发生的症状区别开来。无菌小鼠能耐受较大剂量的 X 线照射，在用致死剂量照射后小鼠的存活时间也要长些。因放射而引起的黏膜损伤，无菌小鼠比普通对照小鼠要轻。大剂量射线照射普通小鼠，除照射本身的影响外，尚有肠道微生物影响，而照射对无菌小鼠则主要为照射本身引起的后果。无菌小鼠受 500~1000rad 照射后影响造血系统和骨髓细胞功能，大于 1000rad 可致肠黏膜损伤，出现肠黏膜上皮细胞再生停滞。同样剂量的射线对普通小鼠肠黏膜损伤大，可致肠黏膜上皮脱落。

应用小鼠模型具有众多优势，小鼠模型对不同品质的射线（Co-60、X 射线、混合中子束）均有反应且具有增龄性效应，能迅速的表现出胃肠辐射损伤的症状。其中最重要的一点就是它与人类在解剖、生理和遗传上的相似性；超过 95% 的小鼠基因与人类基因相匹配。另外，更多的研究试剂对老鼠相较于其他动物模型来说更有效。另一个使用小鼠模型的重要优点是大量品系的可用性，种类繁多，繁殖快，加快的生命周期，经济实惠。老鼠的身型、传代时间短和加快的生长周期（老鼠的一年等同于人类的 30 年），在开展独立研究的花费、时间和空间上提供了更多了优势。

大鼠与小鼠模型类似，更大的体型有助于一些肯定性的实验方法。例如异食癖（一种进食障碍 - 通过吃非食物的物质来获得满足感）常通过放疗所致大鼠呕吐反应来实施行为学指数模型。豚鼠的实验资料有限，主要特点为对射线反应快，生命周期较短。研究放射性肠道损伤中的出血症状和血管通透性变化时，豚鼠的血管反应敏感，出血症状最为显著，另外狗的出血症状也比较显著，而猴和家兔的症状轻微，小鼠和大鼠的出血症状较为少见。

但是由于啮齿类动物模型与人类的生理特征并不完全相同并缺乏放射诱发的恶心、呕吐等前驱症状，而放射诱导的呕吐在其他多种动物模型中被广泛研究，并且不同模型的发生机制并不相同。研究呕吐前驱症状的最佳模型是犬和白鼬。白鼬模型是研究前驱症状（恶心、呕吐）的最佳模型，表现出了与人类相似的放射敏感性和相同的恶心、呕吐和腹泻的前驱症状，适用于研究呕吐反应，更适用于抗生素相关性腹泻、胃肠道淤积和肠梗阻等疾病症状。犬类模型适用于以呕吐为研究终点的胃肠道损伤，然而对放射所致呕吐和胃排空延迟与非人灵长类动物、人类没有关联性。

另一方面啮齿类动物模型最主要的缺点是体型小厚度薄，这一点不能很好地解释人类暴露后特有的剂量分布异质性，尽管品种丰富的鼠类动物广泛应用于医学生物学研究，为我们进行放射损伤研究积累了丰富的数据与经验，但为了进一步改善辐射损伤干预措施的安全性和有效性，仍需要大型动物模型来解释各类辐射损伤发生机制与特点。

非人灵长类动物和犬类是在研究胃肠损伤中运用最广泛的大型动物模型。NPHs 和犬类都能呕吐和发生腹泻；与它们相关的胃肠收缩能被用于监测减轻放射病的药物的反应。其中缓和剂的研发中最关键因素就是呕吐和腹泻，因为它们能加剧液体流失和限制口服缓和剂的使用。非人灵长类动物有 95% 的 DNA 序列与人类一致，组织病理学和病理生理学方面的辐射损伤与人类的表现最接近。其在受体、生理通路和影响寿命的支持治疗方面与人类有很高的相似度，可以建立起非人灵长类动物和人类的剂量 - 效应关系的联系是动物模型的金标准，被 FDA 所认可。

猕猴进化程度高，接近于人类，它们具有与人相近的生理生化代谢特性和相同的药物代谢酶，大量实验证明，灵长目动物在药物代谢方式等方面远较非灵长类动物更接近于人，人的放射病就其表现而言与猕猴最为接近，因此猕猴广泛用于放射医学的研究，一些研究利用狒狒评估了 X- 射线、^{60}Co- 光子束和混合暴露下的辐射损伤。非人灵长类动物劣势在于伦理道德准则、生命周期长、饲养成本上涨、获取来源困难。

而树鼩是一种体小、价廉的灵长类动物，它的新陈代谢远比犬鼠等动物更接近于人，大体解剖也近似于人，因此在医学生物学上用途很广，现已用于化学致癌、生物致癌、睡眠生理的模型研究，受到广大科学工作者的重视，对比于高价、饲养成本高的猕猴不失为一种经济的替代品种。

最新研究表明小型猪能作为人类胃肠辐射损伤的研究模型。猪的胃肠有着与人类类似的生理学特征，包括通过时间和 pH，小型猪适用于将呕吐和腹泻作为参数的研究，但在研究肠梗阻方面不如雪貂和犬。Gottingen 小型猪是医学研究过程中越来越常用的大型动物模型，目前被认为是药物批准研究的合适动物模型。小型猪的身体厚度可以跟年轻人相提并论，与人类在剂量吸收模型中十分类似。有研究报道了小规模的迷你猪模型中高剂量射线所致的胃肠综合征，这项研究使用了 10Gy 和 15Gy 的腹部照射（^{60}Co 射线，1.4317Gy/min）来证明迷你猪模仿了人类的胃肠综合征。血浆中的瓜氨酸水平也被认为是辐射所致肠道损伤的生物标志物。另一项报道在 Gottingen 迷你猪模型中使用了 5~12Gy 的全身照射（^{60}Co 射线，0.6Gy/min）来研究胃肠综合征并证明了相关参数（血浆中的瓜氨酸，腹泻，呕吐，菌群迁移和肠上皮细胞丢失）的发生呈剂量依赖性。

然而有一些动物并不适合于放射性肠道损伤的研究，例如家兔对射线十分敏感，照射后常发生休克样的特有反应，有部分动物在照射后立即或不久死亡，其休克的发生率和动物死亡率与照射剂量呈一定的线性关系。

三、辐射损伤模型建立

放射性肠损伤病因复杂，研究的重点主要集中在受照后肠干细胞死亡导致肠黏膜功能受损、内皮细胞损伤诱发腹泻、氧化应激引发炎症反应、肠道菌群失调加剧放射性肠炎等，建立皮肤辐射损伤模型有助于研究放射性肠道损伤的发病机制和防治措施。本书以最常见的雄性 C57BL/6J 小鼠为例，阐述放射性肠道损伤模型的建立步骤与常见检测指标。选取 8~12 周龄的雄性 C57BL/6J 小鼠，体重 25~30g，常规饲养。将小鼠放入与体型匹配的有机玻璃固定装置内，使其保持清醒状态且固定身体，四肢平铺，呈俯卧位。应用医用电子直线加速器全身 / 腹部局部照射一次，射线种类为 6MeV X 线，剂量为 6~8Gy，剂量率为 200cGy/min，源皮距为 100cm。

四、辐射损伤评价指标

（一）一般健康状况观察

记录小鼠体重流失、腹泻严重程度、粪便特征、存活率、进食量等一般情况。体重流失超过 15% 则被认为是病态的，若 1 天内体重减轻 20% 则给予安乐死。腹泻的严重程度，可采用腹泻评分来判断：0 为正常粪便，1 为失去形状的粪便，2 为明显的痢疾，并伴有肛周的污秽，3 为严重的痢疾或血便，伴有大量的尾部的污秽。在照射后 4~10 天的腹泻高峰期中，每天需进行两次腹泻评分，以保证对粪便的黏稠度评价的一致性。

（二）肠道组织病理学检测

按实验所需时间点采集小鼠肠道组织，HE 染色检测小鼠肠道病理改变，显微镜下观察隐窝数目、完整度、绒毛高度等指标。小肠横截面中 HE 染色的隐窝细胞（不含潘氏细胞）数大于 10 个时，定义为一个幸存的隐窝，并以此记录存活的隐窝数量基于隐窝的宽度，引入尺寸校正因子以减小误差。参考以下公式：校正后的隐窝数量 =（对照组隐窝宽度 / 照射组隐窝宽度）× 存活的隐窝数量。小鼠肠道组织受照后，可出现绒毛变短，甚至消失，肠隐窝肥大及基底组织纤维化等，见图 3-4-1。

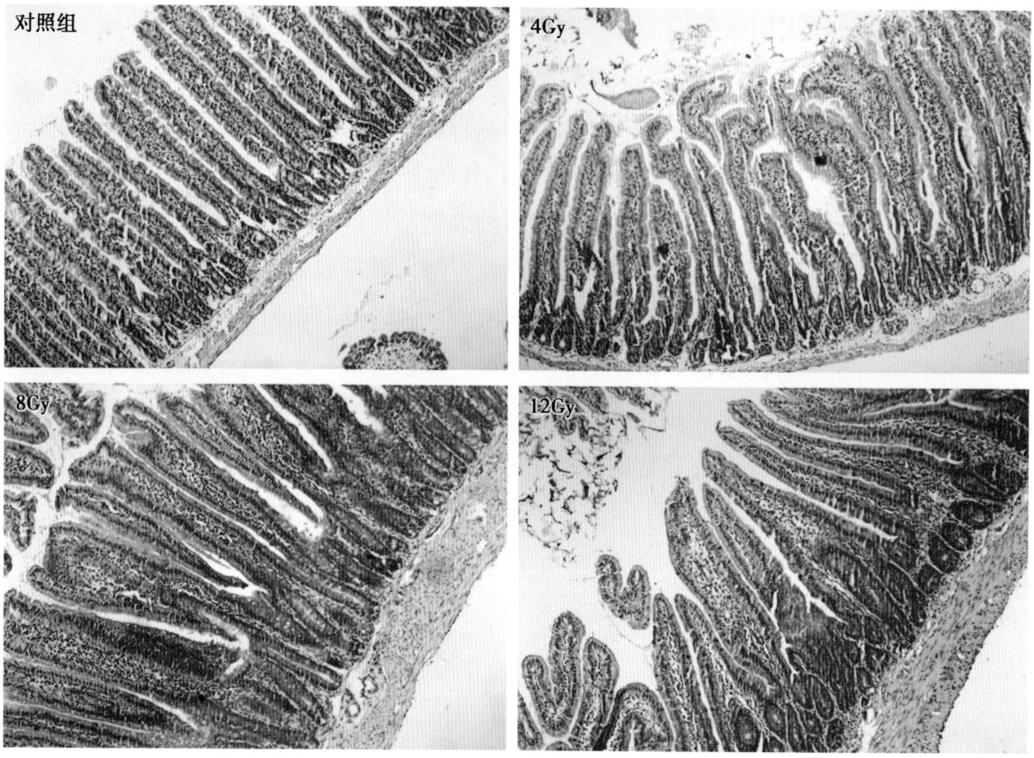

图 3-4-1 小鼠肠道组织受照后 HE 染色

小鼠肠道组织 HE 染色显示其受照后绒毛变短甚至消失，肠隐窝肥大及基底组织纤维化等病理特点

（三）肠隐窝细胞增殖能力检测

肠隐窝底部向上数 +4 位置处细胞常被定义为肠道干细胞，采用 EdU、BrDU 免疫荧光染色和 Ki67 免疫组化染色评价隐窝细胞增殖能力，采用 Lgr5、Bmi1 作为隐窝干细胞标志物，行免疫组化检测，评价隐窝干细胞数目与增殖能力。EdU 免疫荧光染色评价隐窝细胞增殖能力，如图 3-4-2 所示。

（四）肠道完整性检测

采用有荧光特性的化合物异硫氰酸荧光素（fluorescein isothiocyanate，FITC）与葡聚糖偶联作为标记物对照射后的动物进行灌胃，检测动物血液样本的荧光强度，通过在荧光分光光度计上绘制 FITC- 葡聚糖标准曲线来评价肠道的完整性。

（五）炎症检测

经典的炎症检测主要是采用酶联免疫吸附测定法检测炎性因子，如 TNF-α、IL-1α、IL-1β、IL-6、Ⅰ型干扰素等。

（六）肠道细胞损伤检测

常采用免疫荧光、western blot 等检测方法检测细胞损伤标记物，如凋亡标记物 Caspase-3、Bax，DNA 损伤标记物 γ-H2AX 及 TUNEL 染色显示肠道细胞损伤过程。

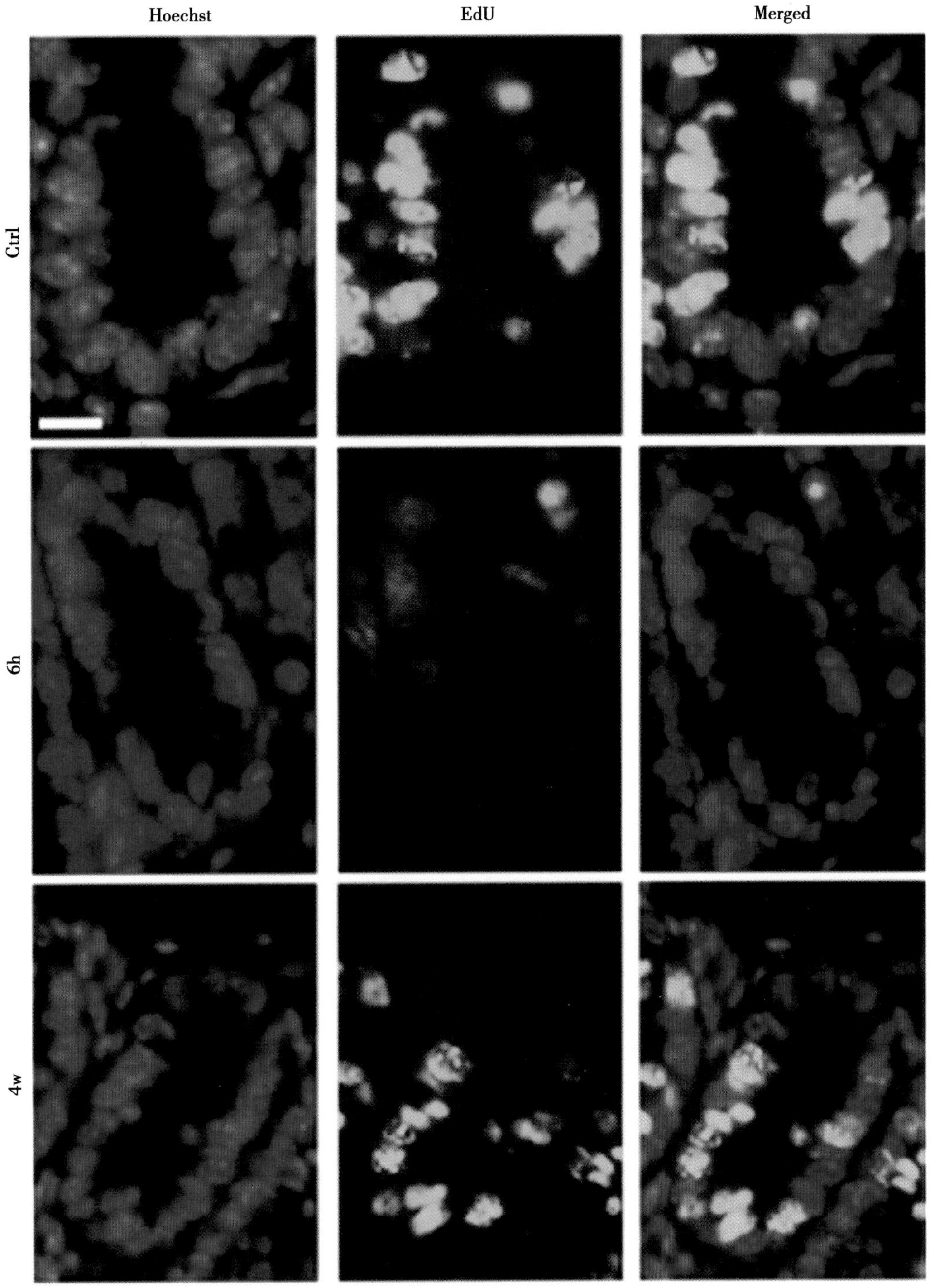

图 3-4-2　肠道隐窝 EdU 免疫荧光染色
小鼠肠道组织 EdU 免疫荧光染色显示其受照后肠道增殖细胞明显减少

五、小结

动物模型的选择取决于正在被研究的特定病理生理学过程及其研究终点。肠道功能衰竭诱导的死亡是急性胃肠辐射综合征的主要研究终点，组织病理学的研究终点则往往是增殖性肠腺的数目。生理学实验研究终点主要是胃肠动力、细菌移位、肠道渗透性、血浆瓜氨酸水平改变等。在选择合适的动物物种与品系之后，综合考虑模型建立中存在的各类影响因素及其可能诱发的差异也是动物模型能否成功的必要因素。

（一）放射敏感性

肠放射综合征在小鼠和大鼠中表现非常明显，而家兔、豚鼠、狗、猴则不太明显，即使是同一种动物中的不同品系亦可表现出显著不同的放射敏感性，很早之前就发现，小鼠品系的不同导致放射敏感性和生存时间的差异，这一点可能主要由于固有免疫应答和肠道正常菌群的不同。

（二）射线的均质性、剂量和剂量率

在能引起胃肠放射综合征的剂量照射下，如果动物 40% 的骨髓被屏蔽，那么生存时间将显著增加。不同种类辐射所产生的生物学效应不同，从射线物理特性来看，电力密度和穿透能力对其生物效应有重要影响。α 射线的电力密度较大，但穿透能力很弱，外照射时对机体损伤作用小。β 射线的电力密度较 α 射线小，而穿透力大，外照射可引起皮肤表层损伤。X 射线和 γ 射线穿透力很强，外照射易引起严重损伤。各种重粒子具有极强穿透力，而且在射程末端产生极高电离密度，外照射可引起更严重损伤。在一般情况下，总辐射剂量相同时，剂量率越大，生物效应愈显著，但有一定的限度。当辐射的总剂量和剂量率相同时，分次给予辐射的效应要低于一次给予的效应。

（三）年龄、性别的影响

儿童和老年人出现绝大部分确定性症状的受照剂量在一定程度上低于成年人。越年轻的小鼠发生胃肠放射综合征需要越低的剂量。这与年轻小鼠体内促克隆形成的肠隐窝细胞群的放射敏感性不同有关。关于动物性别对放射敏感性影响的报道尚有争议。一些材料证明雌性敏感性较高，而另一些则认为雄性敏感性高或性别间无差异。

第五节　放射性脑损伤模型

一、背景介绍

放射治疗不仅是大脑（原发性、转移性）和头、颈部恶性肿瘤重要的（有时甚至是唯一的）治疗手段，而且在现代化放射治疗技术与综合治疗被广泛使用的今天，已经转化为癌症患者生存率的提高和存活时间的延长。但是，近十多年来已经有一系列的临床研究报道，与过去“放射脑坏死”的诊断不同，在大脑受到照射的肿瘤患者中，无论放疗后早期（一周至数月内）还是较长期（数年），可以发生严重程度不一、临床表现多样的，以学习、记忆及注意力等下降为特点，部分伴随精神、情绪异常的病症；其发生率在 5%~55% 之间不等，有 2%~10% 可发展为痴呆。从临床神经病学的分类可以诊断为渐进性的、海马依赖性的认知功能障碍。对于该类放射性副作用（损伤），虽然目前在国内外还没有统一的临床诊断标准、严重程度分级，但“放射性认知功能障碍”的诊断已经为大家所接受与逐步认识。在患者生活质量已成为仅次于生存率（时间）评价放射治疗疗效的今天，该类放射性损伤愈来愈受到放射肿瘤学家的关注。

根据临床症状出现的时间，放射性脑损伤可以分为以下三类：①急性反应，发生于辐射暴露后 2 周内，甚至发生于放疗过程中。以头痛、恶心、呕吐、乏力等为主要症状。②早期迟发反应，发生于辐射暴露后 2 周至 6 个月之间。患者可出现嗜睡、短暂的认知障碍以及脑干脑炎等症状。③晚期迟发反应，发生于辐射暴露后数月至数年。患者有可能有局灶性脑坏死以及轻中度的认知功能障碍。放射性脑损伤的发生机制目前可以概括为：神经系统的炎性反应、神经营养因子信号通路的改变以及海马神经发生受

损、血管受损等，涉及神经干 / 祖细胞明显减少、氧化应激反应增强、血脑屏障受损等多个过程。

二、实验动物选择

放射性认知功能障碍动物模型的建立多选用大鼠、小鼠等啮齿类动物。但是目前尚无统一的、被广泛接受的实验动物模型。各个实验室所用动物品系、年龄以及照射条件各不相同。放射性脑损伤研究中常用的动物品系有 C57BL/6J 小鼠、Sprague Dawley 大鼠、Fischer 大鼠、Long-Evans 大鼠等。认知功能障碍的发生呈剂量依赖性，在电离辐射后的数小时至 1 年都有可能出现认知功能障碍。最常用剂量范围为 2Gy/1f（生物有效剂量 BED=3.33Gy）至 40Gy/1f（BED=573.33Gy）。BED 超过 100Gy 可以造成认知损害，但是绝不能将 BED=100Gy 作为剂量阈值。值得注意的是，采用分次照射的方法来建立动物模型时需要多次将动物麻醉后固定，而多次使用麻醉剂对中枢神经系统的抑制可能导致研究结果的可靠性降低。因此目前大多数实验室选择单次全脑照射的方式用于研究。由于啮齿类动物体型较小，在全脑照射时建议选择高能电子线进行照射以保证脑组织处于剂量分布均匀且高的剂量深度范围内。

三、辐射损伤模型建立

通过模拟人体受照过程，常采用全脑照射方式制作放射性脑损伤模型，探索辐射损伤后神经系统损伤变化规律。将小鼠放入与体型匹配的有机玻璃固定装置内，使其保持清醒状态且固定身体，四肢平铺，呈俯卧位。使用 20cm × 20cm 铅板屏蔽眼睛及颈部等非照射部位，留四个照射孔，孔径 1.5cm × 4cm，照射上界为双眼后眦连线，下界为双耳后连线。采用医用电子直线加速器全脑照射一次，射线种类为 6MeV 电子线，剂量为 10~20Gy，剂量率为 200cGy/min，源皮距为 100cm。

四、辐射损伤评价指标

（一）一般情况记录

照射后每天称量体重，观察脑部皮肤与毛发变化。

（二）海马神经发生及神经增殖

在小鼠受照后，按实验所需时间点提前对小鼠进行连续 6 天的 BrdU 标记。标记 3~4 周后，颈椎脱臼处死小鼠，制作脑组织冰冻切片，采用免疫组化分析 $BrdU^+$ 细胞的分化情况，即采用双染的方法同时对 BrdU 和 NeuN 进行免疫双染，由此来测定小鼠受照射后新生神经细胞数量的变化。另外，在小鼠受照后对小鼠进行连续 3 天的 BrdU 标记。标记后颈椎脱臼处死小鼠，制作脑组织冰冻切片，采用免疫组化分析 $BrdU^+$ 细胞情况，由此来测定小鼠受照射后前体神经细胞数量的变化，见图 3-5-1。

（三）神经炎症反应

在小鼠受照后，按实验所需时间点颈椎脱臼处死小鼠，取出脑组织并提取蛋白，采用 western blot 或提取 RNA、DNA，采用 PCR 研究神经炎症因子 TNF-α、IL-1β 等表达水平。

（四）血管损伤

在小鼠受照后，经尾静脉注射荧光染料，按实验所需时间点颈椎脱臼处死小鼠，取出脑组织并制作冰冻切片，显微镜下观察荧光表达水平，荧光染料渗透性增加，提示血脑屏障破坏。同时可使用脑组织切片孵育荧光抗体 CD31、CD34 等，显微镜下观察皮层、海马部位的血管密度。

（五）旷场实验、Morris 水迷宫、新物体和新位置识别实验、主动和被动回避实验

旷场实验、Morris 水迷宫、新物体和新位置识别实验、主动和被动回避实验是最常用的检测啮齿类

动物认知功能障碍的方法。这些认知功能检测试验分别用于评估实验动物的运动能力、焦虑水平、空间学习和参考记忆、再认记忆以及联想记忆。表 3-5-1 总结了近年来各实验室关于放射性认知功能障碍研究中涉及的行为学检测内容。

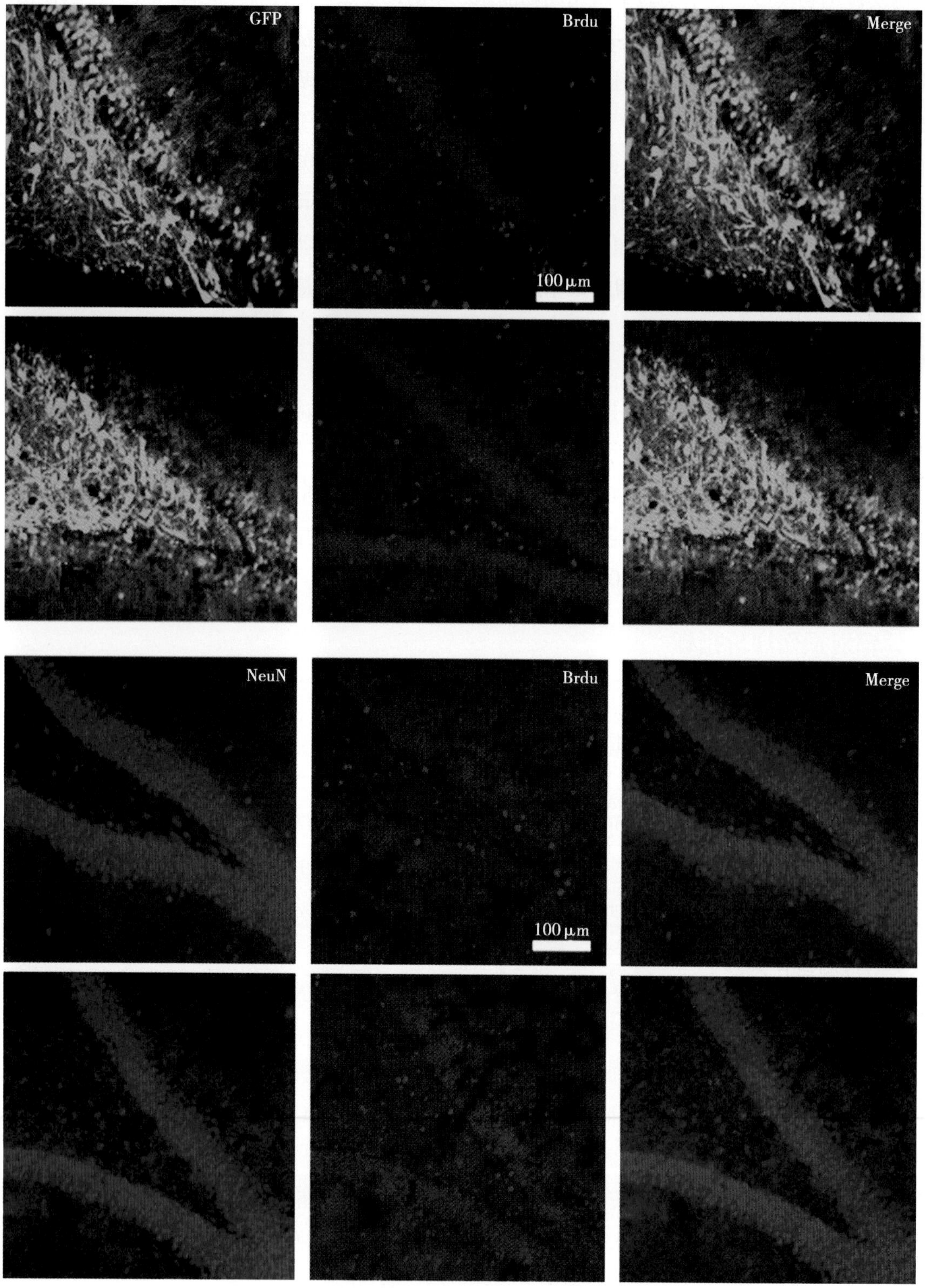

图 3-5-1　BrdU⁺ 和 NeuN⁺ 免疫双染及 BrdU⁺ 细胞染色

显示 BrdU 和 NeuN 免疫双染检测海马神经发生，BrdU⁺ 细胞检测神经增殖

表 3-5-1　放射性认知功能障碍研究中的行为学检测

	旷场实验	Morris 水迷宫	新物体和新位置识别实验	主动和被动回避实验
检测内容	运动能力 焦虑水平	空间学习 参考记忆	再认记忆 空间记忆	联想记忆
观察终点	a. 越线的次数 b. 运动的总路程 c. 直立的频率和总时间 d. 理毛行为	a. 潜伏期 b. 总路程（定向航行） c. 目标象限停留时间（空间探索）	a. 判别比 b. 新物体探索时间百分比 c. 新位置探索的总时间、频率、潜伏期	a. 潜伏期 b. 步入暗箱时间
剂量范围	2Gy/1f（BED=3.33Gy）~ 30Gy/1f（BED=330Gy）	2Gy/1f（BED=3.33Gy）~ 30Gy/1f（BED=330Gy）	2Gy/1f（BED=3.33 Gy）~ 30Gy/1f（BED=330Gy）	2Gy/1f（BED=3.33Gy）~ 30Gy/1f（BED=330Gy）
检测时间点	7 天 ~1 年	数小时 ~14 月	新物体识别：半月 ~1 年 新位置识别：1 月 ~1 年	1 月 ~3 月

五、小结

在放射性脑损伤动物模型中可以从分子、细胞、组织多层面观察到相应的改变。但目前关于放射性认知功能障碍的发生机制的研究仍是不完全的，需要在合理的动物模型上进一步研究其发生的细胞、分子机制。在综合考虑动物特性、照射条件后建立一个重复性高、被广泛认可的且能真正反映放射性认知功能障碍疾病特征的实验动物模型的工作仍需进行。

第六节　放射性肺损伤模型

一、背景介绍

放射治疗是胸部肿瘤治疗的常用手段之一，肺癌、乳腺癌、食管癌等胸部恶性肿瘤的临床放射治疗过程中，周围正常组织不可避免地会受到射线照射。正常组织的放射性副反应成为限制照射剂量提高的重要因素，其影响患者生活质量，严重时可造成患者死亡。肺是中晚期反应组织。在胸部照射后，最主要的剂量限制性副反应就是放射性肺炎和肺纤维化。急性肺炎主要发生在辐射暴露后 2~6 个月，而肺纤维化在辐射暴露后几个月才开始出现。患者会出现进行性加重的呼吸功能障碍。在将放疗与某些化疗药物联合应用时，肺组织的辐射耐受性会有所减弱。

放射性肺损伤的常见病理过程包括：①渗出期，见于放射后 1 个月内，镜下可见肺泡Ⅰ、Ⅱ型上皮细胞脱落，肺泡毛细血管受损，通透性增强，血浆蛋白渗出；②肉芽生长期，肺泡腔变小，肺泡壁中度增厚，壁内可见多种细胞成分；③纤维增生期，见于放疗后 3~6 个月，肺泡明显缩小，纤维及成纤维细胞增多，并由纤维蛋白样物质出现；④胶原化期，发生在放疗后 6 个月以上，局部肺泡壁完全被胶原组织取代，肺泡极度萎缩甚至消失。

放射性肺损伤可引起高热、呼吸困难、剧烈咳嗽，严重者出现呼吸衰竭甚至危及生命，因此基于放射性肺损伤动物模型来探讨其发生机制对于指导临床肿瘤放疗及急性放射病防护与救治具有十分重要的意义。

二、实验动物选择

目前在临床前研究中，小鼠是最常用的也是最能反映人类放射性肺损伤发病机制的动物之一。在将小鼠应用于该类损伤的建模过程中，最应注意的就是品系的选择问题。不同品系的小鼠在电离辐射所致肺部损伤的严重程度以及组织病理改变方面有相当大的差异。这种品系差异最早是由 Julian Down 和 Gordon Steel 在 1983 年对比 CBA 以及 C57BL 小鼠时发现的。在 20 世纪八九十年代 CBA 和 C3H 品系小鼠是放射性肺损伤研究中最常用的动物。其后，Franko 等人对比了 9 种品系的小鼠的放射性肺炎和肺纤维化倾向。正是受到这些研究结果的影响加之 C57BL/6 小鼠具有比较清楚的遗传背景方便基因操作以及较低的价格等特点，该品系小鼠后来逐渐成为了研究放射性肺损伤分子机制和药物治疗策略的标准动物。

但是近几年 C57BL/6 小鼠在放射性肺部损伤模型中的地位有所动摇。该品系小鼠从接受电离辐射至出现肺部纤维化的时间间隔过长（6~9 个月），放射性肺炎较轻微且会出现明显的胸腔积液。人类在辐射暴露后出现胸腔积液的情况报道较少，且其与死亡率的相关性较小。人类、非人灵长类动物以及不同品系小鼠发生严重放射性肺损伤的剂量效应关系差异较大。小鼠的剂量效应呈现明显的品系相关性。C57L 品系小鼠在较低剂量时症状出现的潜伏期以及照射剂量与人类、非人灵长类发生放射性肺炎的时间和剂量可很好的吻合。

肺的辐射耐受剂量与受到照射的体积明显相关。临床上患者接受全肺照射的病例较少，大多数为治疗肺癌、乳腺癌、食管癌等疾病时照射野内正常肺组织受到照射的情况。但是在使用小鼠的实验研究中，进行小体积的均匀照射比较困难。通常可进行右侧胸部照射，而将另一侧肺部作为未受到照射的对照组。Dabjan MB 等的统计发现，95% 使用小鼠的研究将全肺纳入了照射野。这些研究的照射范围分为全身照射、半身照射、全胸照射等几类。

除了小型啮齿类动物，放射性肺损伤的研究也可以使用如猪、狗以及非人灵长类的大型动物。猪的肺部生理功能与人类很相似，但是使用猪作为实验对象的研究较少。狗的肺部生理功能与人有一定的差异性，大部分研究选择了吸入性的放射性核素来建模。非人灵长类由于其特有的与人类相似性成为合适的放射性肺损伤实验动物，但是上述动物模型实验操作难度大，价格昂贵，并不是目前的首选动物。

C57L、CBA、C3H 品系小鼠是具有肺炎发生倾向的，它们是相对来说更能代表人类全肺辐射暴露后损伤疾病进程的动物。虽然在放射性肺损伤动物体内可以检测到明显的细胞因子和生长因子的表达上调，但是目前尚无某个特定因子直接起作用的证据。转化生长因子 β（transforming growth factor β，TGF-β）会引起组织强烈的炎性反应，刺激结缔组织生长，抑制上皮细胞生长，其与肺纤维化有关。Franko A J 等人的研究表明相对于 C3HeB/FeJ 小鼠，C57L 小鼠在受到射线照射后会出现较高的 TGF-β 的表达以及明显的肺纤维化。此外，可能与肺损伤相关的因子还有肿瘤坏死因子 α（tumor necrosis factor α，TNF-α）、白介素等。但是仍需更多的研究来阐明它们在放射性肺损伤的发生中所起的作用。

三、辐射损伤模型建立

最常见的雄性 C57BL/6J 小鼠为例，阐述放射性肺损伤模型的建立步骤与常见检测指标。选取 8~12 周龄的雄性 C57BL/6J 小鼠，体重 25~30g，常规饲养。将小鼠放入与体型匹配的有机玻璃固定装置内，使其保持清醒状态且固定身体，四肢平铺，呈仰卧位。应用直线加速器经前胸局部照射全肺一次，照射野为 4cm × 1.8cm，其余部位以铅板屏蔽。射线种类为 6MV X 线，剂量为 10~20Gy，剂量率为 200cGy/min，源皮距为 100cm。

四、辐射损伤评价指标

（一）一般状况观察

记录照射后小鼠精神状况及饮食饮水、活动能力、体重变化、皮毛光泽、有无呼吸困难，呼吸频率加快，胸廓膨隆等情况，按实验所需时间点采集小鼠肺组织鼠肺，大体观察肺组织颜色、弹性、有无出血、充血、水肿等表现。肺组织受照后呈现出血、充血、水肿等多种病理改变，见图 3-6-1。

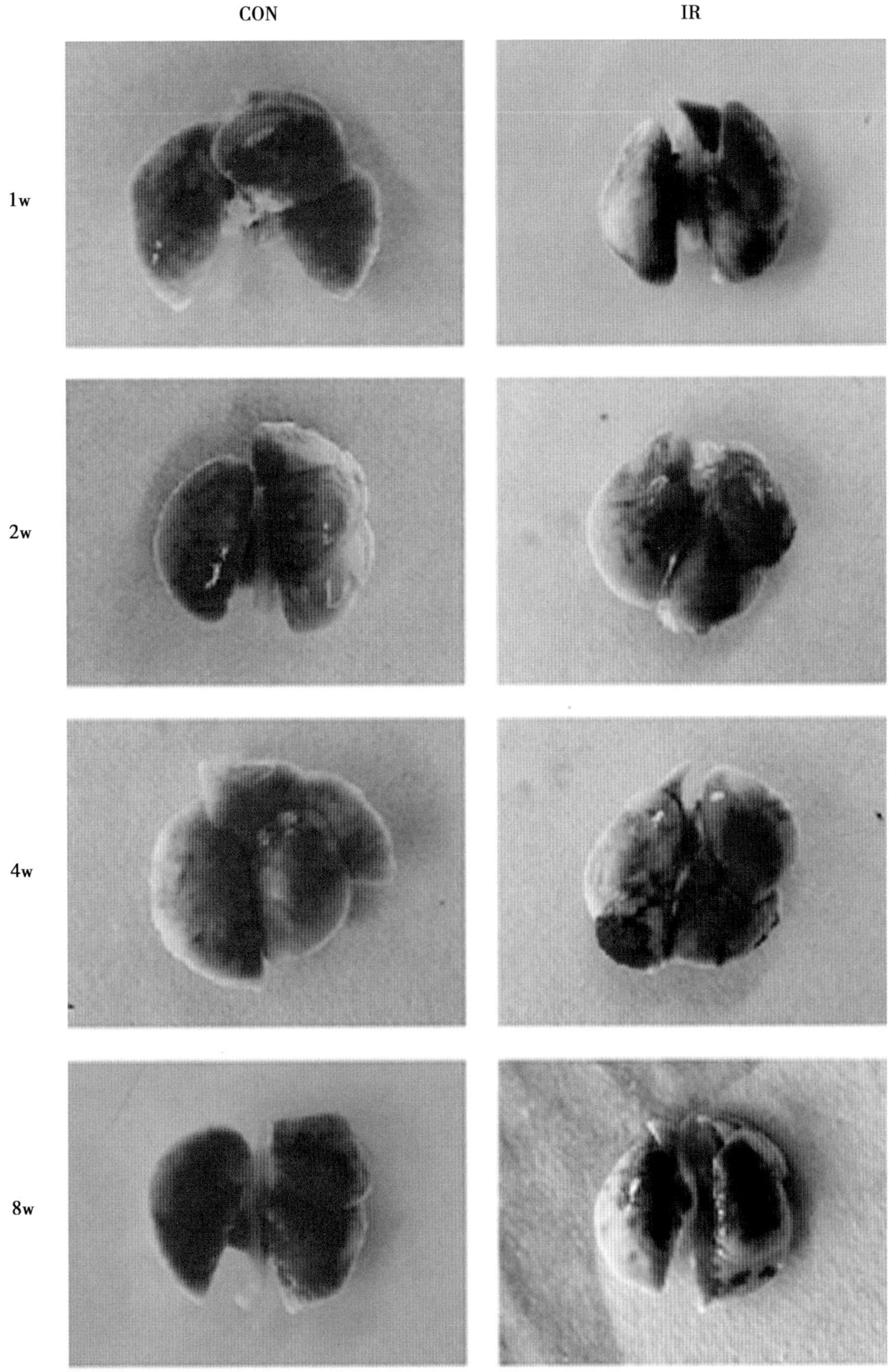

16w

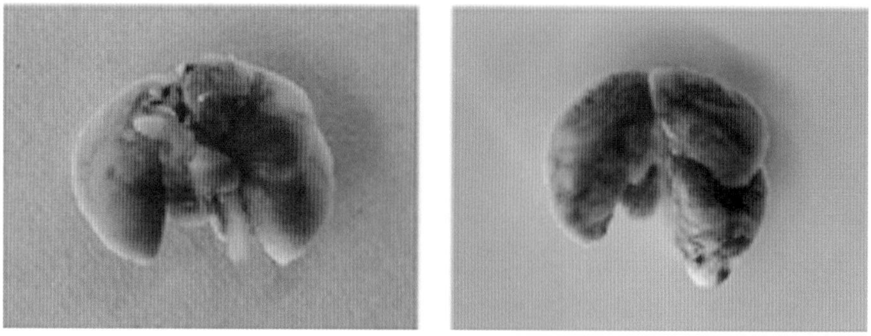

图 3-6-1　肺组织受照后大体病理改变

显示肺组织受照后呈现出血、充血、水肿等多种病理改变

（二）组织病理学检测

按实验所需时间点采集小鼠肺组织，HE 染色检测小鼠肺病理改变，显微镜下观察肺泡壁结构、厚度，血管结构与密度，肺泡大小与腔内渗出、胶原纤维沉积、成纤维细胞聚积情况。肺组织受照后呈现肺泡壁增厚、腔内渗出、胶原沉积等多种病理表型，见图 3-6-2。

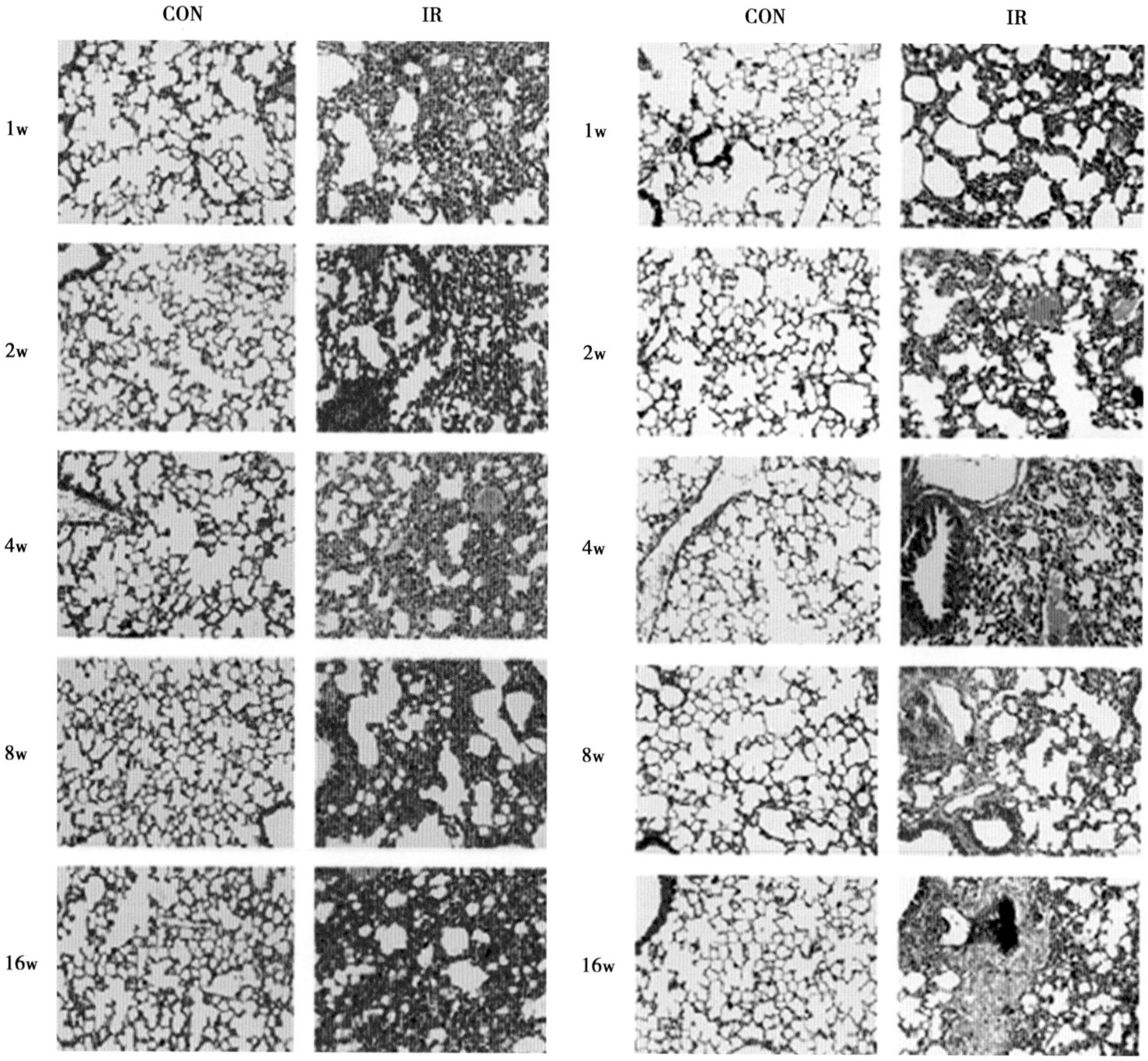

图 3-6-2　肺组织受照后 HE 染色及马森三色染色

肺组织受照后 HE 染色及马森三色染色显示肺泡壁增厚、腔内渗出、胶原沉积等多种病理表型

（三）炎症检测

炎症检测主要是按实验所需时间点采集小鼠眼眶血，采用酶联免疫吸附测定法检测炎性因子，如TNF-α、IL-1α、IL-1β、IL-6、I型干扰素、转化生长因子（TGF-β）等。

五、小结

虽然放射性肺损伤的研究有较长的历史，但是防治药物的基础研究成果向临床的转化率却十分低。其中一个原因就是缺乏非常有代表性的动物模型。理想的放射性肺部损伤动物模型应在辐射暴露后能在剂量－效应、自然病程以及损伤后的组织病理方面高效模拟人类疾病进程。目前在临床前研究中，小鼠是最常用的也是最能反映人类放射性肺损伤发病机制的动物之一。在将小鼠应用于该类损伤的建模过程中，最应注意的就是品系的选择问题。不同品系的小鼠在电离辐射所致肺部损伤的严重程度以及组织病理改变方面有相当大的差异。

在放射性肺损伤的研究中，动物死亡率是一项重要的观察指标。这一指标呈明显的剂量依赖性。一个有趣的现象是，在相同的照射剂量下，雄性C57BL/6小鼠的中位生存期比雌性小鼠明显延长。但是在其他品系小鼠中并未发现明显的与性别有关的辐射耐受性差异。在使用C57BL/6小鼠作为实验对象的研究中，许多研究者将动物的死亡归因于后期的肺纤维化。事实上，肺纤维化和肺部辐射暴露后动物死亡之间可能关联性并不强。如果进行放射性肺损伤防治手段的研究，不能仅仅将降低动物死亡率作为唯一评判标准。而且有关死亡率的研究不能过早结束。因为过早的结束实验容易导致研究者无法判断在最终时间点观察到的动物死亡率的降低到底是由于药物真正起到了治疗肺损伤的作用还是仅仅因为动物死亡的时间被推迟至观察时间点之后。除了组织病理学研究外，我们还可以使用CT和呼吸频率等非侵入性手段代替死亡率来评估放射性肺损伤。

（张军军　张奇贤　张力元）

参考文献

1. Shrieve DC, Loeffler JS. Human radiation injury. Philadelphia: Wolters Kluwer/Lippincott Williams & Wilkins, 2011.
2. ICRP statement on tissue reactions/early and late effects of radiation in normal tissues and organs-threshold doses for tissue reactions in a radiation protection context. ICRP Publication 118. Ann ICRP, 2012. 41 (1/2).
3. Kim J H, Kolozsvary A J J, Jenrow K A, et al. Mechanisms of radiation-induced skin injury and implications for future clinical trials. Int J Radiat Oncol Biol Phys, 2013, 89: 311-318.
4. Halperin EC, Wazer DE, PerezCA, et al. Perez and Brady's principles and practice of radiation oncology. 6th ed. Philadelphia: Wolters Kluwer/Lippincott Williams & Wilkins, 2013.
5. Son Y, Yang M, Wang H, et al. Hippocampal dysfunctions caused by cranial irradiation: A review of the experimental evidence. Brain Behavior & Immunity, 2015, 45: 287-296.
6. Singh V K, Newman V L, Berg A N, et al. Animal models for acute radiation syndrome drug discovery. Expert Opin Drug Dis, 2015, 10: 497.
7. Gunderson LL, Tepper JE. Clinical radiation oncology. 4th ed. Amsterdam: Elsevier, 2016.
8. Dabjan M B, Buck C M, Jackson I L, et al. A survey of changing trends in modelling radiation lung injury in mice: bringing out the good, the bad, and the uncertain. Lab Invest, 2016, 96: 936.
9. Verginadis I I, Kanade R, Bell B, et al. A novel mouse model to study image-guided, radiation-induced intestinal injury and preclinical screening of radioprotectors. Cancer Res, 2016, 77: 908.
10. Singh V K, Olabisi A O. Nonhuman primates as models for the discovery and development of radiation countermeasures. Expert Opin Drug Dis, 2017, 12: 356.

第四章 放射损伤易感性预测的分子生物学研究

第一节 概　述

放射治疗的目标是尽可能地提高肿瘤控制率，同时减少正常组织的放射损伤，即提高治疗比。近二十年来，放疗新技术的迅猛发展，为精准放疗奠定了物理剂量学基础，显著改善了肿瘤照射的准确性、降低了周围正常组织的受照剂量。但仍有一部分患者无法避免发生严重的正常组织放射损伤，限制了肿瘤照射剂量的提升。

关于放疗所致皮肤毛细血管扩张的研究表明，在考虑了吸收剂量和分次剂量的影响后，高达 80% 的皮肤毒性风险差异与患者的个体化因素有关。目前认为基因组水平异常在放疗敏感性的异质性中发挥重要作用，例如 ATM 基因突变患者对放疗超敏且肿瘤发病风险高。识别不同患者对放疗不良反应的易感性差异是个体化肿瘤治疗的重要前提：一方面，对于正常组织毒副作用低危的患者，可以实现安全地增加肿瘤受照剂量来拓宽；另一方面，识别出发生严重正常组织反应的高危患者，可以通过改变放射治疗方案（替代分割方案、治疗计划或方式）、改变手术策略（例如乳腺癌、乳房切除术而不是广泛的局部切除加放射治疗）或药物干预以避免发生严重放疗毒副作用。因此，在过去的二十年里，已探索出一些实验方法来预测正常组织毒性预测实验。尤其是近年来二代测序（next-generation sequencing，NGS）、全基因组关联分析（genome-wide association study，GWAS）和生物信息学系统分析等高通量新技术的兴起，为该领域进一步深入研究提供了良好的基础。

本章将从分子水平主要介绍“组学”相关概念及高通量测序技术平台，回顾新的高通量“组学”技术和更经典的功能实验方法，并讨论这两种方法如何协同作用，以便于识别具有不同放疗诱导毒性风险亚群，探讨其指导个体化放疗的可能与前景。

一、基因组学相关概念

基因组（genome）是指单倍体细胞核、细胞器或病毒粒子所含的全部 DNA 分子或 RNA 分子。基因组学（genomics）的概念由美国科学家 Thomas Roderick 在 1986 年首次提出，指对所有基因进行基因组作图（包括遗传图谱、物理图谱、转录本图谱），核苷酸序列分析，基因定位和基因功能分析的一门科学。基因组学是从系统整体的观念研究生物体全部遗传物质结构与功能的新兴学科，也是当代生命科学“组学”（-omics）理论体系和研究方法中的核心。基因组学研究的主要内容包括以全基因组测序为目标的结构基因组学（structural genomics）和以基因功能鉴定为目标的功能基因组学（functional genomics）。前者以对基因组的作图和测序技术为核心内容；后者以基因功能的高通量研究方法为核心内容，利用结构基因组学提供的信息，系统地研究基因功能。自从1990年人类基因组计划实施以来，目前基因组学已发展成了生命科学的前沿和热点领域，研究中心逐渐转移至比较基因组学和功能基因组学。

二、高通量基因组测序技术

高通量测序技术是基因组学研究的核心和关键技术，迄今为止已历经几代的发展。第一代测序技术，为链终止DNA测序技术，由Sanger在1977年发明，因此也被称为Sanger测序技术。因读长长、稳定性好、可靠性高、高精度（99.99%）而被称为测序技术的“金标准”，目前其测出的碱基数序列已经超过1千亿个参考模板，成为生命科学领域最基本的技术之一。然而，Sanger测序技术成本较高，成为限制其推广应用的主要因素之一。

近年来兴起的第二代测序技术（next-generation sequencing，NGS）已成为当今主流的基因组测序技术，以高通量为主要特征。相对于Sanger测序技术，NGS的优势有：①成本低，把成本从0.01美元/碱基降低至0.0001美元/碱基；②高度并行化，可同时检测几十万个到几千万个DNA分子序列；③通量高且速度快，机器运行一次产生的数据量达几Gb（giga base），运行一次机器仅需3~6天时间。使个体基因组学（personal genomics）成为可能。

目前第三代测序技术已出现，其技术核心为不需要经过PCR扩增，实现了对每一条DNA分子的单独测序，并向测序仪器体积更小的方向发展，如纳米孔单分子测序技术，是未来主要发展方向。有可能在短时间内获得大量与临床表型和基因功能相关的信息。

功能基因组学研究内容主要包括基因功能发现、基因表达分析及其突变检测等，高通量技术平台主要包括微阵列或DNA芯片、表达序列标签（expressed sequence tag，EST）法、基因表达系列分析（serial analysis of gene expression，SAGE）法、蛋白质组学分析法及生物信息学等，有可能在短时间内获得大量与临床表型和基因功能相关的分子生物学信息。

三、基因芯片技术

基因芯片（gene chip）的原型是20世纪80年代中期提出的，其原理是杂交检测方法，即通过与一组已知序列的核酸探针杂交进行核酸序列测定的方法。分子杂交可在DNA与DNA、RNA与RNA或RNA与DNA的两条单链之间。通常称被检测的核酸为靶序列（target），用于探测靶DNA的互补序列被称为探针（probe）。基因芯片检测通常采用反向杂交方法，即将多个探针分子点在芯片上，样本的核酸靶标进行标记后与芯片进行杂交，可以同时研究成千上万的靶标甚至全基因组作为靶序列。目前基因芯片主要可以实现两大类的检测：RNA水平的大规模基因表达谱的研究和检测DNA的结构及组成。

基因芯片分为三种主要类型：①固定在聚合物基片（尼龙膜，硝酸纤维膜等）表面上的核酸探针或cDNA片段，通常用同位素标记的靶基因与其杂交，通过放射显影技术进行检测。这种方法的优点是所需检测设备与目前分子生物学所用的放射显影技术相一致，相对比较成熟。但芯片上探针密度不高，样品和试剂的需求量大，定量检测存在较多问题。②用点样法固定在玻璃板上的DNA探针阵列，通过与荧光标记的靶基因杂交进行检测。这种方法点阵密度可有较大的提高，各个探针在表面上的结合量也比较一致，但在标准化和批量化生产方面仍有不易克服的困难。③在玻璃等硬质表面上直接合成的寡核苷酸探针阵列，与荧光标记的靶基因杂交进行检测。该方法把微电子光刻技术与 DNA 化学合成技术相结合，可以使基因芯片的探针密度大大提高，减少试剂的用量，实现标准化和批量化大规模生产。

四、表观遗传组学技术

现代肿瘤学理论认为，肿瘤发生发展除了与 DNA 核苷酸序列改变，即与经典的遗传机制相关外，表观遗传学（epigenetic）机制同等重要。表观遗传学是研究没有 DNA 序列改变的，可遗传的基因表达改变的科学，主要通过对核小体 DNA 和组蛋白的结构修饰及其之后的染色质重塑、非编码 RNA 调节等，而对局部或整体的基因表达产生重要的调控作用。表观遗传学异常可导致抑癌基因失活或原癌基因激活，可与基因变异共同参与包括肿瘤细胞增殖与分化、细胞周期的调控、肿瘤侵袭和转移以及肿瘤细胞逃避宿主免疫监视等肿瘤发生发展的整个过程。基因的表观遗传修饰主要包括 DNA 甲基化和组蛋白修饰。DNA 甲基化检测技术依据对目标 DNA 的预处理手段可分为三类，即基于限制性酶切预处理、基于亲和富集预处理以及基于亚硫酸盐修饰预处理的甲基化检测技术。芯片技术可以同时检测多个甲基化位点。而以二代测序技术为基础的表观遗传学测序及研究方法包括：全基因组亚硫酸氢盐测序法（whole genome bisulfite sequencing，WGBS）、简化代表性亚硫酸盐测序法（reduced representation bisulfite sequencing，RRBS）、甲基化 DNA 免疫共沉淀测序（methylated DNA immunoprecipitation sequencing，MeDIP-seq）、染色质免疫共沉淀测序（chromatin immunoprecipitation sequencing，ChIP-seq）、Tet 辅助重亚硫酸盐测序法（Tet-assisted bisulfite sequencing，TAB-seq）、各种染色体构想捕获测序技术（chromosome conformation capture sequencing，3C-seq）、Dnase I-seq/MNase-seq/FAIRE-seq 以及 RNA 测序（RNA sequencing，RNA-seq）等。

五、蛋白质组学技术

蛋白质组学（proteomics）是 20 世纪 90 年代中期萌发的新兴学科，即从蛋白质组的水平进一步认识生命活动的机制和疾病发生的分子机制。其研究内容为“一种基因组所表达的全部蛋白质”。蛋白质是执行生命体功能的基本单元，对蛋白质结构和功能的研究将直接阐明生命在生理或病理条件下的变化机制；而蛋白质本身的存在形式和活动规律，如翻译后修饰、蛋白质间相互作用及蛋白质构象等问题，依赖于直接对蛋白质的研究来解决。而蛋白质组研究本质上指的是在大规模水平上研究蛋白质的特征，包括蛋白质的表达水平、翻译后的修饰、蛋白与蛋白相互作用等，由此获得蛋白质水平上的关于疾病发生、细胞代谢等过程的整体而全面的认识。

相对于基因组学，蛋白质组学还处于一个初期发展阶段。其研究技术主要包括二维电泳和质谱技术，具体应用包括以下三个方面：①蛋白质鉴定，可以利用一维电泳和二维电泳并结合 Western、质谱及免疫共沉淀等技术，对蛋白质进行鉴定研究。②翻译后修饰，很多 mRNA 表达产生的蛋白质要经历翻译后修饰如磷酸化、糖基化、酶原激活等，翻译后修饰是蛋白质调节功能的重要方式，因此对蛋白质翻译后修饰的研究对阐明蛋白质的功能具有重要作用。③蛋白质功能确定，如分析酶活性和确定酶底物，细胞因子的生物分析 / 配基 - 受体结合分析。可以利用基因敲除和反义技术分析基因表达产物——蛋白质的功能。另外对蛋白质表达出来后在细胞内的定位研究也在一定程度上有助于蛋白质功能的了解。

第二节　分子标志物的形成机制

一、早反应组织电离辐射的应答机制

肿瘤治疗的目的是防止肿瘤扩散，因此治疗终点与克隆形成密切相关，而肿瘤细胞的失活、微环境和系统效应也可能在其中发挥作用。相类似，在放疗早反应机制中，正常上皮等组织的特征是细胞不断更新。正常情况下，干细胞不对称分裂产生临时扩增细胞（transit-amplifying cell，TAC）前体细胞，同时保持在壁龛（niche）中的干细胞数目。严格的细胞生成调控与终末分化细胞丢失（脱落或凋亡）之间的平衡保证了组织稳态。而辐射诱导的克隆形成细胞失活对早反应组织非常重要。在小肠陷窝和绒毛中，干细胞 niche 由 4~6 个干细胞组成，被保护在陷窝里，产生 TAC，使得小肠黏膜细胞通过扩增和分化保持不断更新。如果一个或部分干细胞丢失，则剩余的干细胞会暂时进行对称分裂，直到丢失的干细胞被补充替换。然而，如果 4~6 个干细胞全部丢失，因为细胞的更替率很高，绒毛就会在几天内消失了。如果陷窝中干细胞数目为 n，在辐射剂量 D 后的细胞存活分数为 SF，则失活的细胞数等于（$1-SF_D$）n。因此，因此 $SF_D=0.01$ 的照射剂量可使全部 4~6 个干细胞失活的可能性为 94%~96%。通过辐射事故和动物实验的研究表明，剂量 D ≥ 10Gy 的照射对小肠是致命的。此外，除了干细胞的靶向失活，基质效应也可能参与其中。高剂量的单次照射 15Gy 或更高剂量可诱导微血管内皮细胞凋亡，这是由于酸性鞘磷脂酶释放第二信使神经酰胺所致。当剂量约为 20Gy 及以上时，新合成的神经酰胺可能通过诱导神经酰胺合成酶而促进凋亡。虽然内皮细胞凋亡的作用一直存在争议，但小肠毛细血管的损伤会导致陷窝内干细胞的间接死亡。另一个研究较好的早期反应系统是小鼠舌上皮。分次照射研究表明，干细胞在分次照射的早期会慢慢耗尽。然而，当耗竭达到一定水平时，干细胞的数量对上皮细胞的更新至关重要，一些干细胞从不对称细胞分裂转变为对称细胞分裂，使得在分次照射剩余的时间里，细胞更新速度能够与细胞丢失率相匹配。上述两个例子表明，即使是细胞快速更替的早反应组织，克隆细胞失活的作用在辐射毒性方面也可能被其他生物过程所改变，例如通过不对称干细胞分裂向对称干细胞分裂的转变、或凋亡通路之间的变化等。此外，由活性氧（ROS）和细胞死亡碎片引起的炎症反应，以及细胞因子和免疫细胞介导的炎症反应在早期反应中也发挥重要作用。而免疫细胞会产生 ROS，从而在正常组织中、甚至在照射区域以外的细胞中产生进一步的氧化 DNA 损伤。

近来通过生物信息学方法，基于炎症和免疫细胞在肿瘤和正常组织照射后的反应，鉴定出一个由 24 个基因组成的分子网络，这些基因在肿瘤和正常组织中有共同的差异表达。编码 NF-κB 家族成员和其他转录因子的基因，细胞因子的激活，细胞因子受体、趋化因子、细胞因子、生长因子、信号分子和细胞黏附分子参与了免疫细胞向受损组织的募集。正常组织照射后差异调节的基因包括辐射反应和细胞周期基因 *TP 53*、*CDKN1A* 和 *CCND 1*，这几个基因参与细胞因子表达和信号转导，也包括促凋亡和抗凋亡基因，以及编码Ⅰ型胶原链和Ⅲ型胶原链的基因。大多数基因是通过对人外周血或在动物实验对脑组织的照射来鉴定的，其表达谱与细胞因子和免疫细胞在正常组织反应中的作用以及淋巴细胞对中等剂量电离辐射的凋亡反应一致。然而，NF-κB 不仅限于血细胞和大脑组织。辐射诱导 NF-κB 的表达、激活或易位在不同的细胞和组织参与调控大量的促炎基因、趋化因子、趋化因子受体和细胞黏附分子的表达。

二、晚反应组织电离辐射的应答机制

晚反应组织对细胞更新的依赖要比早反应组织少得多，最常见的是累及结缔组织或器官造成纤维化。成纤维细胞在照射后不容易发生凋亡，但会造成细胞周期的永久停滞，并在较长的时间内继续具有代谢活性。虽然辐照后的成纤维细胞常被称为衰老（senescent），但过早的终末分化（premature terminal differentiation）可能是更加合适的术语。随着细胞外基质蛋白合成增多，引起基质金属蛋白酶（MMP）的表达下调和 MMP 组织抑制剂（TIMP）的表达上调，导致蛋白质分解活性降低。此外，部分细胞分化为收缩性肌成纤维细胞，表达 α- 平滑肌肌动蛋白。虽然真正的间充质干细胞可能只存在于骨髓中，但 TAC 室中的混合祖细胞，包括早期残留增殖能力较高的细胞，可以从生长的皮肤样本分离。由于祖细胞成纤维细胞的分化是沿着一个长的 TAC 分化谱系、呈指数扩张，因此少数的干细胞或早期祖细胞分裂就足以维持体内平衡。

三、临床终点事件及形成机制

很多研究表明不同的正常组织反应终点在放疗患者中并不总是密切相关。因此，乳腺癌患者放疗后的皮肤毛细血管扩张发生风险与红斑和真皮下纤维化的发生风险无关。然而，最近的一项更大规模的研究显示，尽管总体上发生纤维化的风险远低于毛细血管扩张，乳腺癌放疗后伴毛细血管扩张的患者，其发生纤维化的风险亦显著增加。在 RAPPER 研究中（radiogenomics：assessment of polymorphisms for predicting the effects of radiotherapy），剑桥乳腺 IMRT（调强放疗）试验共纳入 778 例乳腺癌放疗患者，相关系数普遍较低，尽管在几个终点（如乳房收缩与其他 6 个终点之间，以及乳腺硬化、水肿和毛细血管扩张之间）之间存在显著的相关性，但乳腺硬化与毛细血管扩张之间无显著相关性。不同终点之间缺乏密切的相关性，尤其是辐射诱导的纤维化与毛细血管扩张之间缺乏密切的相关性，这一观点支持了在不同终点的发病机制上存在差异的观点。因此，纤维化晚期反应被认为是由不同类型的细胞间复杂的相互作用引起，涉及炎症和纤维化反应，细胞因子和免疫细胞的共同参与。

伤口愈合是研究最为充分的纤维化过程，包括三个不同的时相：炎症期、增殖期和重塑期。电离辐射诱导表达炎性细胞因子和趋化因子，包括肿瘤坏死因子 -α、白细胞介素 -1α、白细胞介素 -1β 和白细胞介素 -6。导致血管扩张，损伤组织肿胀，免疫细胞（特别是巨噬细胞和中性粒细胞）的聚集。此外，直接照射免疫细胞可诱导炎症小体（inflammasome）的表达。在急性炎症期，受损的细胞外基质（ECM）成分发生蛋白降解。随后是增殖期，表现为 T 辅助淋巴细胞通过 Th2 细胞应答而发生分化，以及细胞因子的表达，包括转化生长因子 -β1 和血小板源性生长因子（PDGF）等。成纤维细胞通过沉积新合成的 ECM 蛋白（如Ⅰ型和Ⅲ型胶原）修复创面，分化成纤维细胞收缩伤口。在重构阶段，通过蛋白质水解和 ECM 沉积的动态过程对初始沉积的 ECM 进行修饰调整。纤维化发展时这些过程是不平衡的，有利于 ECM 的沉积。然而，炎症似乎并不是诱导纤维化形成的绝对先决条件，在某些情况下，巨噬细胞分泌的转化生长因子 -β1 被认为通过上皮细胞的上皮间充质转化（EMT）而发挥作用。

活性氧产生的炎症因子相互作用形成细胞因子网络，被认为对辐射应答发挥关键作用。辐射引起的乏氧被认为在纤维化反应的发展中起重要作用。因此，在某些形式的纤维化中观察到血管的消失。目前认为不同组织中的放射性纤维化的形成和进展，其分子机制可能不同。目前认为 TGF-β1 是一种分子开关，通过 Smad3 途径被过度合成的胶原和其他 ECM 蛋白激活。然而，在放射性肠病，纤维化反应被发现是由 Rho/ROCK 介导的 TGF-β1 的靶基因——*CCN2*（结缔组织生长因子，CTGF）激活。

癌症治疗的进展使得更多患者得以长期生存，因此除了上述确定性终点外，目前越来越多的证据显示涉及基因改变（突变或恶性转化）的随机终点也非常重要。最近的 Meta 分析估计，成人放疗后发生第二癌症的相对风险为 1.2，而儿童的风险可能更大。基因组不稳定性被认为是辐射诱发癌症的重要危险因素。对电离辐射极度敏感的患者，可能由于存在 ATM 基因等罕见突变，而非常见变异。对于绝大多数接受放疗的患者来说，可能存在多种机制和途径参与决定个体的不良反应风险。因此，在描述患者的“放射敏感性”时必须谨慎，因为发生特殊的正常组织反应的风险可能取决于特定的终点。事实上，“放射敏感性”一词意味着定量测量患者个体的剂量 - 效应关系，通常是不可能的。如果不同终点的机制、细胞和途径各不相同，而外部因素，如剂量或分次剂量，可能进一步混淆这些机制，则基于单一遗传或功能研究的方法一般不适用于某个特定环境之外。一方面可以认为，对通过遗传变异进行无偏倚的筛选可以确定相关基因；另一方面，特定的细胞系统和功能分析可能需要更密切地反映有关终点的机制。

第三节　分子标志物的功能研究

大量的研究旨在探索放疗后正常组织反应与不同患者细胞对辐射的功能反应之间的关联。研究终点多采用克隆形成细胞的存活，或被认为与细胞放射敏感性有关的过程，如 DSB 修复、染色体畸变或凋亡等。

正常皮肤成纤维细胞是结缔组织的功能性细胞，容易在体外生长。因此，研究常以集落形成试验（CFA）中的存活分数（SF）来定量患者成纤维细胞的放射敏感性，预测患者放疗后发生皮下纤维化的风险。一些初步的、小规模的研究表明，二者可能存在相关性。在一项包括 31 例乳腺癌术后放疗患者的研究（n=31）中，发现该相关性很弱（rs=−0.46）。后来两个较大的队列（病例数分别为 79 和 104）研究，均无法证实 SF 与放射性所致纤维化或乳房外观变化之间存在显著相关性。上述阴性结果可能并非出人意料，因为在晚反应组织中，成纤维细胞的更新非常缓慢，与上皮组织相比，结缔组织的功能更依赖于细胞的连续更新。正如前面所提到的，成纤维细胞在照射后不发生凋亡，而是过早分化为有丝分裂后发生永久阻滞的收缩性肌成纤维细胞，并持续合成细胞外基质蛋白或 α- 平滑肌肌动蛋白（α-SMA，ACTA 2）。

有研究探讨了成纤维细胞放射敏感性的替代终点。应用脉冲场凝胶电泳（PFGE）技术检测到体外照射后 24 小时残留的 DSB 与乳腺放疗患者纤维化之间存在相关性。然而，另一项验证研究并没有证实这一点，尽管应该注意的是，第一个研究纳入了比验证研究更多的有严重反应的患者，并发现残留 DSB 是一个严重程度的预测因素。但在对头颈部癌症患者进行的一项小规模的研究中，使用恒场凝胶电泳（Cfge）也没有发现二者存在任何关联。两项关于成纤维细胞微核形成的研究发现，在治疗乳腺癌或其他各种癌症的患者中，纤维化与其亦无相关性。

体外培养成纤维细胞过程耗时费力，而外周血淋巴细胞（PBL）则更容易获得。因此，很多研究采用淋巴细胞为模型研究了辐射敏感性的各种终点。虽然淋巴细胞可能不直接参与放疗后的晚期反应，但采用 PBL 作为模型的理论基础是假设其放射敏感性反应可能代表由基因决定的个体放射敏感性。虽然使用淋巴细胞的克隆源性细胞存活实验作为终点的研究比较少，但早期的研究表明，出现放疗后严重反应的患者，其对低剂量率照射比未照射的对照组和放疗后反应轻微的患者更敏感。一个大样本的前瞻性研究结果显示，测量 2Gy 照射后的 PBL 存活分数可以预测宫颈癌患者的晚期放疗毒性风险。而更多的淋巴细胞研究是以DNA损伤修复为观察终点。彗星实验结果（主要反应DNA单链断裂和碱基损伤）表明，2Gy照射后的低修复动力学和较多的残余损伤与高早反应风险相关且存在量效关系，即损伤程度越高则早反应严重程度就越高。在最近的几项研究中使用更敏感的DSB检测方法对γH2AX修复灶检测，也得到了类似的结果，但一些研究并未发现显著的相关性。

在所有研究中，放射治疗敏感和耐药的患者之间的γH2AX水平有很大的重叠，这使得基于这些检测结果进行放射敏感性预测非常困难。造成重叠的原因可能是某个修复缺陷仅在特定亚群的辐射敏感患者中增加其对射线的敏感性。支持上述不同修复缺陷的患者亚群的证据，来自对G_2中期和G_0期微核实验测量到的肿瘤患者的染色体放射敏感性缺乏相关性。DSB修复和放疗毒副作用风险之间存在关联的支持证据是染色体畸变增加与早期或晚期正常组织反应风险升高相关，尽管有些研究结果显示存在趋势但没有达到统计学意义，甚至未发现相关性。微核试验可以预测乳腺癌放疗患者的晚反应，但不能预测早反应和乳房美容效果下降的发生风险。

越来越多的研究将淋巴细胞凋亡作为量化个体放射敏感性的终点。早期的研究发现，乳腺癌患者与对照组相比，细胞凋亡增加，但与未发生晚期反应的乳腺癌患者相比，两者无显著性差异。Annexin V检测到的凋亡增强与26例乳腺癌放疗患者的晚期毒性耐药有关。最近的一项研究用台盼蓝染色的方法检测了淋巴细胞在2Gy照射后4小时的早期死亡情况，结果发现其与早反应的严重程度显著相关。在过去的十年中，流式细胞仪检测的T淋巴细胞亚群（$CD4^+$辅助细胞和$CD8^+$细胞毒性细胞）细胞凋亡试验受到了广泛的临床关注。在上述辐射诱发淋巴细胞凋亡（RILA）的检测方法中，细胞凋亡是通过DNA荧光染料（DAPI，后来的碘化丙酸丙酯）来检测下降的DNA含量（降解）。在一项大样本研究中（*n*=399，包括各种肿瘤的放疗患者），接受8Gy照射48小时后的$CD8^+$细胞凋亡与晚反应风险呈显著负相关。但另一项在乳腺癌放疗患者的病例对照研究中，并未证实发生晚反应的患者与未发生晚反应的患者之间存在显著性差异。但该研究使用冷冻淋巴细胞和较小的放疗剂量，并采用前向/向侧散射（细胞大小和粒度，granularity）来检测细胞凋亡。随后的一项较小的研究（*n*=16）使用来自乳腺癌放疗患者的新鲜淋巴细胞和荧光标记的Caspase抑制剂（FLICA）检测细胞凋亡，也发现平均凋亡分数在两组不同晚反应风险患者中没有差异。而最近一项关于乳腺癌放疗后纤维化风险的前瞻性研究证实了早期的负相关发现，即细胞凋亡频率与晚期反应风险之间的存在相关性。对宫颈癌患者的研究和对前列腺癌患者的两项研究均发现$CD4^+$或$CD8^+$ T细胞的RILA存在相似的关系。有趣的是，RILA与泌尿生殖系统晚反应有关，但与前列腺癌患者的胃肠道晚期毒性无关。

淋巴细胞的辐射反应与放射治疗发生晚期反应的风险成反比，其可能的机制假说有：①照射后淋巴细胞的缓慢凋亡反应可能促进细胞因子的产生，并吸引炎症免疫细胞进入照射组织；②淋巴细胞凋亡减少的患者在放疗前可能存在炎症或免疫活动增加，增加ROS的产生，导致基因组不稳定，成纤维细胞的终末分化，并增加成纤维细胞的风险；③DNA损伤应答的遗传缺陷，如p53途径，可能导致DNA修复减少、凋亡减少、基因组不稳定性增加，以及成纤维细胞的早期终末分化增加。这些假设需要进一步通过研究加以证实。

第四节　放射损伤易感性预测的研究方法

放射性肺炎、放射性食管炎、放射性口腔黏膜炎、放射性直肠炎等剂量限制性毒性严重影响放疗剂量的提高；而晚期毒性会持续存在并影响肿瘤存活患者的生活质量。因此随着常见肿瘤诊治水平的提高，放疗毒性得到了更多的关注。有研究证实近 80% 的正常组织毒副作用取决于个体差异，遗传因素发挥重要作用，例如 ATM 基因突变患者对放疗超敏且肿瘤发病风险高。然而，这类高度外显性的罕见突变无法解释大多数个体间的差异。随着基因组学和生物信息学技术的发展，研究遗传变异与放疗毒性关联的新学科—放射基因组学（radiogenomics）应运而生。放射基因组学具有两方面目标：①结合遗传因素和临床变量构建放疗敏感性的预测模型；②通过研究相关分子机制，预防放疗毒性的发生。目前放射基因组学研究主要集中在放疗毒性预测方面。

一、研究设计

放射基因组学的本质为关联研究，其基本原理是：通过比较单核苷酸多态性（single nucleotide polymorphisms，SNPs）位点的次要等位基因频率（minor allele frequency，MAF）在放疗毒性组和对照组间有无显著性差异，进而得到该 SNP 是否与放疗毒性存在统计学关联的结论。因为位于同一染色体区域的 SNP 位点倾向于整体遗传，多个位点之间具有较强的相关性，即连锁不平衡（linkage disequilibrium，LD），其中一个或多个标签位点即可代表该区域的所有位点。最后根据该 SNP 在基因组中的位置和 LD 关系推测放疗毒性易感基因及相关机制。

放射基因组学有两种设计方式：两 / 多阶段设计和 meta 分析。在两 / 多阶段设计中，首先利用基因芯片或测序的方法对一批样本进行基因分型，筛选和放疗毒性显著相关的 SNPs，之后扩大样本在另一独立的人群中进行验证。两 / 多阶段设计减少了基因分型的工作量和费用，同时通过验证实验降低了结果的假阳性率。但是在验证组仅能获取和筛选研究终点相关的 SNPs 信息，所以二次分析数据有限。

meta 分析设计是汇总针对同一放疗毒性的多项放射基因组学数据进行统计分析来提升关联检验的功效。该设计能够利用已有数据，降低研究成本，扩大样本量，而且可能找出单个研究不足以发现但确实对放疗毒性风险具有微小效应的遗传变异。但该设计的缺点在于需要统一不同研究的毒性终点，而且如何有效地剔除各个研究中潜在的混杂因素也是一个无法回避的问题。

二、研究策略

（一）候选基因研究

早期的放射基因组学研究采用候选基因策略，即选择已知的放射应答相关基因的功能性 SNPs 进行放疗毒性关联研究，一般纳入研究的放射应答通路包括 DNA 损伤修复，炎症，凋亡和生长。该研究策略的优势在于成本相对低且能够利用已有的研究背景将研究基因数量限制在可控范围内；而缺点是重复性差，不同研究经常出现不一致甚至相反的结果，目前认为主要原因是未考虑种族差异，未校正多重假设检验 P 值等。经过改进试验设计，纳入独立验证，目前一些候选基因研究的结果见表 4-4-1。

尽管取得了一些研究成果，候选基因策略仍然具有一些局限性。第一，此方法仅能研究感兴趣基因的一个或多个 SNPs，然而很多基因包含数百个 SNPs。第二，候选基因的选择一般局限在蛋白编码区域，这就会阻碍转录调节基因 SNPs 的挖掘。候选基因策略最关键的局限性在于该研究的科学性是基于对放射应答机制全面准确地了解，然而目前这些理论多来源于体外实验，研究者对于体内的放射应答机制知之甚微。

（二）全基因组关联研究

随着人类基因组单体型图谱计划的完成以及高通量基因分型技术和生物信息学的发展，全基因组关联研究（genome-wide association studies，GWAS）方法被应用到放疗毒性的遗传学研究中，即在全基因组范围内筛选和放疗毒性相关的遗传变异。为扩大样本量并促进国际合作，国际放射基因组学联盟（radiogenomics consortium，RGC）于2009年成立。RGC推动了放射基因组学研究从单中心向多中心，从候选基因向全基因组策略的发展。

表4-4-1　放射基因组学候选基因

基因（SNP号）	放疗部位	正常组织反应类型	患者数量	是否具有统计学差异	参考文献
候选基因策略					
TGFB1	乳腺	乳腺外观	52	有	Andreassen et al.，2005
HSPB1	肺	食管炎	120+ 181	有	Lopez-Guerra et al. 2011
TGFB1	肺	食管炎	97 + 101	有	Guerra et al.，2012
APEX	乳腺	纤维化	41	无	Andreassen et al.，2003
APEX	乳腺	纤维化	120	无	Andreassen et al.，2006
ATM	乳腺	纤维化	41	有	Andreassen et al.，2006
ATM	乳腺	纤维化	120	无	Andreassen et al.，2006
…					

文献检索结果显示目前已发表的以放疗晚期毒性为研究终点的GWAS研究共五项。2010年Kerns等发表的第一项放射基因组学GWAS结果显示SNP rs2268363和非洲－美洲裔前列腺癌患者的放疗后勃起功能障碍显著相关。该SNP标记基因FSHR内的位点，基因FSHR编码卵泡刺激素受体，参与性腺的发育和功能。值得注意的是基因FSHR并非传统认识的放疗敏感性相关基因，这提示组织特异性放射反应通路也很重要。随后Kerns等扩大样本量，以欧洲裔前列腺癌患者为研究对象设计了两阶段的GWAS研究。结果显示12个SNPs和放疗后勃起功能障碍有关，这12个SNPs位于参与勃起功能或其他细胞功能的基因内部或附近。研究结果还显示与SNP rs7120482高度LD的染色体11q14.3上的位点和放疗后晚期直肠出血相关。该SNP位于MTNR1B和SLC36A4的基因间区，通过调节mTOR复合体Ⅰ信号通路影响血管生长、细胞增殖、存活和放疗敏感性。

Barnett等进行了迄今为止样本量最大的多中心放射基因组学GWAS研究，纳入了1217例接受辅助放疗的乳腺癌患者和633例接受根治放疗的前列腺癌患者。在前列腺癌筛选组中发现了3个具有统计学意义的SNPs，分别与尿流变细、大便失禁和尿频相关。其中，位于基因KCND3内的SNP rs2788612与大便失禁的关联性在验证组中得到了重复，但另外两个SNPs与放疗毒性的关联均未得到验证。同样，在乳腺癌筛选组中与毛细血管扩张相关的SNP在验证组中关联为阴性。分析原因可能是筛选组关联为假阳性，或者是样本量不足以检测到MAF低或效应值小的关联。

最近Fachal等发表的GWAS研究结果显示染色体2q24.1上的位点和前列腺癌患者放疗后的晚期总毒性（包括泌尿和肠道毒性）有关。该研究纳入西班牙的741例接受放疗的前列腺癌患者作为筛选组，来自英国的633例患者和北美的368例患者作为验证组。结果显示SNP rs364663位于内含子区，标记一个表达数量性状基因座，影响基因TANC1的表达。TANC1参与肌细胞修复，因此可能与放疗后受损肌肉的再生有关。

综上所述，GWAS相比于候选基因研究不需要预先获知放射反应通路，能够在全基因组范围内筛选放疗毒性相关SNPs，挖掘新的组织特异的功能性SNPs，帮助研究者全面地了解遗传变异对于放疗毒性的作用机制。

三、面临的挑战

（一）GWAS 的自身局限性

虽然 GWAS 在很大程度上加深了研究者对放疗毒性遗传机制的理解，但也表现出一定的局限性。首先，GWAS 检测到的关联位点仅能解释一部分表型变异，未能解释的那部分遗传变异被称为遗传性缺失。遗传性缺失有两方面原因。第一，GWAS 是基于“常见疾病，常见变异（MAF>5%）”的假设。然而从生物进化和群体遗传学角度来看，绝大部分突变等位基因是低频的，常见变异的效应可能是从罕见变异的效应“稀释”而来，即“常见疾病，罕见变异（MAF<1%）”假设。Dickson 等提出“合成关联”的概念，即因为常见变异与高效应值的罕见变异之间存在 LD，所以 GWAS 会发现常见变异和表型的关联性。目前认为，常见变异和罕见变异都在致病效应上有所贡献。然而罕见变异难以被现有的 GWAS 检出，一方面是罕见 SNPs 频率低，除非效应很强，现有的 GWAS 样本量不足以检测出这些位点；另一方面罕见 SNPs 数量多，相互之间 LD 程度较低，GWAS 芯片难以较好覆盖这些位点。精细作图分析、针对特定区域再测序及全基因组测序可能为罕见 SNPs 的检出提供帮助。遗传性缺失的另一原因是 GWAS 芯片难以检测基因拷贝数变异（copy number variation，CNV），即 1kb 以上的基因组结构变异。CNV 在复杂性状遗传机制中具有重要作用。随着千人基因组计划的不断推进，人类基因组 CNV 图谱会更加清晰，同时测序技术有望为阐明 CNV 在放疗毒性中的作用提供更好的平台。

GWAS 面临的另一挑战是发现的许多 SNPs 并不影响蛋白质的编码，这为从机制上解释 SNPs 与表型之间的关系造成了一定的困难。但随着研究的逐渐深入，非编码 DNA 被发现具有重要的调节作用。ENCODE 项目结果显示非编码 DNA 通过 DNA 甲基化、乙酰化和募集转录因子调节基因表达。一旦 GWAS 中 SNPs 与放疗毒性的关联得到了独立大样本的验证，研究者就可以开展 SNPs 影响放疗毒性的深入机制研究。

此外 GWAS 需要考虑群体分层问题，这是导致病例 - 对照设计下的关联研究出现假阳性结果的重要混杂因素。在一个群体中 GWAS 结果显著关联的 SNP 在另外的群体中有时并不显著，可能是由于不同人群等位基因频率不同或具有不同 LD 区域所致。纠正 GWAS 群体分层的方法有很多种，如全基因组控制、结构关联和主成分分析等。

（二）放射基因组学研究的特异局限性

上述局限性存在于所有 GWAS 研究，以下对放射基因组学研究特有的挑战进行总结：

第一，对于某些肿瘤，研究的放疗毒性与非放疗相关症状有所重叠，难以区分鉴别。例如前列腺癌患者因合并良性前列腺增生常有不同程度的基础泌尿系统症状或性功能障碍。因此放射基因组学研究需要考虑患者的基线症状，才能确认放疗毒性相关的 SNPs。针对此问题有以下解决方法：将放疗毒性评分定义为治疗前后功能评分的差值、排除基线功能差的患者或利用多因素分析对基线情况做校正。

第二是由于治疗方案影响放疗毒性的发生和严重程度，因此研究者需要获取准确的治疗方案数据。治疗因素对于 SNP 与放疗毒性的关联性具有效应修饰作用，即治疗因素影响 SNP 与放疗毒性的相关性强弱，因此按照治疗因素校正或分层能够更准确估计 SNP 的效应值。

第三是不同研究中放疗毒性的评价标准和时间不同。比如毒性分级标准有 CTCAE、LENT-SOMA 和 RTOG 等，毒性评判方法有患者主观评价和医生客观报告，评价时间选取有特点时间点和毒性最重的时间点等。由于缺乏统一的毒性测量和报告方法使得不同研究结果难以比较或汇总，以及单中心的研究结果难以推广。为了推进毒性数据采集的标准化，RGC 发布了关联研究数据报告指南。

最后，以晚期毒性为研究终点的放射基因组学研究需要长期随访数据。虽然早晚期毒性的时间界点定义为放疗后 3 个月，但是临床上许多晚期毒性在治疗后数年才出现。若随访时间过短，部分患者晚期毒性还没有表现出来，这部分患者将被作为对照纳入分析，从而导致错误分类偏倚。对于某些预后好的肿瘤（如乳腺癌、前列腺癌等），放射基因组学研究理想的随访时间在 5 年以上。

第五节　损伤易感性预测在个体化放射治疗中的应用前景

放射敏感性预测和放射基因组学有以下发展方向：①进一步扩大样本量，增加研究肿瘤类型。目前 RGC 与 OncoArray 联盟合作对 400 000 余例样本进行基因分型，研究中的肿瘤除了前列腺癌还包括乳腺癌、肺癌、头颈部肿瘤和结直肠癌等。②前瞻性建立并验证肿瘤敏感性个体差异预测模型。以此为目标，由欧盟资助的“REQUITE”项目已经在世界范围内入组 5300 例接受放疗的前列腺癌、乳腺癌和肺癌患者。通过前瞻性的收集患者的合并症、治疗以及放疗毒性数据，能够排除治疗和毒性评估的差异对研究结果的影响，有助于建立结合临床因素和 SNPs 等生物因素的预测模型。③将放疗疗效和毒性预测模型转化用于临床决策，开发新型分子干预药物。根据个体放疗毒性的发生风险，决定治疗模式以及放疗方案，以放疗毒性机制为基础开发靶向放疗保护剂，防止放疗毒性的发生。

目前的正常组织放射敏感性研究普遍存在以下问题：样本量不足、缺乏独立验证、缺乏前瞻性临床疗效终点数据采集和生物样本收集、合作不足等。Clemen 等人系统综述了与代谢综合征、骨密度、性腺损伤和听力损伤等儿童肿瘤治疗后晚期毒性有关的遗传易感性文献，共检索到 27 篇文献，其中候选基因 26 篇：代谢综合征（n=6）、骨密度（n=6）、性腺损害（n=2）、听力损害（n=12），以及一篇代谢综合征 GWAS 研究。结果显示：80% 的儿童肿瘤治疗相关晚期毒性的遗传学研究样本量相对较小（n<200），导致统计学效力不足；并且普遍缺乏多重比较的校正。只有四项研究（15%）的候选基因研究经独立队列样本验证。

综上所述，放射敏感性预测和放射基因组学在世界范围内仍处于不断发展中，目前已经发现并验证了一些放疗敏感性相关基因变异并初步探索了相关分子机制，这些研究成果将深化我们对于肿瘤放射敏感性和 OAR 放射毒性个体差异的认知。但是由于放射基因组学 GWAS 研究存在遗传性缺失、发现的基因变异位于非编码区、群体分层以及放射基因组学自身设计方面的问题，确认与放疗敏感性有关的基因变异及其相关机制仍然任重道远。通过前瞻性整合世界范围内大样本的数据和组织标本，有望对放射基因组学进行更加深入的研究，并将研究结果转化用于开展个体化治疗。

（毕　楠　张　烨　王绿化）

参考文献

1. Stewart FA, Dorr W. Milestones in normal tissue radiation biology over the past 50 years: from clonogenic cell survival to cytokine networks and back to stem cell recovery. Int J Radiat Biol, 2009, 85: 574-586.
2. Kerns SL, Ostrer H, Stock R, et al. Genome-wide association study to identify single nucleotide polymorphisms (SNPs) associated with the development of erectile dysfunction in African-American men after radiotherapy for prostate cancer. Int J Radiat Oncol Biol Phys, 2010, 78: 1292-1300.
3. Mayer C, Popanda O, Greve B, et al. A radiation-induced gene expression signature as a tool to predict acute radiotherapy-induced adverse side effects. Cancer Lett, 2011, 302: 20-28.
4. Landmark-Hoyvik H, Dumeaux V, Reinertsen KV, et al. Blood gene expression profiling of breast cancer survivors experiencing fibrosis. Int J Radiat Oncol Biol Phys, 2011, 79: 875-883.

5. Finnon P, Kabacik S, MacKay A, et al.Correlation of in vitro lymphocyte radiosensitivity and gene expression with late normal tissue reactions following curative radiotherapy for breast cancer.Radiother.Oncol., 2012, 105 :329–336.
6. Hall EJ, Giaccia AJ.Radiobiology for the Radiologist, seventh ed., Lippincott Williams & Wilkins, Philadelphia, 2012.576 p.
7. Schaue D, Kachikwu EL, McBride WH, et al.Cytokines in radiobiological responses: a review.Radiat.Res, 2012, 178 :505–523.
8. Finnon P, Kabacik S, MacKay A, et al.Correlation of in vitro lymphocyte radiosensitivity and gene expression with late normal tissue reactions following curative radiotherapy for breast cancer.Radiother Oncol, 2012, 105 :329–336.
9. Edvardsen H, Landmark–Hoyvik H, Reinertsen KV, et al.SNP in TXNRD2 associated with radiation–induced fibrosis: a study of genetic variation in reactive oxygen species metabolism and signaling.Int J Radiat Oncol Biol Phys, 2013, 86 :791–799.
10. Kerns SL, Stock RG, Stone NN, et al.A 2–stage genome–wide association study to identify single nucleotide polymorphisms associated with development of erectile dysfunction following radiation therapy for prostate cancer.Int J Radiat Oncol Biol Phys, 2013, 85 :e21–28.
11. Andreassen CN, Overgaard J, Alsner J.Independent prospective validation of a predictive test for risk of radiation induced fibrosis based on the gene expression pattern in fibroblasts irradiated in vitro.Radiother Oncol, 2013, 108 :469–472.
12. Kerns SL, Ostrer H, Rosenstein BS.Radiogenomics: using genetics to identify cancer patients at risk for development of adverse effects following radiotherapy.Cancer Discov.2014, 4 :155–65.
13. Fachal L, Gomez–Caamano A, Barnett GC, et al.A three–stage genome–wide association study identifies a susceptibility locus for late radiotherapy toxicity at 2q24.1.Nat Genet, 2014, 46 :891–894.
14. Barnett GC, Thompson D, Fachal L, et al.A genome wide association study (GWAS) providing evidence of an association between common genetic variants and late radiotherapy toxicity.Radiother Oncol, 2014, 111 :178–185.
15. Kerns SL, de Ruysscher D, Andreassen CN, et al.STROGAR–STrengthening the Reporting Of Genetic Association studies in Radiogenomics.Radiother Oncol, 2014, 110 :182–188.
16. Hatzi VI, Laskaratou DA, Mavragani IV, et al.Non–targeted radiation effects in vivo: a critical glance of the future in radiobiology. Cancer Lett, 2015, 356 :34–42.
17. Guo Z, Shu Y, Zhou H, et al.Radiogenomics helps to achieve personalized therapy by evaluating patient responses to radiation treatment.Carcinogenesis, 2015, 36 :307–317.
18. Clemens E, van der Kooi ALF, Broer L, et al.The influence of genetic variation on late toxicities in childhood cancer survivors: A review.Crit Rev Oncol Hematol, 2018, 126 :154–167.

第五章
放射损伤的潜在生物标志物

第一节　概　　述

按照发病时间的早晚，正常组织的放射性损伤可以被分为急性（或早期）和慢性（或晚期）两类。其中，急性放射性损伤往往会限制放射治疗（放疗）剂量的提高，并可能导致治疗的中断甚至终止，因而影响了肿瘤患者的治疗疗效。另一方面，随着多学科综合诊疗的普及，近年来越来越多的肿瘤患者可以得到治愈并获得长期存活，而慢性放射性损伤却常常严重影响了这些肿瘤存活者的生活质量。因而正常组织的放射性损伤正越来越受到临床医师以及基础研究者的关注。然而，由于目前临床上缺乏针对正常组织放射性损伤的特异性有效治疗手段，因而临床医师迫切需要能将这些损伤在亚临床阶段即被检测出来的手段。

生物标志物是指某个生物系统所特有的，能够反应该系统的正常功能、疾病状态，亦或是能够反应该系统对包括治疗在内的外界干预所作出的反应，并且可被测量的客观特征指标。目前，肿瘤生物学、肿瘤治疗疗效等领域已有大量相关生物标志物被陆续报道，然而，正常组织放射性损伤领域内的生物标志物却相对较少。虽然放疗直接作用于局部的被照射组织（肿瘤）以及周围的正常组织、器官，但却可以引起受照射个体的全身性反应，因此，那些在组织损伤早期表达水平即发生变化的生物分子具有成为有关正常组织放射性损伤发生风险的生物标志物的潜能。同时，对于放疗临床来说，这些潜在的生物标志物在正常状态下缺失或相对稳定、呈放疗剂量相关性改变、相对易于采样。

虽然尚缺乏统一的标准，但目前一般将有关正常组织放射性损伤的生物标志物分为预测标志物（predictive factors）、响应标志物（response markers）和研究终点替代标志物（surrogate endpoints）三大类。其中，预测标志物的定义为：在基线水平（放疗开始前）即可观察到的某一生物学或临床因子，并与某一个体在一定剂量放疗后发生某一特定事件（正常组织放射性损伤）的可能性呈统计学相关。同时，响应标志物则被定义为：与个体接受放疗后所产生的某种正常组织放射性损伤的发病机制密切相关的生物标志物。有关正常组织放射性损伤的研究终点被用于评估放疗所导致的副反应对患者生活质量的影响，而研究终点替代标志物则被定义为可测量的并可早期反应出这些影响的生物因素。值得注意的是，某些响应标志物可以同时被用于替代研究终点，但后者并不需要与正常组织放射性损伤的发病机制密切相关。

根据生物标本获取方式的不同，生物标志物可以通过完全无创的方式从人体中获得，这些方式包括：尿液、唾液、粪便以及泪液等等，同时也可以通过微创的方式获得，包括血液、淋巴液以及脑脊髓液等。由于往往需要在放疗前后连续监测这些生物标本中潜在生物标志物表达水平的变化，从而精准预测某个 / 某些正常组织发生放射新损伤的风险，因此这些生物标本获取方式的无创或微创性就显得格外重要。此外，与尿液、唾液等体液相比，由于血液可来自于几乎全身各个正常组织及肿瘤组织，并且其组成成分相对较全面且稳定，因而目前认为外周血是比较合适的获取生物标志物的标本来源。

第二节　预测放射损伤的生物标志物

根据上文中对预测标志物所作的定义，该类生物标志物旨在放疗开始之前协助放疗科医师确定某一患者的放疗计划（放疗总剂量、分次剂量、剂量分布等等参数）。

转化生长因子 β-1（transforming growth factor β-1，TGF-β1）具有较强的促纤维化性，并具备其他多种生物学功能。同时，在生理状态下处于静息期的 TGF-β1 可以被电离辐射所激活。早在 20 世纪 90 年代，就有学者发现剂量低至 0.1Gy 的电离辐射照射后 1 小时内即能激活 TGF-β1 信号通路。乳腺纤维化是乳腺癌患者接受放疗后所发生的晚期副反应之一。在一项临床试验中，研究者入组了 91 例接受放疗的早期乳腺癌患者，并发现放疗前患者血浆中 TGF-β1 的含量与放疗后患者发生乳腺纤维化的风险呈负相关，提示血浆 TGF-β1 可作为乳腺癌患者放疗后发生乳腺纤维化风险的预测标志物。

此外，部分学者研究了促炎性细胞因子作为正常组织放射性损伤预测标志物的可行性。一项临床试验入组了 24 例接受胸部放疗的肿瘤患者，研究发现对于那些放疗后发生有症状的放射性肺炎的 13 例患者来说，其血浆中白细胞介素（interleukin）1α 及 6 的水平要显著高于剩余未发生有症状的放射性肺炎的 11 例患者。

遗传学因素不仅会影响肿瘤细胞对放疗的敏感性，也在很大程度上决定了正常组织对放疗的耐受性，得益于分子生物学领域特别是高通量测序技术的不断成熟，因而越来越多的学者正在探讨遗传学因素作为正常组织放射性损伤预测标志物的可行性。

第三节　放射损伤响应的生物标志物

由于响应标志物与正常组织发生放射性损伤的发病机制密切相关，一方面可以作为在体的生物剂量计，同时又可以给放疗科临床医师开展生物适应性放疗提供依据，因而越来越多的基础以及临床研究正在探索适合作为正常组织发生放射性损伤响应标志物类的生物标志物。

一、口腔黏膜的放射性损伤

口腔黏膜炎是头颈部肿瘤患者接受放疗后最为常见的正常组织急性放射性损伤，虽然确切的发病机制目前尚不明确，但普遍认为这是一种由放疗引起的口腔黏膜的急性炎症过程，以黏膜上皮萎缩、血管损伤以及炎性细胞浸润为特征。而 C 反应蛋白（C-reactive protein，CRP）以及红细胞沉降率（erythrocyte sedimentation rate，ESR）是临床上应用广泛的急性期炎症标志物，早在二十世纪九十年代，就有学者报道接受术后辅助性放疗的子宫内膜癌患者以及子宫颈癌患者其血浆中 CRP 表达水平以及 ESR 均会显著提高。而目前，有三项临床试验探讨了接受同步放化疗的头颈部肿瘤患者在治疗开始后血浆中 CRP 表达水平以及 ESR 的变化，其中，三项研究结果均表明治疗开始后患者血浆中 CRP 的表达水平显著增加，并与患者发生的急性放射性黏膜炎的严重程度显著相关，而其中的两项试验表明治疗开始后患者的ESR显著增加，并与急性黏膜炎的严重程度同样相关。这些数据提示CRP、ESR等急性期炎症标志物可能可以作为预测放射性黏膜炎发生风险的潜在敏感生物标志物。

一些临床试验也已经探讨了白细胞介素等细胞因子对放疗致口腔黏膜炎症的预测作用。一项临床试验入组了11例接受根治剂量放疗以及同步化疗的头颈部上皮肿瘤患者，研究者分别在放疗前后不同时间点搜集了患者口腔中高剂量区域以及低剂量区域的唾液，而检测发现随着放疗剂量的增加，患者唾液中IL-6、IL-8等细胞因子的表达水平显著增加，且高剂量区域的表达水平要明显高于低剂量区域。而在另一项初步研究中，研究者同样入组了15例接受同步放化疗的头颈部上皮肿瘤患者，但与上述研究所不同的是，该项目的研究者选择分别在放疗前后不同时间点抽取患者外周血样本，而统计学结果同样发现放疗后血浆白细胞介素6的表达水平与患者发生较严重的放射性口腔黏膜炎及吞咽困难呈显著正相关，特别地是，放疗开始后两周血浆中IL-6的高表达还预示着患者需要接受经皮内视镜胃造口术管。在一项Ⅱ期随机对照临床试验中，研究者入组了58例接受同步放化疗的Ⅲ、Ⅳ期头颈部鳞癌患者，入组患者在接受同步放化疗的同时，还被随机分为接受放射防护剂阿米福汀（amifostine）治疗或安慰剂治疗，虽然设计该项研究的主要目的在于验证阿米福汀这一放射防护药物的有效性与安全性，但该研究同样发现患者放疗后发生放射性口腔黏膜炎时其血浆中白细胞介素6的表达水平要显著高于未发生口腔黏膜炎时，进一步证实了血浆中细胞因子白细胞介素6具有预测放射性口腔黏膜炎发生风险的潜能。

在一项入组了接受根治性同步放化疗的鼻咽癌患者的临床试验中，研究者通过酶联免疫吸附测定治疗前后这些患者血浆中TGF-β1的表达水平，并通过美国放射肿瘤学协作组（radiation treatment oncology group，RTOG）标准评估患者的放射性毒性反应，统计学结果证实治疗后患者血浆中TGF-β1的表达水平与放射性黏膜炎等毒性反应的严重程度显著正相关，而在后续开展的另一项入组接受同步放化疗的头颈部肿瘤患者的临床试验中，他们也得出了相类似的结论。在一项入组了13例头颈部肿瘤患者与18例对照组患者的临床试验中，研究者发现放疗会引起患者唾液中另一种生长因子——表皮生长因子（epidermal growth factor，EGF）表达水平的下降，而统计还发现EGF表达水平的降低与患者放射性黏膜炎的严重程度成正比。另一项类似的临床试验也提示：患者唾液中EGF的表达水平是头颈部肿瘤患者在接受放疗后发生放射性黏膜炎的潜在预测生物标志物。

在35例接受放疗的头颈部肿瘤患者，并在放疗前及放疗中分别获取每位患者的口腔黏膜上皮细胞涂片。结果表明对于那些放疗开始后未发生口腔黏膜炎的患者，其放疗前细胞涂片中促凋亡蛋白p53的阳性率仅有6.5%，而发生严重口腔黏膜炎（Ⅲ度）患者放疗前细胞涂片中p53的阳性率达到了43%。相反，未发生口腔黏膜炎的患者，其放疗前细胞涂片中凋亡抑制蛋白Bcl-2的阳性率高达100%，而发生严重口腔黏膜炎（Ⅲ度）患者放疗前细胞涂片中Bcl-2的阳性率仅有43%。此外，对于那些口腔黏膜炎严重程度逐步加重的患者，其前后两次细胞涂片中p53的阳性率也逐步增加，而Bcl-2的阳性率则逐步降低。相反，口腔黏膜炎严重程度逐步减弱的患者，其前后两次细胞涂片中p53的阳性率也逐步降低，而Bcl-2的阳性率则逐步增加。

对于腮腺、颌下腺等唾液腺的损伤以及功能下降，已有学者发现外照射放疗仅仅几小时后头颈部肿瘤患者血浆中唾液淀粉酶的表达水平便会显著增高，且其增加幅度与腮腺等唾液腺的受照体积与剂量成正比。与之相似，随后开展的一项临床试验同样发现接受碘131核素治疗的甲状腺癌患者，其血清中唾液淀粉酶的表达水平同样在治疗开始后显著增加，并且增加幅度与腮腺等唾液腺的受照射剂量成正比。这些临床研究数据提示外周血中唾液淀粉酶可以作为放射性唾液腺损伤的响应指标。而在最近开展的一项临床试验中，研究者入组了10例经过病理学确诊的口腔癌患者，随后在放疗开始前以及放疗后3周以及6周分别获取患者的口腔唾液，并检测这些唾液样本中淀粉酶的表达水平，结果显示与正常患者相比，这些口腔肿瘤患者放疗后唾液中淀粉酶的表达水平显著增加，同样提示唾液中淀粉酶的表达水平可以作为预测放射性唾液腺损伤的敏感生物标志物。

二、肺的放射性毒副反应

虽然目前对放射性肺炎的确切发病机制还不了解，但有学者认为放射性肺炎是机体对放疗的炎症性反应。全血白细胞计数（systemic white blood cell，WBC）是炎症反应的指标之一，因而美国MD Anderson肿瘤中心开展的一项回顾性临床试验入组了366例接受根治性放疗的非小细胞肺癌患者，他们发现发生严重放射性肺炎（≥3级）患者其放疗后全血白细胞计数要显著增加，而单因素、多因素分析则进一步证实放疗后全血白细胞计数是患者发生放射性肺炎的独立危险因素之一，提示全血白细胞计数结合物理剂量学参数可能可以用于预测胸部肿瘤患者放疗后发生放射性肺炎的风险。然而目前该预测方法的准确性还需要更大样本量的临床试验得以证实，同时还需进一步探究全血白细胞计数的合理数值。

在白（淋巴）细胞中，辅助性T细胞17（T helper cells 17，Th 17）以及调节性T细胞（T regulatory cells，Tregs）均在炎症性疾病过程中扮演了十分重要的角色，因而有临床研究探讨了患者外周血中辅助性T细胞17与调节性T细胞数量变化与放射性肺炎之间是否相关。研究者入组了147例接受根治性或姑息性放疗的局部晚期食管癌患者，并通过流式细胞术检测患者放疗前后不同时间点外周血中辅助性T细胞17与调节性T细胞的数量，其研究结果发现与未发生放射性肺炎患者相比，发生放射性肺炎患者在放疗后外周血中辅助性T细胞17数量显著增加，同时调节性T细胞数量显著减少，而辅助性T细胞17/调节性T细胞比例显著增高，提示外周血辅助性T细胞17/调节性T细胞比例可能是另一种能有效预测放射性肺炎发生风险的急性期炎症反应标志物。

中性粒细胞-淋巴细胞比例（neutrophil-lymphocyte ratio，NLR）已被证实是十分重要的炎症指标，能准确反应炎症状态的严重程度。在一项回顾性临床试验中，研究者入组了83例接受根治性同步放化疗的Ⅲ期NSCLC患者，经过中位时间为11.6个月的随访，研究者发现放疗开始后39%的患者发生了Ⅰ度放射性肺炎（仅影像学改变），18%的患者发生了有症状的放射性肺炎（≥Ⅱ度）。统计学发现与仅发生Ⅰ度放射性肺炎的患者相比，有症状放射性肺炎患者的NLR显著增加，多因素分析提示放疗后NLR大于6往往预示患者将发生有症状的放射性肺炎。

细胞因子由破碎细胞或炎症反应所释放，用以募集炎症细胞。来自美国的一项研究发现细胞因子作为正常组织放射性损伤生物标志物中的响应指标的可能性。例如，在一项入组接受胸部放疗的肿瘤患者的临床试验中，他们发现照射后发生有症状的放射性肺炎患者血浆中白细胞介素1α（interleukin 1α，IL-1α）以及白细胞介素6（interleukin 6，IL-6）的表达水平要显著高于那些未发生放射性肺炎的患者。而在另一项入组了96例接受胸部放疗的非小细胞肺癌患者的前瞻性临床试验中，研究者同样得出了相类似的结论，他们发现照射后发生放射性肺炎患者血浆中IL-6的水平要显著高于未发生患者，而多因素分析则进一步发现放疗开始后前两周内患者血浆中IL-6、IL-8的表达水平是发生放射性肺炎的独立响应指标。然而，与上述TGF-β1相似，同时期内一些设计类似的、同样入组接受放疗的非小细胞肺癌患者的前瞻性临床试验却得出了阴性的结果，即放疗后患者发生放射性肺炎以及放射性非纤维化的风险与血浆中IL-6等细胞因子的表达水平无关。由于除了宿主本身的间质细胞以外，肿瘤微环境中的免疫细胞，以及肿瘤细胞本身也同样能产生 IL-6 等细胞因子，因而目前认为这些“额外”产生的细胞因子，使得研究血浆中细胞因子作为预测正常器官放射性副反应风险的标志物的研究结果变得困惑。

在一项前瞻性临床试验中，研究者入组了 48 例接受三维适形放疗的非小细胞肺癌（non-small cell lung cancer，NSCLC）患者，发现放疗开始后两周患者血浆中 TGF-β1 表达水平即开始增加，并且发生放射性肺炎患者的血浆 TGF-β1 表达水平要显著高于未发生患者，这一研究结果提示血浆中的循环 TGF-β1 可以作为接受胸部放疗的患者发生放射性肺炎的独立响应指标。基于这些研究结果，一项临床试验根据患者血浆 TGF-β1 的表达水平来决定患者的照射剂量，该临床试验入组了 38 例局部晚期的非小细胞肺癌患者，使用超分割模式（单次量 1.6Gy，每天照射两次）照射至 73.6Gy，随后根据患者血浆 TGF-β 表达水平决定是否加量，最终，24 例患者因血浆 TGF-β 表达异常而未接受加量，而在其余 14 例 TGF-β 表达正常的患者中，8 例加量至 80Gy，而剩余 6 例则加量至 86.4Gy，最后通过对患者进行长达 16 个月的随访，该研究认为依据血浆中 TGF-β 表达水平决定非小细胞肺癌患者的照射剂量是可行的。然而，一些设计类似的临床试验却得出了不一致的结论，部分可能是由于肿瘤组织与正常组织均能产生 TGF-β1，以及检测手段的一些问题。上述研究结果提示血浆中 TGF-β1 表达水平可作为预测放射性肺炎发生风险的生物标志物，当然其可靠性还需要设计合理的大样本量的前瞻性临床试验所证实。

糖蛋白 KL6 是一种黏蛋白样的大分子肿瘤抗原，主要由Ⅱ型肺细胞以及支气管上皮细胞产生，目前，血浆中 KL6 的表达水平已经被用作为临床上协助诊断间质性肺炎的生物标志物，而其诊断间质性肺炎的阈值为 465U/ml。而有研究探讨了使用血浆 KL6 作为放射性肺炎响应指标的可能性。在一项临床试验中，研究者入组了 29 例接受辅助性外照射放疗的乳腺癌患者，他们发现其中 4 例发生放射性肺炎的患者其血浆中 KL6 蛋白的表达水平显著增加，而其余 25 例未发生放射性肺炎患者其血浆中 KL6 蛋白的表达水平则较低，提示了血浆中 KL6 蛋白表达水平可能同样适用于早期放射性肺炎的风险预测，然而，所有患者血浆中 KL6 蛋白的表达水平均未超过诊断间质性肺炎的阈值（465U/ml）。

目前已经得到证实，在暴露于电离辐射照射之后长达几天甚至几周的时间内，肺细胞持续向肺泡内释放表面活性剂（surfactant protein，SP-A，-SP-B，SP-C 以及 SP-D），并且照射造成的肺内皮细胞通透性的增加也会导致肺泡内的这些表面活性剂释放入外周血循环。而在一项来自于日本兵库神户医学院开展的临床试验中，研究者入组了 86 例接受胸部放疗的肺癌、乳腺癌以及食管癌患者，他们发现放疗后发生放射性肺炎的患者其血浆中表面活性剂 SP-A 与 SP-D 的表达水平会显著增加，具体来看，在放疗开始后 3 周（照射剂量约 30~40Gy）时，这些患者血浆中 SP-A 与 SP-D 的表达水平开始增加，并且在放疗开始后五至六周（照射剂量约 50~60Gy）达到顶点，相反，未发生放射性肺炎的患者其血浆中 SP-A 与 SP-D 的表达则未发生明显变化。在另一项同样研究血浆中 SP-A 与 SP-D 表达水平改变与放射性肺炎的临床试验中，研究者入组了 25 例接受放疗的肺癌患者，并且在放疗开始前、放疗结束后 1 周以及 3 周等时间点上分别抽取患者血液样本，尽管该研究发现不论是否发生放射性肺炎，放疗后患者血浆中 SP-A 与 SP-D 表达水平均会显著增加，进一步分析发现对于那些发生放射性肺炎的患者，其放疗结束后一周时 SP-A 与 SP-D 较放疗前升高的比例要显著高于那些未发生放射性肺炎的患者，并且接受激素治疗的放射性肺炎患者，其放疗结束后 3 周时血浆中 SP-A 与 SP-D 表达要显著低于放疗结束后 1 周，而未接受激素治疗的放射性肺炎患者，放疗结束后 3 周时血浆中 SP-A 与 SP-D 表达与放疗结束后 1 周相当，提示放疗前后动态检测患者血浆中 SP-A 与 SP-D 的表达改变或许可以预测患者发生放射性肺炎的风险。

细胞角蛋白是一种仅由上皮细胞表达的细胞骨架结构。其中，细胞角蛋白 19 主要表达于支气管上皮等单层上皮处，而血浆中细胞角蛋白 19 片段（CYFRA 21-1）已是目前临床上被普及的肺癌标志物，可以反应肺癌细胞的凋亡情况。由于目前认为在电离辐射引起的肺组织损伤的发病机制中，射线引起的Ⅱ型肺细胞凋亡可能起到重要的作用，而受损的Ⅱ型肺细胞可能将 CYFRA 21-1 释放入血，因而有临床研究探讨了患者血浆中 CYFRA 21-1 表达水平与放射性肺炎之间的相关性。该临床试验一共入组了 16 例放疗后发生放射性肺炎的肺癌患者，结果发现，6 例发生弥漫性放射性肺炎患者血浆中 CYFRA 21-1 的表达水平要显著高于剩余 10 例仅发生局限性放射性肺炎的患者，此外，对于那 6 例发生弥漫性放射性肺炎的患者，研究者发现他们血浆中 CYFRA 21-1 的表达增加与病情的进展相关，由于 CYFRA 21-1 目前已被作为一种肺癌的肿瘤标志物而在临床上被广泛应用，因而这些证据进一步提示 CYFRA 21-1 可能也具有同时作为临床上预测放射性肺炎的生物标志物的潜能。

血栓调节素（thrombomodulin，TM）是一种跨细胞膜的内皮细胞糖蛋白，是机体生理条件下非常重要的抗凝剂，当机体发生炎症时，血栓调节素的表达水平即被下调并被释放入外周血循环。20 世纪 90 年代美国开展的一项临床试验入组了 17 例接受放疗的肺癌患者，其中 9 例患者发生了放射性肺炎，而剩余 8 例则非发生放射性肺炎，他们发现对于那些发生放射性肺炎的患者，放疗开始后其血浆中血栓调节素的表达水平未发生明显改变，而未发生放射性肺炎患者在放疗开始后 1 至 2 周其血浆中血栓调节素的表达即出现显著降低，提示放疗开始后血浆中血栓调节素的表达水平的降低可能和较低的放射性肺毒性相关。

微小 RNA（microRNA，miR）是包含约 22 个核苷酸的一类非编码单链小 RNA，在进化上高度保守。MicroRNA 主要通过抑制蛋白翻译或剪切信使 RNA 等方式调节下游目标基因的表达。由于单个 microRNA 往往可与数十甚至数百个信使 RNA 相互作用并调节后者的表达，因而在细胞增殖、分化、周期调控、凋亡等多种重要生理学过程中发挥关键作用。目前，已经证实 microRNA 存在于血浆、血清以及尿液等多种人体体液中，加之其具有高度稳定性、组织及器官特异性等特点，大量动物实验结果已经提示放疗后外周血中部分 microRNA 的表达水平会发生改变，并呈剂量依赖性。因而外周血循环 microRNA 已成为预测正常组织放射性损伤的潜在响应指标。在此基础上，一项临床试验入组了 5 例接受根治性放疗的 NSCLC 患者，研究者发现放疗后患者外周血中 miR-29a-3p 及 miR-150-5p 表达水平会显著降低，并与平均剂量、V_{20} 等肺的剂量学参数相关。随后，研究者通过另外入组的 21 例 NSCLC 患者进一步证实了上述发现，提示外周血 miR-29a-3p、miR-150-5p 是预测胸部放疗后放射性肺炎的潜在生物标志物。另一项临床试验入组了多达 101 例接受胸部放疗的 NSCLC 患者。研究者发现放疗开始后 1~2 周内，发生严重放射性食管炎患者外周血中的 miRNA-155、miR-21 及 miR-221 表达水平会显著增加，而统计学分析则进一步提示放疗后 miRNA-155 与 miR-221 的高表达是患者发生严重放射性食管炎的危险因素。因此，外周血 microRNA 具备预测放疗后特性器官或组织发生放射性损伤风险的潜能。

三、肠道放射性损伤

对于腹盆部恶性肿瘤来说，放疗是十分重要的治疗手段之一。然而对于腹、盆部肿瘤的放疗来说，肠道的毒性反应是限制放疗应用以及剂量的最重要因素。并且随着肿瘤疗效的提高，越来越多的腹盆部肿瘤患者能被治愈并获得长期存活。瓜氨酸是一种谷氨酰胺被小肠上皮细胞代谢而生成的含氮终末产物，而血清中瓜氨酸的表达水平常常被用来评估小肠上皮细胞的功能，而小肠功能受损则会导致外周循环中瓜氨酸表达水平的降低，因而血浆中瓜氨酸的表达水平已经被临床上广泛用作评估化疗、手术以及其他条件下小肠功能受损的生物标志物。随后，一项临床试验入组了 53 例接受盆部外照射放疗的前列腺癌以及子宫内膜癌患者，通过分别在放疗前后不同时间点检测血浆中瓜氨酸的表达水平，同时结合小肠的剂量学、体积学参数以及临床症状，研究者探讨了使用血浆瓜氨酸表达水平作为预测放射性肠道损伤的生物标志物的可行性，结果表明放疗开始以后患者血浆中瓜氨酸的表达水平显著降低，且与小肠的受照射剂量以及肠道放射性毒性反应的严重程度均显著相关，提示基于血清瓜氨酸表达水平的评估手段可能可以作为预测患者放疗后发生放射性肠道损伤的风险及严重程度。在另一项临床试验中，研究者入组了 32 例接受清髓治疗（全身照射）并随后接受造血干细胞移植的血液肿瘤患者，研究发现这些患者血清中瓜氨酸表达水平开始降低伴随着患者肠道功能的受损。

健康成人的肠道系统大约寄居着 400~500 种细菌，统称为肠道菌群。肠道菌群已被证实在代谢、神经认知功能、心血管系统功能、血液系统功能、炎症与免疫以及肿瘤发生等多种生理、病理学过程中发挥着关键性作用，被称为人体的“第二套基因组”。最近研究结果证实，肠道菌群失衡在炎症性肠病的发生发展中也起着关键性调控作用。鉴于放射性肠道损伤与炎症性肠病存在许多相似性，因而近年来越来越多的学者开始关注肠道菌群失调在放射性肠道损伤发病过程中所起的作用。早在切尔诺贝利核事故后，研究人员就已发现受照伤员肠道内的细菌含量显著减少。随后，动物实验证实，与正常饲养小鼠相比，无菌小鼠（缺乏肠道菌群）的肠道能够耐受更高剂量的射线照射。在一项临床试验中，研究者入组了 10 例接受盆部放疗的肿瘤患者以及 5 例健康志愿者，发现与健康志愿者及放疗后未发生急性放射性肠道损伤（腹泻）的患者相比，放疗后发生急性放射性肠道损伤患者肠道菌群的多样性出现了较大变化，同时还包含较多的放线菌（*Actinobacteria* phylum）。在一项设计类似的临床试验中，研究者同样发现与放疗后未发生急性放射性肠道损伤的患者相比，发生急性放射性肠道损伤患者的肠道菌群在多样性、丰富度以及厚壁菌 / 拟杆菌比值（firmicutes/bacteroidetes ratio）等方面均有较大差异。此外，目前已有临床试验证实广谱抗生素治疗（消除肠道菌群）能够预防临床腹、盆腔放疗引起的肠道损伤。上述研究结果不仅揭示了菌群失调可能在肠道辐射损伤的发病机制中扮演着十分关键的角色，同时也提示肠道菌群可能具备作为放射性肠道损伤的响应指标的潜能。目前，基于 16s rRNA 测序技术对肠道菌群进行分类鉴定的手段已经成熟。但健康成人肠道内定植的细菌数量达到 400~500 种，总量达到 10^{14} 个集落形成单位，故其检测结果必然十分庞大。因此，下一步必须利用生物信息学手段对堪称海量的肠道菌群检测数据进行归纳总结，才能真正建立可用于临床实践的基于肠道菌群的放射性肠道损伤早期诊断的生物标志物系统。

第四节　放射损伤研究终点的替代标志物

目前，越来越多的有关放疗的临床试验采用研究终点替代标志物。如在一项研究放疗后皮肤纤维化及毛细血管扩张的临床试验中，研究者入组了接受放疗的乳腺癌患者，并使用较低级别的毒性反应以预示患者之后将会发生的较高级的毒性反应。这种做法（使用较低级别的毒性反应作为较高级别毒性反应的研究终点替代标志物）的理论依据部分在于轻微的正常组织放射性损伤可能会经过一段潜伏期而发展成较为严重的损伤。另一方面，一项临床试验入组了 900 例接受放疗的头颈部肿瘤患者，该研究的主要研究终点在于放疗引起的口腔黏膜炎，同时研究者将患者的疼痛及吞咽困难作为主要研究终点的研究终点替代标志物。此外，一些研究正在探讨影像学手段作为正常组织放射性损伤研究终点替代标志物的可行性。

第五节　基于组学的新型生物标志物

现有的有关正常组织放射性损伤的生物标志物往往基于单个或少数指标，缺乏对辐射损伤发生发展规律的综合性认识和系统性评价，因而往往较难做出精准判断。得益于分子生物学理论及新一代高通量测序技术的发展，目前已能从基因组、转录组、蛋白组、代谢组等水平对个体进行快速、精准检测，而利用生物信息学手段对上述测序数据进行整合、分析，往往能揭示疾病的发病机制及发生发展规律。因此，基于多组学的新型生物标志物系统可以满足临床放疗中对正常组织放射性损伤进行早期诊断、精准分类的要求。

血液蛋白质组（proteome）是指人体血液中所有的蛋白质，相应的，多肽组（peptidome）则对应于人体内所有内源性的肽。而蛋白质组学（proteomics）则致力于分析人体血液中的蛋白质组与多肽组，由于蛋白质是器官对治疗所做出的应答的最广泛的反应，因而理论上来说蛋白质组学具有预测正常组织放射性损伤风险的生物标志物的巨大潜能。血液中蛋白质组学的检测手段主要依赖于质谱（mass spectrometry，MS），其中，最为常见的一种类型为基质辅助激光解吸离子化技术（matrix assisted laser desorption/ionization，MALDI），而这方面的开创性临床试验来自于加拿大多伦多 PMH 的 Menard 及其同事，他们入组了 68 例经病理学确诊的恶性肿瘤患者，在放疗前后抽取每位入组患者的血清，随后他们应用以质谱为基础的高通量方法建立这些患者血清样本中的蛋白质组学，而研究结果不仅揭示了包括白细胞介素 6 前体蛋白在内的 23 种潜在的蛋白质碎片 / 多肽组，更证实了使用基于质谱的方法建立放疗后患者血清中蛋白质组的可行性（该方法区分未照射以及照射后的灵敏度以及特异性均高于 90%）。然而，该开创性研究还存在一些不足，例如，其入组患者之间的异质性较大（包含 18 种来源于 9 种不同解剖学部位的肿瘤，且外照射放疗剂量从 1.5~86.4Gy）。

后续开展的一项临床试验旨在通过入组更同质性的肿瘤患者以进一步鉴定出一套由多种蛋白质 / 多肽组成的，能特异性反应正常组织放疗反应的“指纹系统”，在该临床试验中，研究者入组了 46 例接受根治性放疗的喉鳞癌患者，其总照射剂量从 51~72Gy，他们分别在放了前、放疗开始后 2 周，以及放疗结束以后 4~6 周抽取患者的外周血样本，随后通过基于质谱的方法检测患者外周血样本中低分子量（2000~13 000Da）的蛋白质组，检测结果表明虽然与放疗前相比，放疗开始后 2 周患者外周血样本中的蛋白质组表达基本相似，但放疗结束后 4~6 周时患者血样本中蛋白质组表达与较早两个时间点有较大不同：在已经注册的 312 个肽离子（peptide ions）中，有 41 个的表达水平发生了显著的改变，包括纤维蛋白原 α 链（fibrynogen α chain）、β2 微球蛋白（β2 microglobulin）、半胱氨酸 3（cystatin 3）以及上文中讨论过的具有潜在预测口腔唾液腺放射性损伤的淀粉酶 βA4（amyloid β A4）与淀粉酶 α（amyloid α）等等，并且其中的绝大多数肽离子与肿瘤及急性期炎症反应相关，虽然该研究入组的样本量较少（只有 46 例），因而得出的结果并不具备很强的统计学意义，然而，这项先导临床试验仍然首次揭示了使用基于质谱的方法检测患者放疗后血样本中多种肽成分组成的“签名（signature）”用于正常组织生物剂量计的可行性。

另一项前瞻性临床试验入组了 72 例接受根治性调强放疗的头颈部鳞癌患者，研究者在放疗前、放疗中以及放疗结束以后 1 月及 1 年等时间点上分别抽取患者的血样本，随后同样通过基于质谱的方法检测这些样本中小分子量（800 ~ 14 000Da）蛋白质组的表达水平，研究结果发现分子量在该范围内的 319 个肽离子中，绝大多数的表达水平在放疗后早期（放疗中以及放疗结束后 1 月）的时间点上出现了较大的变化，而部分肽离子表达水平的变化在放疗后晚期（放疗结束以后 1 年）的时间点上逐步消失，上文中已经提及，放射性急性口腔黏膜炎是头颈部肿瘤患者接受放疗后最常出现的正常组织毒性反应，研究者还发现放疗后患者血样本中这些肽离子表达水平的变化与患者急性放射性口腔黏膜炎的发生与严重程度相关，进一步提示基于患者血样本中的蛋白质组学预测正常组织放射性毒性反应风险的可行性，值得注意的是，考虑到与传统放疗技术不同，调强放疗的特点是有较大体积的正常组织会受到较低剂量照射，该试验的研究者还发现放疗后这部分肽离子表达水平的改变与患者受较低剂量照射的较大体积正常组织相关，而非局部受较大剂量照射的治疗靶点，提示外周血中蛋白质组学的改变可能更反应了患者全身对放疗的系统性反应。

除了头颈部肿瘤以外，有一项临床试验还入组了 126 例接受根治性外照射放疗的前列腺癌患者，其最高照射剂量达到了 76Gy，研究者分别在放疗前、放疗中、放疗结束立即以及结束后 3~4 周等 5 个不同时间点上连续采集这些入组患者的外周血样本，并同样通过基于质谱的手段检测这些外周血样本中低分子量（2000 ~ 16 000Da）蛋白质组的表达，结果表明，与放疗前的基准相比较，放疗结束后 3 至 4 周患者血标本中蛋白质组的表达改变最为显著，在所有 218 个被检测出的肽离子中，有 27%（58 个）肽离子的表达水平显著改变，接下来，研究者按急性放射性毒性反应的严重程度将入组的患者分为轻度（患者未发生高于 1 度的放射性毒性反应）以及中 / 重度（患者至少发生一次高于 1 度的放射性毒性反应）两组，而统计学分析未能发现两组患者血样本中的蛋白质组表达水平存在显著差异，究其原因，作者认为虽然外周血中蛋白质组学的表达改变可以反应机体正常组织对放疗的反应，然而，由于与头颈部鳞癌患者放疗相比，前列腺癌患者对放疗相对较为耐受，正常组织急性放射性损伤发生率及严重程度均较低（对于所有入组的 218 例患者，放疗后仅有 6 例发生了 3 度的胃肠道 / 泌尿道放射性损伤），因而该临床试验的研究结果未能发现放疗后血液中蛋白质组表达改变与正常组织放射性损伤的严重程度相关。

尽管基于基质辅助激光解吸离子化技术的质谱方法能迅速检测出样本中蛋白质和（或）肽的大致分布，然而该方法却并不能为这些被检测出的蛋白质 / 肽成分提供精确地信息。而液相色谱 – 串联质谱法（liquid chromatography tandem mass spectrometry，LC–MS/MS）则是目前精确鉴定样本中蛋白质 / 肽组成的“金标准”。一项入组了 20 例头颈部鳞癌患者以及 20 例前列腺癌患者的前瞻性临床试验使用液相色谱 – 串联质谱法检测放疗前后患者血液标本中大约 450 种蛋白质的表达水平，所有入组患者均接受根治性外照射放疗，对于头颈部鳞癌患者组，有 22 种蛋白质的表达水平在放疗后显著增加，而这些蛋白质大多与急性期炎症相关，此外，该研究还发现有 33 种蛋白质的表达水平在放疗后显著降低，这些蛋白质大多参与脂质运输、代谢以及血液凝固，并且这些血液中蛋白质表达水平的改变与患者口腔黏膜炎等正常组织急性放射性损伤相关，然而，前列腺癌患者放疗前后外周血中蛋白质表达水平未发生显著改变，与上文中讨论过的基于基质辅助激光解吸离子化技术质谱检测的临床试验结果相一致。在另一项使用液相色谱 – 串联质谱法测定血浆中蛋白质组学的临床试验中，研究者从 57 例接受外照射放疗的非小细胞肺癌患者中，入组了其中 20 例肿瘤分期配对的患者，其中有 6 例发生了至少为 2 度的放射性肺炎，而其余入组的 14 例患者未发生放射性肺炎，研究者在放疗开始前，放疗开始后第 2、4、6 周，以及放疗结束后第 1、3 月等时间点分别抽取患者血浆样本，随后通过色谱串联质谱检测血浆中蛋白质组的表达水平变化，在鉴定出的 100 多种表达水平改变较大的蛋白质中，76 种在至少两个时间点上表达水平都发生了显著改变，因而被认为具有初步的预测潜能，这些蛋白包括补体 C3（complement C3）、玻璃粘连蛋白（vitronectin）等。

脂质组学（lipidome）是指人体血液中所有脂质的总和，同样使用基于质谱的检测手段可以定量患者放疗对患者血清中脂质组学表达水平的影响。在 2014 年，有研究者率先开展了临床试验以验证外照射放疗对患者血清中磷脂（phospholipid）表达水平的影响，该临床试验入组了 66 例接受根治性放疗的头颈部肿瘤患者，研究者分别在放疗开始之前、放疗中以及放疗结束后大约 1 个月等时间点上分别抽取患者外周血样本，随后通过基于质谱的检测手段定量患者血样本中脂质的表达水平，与上文中提及的研究蛋白质组学的临床试验结果不同，结果发现，脂质组学表达水平的较大差异存在于放疗前与放疗中两组之间，而表达水平变化较大的卵磷脂（phosphatidylcholine）以及溶血磷脂胆碱（lysophosphatidylcholine）均在放疗开始后显著降低，而在放疗结束后则逐渐升高，提示放疗对血液脂质组学表达水平的影响要快于蛋白质组学，值得注意的是，该研究同样发现患者血液样本中这些磷脂表达水平改变的强度与患者接受较低剂量照射的较大体积正常组织相关。后续开展的另一项临床试验进一步研究了根治性调强放疗对头颈部鳞癌以及前列腺癌患者血清中脂质组学表达水平的影响，结果同样发现放疗能引起患者磷脂代谢的异常。这些研究结果初步证实外周血样本中磷脂的表达水平可能是可以用于预测患者辐射暴露的新型生物标志物。

第六节　存在的问题及发展前景

尽管越来越多的研究正在探讨使用生物分子预测正常组织放射性损伤风险的有效性以及可行性，然而下述问题与不足可能造成了大多数潜在预测生物分子在不同单位开展的临床研究中得出了不一致甚至相互矛盾的结论，导致目前仅有极少数生物分子作为预测正常组织放射性损伤风险的生物标志物进入临床实践。

最主要问题可能便是目前在临床上正常组织放射性损伤还缺乏统一的毒性评价及分级系统。目前临床上常用的正常组织放射性损伤的评价标准包括 RTOG 与欧洲 EORTC 的毒性标准、美国 NCI 常用不良事件毒性评价标准、WHO 标准、西南肿瘤协作组标准，以及其他一些个人开发、应用的毒性评价标准等等，然而，这些标准往往基于不同的临床症状来定义正常组织的毒性分级，因而可能造成了一些验证同一生物分子的临床研究得出了相互矛盾的结论。

此外，临床试验中入组患者的特点以及数量也是十分重要的。一些临床试验入组了患有不同类型肿瘤的患者，同时这些患者的照射体积、照射剂量等剂量学参数也有所不同，而有些患者还接受了同步化疗，由于这些因素均会有引起正常组织损伤的风险，因而也可能导致了研究同一生物分子的不同临床试验间得出了不同的结论。此外，在一项临床试验中，入组患者的数量越多，该临床试验得出的结论便越可靠。因而今后开展的临床试验应尽可能入组大样本量的患有相同类型肿瘤以及治疗方案的“同质”患者，以提高研究结果的可靠性。

对于正常组织放射性损伤的诊断，例如放射性肺炎，同时还需要排除肿瘤进展（复发、转移等）、慢性梗阻性肺疾病以及细菌、病毒感染等，因为上述这些因素不仅能引起与放射性肺炎相类似的症状，还可能导致外周循环中用作潜在生物标志物的某些生物分子表达的改变，而这也可能是一些设计类似的临床研究得出了相互矛盾结果的原因。

另一项被广泛关注的问题便是在哪些时间点上监测这些生物标志物的表达水平，即仅在治疗结束后检测一次外周循环中生物标志物的表达即可，亦或是需要在治疗前、治疗中以及治疗后连续检测。目前认为，由于某些用作生物标志物的分子与该肿瘤本身有关，导致该分子的表达水平在治疗（放疗）开始前可能就处于异常水平，因而仅依据治疗结束后单次检验的生物标志物的表达可能会误导患者放射性损伤发生风险的判断。因此在治疗前、中以及治疗后连续动态监测生物标志物的表达改变可能可以更加可靠的预测患者发生正常组织放射性损伤的风险。

"在信息爆炸的时代，如何找到正确信息、如何整合它们，达到正确运用它们的目的"，这同样适合于正常组织放射损伤生物标志物的建立。上文中已经提及，得益于新一代高通量测序技术的逐步发展，目前对血液等生物标本中的蛋白组学、代谢组学以及粪便中的细菌进行全面检测、分类鉴定的手段已经成熟。然而，如何应用生物信息学等手段把隐没在这些海量且看似杂乱无章的测序数据中的有效信息、规律提炼出来，进行归纳总结，是目前建立基于蛋白组学、代谢组学或肠道菌群等的正常组织放射性损伤早期诊断生物标志物急需解决的难题。

综上，得益于新一代高通量测序技术的发展，以及对分子放射生物学认识的不断深入，目前一些生物分子已经被证实具备特异性预测放疗后正常组织、器官发生放射性损伤的风险，然而将这些生物分子作为生物标志物应用于临床实践仍然是十分困难并需要谨慎对待的，因此，未来需要开展的大样本量前瞻性临床试验应当在排除上述影响因素的基础上，进一步验证使用这些潜在生物分子预测正常组织放射性损伤风险的可行性与有效性。

（蔡　尚　孔月虹　田　野）

参考文献

1. Bentzen SM, Parliament M, Deasy JO, et al. Biomarkers and surrogate endpoints for normal-tissue effects of radiation therapy: the importance of dose-volume effects. Int J Radiat Oncol Biol Phys, 2010, 76: 145-150.
2. Meirovitz A, Kuten M, Billan S, et al. Cytokines levels, Severity of acute mucositis and the need of PEG tube installation during chemo-radiation for head and neck cancer-a prospective pilot study. Radiat Oncol, 2010, 5: 1-7.
3. Onal C, Kotek A, Unal B, et al. Plasma citrulline levels predict intestinal toxicity in patients treated with pelvic radiotherapy. Acta Oncol, 2011, 50: 1167-1174.
4. Citrin DE, Ying JH, Chung EJ, et al. Determination of cytokine protein levels in oral secretions in patients undergoing radiotherapy for head and neck malignancies. Radiat Oncol, 2012, 26, 7: 64.
5. Niu X, Li H, Chen Z, et al. A study of ethnic differences in TGFβ1 gene polymorphisms and effects on the risk of radiation pneumonitis in non-small-cell lung cancer. J Thorac Oncol, 2012, 7: 1668-1675.
6. Wang YS, Chang HJ, Chang YC, et al. Serum amyloid a as a predictive marker for radiation pneumonitis in lung cancer patients. Int J Radiat Oncol Biol Phys, 2013, 85: 791-7.
7. Forrester HB, Ivashkevich A, Mckay MJ, et al. Follistatin is induced by ionizing radiation and potentially predictive of radiosensitivity in radiation-induced fibrosis patient derived fibroblasts. Plos One, 2013, 8: e77119.
8. Widłak P, Pietrowska M, Polańska J, et al. Radiotherapy-related changes in serum proteome patterns of head and neck cancer patients; the effect of low and medium doses of radiation delivered to large volumes of normal tissue. J Transl Med, 2013 5, 11: 299.
9. Liu Y, Xia T, Zhang W, et al. Variations of circulating endothelial progenitor cells and transforming growth factor-beta-1 (TGF-β1) during thoracic radiotherapy are predictive for radiation pneumonitis. Radiat Oncol, 2013, 8: 189.
10. Jelonek K, Pietrowska M, Ros M, et al. Radiation-induced changes in serum lipidome of head and neck cancer patients. Int J Mol Sci, 2014, 15: 6609-6624.
11. Tang C, Gomez DR, Wang H, et al. Association between white blood cell count following radiation therapy with radiation pneumonitis in non-small cell lung cancer. Int J Radiat Oncol Biol Phys, 2014, 88: 319-325.
12. Xu T, Liao Z, O'Reilly MS, et al. Serum inflammatory miRNAs predict radiation esophagitis in patients receiving definitive radiochemotherapy for non-small cell lung cancer. Radiother Oncol, 2014, 113: 379-384.
13. Sprung CN, Forrester HB, Siva S, et al. Immunological markers that predict radiation toxicity. Cancer Lett, 2015, 368: 191-197.
14. Chethana, Rao PS, Madathil LP, et al. Quantitative analysis of acute phase proteins in post chemo-radiation mucositis. J Clin Diagn Res, 2015, 9: 28-31.
15. Pietrowska M, Jelonek K, Polanska J, et al. Partial-body irradiation in patients with prostate cancer treated with IMRT has little effect on the composition of serum proteome. Proteomes, 2015, 3: 117-131.
16. Villa A, Sonis S. Toxicities associated with head and neck cancer treatment and oncology-related clinical trials. Curr Probl Cancer,

2016,40 :244.
17. Shen ZT,Shen JS,Ji XQ,et al.TGF-β1 rs1982073 polymorphism contributes to radiation pneumonitis in lung cancer patients:a meta-analysis.J Cell Mol Med,2016,20 :2405-2409.
18. Bujold K,Hauerjensen M,Donini O,et al.Citrulline as a biomarker for gastrointestinal-acute radiation syndrome:species differences and experimental condition effects.Radiat Res,2016,186 :71-78.
19. Jelonek K,Pietrowska M,Widlak P.Systemic effects of ionizing radiation at the proteome and metabolome levels in the blood of cancer patients treated with radiotherapy:The influence of inflammation and radiation toxicity.Int J Radiat Biol,2017,93 :683-696.
20. Normando AGC,Rocha CL,Toledo IPD,et al.Biomarkers in the assessment of oral mucositis in head and neck cancer patients:a systematic review and meta-analysis.Supportive Care Cancer,2017,28 :1-20.
21. Normando AGC,Rocha CL,Toledo IPD,et al.Biomarkers in the assessment of oral mucositis in head and neck cancer patients:a systematic review and meta-analysis.Support Care Cancer,2017,25 :2969-2688.
22. Lee YH,Choi HS,Jeong H,et al.Neutrophil-lymphocyte ratio and a dosimetric factor for predicting symptomatic radiation pneumonitis in non-small-cell lung cancer patients treated with concurrent chemoradiotherapy.Clin Respir J,2017,12 :1264-1273.
23. Jelonek K,Pietrowska M,Widlak P.Systemic effects of ionizing radiation at the proteome and metabolome levels in the blood of cancer patients treated with radiotherapy:The influence of inflammation and radiation toxicity.Int J Radiat Biol,2017,93 :683-696.

第六章

剂量、分次和照射体积等物理因素对组织损伤的作用

第一节 概　　述

使用放射线照射肿瘤时，常常不可避免地照射到肿瘤周围的正常组织。随着处方剂量的提高或单次照射剂量的加大，周围正常组织受到的等效生物剂量也会相应增加，导致放射并发症的发生。

正常组织放射并发症是指照射后造成器官或组织的某种损伤，是肿瘤的放射治疗过程中表现出的副反应，是放疗毒性的体现。不同部位肿瘤放疗引起的副反应差异较大，应分别研究讨论。总体上讲，影响放疗并发症的因素主要包括以下几个方面：

一、器官自身的生物学因素

人体正常组织受自我稳定机制调控，在正常情况下，细胞的数量处于稳定状态，细胞的生死维持着精确的平衡。当某种因素造成细胞丢失，并使群体失去平衡时，正常组织将在自我调控机制作用下，加速再群体化，以迅速补充缺损。根据正常组织的不同生物学特性及对照射的不同反应性，将其分为早反应组织和晚反应组织两大类。早反应组织包括皮肤、黏膜、小肠上皮细胞等，其特点是构成早反应组织的细胞更新很快，因而照射以后损伤很快表现出来，通常在治疗开始后 90 天内发生，经过适当的治疗或休息，可以在数周至 3 个月之内消退，一般仅暂时性影响功能，为可复性反应。这类组织的特征剂量（α/β 比）通常较高，受损伤后以活跃增殖来维持组织中细胞数量稳定，修复损伤。晚反应组织如肺、肾、脊髓、脑等，其特点是细胞群体增殖很慢，增殖层的细胞在数周甚至一年或者更长时间也不进行自我更新（如神经组织），因而损伤很晚才会表现出来，通常在放射治疗开始 90 天之后发生或在急性放射毒副作用持续超过 90 天之后。晚反应组织 α/β 比较低，最突出的特征之一是病变的进行性。实验研究结果显示，人体组织中，早反应组织和晚反应组织对同样条件下照射的反应各不相同。大部分肿瘤组织属于早反应组织，其放射生物学特点与早反应正常组织相仿。

不同器官即使接受了相同剂量的照射，在出现并发症的程度和时间上有着显著的区别，其主要原因一方面来自于电离辐射对正常组织细胞 DNA 损伤的修复与器官放射敏感性的差异。DNA 是辐射杀伤的主要靶分子，射线可引起 DNA 蛋白质交联、单链断裂和双链断裂，从而造成细胞的损伤；另一方面，

组织损伤时，不仅要考虑细胞死亡本身，而且要考虑由细胞死亡带来的组织连锁反应，这就需要由组织的结构和动力学两个参数来解释为什么由具有相同放射敏感性细胞组成的两种组织在反应时间和严重性方面存在着重要差别。

二、辐射剂量因素

不论是根治性放疗，还是姑息性放疗，都要求在给予肿瘤区域高剂量的同时，尽量减少其周围正常组织的受量，从而提高肿瘤放射治疗的增益比（因某种治疗技术得到的肿瘤控制率与周围正常组织损伤率之比，该值正比于两者所受的剂量之比）。动物实验和临床放射治疗的实践均证明，肿瘤控制概率和正常组织的放射反应（并发症）概率随剂量的变化而变化。

正常组织的耐受剂量分为两种：临床医生所能接受的、造成组织或器官某种损伤的最小和最大剂量。最小的损伤剂量为 $TD_{5/5}$，表明在所有用标准治疗条件的肿瘤患者中，治疗后 5 年因放射治疗造成严重放射损伤的患者不超过 5%；最大的损伤剂量为 $TD_{50/5}$，表示在所有用标准治疗条件的肿瘤患者中，治疗后 5 年因放射治疗造成严重放射损伤的患者不超过 50%。Emami B 等列举了放射治疗中 20 余种正常组织的耐受剂量，详见附录一。

利用 $TD_{5/5}$ 和 $TD_{50/5}$ 表现正常组织耐受剂量的模式，在普通外照射时代较为常用，这是由于照射野内的正常组织可能有大部分甚至全部体积受到相对均匀剂量的照射。随着适形和调强技术的普及，正常组织表现出的损伤与一定体积范围内受到的不均匀剂量照射明显相关。这就要求医生和物理师不仅要关注正常组织的耐受剂量，更要关注这些剂量在正常组织中是如何分布的，即“剂量 – 体积”因素。

三、剂量 – 体积因素

除了辐射剂量，正常器官受照射的体积因子是影响生物效应的另一个极其重要的因素。一方面，由于肿瘤克隆原细胞数随肿瘤体积的增加而增多，对于给定的剂量水平，治愈率将随体积的增加而减少；另一方面，照射范围的增加，有可能使重要组织或器官卷入照射野的体积增大，放射并发症概率增加。发生正常组织放射并发症的概率依赖于组织的放射生物学类型：“并型”组织或“串型”组织。“并型”组织的放射并发症概率主要受照射体积和平均剂量的影响；“串型”组织的放射并发症概率主要决定于最大剂量。美国医学物理师协会（AAPM）和美国放射肿瘤学会（ASTRO）发起了名为“临床工作中正常组织效应定量分析”（Quantitative normal tissue models in the clinic，QUANTEC）的研究项目，联合 75 名医学博士、放射物理师和统计学专家历经三年时间，总结了 18 种人体正常器官在肿瘤放射治疗中出现放射并发症的剂量 – 体积关系，为临床医生和物理师设计合理、优质的放疗方案提供了参考依据。QUANTEC 给出的常见正常组织剂量 – 体积限值参见本书附录三。

四、分割方式、治疗时间和剂量率因素

早在 1988 年，Withers 等就发现早反应组织和晚反应组织在分次放射治疗效应上的差别。如图 6-1-1 所示，当分次剂量如方案 A 加大到如方案 B，经过总剂量 C 的照射后，早反应组织生物效应的差异对分次剂量的改变不太敏感（阴影区域面积较小），而晚反应组织细胞存活率在 A、B 两种方案间的差异（阴影面积）较大，说明晚反应组织比早反应组织对分次剂量的变化更敏感。根据 Fowler 公式也可以看出，单次照射剂量越大，生物效应则越大，对于晚反应组织尤为如此。这提示我们在施行单次大剂量照射如体部立体定向放射治疗（stereotactic body radiotherapy，SBRT）时，若无法保证体位固定及施照技

术的精度，由此带来的正常组织损伤可能比由此带来的肿瘤控制获益影响更大，可能反而降低了治疗增益比。

对于肿瘤放射治疗，特别是对增殖率较高且效应快者，使用每次较小剂量可以取得较大的治疗比。分次剂量逐步下降，使晚反应组织能耐受的总剂量逐步上升，从而能够在相同的晚反应组织损伤水平情况下获得较佳的肿瘤局部控制率。

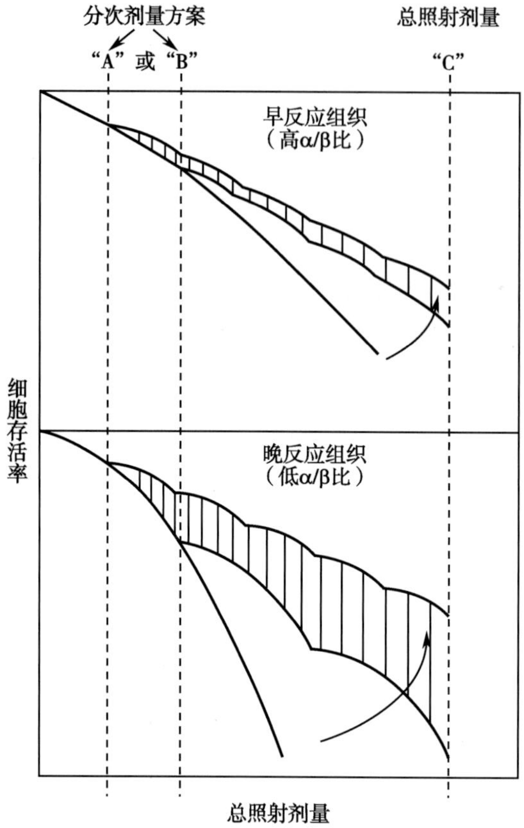

图 6-1-1 不同分次剂量方案对早反应组织、晚反应组织带来的生物效应差异

第二节 照射剂量 - 受照体积

在放射治疗中最重要的效应是杀灭个体肿瘤细胞。从肿瘤角度考虑的细胞存活分数能判断一个治疗方案是成功还是失败，但在正常组织中并非如此简单，需要考虑到受照射正常组织的功能性结构及受照射剂量分布特点。

一、正常组织的功能性亚单元

判断正常组织对射线的耐受性，必须考虑克隆源性细胞能否维持足以保持脏器功能正常运行的成熟细胞数。克隆源性细胞的存活和脏器功能的丢失与否有赖于该组织的结构组成。基于上述理论，提出了正常组织由功能性亚单元（functional subunits，FSU）组成的假设。该假设认为，正常组织正是由这些FSU来表达其功能并表现出对射线的响应。有些器官的FSU是离散的，有其特定的形态结构，与组织功能的关系也是清楚的，并只能通过位于FSU中的克隆原细胞实现其再群体化（如肾组织中的肾元、肝的小叶甚至肺的肺泡)。对于另外一些器官，在其组织内 FSU 没有明确的解剖学界线，FSU 无法通过生物组织结构来定义，而只能从经验出发，定义为可通过单一存活克隆原细胞进行再群体化的一个小体积单位，此类组织包括皮肤、黏膜和脊髓。

这两种类型的组织——结构明确或不明确的 FSU 对射线的反应差别很大。结构明确的 FSU，其存活有赖于在该结构中一个或更多的克隆源性细胞的存活。虽然这些组织有很多数量的 FSU，但每个 FSU 都是和相邻的 FSU 互不依赖的一个自我控制的小实体。一个组织的存活就有赖于这些克隆源性细胞的数量和放射敏感性。存活的克隆源性细胞不能从一个 FSU 迁移到另一个 FSU，因为每个 FSU 是独立存在的，低剂量就能消灭其中的克隆源性细胞。例如每个肾都是由大量的相对小的 FSU 所组成，每个 FSU 都是一个有自我完整结构而又独立于其邻居的小实体，因而照射后一个肾单位的存活有赖于其至少还有一个存活的克隆源性细胞，即有赖于每个肾单位的初始肾小管细胞数及其放射敏感性。由于 FSU 相对较小，在低剂量照射后克隆源性细胞就会被完全清除，这就是肾脏对射线耐受低的原因。那些具有类似肾脏一样（即结构清楚而又不是来自邻近组织再群体化）的 FSU，可能由有分杈树枝样的管和血管系统所形成，并最后终止于“终端结构”（小叶或间质细胞），从外观上可称之为结构是独立的。具有这种组织结构的脏器有肺、肝和分泌脏器，其中至少有一部分的放射耐受性是低的。

对于结构不明确的 FSU，那些被照射清除后能再增殖或成为“未被辨认的”FSU 的克隆源性细胞，并不集中于某一个特定的 FSU。这些克隆源性细胞可以从一个 FSU 迁移到另一个 FSU 以使被清除的 FSU 再群体化。例如一个被暴露的皮肤面积的再上皮化，可以由被暴露面积内的存活克隆源性细胞所产生或是由邻近部位的克隆源性细胞迁移进入所形成。

上述基于 FSU 的组织分类法对有些组织不全适用如小肠隐窝，其组织结构上有明确的亚单位，但实际上存活的隐窝细胞可以也确实从一个隐窝移向另一个隐窝，使其相邻的被清除的隐窝再群体化。

无论在上述哪种情况下，由辐射引起的器官损伤都可以被分成三个等级：等级 1 为单一个体细胞的死亡；等级 2 为 FSU 的破坏；等级 3 为器官功能的丧失。高等级器官功能的丧失直接源于相邻低等级的损伤表现，即器官功能的丧失源于 FSU 的破坏而非单一个体细胞的死亡，并由此直接表现为临床并发症。

二、正常组织结构（串、并型器官）

基于 FSU 理论，可以将正常器官的组织功能与 FSU 的关系分为三类：

第一类被称为“串型或关键元模型（serial or critical element model）”，认为正常组织中的每一个 FSU 对于组织的功能表达都是至关重要的。任何一个 FSU 被破坏，组织功能都可能受损或者表现出并发症。此类器官如脊髓、晶状体，一个局部小体积受到高剂量照射后，即可造成人体部分功能受损。因此，此类器官被称为“串型器官”。在放疗计划设计过程中，需要关注落在组织上的最大点剂量（D_{max}）或者小体积范围内的剂量（如 ICRU83 号报告中推荐使用的 $D_{2\%}$，即器官 2% 相对体积范围内受到的最高剂量）不超过限值。比如 Kirkpatrick 报道在常规分割剂量照射下，脊髓 D_{max} 小于 54Gy 和 61Gy 所带来的脊髓病变的风险分别小于 1% 和 10%，QUANTEC 标准对这一剂量限值给到 50Gy，而国内放疗临床医生则通常执行着更严格的限值标准（颈及胸上段脊髓 D_{max}<45Gy）。从 NTCP 模型的角度来说，此类串型器官表现出小体积效应，所对应的体积效应因子 n 的值趋近于 0。

第二类被称为“并型量子或积分响应模型（parallel quantal or integral response model）”，认为组织中存在一个 FSU 冗余库或称为功能性储备单元。当 FSU 冗余库被完全破坏后并发症才会表现出来。这种模型也通常借用“组织救援单位（tissue rescue unit）”的概念，将存活的克隆源性细胞和功能性存活联系在一起，其定义是“保持组织最低功能所需的最低 FSU 数量”。该模型假设组织内 TRU 的数量与克隆源性细胞成比例，而每个 FSU 中含有固定数量的克隆源性细胞，并且 FSU 可以通过一个亚单位内的存活克隆源性细胞的再群体化而形成，因此也可以说组织救援单位的数量与 FSU 的数量成正比，组织功能与 FSU 存活数量直接相关。符合此类模型的典型器官是肺、肝和肾，其 FSU 所对应的组织通常被认为是呼吸性细支气管和肺泡小管（肺）、肝小叶（肝）和肾元（肾）。此类器官被称为“并型器官”，在放疗计划设计过程中需要关注一定体积范围内接受到的剂量分布情况，比如 $V_{20Gy} \geq 30\%$（即接收到 20Gy 以上剂量照射的肺体积大于等于双侧全肺总体积的 30%）被视为放射性肺炎风险超过 20% 的显著性剂量－体积预测因子。此类并型器官表现出大体积效应，所对应的体积效应因子 n 的值趋近于 1。

第三类被称为“分级响应模型（graded response model）”。与前两类不同，该模型假设器官的功能可以出现局部丧失，其局部并发症的严重程度取决于该局部 FSU 的受损比例，如脑组织、皮肤、直肠壁等。

三、放射治疗中的体积效应

在适形调强放疗中，正常组织所能耐受的总剂量，一方面取决于剂量分次方案，更重要或者更多情况下取决于器官被照射体积及剂量分布情况。从上述功能性亚单元理论出发来解释正常组织并发症，则组织中 FSU 的空间排列成为关键的因素。FSU 是串型排列的，就像一串链子，每个环节的完整性关系到器官的功能，都有导致临床可见综合征的可能性。脊髓是最明显的例子，它的特殊功能受链状排列的特异节段控制，由于冲动必须沿着这条索状结构传递，因此任何环节上关键细胞的死亡都将导致复杂的器官衰竭，符合第一类“串型或关键元模型”。Van Der Kogel 的研究揭示了大鼠耐受剂量和脊髓受照射长度之间的关系：在长度较短的时候，低于 1cm 的照射范围内，白质坏死的耐受剂量和受照射的脊髓长度有很强的相关性，而晚期的血管损伤和脊髓长度关系较弱。增加数厘米后，耐受几乎和受照射长度没有关系。这基本上可以从线性排列的功能亚单元预测出来，无论 1 个、2 个、3 个还是更多链被移除，这个链都被损伤了。

相反，那些 FSU 不是链状的组织则显示逐级的剂量效应，散布于照射体积内的存活克隆源性细胞可使损伤愈合，从而在低损伤水平不显示体积效应。这也大致适用于皮肤和黏膜，从放射生物角度考虑也不期望发生体积效应。但实际上也不完全如此，当一个较大区域发生溃疡时，损伤恢复时间的延长加上感染机会的增加，将使大体积照射后组织的承受力差于同样损伤程度的小体积照射。换言之，尽管皮肤反应的严重程度并不一定完全取决于受照区域，但由于组织的恢复是来自照射区域内散布的存活克隆源性细胞的再生，故组织的耐受力不强。因此在临床实际存在着体积效应。

四、正常组织并发症概率模型

正常组织并发症概率（normal tissue complication probability，NTCP）是建立在剂量－体积关系上的一种数学模型，可以通过调整模型参数描述不同正常器官在接受一定照射剂量后出现放射治疗并发症的概率，从而对放射治疗毒性反应进行预测，也可据此对不同的放射治疗方案进行生物效应的量化对比。大量的研究工作借助 NTCP 对放疗临床及放射物理学数据进行分析以优化放疗方案、了解正常器官生物学特性。从目前放疗计划系统的生物优化模块以及文献中常见的 NTCP 模型包括 Lyman–

Kutcher-Burman（LKB）模型、Logit-EUD 模型、Schultheiss 模型、Poisson-EUD 模型、Källman 模型和 Parallel 模型。

（一）LKB 模型

LKB 模型是应用最为广泛的 NTCP 模型。Lyman 首先提出了 S 形剂量效应（sigmoid dose response，SDR）积分模型，用来描述正常组织全部或部分体积受到均匀剂量 D 照射后的剂量效应，表示为式 6-2-1 和式 6-2-2。

$$\mathrm{NTCP}=\frac{1}{\sqrt{2\pi}}\int_{-\infty}^{t}\mathrm{e}^{-x^2/2}\mathrm{d}x \tag{式 6-2-1}$$

$$t=\frac{D-\mathrm{TD}_{50}(1)}{m\mathrm{TD}_{50}(1)} \tag{式 6-2-2}$$

式中，TD_{50}（1）为全部体积受照射时引起某种器官出现 50% 并发症概率所需的剂量，m 为剂量响应曲线斜率因子。随着适形和调强技术的发展，正常组织受量不均匀程度增加，Kutcher、Burman 和 Lyman 相继提出了两种剂量 - 体积直方图化简算法对原有 SDR 模型进行了改进，即等效体积法［effective volume reduction scheme，式（6-2-3）~（6-2-6）］和等效剂量法［effective dose reduction scheme，式（6-2-7）~（6-2-8）］：

$$t=\frac{D_{\max i}-\mathrm{TD}_{50i}(\nu)}{m\mathrm{TD}_{50i}(\nu)} \tag{式 6-2-3}$$

$$\mathrm{TD}_{50i}(\nu)=\mathrm{TD}_{50}(1)\cdot V_{\mathrm{eff}_i}{}^{-n} \tag{式 6-2-4}$$

$$V_{\mathrm{eff}_i}=\sum_{ij}\nu_{ij}d_{ij}{}^{1/n} \tag{式 6-2-5}$$

$$d_{ij}=\frac{D_{ij}}{D_{\max i}} \tag{式 6-2-6}$$

$$t=\frac{\mathrm{EUD}_i-\mathrm{TD}_{50}(1)}{m\mathrm{TD}_{50}(1)} \tag{式 6-2-7}$$

$$\mathrm{EUD}_i=\left(\sum_{ij}\nu_{ij}D_{ij}^{\frac{1}{n}}\right)^n \tag{式 6-2-8}$$

n 为体积效应因子，体积效应与 n 成正比，n 值越大（接近于 1）体积效应越大，n 值越小（接近于 0）体积效应越小。大体积效应意味着 NTCP 更多地依赖于整个体积内受照时的平均剂量，对应于“并型”组织和器官；小体积效应意味着 NTCP 应该用受照体积内最大剂量计算，对应于“串型”组织和器官。v_{ij} 和 D_{ij} 是将患者 i 的积分 DVH 转化为微分形式后对应的第 j 个体积单元和该体积单元接受的照射剂量。太大的剂量 - 体积分割单元（如 10Gy/ 单元）不足以准确描述器官的剂量 - 体积信息，而过细的分割（如 1cGy/ 单元）增加了计算量且并不会对参数拟合和 NTCP 计算结果产生影响。Dawson 推荐 j 介于 50 和 150 之间。式 6-2-1~ 式 6-2-8 表述 LKB 是一个 f［TD_{50}（1），n，m；（D_{ij}，v_{ij}）］结构的三参数加剂量 - 体积信息的概率模型。Moiseenko 对比了等效体积和等效剂量两种 DVH 化简方法，认为相比于等效体积方法，等效剂量法对于器官内的剂量分布变化更不敏感。

（二）Logit-EUD 模型和 Schultheiss 模型

Schultheiss 首先提出了描述均匀照射下剂量 D 与 NTCP 关系的逻辑模型：

$$\mathrm{NTCP}(D)=\left\{1+\left[\frac{\mathrm{TD}_{50}(1)}{D}\right]^k\right\}^{-1} \tag{式 6-2-9}$$

TD_{50}（1）和 k 是模型参数，前者意义与 LKB 模型中的 TD_{50}（1）相同，后者为斜率因子。考虑到非均匀照射下的计算，用式 6-2-8 描述的等效均匀剂量（effective uniform dose，EUD）替换均匀剂量 D，以此

引入体积效应因子 n 和患者 i 的 DVH 信息，就形成了 Logit-EUD 模型，可用于非均匀照射下正常组织并发症概率的计算。

Schultheiss 模型是一个直接针对非均匀照射的积分概率模型，如式 6-2-10。假设患者 i 的某正常器官由 N 个足够小的子单元构成，每个子单元接受到的照射剂量可视为均匀剂量，第一步按式 6-2-9 计算子单元 j 的 NTCP 值，代入式 6-2-10 计算整个器官的 NTCP 值。Schultheiss 模型仅有两个参数：TD_{50}（1）和 k。

$$NTCP(D_i,\nu_i)=1-\prod_{j=1}^{N}\left[1-NTCP(D_{ij})\right]^{\nu_{ij}} \qquad \text{（式 6-2-10）}$$

（三）Poisson-EUD 模型和 Källman 模型

Källman 提出了描述均匀剂量照射下剂量 D 和 NTCP 关系的泊松概率模型：

$$NTCP(D)=2^{-\exp\left[e\gamma\left(1-\frac{D}{TD_{50}(1)}\right)\right]} \qquad \text{（式 6-2-11）}$$

TD_{50}（1）和 γ 是模型参数，与 Logit-EUD 模型相似，考虑到非均匀照射下的计算，用式 6-2-8 描述的 EUD 替换均匀剂量 D，以此引入体积效应因子 n 和患者 i 的 DVH 信息，就形成了 Poisson-EUD 模型，可用于非均匀照射下正常组织并发症概率的计算。

与 Schultheiss 模型相同，Källman 模型同样是直接针对非均匀照射情况，假设患者 i 的某正常器官由 N 个足够小的子单元构成，每个子单元接受到的照射剂量可视为均匀剂量，第一步按式 6-2-11 计算子单元 j 的 NTCP 值，代入式 6-2-12 计算整个器官的 NTCP 值。Källman 模型有 3 个参数：TD_{50}（1），γ 和 s。

$$NTCP(D_i,\nu_{ij})=\left\{1-\prod_{j=1}^{N}\left[1-NTCP(D_{ij})^{s}\right]^{\Delta\nu_{ij}}\right\}^{\frac{1}{s}} \qquad \text{（式 6-2-12）}$$

（四）Parallel 模型

Parallel 模型综合了 Wolbarst，Niemierko 和 Jackson 提出的理论，假设正常器官是由并型结构的 FSU 构成，仅当大量 FSU 被破坏且超过功能储备分布（functional reserve distribution）描述的阈值时，器官才表现出并发症。对于典型的串型器官，以该模型理论将其假设为仅有一个 FSU 组成，只要该 FSU 受到破坏，整个器官就可能表现出并发症。Jackson 指出，当 FSU 数量较大时，整个器官的损伤更近似于 FSU 的平均损伤。因此我们猜测 Parallel 模型对于描述典型的串型器官可能存在一定误差或者局限性，这有待进一步研究。对于患者 i，

$$NTCP(D_i,\nu_i)=\frac{1}{\sqrt{2\pi\sigma_\nu^2}}\int_0^{f_i}d\nu\exp\left[\frac{-(\nu_{ij}-\nu_{50})^2}{2\sigma_\nu^2}\right] \qquad \text{（式 6-2-13）}$$

$$f_i=\sum_{j}^{N}\nu_{ij}p(d_{ij}) \qquad \text{（式 6-2-14）}$$

$$p(d_{ij})=\frac{1}{\left[1+\left(\frac{d_{\frac{1}{2}}}{d_{ij}}\right)^k\right]} \qquad \text{（式 6-2-15）}$$

Parallel 模型包括 4 个参数：$d_{1/2}$ 表示导致 50%FSU 被破坏的照射剂量；k 为斜率因子，体现了 FSU 在 $d_{1/2}$ 剂量照射下出现损伤的增长率；V_{50} 和 σ_ν 分别描述功能储备的平均值及其宽度。

（五）模型参数拟合

Burman 应用 Lyman 提出的并发症概率模型，在 Emami 给出的各器官临床耐受剂量的基础上，通过曲线拟合和观察的方法，给出了 27 种正常器官在接受全体积均匀照射的情况下出现 29 种并发症

的 NTCP 模型参数（TD_{50}（1），n，m）。这一结果沿用至今，被一些商业计划系统的生物学评估模块所引用。然而随着精确放射治疗技术的发展，多数正常器官受到的是部分体积非均匀照射，继续沿用 Burman 给出的参数来预测并发症或者以此对放疗方案作出量化评估，其准确性必将受到影响。这就要求我们在临床观察和数据分析的基础上，建立具有群体针对性的 NTCP 模型，即拟合新的模型参数，以充分发挥 NTCP 模型在预测并发症和量化评估放射治疗计划方面的作用。

（六）对 NTCP 模型的改进

NTCP 模型表现出了良好的预测能力，也为放疗医生和物理师对比不同治疗方案提供了一个量化的评价标准。然而用单纯数学手段解决复杂的生物学问题时，常会因其局限性而出现偏差，而且上述传统 NTCP 模型的提出多在 20 世纪八九十年代，导致其在现阶段的使用也存在着一定的局限性，特别是在个体化放疗领域，传统的 NTCP 模型仅能面向单一患者群体描述器官受量与并发症关系，无法体现“量体裁衣”的个体化放疗思想。一方面，NTCP 值的计算完全基于器官受到的最终剂量 - 体积信息，无法区分这些剂量是如何累加得到的，也就没法区别预测常规分割和非常规分割组的并发症概率，而临床经验表明，不同剂量分割方案将显著影响正常组织损伤概率；另一方面，在拟合 NTCP 模型参数或预测放射治疗并发症时，其结果与并发症的表现时间密切相关，同一患者的并发症表现情况及严重程度会因随访时间的不同而出现变化，这就直接影响了参数拟合过程中似然函数的表达；再一方面，上述传统 NTCP 仅描述正常组织接受辐射的剂量 - 体积与并发症概率的关系，未能考虑其他个体因素对并发症表现产生的影响。

面对上述三方面局限，有学者对传统 NTCP 模型做出了改进：针对分次剂量不同的情况，可以将 NTCP 模型与线性二次（linear-quadratic，L-Q）模型相结合，引入 α/β 因子作为另一个模型参数，对剂量因子进行校正。以预测直肠损伤的 NTCP 模型为例，Marzi 和 Tucker 均用该方法对 NTCP 模型进行改进，同时拟合了描述直肠生物学特性的 α/β 值。将该 α/β 值代入改进后的 NTCP 模型，就可以将放射治疗计划中的物理剂量转换成患者吸收的生物剂量，消除了不同分次剂量治疗带来的生物学差异，提高了 NTCP 模型预测并发症的精度。

针对随访时间对 NTCP 模型的影响，Tucker 提出了一种混合的 NTCP 模型。在现有模型的基础上引入新的模型参数 μ 和 σ 构成“对数正态分布”函数对潜在时间建模，由此患者 i 在时间 τ 表现并发症对似然函数的贡献变为 NTCP 与时间概率密度函数 $f(\tau)$ 的乘积，若在时间 τ 未表现并发症，则贡献为 $1-\text{NTCP}\cdot f(\tau)$。该方法改变了传统 NTCP 模型必须指定某一并发症观察点的局限，允许将并发症表现时间不同的患者纳入同一组进行分析，使 NTCP 模型在描述并发症与辐射剂量关系的同时，引入表达时间因素，拓展了 NTCP 模型的功能和包含的信息量。

传统意义上的 NTCP 模型只能描述正常器官受到照射的剂量 - 体积因子与并发症概率间的关系，而大量研究数据及临床经验证实，并发症的出现与其他因素有着显著相关性，比如患者自身因素（是否有吸烟史、糖尿病史、手术史等）、化疗方案因素、病理分期因素等。这些因素的出现与否，在一定程度上显著影响着每一个患者个体是否出现放射治疗并发症的结果，使具有相同 DVH 曲线的患者可能表现出截然不同的并发症。Tucker 等提出了一种广义的 Lyman NTCP 模型，该模型在传统模型 3 个参数的基础上，增加了剂量修正因子（dose-modifying factor），将“有否吸烟史”这一非剂量学因素引入 NTCP 模型，并通过分析一组非小细胞肺癌患者出现放射性肺炎的随访数据，拟合得到“有否吸烟史”对应的剂量修正因子。利用这一技术，就可以有针对性地根据患者的个体情况进行个体化的并发症概率预测，扩展了 NTCP 模型的应用领域。

上述 3 种针对 NTCP 模型的改进均着眼于先进的放疗技术对并发症的影响，通过增加模型参数、改变模型表达形式的方法，提高了 NTCP 模型预测放射治疗并发症的能力，是目前放射治疗领域的研究热点，具有广阔的前景。

（七）其他几种放疗并发症预测方法

Munley 和 Su 先后利用人工神经网络对临床治疗数据进行了分类，使该神经网络经过训练后，可以针对相同的临床数据源预测放射性肺损伤；Thames 等提出了一种用于并发症预测的集群模型（cluster model），提出并发症的表现不仅与正常器官受到的辐射剂量有关，而且与构成正常器官的功能子单元空间分布（集群）情况有关，并将器官按空间结构分为一维（如脊髓）、二维（如直肠壁）和三维（如肺）；El Naqa 等提出利用交叉验证（cross-validation）技术在众多临床预后因素构成的海量数据中进行数据挖掘和建模，进而利用最密切相关的因素进行并发症预测，这体现了多因素引导下的并发症预测的思想；Valdagni 等在分析临床数据的基础上，建立了预测前列腺癌放疗并发症的诺莫图（Nomo-gram），对可能引起并发症的多种因素进行加权量化，是一种降低预测精度但简便易行的方法；Deasy 和 Acosta 均将并发症与解剖结构关联起来，分别从胸部正交投影图像和盆腔 CT 三维重建图像空间，标注了放射性肺炎和放射性直肠损伤的高危区域。Ospina 等对比了随机森林（random Forest）方法与传统的 NTCP 模型在预测前列腺癌引起直肠晚期损伤中表现出的特点，结果显示这种基于二叉树理论的分类方法成功地将多种临床因素引入到并发症筛选过程中，与人工神经网络方法类似，可以有效地针对相同的临床数据源来预测并发症概率。

上述方法利用计算机信息处理技术，对临床数据和随访结果进行分析、分类，是计算机技术应用于临床医学的成功案例，为两个学科提供了一个交叉合作平台。

五、来自“临床工作中正常组织效应定量分析”及其他数据源的常见正常组织剂量 - 体积限值

常见的正常组织剂量 - 体积限值详见本书附录一至五

第三节 分割方式、治疗时间和剂量率

放射治疗的目标是使肿瘤得到最大可能的控制，而周围正常组织的损伤最小。它既可以通过治疗方案的物理优化措施实现，包括使用不同的照射技术（如三维适形、调强）和使用不同种类的射线（如光子、质子和重离子）将剂量尽可能地集中到肿瘤靶区；也可以通过生物干预手段来增加肿瘤细胞的放射敏感性（如 Jiang 的研究发现重组人内皮抑素可改善非小细胞肺癌乏氧“时间窗”，增加放疗敏感性，两年局控率由 43% 提高至 63%、有效率由 44% 提高至 80%）或降低正常组织的放射敏感性（正常组织保护剂）；还可以通过时间剂量因子的恰当选择获得最佳的剂量给予方式，扩大肿瘤的局部控制率和减少正常组织的损伤程度。

放射治疗过程中的“生物剂量”和“物理剂量”是两个不同的概念。根据国际原子能委员会（IAEA）第 30 号报告定义，“生物剂量”是指对生物体辐射响应程度的测量。放射线在生物体中所产生的生物效应，不仅取决于照射剂量在空间上的分布，也在很大程度上依赖于治疗时间和照射次数。对于相同的处方总剂量，当分次数和总疗程时间增加时，生物效应降低。要得到一个特定效应的剂量——通常以生物效应剂量（biological effective dose，BED）为衡量标准，则必须提升总照射剂量。这些因素对生物效应的影响程度有赖于所照射的组织和加以考虑的效应表现。当两个组织受到同样的照射时，分次

情况和总疗程时间的不同可能导致不同的效应，这称之为对一个组织生物效应的修饰。选择不同的分次和总疗程时间，有可能降低放疗引起的正常组织并发症风险。

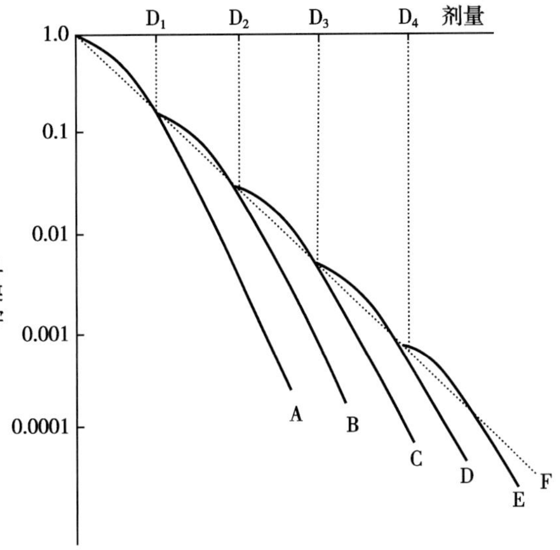

图 6-3-1 单次照射与分次照射的剂量效应对比

细胞实验结果如图 6-3-1 所示，单次大剂量照射带来细胞存活分数的急剧下降（如曲线 A），若把单次剂量分成许多分次，使在每个分次照射时组织受到的损伤有可能得到部分修复，从而对那些能累积和有效地修复损伤的细胞给予相应的保护（如曲线 B、C、D、E）。从组织层面来说，把剂量分成许多分次使在每个分次照射时组织受到的损伤有可能得到部分修复，从而对那些能累积和有效地修复损伤的组织细胞给予相应的保护。总治疗时间的延长让存活细胞能继续繁殖，让亚致死损伤细胞能得到修复，这对于增殖快的组织（如皮肤、小肠黏膜）保存功能来说更为有利。在细胞修复和再群体化之外，分次和总治疗时间的延长还能有利于乏氧细胞的再氧合和导致处于细胞周期的细胞分布的改变，这些因素都会影响组织器官的最终生物学效应。

时间剂量因子在临床实践中的体现方式，可以从剂量分割、治疗时间和剂量率三个方面来描述。

一、剂量分割方式对放射治疗并发症的影响

临床及实验数据表明，改变分割模式会引起早反应组织和晚反应组织不同的反应。达到同样早期反应的总剂量下，减少分割数、增加分割剂量会加重晚期反应；相反，增加分割数、降低分割剂量将起到对正常组织的保护作用。为了能够将这一现象量化评估，通常需要借助放射生物学模型和组织损伤特征剂量等概念。

（一）线性二次模型及其推导出的生物效应剂量模型

线性二次（L-Q）模型及其推导出的 BED 被广泛应用于进行不同分次剂量方案间的等效转换。L-Q 模型于 1942 年被 Lea 首次提出，是一个通过拟合细胞接受不同持续剂量照射后存活率变化曲线得到的经验公式。随后 Kellerer 探索了 L-Q 模型内在机制，认为辐射会导致两种形式的细胞损伤：致死性损伤和亚致死性损伤。它是辐射剂量与细胞存活分数之间的函数，认为如果一个 DNA 分子的两个链或一个染色体的两个臂同时受损时细胞才被杀灭，它可以是单个电离粒子作用的结果，也可以是两个不同电离粒子协同作用的结果。单个粒子作用所带来的照射后细胞存活分数 S 正比于照射剂量 D：

$$S=\exp(-\alpha D) \quad （式 6-3-1）$$

式中α为单位剂量的单个粒子使细胞被直接杀灭的平均概率，代表不可修复的放射损伤。两个独立粒子作用所带来的照射后细胞存活分数 S 正比于照射剂量 D 的平方（式 6-3-2）：

$$S=\exp(-\beta D^2) \quad （式 6-3-2）$$

式中β为单位剂量平方的两个粒子使细胞被杀灭的平均概率，代表可修复的损伤。一束射线对细胞产生的总体效果，一定是既包含α损伤，又包含β损伤，所以总体细胞存活分数S表示为式6-3-1和式6-3-2的乘积

$$S=\exp(-\alpha D-\beta D^2) \quad （式 6-3-3）$$

式 6-3-3 是 L-Q 模型的数学表达形式，其中α/β代表组织损伤的特征剂量（单位为 Gy），其大小代表了细胞存活曲线的曲度：如图 6-3-2 所示，α/β值越大，细胞存活曲线越直；α/β值越小，细胞存活曲线越弯曲。同时，α/β值的大小亦代表了细胞对亚致死损伤的修复能力，α/β值越大，细胞修复亚致死损伤的能力越低，α/β值越小，细胞修复亚致死损伤的能力越强。

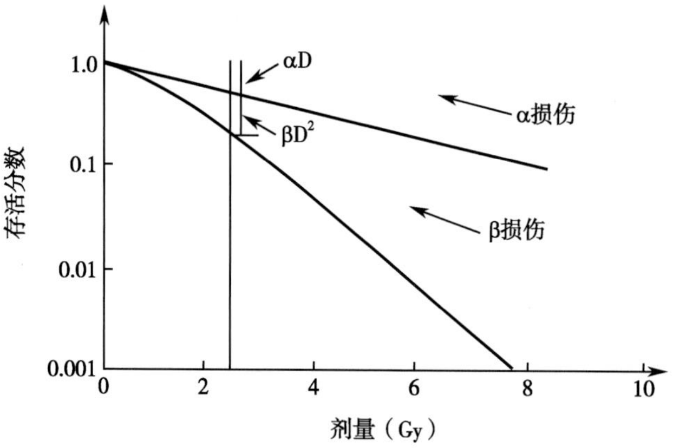

图 6-3-2　L-Q 模型预示的细胞存活曲线

$\alpha=0.22Gy^{-1}$，$\alpha/\beta=2.5Gy$，不可修复的α损伤和可修复的β损伤在 $D=\alpha/\beta$ 剂量处，对细胞总体带来的损伤效应相等

根据 L-Q 模型，射线效应被分成两部分：由高 LET 分量引起的α效应，是剂量 D 的一次函数，在低剂量段时起主要作用；由低 LET 分量引起的β效应是剂量 D 的二次函数，在高剂量段起主要作用，α/β比值为高低剂量段的分界线。如图 6-3-3 所示，晚反应组织的剂量效应曲线比早反应组织的更加弯曲且晚反应组织修复能力强、α/β比值低、β效应在较低剂量时开始作用；早反应组织修复能力低、α/β比值高、β效应在较高剂量时才开始作用。器官功能的剂量 - 效应曲线必须与反映克隆源性细胞存活的曲线区分开——器官功能明显更依赖于照射后存活功能细胞的比例，而不是存活克隆源性细胞（干细胞）的比例。后者的剂量 - 效应曲线往往呈直线，肩区相对较小，而前者的曲线更弯曲，肩区也更大。

因此，两条曲线会在某一剂量处相交，相交点的剂量 $D_{交}$与两种组织的 L-Q 特征参数有关，多数情况下 $D_{交}$在 2~5Gy 的剂量范围内。在 $D_{交}$左侧剂量区域内，晚反应组织（正常组织）的损伤较早反应组织（肿瘤）小，最佳照射剂量可能位于两种组织的细胞存活曲线相距最大的位置，该剂量一般约为交点剂量的 50%。因此，常规分次照射的最佳分次剂量应位于 1~2.5Gy 范围内，这也正是在适形调强及影像引导放射治疗广泛应用之前，分次处方剂量往往位于 1~2.5Gy 之间的原因。

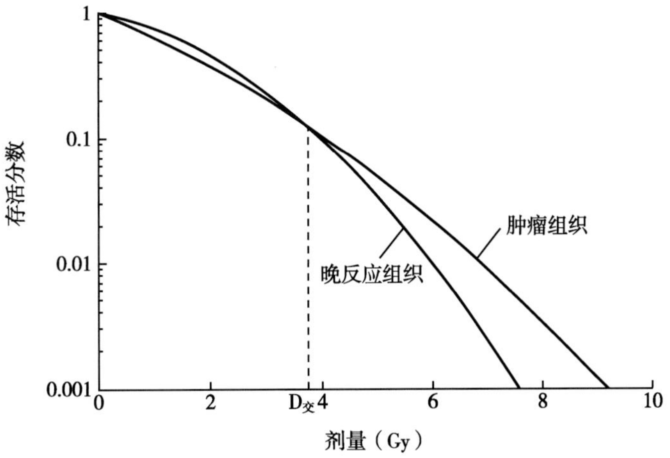

图 6-3-3　早晚反应组织细胞存活曲线的比较

肿瘤（早反应组织）α/β=10Gy，α=0.4Gy^{-1}；晚反应（正常）组织 α/β=2.5Gy，α=0.22Gy^{-1}

生物效应剂量模型写为式 6-3-4：

$$BED=nd[1+d/(\alpha/\beta)] \qquad \text{（式 6-3-4）}$$

其中，nd 为总剂量（D）；α/β 比值称为分次剂量校正因子，可以查表获得。根据上述公式推导，不同分割方案的等效变换公式见式 6-3-5：

$$n_2d_2\left(1+\frac{d_2}{\alpha/\beta}\right)=n_1d_1\left(1+\frac{d_1}{\alpha/\beta}\right) \qquad \text{（式 6-3-5）}$$

有大量文献讨论具体正常组织和肿瘤组织对应的 α/β 比值，部分常见正常组织和肿瘤组织 BED 计算参数如表 6-3-1 所示

表 6-3-1　常见正常组织和肿瘤组织 BED 计算参数

组织类型	指标	α/β（Gy）	95% 置信区间
晚反应组织		2.5	
早反应组织		10	
“肿瘤”组织		10	
早反应组织			
皮肤	红斑	8.8	6.9~11.6
	红斑	12.3	1.8~22.8
	脱屑	11.2	8.5~17.6
口腔黏膜	黏膜炎	9.3	5.8~17.9
	黏膜炎	15	−15~45
	黏膜炎	~8	
晚反应组织			
皮肤 / 血管	毛细血管扩张	2.8	1.7~3.8
	毛细血管扩张	2.6	2.2~3.3
	毛细血管扩张	2.8	−0.1~8.1
皮下组织	纤维化	1.7	0.6~2.6
肌肉 / 血管 / 软骨	肩部活动受损	3.5	0.7~6.2

续表

组织类型	指标	α/β（Gy）	95% 置信区间
神经	臂丛病变	<3.5	
	臂丛病变	~2	
	视神经病变	1.6	−7~10
脊髓	脊髓炎	<3.3	
眼	角膜损伤	2.9	−4~10
肠道	狭窄 / 穿孔	3.9	± 0.7
基质		6.9	
脑		3.3	
脊髓		2.5	
肺		3.6	
	肺炎	3.3	± 1.5
	纤维化	3.1	−0.2~8.5
声门 / 喉	各种晚期效应	3.8	0.8~14
口腔 + 口咽	各种晚期效应	0.8	−0.6~2.5
肠		7.9	
肾		3.4	
肿瘤组织			
喉		14.5	± 4.9
口咽		~16	
口腔黏膜		6.6	2.9~ ∞
扁桃体		7.2	3.6~ ∞
鼻咽		16	−11~43
黑色素瘤		0.6	−1.1~2.5
头颈部鳞癌		25	
皮肤		8.5	4.5~11.3
皮肤鳞癌		13.4	
脂肪肉瘤		0.4	−1.4~5.4

（二）单次大剂量放射治疗

随着放射治疗技术的发展，从模拟定位、计划制定、影像引导和呼吸运动管理等各个环节的精度均得到了显著提升。以此为保障，即使仍然使用低 LET 的 X 射线，通过提高适形度、增加射线入射角度等手段，单次剂量已经可以提升至 10Gy 以上，这就推动了大剂量分割 SBRT 的研究及应用。

Chang 等报道了早期非小细胞肺癌 SBRT 与手术治疗的随机对照临床实验，发现 SBRT 的三年生存率优于手术治疗（95% vs 79%），而三年无复发生存率与手术组无统计学差异（86% vs 80%）。SBRT 治疗的患者接受了 18Gy × 3 次（周围型）和 12.5Gy × 4 次（中心型）的处方剂量。在并发症方面，SBRT 组有 3 人（10%）出现 3 级以上放疗副反应［3 人（10%）出现胸壁疼痛、2 人（6%）出现呼吸困难或咳嗽、

1 人（3%）出现疲劳及肋骨骨折]，无 4 级放射损伤及治疗引起的死亡；手术组有 1 人（4%）死于手术并发症、12 人（44%）出现 3~4 级治疗引起的副反应，3 级副反应表现为呼吸困难（4 人，15%）、胸部疼痛（4 人，15%）和肺部感染（2 人，7%）。

Uzel 等总结了 2005~2012 年间报道的 10 项针对早期非小细胞肺癌行 SBRT 的研究，结果表明 SBRT 对早期非小细胞肺癌具有显著的疗效，而并发症则主要表现为放射性肺炎、肋骨骨折、放射性皮炎、疲劳、呼吸困难、放射性食管炎、放射性肺纤维化和胸部疼痛等（表 6-3-2）。

表 6-3-2　体部立体定向放射治疗相关并发症

资料来源	并发症概率（%）								
	总体并发症	RP	RF	RD	疲劳	呼吸困难	食管炎	肺纤维化	胸部疼痛
RTOG 0236	12.7%G1~2，3.6%G3~4，无 G5	NA	NA	NA	NA	NA	NA	NA	NA
Lagerwaard et al.	无 G5	2	3	3	25	10	NA	NA	3
Baumann et al.	无 G4–5	18	15	44	30	26	4	35	19
Nagata et al.	无大于 G3	NA	NA	NA	NA	NA	NA	NA	NA
Hara et al.	仅 2 例患者出现 RP G2~3	NA	NA	NA	NA	NA	NA	NA	NA
Xia T et al.	无 G4~5 RP	2.3	NA	NA	NA	NA	NA	NA	NA
Onishi et al.	10.9% 总体肺并发症	5.4	1.6	1.2	NA	NA	0.8	NA	NA
van der Voort et al.	无 G3~4	NA	NA	NA	NA	NA	NA	NA	5.1
Grills et al.	无 G5	9	6	38	27	17	NA	NA	NA
Chang et al.	无 G4~5	11.5	NA	6.2	NA	NA	1.5	NA	9.3

注释：RP：放射性肺炎；RF：肋骨骨折；RD：放射性皮炎；NA：不适用；G：并发症级别

（三）单次大剂量放射治疗生物效应剂量的评估

临床研究的积极效果推动了 SBRT 的开展，但同时也暴露出放射生物物理在相关理论依据和应用工具研发方面的滞后：传统的 L-Q 模型是否还适用？若不再适用则单次大剂量照射所产生的等效生物剂量该如何评估？另外，既然来自日本、德国和中国的多项研究均一致认为 BED ≥ 100Gy 时能够明显提高肿瘤局部控制和 5 年总生存率，那么如何将各种不同物理剂量的分次方案换算成 BED 以评估其是否达到 100Gy?

Kirkpatrick 和 Brenner 就 L-Q 模型是否适用于单次大剂量照射，先后发表了不同的意见。Kirkpatrick 认为 L-Q 模型不适用于单次大剂量照射情况下的生物效应剂量计算，而 Brenner 则持相反意见。Kirkpatrick 给出的论据如下：首先，L-Q 模型的参数取值大多数来源于细胞实验，并且实验时使用的剂量远低于单次大剂量放射治疗中使用的剂量。在临床观察中发现，模型在单次大剂量放射治疗中经常会低估肿瘤的控制。Leith 等在治疗脑转移瘤时，使用模型计算的剂量为 25~35Gy，而在临床应用中的剂量为 15~20Gy 并能达到相同的治疗效果。同样，Kocher 等在脑转移瘤治疗中也观察到了同样的现象。其次，模型基于的生物学机制没有考虑血管、基质和抗放射性亚群等因素的影响。基于此，Kirkpatrick 认为盲目地将 L-Q 模型运用到单次大剂量放疗中，不利于我们对细胞和组织的认识，并可能对临床应用产生误导。Brenner 的论据则是：① L-Q 模型是基于生物学机制的数学模型，认为肿瘤控制和正常组织并发症都源于放射治疗引起的细胞凋亡，而细胞凋亡的主要原因是因为照射中 DNA 双链断裂后的错误修复导致细胞在有丝分裂时凋亡。②模型简便、实用，仅需要两个参数就可以将细胞致死的原因通过数学形式描述出来，并通过时间剂量因子来完善随着剂量提升和时间推移带来的其他反应。③模型经过了长期的临床验证，如单次 10Gy 和每分次高达 18Gy 的照射模式是合理的，在这个剂量区间内未见"模型不适用于临床"的有力证据，表明模型可以很好地反映实验和临床结果。然而，更多的学者认同 Kirkpatrick 的观点，倾向于"L-Q 模型不适用于单次大剂量照射"。

自 2008 年以来，先后提出了两类 5 种改进 L-Q 模型，尝试对更大范围的细胞生存曲线进行拟合，进而对大分割放疗剂量进行准确的生物效应剂量换算，分别为 USC 模型、L-Q-L 模型、KN 模型、MA-L-Q 模型和 g-L-Q 模型。以 USC 模型为例，该模型于 2008 年发表在 *Int J Radiat Oncol Biol Phys*，其数学表达形式相对简单，且对于高、低剂量区域的细胞存活分数都有较好的拟合效果，因此得到较为广泛的认同。USC 模型是由 L-Q 模型和多靶单击（SH-MT）模型组合而成，将前者精确拟合低剂量区细胞存活曲线和后者在高剂量区能更加准确拟合实验数据的特点相结合。为了使模型更加简单易用，USC 采用 SH-MT 模型的渐近线来代替 SH-MT 模型。模型设置转换剂量 D_T，当 $d \leqslant D_T$ 时，采用 L-Q 模型；当 $d \geqslant D_T$ 时，应用 SH-MT 模型，使得 L-Q 模型可在 D_T 处平滑过渡，表达式为式 6-3-6：

$$\ln s=\begin{cases}-(\alpha \cdot d+\beta \cdot d^2) & d \leqslant D_T \\ -\dfrac{1}{D_0}d+\dfrac{D_q}{D_0} & d \geqslant D_T\end{cases} \quad (式\ 6\text{-}3\text{-}6)$$

其中，D_T 为转换剂量，D_0 为确定曲线最终斜率的参数，D_q 为 SH-MT 模型渐近线的延长线与 x 轴的截距，曲线形态如图 6-3-4 所示。

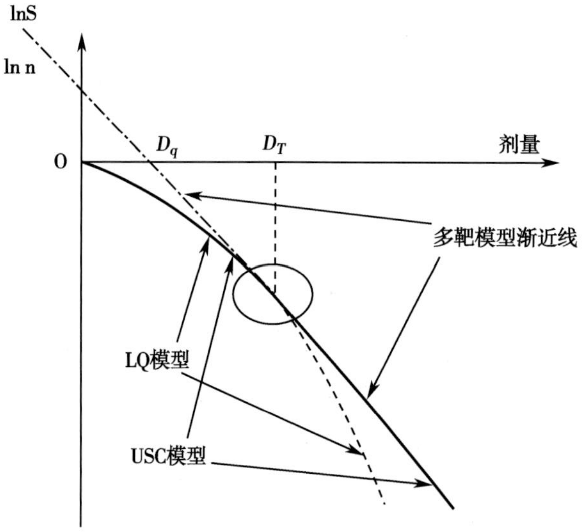

图 6-3-4　USC 曲线形态示意图

Park 等人通过对美国国家癌症研究院（NCI）报道的 12 种非小细胞肺癌细胞系的观察，得到了 α、D_0 和 D_q 的算术平均值，分别为 0.33Gy^{-1}、1.25Gy^{-1} 和 1.8Gy^{-1}。同时，转换剂量 D_T 计算值为 6.2Gy。Park 等人还从 USC 模型推导出了计算生物效应剂量的公式如下：

$$BED_{USC}=\begin{cases}D\left(1+\dfrac{d}{\alpha/\beta}\right) & d \leqslant D_T \\ D-(n-1) \cdot D_q & d \geqslant D_T\end{cases} \quad (式\ 6\text{-}3\text{-}7)$$

D 为照射的总剂量，d 为单次剂量。

Park 等人使用 H460 NSCLC 细胞系进行克隆形成实验，在广泛剂量范围测定的存活曲线数据，比较了 L–Q 模型和 USC 模型的拟合优度。在低剂量区拟合的 L–Q 模型，当外推到高剂量区时，表现出了不理想的拟合效果。使用 USC 模型拟合时，整个剂量范围的拟合效果显著提高，实验数据点同 USC 模型拟合曲线之间的误差平方和相比 L–Q 模型从 5.08 降到了 0.0168。

（四）单次大剂量放射治疗中 NTCP 模型的使用

对于单次大剂量照射中正常组织生物效应剂量的评估，只需要将 BED 模型中 α/β 参数有针对性地设置为待评估的正常组织所对应的组织特征剂量值即可。在此基础上，将 NTCP 模型中涉及剂量的元素由物理剂量替换为通过 L–Q 模型或改进的 L–Q 模型所计算得到的生物效应剂量，即可将 NTCP 模型用于预测 SBRT 等大剂量分割照射中的正常组织并发症概率。

在利用 NTCP 模型预测正常组织并发症概率时，需要知道患者正常组织的生物剂量，即组织吸收剂量。当患者接受的是非常规剂量分割照射时，为了让 NTCP 模型仍然具有并发症预测能力，我们需要用 BED 概念对传统 NTCP 模型进行改进。我们以 LKB 模型为例，对于患者 i 的传统 NTCP 模型形式如式 6–2–1~ 式 6–2–6 所示，其中涉及剂量学的参数是公式 6–2–6 中的最大点剂量 D_{max} 和 d_{ij}。

我们首先对 BED（式 6–3–5）作形式上的变换，假设 d_1 为常规分割的 2.0Gy/ 次的分次剂量，则 n_1d_1 是传统剂量分割模式下的总剂量，即生物总剂量 D_{Bio}，对应的 d_2 就是非常规剂量分割方案下的分次剂量，n_2d_2 就是物理剂量。此时，式 6–3–5 可以写成

$$D_{Phy}\left(1+\frac{D_{Phy}/n_2}{\alpha/\beta}\right)=D_{Bio}\left(1+\frac{D_{Bio}/n_1}{\alpha/\beta}\right) \quad (式 6\text{–}3\text{–}8)$$

$$D_{Phy}\left(\frac{\alpha/\beta+D_{Phy}/n_2}{\alpha/\beta}\right)=D_{Bio}\left(\frac{\alpha/\beta+D_{Bio}/n_1}{\alpha/\beta}\right) \quad (式 6\text{–}3\text{–}9)$$

由于传统剂量分割模式中的分次剂量为 2.0Gy/ 次，所以 D_{Bio}/n_1 等于 2，由此得到从物理剂量计算相应生物剂量的公式，如下

$$D_{Bio}=D_{Phy}\left(\frac{\frac{\alpha}{\beta}+\frac{D_{Phy}}{n}}{\frac{\alpha}{\beta}+2}\right) \quad (式 6\text{–}3\text{–}10)$$

其中，D_{Bio} 和 D_{Phy} 分别对应生物剂量和物理剂量，n 与上文相同为分次数，括号中分母上的“2”对应于传统剂量分割中的 2Gy/ 次。用式 6–3–10 计算 LKB 模型中 D_{max} 和 d_{ij} 对应的生物剂量，得到式 6–3–11 和式 6–3–12。

$$BED_{Max}=D_{Max}\left(\frac{\frac{\alpha}{\beta}+\frac{D_{Max}}{n}}{\frac{\alpha}{\beta}+2}\right) \quad (式 6\text{–}3\text{–}11)$$

$$BEd_{ij}=d_{ij}\left(\frac{\frac{\alpha}{\beta}+\frac{d_{ij}}{n}}{\frac{\alpha}{\beta}+2}\right) \quad (式 6\text{–}3\text{–}12)$$

由于 d_{ij} 对应的是组成正常组织的 N 个体素中每个体素的均匀剂量，因此，式 6–3–12 也就是将整个正常组织受到的不均匀照射剂量转化为等效的生物剂量。

经过分次剂量因子 α/β 校正后，NTCP 模型由 TD_{50}（1），n 和 m 三个参数增加为含有 α/β 比值的四

参数形式，即

$$NTCP_i = f[(TD_{50}(1), n, m, \alpha/\beta), d_i, \nu_i] \quad （式 6-3-13）$$

这里仅给出 LKB 模型转换的例子，对于 Logit-EUD、Schultheiss、Poisson-EUD、Källman 和 Parallel 等其他五种 NTCP 模型，转换方法相同，都是对每个体素对应的剂量单元 d_{ij} 进行生物剂量校正，得到改进后的 NTCP 模型。

二、治疗时间效应

细胞照射后，分子结构的损伤会产生修复，它与照射后时间长短呈指数关系。其亚致死损伤的修复过程可用细胞的修复速度和修复能力表达。修复速度用参数“半修复期 $T_{1/2}$”表示，它定义为 50% 细胞损伤得到修复所需的时间。修复能力用 α/β 比值表示。不同类型的组织修复亚致死损伤的速度不一样，如小肠上皮细胞属于早反应组织，其 $T_{1/2}$ 约为 0.5 小时，照射 3 小时后就能完成损伤修复；脊髓属于晚反应组织，$T_{1/2}$ 约为 2.4 小时，照射开始后约 24 小时才能完成亚致死损伤的修复。

由于损伤修复的原因，对于头颈皮肤和黏膜这种早反应组织，可耐受剂量每天约增加 0.3Gy（对于每分次剂量 2~3Gy 的常规分割），如果总治疗时间增加 2 周，则总治疗量应增加约 4Gy。这种校正值可用于治疗被中断到长达 3 周，但不能用于太长的延长时间（如超过 10 周）。在小于 1 周的治疗时间内细胞很少繁殖，时间就不是重要的问题。

对细胞更新慢的晚效应组织，总治疗时间的影响也会减低。有学者建议对肺增加剂量是每天 0.1Gy。对中枢神经系统，甚至总照射时间增加到 8 周，尚未发现有增加耐受的现象。但是 Kirkpatrick 试验结果证实，常规分割照射 6 个月后脊髓耐受剂量可增加 25%，而随后的 2 年时间内，随着脊髓的修复其耐受剂量可持续增高。

总之，对晚反应正常组织，总治疗时间可能没有什么影响，其主要对皮肤、黏膜和造血系统等早反应组织影响显著。

三、剂量率效应

在低 LET，如 X 射线或 γ 射线放射治疗中，剂量率是决定一个特定吸收剂量的生物学后果的主要因素之一。目前，剂量率可分为以下四种①超高剂量率：用 μs 或 ns 计算脉冲的照射，在 10^9~10^{12}Gy/min 的剂量率范围内，主要用于放射生物实验研究。②高剂量率：1~10Gy/min，是目前一般放射治疗外照射所用的剂量率。③低剂量率：在放射治疗中用几个小时或几天的延续照射。10^{-3}~10^{-10}Gy/min 或 0.1~1Gy/h，常用于组织间或腔内照射。④超低剂量率：用以进行这类照射的放射生物实验研究，可以长达几周、几个月甚至几年的时间。

随着剂量率的降低和照射时间的延长，一般某特定剂量的效应会降低。典型的剂量率效应是在长时间的照射期间会出现亚致死损伤的修复。如图 6-3-1，图中每个剂量（D_2，D_3，D_4……）都是一系列等分次的小剂量 D。两次剂量间的时间足够让亚致死损伤完全修复。每分次都有肩的重复。曲线 F 相当于在等剂量的情况下所有分次剂量上一个点的连线，这个曲线没有肩区。鉴于连续低剂量率可以被认为是无数的无穷小分次，在这种情况下的存活曲线也是没有肩区，并且比一次急性照射的曲线更平坦。

低剂量率对于保护正常组织带来的收益如图 6-3-5 所示，代表不同剂量率 γ 射线照射小鼠小肠隐窝细胞的存活曲线，从一次 2.74Gy/min 到 0.92cGy/min，剂量率效应显著，随着剂量率的进一步降低，细胞分裂开始占主要地位，因为照射时间已比细胞周期时间更长；到 0.54cGy/min 时，存活隐窝细胞数已下降得很少，甚至用很大剂量也很少见隐窝细胞存活数的下降。因为在如此长的照射时间内出现细胞增殖，平衡了照射所致的细胞杀灭。

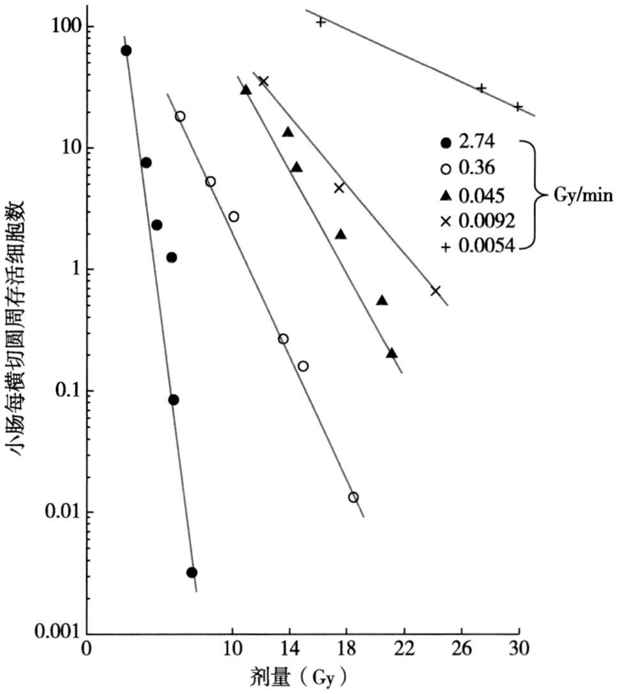

图 6-3-5　用 Cs^{137} 的 γ 射线在相当宽的剂量率范围内对小鼠做全身照射后观察小鼠小肠隐窝细胞的反应

照射后 3.5 天计数小肠隐窝内出现再生长的微集落数，注意所出现的大剂量率效应

剂量率效应的另一种表现是反向剂量率效应（the inverse dose rate effect），是指当剂量率降低时，细胞杀灭反而增高。有实验数据表明，对细胞系照射的剂量率从 1.54Gy/h 降至 0.37Gy/h，提高了杀灭细胞的效应，这一低剂量率几乎与一次急性照射的效应一样有效。对此现象的解释是，有研究发现如果用较高的剂量率，则在周期中的细胞都被“冻结”于照射开始时各自所在的时相；而如果用一定范围的低剂量率照射，则在照射期间该剂量率能允许细胞在周期中前进，并被阻滞于放射敏感的 G_2 期（至少在 HeLa 细胞试验中已证实）。因此，在持续低剂量率照射时，一个本来非同步化的细胞群体变成了一个 G_2 期的群体，反而可以增加对细胞的灭活。对 HeLa 细胞进行不同剂量率的照射后观察到的离体细胞的剂量率效应表现为当剂量率降低时，可杀灭更多的细胞。在 1.54Gy/h 的照射后，细胞被“冻结”于细胞周期的不同时相；当剂量率低至 0.37Gy/h，细胞进入被阻滞于细胞周期的放射敏感的 G_2 期，细胞存活曲线表现出与一次急性照射相近的趋势。

低剂量率脉冲放疗（pulsed low-dose rate radiation therapy，PLRT）是反向剂量率效应临床应用的一种体现。Zhang 等通过动物实验研究了 PLDR 与传统放射治疗的疗效及毒副反应的差别，第 1 组实验将接种 A549 肿瘤细胞的荷瘤小鼠分为对照组、传统放疗组（8Gy 照射）及 PLDR 组（0.2Gy × 40 次，脉冲间隔 3min 照射），通过影像学检测肿瘤变化。结果显示，传统放疗及 PLDR 在抑制肿瘤生长上显著优于对照组（$P<0.05$），且 PLDR 组的疗效略高于传统放疗组（$P>0.05$）。第 2 组实验将 20 只小鼠也分为两组，分别接受传统放疗（8Gy 照射）和 PLDR（0.2Gy × 40 次，脉冲间隔 3min 照射），结果显示，PLDR 组裸鼠的体重及生存时间优于传统放疗组，且差异有统计学意义（$P<0.05$）。由此说明 PLDR 能达到传统放疗的治疗效果，同时对正常组织的放射毒性比传统放疗小得多。PLDR 相关的临床研究也有很多，Richards

等采用PLDR对17例局部复发的乳腺癌患者进行放疗并随访18个月，发现仅有2例患者治疗失败，且接受治疗的患者耐受良好。近期有来自中国的临床研究报道了剂量率脉冲放疗在晚期难治性恶性肿瘤治疗中的疗效及副作用方面的探索，治疗20例患者，癌种包括胃癌、肺癌、食管癌、肠癌、脑胶质瘤、膀胱癌、软骨肉瘤和肝门部胆管癌，入组患者为预计难以耐受常规剂量率治疗的照射野内复发或肿瘤巨大的患者。采用的PLDR照射方法为：每天照射剂量为2Gy分10次完成，每3分钟照射一次，每次0.2Gy，每天治疗历时约30分钟，每周治疗5天，剂量率为6.67cGy/min。治疗1个月后按RECIST标准评估疗效，局部缓解率41%、疾病稳定率53%。3例患者由于病程快速进展而未完成治疗、6例（35%）患者未出现放疗并发症、7例患者出现1~2级毒性、4例患者出现3~4级毒性。中位随访1年后，4例患者出现照射野内复发。一年局控率76.4%。说明PLDR在治疗难治性晚期恶性肿瘤方面的可行性。此外，PLDR治疗鼻咽癌、肺癌脑转移等也获得了不错的结果。有学者比较了调强放疗、三维适形放疗及容积弧形调强放射治疗技术，发现采用调强放疗实施PLDR，能在覆盖靶区的同时更好地保护周围正常组织。

需要注意的是，与上述低LET射线所带来的细胞存活曲线不同，在高LET射线如重离子照射后，细胞存活曲线常是指数性的，可用 $S=-\alpha D$ 的形式表示，细胞死亡基本上是由于直接致死性杀伤（α损伤），与分次数和剂量率无关。

（朱　健　李宝生）

参考文献

1. 王绿化．肿瘤放射治疗学．北京：人民卫生出版社，2018.
2. 李晔雄．肿瘤放射治疗学．北京：中国协和医科大学出版社，2018.
3. Astrahan M.Some implications of linear-quadratic-linear radiation dose-response with regard to hypofractionation.Med Phys，2008，35(9)：4161-4172.
4. Kavanagh BD，Newman F.Toward a unified survival curve：in regard to Park et al.(IntJ Radiat Oncol Biol Phys 2008；70：847-852) and Krueger et al.(Int J Radiat Oncol Biol Phys 2007；69：1262-1271).Int J Radiat Oncol Biol Phys，2008，71(3)：958-959.
5. Park C，Papiez L，Zhang S，et al.Universal survival curve and single fraction equivalent dose：useful tools in understanding potency of ablative radiotherapy.Int J Radiat Oncol Biol Phys，2008，70(3)：847-852.
6. McKenna F，Ahmad S.Fitting techniques of cell survival curves in high-dose region for use in stereotactic body radiation therapy.Phys Med Biol，2009，54(6)：1593.
7. Kirkpatrick JP，van der Kogel AJ，Schultheiss TE.Radiation dose-volume effects in the spinal cord.Int J Radiat Oncol Biol Phys，2010，76(3 Suppl)：S42-S49.
8. Marks LB，Yorke ED，Jackson A，et al.Use of normal tissue complication probability models in the clinic.Int J Radiat Oncol Biol Phys，2010，76(3 Suppl)：S10-19.
9. Wang JZ，Huang Z，Lo SS，et al.A generalized linear-quadratic model for radiosurgery，stereotactic body radiation therapy，and high-dose rate brachytherapy.Sci Transl Med，2010，2(39)：39-48.
10. Zhu J，Zhang ZC，Li BS，et al.Analysis of acute radiation-induced esophagitis in non-small-cell lung cancer patients using the Lyman NTCP model.Radiother Oncol，2010，97(3)：449-454.
11. Bai T，Zhu J，Yin Y，et al.How does four-dimensional computed tomography spare normal tissues in non-small cell lung cancer radiotherapy by defining internal target volume?Thorac Cancer，2014，5(6)：537-542.
12. Uzel EK，Abacıoğlu U.Treatment of early stage non-small cell lung cancer：surgery or stereotactic ablative radiotherapy?Balk Med J，2015，32(1)：8-16.
13. Zhu J，Simon A，Haigron P，et al.The benefit of using bladder sub-volume equivalent uniform dose constraints in prostate intensity-modulated radiotherapy planning.Oncotargets Ther，2016，9：7537.
14. Yan J，Yang J，Liu J，et al.Use of Pulsed Low-Dose Rate Radiation Therapy in Refractory Malignances.Int J Radiat Oncol Biol Phys，2017，99(2)：E529.
15. Zhu J，Bai T，Gu J，et al.Effects of megavoltage computed tomographic scan methodology on setup verification and adaptive dose calculation in helical TomoTherapy.Radiat Oncol，2018，13(1)：80.

第七章

放射治疗技术优化对正常组织的保护

第一节　概　　述

放射治疗的主要目标是提高肿瘤剂量以最大化地杀灭肿瘤细胞，同时降低周围正常组织剂量使其最大程度地得到保护。然而，一些正常器官通常会邻近甚至重叠在照射靶区内而接受了中至高剂量的照射，它们的耐受量常常限制了肿瘤剂量的提升。因此，正常组织的放疗副反应已成为阻碍放疗疗效进一步提高的主要因素，对这些正常器官的优化保护以降低放疗副反应是放疗临床所面临的一个重要挑战。

从历史上看，在放射治疗中安全谨慎的行为在很大程度上是为了避免正常组织 / 器官的治疗毒性。实际上，绝大多数正常组织均具有相应的耐受剂量。Withers HR 等提出的功能性亚单元（FSU）概念奠定了体积效应的放射生物学基础。Emami B 将受照射器官的体积分为 1/3、2/3 以及整个器官三个水平，并于 1991 年首次较系统地报告了 26 类器官的耐受剂量限值，这也是临床工作中量化体积效应的开端。随后大量的研究将剂量 – 体积数据与临床结果联系起来。临床中正常组织效应定量分析（quantitative analyses of normal tissue effects in the clinic，QUANTEC）就是对以三维剂量 – 体积 – 结果数据为基础的指南进行改进的一种尝试。目前有关组织 / 器官放射反应剂量 – 效应关系的认识主要来源于临床放疗经验，而耐受剂量被用来描述在大部分个体中不出现临床放射损伤的情况下特定组织 / 器官可以承受的最大照射剂量。因此减少正常组织 / 器官的受照射体积是减少相关放射副反应的重要途径。而三维治疗计划系统的引入为确定正常组织的剂量 – 体积数据与放射毒性之间的量效关系提供了可能，从而大大提高了拟定放疗计划的相对安全性。

剂量体积直方图（dose-volume histogram，DVH）将三维剂量数据以二维的方式进行展现，是精确量化正常组织受照剂量体积的重要工具。积分 DVH（cDVH）对同一治疗计划中不同器官间剂量分布的评估和比较非常有用；而微分 DVH（dDVH）则能展现同一器官内受照射体积与剂量间的相对关系。但 DVH 也存在一些不足之处如没有提供空间信息，即不能标明靶区内低剂量或正常组织内高剂量区的位置；此外 DVH 也并未考虑分次剂量大小变化、也从未考虑组织（器官）功能和结构复杂性、功能或敏感性的空间变化以及器官之间可能的相互作用。临床医生应用和比较 DVH 图仍具有挑战性。

在过去的几十年中，新兴科学技术的应用使得放射物理技术得到了进一步的发展，诸如适形调强放疗（intensity modulated radiation therapy，IMRT）、立体定向消融治疗（stereotactic ablative radiotherapy，SABR）、术中放射治疗（intraoperative radiotherapy，IORT）、质子重离子治疗等各种新型放疗技术。这一系列放疗技术的临床应用，使得我们需要对放射治疗中正常器官的损伤与保护有一个更新、更全面的认识，能够使我们在实施高适形剂量照射与限制危及器官剂量之间做出权衡利弊，并提供更多的调制手段来进一步降低正常组织/器官的照射体积。

第二节　三维适形与调强放射治疗

为了提高外照射的治疗比，人们越来越关注先进放疗技术的应用。在传统的二维（2D）时代，一方面肿瘤医师不能够精确定位肿瘤的位置，另一方面照射野的形状不能与肿瘤靶区形状精确适形，因此正常组织可能会受到大量的照射。CT 等影像技术的进步使得放疗进入三维（3D）的治疗时代。特别是现在的 IMRT 技术和图像引导技术的应用，改变了我们最小化正常组织损伤的方法。随着三维适形放射治疗（3DCRT）与 IMRT 技术在放疗中的广泛应用，医生们了解这些技术在减少正常组织毒性方面的优势和局限性是非常重要的，这样就能最优化地利用它们来降低正常组织的风险、从而提高治疗比。

一、三维适形与调强治疗的物理技术优势

3DCRT 是于 20 世纪 80 年代基于 CT 影像数据发展而来的一项技术，它可以确定组织和器官的解剖轮廓，并通过它们的电子密度差异来进行剂量计算。3DCRT 在 3D 方向上每个射野的形状都与靶区相适合，并将剂量均匀输出至靶区，通过人工调节楔形板角度、射野方向与权重来调节靶区剂量的均匀性以及周围危及器官的受量。但是这种调节相对简单、且依赖于计划者的经验，最终产生的三维剂量分布通常是一个凸多边形状，再加上照射野相对较大，因此在很多情况下正常组织并不能被很好地保护。

IMRT 则是在 3DCRT 基础上的进一步发展，自 1990 年代早期 IMRT 被应用于临床以来，目前已成为一项常规开展的技术。IMRT 通过多角度射野设置、多子野分割、滑窗等技术使均匀输出的通量分布变成不均匀分布，明显增加了靶区的剂量适形性，以避免或减少正常组织的照射，最大限度地限制治疗的副作用。IMRT 的主要优势是其对凹凸靶区的适形能力，特别是凹面邻近重要器官时尤有优势。据估计，临床治疗的 PTV 有 30% 是凹形的靶区，因此可以从 IMRT 明显获益。另一方面，IMRT 治疗方案是在治疗计划系统内通过逆向治疗计划的设计而得到，可以获得较正向计划方法更优的靶区适形性和更窄的侧向半影。通过调节每个射野的通量强度，在肿瘤靶区和正常器官之间形成一个很窄的剂量梯度，通常允许至少 95% 的 PTV 接受规定的处方剂量，同时保证周围正常组织的受量在既定的耐受范围之内。图 7-2-1 为 IMRT 与 3DCRT 技术的剂量分布图，其中图 A、B、C 所示为 3DCRT 剂量分布，图 D、E、F 所示为 IMRT 剂量分布，其中 IMRT 的剂量靶区适形性明显优于 3D-CRT。

相比于 3DCRT，IMRT 可以提供更适形紧密的剂量分布，从而显著降低正常组织的照射剂量。结合 IGRT 的使用，一方面提高了摆位的精确性从而一定程度上缩小了 PTV 的 margin；另一方面可以根据肿瘤位置与形状的变化从而适应性地修正原始治疗计划，以期在保证治疗精确性的同时最大程度地降低正常组织的受量。最近发展了许多技术，它们能够利用 IMRT 的优点，使 MLC 的动态运动和 X 射线源同时运动。弧形调强放疗（IMAT）是 Yu 提出的断层疗法的替代疗法，该疗法通过单弧或多弧以及基于 MLC 的调制实施照射剂量，以使照射野与靶区相适形并保护周围正常组织。VMAT 是由 Otto 提出的一种单弧形式的 IMAT，它还可以使用可变剂量率来调制剂量。虽然 VMAT 比静态 IMRT 实施具有治疗时间优势，但没有证据表明一种技术优于另一种技术。

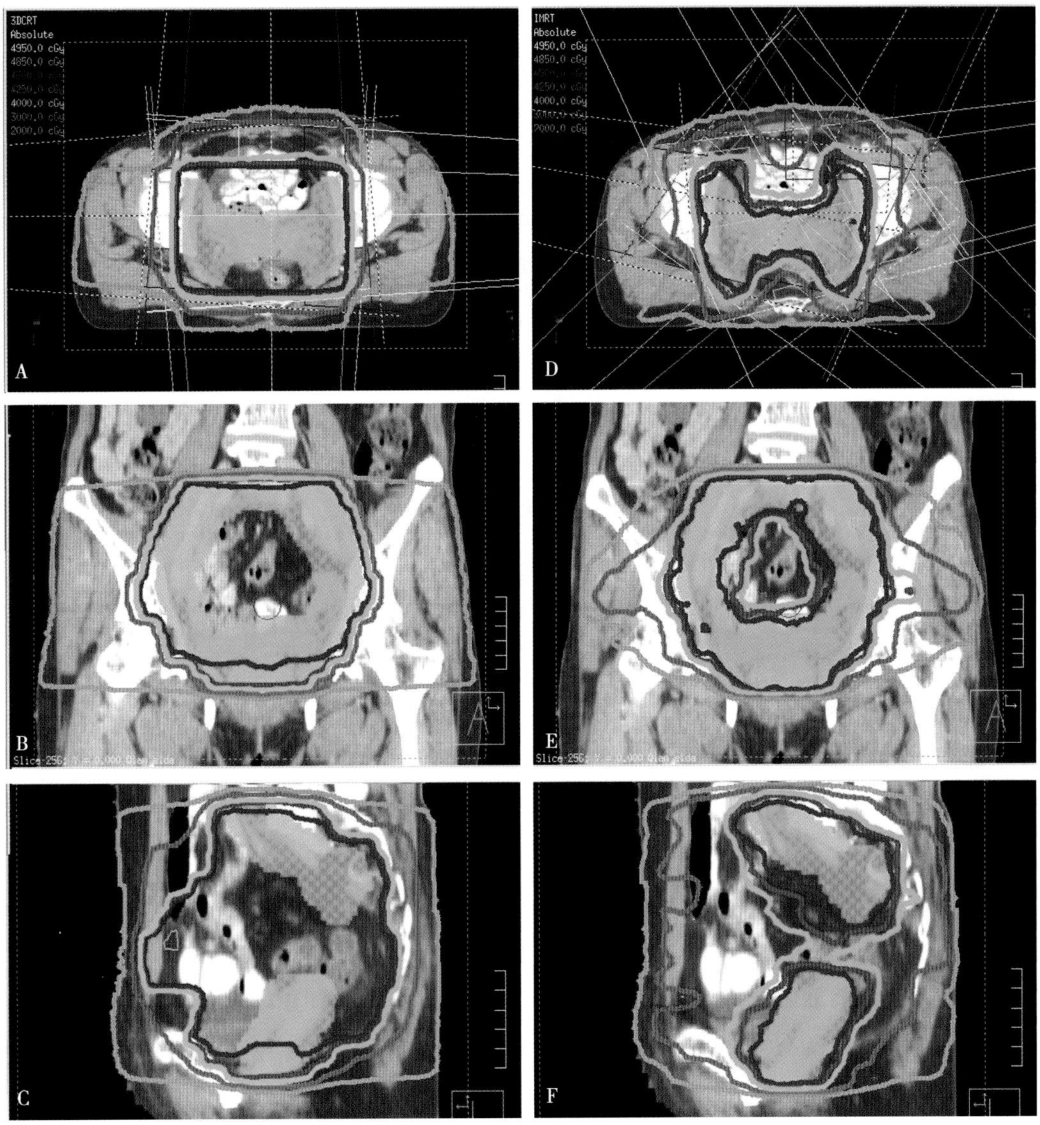

图 7-2-1　IMRT 与 3DCRT 技术的剂量分布图
A~C. 为 3DCRT 剂量分布；D~F. 为 IMRT 剂量分布

二、调强技术的临床优势

现有的临床证据显示 IMRT 是一项安全可靠的局部治疗技术，在一些肿瘤的治疗中能显著提高疗效。使用 IMRT 减少正常组织的剂量是临床应用的一个重要目的。计划师在治疗计划设计时设置危及器官（OAR）的剂量限制，通过计算机强大的逆向计划优化功能来提供 CRT 几乎不可能实现的剂量限制结果。IMRT 还可以结合大剂量分割技术以进一步降低 OAR 的毒性。

一些纵向研究显示，相比于 2D 放疗和 3DCRT，IMRT 在头颈部肿瘤放疗中可以显著改善吞咽、口腔干燥、唾液黏稠、进食和治疗后口腔张开相关的生活质量。PARSPORT 研究已经表明，与 3DCRT 相比，IMRT 更好地保护了唾液腺，并且显著降低了咽部肿瘤患者口干症的发病率，其 12 个月的 LENT SOMA ≥ 2 级口干症评分为 39%（3DCRT 为 74%，P=0.002）。

Zelefsky 等报道使用 IMRT 患者的急性 1 级和 2 级直肠毒性和晚期 2 级直肠出血风险的发生率明显偏低，而尿毒性则与 3DCRT 相当。Mundt 等报告了在妇科恶性肿瘤的全盆腔放疗中，IMRT 治疗的耐受性较好，相对于 3DCRT，其减少了急性的胃肠后遗症。Nutting 等报告了前列腺癌患者使用 IMRT 照射盆腔淋巴结时（50Gy），其对照射 35~50Gy 的肠道部分的保护明显优于 3DCRT。

三、调强技术的挑战

与 3-CRT 相比，IMRT 的剂量学优势使得某些肿瘤治疗的副作用明显减少。但 IMRT 需要占用更多的时间和资源来完成。此外，IMRT 与 3D-CRT 的成本效益还没有确定。更重要的是，当 IMRT 的射野 <5 个时，相对于 3DCRT 的优势则变得不明显。

增加靶区剂量的适形性是有代价的，在 IMRT 治疗期间总有一部分加速器机头引出的射线束会被遮挡，这会导致两个结果，首先，由于 MLC 漏射线缘故，在患者治疗体积外将会有剂量。剂量的空间分布和大小则依赖于 MLC 的操作和设计，以及基于治疗计划算法的调制模式。其次，因为单位时间内照射的剂量较少，因此 IMRT 治疗计划的结果使 MU 增加了大约 3 倍，出束时间的延长会增加从准直器和线束修正器等发出的散射线。Verellen 和 Vanhavere 认为 IMRT 治疗时全身的等效均匀剂量为每 MU 1.6×10^{-2}mSv。由于儿科患者的晚期效应特别引起关注，Klein 等人研究了儿童调强放射治疗中的散射剂量，结果显示：散射剂量随着远离射野的增加而增加。

值得注意的是，IMRT 采用多野照射技术以及产生大量的 MU，会导致大体积的低剂量区，这可能是二次癌症发生的最根本原因。IMRT 可能会使长期存活的患者实体癌症发病率加倍。在局部肿瘤控制的改善和急性毒性减少的前提下，这种增加的发病率在老年患者中是可以接受的，但在儿童患者中则需要提高警惕。首先，儿童对辐射诱发的癌症比成人更敏感；其次，源于治疗区的散射线在儿童的小身体中更为重要；第三，基因易感性是由于许多儿童癌症都涉及了胚系突变。一些放射生物学研究人员担心包括 IMRT、HT、VMAT 在内的精确放射治疗可能通过增加正常体积接受低剂量而增加二次癌症的发病率，这是一个颇具争议的话题。这种低剂量主要是由于加速器机头和 MLC 的泄漏以及入射线在患者体内的内部散射所致。MLC 的次级射线在 IMRT 计划的低剂量中占了很大一部分。研究发现，儿童和年轻患者的风险要高于成人，深部肿瘤治疗的二次癌症风险要高于浅部肿瘤。

第三节　立体定向放射治疗

立体定向放射外科（stereotactic radiosurgery，SRS）和立体定向体部放射治疗（stereotactic body radiotherapy，SBRT），也被称为立体消融放射治疗（SABR），是一种新颖且越来越受欢迎的放射治疗方法。SRS 通常局限于颅内肿瘤的治疗，它是 SBRT 的一个特殊例子，一般将整个处方剂量集中在一个分次中给出。SBRT 则用在颅外肿瘤的治疗，通常采用 1~5 个治疗分次。SBRT 技术的等剂量线高度适形靶区，靶区外剂量快速跌落。直线加速器的 MLC 叶片紧贴靶区，处方剂量一般给在 60%~90% 的等剂量线水平上。通常采用 IMRT、VMAT 等技术增加靶区剂量适形性来加强 SBRT 剂量快速跌落的特征。

在引入 SRS 之前，颅内靶区临床照射的分次剂量基本上都是在 1.2~3Gy 之间。颅外靶区的分次剂量通常为 1.2~4Gy 之间，在恶性骨肿瘤或恶性黑色素瘤治疗中偶尔也使用 6~8Gy 的分次剂量。在 1980 年代后期 SRS 引入到临床之前，大多数放射肿瘤学家和放射生物学家都认为，分次放射治疗降低了正常组织损伤的相对危险性。对于缓慢生长的良性肿瘤来说，增加放射治疗分次可能不一定能改善正常组织并发症，因其在细胞培养或动物模型中都很难研究，所以分次治疗的效果还没有很好地描述。

SRS 和 SBRT 的提出，是对过去 90 年放射治疗实践理论的转变，其目标是在最大化地控制肿瘤的同时使正常组织的损伤限制在一个可接受的水平。实验和临床资料都认为 SRS 的单次大剂量或 SBRT 的每次高剂量，要比分次放疗产生更大的抗肿瘤作用。图 7-3-1 所示细胞存活曲线，其中图 A 为单次照射和多分次照射的典型细胞存活曲线形状；图 B 为多分次照射时正常组织与肿瘤组织之间细胞存活的差异。实际上分次放射治疗毫无争议更有利于保护正常组织，但是得益于影像引导技术以及治疗实施技术的发展，使得靶区外高梯度的剂量跌落减少了周围正常组织的照射体积，因此我们可以猜测 SRS 和 SBRT 是否可以忽略分次模式对正常组织保护的弊端。

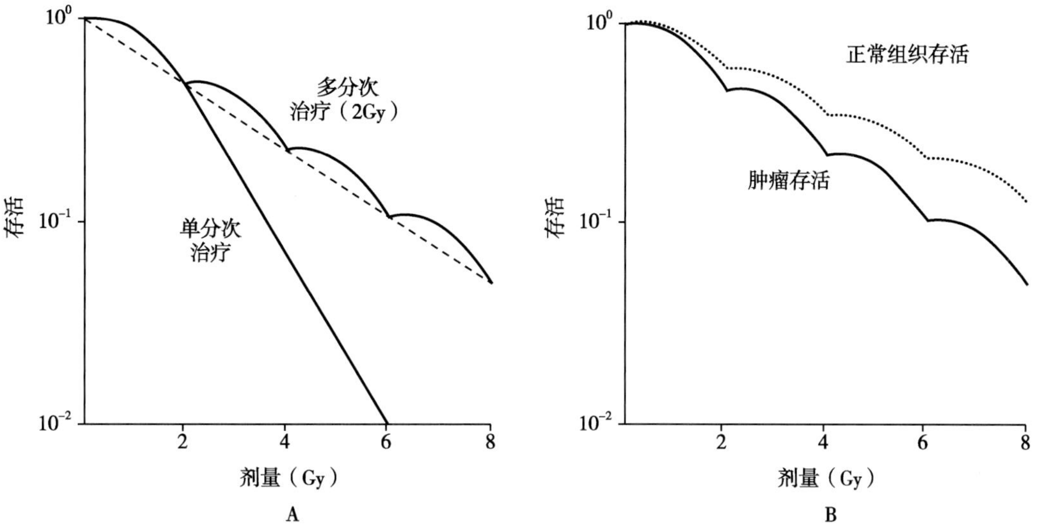

图 7-3-1 细胞存活曲线

A. 单次照射和多分次照射的典型细胞存活曲线形状；B. 多分次照射时正常组织与肿瘤组织之间细胞存活的差异

导致每分次高剂量放射治疗疗效增加的原因可能是：①精准定位策略的使用，包括精确的图像引导技术、有效的器官运动管理工具以及高重复性的摆位固定装置等，使得 SBRT 在大剂量照射肿瘤的同时一定程度上缩小了正常组织的照射体积，从而能够在保持与常规放疗同等正常组织损伤情况下，大大提高了生物等效剂量（BED）。②LQ 模型可能会高估单次剂量区域的细胞死亡，因此会高估晚反应正常组织（拥有低 α/β 值，剂量反应曲线因此更弯曲）的损伤。从而在实践中需要使用比预测模型更大的剂量。③高单次剂量照射的抗肿瘤效应是经典放射生物学所不能预测的，包括增强的抗肿瘤免疫和脉管系统损伤导致的次生效应。④许多肿瘤可能并不是乏氧的，因此不会从多分次治疗方案中通过再氧合来获益。

立体定向放射外科允许临床医生相对安全地使用高剂量照射颅内靶区，从而使我们对基本放射生物学有了新的认识。目前，有关传统放射生物学是否同样适用于 SBRT 还存在争论。有观点认为，标准的放射生物学概念足以解释在 SBRT 中所获得的临床数据，认为 SBRT 能够提供更大的生物等效剂量。然而也有人提出，当超出每分次剂量阈值时可能会涉及“新的放射生物学”，包括 SBRT 对肿瘤血管的潜在影响、免疫反应以及克隆细胞的损耗等。当超过 8~10Gy 的剂量阈值时内皮细胞发生凋亡，提示 SBRT 能够破坏肿瘤血管和随后的肿瘤清除。临床结果已经证实 LQ 模型在分次剂量为 1~5Gy 范围内、特别是相对于急性反应和大多数肿瘤的晚反应正常组织（较低的 α/β 比值）的重要地位。因此，似乎很难证明 LQ 方程在大单次剂量治疗时的合理性，因其缺乏分次间的再氧合。因此可以预测，这样的剂量会产生在正常组织相同损伤水平时肿瘤细胞较少被杀灭的情况。然而一些 SBRT 的临床结果，尤其是早期非小细胞肺癌（NSCLC）的临床结果令人印象深刻。12Gy × 4 次、10~12Gy × 5~6 次、7.5Gy × 8 次以及 15Gy × 3 次是肺癌 SBRT 常用的剂量分割方法，无论采用何种技术，当生物有效剂量（BED）>100Gy 时，局部控制率可以达到 80%~97%，而这些剂量分次则通常是基于 LQ 方程外推而来。实际上，一些包括在体和离体正常组织的证据都表明 LQ 模型能够合理预测分次剂量在 1.8~20Gy 范围内的正常组织剂量反应关系，目前还没有比 LQ 更好的高剂量模型来预测细胞的死亡，因此没有足够的临床证据表明 LQ 需要在高剂量下需要进行修改或更换。

从放射外科的临床资料分析显示剂量反应关系和定义放射生物学参数是非常困难的。一般的放射外科治疗计划使用非均匀的剂量分布，使得处方剂量覆盖 90% 到 100% 的靶区体积。靶区的绝对最小剂量通常比处方剂量低 5%~30%。另一方面由不同临床医生所勾画的同一肿瘤 / 靶体积或危及器官的轮廓可能会略有不同。用线性二次公式从常规分次放疗经验外推到单次高剂量的放射外科可能会出现问题。对分次 SRT 与放射外科的剂量反应的比较受到临床数据不足的限制，剂量反应曲线的斜率不足，无法进行精确的比较。考虑到这些传统放射生物学模型存在的问题，我们在预测 SBRT 照射肿瘤和正常组织的放射生物学效应时，应该尽可能的依赖经验观察，将直接观察到的肿瘤控制率或正常组织毒性和剂量或剂量 - 体积参数联系起来。

临床可观察到的正常组织损伤，一般都是在辐射暴露后的两种不同的时间段内发生的。对增殖组织 DNA 损伤的直接影响在早期显现，在常规和低分次放射治疗后，可以出现肿瘤反应和黏膜/骨髓等损伤。对于缓慢或非增殖组织如血管、神经和结缔组织，在临床表现出晚期的损伤，通常是在照射后几个月或几年之后。人们早已认识到，相对于常规分割放疗，大分割放疗更可能促进晚期放射损伤，又称为迟发效应。晚期效应通常比早期效应更可怕，主要是因为它们更难管理。晚期血管损伤可导致组织血液供应不足、伤口愈合不良、功能下降等。晚期结缔组织损伤导致纤维化和挛缩，常伴有疼痛和功能障碍。这种组织可能只是发生坏死或导致灾难性的问题如瘘管和溃疡甚至致命。

正常组织耐受的能力取决于照射剂量、照射体积、组织敏感性、放射治疗史以及不同人之间的辐射敏感性的个体差异等。目前，除了已知的放射敏感性增加的患者，如共济失调毛细血管扩张症患者外，我们都可以通过修改治疗计划来尽量使得正常组织在其耐受范围之内。目前有研究根据功能组织和伤口愈合倾向，将正常组织分为 4 类：串联可再生组织、串联非再生组织、并联可再生组织以及并联非再生组织。这些分类的目的是为了反映正常组织对 SBRT 放射损伤的主要反应，尽管有局限性，但是可以帮助我们从解剖、功能以及伤口愈合机制的角度来进一步保护正常组织。对于并联组织来说，重要的功能实质必须要避免致残的剂量照射；对于非再生组织，如肺或唾液腺，需要保护的体积可能会更高，而对于再生组织如肝脏则可适当降低。对于串联组织则不能超过临界剂量照射，特别是对于像脊髓这样的非再生结构。

随着照射技术的发展，IMRT、VMAT 已成为 SBRT 的主要实施技术。复杂的多野（弧）设置是减少正常组织受照射体积的主要手段，但如果正常组织非常邻近靶区时对其的限量通常十分有限。临时器官位移技术近年来常常被使用，通过使用一些装置、植入物或灌注等方法增加正常组织与靶区的间距来达到降低正常组织受量的目的。随着越来越多临床数据的积累，证明临时器官位移技术在减少正常组织毒性和改善治疗剂量实施方面的益处，其应用范围不断扩大。

第四节 术中放射治疗

术中放射治疗（intraoperative radiotherapy，IORT），广义上指的是在手术时实施的放射治疗，包括术中电子线治疗（IOERT）、高剂量率内照射治疗（HDR-IORT）以及电子线内照射 / 低千伏 X 线照射

（KV-IORT）等。有效地使用 IORT 则需要一个多学科团队的高效结合，包括与外科肿瘤学、医学物理和外科护理人员密切合作。IORT 的主要优势是在手术过程中针对肿瘤或瘤床区实施高效的照射剂量，并通过正常组织的移位和遮挡，使其发生放射损伤的概率最低。IORT 促进了癌症的多学科治疗方法，并强调了手术与放射治疗在如下三个方面的相互作用：①通过消除微观肿瘤病灶，减少手术部位肿瘤残留的概率；②最大化单次高剂量治疗的放射生物效应，总的剂量水平超过 EBRT；③早期放射治疗联合手术时机的优化。

IORT 可被单独使用，但通常是与外照射（EBRT）结合使用。与 EBRT 的结合有可能通过如下因素来提高治疗比：①通过直接的肿瘤可视化和定位治疗，减少了加量照射野的体积；②通过手术固定或遮挡和使用适当的电子束能量来排除所有或部分剂量限制敏感结构；③增加总有效剂量。马萨诸塞州总医院（MGH）和梅奥诊所（Mayo）的研究者更倾向于使用 IOERT 作为一种常规分割 EBRT 基础上的推量技术，他们认为 IORT 联合 EBRT 方法可以降低射野边缘复发的风险从而改善局部控制，同时也降低了晚期正常组织损害的风险。IORT 联合 EBRT 方法在乳腺、妇科、头颈部和其他部位肿瘤治疗中都得到了广泛的应用。

随着临床应用的不断积累，人们很快意识到放射生物学以及正常组织毒性的研究在 IORT 临床使用中的重要性。因此，开始尝试在动物模型中获取正常组织耐受性的实验工作。许多早期的工作都是在犬类中完成的，因为大型动物模型可以使用外科手术、暴露和类似于人体术中使用的器械。很快就有证据表明人类和犬类正常组织对 IORT 的耐受性非常相似。因此，大多数关于 IORT 组织效应的研究都是在狗身上进行的。大部分实验的正常组织耐受数据是由美国国家癌症研究所（National Cancer Institute，NCI）、科罗拉多州立大学（Colorado State University，CSU）和荷兰格罗宁根大学（University of Groningen，UG）提出的。这些实验提供了重要的剂量学数据，这些数据已经在临床试验中得到了应用。

IOERT 单次高剂量照射的放射生物学优势在于消除了手术与放射治疗的时间间隔从而避免了再群体化效应，同时消除了常规放射治疗的分次间隔以避免肿瘤细胞的增殖。此外，外科术中的组织有丰富的血管化和有氧代谢，这使得它们对辐射的作用更敏感（氧效应）。

在相同条件的照射中，不同放射敏感性的组织受到的损伤不同。增殖组织是最敏感的，这些组织可以表现出惊人的早期毒性，反映受辐射影响的细胞分裂率。非增殖或缓慢增殖的组织受照射后可能很少或没有早期毒性，但晚期效应可表现为不同程度的可观的损伤。在这些晚期毒性中，病理变化是由逐渐闭塞的小血管引起的进行性缺血发展而来的。照射后的内皮细胞常被增厚的纤维层所取代，而在小血管中则会导致组织闭塞和缺血坏死的改变。在较大的血管中，纤维化可导致壁弱化和动脉瘤扩张、破裂或血栓形成。因此，许多组织辐射损伤的共同点与血管效应有关。虽然不同组织对 IORT 导致毒性的耐受有很大的不同，但剂量在 25Gy 以内通常是可以耐受而不会产生严重的毒性。需要仔细监测的重要区域包括脉管系统、胃肠道脏器、输尿管、重要的运动或感觉神经中枢以及中枢神经系统结构。较高的剂量通常可以安全地照射离敏感器官或组织较远的肿瘤区域。

可以使用线性二次模型来计算 IORT 正常组织毒性的生物效应。通常情况下，急性反应正常组织的辐射剂量反应曲线非常陡峭，例如胃肠上皮和骨髓，辐射的微小变化在组织耐受水平附近的剂量会导致严重的毒性风险。相比之下，对晚期反应正常组织的辐射剂量反应曲线如心肌、周围神经、大动脉血管和骨骼，不那么陡峭，与包括在照射野内的组织体积直接相关。用线性二次模型来推断克隆存活数据，使用 α/β 比值可以推断出肿瘤和正常组织的辐射存活曲线的形状。晚反应正常组织具有较低的 α/β 比值（通常 <5Gy），而急性反应正常组织，以及实体肿瘤，其 α/β 比值大于 7Gy。使用这些 α/β 比值可以评

估单次 IORT 剂量，同时限制正常组织毒性。假设乳腺组织肿瘤细胞的 α/β 比值为 10，IOERT 后程加量 12Gy、或 IOERT 全程治疗 21Gy，则与常规分割剂量照射 25Gy 和全程 60Gy 具有相同的局部控制率。潜在的不利因素表现为在迟发反应组织中（α/β 值为 3 或更低）的晚期效应风险（如纤维化）较高。尽管使用相同处方剂量照射具有相同放射敏感性的肿瘤细胞，肿瘤控制概率随着肿瘤细胞初始数量的增加而下降。因此，肿瘤体积越大，获得相同肿瘤控制概率所需的剂量就越高。基于体外数据认为，单次剂量照射对肿瘤细胞的杀死率是相同剂量在多个分次照射的大约 3 倍，从而提示 IORT 的有效治疗剂量约为常规分次放疗的 1/3~1/2。剂量 / 响应关系可以根据各种数学模型进行分析，其中线性二次模型是最常用的，尽管该模型在剂量分割低于 6~8Gy 时具有更高的有效性。

因为血管系统在很大程度上决定了所有正常组织系统的生存能力和功能，对血管的耐受阈值的理解是非常重要的。完整的大血管（主动脉，下腔静脉）似乎可以耐受较大的单次 IOERT 剂量，而没有显著的临床后遗症。在尸检中，在 20Gy 剂量后没有发现任何病理变化，仅分别在 30Gy、40Gy 剂量后发现了轻度和中度的血管内膜纤维化。然而，经过 2 年的随访显示，50Gy 外照射和 >20Gy IOERT 的结合使用导致了 IOERT 放疗剂量相关的血栓形成和管壁病理性纤维化引起的管腔狭窄。为了评估术中规定的血管修复和吻合度，对下腹大动脉的横断面和端对端再吻合进行了评估，随后是 20~45Gy 的 IOERT 照射。病理上，中度的内壁纤维化在剂量大于 30Gy 时即被发现。尽管在所有的剂量中都保持了吻合的完整性，但后续的动脉图显示在 6~12 个月内，在剂量大于 30Gy 处发生了吻合口的闭塞。然而，闭塞足够慢以允许动脉闭塞周围的血管形成，防止吻合口远端任何临床或病理缺血迹象。在 45Gy 的时候，在一条实验犬的吻合口处发生了一种晚期动静脉瘘，这表明了 IORT 潜在的剂量限制、临床剂量相关性和毒性。

第五节 靶区外的低剂量照射

接受外照射放疗的患者也受到了次级射线的照射，即治疗区以外的射线。次级射线通常由光子组成，如果 X 射线能量超过 10MV 时则变成了中子。受到次级射线照射的剂量称为外周剂量（PD）或全身剂量。ICRU 并没有为 PD 制定具体的体积命名法或剂量标准。光子束治疗的次级射线由散射线和漏射线组成，前者在治疗野边缘附近占优势，而后者在远离治疗野处占优势。对于高能光子束治疗，次级中子辐射主要是由光子撞击初级准直器、二级（可移动）准直器和均整器产生的，中子辐射由于较高的放射生物效应，其剂量得到了增强。

我国新颁布的 GBZ126-2011“电子加速器放射治疗放射防护要求”规定，设备应当提供防护屏蔽，以使与有用线束轴垂直、外延直径为 2m 的圆形平面内（不包括 M 区域，即最大照射野外）的泄漏辐射（不包括中子）造成的吸收剂量衰减到以下水平：①吸收剂量与最大吸收剂量的比值不应超过 0.2%；②其平均值与最大吸收剂量的比值不应超过 0.1%。

Mock 等人 2004 年的一项关于鼻旁窦肿瘤治疗计划的研究，将质子和 IMRT 与 2DRT 和 3DCRT 技术进行了比较。相比于质子计划，光子计划导致了更大体积的 10% ~70% 剂量水平的非靶区的照射。常规 2DRT 的照射体积增加了 1.3~3.1 倍、3DCRT 增加了 1.1~3.8 倍、IMRT 增加了 1.1~3.7 倍。与传统的 2DRT 技术相比，3DCRT 和 IMRT 选项同样减少了 OAR 的平均剂量。与 3DCRT 和 IMRT 技术相比，质子的使用进一步减少了 OAR 的平均剂量，分别减少了 65% 和 62%。上述研究表明，3DCRT 和（或）IMRT 与 2DRT 相比，增加了靶区的剂量，其中包括了肿瘤和少量的正常组织，但整体上减少了接受高剂量的正常组织体积。然而，特别是在 IMRT 中，有大量的正常组织接受了低剂量的照射。质子和调强放射治疗靶体积剂量覆盖程度相似，但质子对正常组织的剂量更小。

一些研究报告显示，由于漏射线和散射线的存在，IMRT 技术导致了照射区以外剂量的增加，主要原因是 MU 数目的增加。IMRT 技术通常使 MU 增加了 2~3 倍，螺旋断层技术 MU 增加多达 8~10 倍。有研究分析了每 MU 的剂量当量、离治疗野的距离以及肿瘤深度之间的关系，发现光子剂量当量随离治疗野的距离增加而呈指数级下降。中子剂量当量与离治疗野的距离无关，而随着肿瘤深度的增加而减小。中子是 15MV 能量以上射线野外剂量的主要贡献者。

不同照射技术的外周剂量也不同，目前常见的照射剂量如下：

（1）连续断层放射治疗：Mutic 和 Low（1998）报告了采用连续断层技术的全身剂量的测量，使用 6MV X 射线，照射头颈部肿瘤，靶区剂量为 70Gy，在患者中层面离射野边缘 40cm 处剂量为 27cGy。Verellen 和 Vanhavere（1999 年）对 70Gy 治疗时传统 RT 和连续断层治疗方法进行了比较，总的全身剂量从 24cGy（常规 RT）增加到 197cGy。

（2）螺旋断层放射治疗：Ramsey 等人（2006 年）报告了 HI-ART 螺旋断层系统的外周剂量。20cm 处，TomoTherapy 的 PD 降至处方剂量的 0.4%。泄漏辐射在距离机器等中心 60cm 的距离内，占到空气中辐射剂量的 94%。值得注意的是，由于螺旋断层治疗的出束时间要比传统加速器长得多，所以它的设计是为了减少辐射泄漏。因此，对于传统 MLC 的 IMRT 治疗，PD 等于或小于已公布的 PD。此外，Aoyama 等人（2006 年）报告说，与常规静态和动态 IMRT 相比，螺旋断层技术会降低对非靶区体积的照射剂量。

（3）赛博刀治疗：Petti 等人（2006 年）报道了在赛博刀治疗时，在离射野边缘 18~71cm 处的 PD 剂量范围是总 MU 的 0.16%~0.041%（±0.003%）。这些值比那些测量的伽玛刀大脑治疗的数值要大 2~5 倍，比用 IMRT 测量的值要大 4 倍。他们的结论显示，赛博刀的 PD 是由于较大的漏射线，但离射野边缘小于 40cm 时，从下或上斜野的入射或出射线也是明显的贡献。距离大于 40cm 时，PD 直接与 MU 的数量相关，此时漏射线是主要的贡献。

显然，影像学、治疗计划和照射技术的进步正在为放射肿瘤学家提供了增加靶区剂量适形度、同时最大限度减少危及器官剂量的能力。然而，从 2DRT 到 3DCRT 和（或）IMRT 的转变已经导致了原先剂量学的改变，而这些剂量学正是先前临床经验和第二原发性肿瘤研究的基础。总的来说，患者的靶区剂量增加了，包括肿瘤和少量正常组织的剂量，但接受高剂量的正常组织体积是减少的。然而，特别是在 IMRT/IGRT 的情况下，会有大量的正常组织接受了低剂量的照射。同时，相比 2DRT 和 3DCRT，当照射相同处方剂量时，IMRT 需要更大量的 MU 数目，由于泄漏辐射和散射辐射的存在从而增加了全身剂量。此外，IGRT 使用的增加也给接受 RT 治疗的患者增加了额外的剂量。

适形、调强放疗增加的整体剂量可能会导致继发性恶性肿瘤的发生率增加，因此，患者全身剂量数据是我们在选择治疗技术以及优化治疗计划时应该考虑的重要因素。需要注意的是，这种不需要的剂量可以通过改进治疗机器的设计来减少，例如在一级准直器以及治疗头上增加防护罩，以及去除均整器等等。

（钱建军　孙彦泽　赵培峰）

参考文献

1. 中华人民共和国卫生部 .GBZ126–2011 电子加速器放射治疗放射防护要求 . 北京：中国标准出版社，2011.
2. 王绿化，朱广迎 . 肿瘤放射治疗学，北京：人民卫生出版社 .2016.

3. 王绿化 . 肿瘤放射治疗学 . 北京：人民卫生出版社 .2018 年 .
4. 李晔雄 . 肿瘤放射治疗学 . 北京：中国协和医科大学出版社 .2018 年 .
5. Sindelar W F, Kinsella T J.Normal tissue tolerance to intraoperative radiotherapy.Surg Oncol Clin N Am, 2003, 12(4): 925–942.
6. Mock U, Georg D, Bogner J, et al.Treatment planning comparison of conventional, 3D conformal, and intensity-modulated photon (IMRT) and proton therapy for paranasal sinus carcinoma.Int J Radiat Oncol Biol Phys, 2004, 58(1): 147–154.
7. Calvo F A, Meirino R M, Orecchia R.Intraoperative radiation therapy first part: rationale and techniques.Crit Rev Oncol Hematol, 2006, 59(2): 106–115.
8. Calvo F A, Meirino R M, Orecchia R.intraoperative radiation therapy first part: rationale and techniques.Crit Rev Oncol Hematol, 2006, 59(2): 106–115.
9. Ramsey CR, Seibert R, Mahan SL, et al.Out-of-field dosimetry measurements for a helical tomotherapy system.J Appl Clin Med Phys, 2006, 7(3): 1–11.
10. Aoyama H, Westerly DC, Mackie TR et al.Integral radiation dose to normal structures with conformal external beam radiation.Int J Radiat Oncol Biol Phys, 2006, 64(3): 962–967.
11. Petti PL, Chuang CF, Smith, et al.Peripheral doses in CyberKnife radiosurgery.Med Phys, 2006, 33(6): 1770–1779.
12. Willett C G, Czito B G, Tyler D S.Intraoperative Radiation Therapy, J Clin Oncol, 2007, 25(8): 971–977.
13. Marks L B, Ma J.Challenges in the Clinical Application of Advanced Technologies to Reduce Radiation-Associated Normal Tissue Injury.Int J Radiat Oncol Biol Phys, 2007, 69(1): 4–12.
14. Jang SY, Liu HH, Moha R.Underestimation of low-dose radiation in treatment planning of intensity-modulated radiotherapy.Int J Radiat Oncol Biol Phys, 2008, 71(5): 1537–1546.
15. Tubiana M.Can we reduce the incidence of second primary malignancies occurring after radiotherapy?A critical review.Radiother Oncol, 2009, 91(1): 4–15.
16. Martin A, Gaya A.Stereotactic body radiotherapy: a review.Clin Oncol-Uk, 2010, 22(3): 157–72.
17. Lo SS, Fakiris AJ, Chang EL, et al.Stereotactic body radiation therapy: A novel treatment modality.Nat Rev Clin Oncol, 2010, 7(1): 44–54.
18. Timmerman R, Bastasch M, Saha D, et al.Stereotactic Body Radiation Therapy: Normal Tissue and Tumor Control Effects with Large Dose per Fraction.Front Radiat Ther Oncol, 2011, 43(3): 382–394.
19. Athar BS, Paganetti H.Comparison of second cancer risk due to out of field doses from 6-MV IMRT and proton therapy based on 6 pediatric patients treatment plans.Radiat Oncol, 2011, 98(1): 87–92.
20. Jay Loeffler M D.Human Radiation Injury.Wolters Kluwer Health/Lippincott Williams & Wilkins, 2011.
21. Halperin E C, Wazer D E, Perez C A, et al Perez and Brady's principles and practice of radiation oncology.6th ed.Wolters Kluwer Health/Lippincott Williams & Wilkins, 2013.
22. Brown J M, Carlson D J, Brenner D J.The Tumor Radiobiology of SRS and SBRT: Are More than the 5 R's Involved?Int J Radiat Oncol Biol Phys, 2014, 88(2): 254–262.
23. Timmerman R D, Herman J, Cho L C.Emergence of Stereotactic Body Radiation Therapy and Its Impact on Current and Future Clinical Practice.J Clin Oncol, 2014, 32(26): 2847–2854.
24. Nakamura K, Sasaki T, Ohga S, et al.Recent advances in radiation oncology: intensity-modulated radiotherapy, a clinical perspective.Int J Clin Oncol, 2014, 19(4): 564–569.
25. Nishimura Y, Komaki R.Intensity-Modulated Radiation Therapy.Springer, 2015.
26. Folkert M R, Timmerman R D.Stereotactic ablative body radiosurgery (SABR) or Stereotactic body radiation therapy (SBRT).Adv Drug Deliver Rev, 2016, 109 : 3–14.
27. Kavanagh B D, Timmerman R D.Chapter 24-Stereotactic Body Irradiation: Extracranial Tumors.Clinical Radiation Oncology, 2016 : 427–431.
28. Dwn K, Medin P M, Timmerman R D.Emphasis on Repair, Not Just Avoidance of Injury, Facilitates Prudent Stereotactic Ablative Radiotherapy.Semin Radiat Oncol, 2017, 27(4)2 : 378–392.
29. Herskind C, Lin M, Liu Q, et al.Biology of high single doses of IORT: RBE, 5 R's, and other biological aspects.Radiat Oncol, 2017, 12(1): 24.
30. Nagata Y, Kimura T.Stereotactic body radiotherapy (SBRT) for Stage I lung cancer.Jpn J Clin Oncol, 2018, 48(5): 405–409.

第八章

质子、重离子治疗对正常组织的保护

第一节　质子、重离子的物理和生物学特性

与常规射线不同，质子和重离子都是重带电粒子。一定能量的质子（或重离子）在物质中具有确定的“射程”，在进入体内后的入射路径中能量释放相对较弱，在到达射程末端时能量全部释放形成 Bragg 峰（图 8-1-1A），而在出射路径中几乎无有效剂量。这种物理剂量分布的特点是将高剂量区调整嵌合在肿瘤上，不仅利于肿瘤治疗，还尽量避开了对周围正常组织的照射。通过调节质子的能量来精确控制 Bragg 峰深度以适合不同深度的肿瘤，根据肿瘤的大小来扩展峰的宽度，从而使高剂量区仅集中在肿瘤部位（图 8-1-1B）。

目前有两种质子治疗模式，第一种是被动散射质子治疗（passive-scattering proton therapy，PSPT）模式。质子具有一定穿透射程的 Bragg 峰和局限的散射特性，因此能形成适形的、均匀的靶区剂量分布，以及减少对正常组织的损伤。通过 3D 治疗计划可得到适形剂量分布，治疗时使用补偿片形成束流末端射束形状，使用准直设备限制照射野范围。在被动散射质子束中由于散射箔和其他线束修正设备而产生的散射中子会额外增加治疗野以外正常组织的剂量。第二种治疗模式是扫描束质子治疗，利用不同能量的笔形束扫描产生一个个单一的“点”或体素构成肿瘤，得到适形的质子束剂量分布。狭窄的质子束可用磁场进行笔形束扫描，笔形束扫描（pencil beam scanning，PBS）通过磁场控制偏转束流的方法使狭窄的质子束从不同位置进入患者体内对靶区进行照射，被命名为“调强质子治疗（intensity-modulated proton therapy，IMPT）”，主要原因是 IMPT 的应用原理与光子调强放疗“IMRT”类似。笔形束技术不仅具备“调强”功能，还有特殊的多边性和灵活性。IMPT 通过逆向治疗计划功能来优化笔形束的强度和能量，可得到肿瘤体积内数以百计体素的剂量。笔形束扫描 IMPT 技术的进一步发展带来了更好的适形性、降低了正常组织剂量和中子污染、减少急性和迟发性风险，从而为癌症幸存者提供更好的生活质量。剂量学比较显示，质子调强治疗在肿瘤靶区剂量分布以及危及器官（organ at risk，OAR）保护上较光子调强放疗更具优势。在生物学方面质子是低 LET 射线，其生物学效应和光子、电子没有很大差别。

重离子是指原子序数 >2 且失去了全部或部分电子的原子，形成带正电荷的原子核，如碳离子、氖离子、硅离子、氩离子等。肿瘤重离子治疗是指加速重离子使之处于高能状态并在束流上予以控制，从而对恶性肿瘤产生治疗作用。与质子比较，其剂量分布优势（Bragg 峰）更为显著，如治疗精度高、剂量相对集中、对肿瘤周围正常组织损伤小等等。原子序数越大，重离子的 Bragg 峰宽度越狭窄、峰后沿

下降越快、剂量分布则越好。在 Bragg 峰以外区段几乎没有任何剂量，而重离子则会因为二次裂变而产生小部分的剂量。重离子在入射时由于其与靶原子核之间的库伦作用而发生横向散射。相比于质子和电子，重离子的质量及惯性较大，因此在前进时其横向散射较小。据计算，初始直径为 4mm 的质子束与碳离子束的束流半高宽随着贯穿深度的增加而增加，贯穿深度达到 20cm 时，质子束的横向散射为初始的 170%，而碳离子则仅为 25%。对于深度为 15cm 左右的恶性肿瘤，质子束的剂量范围控制精度为 5mm、重离子束的剂量范围控制精度可为 1mm，而在常规射线照射中则无法控制。重离子可用扫描磁铁来引导，用射线扫描技术来实施调强技术，达到精确适形照射从而更好地保护 OAR。

与质子比较，重离子还有更明显的放射生物学优势，特别是对光子和质子线抵抗的 G_0 期、S 期肿瘤细胞、乏氧肿瘤细胞和黑色素瘤等。碳离子具有更高传能线密度（linear energy transfer，LET）的特征，是目前最常用的重离子（图 8-1-1C）。碳离子这一高 LET 特征可直接导致肿瘤细胞的 DNA 双链断裂，对各细胞周期均有效；而且几乎不受氧浓度的影响，可更有效地杀灭乏氧肿瘤细胞。碳离子的高生物学效应主要局限在 Bragg 峰区，避免周围 OAR 的损伤。与光子治疗相比，质子和重离子治疗通过减少非

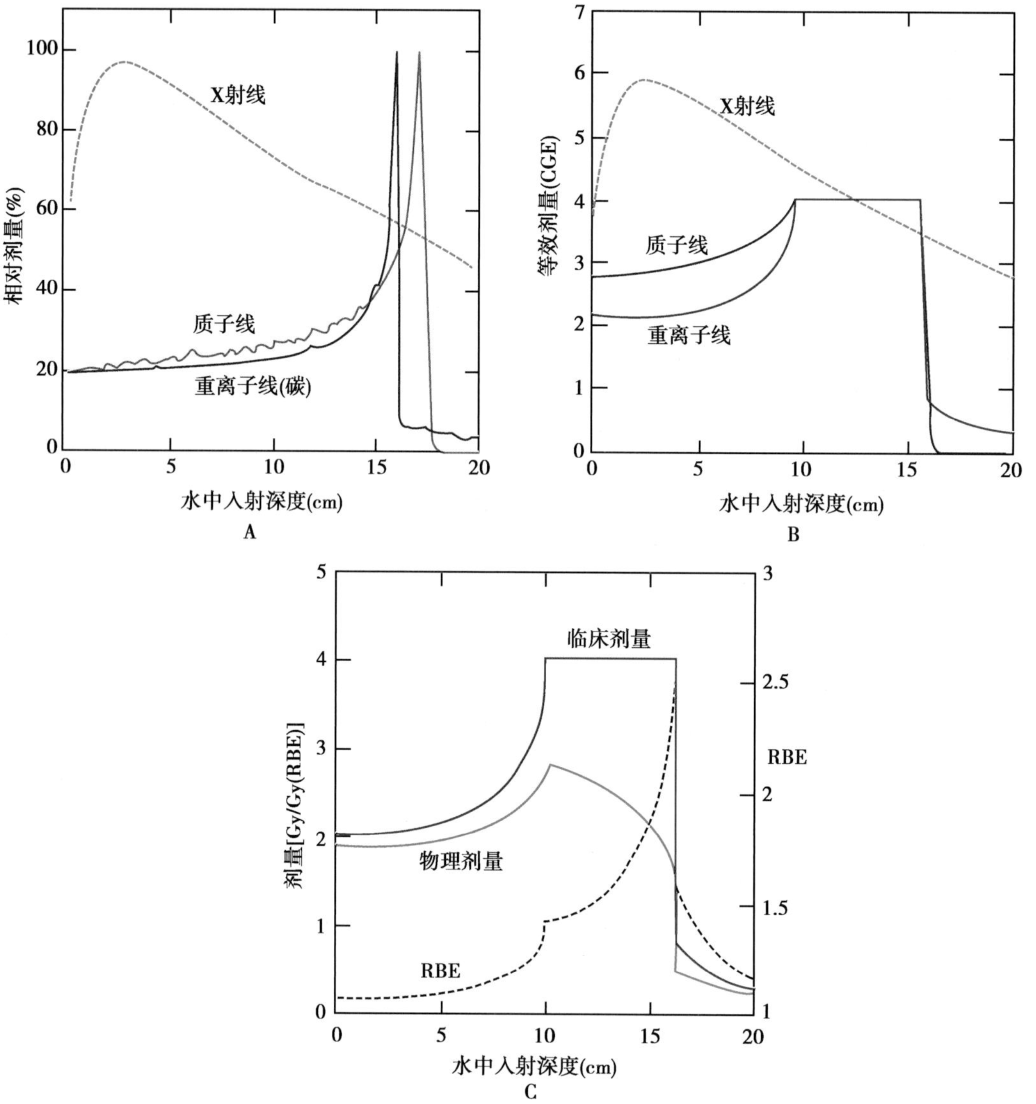

图 8-1-1　质子和重离子的物理学特性

A. 质子、碳离子和光子的深度剂量曲线比较，质子与碳离子在路径末端形成 Bragg 峰；B. 质子与碳离子扩展 Bragg 峰以适应不同深度和大小的肿瘤；C. 碳离子束的扩展 Bragg 峰，高 LET 区域位于扩展 Bragg 峰的远端

靶区组织的辐射剂量来降低患者的毒性反应，并且可以通过剂量递增或大分割来提高肿瘤控制率。在本章中将选择几种代表性的病种来阐述质子和重离子对正常组织的损伤与保护。

第二节 质子放射治疗对正常组织的损伤与保护

中枢神经系统（CNS）辐射损伤最常见于脑干，是一种具有潜在破坏性的并发症。质子放射治疗（proton radiotherapy，PRT）由于更好地保护了关键的CNS结构和器官，具有减少晚期并发症的潜力，因此越来越广泛地用于髓母细胞瘤的放射治疗。Giantsoudi等对111名质子治疗的髓母细胞瘤患者平均随访4.2年，结果显示所有级别的中枢神经系统损伤5年累计发病率为3.6%，3+级损伤的发病率为2.7%。有10名患者在治疗后发生影像学改变，其中4名患者在PRT开始后9个月（8~18个月）经历了CNS放射损伤。针对这4名有症状患者中的3名给予了整个后颅窝加量治疗，在治疗区域发生改变的10名患者中有8名具有比靶区更高的LET值，但相对生物效应（relative biological effectiveness，RBE）无显著差异。整个后颅窝加量照射所致的CNS损伤风险高于累及野照射。

颅骨肉瘤因不能完全切除需要非常高的照射剂量才能控制。它们与重要器官如脑干、视交叉和视神经毗邻因此限制了最理想肿瘤剂量的给予。在此情况下，质子治疗可以获得更好的剂量分布，以最小的脑干坏死和失明风险为前提给予肿瘤可能治愈的辐射剂量。与调强放射治疗（intensity modulated radiotherapy，IMRT）计划相比，质子计划的主要优势在于减少了视交叉、视神经和脑干的平均剂量，且非靶区组织如鼻腔、颅后窝、脑干和脊髓等接受的低剂量照射体积更小、靶区覆盖率也更加均匀。质子治疗中正常组织剂量相对光子治疗显著降低，因此在正常组织同等毒性情况下质子放疗可以给予肿瘤更高的剂量。

鼻旁窦肿瘤经常侵犯眼眶或前颅窝并与视觉结构相毗邻，如视交叉、视神经、视网膜、泪腺、角膜和晶状体。光子治疗通常难以在避免视觉结构损伤的前提下对整个肿瘤靶区给予足够剂量的照射，必须考虑在肿瘤控制和保留视力间作出选择。与质子计划相比，光子IMRT计划正常组织低剂量照射体积较多，其中包括右颞叶、后窝、口腔和脑幕上区域。如果90%的靶区接受处方剂量为75Gy/CGE，靶区剂量范围IMRT从61.5~88.5Gy，平均剂量为88.5Gy，质子治疗从69.8（RBE）~84Gy（RBE），平均剂量为79.5Gy（RBE）。质子治疗对于大多数视觉结构几乎都能保护，视交叉、视神经和脑干的平均剂量明显低于光子。

颅咽管瘤通常发生在儿童和青少年中，OAR包括鞍上区位置的颞叶、海马、下丘脑、视神经等等。在一个IMRT、体部立体定向放射治疗（stereotectic body radiation therapy，SBRT）和质子计划比较的研究中，所有三个计划均能达到靶区覆盖要求。PTV外的全身和大脑平均剂量分别为IMRT的4%（2.2Gy）和17%（9.2Gy）、SBRT的4%（2.2Gy）和15%（8.1Gy），及质子治疗的1%［0.5Gy（RBE）］和6%［3.2Gy（RBE）］。IMRT、SBRT和质子治疗计划中正常组织的相对平均剂量分别是右颞叶17%、20%和8%；左颞叶18%、22%，10%；左海马50%、61%、16%；右耳蜗16%、7%、0%；左耳蜗14%、16%和1%。质子治疗显著降低了非靶区脑组织的剂量从而可能会降低神经认知和听觉功能丧失的风险。

全脑全脊髓放疗（CSI）已成为质子治疗的重要指征。与光子放疗相比，质子治疗减少了颈、胸、腹部和骨腔的剂量，包括甲状腺、食管、心脏、肺、肠和性腺等重要器官。随着技术的发展，儿童质子全脑全脊髓放疗能够完全保护椎体以防止生长迟缓。总体而言，减少正常组织的照射会降低慢性器官损害和第二原发性肿瘤的发生率。一项研究显示，3D-CRT 的全身 V_{10}（10Gy 剂量所包括的体积）和全身积分剂量分别为 37.2% 和 0.223Gy-m，而质子治疗分别为 28.7% 和 0.185Gy-m，后者可能会降低第二原发性肿瘤的风险。

淋巴瘤通常侵犯纵隔，一般只需要中等剂量的放疗联合化疗就可达到疾病控制，但此剂量也会使患者处于晚期心脏损伤和第二原发性肿瘤如乳腺癌的风险中。相关剂量学研究表明，淋巴瘤质子放射治疗的心脏、肺和乳腺剂量明显低于光子放疗，相应的心血管、呼吸系统和乳腺癌风险也明显降低。一项大型多中心研究表明，采用质子放疗后所有患者的 3 年无疾病生存率为 92%，儿科患者为 87%。这些研究未出现任何明显的 3 级毒副反应或临床症状明显的肺炎。

对于胃癌、结肠癌、胰腺癌、直肠癌等部位肿瘤，质子放射治疗可以降低小肠、肝脏等组织器官剂量，但剂量分布受体位变化和呼吸运动影响较大。消化道肿瘤患者放射治疗中常会出现体重改变、腹水增减等状况，这些都有可能导致靶区剂量过高或不足。在制定和实施质子治疗计划时，运用 4D-CT 以协助确定内靶区（internal target volume，ITV）的范围，在勾画靶区时给予合理充分的外放边界以考虑各种误差。在设计照射野时选择合适的角度以避免干扰因素的影响，必要时可考虑采用运动控制装置。

质子放射治疗的剂量学优势对儿童肿瘤患者尤为重要。已有的研究表明，质子放射治疗可明显降低海马回、齿状回、室管膜下区、幕下脑和幕上脑、颞叶、垂体、视交叉等器官的平均剂量。对于许多儿童患者来说，这可以避免神经认知后遗症、听力丧失、神经内分泌异常、血管疾病和第二原发性肿瘤等风险。对于髓母细胞瘤的治疗，使用质子对后颅窝或累及野推量照射可以明显降低幕上脑组织的剂量，进一步降低治疗引起的严重神经认知下降的风险，因为智力降低与脑组织受照射的体积相关。质子在幼儿低级别胶质瘤的治疗中起着非常关键的作用，因为患者治疗后的生存期非常长。在一个接受质子或光子放射治疗的 54 名幼儿脑肿瘤患者的研究中，与接受质子治疗患者的稳定智商相比，接受光子治疗患者的智商下降了 1.57%（$P = 0.026$）。Greenberger 等的研究纳入了 32 例采用质子治疗的儿童胶质瘤患者，治疗时中位年龄为 11 岁，平均随访时间为 7.6 年。8 年无进展生存期（PFS）和总生存期（OS）分别为 83% 和 100%，大部分患者的智商没有受到影响。长期随访研究表明，质子放射治疗有可能降低第二原发性肿瘤的发生率。在 Sethi 等的研究中有 55 例患儿接受质子放射治疗，中位随访时间 6.9 年；另 31 例接受光子放射治疗，中位随访时间 13.1 年。在第 5 年时质子诱发的第二原发性肿瘤发生率为 0，显著低于光子（14%）。干扰生长是伴随肿瘤患儿放射治疗的另一个晚期并发症，质子放射治疗因减少了正常组织的照射体积从而降低了对生长发育的影响。

质子治疗肺癌的优势是降低周围肺、心脏及脊髓等正常组织器官的剂量，减少放射损伤、利于提升靶区剂量；另外，复发肿瘤患者采用质子放射治疗可能更为安全。Kanemoto 等研究纳入 74 例接受质子放射治疗的早期非小细胞肺癌（NSCLC）患者，外周病灶给予 66 CGE/10~12 次、中央型病灶给予 72.6 CGE/22 次。经过中位 31 个月的随访，5 年 OS 为 65.8%、5 年 LC 为 81.8%。共观察到约有 1% 的 3 级放射性肺炎、14% 的肋骨骨折发生。局部晚期 NSCLC 靶区体积更大，质子放疗的优势也可能更大。剂量学研究表明，不可手术的局部晚期 NSCLC 患者质子治疗后肺、食管、心脏和脊髓的受照剂量更低，有利于靶区加量，以期获得更好的局部控制及远期生存。Nichols 等的剂量学研究中，8 例不可手术的局部晚期 NSCLC 患者分别设计质子及光子（3DCRT 及 IMRT）治疗计划。结果显示相对 3DCRT，质子放疗肺 V_{20}、肺平均剂量（mean lung dose，MLD）和骨髓 V_{10} 分别降低约 29%、33% 和 30%。相对于 IMRT，质子放疗肺 V_{20}、肺 MLD 和骨髓 V_{10} 分别降低约 26%、31% 和 27%。临床研究也证实了质子放疗在局部晚期 NSCLC 治疗中的优势。Chang 等的Ⅱ期临床研究共入组 44 例Ⅲ期 NSCLC 患者，质子放疗至 74

CGE，同期给予紫杉醇卡铂方案化疗。中位随访时间为 19.7 个月，中位生存期达 29.4 个月。其中仅 5 例出现 3 级放射性食管炎、5 例放射性皮炎、1 例放射性肺炎、9 例患者局部复发、4 例淋巴结复发、19 例出现远处转移。Nguyen 等前瞻性的单组观察研究，共入组不可手术的Ⅱ期或Ⅲ期 NSCLC 患者 134 例，质子放疗剂量为 60~74GyE/30~37 次，采用紫杉醇联合卡铂每周同期化疗，Ⅱ期 NSCLC 患者中位 OS 为 40.4 个月，Ⅲ期患者中位 OS 达 30.4 个月。共观察到 3 级和 4 级放射性食管炎分别是 6 例和 1 例、3 级放射性肺炎 2 例、3 级放射性皮炎 8 例。

剂量学研究表明，食管癌质子放射治疗时，肺的受量低于 IMRT 和 3DCRT。采用笔形束扫描技术的 IMPT 较 IMRT 显著降低了肺和心脏总剂量，从而有可能降低心脏和肺的放射性损伤发生率。需要注意的是，质子放疗时心脏后壁剂量常高于 IMRT，但远期影响目前尚不清楚。

第三节　重离子放射治疗对正常组织的损伤与保护

重离子同时具备物理学优势和生物学优势，碳离子是目前最常使用的重离子，具有广阔的发展前景。日本放射线医学综合研究所（national institute of radiological science，NIRS）在 Lancet Oncology 发表文章介绍了该中心碳离子治疗肿瘤 20 年来的经验，这些结果有助于我们了解重离子放射治疗对正常组织保护的独特优势。

碳离子治疗Ⅰ期 NSCLC 仅需 4 次甚至单次照射，生存结果与目前光子 SBRT 最佳生存结果相当。碳离子治疗分割方案由开始时的 18 分次 /6 周减少为 9 分次 /3 周，之后又降至 4 分次 /1 周。尽管单次剂量不断加大，但无不可耐受的不良反应。在ⅠA 期 NSCLC 中，碳离子治疗的结果与世界范围内报道的 SBRT 治疗的最佳结果类似。对于ⅠB 期 NSCLC，碳离子治疗的 LC 和肺毒性优于 SBRT，但ⅠB 期的疾病相关存活率远低于ⅠA 期，究其原因为远处转移性复发所致。目前正在进行单次分割的剂量爬坡研究，当单次分割剂量高达 50GyE 时，具有高 LC 和可接受的不良反应。

2004 年 7 月至 2008 年 6 月，NIRS 对于可切除食管癌进行了术前碳离子放射治疗的Ⅰ/Ⅱ期临床试验。共纳入 31 例Ⅰ~Ⅳa 期食管鳞癌患者（不包括 T4 期），采用 8 次 /2 周分割方案，总剂量从初始的 28.8GyE 以 5% 的增量爬坡至 36.8GyE，完成碳离子放疗后 4~8 周进行手术，除 1 例（3.2%）用 35.2GyE 治疗出现急性呼吸窘迫综合征外，所有患者均未出现 3 级或更高的毒性，且该例患者碳离子放疗与急性呼吸窘迫综合征之间的相关性不确定。

前列腺癌是接受碳离子放射治疗最常见的病种，迄今有超过 1700 例前列腺癌患者接受了碳离子放疗。其毒性反应轻微且高风险前列腺癌的中期随访数据更好。在接受碳离子放射治疗的两组前列腺癌患者（63.0GyE/20 分次和 57.6GyE/16 分次）中，胃肠道系统 2 级或 2 级以上的晚期毒性发生率分别为 2.3% 和 0.4%、泌尿生殖道系统 2 级或 2 级以上晚期毒性反应发生率分别为 6.1% 和 2.4%。与其他放射治疗技术相比，碳离子治疗前列腺癌毒性明显降低，特别是直肠出血的风险。

有一项前列腺癌的前瞻性、随机临床 2 期试验（IPI 实验，NCT01641185），探索前列腺癌患者使用质子或碳离子以大分割照射为主的安全性和可行性。在这项实验中有 92 例局部前列腺癌患者入组。患者随机接受质子治疗（A 组）或碳离子治疗（B 组），总剂量 66Gy［RBE］分 20 次照射。主要终点是治疗的安全性和可行性，次要终点是特定毒性、前列腺特异性抗原 PFS、OS 和生活质量（QoL）。91 名患者完成治疗并进行了中位时间 22.3 个月的随访。结果显示在急性泌尿生殖毒性中，1 级膀胱炎发生率为 34.1%（A、B 组分别为 39.1%、28.9%）和 2 级为 17.6%（A、B 组分别为 21.7%、13.3%）。7 例患者

（8%）由于尿潴留而需要导尿管治疗，其中5例在A组。关于急性胃肠道毒性，2名接受质子治疗的患者发生了3级直肠瘘。1级辐射直肠炎发生率为12.1%（A、B组分别为13.0%、11.1%），2级为5.5%（A、B组分别为8.7%、2.2%），两组之间毒性特征差异无统计学意义。减少的急性毒性主要是治疗期间的疲劳、疼痛和尿液症状。使用碳离子或质子的大分割照射导致相当好的QOL，因此认为大分割照射是可行的和安全的。

2003年4月至2007年2月NIRS进行的局部晚期胰腺癌患者采用碳离子治疗的Ⅰ/Ⅱ期临床试验将6例Ⅳa或Ⅳb期无远处转移的胰腺癌患者作为研究对象，采用碳离子放射治疗，剂量为38.4GyE（12分次/3周），并以5%的剂量爬坡至52.8GyE，结果出现1例3级晚期毒性和7例3级急性毒性（6例为厌食、1例为胆管炎）。随后NIRS总结了46例胰腺癌患者接受碳离子放射治疗后的肿瘤反应评价，最多的3级急性反应发生在接受52.8GyE剂量的患者（67%）中。在一名胰腺癌患者的IMRT和质子治疗计划的比较中，质子计划的肠、肾和肝脏的中等剂量更低。IMRT和质子计划中肝脏的平均相对剂量分别为23%和15%、小肠分别为34%和9%。虽然在IMRT和质子计划中肾脏的平均剂量相似，但在质子计划中超过40%的左肾组织未受照射。

1996—2007年在NIRS接受了碳离子治疗的95例骶骨脊索瘤患者的5年局部控制率和生存率为88%和86%。其中2例患者发生严重的皮肤和软组织反应而需要皮肤移植、15例患者发生严重的坐骨神经并发症影响日常活动，但其中8例仍有能力在有或没有支持性装置的帮助下行走。相比于不接受碳离子治疗患者的预后不良，接受碳离子治疗后脊索瘤体积逐渐缩小，且这些不良反应是可以接受的。

截至2013年2月，NIRS共有127例眼底黑色素瘤患者接受了碳离子放射治疗，其中122例患者接受了≥6个月的随访。结果显示所有患者的5年OS和保眼率分别为80.8%和93.1%，LC与质子治疗相似而保眼率则稍高于质子，稍高的保眼率可能是采用2野碳离子放射治疗降低新生血管性青光眼的发生所致。

69例原发性肝癌患者采用碳离子治疗后的结果显示，所有患者无治疗相关性肝损伤发生，5年LC为81%、5年OS为33%。133例肝细胞肝癌患者接受2野碳离子放疗，总剂量为32.0~45.0GyE，治疗后肝功能的变化较小。

在头颈部肿瘤，碳离子对放射抗拒的黏膜恶性黑色素瘤及腺样囊性癌的放射治疗有优势。碳离子再程放疗更适合于头颈部肿瘤复发患者的治疗。德国海德堡重离子与质子治疗中心（HIT）学者于2010—2013年收治了52例经常规光子根治性放射治疗后局部复发的头颈部肿瘤患者，其中绝大多数为T3、T4期腺样囊性癌患者。再程放疗采用单一碳离子（48例）或碳离子+IMRT技术（4例），照射范围仅包括MRI可见复发肿瘤病灶加安全边界，碳离子治疗中位剂量为51GyE（36~74GyE）。所有患者无重度急性不良反应发生，仅8例（6.5%）患者出现重度晚期不良反应。上海市质子重离子医院迄今采用碳离子治疗了20余例IMRT根治性放疗后局部复发的鼻咽癌患者，其中大多数患者局部复发病灶分期为T3、T4期。碳离子治疗剂量为50.0~57.5GyE（分割剂量2.0~2.5GyE/d），目前尚无患者出现≥2级急性或亚急性不良反应。碳离子用于复发性肿瘤再程治疗安全有效，但最大及最佳耐受剂量还需通过剂量递增研究来确定，长期疗效也需进一步随访。

如今越来越多的重离子治疗中心正在不断建设中，碳离子束治疗肿瘤的适应证范围也在不断扩大。在碳离子的临床应用中，放射并发症的发生率远远低于X线。迄今为止，所有报道的少数严重的放射并发症均发生在临床研究的初始阶段。相信随着对危及器官剂量的严格限制以及呼吸门控、主动扫描等技术的发展，严重并发症的发生率会逐渐降低。

（孙彦泽　赵培峰　钱建军）

参考文献

1. Chang J Y, Komaki R, Lu C, et al.Phase Ⅱ Study of High-Dose Proton Therapy with Concurrent Chemotherapy for Unresectable Stage ⅢI Non-Small Cell Lung Cancer.Cancer, 2011, 117 (20): 4707-4713.
2. Murphy ES, Merchant TE, Wu S, et al.Necrosis after craniospinal irradiation: Results from a prospective series of children with central nervous system embryonal tumors.Int J Radiat Oncol Biol Phys, 2012, 83 : e655-e660.
3. Okada T, Tsuji H, Kamada T, et al.Carbon Ion Radiotherapy in Advanced Hypofractionated Regimens for Prostate Cancer: From 20 to 16 Fractions.Int J Radiat Oncol Biol Phys, 2012, 84 (4): 968-972.
4. Edward C.Halperin, David E.Wazer, et al.Brady.Perez and Brady's Principles and Practice of Radiation Oncology.6th ed.Lippincott Williams & Wilkins, 2013.
5. Toyama S, Tsuji H, Mizoguchi N, et al.Long-term Result of Carbon-ion Radiation Therapy for Locally Advanced or Unfavorably Located Choroidal Melanoma: CT Based 2-port Orthogonal Therapy Can Reduce the Incidence of Neovascular Glaucoma.Int J Radiat Oncol Biol Phys, 2013, 86 (2): 270-276.
6. Tsujii H, Kamada T, Shirai T, et al.Carbon-Ion Radiotherapy: Principles, Practices, and Treatment Planning.Springer Japan, 2014.
7. Greenberger B A, Pulsifer M B, Ebb D H, et al.Clinical outcomes and late endocrine, neurocognitive, and visual profiles of proton radiation for pediatric low-grade gliomas.Int J Radiat Oncol Biol Phys, 2014, 89 (5): 1060-1068.
8. Sethi R V, Shih H A, Yeap B Y, et al.Second nonocular tumors among survivors of retinoblastoma treated with contemporary photon and proton radiotherapy.Cancer, 2014, 120 (1): 126-133.
9. Kanemoto A, Okumura T, Ishikawa H, et al.Outcomes and prognostic factors for recurrence after high-dose proton beam therapy for centrally and peripherally located stage I non-small-cell lung cancer.Clin Lung Cancer, 2014, 15 (2): 7-12.
10. Nguyen Q N, Ly N B, Komaki R, et al.Long-term outcomes after proton therapy, with concurrent chemotherapy, for stage Ⅱ-Ⅲ inoperable non-small cell lung cancer.Radiother Oncol, 2015, 115 (3): 367-372.
11. Kamada T, Tsujii H, Blakely E A, et al.Carbon ion radiotherapy in Japan: an assessment of 20 years of clinical experience.Lancet Oncol, 2015, 16 (2): e93-e100.
12. Habl G, Uhl M, Katayama S, et al.Acute Toxicity and Quality of Life in Patients With Prostate Cancer Treated With Protons or Carbon Ions in a Prospective Randomized Phase Ⅱ Study-The IPI Trial.Int J Radiat Oncol Biol Phys, 2016, 95 (1): 435-43.
13. Shinoto M, Ebner D K, Yamada S.Particle Radiation Therapy for Gastrointestinal Cancers.Curr Oncol Rep, 2016, 18 (3): 1-9.
14. Giantsoudi D, Sethi R V, Yeap B Y, et al.Incidence of CNS Injury for a Cohort of 111 Patients Treated With Proton Therapy for Medulloblastoma: LET and RBE Associations for Areas of Injury.Int J Radiat Oncol Biol Phys, 2016, 95 (1): 287-96.
15. Weber DC et al.Proton therapy for pediatric malignancies: Fact, figures and costs.A joint consensus statement from the pediatric subcommittee of PTCOG, PROS and EPTN.Radiother Oncol, 2018, 128 (1): 44-55.

第九章

急性事故性与治疗性全身照射的放射损伤

第一节 概 述

电离辐射全身急性外照射通常发生于不可控制的事故情况下，包括 1945 年广岛和长崎的原子弹爆炸、核反应堆事故（如 1986 年切尔诺贝利核电事故）、核燃料处理或回收事故（如 1958 年美国洛斯阿拉莫斯科学研究所核燃料回收事故、1964 年美国罗德岛核燃料回收事故）、加速器事故（如 1967 年美国匹兹堡加速器事故）、辐射装置事故（如 2004 年中国山东济宁 ^{60}Co 辐射事故）和辐射源丢失事故等。事故情况下，机体全身在一次或短时间内分次受到均匀或比较均匀的大于 1Gy 的照射后，将发生急性辐射综合征。急性辐射综合征是一个比较广义的定义，用于描述机体受照后出现的一系列症状和体征，这些症状和体征反应了特定器官系统的严重损伤，可以在受照后几小时或几个月内导致受照者死亡。

全身急性外照射还可发生于可控的情况下，即造血细胞移植（包括骨髓移植及干细胞移植）前为清除残留的恶性细胞或抑制免疫排斥反应而进行的全身或半身照射。这种照射与事故情况下健康人群受到照射不同，属于对疾病进行治疗的放射治疗范畴，所引起的急性辐射综合征可称为治疗性急性辐射综合征，对于总剂量、剂量率、剂量分割及全身剂量分布等情况都是事先进行控制的，对于辐射所引起的症状和体征也是及时进行处理的。因此照射后机体的症状和体征与事故照射有相同之处，也有不同点。本章节将就两种不同的照射情况下机体的反应进行分别阐述。

第二节 急性事故性辐射综合征

一、急性事故性辐射综合征的分类

急性辐射综合征是大剂量照射机体后引起的全身性疾病，现有的研究及临床经验表明，在没有骨髓或造血干细胞支持的情况下，全身照射的 60 天半数致死剂量（$LD_{50/60}$ 定义为在 60 天内使受照人群的一半发生死亡的剂量）为 3~4Gy，在抗生素和其他支持治疗情况下，$LD_{50/60}$ 为 4.5~7Gy，如果受照后能够很快给予重症监护和隔离以及造血细胞移植，$LD_{50/60}$ 可能达到 7~9Gy，而当受照剂量超过 10~12Gy 时，存活的可能性几乎为零。根据受照剂量的大小、临床特点和基本的病理改变，可以将急性辐射综合征分为三型：造血综合征、胃肠综合征和脑血管综合征。

全身受照剂量为 1~10Gy 时，是以骨髓造血组织损伤为基本病变，以白细胞数减少、感染、出血等为主要临床表现，称为造血综合征。具有典型阶段性病程，按其病情的严重程度，又分为轻度、中度、重度和极重度。

全身受照剂量大于 10Gy 时，以胃肠道损伤为基本病变，其中以肠道为重，而胃相对较轻，以频繁呕吐、严重腹泻以及水电解质代谢紊乱为主要临床表现，称为胃肠综合征。

全身受照剂量大于 50Gy 时，是以脑组织损伤为基本病变，以意识障碍、定向力丧失、共济失调、肌张力增强、抽搐、震颤等中枢神经系统症状为特殊临床表现，称为脑血管综合征。

也有些学者提出，在胃肠综合征和脑血管综合征之间可能存在另一种类型，即 30~50Gy 全身照射后引起心血管型（毒血症型）综合征。临床特点呈急性循环衰竭或休克，可能是射线引起细胞破坏后释放血管活性肽所致，和胃肠综合征相比，心肌变性坏死、炎症或萎缩性病变明显，并有心血管功能损伤。

引起不同类型急性辐射损伤综合征的照射剂量范围，不同的文献报道并不一致。实际上各型辐射综合征的照射剂量相互交叉，各类型之间的病变也不是截然分开的。如造血综合征虽然以造血组织病变为主，同时也存在着胃肠组织的病变。胃肠综合征中，胃肠组织的病变为主要病变，但造血组织的病变实际比造血综合征时更严重。又如脑血管综合征时，中枢神经系统出现明显改变，但由于脑血管综合征患者在很短时间内死亡，造血组织损伤和胃肠道的损伤未能充分发展显示而已。

二、急性事故性辐射综合征的临床表现

急性辐射综合征的临床表现，主要取决于照射所致机体的基本损伤病变，一般的规律是照射剂量越大，病情越严重，临床表现和症状越多，其程度越重且持续时间更久。了解和认识急性辐射综合征的各种临床表现，对急性辐射综合征的准确诊断和及时合理地采取治疗措施是相当重要的。

（一）造血综合征

造血综合征主要损伤造血器官，病程发展具有明显的阶段性，以中、重度造血综合征病程经过为典型。

1. 轻度造血综合征　多发生在人员受到 1~2Gy 左右射线全身照射后。由于受照剂量较小，受照者的临床症状较少也不太严重，或无明显症状。病程分期通常不明显，照后头几天内，受照者可能出现头昏、乏力、失眠、恶心和轻度食欲减退等症状，通常不出现呕吐和腹泻。受照者一般不出现脱发、出血和感染等临床表象。

2. 中度和重度造血综合征　当机体受照剂量为 2~4Gy 和 4~6Gy 时，可发生中度和重度造血综合征，两者临床经过相似，只是病情严重程度有所不同。临床经过可分为：初期、假愈期、极期和恢复期。

造血综合征的第一阶段称为初期。受照后数小时至 1~2 天开始，可持续 1 至数日。主要表现为神经系统和胃肠功能改变，特别是自主神经功能紊乱。受照者出现头昏、乏力、食欲减退、恶心和呕吐等症状。淋巴组织对射线非常敏感，照后淋巴组织迅速破坏，照后 1~2 天外周血淋巴细胞绝对值急剧下降。

造血综合征的第二阶段称为假愈期。在此期，受照者除稍感疲乏外，初期症状均明显减轻或基本消失。但实际上造血损伤继续发展，病理变化仍在继续发展，故称为假愈期。

造血综合征的第三阶段称为极期。是造血综合征最为严重的时期，是患者生存或死亡的关键时期。

极期患者再度出现精神变差、明显的疲乏、食欲不佳、明显呕吐、腹泻等症状。此期骨髓造血器官严重破坏，骨髓的红系、粒系、巨核细胞系的幼稚细胞极度减少，骨髓增生程度低下或极度低下，是感染、出血的基础。

中度和重度造血综合征的患者经适宜治疗后，度过极期的第四阶段称为恢复期。此期感染得到控制、出血停止，随着造血功能的恢复，患者的自觉症状逐渐减轻或消失，体温逐渐恢复正常，精神状况和食欲明显好转渐至正常，体重增加。骨髓恢复较外周血早。

3. 极重度造血综合征　当机体受照剂量为 6~10Gy 时，可发生极重度造血综合征。极重度造血综合征的临床经过和主要症状与重度大体相似，但因受照剂量更大，故病情更严重，临床症状出现的时间早且持续时间长。假愈期短且不明显，通常持续 2~3 天。极期造血损伤更严重，自身造血恢复的可能性明显降低。一般认为照射剂量大于 8Gy 时，造血功能难以恢复或不能恢复，提示需要造血细胞移植。此外，患者感染发生率明显增高，出血更明显，胃肠道症状和水、电解质紊乱更严重。目前尚无极重度造血综合征治疗存活的病例。

（二）胃肠综合征

胃肠综合征是机体受到 10Gy 以上照射后出现的以肠道损伤为基本病变的综合征。临床病程可有初期、假愈期和极期三个阶段。

胃肠综合征发病急，照后 1 小时内就开始出现严重恶心、频繁呕吐。病程短，初期症状持续 2~3 天，进入假愈期，假愈期持续 3~5 天或没有假愈期。照后 5~8 天进入极期，极期症状重，骨髓已失去自身再生的能力，体温可高达 40°C 以上，在病程中除恶心、呕吐、血水便、水电解质紊乱、菌血症、败血症等问题外，常发生肠套叠、肠梗阻、肠麻痹、肠穿孔等严重并发症。虽经造血干细胞移植在内的多种积极治疗，迄今国内外无存活病例。

（三）脑血管型综合征

脑血管综合征是以脑组织损伤为基本损伤变化的一种极其严重的急性辐射综合征。机体受照剂量在 50Gy 以上，机体所有器官系统都受到了严重的损伤，胃肠道和造血系统也不例外，但是脑血管损伤会导致患者很快死亡，因此其他系统的衰竭还没来得及出现。

脑血管综合征病程可有初期和极期两个阶段。受照后立即出现恶心、呕吐、腹泻、精神不振，随后出现定向障碍、肌肉运动失调、呼吸困难、惊厥发作、肢体和眼球震颤、休克、昏迷，在照后的 1~3 天死亡。

三、急性事故性辐射综合征的诊断

急性辐射综合征的诊断是进行合理治疗、估计预后的重要环节。诊断的内容包括是判断患者是否受到电离辐射的照射、估算受照剂量、判断病情属于哪一型及早期分类诊断等。

早期分类诊断是指在照后初期（72 小时内）对伤者的病情做出较为准确的判断，包括对受照人员受照物理剂量的估算，根据初期临床症状判断病情、相关实验室化验指标等进行较为准确的病情分析和判断。

（一）物理剂量估算

在救治辐射事故伤员的临床实践中证明，伤员全身受照剂量的估算，最容易获得的首先是物理剂量的初步粗略估算，并且能为临床判断损伤类型及救治方案提供初步参考意见。物理剂量估算中要着重掌握以下几个方面：

1. 了解受照史 通过询问受照经过和现场调查来粗略估算照射剂量，详细了解放射源的种类、放射源的强度、不同距离的剂量率、受照者与放射源的距离、受照时间、有无屏蔽以及反复进行现场模拟进行初步的剂量估算。

2. 实测剂量 如果受照者佩戴直读式剂量计，则可直接读取剂量计所记录的照射剂量，基本能反映均匀照射条件下的整体剂量。如受照者佩戴的为非直读式剂量计（如热释光剂量计），则需专门的仪器读取。

但在以往发生的辐射事故中发现，大多数受照者无条件佩戴个人剂量计。近年来有学者运用电子自旋共振技术检测受照者牙齿、指甲、牙釉质等生物样本来估算照射剂量，受到人们的重视。还有学者研究利用受照者所携带的手机的某些元件（如手机内的电阻或手机屏幕），采用光致发光或热致发光技术进行照射剂量估算，近年来也取得了一定的成果，逐渐受到重视。

另外，采用成人数学模型和蒙特卡罗随机模型方法计算辐射事故受照者的受照剂量，对于辐射事故中受照者器官剂量的估算很有帮助。

物理剂量估算由于影响因素比较复杂，准确性受到某些因素的限制，所以对受照者的伤情判断还应结合临床症状和体征、实验室检查和生物剂量等进行综合分析。

（二）生物剂量估算

在所有的生物剂量评估方法中，培养的外周血淋巴细胞染色体畸变分析（双着丝粒体，着丝粒环）是最可靠且获得广泛认可的方法。在一定的剂量范围内，染色体畸变分析可较准确地估算剂量。全世界的很多实验室已经建立了良好的剂量效应曲线。这种遗传学方法可检测的剂量范围为0.25~5Gy的γ或X射线，剂量过大淋巴细胞被杀死，淋巴细胞数太少所得数据误差较大，剂量过小，畸变率很低，需分析更大量的细胞才能达到统计学的要求。另外由于培养时间的限制，须在获得血液样本后的48~72小时才能获得分析结果，限制了本方法的应用。

近年来，有学者探索采用其他方法进行早期和快速剂量估算，其中microRNA受到较多关注，有学者采用动物实验发现，循环中microRNA谱的改变可以在照后24小时内很好的区分未照射（0Gy）、低亚致死剂量照射（2Gy）、高亚致死剂量照射（6.5Gy）和致死剂量照射（8Gy），microRNA谱的改变在照后较长时间内（7天甚至15天）仍可反映上述照射剂量的不同，还可以反应骨髓造血损伤的程度，另有学者在灵长类动物的研究中也得出相一致的结论。现有的研究发现在循环microRNA中miR-150-5p表现出最强的剂量和时间依赖反应，目前被确定为辐射生物剂量测定中最敏感的生物标志物。基于循环microRNA的生物剂量测定操作相对简单，并且所需血液体积少，具有重要的应用前景。

瓜氨酸是近年来发现的另一种可反映辐射损伤主要是胃肠损伤的生物标志物。瓜氨酸是一种非DNA编码的氨基酸，几乎仅由小肠合成。近年来的研究发现，循环瓜氨酸水平降低与照射剂量相关，因此瓜氨酸具有有作为研究胃肠道急性辐射综合征相关损伤的一种简单、灵敏、合适的生物标志物的潜能。

（三）根据照后早期症状和实验室检查进行分类诊断

目前对于受照者照射剂量的估算主要基于三个因素：辐射相关症状出现的时间、外周血淋巴计数减少的动态变化和外周血淋巴细胞染色体畸变率分析。

受照者初期反应的症状、出现和持续的时间及严重程度对判断患者的损伤情况有重要的价值。呕吐是急性辐射综合征最常见的早期症状，早期呕吐与照射剂量具有明显的关系，1~2Gy照射，30%的受照者可出现呕吐1~2次，照后2~3天发生，当天消失；2~4Gy的照射有70%~80%的受照者发生呕吐2~3次，照后 1~2 小时发生，1 天消失；4~6Gy 照射后 1 小时发生多次呕吐，持续 2 天；6~10Gy 照射 0.5 小时出现呕吐多次，持续 3~4 天。从切尔诺贝利核事故 203 例急性辐射综合征患者的救治经验发现，呕吐开始的时间更多的和照射剂量率相关。

除了呕吐之外，腹泻和皮肤黏膜初期反应也是推测受照剂量的重要症状和体征。

外周血淋巴细胞计数照后 24 小时和 48 小时淋巴细胞绝对值的变化对早期分类诊断非常有意义，在多起辐射事故的临床实践中已证实是个非常简单、易行、快速和灵敏的指标，国内学者根据我国 231 例小剂量受照人员和 8 例不同急性辐射综合征及国外 44 例核事故受照病例绘制成急性放射病早期诊断图（图 9-2-1），根据照后 12 小时、24~48 小时淋巴细胞的绝对数，结合 48 小时内食欲减退、恶心和呕吐次数、腹泻、腹痛、运动失调和昏睡等症状，判断辐射损伤的程度，有非常实际的临床应用价值，目前国家放射性疾病诊断标准亦采纳该图进行疾病的早期分类诊断。

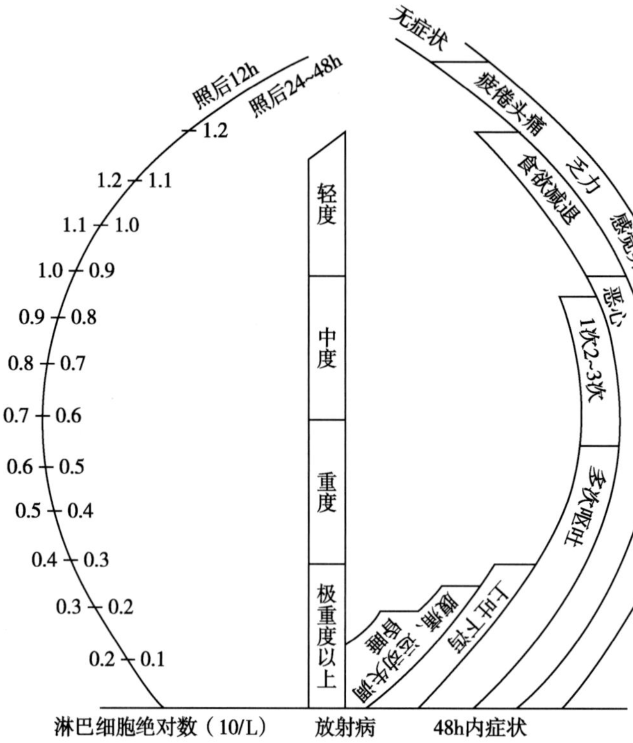

图 9-2-1　急性辐射损伤综合征早期分类诊断图

在欧洲，则采用 METREPOL（medical treatment protocols for radiation accident victims）的方法，该方法在 1997 年被欧盟委员会接受使用。根据受照者的症状和体征在受照后 48 小时内对受照者进行评分（表 9-2-1），并指导治疗选择。评分为 1 分的受照者不需特殊处理，评分为 2 分的受照者需要住院给予积极的医学处理，评分为 3 分的受照者意味着将发生多器官功能衰竭，没有存活的希望。

美国根据外周血淋巴细胞绝对数来早期估算受照剂量，Guskova 法和 Goans 法是广泛采用的两种方法。还可以使用 BAT 等软件或网络工具进行剂量估算、早期分类诊断和指导临床治疗决策。

近年来，新的能够简便快速进行诊断和指导治疗的工具和方法一直在研究中。如 Port 等采用高通量的方法 -H 模块，利用受照后前 3 天的外周血淋巴细胞、中性粒细胞和血小板计数结合 METREPOL 评分和应用软件，可以给出不同的诊断和治疗推荐。

表 9-2-1　患者受照后最初 48 小时内的初始评分

	1分	2分	3分
症状出现时间	12 小时内	5 小时内	30 分钟内
皮肤红斑	0	+/–	+++；3 小时内
疲乏	+	++	+++
24 小时内呕吐	不超过 1 次	1~10 次	超过 10 次；顽固性呕吐
腹泻 /24 小时内排便次数	不超过 2~3 次；成形便	2~9 次；软便	超过 10 次；水样便
腹痛	轻微	强烈	剧烈
头痛	0	++	剧烈；颅内高压症状
体温	38°C 以下	38~40°C	40°C 以上
血压	正常	正常；可能短暂升高	收缩压低于 80
意识短暂丧失	0	0	+/ 昏迷
血淋巴细胞减少			
24 小时	高于 1500/mcl	低于 1500/mcl	低于 500/mcl
48 小时	高于 1500/mcl	低于 1500/mcl	低于 100/mcl
	院外观察	住院予以治愈性医学处理	住院，提示多器官衰竭

四、急性事故性辐射综合征的治疗

急性辐射综合征时，由于机体各部分都受到广泛的损伤，甚至出现多器官功能衰竭，因此急性辐射综合征的治疗多采用综合对症治疗。主要包括抗感染、抗出血、输血、造血生长因子应用、造血干细胞移植、辐射损伤防治药物应用等措施。

（一）抗感染

急性辐射综合征时，由于白细胞减少、免疫功能抑制及皮肤、黏膜屏障的破坏，受照者常常发生感染并发症，是急性辐射综合征患者死亡的主要原因之一。如果患者出现中性粒细胞减少性发热（>38°C）或者中性粒细胞绝对数 $<0.5\times10^6$/L，则应给予抗感染治疗。抗生素的选择应根据细菌学检查结果，如果没有细菌学检查结果，应考虑给予广谱抗生素。

如果患者对抗生素治疗无反应，需考虑真菌和病毒感染的可能，必要时应给予抗真菌治疗和抗病毒治疗。此外严格的消毒隔离及无菌护理也是防治感染的重要措施。

（二）抗出血及血液有形成分的输注

出血是急性辐射综合征的另一严重并发症，也是导致患者死亡的重要原因之一。抗出血治疗主要包括补充血小板、改善血管功能和纠正凝血障碍等措施。

血小板输注是维持足够数量血小板的首要治疗措施，是否需要输注血小板取决于患者的状态。如果患者没有出血和其他并发症，而且可密切监护的情况下，血小板 1000/μl 及以下时应给予输注血小板；如果患者有出血但没有其他并发症，而又不能密切监护患者的情况下，血小板 20 000/μl 及以下时即应给予输注血小板；如果患者需要接受手术、有其他创伤等情况时，血小板在 50 000/μl 及以下时即应给予输注血小板。

红细胞的输注则基于血红蛋白水平和各个医院的输注标准。如果患者血红蛋白低于 10g/dl 并且有卒中和冠脉疾病高风险时应给予输注红细胞。

（三）造血生长因子的应用

造血因子是体内免疫细胞和非免疫细胞分泌的细胞因子家族中重要的成员。在造血综合征时，造血生长因子可加速辐射损伤后残留的造血干细胞/祖细胞的增殖和分化，促进造血和免疫功能的恢复。尽管目前没有前瞻性随机对照研究证实造血生长因子的有效性和长期安全性，人类已获得了在一些急性照射患者中使用造血因子的经验，辐射事故报告显示粒细胞集落刺激因子（CSF）已被用于治疗16例放射性和核事故的受害者并且具有观察到的获益。在3例事故中（Tokai-Mura，Soreq and Nesvizh）CSF是在48小时内使用，在其他事故中，CSF则是在事故发生几周后使用，现在有的有限的和坊间的（传闻证据、可靠性有限）关于生长因子临床数据验证了其生物反应性，然而这些药物使用过程中方法多样和延迟使用的情况使得CSF在造血恢复中的作用难以简明的确定。

尽管属于超说明书使用，美国食品药品管理局（FDA）最近已批准两个造血因子作为辐射损伤治疗药物，分别为粒细胞集落刺激因子（neupogen/filgrstim）和聚乙二醇粒细胞集落刺激因子（pegfilgastim/neulasta）。这两个药物是美国国家战略储备药，可用于核应急时救治辐射损伤患者。

（四）造血干细胞移植

近年来造血干细胞移植技术得到了很大的提高，该技术与造血因子一起，已常规用于救治因治疗其他疾病而受到超致死剂量照射的患者，如白血病治疗前的全身治疗性照射。急性辐射综合征时，造血损伤是主要的损伤之一，因此仔细的评估残留的造血功能非常重要。在欧洲的METREPOL中，不推荐为有内源性造血恢复潜能的患者进行造血干细胞移植，尽管HLA配型和寻找合适的供体应在照后尽快进行。如果照射剂量过大（>8Gy），残存的造血干细胞太少，造血功能恢复的可能性微乎其微，应考虑给予造血干细胞移植，对于患者造血重建是有意义的。但是如果受照剂量大于10Gy左右的患者必将死于胃肠综合征，造血干细胞移植又是无意义的。在切尔诺贝利核电事故及我国的一些放射事故中，应用了造血干细胞移植治疗措施，为急性辐射综合征治疗中应用造血干细胞移植积累了宝贵的经验。

（五）辐射损伤防治药物

辐射损伤防治药物可以分为三大类：辐射防护剂、辐射损伤缓和剂、辐射损伤治疗药物。辐射防护剂用于照射前，辐射损伤缓和剂则用于照后早期辐射损伤症状还没有表现出来之前，以促进机体恢复或修复，辐射损伤治疗药物在症状出现之后给予以促进修复或再生。

虽然辐射损伤防治药物的研究已有半个世纪的历史了，截至目前，只有上述提及的粒细胞集落刺激因子（neupogen/filgrstim）和聚乙二醇粒细胞集落刺激因子（pegfilgastim/neulasta）获得了美国FDA的批准，作为辐射损伤缓和剂用于辐射造血综合征，而且属于超说明书范围的使用。除了上述两个药物以外，还有大量的药物处于研发中。其中有6种药物目前处于美国FDA研究中的新药（investigational new drug IND）阶段，分别为：5-androstenediol（5-AED）/neumune、beclomethasone 17，21-dipropionate（BDP）/orbeShield、BIO 300（genistein）、CBLB502/eEntolimod、hemaMax/NMIL12-1（recombinant human interleukin-12：rHuIL-12），ON01210/Ex-RAD/recilisib and filgrastim/neupogen（GCSF）。IND意味着这些药物可以在人体进行安全性试验。

第三节　治疗性全身照射的早期毒性反应和救治

治疗性全身照射（total Body Irradiation TBI）用于各种恶性疾病的系统性治疗起源于20世纪，最初在无干细胞支持下用于缓和辐射敏感疾病如慢性淋巴细胞白血病和滤泡性淋巴瘤，随着医学科学的发展，目前治疗性 TBI 主要用于造血细胞移植前的准备阶段（conditioning），目标是尽可能地清除恶性细胞和破坏宿主的免疫力。

治疗性 TBI 的早期急性毒性反应可发生在照射后的几小时或几天，通常由水肿、实质细胞丢失和（或）炎症所应起。治疗性 TBI 常见的早期急性毒性反应列于表 9-3-1。既往的一个前瞻性临床研究显示，分次照射可以减少急性毒性反应的发生，但差别没有统计学意义。该研究还将患者随机分为高剂量率照射组和低剂量率照射组，结果显示急性毒性反应的发生与剂量率不相关。而另一个随机对照研究则报道急性毒性反应在分次照射组与单次照射组无差别，两种照射方式都能够很好地耐受。

表 9-3-1 单次或分次照射后患者的症状和体征发生率（%）

症状 / 体征	单次照射		分次照射
	TBI 时的发生率	TBI 后的发生率	3 天的 TBI 期间的发生率
恶心	90	45	43
呕吐	80	23	23
腮腺疼痛	26	74	6
口腔干燥	61	58	30
头痛	42	33	15
疲乏	N/R	N/R	36
眼干	无	16	N/R
食管炎	N/R	N/R	4
食欲丧失	N/R	N/R	16
轻度不适	N/R	N/R	25
红斑	无	无	41
瘙痒	无	无	4
腹泻	无	无	4
无症状	N/R	N/R	17
发热（>38℃）	42	97	N/R
高血压	42	无	N/R

备注：N/R：无报道。TBI：全身照射

与事故性急性全身照射相似，在单次照射剂量为 8~10Gy 时，恶心、呕吐是治疗性全身照射最常见的症状。分次照射可减轻恶心、呕吐的严重程度。近年来，由于有效止吐药物的发展，恶心、呕吐的发生已经明显减少，常用的止吐药物是 5-HT3 受体拮抗剂，一些小规模但高质量的临床对照研究支持在治疗性全身照射时预防使用 5-HT3 受体拮抗剂减少恶心、呕吐的发生。有研究支持 5-HT3 受体拮抗剂联合糖皮质激素以达到更好止吐效果，但是目前缺乏对于在全身照射中常规联合应用的共识。

口腔黏膜炎是 TBI 后另一常见毒性反应，在清除恶性细胞的 TBI 中，高达 75% 的患者发生了口腔黏膜炎。口腔黏膜炎可引起疼痛和吞咽困难，常需要积极的支持治疗，如全胃肠外营养、阿片类药物止痛等措施。良好的口腔卫生和一些口腔外用药物如洗必泰抗菌剂、中性磷酸钙悬浮液、外用氟化物等的应用可明显减轻口腔黏膜炎症的程度，减少疼痛持续的时间和对阿片类药物的需要量。预防性使用硫糖铝和克拉霉素可降低中、重度口腔黏膜炎的发生率。近年的研究还发现，预防性使用阿米福汀，可缩短黏膜炎持续的时间和减少严重感染的发生，而不影响造血干细胞移植的效果，也不会造成肝、肾毒性。

在一个随机对照临床研究中则报道低水平的激光（650nm）治疗可降低口腔黏膜炎的发生。此外，有研究发现，在 TBI 前和照后短期静脉使用重组人角质细胞生长因子 Palifermin 也可以减少中重度口腔黏膜炎的发生率和缩短黏膜炎的时间、减轻口腔和咽喉的疼痛以及减少对全肠外营养的需求。而另一研究则显示外用 Palifermin 对口腔黏膜炎无效。

腮腺炎是治疗性 TBI 的特异性毒性反应，通常在照后第一天出现，照后 24~48 小时开始减轻。腮腺炎在单次照射时很常见，但是如果采用分次照射，发生率明显降低，不足 10%。

皮肤红斑在 TBI 的结束阶段常会发生，脱皮则较少见，色素沉着在远期可见。脱发通常发生在照后的 7~14 天，照后 3~6 个月再生，新生的毛发常表现出颜色和质地的改变。

治疗性 TBI 早期毒性反应还包括腹泻、发热、心动过速、头痛、高血压、困倦、明显的流泪或眼干等，分次照射相较于单次照射，这些症状和体征的发生率和严重程度都有所降低。

第四节　治疗性全身照射的晚期毒性反应和防治

一、造血系统的晚期毒性反应

与事故性急性照射相似，造血系统对治疗性 TBI 非常敏感，淋巴细胞减少在照射剂量为 0.5Gy 时常见，0.3Gy 照射时也可发生。随着淋巴细胞减少之后常发生的是中性粒细胞减少性和血小板减少，最后发生贫血。在 4~6Gy TBI 后很快就会发生淋巴细胞减少，随后通常在一周内发生中性粒细胞减少。照后 3~4 周中性粒细胞降至最低值。造血干细胞的再生取决于照射剂量，较高的剂量会导致更快速和更长时间的骨髓抑制。TBI 后造血生长因子的应用理论上具有改变造血系统重建的潜能，但是在同种异体造血干细胞移植中证实应用造血生长因子增加 GVHD 和影响生存，因此目前是否常规使用造血生长因子是有争议的。

二、肺的晚期毒性反应

TBI 的主要剂量限制性毒性是肺部疾病（限制性或阻塞性肺疾病），表现为照后早期的肺炎和远期的肺纤维化。TBI 是特发性肺炎综合征和弥漫性肺泡出血的危险因素。TBI 后肺部疾病的发生率很不一致，从 10% 到 84%，甚至在预处理阶段未接受 TBI 治疗的患者中也会发生间质性肺炎。因为肺部疾病的发生发展受多种因素的影响，包括感染因素、移植物抗宿主病（GVHD）和患者的自身状态（如老年、体重较大、体表面积较大）。远期肺部疾病的发生率约为 10%~26%，与潜在的肺功能不全、预处理方案、急性或慢性 GVHD 和预防措施、年龄、供者和受者的年龄及免疫耐受性、疾病分期以及遗传素质有关。当前，恰当的 TBI 技术使得肺部疾病的风险不再增加，但是问题的显著性仍是很明确的，TBI 后间质性肺炎的死亡率高达 60%~80%。TBI 对间质性肺炎的特异性影响因素包括：总剂量、分次照射、剂量率、和肺的遮挡。既往的两个前瞻性随机对照临床研究发现，较高的总剂量与较高肺炎发生率相关，另外一个回顾性研究则发现在接受总剂量 10Gy（分三天照射）的 TBI 照射中，肺部平均剂量超过 9.4Gy，剂量率为 0.3~0.8Gy/min，是发生致死性肺部病变的独立预后因素。还有临床实践发现总剂量低于 7.5Gy 时，肺炎的发生可以忽略。

相较于单次照射，分次照射的间质性肺炎的发生率和致死率都明显降低，甚至在分次照射时使用了较高的剂量率。这一结论在多个非随机临床研究和随机临床研究中被证实。另有研究发现，在总剂量低于 10Gy 时，不需要采用分次照射来降低肺毒性。采用超分割预防肺毒性的必要性尚不明确，比较来自同一研究机构的两个前瞻性单臂研究发现，采用传统分割（每次 3Gy，总剂量 12Gy，前后照射野，肺部遮挡）与超分割照射（每天两次，每次 1.7Gy，超过 3 天达总剂量 10.2Gy，平行对侧野，无肺部遮挡）肺毒性没有差别。

在单次 TBI 中，剂量率是肺炎的一个重要影响因素。大量的回顾性研究发现，降低剂量率（0.025~0.09Gy/min）可降低肺部并发症的发生，特别是在单次照射时。但是也有研究发现如果总剂量为 12Gy，分 6 次照射，剂量率仍有影响，高剂量率导致间质性肺炎的发生率增加。

肺部遮挡也是 TBI 引起肺部病变的重要影响因素，有研究显示，肺部遮挡使间质性肺炎的发生由 27% 降至 8%。对已发表的间质性肺炎数据进行多变量回归分析发现，在总剂量 12Gy 分次给予的情况下，肺部遮挡使照射剂量降低一半，间质性肺炎的发生率由 11% 降至 2.3%。肺部遮挡在儿童患者中的获益更为明显，11Gy 时为 4.2%，12Gy 时为 25%。但是另有研究表明，如果采用 10Gy 的单次照射，通过肺部遮挡使肺部剂量降为 6Gy 和 8Gy，两组的肺炎发生率没有差别，而 6Gy 组疾病复发风险增高。

肺功能检查如肺活量及弥散功能有助于有肺部症状或影像学异常患者的评估，肺功能检查的研究证实，在没有其他有害因素的情况下肺活量和弥散功能的损害效应与 TBI 剂量相关。有研究显示肺部遮挡对造血干细胞移植后 1 年的肺功能有较小但很有显著性差异的获益。目前尚无证据支持肺功能检查能改善成人造血干细胞移植后肺部疾病预后，因此不作为常规推荐。但是一些专家推荐以基线肺功能检查作为接受 TBI 儿童患者长期随访的一部分。

另外，戒烟对所有患者来说都是非常重要的，特别是发生肺损伤风险增高的患者。另有研究显示血管紧张素转换酶抑制剂卡托普利可减轻 TBI 肺毒性反应。高剂量的类固醇激素（每天 30~60mg 泼尼松）可在 24~48 小时有效缓解急性肺炎的症状。

三、肝的晚期毒性反应

TBI 的肝毒性主要为肝静脉阻塞性疾病（VOD），近年来又称之为肝血窦阻塞综合征（SOS），通常在造血细胞移植后一个月内发生，在高剂量照射的移植方案中，是引起并发症和死亡的主要原因。VOD/SOS 的主要病理改变为肝血窦内皮细胞损伤，导致肝血窦阻塞，伴或不伴小静脉闭塞，而肝细胞损伤和肝血栓形成则是继发的晚期效应。VOD/SOS 的临床表现为肝区疼痛、肝大、腹水、黄疸和体重增加。

VOD/SOS 需要与胆汁淤积性药物损伤、GVHD 相鉴别，肝穿刺活检是可靠的诊断方法，常可见肝静脉压的升高、特征性的肝血窦及中央静脉纤维化和伴随的肝细胞坏死。环磷酰胺、高剂量 TBI（>14Gy）、白消安、吉妥单抗以及先前存在的伴随的肝脏疾病与 VOD/SOS 风险增加密切相关。

分次照射和降低剂量率可减少 VOD/SOS 的发生。采用分次照射可以降低 VOD/SOS 的发生率，有研究显示单次照射剂量超过 10Gy 与分次照射总剂量大于 12Gy 相比，VOD/SOS 发生率更高。在采用单次照射时，剂量率起着重要作用，与剂量率 0.18~1.20Gy/min 时 VOD/SOS 发生率高达 50% 相比，VOD/SOS 在剂量率≤ 0.07Gy/min 时发生率明显降低。其他预防措施包括移植前准备阶段使用低分子肝素和熊去氧胆酸。

治疗措施包括溶解纤维蛋白抗血栓形成药物去纤维多核苷酸，通过经颈静脉门体静脉分流术降低血窦内的压力，对于严重的疾病，可以考虑肝移植。

四、心血管的晚期毒性反应

由于对接受造血干细胞移植患者的严格筛选标准，造血干细胞移植后发生心血管损伤的情况相对较少。然而，在接受自体或异体干细胞移植的成人生存者中，2.4%~3% 的死亡由心血管事件引起，这一比例超过预期。近年来的研究发现，TBI 与成人心血管疾病的发生没有相关性。在采用血浆肌钙蛋白和脑钠肽水平、心电图以及超声心动图进行分析的几个前瞻性研究中，未发现既往健康个体在接受 TBI 后发生心功能不全的证据。但是有前瞻性研究发现，接受同种异体造血干细胞移植的儿童患者，在移植前和移植后 5 年，超声心动图显示的累计射血分数异常（<30%）分别为 12% 和 26%。说明 TBI 与心功能异常采用单变量分析具有相关性，而采用多变量分析则无相关性；儿童接受 TBI 后，先前联合与不联合蒽环类药物治疗的 5 年累计心血管异常分别为 26% 和 2%。近年来儿童癌症生存者大型研究发现，心脏照射剂量为 5Gy，心血管死亡风险明显增加。接受 TBI 儿童远后心血管损伤增加的原因，可能是由于 TBI 造成的心血管疾病危险因子的提前发生（如高血压、血脂异常、糖尿病）所造成的损害效应，而不是电离辐射的直接心脏毒性。因此，需要谨慎地筛查接受造血干细胞移植的患者的心血管疾病风险因子，是否接受过 TBI，以最小化远后的并发症和死亡率。

五、眼晶状体的晚期毒性反应

白内障是 TBI 最常见的并发症之一，患者可表现为无痛性视觉缺失和晶状体检查时发现晶状体混浊。单次照射是造血干细胞移植后白内障发生的最大独立风险因素。既往的研究发现单次 TBI 后 8~10 年，80%~100% 的受照者发生了白内障，其中 59% 的患者需要手术治疗。分次照射可明显降低白内障的发生。有研究表明，采用分次照射，照后 5 年白内障发生率由 39% 降至 13%。现有临床数据显示，分次 TBI 白内障的发生率为 5%~30%，仅 20% 的患者需要手术治疗。

除了分次照射外，剂量率也是影响白内障的因素，高剂量率照射（>0.048Gy/min），白内障的发生率和严重程度均增加，有研究显示：接受 TBI 的患者，照后五年白内障的发生率在高剂量率组和低剂量率组分别为 34% 和 12%。

影响白内障发生的其他非辐射因素包括糖皮质激素、GVHD 和白消安的使用。眼部遮挡也可以减少白内障的发生，既往研究发现，因血液疾病骨髓移植前接受单次或分两次 TBI 的儿童，眼部遮挡与不遮挡白内障发生率分别为 31% 和 90%。但是在治疗白血病时，不推荐眼部遮挡，因为有增加球后复发的风险。而在造血细胞移植治疗再生障碍性贫血和其他非肿瘤性疾病时，可以考虑眼部遮挡。

对有视觉损害及生活质量降低的白内障患者的治疗可采用超声乳化白内障吸出术，近年的数据显示这一治疗措施是安全和有效的，有经验的医生不良事件的发生率为 1%，而有 90% 的机会达到术后 20/40 的视力。

六、口腔的晚期毒性反应

TBI 时常损伤唾液腺，尽管急性腮腺损伤是自限性的且可以给予抗炎药物进行治疗，长期唾液腺功能失调可导致口干，进而引起龋齿。有研究显示，接受同种异体造血干细胞移植的儿童，治疗性 TBI 作为预处理的一部分，发生唾液功能损害的风险为 22%，而未接受 TBI 者的风险为 1%。TBI 后一年左右唾液流量可逐渐改善。一些研究发现分次照射可降低 54% 的唾液功能损害。毛果芸香碱可减轻 TBI 后的口腔干燥症状。

清除恶性细胞的预处理（包含或不包含 TBI）与儿童的牙齿异常相关。一些研究的结果显示，采用化疗的预处理方案，牙齿异常的发生率较高，而 TBI 的预处理方案则有较高的唾液腺功能损伤。推荐移植前口腔专家的全面评估以最小化并发症的发生风险。

七、肾的晚期毒性反应

肾损伤作为骨髓移植后的主要远后并发症的报道不足，在早期的报道中，接受造血干细胞移植的急性淋巴细胞白血病患者肾功能障碍的发生率为35%，但近期的报道中，造血干细胞移植后的幸存者，肾功能障碍的发生率为17%。肾功能损伤可表现为各种综合征，包括特发性慢性肾病、肾病综合征、血栓性微血管病变和急性肾衰竭。其中和TBI最相关的综合征是血栓性微血管病变，表现为在造血干细胞移植后6~12个月出现肾炎、高血压、蛋白尿或贫血。由于造血细胞移植前、移植期间和移植后的恢复期存在多种可导致肾病的因素，如GVHD、巨细胞病毒或BK病毒感染、肾毒性药物如细胞毒性化疗药（阿糖胞苷、环磷酰胺、异环磷酰胺、顺铂、维甲酸、马法兰、放线菌素D、卡莫司汀）、抗生素（阿昔洛韦、更昔洛韦、膦甲酸、万古霉素、两性霉素、氨基糖苷类）和免疫抑制剂，因此在造血干细胞移植后，区分是TBI所致肾功能障碍还是上述致肾损伤风险因素所致肾功能障碍是比较困难的，目前仅有少量研究发现肾功能障碍与TBI相关。

总剂量是TBI致肾损伤的最重要因素，有回顾性研究发现，GVHD与高剂量TBI（13.5Gy）与血清肌酐水平升高相关。分次照射可降低肾损伤的发生，既往研究显示，与分次TBI（12Gy分6次或14.4Gy分8次照射）严重的慢性肾衰竭发生率仅为0.8%相比，单次照射，全身剂量仅为7.5Gy，同种异体造血干细胞移植后严重的慢性肾衰竭明显增加（6.5%）。低剂量率和肾遮挡也有助于减少肾损伤的发生。

尽管目前没有治疗措施被证实可用于治疗造血干细胞移植相关性肾病，药物治疗（抗高血压药、皮质类固醇）、血浆置换、血液透析和肾移植是可以选择的治疗措施。具有预防糖尿病患者肾病的药物——血管紧张素转换酶抑制剂卡托普利，在临床前研究发现可减低TBI所致肾病的风险。小规模的随机临床对照研究也发现卡托普利可减轻接受12Gy分次照射（肾剂量9.8Gy）患者的慢性肾衰竭。

八、内分泌系统的晚期毒性反应

甲状腺功能低下是造血干细胞移植后最常见的内分泌障碍，大多数患者的甲状腺功能低下是临床显性的，但是也有一部分患者表现为亚临床甲状腺功能低下（TSH升高、甲状腺素水平正常）和自身免疫性甲状腺功能低下。分次照射可明显减少甲状腺功能低下的发生。据报道，在单次TBI剂量为10Gy时，甲减的发生率高达90%。分次照射则可明显降低甲减的发生，多次分割照射时，总剂量为15Gy，甲减发生率为仅15%左右。最近的研究发现，全身照射时，较低的剂量与较低的甲减发生率不相关，提示该效应没有剂量阈值。对接受全身照射的患者，应监测甲减并发症的发生，及时给予激素补充治疗。

性腺功能在造血细胞移植和全身照射后常有改变。精子对射线极为敏感，有研究显示，性腺照射剂量超过7.5Gy，男孩的生育能力明显下降。尽管有个案报道全身照射后男性仍可生育的情况，但是大多数在造血细胞移植时接受全剂量照射的男性生育能力丧失。因此，对于将接受全身照射的男性，在治疗前应进行是否冷冻保留精子的咨询。青春期后的女性在接受TBI后可发生卵巢功能衰竭，也应考虑生殖细胞冻存咨询。

分次照射可以减少对性腺的影响，有研究显示，接受单次10Gy TBI后，71%的女性和83%的男性出现第二性征发育延迟，但是如果采用分次照射，则这一概率降低为49%和58%。如果青春期前接受分次照射，超过一半的女性能恢复正常生育能力。另有研究发现，接受造血干细胞移植的女性，特别是接受了TBI的女性，具有较高的自发性流产、早产和分娩低出生体重婴儿的风险。此外TBI还可导致男性性功能降低，但女性性功能通常不受影响。

成人 TBI 剂量为 12Gy 时，下丘脑垂体功能通常不受影响。受到 TBI 后几乎所有的儿童都经历了生长迟滞，TBI 引起的生长迟滞可通过多种机制引起，包括生长激素缺乏和骨的直接受照导致的骨发育不良，其他因素包括 GVHD、肝功能障碍以及白消安为基础的预处理方案等。接受 TBI 的儿童，生长激素缺乏的发生率约为 30%~70%，如果先前接受过头颅的照射，发生率高达 82%。年轻患者更容易受到生长损害的影响。单次照射较分次照射，更易于引起儿童生长受损。

生长激素补充被推荐用于生长激素缺乏的治疗，但是目前的随机对照研究并未证实能够使患者受益。

九、神经系统的晚期毒性反应

对 TBI 所致神经系统损伤的研究较少，据报道约 60% 的接受造血干细胞移植的成人有轻度到中度的神经认知损害，但是各研究的结论很不一致，一些研究则显示 TBI 没有造成任何认知问题。有研究发现约 75% 的接受移植的成人在移植前具有认知损害，先前的头颅照射、高剂量的阿糖胞苷以及鞘内注射化疗药物等都会导致认知损害。最近的一个多中心前瞻性研究发现，TBI 为基础的预处理方案（相较于非 TBI 为基础的预处理方案）与成人认知损害没有相关性。接受 TBI 的儿童可能会有轻度的神经心理效应。这种效应在幼小的儿童，特别是 3 岁以下的儿童更为突出。而在年长的儿童，与成人类似，神经认知功能在 TBI 为基础的预处理方案组和非 TBI 为基础的预处理方案组无差异。另外，在年幼的儿童 TBI 为基础的预处理方案相较于非 TBI 为基础的预处理方案有更重的负性效应。最近的研究显示，损害的程度有统计学意义，但临床不明显（IQ 减少 3 个点）。

除了轻度的认知效应，TBI 对神经系统的其他损伤较少见。脊髓病变并不常见，但有报道在放射治疗区域 TBI 后出现脊髓病变，甚至在累计剂量在可耐受的范围内（45Gy）。与成人类似，接受 TBI 的儿童出现严重的甚至致命的神经损伤，通常与先前全脑接受 18Gy 放射治疗相关。因此，在此类情况下，累计照射剂量必须谨慎考虑。

接受造血干细胞移植的成人，TBI 是精神错乱严重性的一个危险因素，但不是精神错乱发生的危险因素。接受造血干细胞移植的儿童，TBI 是严重神经病变事件的危险因素之一，其他因素包括同种异体供体和急性 GVHD。

第五节　治疗性半身照射

半身照射用于广泛转移性实体瘤的姑息治疗，通常是疾病的晚期，已有多年的历史。随着晚期癌症全身系统治疗药物的发展，半身照射已经很少应用了。

一、应用

具有骨转移的患者常具有多部位的转移，超过 75% 的患者在疾病发展过程中有多部位的疼痛。对涉及转移的几个部位骨骼的单次半身照射可快速缓解疼痛，大约 50% 的患者在 48 小时内缓解，80% 的患者在一周内缓解，超过 70% 的患者疼痛可以得到缓解，至少 50% 的患者疼痛缓解持续终生。RTOG 的研究显示，最有效的半身照射剂量为上半身照射 6Gy，低或中部半身照射 8Gy。超过这一剂量水平不能增加疼痛的缓解率和持续时间，也不会有更快的治疗反应。

当半身照射用于其他情况时，建议等待 6~8 周以使血细胞及受照的骨髓有足够的恢复。有计划的以间隔6~8周的序贯上半身和下半身照射曾用于多发性骨髓瘤、恶性淋巴瘤和其他广泛播散疾病的治疗。在这些治疗中，半身照射能够延缓已有的无症状转移的进展和新发转移灶的发展，从而可以减少或去除患者在有限生命阶段对与治疗中心沟通交流的需求。

二、半身照射的并发症

通常情况下，半身照射能够很好地耐受。最常见的单次半身照射的副反应是恶心和呕吐，主要发生腹部被包括在照射范围内。恶心、呕吐在照后短时间内发生，持续几个小时，通常需要预先给予皮质类固醇激素和止吐药物。患者通常由于本身疾病存在食欲缺乏和恶病质，半身照射时常存在脱水并需要静脉补液，住院给予支持治疗比较合理。与TBI相似，分次照射使得半身照射更易于耐受。腹泻通常发生于小肠受到了较大剂量照射时，可持续几天时间。腹泻这一副反应可通过限制腹部照射剂量为6Gy而降低。如果单次照射时全肺的剂量限制在7Gy，肺炎的发生风险很低。如果上半身照射剂量为8Gy，推荐对肺部进行遮挡以限制肺部剂量为6~7Gy。造血系统的恢复通常在照后4~6周。

（张玉松）

参考文献

1. 邢家骝，王桂林，罗卫东．辐射事故临床医学处理，军事医学科学出版社，2006年．
2. 卢铀，刘青杰．放射生物学放射与放疗读本中文翻译版，科学出版社，2015年．
3. Mario Lopez, Margarita Martin. Medical management of the acute radiation syndrome. Rep Pract Oncol Radiother, 2011, 16(4): 138-46.
4. Vijay K Singh, Victoria L Newman, Patricia LP Romaine et al. Radiation countermeasure agents: an update (2011-2014). Expert Opin Ther Pat, 2014, 24(11): 1229-1255.
5. MacVittie TJ, Farese AM, Jackson W rd. The Hematopoietic Syndrome of the Acute Radiation Syndrome in Rhesus Macaques: A systemic Review of Lethal Response Relationship. Health Phys, 2015, 109(5): 342-366.
6. Vijay K. Singh, Patricia L.P. Romaine, Thomas M. Seed. Medical Countermeasures for Radiation Exposure and Related Injuries: Characterization of Medicines, FDA-Approval Status and Inclusion into the Strategic National Stockpile. Health Phys, 2015, 108(6): 607-630
7. Acharya SS, Fendler W, Watson J, et al. Serum micro RNAS are early indicator of survival after radiation-induced hematopoietic injury. Sci Transl Med, 2015, 13, 7(287): 287.
8. Vijay K Singh, Patricia LP Romaine, Victoria L Newman. Biologics as countermeasures for acute radiation syndrome: where are we now? Expert Opin Biol Ther, 2015, 15(4): 465-71.
9. Bujold K, Hauer-Jensen M, Donini O, et al. Citrulline as a Biomarker for Gastrointestinal Acute Radiation Syndrome: Species Differences and Experimental Condition Effects. Radiat Res, 2016, 186(1): 71-78.
10. Naresh Menon, Claude J. Rogers, Agnes I. Lukaszewicz et al. Detection of Acute Radiation Sickness: A Feasibility Study in Non-Human Primates Circulating miRNAs for Triage in Radiological Events. PLoS One, 2016, 11(12): e0167333.
11. Port M, Pieper B, Knie T, et al. Rapid Prediction of Hematologic Acute Radiation Syndrome in Radiation Injury Patients Using Peripheral Blood Cell Counts. Radiat Res, 2017, 188(2): 156-168.
12. Michal Hofer, Zuzana Hoferov á, Falk M. Pharmacological Modulation of Radiation Damage. Does It Exist a Chance for Other Substances than Hematopoietic Growth Factors and Cytokines? Int J Mol Sci, 2017, 18(7), E1385.
13. Hofer M, Hoferová Z, Depeš D, et al. Combining Pharmacological Countermeasures to Attenuate the Acute Radiation Syndrome-A Concise Review. Molecules, 2017, 22(5): E834.

第十章

再程放射治疗的正常组织耐受性

第一节　再程放射治疗的必要性和可行性

一、再程放射治疗的必要性

（一）肿瘤复发和区域淋巴结转移

虽然随着现代治疗理念和技术的进步，恶性肿瘤的治愈率有了显著提高，但是局部复发或残留和区域淋巴结转移仍是许多恶性肿瘤治疗的主要失败模式。如胶质母细胞瘤几乎 100% 复发；食管癌放射治疗后失败的主要原因是原发部位肿瘤残留，约占 75%~96%；上颌窦癌局部复发率约 45.2%~60%。

为了控制局部肿瘤或缓解症状，考虑对既往接受过放射治疗的区域进行再程放疗是必要的。第二原发性肿瘤不仅可出现在原照射野内的高剂量区域，也可发生在照射野周边的低剂量区域。复发肿瘤也可发生在原发大体肿瘤体积的范围内或周围。既往放射治疗引起的局部纤维化增加外科手术难度和降低局部化疗药物浓度，再程放射治疗往往成为第二位原发 / 复发肿瘤的重要治疗手段。

（二）放射治疗后的第二原发性肿瘤

随着肿瘤治疗技术的发展，肿瘤患者的生存时间有了很大的延长，然而放射治疗导致的第二原发性肿瘤发生率也有增加的趋势。接受放射治疗的患者发生第二原发性肿瘤的概率约为 10%，导致第二原发性肿瘤的发生主要有以下三个因素。

1. 持续接触致癌因素　患者治疗后仍可能持续暴露于第一原发肿瘤相关的致病因素中，从而导致第二原发性肿瘤的产生。例如，吸烟引起的肺癌经过治疗痊愈后有可能再发肺癌或者发展成头颈部肿瘤或膀胱癌；饮酒引起食管癌后亦可能引起肝癌或舌癌的发生。放射治疗后的头颈部肿瘤患者中，超过 20% 的患者发生了第二原发性肿瘤。

2. 遗传倾向　相对于其他正常人群，既往曾罹患恶性肿瘤的患者具有更高的遗传易感性。例如，某些特殊综合征患者容易发生多种原发性肿瘤，如 Li-Fraumeni 综合征等。

3. 放射治疗或化学治疗相关因素　放疗或化疗均可诱发第二原发性肿瘤。其中值得注意的是儿童对放射治疗诱发肿瘤的敏感性显著高于成年人。接受放疗后长期存活的儿童肿瘤患者发生第二原发性肿瘤的危险性是成年患者的 19 倍。

二、再程放射治疗的可行性

既往认为接受过大剂量照射的组织无法耐受再程放射治疗，其主要原因是照射引起的血管损伤导致不可逆的晚期反应。但研究发现组织受到照射后虽然降低了再程放射治疗的耐受性，再程放射治疗往往还是可行的，并且比先前预期有着更好的耐受性。首先，随着医学影像设备和影像技术的进步，尤其是功能影像的临床应用，对肿瘤复发的鉴别诊断及肿瘤边界的确定带来很大的帮助，使再程放射治疗的靶区精确定位成为可能。其次，现代精确放疗技术的发展，包括三维适形放射治疗（three dimensional conformal radiotherapy，3DCRT）、调强适形放射治疗（intensity modulated radiation therapy，IMRT）、影像引导放射治疗（image-guided radiation therapy，IGRT）、立体定向放射治疗（stereotactic body radiotherapy，SBRT）和立体定向放射外科（stereotactic radiosurgery，SRS）等，使得靶区的适形性极大提高，能够给予靶区内高剂量照射的同时，保护靶区外周围正常组织和重要敏感器官免受损伤。因此，医学影像设备和精确放疗技术的进步大大提高了实施再程放射治疗的可行性。另外，随着关于放射损伤长期修复研究的进展，发现正常组织接受照射后经过一段再群体化的时间会出现一个快速恢复的过程。正常组织再程放射治疗的耐受性随着时间的延长而改变，呈现一个动态变化的过程，而不是按时间比例恢复。而且不同组织损伤后长期修复过程也是不同的，例如口腔黏膜恢复时间较短，而脊髓恢复则需更长的时间。

再程放射治疗的耐受性很大程度上是由初次放射治疗引起的残留损伤决定的，其主要影响因素包括受累组织首次放射治疗的细胞杀伤水平、两次照射间隔时间以及再程放射治疗前细胞再生情况。因此，实施再程放射治疗前必须慎重考虑以下因素：①再程放射治疗照射野与初次放射治疗照射野之间是否重叠；②初次放射治疗的总剂量、分割方式和照射体积；③初次治疗时是否包含其他治疗手段（如化疗、生物治疗等）；④初次治疗与再程治疗的时间间隔；⑤再程放射治疗所涉及的关键组织和器官的特性；⑥结合局部病灶情况及是否合并远处转移，明确治疗目的是根治性或姑息性放射治疗；⑦是否有其他可替代或者联合应用的治疗方式。

现在已经明确的是，如果正常的组织或器官在首程放射治疗时已超过其耐受剂量，或者其功能已丧失或正在逐渐丧失中，则认为不宜实施再程放射治疗。与此相反，如果首程放射治疗没有超出其耐受剂量，只出现亚临床或轻度器官功能损害，经过一定的修复时间，损伤有可能恢复或者仅潜在残存损伤，那么间隔一段时间后给予一定剂量的再程放射治疗被认为是可行的。目前关于再程放射治疗的临床研究资料较少，缺乏前瞻性随机对照研究来提供较强证据的临床参考。总体而言，再程放射治疗的远期毒性反应较明显，严重影响患者的生活质量，同时剂量提升的限制亦可影响再程放射治疗的疗效。因此，为保护正常组织、避免再程放射治疗带来的严重放射毒性反应，尽可能使用立体定向放射治疗技术。另外，进行再程放射治疗时需综合考虑上文所述的诸多影响因素，权衡再程放射治疗产生的不利影响及生存获益之间的利弊关系。

第二节　不同组织和器官再程放射治疗的耐受性

根据正常组织生物学特性及对电离辐射反应性的差异，正常组织分为早期反应组织和晚期反应组织。这两类组织对再程放射治疗具有不同的耐受性，其理论基础是放射生物学经典的 4 “Rs” 理论。早期反应组织通常是具有自我更新能力的组织，其特征是包含具有快速增殖能力的干细胞成分，具有分化成为成熟功能性细胞的潜能。这类组织 α/β 比值通常较高，照射后损伤通常发生在照射期间或治疗后最初几天或几周内。如果放射治疗照射区域内部分干细胞存活或有辐射区域外未受损伤的干细胞发生迁移，那么照射损伤区域会部分甚至全部得以修复。因此，如果获得几个月甚至更长的修复时间，那么快速增殖性组织（如皮肤、骨髓或睾丸）即可以在首程放射治疗后2~3个月得到完善的修复并可耐受几乎全剂量的再程放射治疗。临床研究与动物实验结果均表明，只要首程放射治疗不超过正常组织的耐受性，再程照射的急性毒性反应未见明显变化。然而值得注意的是，相比于组织功能的恢复，干细胞池需要花费更多的修复时间。

绝大多数的晚反应组织α/β比值通常较低，这类组织中细胞群体的更新较慢，处于增殖层次的细胞可在数周或一年甚至更长时间不进行自我更新，因此损伤往往延迟发生于数月甚至数年后。一些缓慢增殖组织（如脊髓、脑、肺）具有部分增殖及功能恢复的能力，但这需数月的时间来完成（约修复50%~75%），因此间隔一定时间后对再程放射治疗具有一定的耐受性，而且耐受性随着间隔时间延长而增加。另外一些缓慢分裂的组织如膀胱，似乎显示出第一次治疗后的永久性残余损伤，使得再程照射的总剂量必须减少至少一半，而不管两次治疗间隔了多长时间；而且放射性反应较首程放射治疗出现更早。还有一个特殊的组织是肾脏，不能从首程放射治疗引起的损伤中进行修复，其再治疗耐受性在第一和第二治疗疗程之间随时间而降低，因此不具备对再程放射治疗的耐受性。

在初次放疗后存活的靶细胞存在三种可能的命运。①靶细胞可以再生，其数量随着时间延长逐渐增加，使得组织可以很好耐受再程照射。细胞再生速度决定了实施再程照射的间隔时间和安全剂量。②初次照射残存的靶细胞数可以维持稳定。因此组织会出现残留损伤，无法耐受全量的再程放射治疗。③靶细胞在初次照射后继续耗竭，导致再治疗耐受性随着两程放射治疗时间的延长而降低。这可能与初次照射的亚临床残余损伤逐渐表达有关。

关于再程放射治疗耐受性的放射生物学研究进展缓慢，19世纪诸多动物实验进行了不同的组织和器官对再程放射治疗的耐受性研究，为临床再程放射治疗提供了一些启示和参考。然而，基于实验动物与人类的组织器官的固有差异及动物研究模型与临床照射方案的区别的考虑，将动物实验的数据应用于患者再程放射治疗需十分谨慎。目前虽然已有部分临床研究报道了再程放射治疗的相关研究结果，尤其是SBRT技术或高传能线密度（LET）射线日渐增多地应用于再程放疗。然而大部分临床研究样本量较小、多数为回顾性研究并缺乏合适对照、采用的放疗方案差异较大以及剂量无法进行换算用于比较等诸多缺陷，因此临床工作中可供参考的资料较为有限。下面根据不同的组织和器官分别介绍动物实验和临床研究结果。

一、皮肤

皮肤是外照射的必经路径，是任何部位肿瘤进行再程外照射前均需考虑其耐受性的组织。表皮能对放射诱导的损伤产生反应，通过照射区域内存活的细胞或非照射区域迁移来的干细胞的加速增殖，恢复细胞数量和组织结构的完整性，进而使再程照射的耐受性完全或部分恢复。初次照射的剂量愈小，表皮再照射的耐受性恢复愈快，其恢复的程度与干细胞的杀伤程度成反比。只要给予一定时间的恢复，皮肤再次照射的耐受性可以完全恢复。皮肤再照射的晚期反应受初次照射后急性反应程度的影响，与急性反应的继发性损伤的进展有关。

（一）动物实验研究

小鼠皮肤在接受单次照射15~30Gy后2个月，再程照射的耐受性已完全恢复；若将照射剂量提高至皮肤损伤的剂量阈值（34.5~37.5Gy）或者在照射后1个月即接受再次照射，则再照射后皮肤出现急性反应的潜伏期缩短，再程放射治疗的耐受性下降；在初次照射（4Gy × 10 次或 5Gy × 10 次）后 6 个月，再照射的耐受剂量下降，并且初次照射的剂量越高再照射引起小鼠后肢变形越严重。猪模型的研究表明再照射后皮肤很少存在迟发性表皮局部缺血坏死的残留损伤，且坏死发生的潜伏期与首次照射并无差异。

（二）临床研究

只需经过一定时间的恢复后，再程放射治疗后出现的皮肤黏膜急性反应程度并不比首程放射治疗严重，但是高累计剂量的皮肤再程照射后晚期反应程度超出预期；如果首程放射治疗已经导致了永久性的严重黏膜损伤，则无法耐受再程放射治疗。研究发现 14 例蕈样肉芽肿病患者在首程照射 30Gy 后再接受全身皮肤 18~24Gy 的电子线再程照射后，出现多项晚期皮肤毒副反应包括全身皮肤干燥、指趾甲营养不良以及散发性毛细血管扩张等。

二、脊髓

放射性脊髓损伤是原发性脊髓肿瘤或脊髓周围肿瘤放射治疗的主要毒副反应。脊髓放射损伤恢复的时间和程度尚不明确，但如果初次照射未达到脊髓的耐受剂量，再程放射治疗耐受性随着两次照射间隔时间的延长而增加，只要经过一段时间的恢复，脊髓可以接受再程放射治疗。

（一）动物实验研究

已有不同动物模型脊髓再放疗耐受性的研究表明脊髓照射后的损伤是可以部分恢复的。1992 年，Ruifrok 报道了以截瘫为指标观察大鼠的颈髓受照射后的恢复情况：幼鼠与成年鼠白质损伤性截瘫的 ED_{50} 均为 21Gy，但幼鼠的截瘫发生在照射后 90 天，而成年鼠发生于照射后 250 天；幼鼠于照射后 3 周开始恢复，成年鼠主要在照射后 2~6 个月恢复。间隔 1~6 个月后幼鼠颈髓再照射的最大耐受量为致截瘫总有效生物量的 20%，成年鼠在间隔 6 个月后接受再照射则可耐受 40%。结果说明脊髓照射后的恢复时间和恢复程度与年龄有关，年幼者恢复较早但再照射的耐受量相对较低，而成年者恢复时间相对延迟但经过特定时间的恢复间隔后再照射的耐受程度升高。

Wong 的大鼠模型研究也提示初次照射剂量、两次照射的间隔时间以及再次照射的剂量均会影响脊髓再照射的耐受性及损伤出现时间。Lavey 等 1994 年报道的小鼠模型研究发现脊髓常规分割与超分割照射后的剂量 – 截瘫曲线并无明显差异，提示超分割虽然降低了单次剂量可提高脊髓的耐受性，但其缩短了分次照射的时间间隔（8~16 小时）又使耐受性降低，二者的作用相互抵消。在非人类灵长目动物中也进行了诸多的脊髓再放射治疗的相关研究。1993 年 Ang 研究指出，先将 15 只恒河猴的颈椎进行 2.2Gy/ 次 ×20 次的照射，相当于 60% 致截瘫 ED_{50} 剂量（76Gy，2.2Gy/ 次），并于 2 年后进行了剂量递增（2.2Gy/ 次）照射。再照射后 2 年有 2 只恒河猴出现脊髓病；另将照射 70.4Gy（2.2Gy/ 次）而无症状的 12 只恒河猴在 2 年后进行相同模式的剂量递增（2.2Gy/ 次）照射，再照射后 2 年同样观察到 2 例出现脊髓病。单程照射的致截瘫 ED_{50} 为 76Gy，而首程照射 44Gy 后再照射的总 ED_{50} 超过 110Gy（76Gy × 145%）。2001 年 Ang 进一步研究发现恒河猴颈髓首次照射 44Gy/20 次后经过 1、2 和 3 年后大约分别恢复 33.6Gy（76%）、37.6Gy（85%）和 44.6Gy（101%）。2012 年 Medin PM 针对猪的颈髓进行初次照射 30Gy/10 次，1 年后再程给予立体定向放射外科治疗，观察时间 1 年，发现发生 50% 瘫痪的最大脊髓点剂量为 19.7Gy（95% 可信区间：17.4~21.4Gy）；与单纯立体定向放射外科治疗相比，再程治疗并未增加运动神经功能缺失。基于动物实验资料，保守估计脊髓与其他中枢神经系统组织经过 1~3 年可能从亚致死损伤中恢复约 60% 左右。

（二）临床研究

一组临床脊髓炎的病例分析提示：单程照射后（EQD_2=60.5Gy）出现放射性脊髓炎的中位潜伏期为

18.5 个月（n=24）；总剂量为 EQD_2=74Gy（n=11）的初次照射后进行再程放射治疗出现放射性脊髓炎的中位潜伏期则缩短为 11.4 个月，这些数据与临床前期研究所得结果一致。值得注意的是，临床前数据的最长随访时间仅为再程放射治疗后 2~2.5 年，而人类部分脊髓病的发生可能存在更长的潜伏期，因此将这类实验数据应用于临床实践需谨慎。Nelson 等报道了应用 SBRT 对 32 例既往接受过椎体或椎体旁转移瘤照射的患者进行挽救性治疗的临床研究发现，初次照射的平均剂量为 35Gy，中位间隔 17 个月后再程接受 SBRT 治疗，7Gy（5~16Gy）/ 次，共 1~4 次，中位随访 6 个月未见治疗相关毒副反应。同样，Sahgal 等报道 SBRT（总剂量 24Gy/3 次）治疗既往接受过照射的脊柱肿瘤的有效性，并未观察到不可耐受的毒性反应。Nieder 等分析了 78 例采用不同治疗方案脊髓再程放射治疗后数据得出：如果两次放射治疗的时间间隔大于 6 个月、每次的 EQD_2 均≤ 48Gy、总 EQD_2 为 68Gy 的照射后发生脊髓病的风险极低。在其余的小样本研究中，当积累 EQD_2 为 125%~172%，再程放射治疗间隔时间为 4 个月至 13 年时，均未观察到脊髓病的发生。现有临床数据显示，假设初始放射治疗时总剂量未超过耐受生物有效剂量的 90%，并且初始治疗与再次治疗之间的时间间隔超过一年，那么接受再程放疗时脊髓将有大量的修复空间。

为了计算脊髓对再次放射治疗的耐受剂量，必须对最初的耐受量进行明确的定义。人和灵长类动物的数据证实当脊髓接受剂量为 EQD_2=55Gy 时，脊髓病的发生率 <3%；当剂量为 60Gy、每次剂量 <2.5Gy 时，每天一次照射的脊髓病发生率大约为 5%。因此，假设一个患者接受脊髓 EQD_2=40Gy 的初次治疗，约 40% 的初次照射剂量可以恢复，那么还有 20Gy（60~40Gy）的再照射耐受剂量，初次照射可以恢复 EQD_2 为 16Gy（40Gy × 40%），因此再次放射治疗时可给予的脊髓剂量为 36Gy（2Gy/ 次）。

三、脑

目前尚无关于脑部再程放射治疗耐受性的动物实验数据。现有的脑部再程照射的临床数据大多来源于胶质瘤或脑转移瘤放射治疗后复发的患者。早期主要为 SRS 的资料，而 3DCRT 和 IMRT 技术的发展使脑部再程放射治疗适用范围明显扩大。

RTOG90-05 研究中，156 名曾接受过放射治疗的原发性或转移性脑肿瘤复发患者接受了 SRS，原发肿瘤或转移性脑肿瘤患者的首程中位剂量分别为 60Gy 和 30Gy，再程照射剂量为 12~21Gy，两次放射治疗中位间隔时间 11 个月（最少 3 个月）。结果发现低于 10% 的患者发生需要手术的放射性脑坏死；直径小于 2cm、2~3cm 和 3~4cm 的肿瘤再程放射治疗的最大耐受剂量分别为 24Gy、18Gy 和 15Gy，肿瘤体积较大的患者出现不可接受的中枢神经系统毒性的可能性较大。Nieder 等报道了 32 例胶质瘤患者接受再程超分割放射治疗的数据，中位累计剂量为 102Gy（EQD_2=86Gy），16 例累计剂量 EQD_2 超过 86Gy 中 2 例发生放射性脑坏死。另一项研究报道了接受脑部再程立体定向放射治疗患者的随访结果，首程中位剂量 55Gy，再程放射治疗为 5Gy/ 次、5 次 / 周，所有接受超过 40Gy 再照射的患者均出现晚期毒副反应，而接受 30~40Gy 再照射的患者仅 25% 出现晚期毒副反应。值得注意的是，这里的 40Gy（5Gy × 8 次）相当于 BED 为 $140Gy_2$ 或者 EQD_2 为 70Gy。Combs SE 于 2005 年报道了一项 172 例再程常规分割放射治疗后复发的高级别胶质瘤研究，首程照射 60Gy 后，中位间隔 10 个月后再程照射 36Gy/18 次，仅有一例发生放射性脑坏死，其中 59 例胶质母细胞瘤中位生存时间 8 个月。另一项研究则报道了根治性放射治疗后复发的 147 例高级别胶质瘤患者接受低分割模式再程治疗的研究结果，初次放射治疗剂量为 60Gy/30 次，两次放射治疗中位间隔时间 8 个月（4~205 个月），再程放射治疗中位剂量为 35Gy/10 次，并未观察到任何严重毒副作用的发生。Ciammella 等 2013 年报道了低分割立体定向放射治疗对标准放化疗后复发的胶质母细胞瘤进行挽救性治疗的结果，首程放射治疗与再程放射治疗中位间隔时间为 10.8 个月（6~54 个月），再照射的剂量为 5Gy/ 次 ×5 次，再放疗后的中位生存时间为 9.5 个月，未发现明显并发症。

以上临床研究数据提示脑部再程放射治疗后发生严重的晚期毒副反应与累计照射剂量、再照射的体积和两次照射的间隔时间（至少 4~6 个月）有关。然而脑肿瘤复发再程放射治疗后生存期较短，不易区分肿瘤相关的症状与治疗相关的毒副反应，导致难于评估脑部再程放射治疗后治疗相关毒副反应的实际发生率。为了控制脑部再程照射后放射毒性反应发生率，Mayer R 于 2008 年提出建议总的累计照射剂量 <100Gy。大部分胶质瘤在初始治疗剂量为 54~60Gy（1.8~2.0Gy/ 次），因此再程放射治疗采用大分割方案时等效剂量不宜超过 40Gy，从而使总剂量低于 100Gy；复发体积 <75ml 同时总量控制在 30~35Gy 时（单次量 3~5Gy）表现出较好的耐受性，而对于胶质瘤采纳同步化疗时最大剂量限值为 20Gy（Nieder C，2016）。

四、头颈部

尽管近年头颈部鳞癌治疗效果有明显的提高，但局部复发仍是治疗失败的主要原因。目前头颈部恶性肿瘤复发的处理方式仍具有很大差异。再程放射治疗患者的选择需充分考虑患者体力状态、局部侵犯范围、并发症、吞咽及言语功能、与初次放疗的时间间隔、初次治疗剂量、初次治疗毒性等因素。大部分研究表明再程放射治疗剂量≥ 60Gy 可以获益，然而具体剂量及分割方案还未形成共识。

常规放射治疗条件下的头颈部再程放射治疗总剂量达到 50~60Gy 可明确提高局部控制率，并且可能改善生存，但也可能会引起严重的毒性和后遗症，严重影响患者生活质量。尤其是再程放射治疗联合化疗时，毒性反应更加明显。文献报道Ⅲ~Ⅳ级口腔黏膜炎的发生率为 10%~40%、颈部纤维化 31%~48%、骨坏死 5%~16%、张口困难 9%~24%、颈动脉破裂 2.6%、治疗相关死亡 8%（包括 2%~5% 发生大动脉出血），常见的其他副反应包括颞叶坏死、咽 – 皮下瘘管、腭板纤维化、张口困难、软组织纤维化、骨坏死（下颌骨或颅底）、失明、脊髓损伤。鼻咽部或口咽部复发的患者再程放射治疗获益可能较其他头颈部肿瘤更明显。首程放射治疗后早反应组织在 12~90 天完全恢复，晚反应组织可能需要 5~6 个月恢复，因此两程放射治疗的时间间隔需大于半年，最好是间隔 1 年以上。

现代放射治疗技术包括 IMRT、SBRT 和质子线治疗，均有用于头颈部恶性肿瘤再程放射治疗的报道。IMRT 应用以来，头颈部肿瘤再程放射治疗产生的毒副反应发生率虽然仍然显著，但较既往常规放疗技术已有所下降。SBRT 技术应用于 291 例头颈部恶性肿瘤再程放射治疗，分别有 33 例（11.3%）和 43 例（18.9%）出现 3 级或 3 级上的急性毒性反应和晚期毒性反应；喉和下咽复发者中 16 例（50%）发生严重晚期毒性反应，明显多于其他部位的头颈部恶性肿瘤复发者 6%~20%。MD Anderson 中心 2016 年报道了 60 例应用质子射线再程放疗治疗复发头颈部肿瘤患者，其中 35 例先手术再予术后放射治疗中位剂量为 61.5Gy（50~70Gy），其余患者根治性放射治疗中位剂量 66Gy（50~70Gy），中位随访时间 13.6 月，3 级急性毒性反应发生率为 30%，22% 需在质子治疗结束时留置营养管；1 年 3 级远期毒副反应发生率为 16.7%，营养管依赖率为 2.0%；3 例患者可能死于再放疗反应。

五、肺

放射性肺损伤在早期表现为急性或亚急性放射性肺炎，晚期则发展为放射性肺纤维化，晚期反应程度与早期损伤的进展密切关联。临床前研究发现在肺炎阶段，肺组织能很好地恢复（首次治疗未超过 50% 耐受性）或者部分恢复（接受更高剂量照射）；而在肺纤维化阶段，再程照射的耐受性低于肺炎阶段。临床研究也发现肺部小剂量的姑息照射以及选择性给予较高剂量再程放射治疗具有良好的耐受性。

（一）动物实验研究

小鼠全肺单次照射 6~8Gy（整个耐受剂量的 30%~50%）后，再程照射的耐受性可在 1~2 个月完全恢复，而恢复的时间与初次剂量有关。而当照射 10Gy（≥ 70% 最初耐受剂量）后，肺再程照射的耐受性恢复速度下降，在 3 个月时其耐受性可恢复至原始的 75%；但在 6 个月时其再照射的耐受性又有所下降，这可能与出现放射性肺纤维化有关。由于随访时间有限，无法明确这种趋势是否还会继续，亦无法阐明是否在初次剂量较低时仍会发生上述情况。从实验研究结果来看，小鼠肺部再程放射治疗的耐受性可能只适用于放射性肺炎阶段，而肺纤维化阶段的耐受性可能很差。

（二）常规放射治疗条件下的再程放射治疗

1987 年 Jackson 等报道了 22 例非小细胞肺癌在初次照射 55Gy、中位间隔 15 个月后，常规分割再程照射 20~30Gy，未观察到有症状的放射性肺炎发生。2005 年 Tada 等报道了 15 例患者在间隔 16 个月后接受常规分割再程照射中位剂量 50Gy，仅观察到 1 例 3 度放射性肺炎。由于这些研究肺部再程照射剂量较低，患者的中位生存时间仅为 5~7 个月，这些临床研究可能会因为患者生存时间太短而不能完全评价肺的晚期损伤。

（三）SBRT 技术条件下的再程放射治疗

SBRT 技术的应用与发展为肺部再程较高剂量的放疗积累了一些临床经验，包括首程 SBRT 后再程常规分割照射，以及首程常规分割照射后再程 SBRT 治疗。一项来自日本的研究回顾性分析了 17 例 SBRT 后局部复发接受再放疗的肺癌病例，再放疗的中位剂量 60Gy/30 次，中位随访 12.6 月，仅 1 例出现 2 级肋骨骨折，没有观察到其他 2 级及以上副反应。一项回顾性研究分析了 36 例接受再程 SBRT 放射治疗的肺癌患者的结果：在接受首程照射中位剂量 61.5Gy 后 22 个月（中位间隔时间），72% 的患者接受再程照射（SBRT，50Gy/4 次），结果显示 2 年 OS 为 59%，野内再照射者未发生 3 级以上放射性肺炎，而野外的再照射者 3 级及以上放射性肺炎的发生率为 28%（7/35），无 4 级以上放射性肺炎发生。Reyngold 等报道了 39 例接受胸部常规分割放射治疗后再程 SBRT 照射患者：首程照射中位剂量为 61Gy，再程照射的中位间隔时间为 37 个月、中位 BED 为 70.4Gy，中位随访 12.6 个月后 18% 患者发生 2 级放射性肺损伤、5% 发生 3 级放射性肺损伤。Liu 等报道了 72 例肺部常规分割照射后接受再程 SBRT（50Gy/4 次）的患者有 20.8% 发生了 3 级以上放射性肺炎，而且发现患者的 ECOG 评分 2~3 分、FEV_1 ≤ 65%、首次照射的 PTV 跨越双侧纵隔、两程治疗计划合并 V_{20} ≥ 30% 均与 3 级以上放射性肺炎的发生相关。另外还有几项小样本量的临床研究也表明周围型肺癌放疗后复发患者在间隔较长时间后行再程 SBRT 可获得较好的局部控制以及尚可接受的放射性肺毒性。然而，一项来自意大利的报道回顾性分析了 17 例中央型 NSCLC 野内复发或残留的患者接受再程 SBRT 的随访结果，其首程照射剂量为 50~60Gy/20 ~30 次，间隔 18 个月（1~60 个月）后接受 30Gy/5 ~6 次的再程照射，3 级放射性肺炎发生率为 23%，值得注意的是，1 例于照射后 4 个月死于放射性肺炎；其中 3 ~5 级放射性肺炎的发生与心脏接受更高更多的照射有关。因此，对于中央区域的肺部再程 SBRT 照射，即使给予较低剂量的照射，也需警惕再照射后可能出现严重的肺部毒性反应。

（四）质子射线技术条件下的再程放射治疗

质子射线因其物理学优势而可能成为提高再程照射剂量、减轻再程放疗后放射损伤的一种较为理想的选择。2013 年 MD Anderson 中心报道应用质子射线对 33 例接受 X 射线根治性放疗后复发的肺癌患者（中位间隔 36 个月）进行再程放射治疗（66Gy/32 次），94% 患者完成了再程放射治疗全部疗程，中位随访时间 11 个月，其中 3 级以上放射性肺炎的发生率为 21%，2 例发生 4 级放射性肺损伤。另外一项应用质子再程放射治疗局部区域复发 NSCLC 的多中心前瞻性研究报道了 57 例患者中 52 例完成了再程放射治疗（中位照射剂量 66.6Gy），中位间隔时间 19 个月，中位随访时间 7.8 个月，其中有 42% 发生了 3 级以上的急性或慢性胸部毒副反应，6 例出现致死性胸部毒副反应；3 级以上毒副反应的发生与中央气道区域更多的重复照射、更高的食管或心脏的平均剂量及接受同步化疗有关。基于目前的研究结果，应用质子射线对肺部行根治性再程放射治疗后放射性肺损伤的情况仍令人担忧，但由于研究的样本量较小，需待更多的相关研究进一步证实。

六、乳腺

乳腺癌根治性手术和放射治疗后局部复发率仍达 10%~15%，局部复发患者仍需接受再治疗，包括二次手术、全身系统治疗、再程放射治疗。多项研究认为近距离放射治疗是乳腺再程放射治疗的一种有效的治疗方式，而且毒副反应可耐受。也有研究探索了热疗联合近距离放射治疗来治疗复发的乳腺癌，二者联合在一定程度上改善了疗效。

乳腺癌保乳术后放射治疗后局部复发的患者，如果肿瘤较小，仍有机会行二次保乳肿瘤切除术，但二次术后的局部再复发率高达 19%~38%。因此，二次保乳术后的患者需考虑再程放射治疗，包括近距离照射或外照射。一项研究分析了 36 例保乳术后局部复发病灶小于 3cm 的乳腺癌患者，行二次保乳肿瘤切除术后辅助高剂量率近距离放疗 30Gy/12 次 /5 天，中位随访 89 个月（15~169 个月），1 级乳房纤维化发生率为 42%，2 级纤维化发生率为 2%，未观察到 3 级及以上近期及远期毒副反应，未出现脂肪或皮肤坏死，美容效果满意率达到 90% 以上。另一研究分析了 42 例二次保乳术后行高剂量率近距离照射（34Gy/10 次 /5 天）的乳腺癌患者，中位随访 21 个月（6~50 个月），乳房皮肤及皮下纤维化发生率达 72%，乳房疼痛发生率 28%，毛细血管扩张发生率 21%。也有学者探讨了局部复发乳腺癌二次保乳术后行二次局部外照射放疗的价值及耐受性：39 例局部复发的乳腺癌患者再放疗的肿瘤组织 EQD_2 为 56Gy ± 1.5Gy，中位随访 30 个月，乳房纤维化发生率为 83%，其中 1 级 29%、2 级 50%、3 级 4%。此外，RTOG1014 研究初步结果显示：保乳术后放疗后 1 年以上局部复发者，实施再次保乳肿瘤切除术，术后采用 3DCRT 超分割技术对乳腺进行局部再程照射（45Gy/30 次，Bid），治疗后 1 年治疗相关的皮肤、乳房纤维化或乳腺疼痛的副反应发生情况为：1 级 64%，2 级 7%，仅有 1 例（1.5%）出现 3 级纤维化。

七、肠

（一）动物实验研究

Reynaud 等 1984 年发现小鼠的肠隐窝在初次照射后 8 周内即恢复了对再程放射治疗的完全耐受性。小鼠全腹单次照射 9Gy 或 11.5Gy，未引起急性死亡，但空肠隐窝数量减少 10%，照射后 1 年内小鼠死亡率为 10%；在 2、6、12 个月后再次给予单次剂量照射，再照射后 3.5 天发现残存的隐窝耐受性并未下降。

（二）临床研究

Mohiuddin 等 2002 年报道了 103 例直肠癌放射治疗后复发再照射，首程盆腔照射剂量为 50.4Gy（30~74Gy），中位间隔时间为 19 个月，再照射剂量为 34.8Gy（15~49.2Gy），一组为加速超分割、另一组为常规分割照射，两组均联合 5-Fu 为基础的化疗，中位随访时间 2 年；22% 患者因 3 级以上急性副反应中断放射治疗，15% 发生严重急性腹泻，6% 为 4 级副反应；晚期副反应包括 17% 出现持续严重腹泻、

15% 为小肠梗阻、4% 为肠瘘、2% 为肛门狭窄；两程放射治疗间隔时间大于 24 个月者其晚期反应发生率低；常规分割较超分割更易出现晚期毒性反应。Haque 等于 2009 年报道了 13 例胃肠道恶性肿瘤腹部初始照射 45Gy 后再程加速超分割照射 30Gy（1.5Gy/ 次，Bid），有 1 例出现 4 度胃肠出血，无 3 度不良反应事件。Kim 等于 2010 年探索了针对复发直肠癌患者先行网膜皮瓣置换术将小肠从照射野中隔离的模式，发现再程照射后未发生 3 度以上小肠和膀胱反应。以上研究结果说明肠道对低剂量的再程照射具有一定的耐受性。

八、肾

肾属于对放射敏感的器官之一，照射后发生功能性损伤的潜伏期很长，不宜进行再程放射治疗。

（一）动物实验研究

小鼠、大鼠等啮齿类动物实验均显示，与皮肤、肺和神经组织具有损伤后长期修复现象有所不同，放射诱导的肾损伤是渐进性的、剂量依赖性的、不可修复的功能性损伤。小鼠实验显示尚不能产生明显的肾损伤的低剂量照射，也可以显著地降低肾脏再程放射治疗的耐受性；耐受性与首程照射剂量有关，且随着间隔时间的延长其耐受性呈进行性降低而不是逐渐恢复。大鼠实验亦提示：单肾照射后 1 年给予顺铂后 5 周和 11 周，发现后者受照侧肾功能明显恶化；且与对侧肾相比，受照肾对顺铂的损伤更加敏感，甚至在亚临床剂量的药物时便可出现明显损伤。

（二）临床研究

临床上所观察到的慢性放射性肾损伤呈渐进性，效应可能延续至放射治疗后数年。肾脏放射性损伤呈剂量依赖性，因此大剂量初次照射（≥ 14Gy）后可导致肾功能的完全丧失，因此再次放射治疗无法观测损伤加重的现象。而在亚耐受剂量照射后由于放射损伤效应的持续进展，因此在再次放疗前未检测出肾功能损伤者并不能就此认为此肾脏已完全恢复至原有耐受性。因此如需保留肾功能，任何剂量的初次照射后再进行二次放疗均须高度重视。

九、膀胱

小鼠实验表明膀胱照射后的损伤与放射性肾损伤类似，呈剂量依赖和不可修复性。小鼠全膀胱分别于第 1 天、3 个月或 9 个月给予 X 射线照射 8Gy 或 16Gy（大约为耐受剂量的 20% 和 60%），膀胱对晚期放射损伤的耐受性与初次照射剂量呈负相关，但与两次照射间隔时间无关；间隔时间由 1 天延长到 9 个月并没有增加再程照射的耐受性。说明小鼠膀胱再照射的耐受性并不会随再照射间隔时间的延长而恢复。目前仍缺乏膀胱再程照射的临床研究数据。因此膀胱进行再程放射治疗时需要特别慎重考虑。

第三节　总　　结

对于放射治疗后复发性肿瘤或照射区域的第二原发性肿瘤，再程放射治疗可作为一种选择。然而再程放射治疗前须考虑多方面因素，包括有无可供选择的其他替代治疗方法、存在损伤风险的组织学类型、与既往照射的时间间隔、既往照射引起的正常组织损伤情况、疾病的严重程度和预后、再照射对正常组织器官的毒副作用、对生活质量的影响等。如果必须进行再次放射治疗，需认真考虑组织器官接受再放疗的耐受性。如果在第一次放疗中已超出组织的耐受剂量，已出现或即将出现功能丢失，那么第二次放疗极有可能造成功能性丧失。对早反应组织而言，低或中等剂量照射后，间隔一段时间后部分组织的耐受性可完全恢复；而在高剂量照射后，残存的损伤会持续相当一段时间。部分晚反应组织在低或中等初次剂量（<60% 的初次耐受量）照射后，经过一段时间其耐受性可部分（如中枢神经系统、肺）恢复。为了降低正常组织的放射损伤，再程放射治疗应该选择最佳的治疗计划（剂量适形）和合适的分割方案。立体定向放射治疗技术因其独特的剂量学分布优势，目前较多的报道将其应用于特定部位肿瘤的再程放射治疗。然而基于单次剂量的增加对晚反应组织损伤的影响，以及大分次照射激发的免疫反应对正常组织损伤的不确定性，需要谨慎地观察再程放射治疗后正常组织的损伤情况。目前再程放射治疗的临床资料仍缺乏，期待未来有更多的临床研究特别是大样本的前瞻性临床试验，为再程放射治疗提供更多的信息和指导。

（洪金省　陈金梅）

参考文献

1. Fogh SE, Andrews DW, Glass J, et al. Hypofractionated stereotactic radiation therapy: an effective therapy for recurrent high-grade gliomas. J Clin Oncol, 2010, 28(18): 3048-3053.
2. Kelly P, Balter PA, Rebueno N, et al. Stereotactic body radiation therapy for patients with lung cancer previously treated with thoracic radiation. Int J Radiat Oncol Biol Phys, 2010, 78(5): 1387-1393.
3. Liu H, Zhang X, Vinogradskiy YY, et al. Predicting radiation pneumonitis after stereotactic ablative radiation therapy in patients previously treated with conventional thoracic radiation therapy. Int J Radiat Oncol Biol Phys, 2012, 84(4): 1017-1023.
4. Medin PM, Foster RD, van der Kogel AJ, et al. Spinal cord tolerance to reirradiation with single-fraction radiosurgery: a swine model. Int J Radiat Oncol Biol Phys. 2012, 83(3): 1031-1037.
5. Cacicedo J, Navarro A, Alongi F, et al. The role of re-irradiation of secondary and recurrent head and neck carcinomas. Is it a potentially curative treatment? A practical approach. Cancer Treat Rev, 2014, 40(1): 178-189.
6. Nieder C, AndratschkeNH, Grosu AL. Re-irradiation for Recurrent Primary Brain Tumors. Anticancer Res, 2016, 36(10): 4985-4995.
7. Phan J, Sio TT, Nguyen TP, et al. Reirradiation of Head and Neck Cancers with Proton Therapy: Outcomes and Analyses. Int J Radiat Oncol Biol Phys, 2016, 96(1): 30-41.
8. Arthur DW, Winter KA, Kuerer HM, et al. NRG Oncology-Radiation Therapy Oncology Group Study 1014: 1-Year Toxicity Report From a Phase 2 Study of Repeat Breast-Preserving Surgery and 3-Dimensional Conformal Partial-Breast Reirradiationfor In-Breast Recurrence. Int J Radiat Oncol Biol Phys, 2017, 98(5): 1028-1035.
9. Chao HH, Berman AT, Simone CB 2nd, et al. Multi-Institutional Prospective Study of Reirradiation with Proton Beam Radiotherapy for Locoregionally Recurrent Non-Small Cell Lung Cancer. J Thorac Oncol, 2017, 12(2): 281-292.
10. Marta GN, Hijal T, de Andrade Carvalho H. Reirradiation for locally recurrent breast cancer. Breast, 2017, 33: 159-165.

第十一章 影像诊断新技术的应用

第一节 影像诊断学新技术概述

放射治疗（radiation therapy）具有一定的无创性及短暂保护组织器官受损的优势，但由于肿瘤照射总剂量的控制方法有限，故在肿瘤照射野内或多或少会包含到正常组织，从而对正常组织产生急性或慢性放射性损伤（radiation-induced injury）。一般而言，急性副反应可以通过放射治疗技术改进和皮质激素等药物干预得到很好地控制，但这些方法并不能减轻或阻止迟发性放射性损伤的发生。过去五十年间，随着放射治疗及其他肿瘤治疗方法的不断进步，患者的五年生存率有了显著提高，约68%的成人和81%的儿童肿瘤患者的生存期超过五年，涉及约1200万肿瘤患者。因此，预测及早期诊断迟发性放射性损伤已成为放射生物学研究的关键领域之一。

医学影像学历经了百年发展，形成了包含X线、计算机断层扫描（computed tomography，CT）、磁共振成像（magnetic resonance imaging，MRI）、超声成像及核医学等在内的学科体系。正常组织放射损伤领域的基础研究和临床应用方兴未艾，正由传统形态结构向功能、分子水平拓展，形成了功能影像、分子影像两大领域，新技术层出不穷。

一、MR扩散张量成像

扩散张量成像（diffusion tensor imaging）属于功能磁共振成像的一种新技术，主要应用于中枢神经系统的放射性损伤的早期诊断。它利用磁场激发质子产生组织图像，并在质子发生弛豫时监测多个方向上的活体组织水分子各向同性及异性扩散。除了观察大体解剖学的标准结构图像外，扩散张量成像还可以通过测量每个体素内多个张量的水分子扩散或运动来评估组织的微观结构，因此可以在宏观结构发生变化之前就能确定由于辐射损伤引起的微观结构异常，即所谓的扩散张量成像可用于早期监测“正常表现脑白质的微观病变”。计算扩散张量成像指数至少需要六个张量，测量每个体素为每个张量的水分子扩散值，并通过在所有方向上的数值取平均值，即为平均扩散系数。面积小的结构允许水分子自由扩散，并有更高的平均扩散系数值，而区域性结构如白质则与此相反。部分各向异性（fractional anisotropy，FA）是由张量场的第一、第二和第三特征值（λ_1、λ_2和λ_3）计算出来的，用于描述其扩散方式是椭圆的还是球形的。

λ_1是三个特征值中最大的一个，代表扩散的水分子沿神经纤维方向扩散，而λ_2和λ_3较小，代表垂直于神经纤维走行方向的水分子扩散。当体素放在高度结构化的区域，如白质纤维束，水扩散就受到限制或称为各向异性，FA 接近 1。高 FA 值表明 λ_1 明显大于垂直特征值 λ_2 和 λ_3，从而产生椭圆或管形扩散图案（即 $\lambda_1>>\lambda_2=\lambda_3$）。当体素放在结构化程度较低的区域，如脑脊液或白质脱髓鞘，水扩散限制较小或称为各向同性，FA 接近于 0。较低的 FA 值表示 λ_1 与垂直特征值 λ_2 和 λ_3 之间的差值较小，从而产生更类似于球形的扩散模式。在急性期和早期迟发性放射性脑损伤发生时，白质神经纤维束选择性脱髓鞘使沿神经纤维方向的水分子扩散速率降低，这些变化可间接使最大特征值 λ_1 和 FA 值降低（图 11-1-1）。神经纤维脱髓鞘和周围的胶质细胞水肿加速了垂直于神经纤维方向的水扩散速率，而这些变化使特征值 λ_2 和 λ_3 增加。

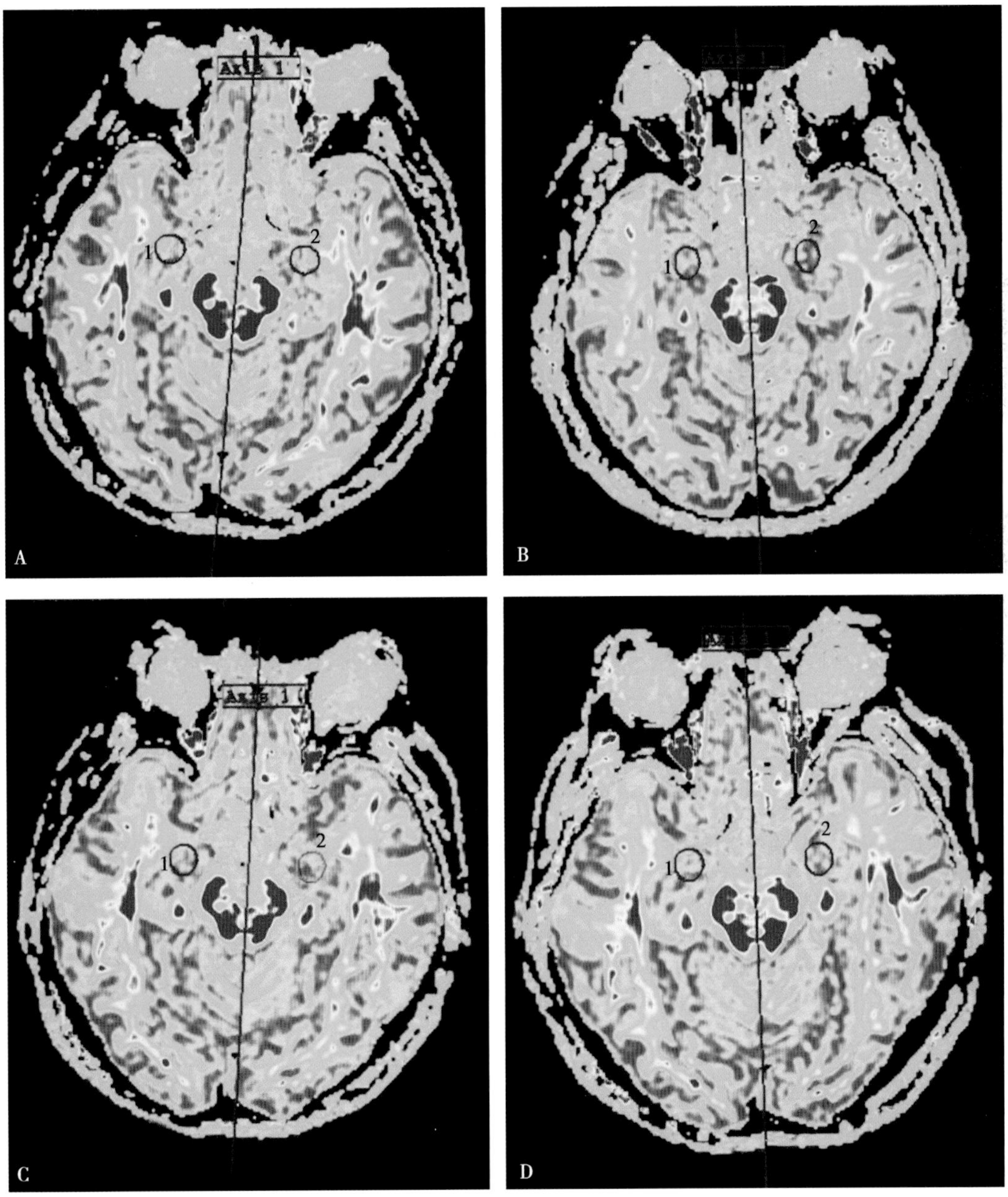

图 11-1-1　两侧 ROI 的 FA 图

患者，男，45 岁。A. 放疗前测量的 FA 值；B. 放疗后 0~3 个月测量的 FA 值；C. 放疗后 3~6 个月测量的 FA 值；D. 为放疗后 6~9 个月测量的 FA 值

平行扩散系数（$\lambda_{//}=\lambda_1$，axial diffusibility，轴向扩散）又称平行本征值（radical eigenvalue）是指第一个特征值，代表一个方向的最大扩散量，通常沿白质纤维束的轴突扩散。扩散张量成像经常形成彩色代码代表不同的扩散方向，以允许更大程度地区分不同的纤维束解剖结构和解释水分子不同的扩散方向，因此它实际上显示的是水在三维空间的运动。

垂直扩散系数（$\lambda_{\perp}=<\lambda_2+\lambda_3>/2$，radial diffusibility，径向扩散）又称垂直本征值（perpendicular eigenvalue）指根据第二个和第三个特征值（λ_2 和 λ_3）的扩散值而来，通常计算为它们之间的平均值。第二个特征值是垂直于 λ_1 扩散方向的第二个最高值，而 λ_3 仅限于垂直于 λ_1 和 λ_2 扩散方向的数值。

扩散张量成像定量数据可以用来区分髓鞘丢失和轴突损伤。白质脱髓鞘时，垂直扩散系数（$\lambda_{\perp}$）有较大幅度地增加，而平行扩散系数（$\lambda_{//}$）几乎没有变化；轴突损伤时则伴有 $\lambda_{//}$ 增加和 $\lambda_{\perp}$ 基本无变化。在皮质区扩散张量成像参数同样存在差异，它代表了水分子如何通过细胞外基质、突触和（或）小的有髓鞘和无髓鞘的轴突而发生的扩散变化。这些扩散张量成像参数可以在整个三维空间或在特定解剖区域内的感兴趣区域（ROI）进行基于体素的比较。

近年来诸多先进的高角分辨扩散成像（high angular resolution diffusion imaging）诸如 QBI（q-ball imaging）、扩散峰度张量成像（diffusion kurtosis imaging）、扩散频谱成像（diffusion spectrum imaging）、轴突定向分散与密度成像（neurite orientation dispersion and density imaging）、扩散基谱成像（diffusion basis spectrum imaging）和广义的 Q 采样成像（generalized q-sampling imaging）等纷纷出现，用于弥补扩散张量成像的不足，显示更加复杂的神经结构和功能。

扩散峰度张量成像以及扩散频谱成像是近几年发展起来的新方法，它可以测量非高斯扩散，而且比传统扩散张量成像更适合检测组织微结构的变化。标准 DWI 和扩散张量成像技术是假定水分子扩散符合一种高斯扩散分布，但事实上水分子的运动往往是非高斯分布的。扩散峰度张量成像能观察脑结构内复杂体素的纤维多方向性，用于放射性脑损伤的白质纤维重塑性研究，并能辨认传统扩散张量成像的各项指标所不能发现的早期放射性脑损伤的白质重塑区。有研究显示扩散峰度张量成像在各向异性程度低的组织如灰质异常时较传统扩散张量成像更为敏感，为更早期显示放疗后灰质神经元的轴突改变等微观改变提供了可能。扩散频谱成像利用概率密度函数描述扩散运动的空间分布，弥补了扩散张量成像算法的不足，可精确显示交叉走行的复杂纤维束。

二、MR 灌注成像

目前主要分为使用外源性示踪剂和内源性示踪剂的应用方法。前者即对比剂首过磁共振灌注成像（perfusion weighted imaging）法，以动态磁敏感对比增强灌注 MRI（dynamic susceptibility contrast perfusion weighted imaging）最为常用；后者利用动脉血中的水质子作为内源性示踪剂的动脉自旋标记（arterial spin labeling，3D-ASL）MRI，由于不需注射对比剂，安全无创，因而有着较强的临床应用潜力。

血管损伤在晚期迟发性放射性损伤的发生过程中也起关键作用。血管照射后早期的组织病理学改变包括血管扩张、内皮细胞增大和血管周围星形胶质细胞肥大，这可能导致血脑屏障破坏、通透性增加和水肿。血管照射后，在急性脱髓鞘和白质坏死发生之前，可以检测到潜在的急性血管损伤。动态磁敏感对比增强灌注成像需要注入外源性示踪剂，可反映脑组织结构的微血管分布及血流灌注情况，能较常规 MR 检查更准确地反映放射性脑损伤的程度，并且可提供定量的信息。它可以定量评估血管通透性，反复采集造影前后脑组织成像数据。通过跟踪示踪剂的运动轨迹形成体素图像，并使用房室模型，可以计算出示踪剂从血管内间隙到血管外间隙被动转运的传输常数或 K^{trans} 值。与完整的血管区域相比，高 K^{trans} 值区域能更容易使运动的示踪剂从血管内间隙渗漏出血管壁。这些血管微环境的功能特征可能提供了与迟发性认知功能障碍相关的放射性损伤变化的早期迹象。

三、MR 质子波谱成像

MR 质子波谱成像（proton magnetic resonance imaging，^{1}H-MRS）利用 MR 化学位移作用，对特定 ^{1}H 原子核及其化合物进行分子水平的组织代谢产物包括胆碱（Cho）、氮 - 乙酰天门冬氨酸（NAA）、肌酸（Cr）、乳酸脂质（Lip-Lac）、肌醇（mI）、谷氨酸和牛磺酸等进行活体研究分析的无创性技术。还有研究使用 3D ^{1}H-MRS 的方法对脑胶质瘤患者放射治疗后进行代谢测定，这在后面一节详细阐述。目前 MRS 研究的热点涉及放射性损伤及其相关代谢物变化的短暂动力学，以及早期组织放射性损伤的检测与迟发性认知功能障碍之间的关系。

四、其他 MRI 新技术

（一）酰胺质子转移 MRI

最近有一种新的 MRI 对比机制，称为化学交换依赖性饱和转移。在这种机制的基础上，研究设计了一种特异的基于饱和转移的化学交换 MRI 技术，即使用内源性细胞蛋白质和肽的酰胺质子转移（the amide proton transfer，APT）成像技术，可用于检测组织中的内源性、低浓度移动蛋白质和肽的酰胺质子，如细胞质中的酰胺质子。正如体内 MRS 所显示的细胞成分一样，恶性胶质瘤细胞是具有比健康组织更高的蛋白质和肽含量的细胞。以 APT 检测到的酰胺质子作为生物学标志物成像，可以在动物模型中无创性地区分肿瘤和放射性损伤，这种动物模型在放射病理学中很容易实现。因为 APT 成像不需要外源性造影剂，故可以使用现有的硬件条件将其纳入临床 MRI 的标准参数中。APT 成像在临床的成功应用将减少肿瘤复发与放射性损伤的误诊，并改善患者的预后。

APT 成像原理是通过组织中水质子与内源性移动蛋白质和肽主链中的酰胺质子之间的化学交换而导致的自由水信号降低来测量。因此，通过常用的自由水信号成像来间接获得特定的分子信息。

照射可引起细胞质内源性移动蛋白和肽的酰胺质子浓度降低，酰胺质子和大量散在的自由水质子交换率重新分配，引起组织 pH 的改变，这是发生放射性脑损伤的分子基础。也就是说，MR 能够使细胞质内的内源性移动蛋白和肽的酰胺质子形成对比，这个生理病理过程也是 APT 成像的基础。

（二）血氧水平依赖的 MR 功能成像

血氧水平依赖的 MR 功能成像（blood oxygenation level dependent effect-functional MRI，BOLD-fMRI）通过测量氧合血红蛋白和脱氧血红蛋白的比例来评估脑血流情况。如果 ROI 参与组块设计事件，ROI 区域血流携氧量发生变化，产生的信号即为 BOLD 信号；在静息状态下（resting-state），放射性脑损伤处 ROI 区域血氧量与正常组织也有所不同，必然也产生相应的 BOLD 信号降低。

五、正电子发射计算机断层成像

正电子发射计算机断层成像（positron emission tomography，PET）是将会发射正电子而进行核衰变的显像剂注射入人体内，并将其定位和定量的一项技术。PET-CT 组合，可以一次检查完成患者全身并获得 PET 功能信息。^{18}F 氟脱氧葡萄糖 - 正电子发射断层扫描（^{18}F fluorodeoxyglucose positron emission tomography，^{18}F FDG-PET）成像可发现和确定恶性肺结节（>1cm）的敏感性约为 96%、特异性为 77%，已成为头颈部肿瘤分期的常规检查，然而由于正常脑组织摄取 FDG 高、前列腺癌组织摄取 FDG 低，故在脑部及前列腺肿瘤中应用受到限制。但 FDG-PET 提供了正常组织代谢活动的功能性数据，如新生血管形成、缺氧、心脏和大脑功能等，在正常组织放射性损伤的诊断中具有新的应用价值。单光子发射计算机断层扫描（single photon emission computed tomography，SPECT）则主要应用于灌注成像。

六、分子影像学

传统影像学被认为是反映解剖而非功能的成像方法，然而人体的疾病是从细胞、分子开始的，待发展到器官的改变已几乎进入中晚期，不利于疾病的早诊断、早治疗。因此，随着分子生物学研究的飞速发展，尤其是基因组学、蛋白质组学及其相关技术的进展，迫切需要某种手段来监测其研究对象在生物活体内的过程，于是，以细胞、基因或分子及其传递途径为成像对象的分子影像学（molecular imaging）应运而生。虽然诊断成像技术的分辨率还不足以描述单个分子，但一系列功能和生理成像的特征可通过与特定分子和遗传过程相关的分子活动表现出来，此种方法即为“分子成像”。在过去的 20 年时间里，分子影像及相关的影像技术领域都有着迅猛的发展，包括成像目标识别、分子探针开发以及图像分析等。这些发展使得传统划分变得越来越模糊。目前在肿瘤放射治疗方面，分子影像技术已开始更好地分期、指导治疗并监测治疗反应，但对于正常组织的放射性损伤没有系统性描述。另外随着多功能纳米材料的进展，分子影像学必将进一步模糊诊断与治疗的界限。

目前常用的分子显像策略包括：直接显像、间接显像以及标志物显像（biomarker imaging）。分子特异性探针构建与表征是分子影像学研究的核心内容。在实际研究工作中，靶目标的选择成为分子成像的关键。一般选择靶目标的标准是其与某种疾病的发生、发展、转移密切相关；或者其变化过程能够反映治疗效果。比如：基于超顺磁性氧化铁颗粒（ultrasmall superparamagnetic iron oxide）和钆螯合物分子探针已成为研究放射性脑损伤的热点、细胞间黏附分子链接微米级氧化铁颗粒（ICAM-MPIO）用来早期发现放射性脑损伤（尚未用于人类研究）、使用内源性细胞蛋白质和肽的酰胺质子转移（APT）成像技术用于鉴别放射性损伤和肿瘤复发等。

尽管分子影像技术在肿瘤的诊断、分期、治疗方面有着鼓舞人心的初步研究成果，但是完全开发这种技术的应用潜力还面临着很多挑战，很多部位的放射性损伤还未曾有特别突出的研究成果，如皮肤、消化道、生殖系统、外周神经和肌肉组织等的放射性损伤，影像学表现尚无特异性，很难和普通炎症性病变进行鉴别。

分子影像学技术平台还有许多亟待解决的问题，比如 MR 分子成像的敏感性有待进一步提高；核医学技术的空间分辨率较低；光学成像背景噪声大、组织穿透性低；各种成像手段数据的整合与后处理等。

第二节　常见组织器官放射损伤的影像学特征

一、中枢神经系统放射性损伤

据报道，局部或全脑照射（whole-brain irradiation，WBI）引起的认知功能障碍如痴呆症在成年患者中发生率高达 50%，尤其是放疗 6 个月后的长期幸存者。而儿童癌症幸存者由联合放疗和化疗引起的认知后遗症具有更高的迟发性脑损伤发生率，常为永久性并发症。严重影响患者生活质量（quality of life，

QOL）。

早年迟发性放射性脑损伤的研究主要局限于犬半脑单次大剂量照射后 CT、组织学和神经系统的临床变化等观察与分析。后发展为用 MRI 对大鼠、猫、狗和猪脑的大剂量单次照射以及小鼠脑分次照射的损伤模型进行研究。迟发性放射性脑损伤在 CT 上常表现为脑白质密度减低，在 MRI 上表现为 T_2WI 异常高信号。但常规影像仅仅反映脑损伤后的结构改变，无法研究其功能性改变，是其局限性所在。

分次全脑照射导致大鼠进行性认知功能障碍，出现脑内脱髓鞘、胶质增生和脑白质坏死。认知功能障碍也可能发生在全脑照射后一年，而不伴有少突胶质细胞和有髓轴突细胞的数量改变。这些结果往往复杂多变，这就要求更敏感的成像技术来突出显示微观结构和代谢水平。

（一）常规 MRI

急性期放射性脑损伤的发生主要由于血脑屏障受到破坏，血管通透性增加，内皮细胞受损，导致脑水肿、颅内高压和一过性神经功能受损所致。常规 MRI 可以显示早期呈“指样”的反应性脑白质水肿，表现为 T_1WI 呈等或低信号，T_2WI 上呈高信号，FLAIR 上呈高信号，增强后无明显强化。其中 T_2WI 序列能显示其范围大小、部位边缘及信号异常。

放疗后双侧颞叶早期迟发性放射性脑损伤主要表现为少突胶质细胞的脱髓鞘改变伴轴索水肿，FLAIR 上呈高信号，较常规 T_1WI、T_2WI 敏感。增强后可见点状或者结节状强化灶，随后实性的强化结节逐步演变成环形边缘强化，这是由于放疗导致血管纤维蛋白原沉积，使血管管腔变厚变窄，引起组织缺血及血管再生所致。

晚期迟发性放射性脑损伤主要为神经细胞凝固性坏死，伴反应性胶质细胞增生，最终形成囊变空洞，周围出现大片水肿。囊变表现为圆形或卵圆形、边界清楚的 T_2WI 高信号灶，壁较薄。与肿瘤复发及残留肿瘤组织的强化方式颇为相似，需要通过功能 MRI 如扩散张量成像、MRS 等进行鉴别。

常规 MR 仅是粗略地观察放射性脑损伤的时间进展，尽管较 CT 敏感，但不能反映放射性脑损伤内部多种细胞成分的相互作用，不能提供生理指标，钆（Gd）增强 MRI 虽然是血脑屏障破坏的敏感标志物，但并不能区分引起这种破坏的病因，如肿瘤再生和放射性脑损伤。同样，T_2WI 和 FLAIR 高信号可以代表许多异常，包括浸润性肿瘤，血管性水肿和放射性损伤。因此，常规 MRI 序列提供精确的解剖细节，但却是非特异性的。由于放射性损伤与肿瘤复发的治疗原则截然相反，而区分两者的可靠方法往往依赖活检病理。但因其有创性，故并不总是可行。即使手术或活检了，由于胶质瘤的异质性，受制于组织取样的位置差异，所得病理结果往往是多变的。

损商（lesion quotient）的概念是指 T_2WI 内的低信号结节区域面积除以其对应的 T_1WI 增强区域面积。Stockham 等研究指出肿瘤复发组织的损商值 >0.6，其敏感性和特异性分别为 59% 和 41%；放射性损伤组织的损商值 <0.3，其敏感性和特异性分别为 8% 和 91%。Kano 等对一组 68 例患者研究结果提示，T_1 增强与 T_2 区域匹配时高度提示肿瘤进展，两者不匹配时提示放射性脑损伤，其敏感性和特异性分别为 83.3% 和 91.1%。但损商的算法受主观影响较大，T_1 增强区域有时很难找到 T_2WI 上相对应的低信号团。故此法敏感性波动较大，可靠性有待进一步验证。

（二）功能 MRI

1. MR 扩散加权成像　MR 扩散加权成像（diffusion weighted imaging，DWI）是临床普遍应用的、能对活体组织中水分子运动进行成像与测量的方法。可从分子水平反映人体组织的空间组成信息及病理状态下各组织内水分子的运动变化，通过 DWI 图及测量表观扩散系数（apparent diffusion coefficient，ADC）定性定量分析与组织含水量改变相关的早期形态学及生理学变化，对放射性脑损伤的潜伏期及早期的微观损伤做出预判。King 等研究发现，DWI 较常规 MR 对放射性脑损伤的早期发现更敏感。由于损伤区域的细胞膜破裂，水分子扩散增加，DWI 呈低信号，而 ADC 值明显升高。而肿瘤组织细胞密度增加，细胞外间隙变窄，水分子扩散受限，导致 DWI 信号升高，ADC 值明显降低。据此，DWI 可鉴别放射性脑损伤与肿瘤残留或复发。

放射治疗后脑白质损伤的特点是认知功能障碍与 MRI 上脑白质高信号（white matter hyperintensities，WMH）。放射治疗后脑白质损伤相关的危险因素包括放射治疗的类型、总的照射剂量、年龄的增加、发病前的智力、心血管危险因素、同步化疗和遗传倾向等等。Molad 等试图检测其中一个危险因素来预示放射性脑损伤的存在。采用 DWI 及磁敏感加权成像（susceptibility weighted imaging）检测放射性损伤区域中微梗死灶及微出血灶，结果显示发生率均很低，不支持“放射治疗后脑白质损伤是小血管病变的产物”这一观点。因而不能简单地将其归为一个独立影响因素去预测放射性脑损伤的存在。值得注意的是，放射治疗会增加缺血性脑卒中的发生风险，这就引出了一系列思考：放射治疗后脑白质损伤和认知功能障碍并不是由于小血管病变本身引起，而是继发于其他可能的原因，如炎症、细胞直接毒性、血管内皮细胞和血脑屏障的破坏、少突胶质细胞的缺失、髓鞘的崩解、轴突功能障碍和神经突触的变化等等；阐明这些病变如脑微梗死、微出血、淀粉样脑血管病等的性质应成为未来临床病理研究的方向，并力求做到与分子影像学所见一一匹配。

2. MR 扩散张量成像　MR 扩散张量成像主要应用于评估迟发性中枢神经系统放射损伤。在儿童和成人的局部 / 全身放射治疗的患者中，扩散张量成像已应用于评估早期脑白质损伤。最近一项密歇根大学的扩散张量成像前瞻性研究以接受部分脑照射的高级别胶质瘤患者（n=19）、低级别胶质瘤患者（n=3）和良性肿瘤患者（n=3）为观察对象，分组测量放疗前、放疗中和放疗后扩散张量成像各项指标，分析显示放疗后胼胝体膝部（前部）和胼胝体压部（后部）出现了渐进性变化。在放疗后的前 3 个月内，剂量依赖性脱髓鞘（即增加幅度 $\lambda_{/\!/}>\lambda_{\perp}$）主要发生于接受高剂量放疗的区域。但在放疗后 6 个月，弥漫性脱髓鞘不再局限于高剂量放疗区域。研究表明扩散张量成像指标能检测出接受部分脑照射患者常规 MR 表现正常的脑白质（normal appearing white matter）的潜在变化。弥漫性脱髓鞘的存在提醒临床早期进行干预以避免发生永久性迟发性放射性白质损害。

Xiong 等的研究显示鼻咽癌患者放射治疗后颞叶 $\lambda_{/\!/}$值及 FA 值下降而 $\lambda_{\perp}$值增加，恢复时间分别为 9 个月和 1 年，而 FA 值没有恢复到放射治疗前水平，因此可以看出 $\lambda_{/\!/}$对轴索损伤敏感，$\lambda_{\perp}$对脱髓鞘病变敏感，而 FA 值对脱髓鞘或者轴索损伤都没有特异性。放射性脑损伤常常是两者同时存在。在放射治疗停止后一段时间，FA 可反弹性地回升，这可能是由于髓鞘再生引起的，但其数值并没有恢复到先前水平，这也许和观察研究的时间还不够长有关。Wang 等人研究证实 FA 值在晚期迟发性脑损伤阶段比急性期恢复很多，ADC 值在急性期及早期迟发性脑损伤阶段的下降与健康对照组相比没有统计学意义，提示 ADC 不如 FA 值敏感。研究认为星形胶质细胞增生和脱髓鞘是导致 FA 值下降的主要原因，而神经元萎缩是引起 FA 值较早出现下降的原因；晚期细胞外基质水肿，血脑屏障破坏导致自由水增加而结合水减少，ADC 因此上升，但由于轴索扩散运动减弱，故 FA 值依然下降。ADC 值在后期迟发性反应上是降低的，这可能是由于放射治疗会导致血管内皮细胞增殖，神经胶质细胞反应性增生、晚期炎症细胞浸润。同时，脱髓鞘也会导致复合水的减少和自由水的增加，所有这些变化限制了周围水分子的扩散，从而引起 ADC 值下降。

有实验研究结果提示，用 6MV 光子（照射剂量为 28Gy）对大鼠脑进行右侧半脑照射 1 年后，扩散张量成像的 FA 值在海马的同侧缘较外囊显著降低，说明海马穹窿伞对放射治疗具有选择性易损性。在大鼠脑白质损伤的纵向评价成像中，进行 25~30Gy 半脑照射后 2~48 周，FA 值逐步减少，这是由照射后 4~40 周的 $\lambda_{//}$减少和 $\lambda_{\perp}$增加所构成，并在照射后 48 周 $\lambda_{//}$值恢复到基线水平。此外，$\lambda_{//}$的变化与反应性神经细胞胶质增生有关，而 $\lambda_{\perp}$与神经细胞脱髓鞘相关。对中年大鼠进行分次全脑照射 1 年后，研究发现有大量髓鞘组织的轴突（胼胝体、扣带回、皮质深部脑白质）的扩散张量成像参数 FA 值并无明显变化。然而，随后由分次全脑照射引起的损伤却依然出现于顶叶皮质表层，并与该部位的 FA 下降呈负相关。这些研究结果表明，分次全脑照射引起的变化可能在缺乏髓鞘的轴突、细胞外基质或突触区域更加明显，而在有髓纤维束区域相对较少。

有研究报道放射性脑损伤的 ADC 值、$\lambda_{//}$值、$\lambda_{\perp}$值的降低相对于肿瘤复发而言，差异具有统计学意义；也有报道显示放射性脑损伤的 ADC 值增加和 FA 值降低相对于肿瘤复发有意义。Chapman 等人对 10 例患者进行海马扣带回和颞叶脑白质扩散张量成像参数测量，放疗后早期 $\lambda_{//}$值的降低和 $\lambda_{\perp}$值的增加与晚期迟发性损伤导致认知能力下降均有统计学意义；扣带回 $\lambda_{\perp}$值在放疗后 3 周内的增加与放射剂量具有明显相关性；>50% 的患者的 $\lambda_{\perp}$值在 3~6 周内接受 >12Gy 放疗后有显著增加。此研究表明急性期与早期放射性脑损伤改变与晚期认知功能障碍具有线性相关，因此早期影像诊断并进行临床干预意义重大。有研究显示放射性脑损伤具有比脑原位肿瘤坏死中央（呈低信号）更低 FA 值和更低 ADC 值；放射性脑损伤具有比脑原位肿瘤坏死周围区域（呈高信号）稍低 ADC 值。在放射性脑损伤周围区域的 $\lambda_{//}$值比肿瘤组织周围和中心区域都低，$\lambda_{\perp}$值比肿瘤组织中心区域要低，这表明放射性脑损伤具有降低水分子扩散的属性。$\lambda_{\perp}$值是鉴别放射性脑损伤和肿瘤复发或残存最优参数，其次是 ADC，再次是 $\lambda_{//}$值。且选择病灶中心区域测得的参数值比周围区域更可靠。

脑动静脉畸形（arteriovenous malformation，AVM）强化方式不同于肿瘤，是一种较理想的研究放射性脑损伤的疾病模型。Flickinger 等用此模型研究放射性脑损伤，发现 12Gy 放射治疗后额叶发生放射性脑损伤的风险最低，而脑桥、中脑发生的风险最高。超过 12Gy 放射剂量发生放射性脑损伤的风险进一步增加。

在儿科肿瘤研究领域，扩散张量成像可作为评估放疗相关性神经系统损害的临床工具，并对智商（intelligence quotient）进行辅助评测。一项儿童髓母细胞瘤和急性淋巴细胞白血病（acute lymphoblastic leukemia）患者放疗后扩散张量成像的横断面研究发现，随着年龄、放疗剂量和治疗时间间隔的调整，FA 值的下降与智商评分的下降相关。和对照组相比，儿童髓母细胞瘤患者的额叶和顶叶白质中 FA 值显著减少。在相同的放射治疗剂量下，额叶的 FA 值下降幅度比顶叶明显，提示贯穿整个儿童期和青春发育期，由有髓白质纤维参与构成的额叶对放射治疗更加敏感。

海马区放射损伤可能与学习、记忆和执行功能的长期缺陷有关。这一区域的脱髓鞘或轴突损伤可能影响海马和其他大脑皮质之间的交流效率，从而影响学习和记忆。密歇根大学一项研究中以 12 例因脑转移行全脑放射治疗（总剂量 30~37.5Gy）的患者为对象，观察海马旁回和边缘系统的白质纤维束放疗前、放疗结束和放疗后一个月的扩散张量成像参数演变，发现全脑放疗一个月后，FA 值在海马旁回显著降低（图 11-2-1），$\lambda_{\perp}$显著增加而 $\lambda_{//}$没有发现显著的变化，提示白质的早期脱髓鞘（图 11-2-1D）。这项研究提示扩散张量成像可无创性监测全脑放疗后的海马区域功能改变，并预测放疗后患者的认知功能障碍。

笔者随访观察 35 例鼻咽癌患者在放疗前、放疗后 0~3 个月、放疗后 3~6 个月及放疗后 6~9 个月 MoCA 量表评分及扩散张量成像各参数，对两侧颞叶海马区的 FA 值、$\lambda_{//}$、$\lambda_{\perp}$进行纵向比较和组间统计分析，发现鼻咽癌患者放疗后早期 3 个月内 $\lambda_{\perp}$值（诊断阈值为 3.51~3.54）即发生改变，预示着早期放射性脑损伤脱髓鞘病变存在的可能性。一项汇集 11 篇文献的 Meta 分析显示过去 10 年中扩散张量成像对早期诊断放疗后脑损伤的研究结果尤其是 FA 值对提示急性和早期迟发性放射性脑损伤具有重要诊断意义，而 $\lambda_{/\!/}$下降和 $\lambda_{\perp}$增加对诊断早期放射性脑损伤的意义尚需增加样本量进一步研究。

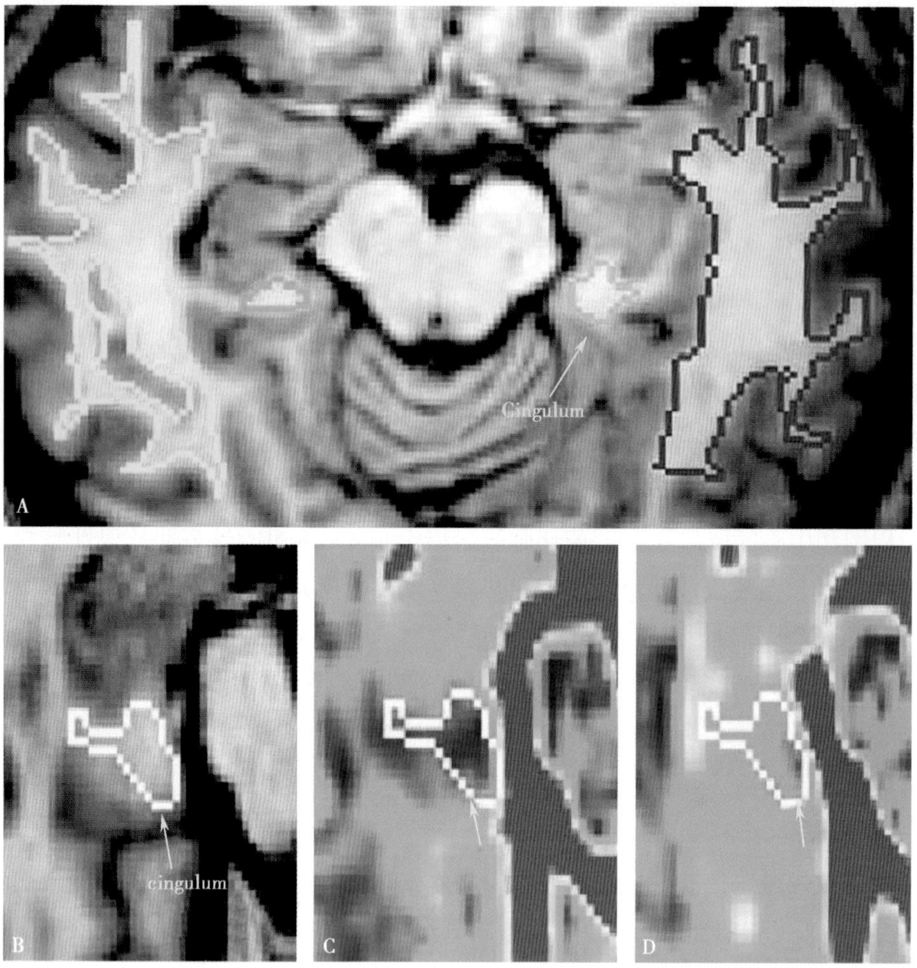

图 11-2-1 评价全脑放疗后正常表现脑白质变化的具有研究前景的扩散张量成像图

A. MR T_1 加权轴位图，将患者的海马旁回用绿色定义为右半球，将浅蓝色定义为左半球；将颞叶白质分别标示为黄色和蓝色区域；B. 全脑放疗（WBRT）前 MR T_1 加权轴位图，作为基础水平，海马旁回用白色轮廓标示；C. 计算出的 $\lambda_{\perp}$值的 MR 扩散张量成像伪彩图，海马旁回白质在 WBRT 前出现暗带，提示在与白质纤维束平行的方向上具有更大的水分子扩散；D. 经 WBRT 30Gy 放疗后 1 个月，$\lambda_{\perp}$值显著增加，表明在海马旁扣带回区域早期脱髓鞘的发生

Q 采样成像是一种更加准确而又精细的 MRI 扩散方法，测量参数包括 GFA（generalized fractional anisotrophy），QA（quantitative anistrophy），ISO（isotropic value）。Shen 等对 5 只新西兰白兔研究指出在外囊区 GFA 右 / 左的比值首先渐行性下降，随后逐步恢复，但在其他三个部位（脑皮质、丘脑和海马）没有明显趋势规律；QA 和 ISO 右 / 左的比值在四个区域都具有相似的趋势规律，即在放疗后一周快速增加，随后进入平台期，而后再渐进性下降；在丘脑区 QA 和 ISO 右 / 左的比值比其他三个区域显示了更为规律的斜率值。研究还表明 Q 采样成像参数比扩散张量成像参数更能清楚显示放射性脑损伤的演变。

3. MR 灌注成像 目前临床研究主要评估在脑局部放疗后正常表现的脑组织的血浆量（V_P）和

K^{trans} 的变化。K^{trans} 和 V_p 均能反映放射治疗后血管内皮细胞损伤所致的血脑屏障通透性或灌注效应，这种效应与放射介导的细胞死亡和凋亡有关。高 K^{trans} 提示受损，低 K^{trans} 提示血脑屏障完整。K^{trans} 值在放疗后第六周达到高峰，并以剂量依赖性的方式降低；它在 6 个月返回到基线水平。但 V_P 则以分次低剂量放疗（<20Gy）的剂量依赖效应发生变化，这种增加并没有统计学意义。高剂量方案显示，大剂量放疗后辐射诱导 V_P 更快和更高幅度的增加，这种增加具有显著不同。虽然 V_P 在放疗后降低；这种下降在放疗后 6 个月仍低于基线水平。但在放疗 6 个月后，血管微环境在放疗后的第三周期间变化明显，这是由于左侧大脑半球的额叶和颞叶血管微环境的改变与霍普金斯词语学习测试（HVLT）的语言学习成绩下降具有显著相关。Robbins 等选取 12 位患者的海马和非海马作为感兴趣区进行测量，研究结果表明放疗后 6 周 K^{trans} 达到最高，随后以剂量依赖的方式逐渐下降，至放疗后 6 个月恢复到基线水平。而 V_p 在 <20Gy 时轻微上升，随着放疗剂量的加大，V_p 明显升高，到 6 个月时下降，呈剂量依赖性。并且放疗后三周的 V_P 在两个 ROI 区均与放疗后 6 个月的 HVLT 学习成绩有关。这些数值的初始测量验证正在临床研究中，这些功能特征性参数能够反映放射性脑损伤早期血管微环境的改变，可以作为放射性脑损伤的生物学标志物，且与晚期认知功能障碍密切相关。

血流动力学参数指标有相对脑血容量（relative cerebral blood volume，rCBV）、相对脑血流量（relative cerebral blood flow，rCBF）和平均通过时间（mean transit time）等。放射性脑损伤导致局部微循环血管内皮细胞肿胀、内皮细胞增殖、内膜增厚，引起血管通透性增加、微血管灌注不足等病理改变。放射性损伤病灶内缺乏新生血管，相对脑血容量 rCBV 明显降低，并且局部相对脑血流量也降低。造影剂平均通过时间延长的程度与放疗剂量及放射性脑损伤的严重程度呈正相关。Sugahara 等测量脑肿瘤放疗后造影剂强化区域的相对血容量比值（$rCBV_{病灶}/rCBV_{对侧正常组织}$），发现放射性脑损伤强化病灶的相对血容量比值低于 0.6，而肿瘤复发强化灶高于 2.6，当比值介于 0.6~2.6 之间时需进一步行 PET 检查。

rCBV 在肿瘤中增加，放射性损伤中则减少。有研究对脑转移瘤的放疗术后进行评价，发现复发患者的 rCBV 值范围从 2.1 到 10，而放射性脑损伤的 rCBV 值范围从 0.39 到 2.57。最佳的 rCBV 阈值确定为 2.1，使用该阈值结果的敏感性为 100%，特异性为 95.2%。基于这些有限的数据，rCBV 可能是区分放射性损伤与肿瘤复发的一个工具（图 11-2-2）。

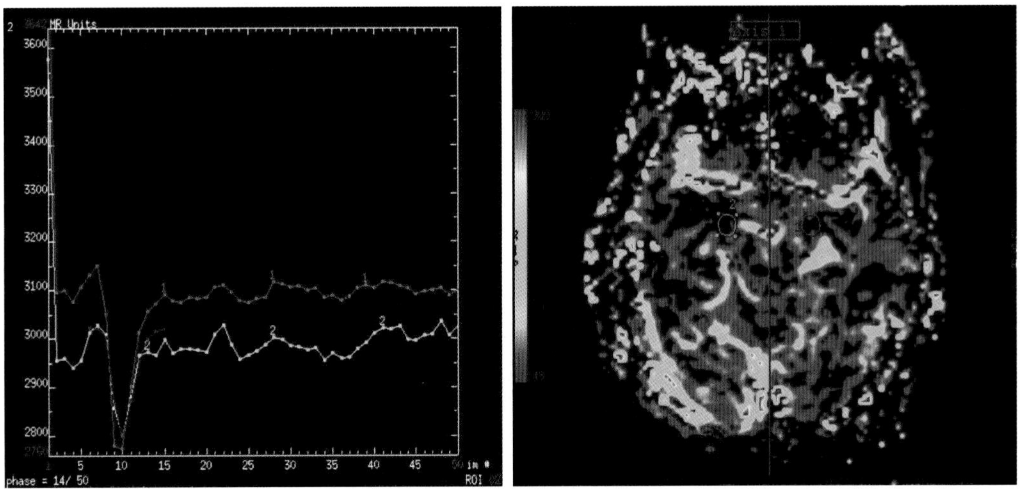

图 11-2-2　rCBV 的测量及显示

3D-ASL 利用射频和脉冲序列将供血动脉内自然存在的质子进行翻转，从而获得脑部灌注信息；并且由于采用脉冲 - 连续式标记技术及将水作为自由扩散的内在示踪剂，而无外源性造影剂的注入，所以对于病灶的灌注信息评估理论上应该更准确。将放疗前后一定脑区域作为标记，经过一个从标记区到成像层的通过时间后，血中已标记的自旋在成像层毛细血管区与组织水自旋交换，将所得 T_1 图像经过剪影处理，产生灌注加权 CBF 的图像。血流量的减少可以反映特定脑区的活动功能减弱，故放射性脑损伤时 ASL 的 CBF 值降低。通过应用一定的动力学模式，CBF 可以被定量测定，从而评估放射性脑损伤的程度。此种方法有可能成为一种无创性的预测放疗引起的认知功能障碍的发生发展的技术。由于 3D-ASL 空间分辨率略低，对于较小病灶的定量分析欠准确；并且 3D-ASL 图像对于病灶边界的勾勒较灌注成像略显不足。ASL 由于用快速成像序列的缘故在颅底等处颞叶损伤时会产生较大的磁敏感伪影、信噪比不够高、分辨率有限。

4. MR 质子波谱成像　MRS 主要测定① NAA，是主要的神经元标记物，它的降低与受照后神经元损伤和功能障碍具有相关性。② Cho，与细胞膜的合成和（或）代谢的增加有关，它在肿瘤和炎症过程中都升高，在放射性损伤区域 Cho 变化也具有波动性。③ Cr，是一种能量代谢的标志物，在大脑中浓度相对恒定。尽管有研究质疑 Cr 在肿瘤细胞缺氧等复杂条件中的稳定性，但 Cr 还是被用作分母来计算代谢率，如 Cho/Cr 和 NAA/Cr 比值。④ mI，是一种胶质细胞标记物，并用来作为髓鞘破坏的指标。⑤ Lip-Lac 峰，反映无氧代谢，大部分放射性损伤的乳酸 /（< 总的 Cr+ 磷酸肌酸 > 即 tCr）明显升高，可见明显的 Lip-Lac 峰，而完全囊变的坏死液化区，波峰均消失。Li 等对 27 只小白鼠的观察证实 Lac 和 Lip 峰有 27%（4/15）位于放疗后四周，58%（7/12）位于放疗后五周，56%（5/9）位于放疗后六周，67%（4/6）位于放疗后七周，67%（2/3）位于放疗后八周。

在急性期和早期迟发性放射性脑损伤中，NAA/Cho 明显降低（NAA 较 Cho 下降幅度要大），Wang 等的研究结果表明鼻咽癌患者在放疗后 6~12 个月，颞叶的 NAA/Cho 比值有所恢复，NAA/Cho 在放疗后超过 12 个月高于急性期和早期迟发性反应期，但低于正常对照组的脑白质代谢水平，这也表明放射性脑损伤患者的 NAA/Cho 水平在经历了急性和早期迟发性反应阶段可以部分但不完全地恢复到基线水平，NAA/Cr 与 NAA/Cho 水平类似，但由于 Cr 值在 6~12 个月与 NAA 有同步改变，统计学没有显著性差异，故此期间敏感性不如 NAA/Cho（图 11-2-3）。

有研究显示 Cho/Cr 比值在放疗后无明显统计学意义，这可能有两方面的原因：①在急性和早期迟发性放射性脑损伤阶段，脑胶质细胞增殖使 Cho 含量增加，损伤细胞的修复与代偿加速了代谢，使 Cr 含量也升高；②随着放射性脑损伤的发展，细胞膜结构的破坏导致代谢降低，Cho 和 Cr 暂时性降低，使 Cho/Cr 没有显著变化。因此常用 NAA/Cho 和 NAA/Cr 作为监测指标。

MRS 也可用于评估放疗后脑白质的代谢物变化。在急性淋巴细胞白血病患者放疗后的横断面研究中发现，经过鞘内注射甲氨蝶呤和预防性头颅照射后，MRS 可检测出 NAA/Cr、Cho/Cr 比值随着放疗时间（5.6~19 年）的延长而降低，提示晚期放射性脑损伤继发于 NAA、Cho 的下降。在 11 例成人低级别胶质瘤或初发良性肿瘤的前瞻性研究中，如垂体瘤和脑膜瘤接受部分脑放射治疗后，在放疗期间和放疗后 6 个月内，脑白质中的脑代谢物发生显著改变。同先前的研究类似，从放疗后 3 周开始持续到长达 6 个月的时间内 NAA/Cr 和 Cho/Cr 比值均减少。在一项成人神经胶质瘤的横截面研究中，放射性损伤的高信号区（radiation-induced hyperintensity areas，RIHA）较脑白质区的代谢产物变化更加明显。在 RIHA 区，NAA 和 Cho 均下降，提示髓鞘损伤和轴突坏死；在脑白质区，Cho 的减少，提示由于内皮细胞辐射效应导致组织灌注受损，使得形成髓鞘的少突胶质细胞发生膜损伤。

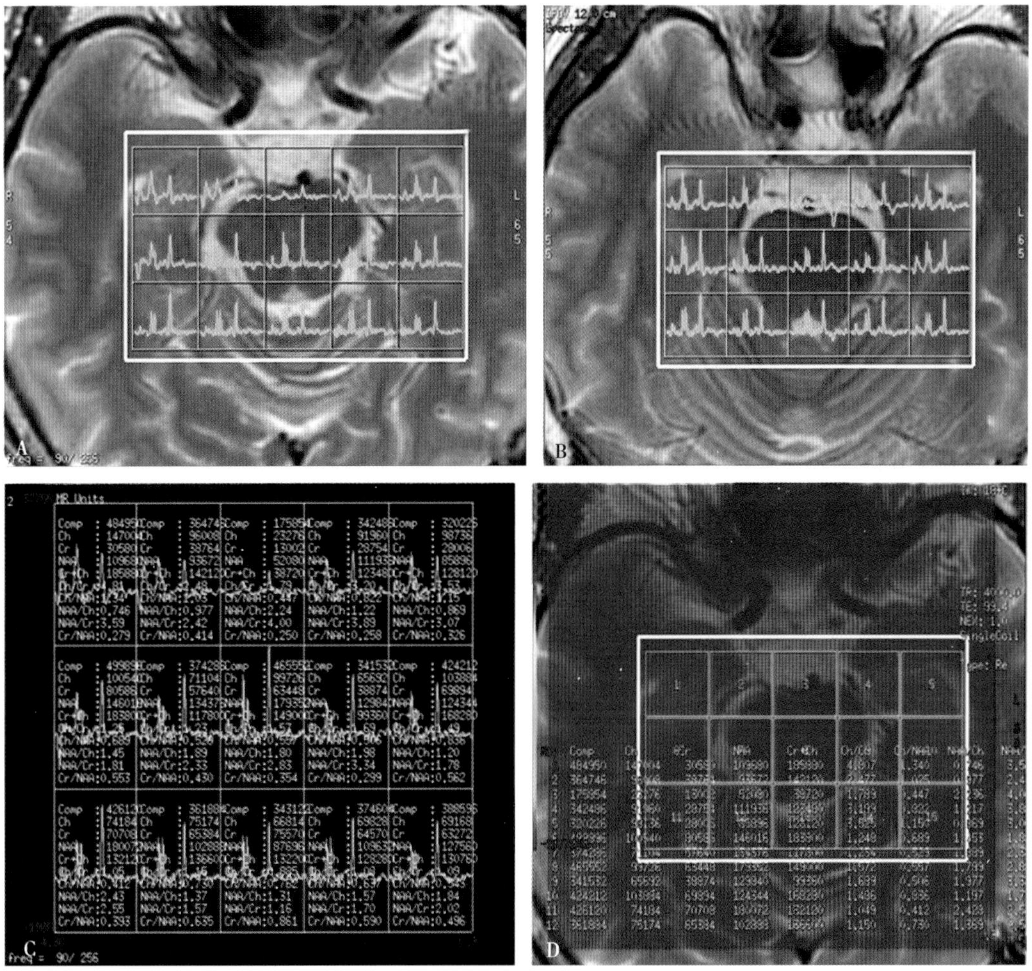

图 11-2-3　MRS 与 T_2WI LOC 融合图

A、B. 两侧 ROI 取值；C. 各取值的 Cho、Cr、NAA 及 NAA/Cho 和 NAA/Cr 等参数；D. 重叠显示

很少有大样本的临床前期数据研究用于 MRS 检测脑照射后正常组织代谢物的变化。Herynek 等对成年雄性大鼠的海马进行双侧 γ 刀照射 35Gy，发现此辐射剂量导致严重的功能和结构损害，8~12 个月后使用 4.7T MRS 检测，选取 ROI 体素大小约 $30mm^3$，可观察到 Cr 和 NAA 减少。Chan 等对年轻雄性大鼠进行单剂量 6MV 光子相当于 28Gy 照射剂量行右侧大脑半球照射后 12 个月，用 7T MRS 检测，选取 ROI 体素大小约 $64mm^3$，发现 Cho、谷氨酸、乳酸和牛磺酸的水平均显著增加。这些神经白质的改变在组织学上已经得到证实。Atwood 等使用 7T MR 检测，选取更大的 ROI（体素约为 $125mm^3$），发现分次全脑照射后 52 周的大鼠脑代谢物变化与认知功能障碍的改变存在潜在的相关性。MRS 显示分次全脑照射 40Gy 剂量 12 周后，在分次全脑照射组和未照射组大鼠间的脑代谢产物或认知功能障碍并没有表现出任何显著的差异。相反，与年龄相匹配的未照射组相比，照射组 52 周后 MRS 分析显示其 NAA/（tCr）比值和（谷氨酸 + 谷氨酰胺）/tCr 比值显著增加，以及 mI/tCr 比值减少。这些大鼠照射后 54 周的神经认知功能在受照动物组中显著降低，表明 MRS 能敏感检测放射性脑代谢物变化，这些变化可能与辐射引起的认知功能损害有关。然而，最近的研究表明，采用这种分次全脑照射大鼠模型，脑组织中的代谢产物变化发生于放射性认知功能障碍的表达之后，且这种变化并不能引起或预测放射性认知功能障碍。

MRS 在放射性脑损伤鉴别诊断方面的应用研究进展如下：

Smith 等人的研究还指出 MRS 不仅可以分析肿瘤和放射性脑损伤之间的代谢变化，还能指导患者的进一步临床检查，如患者的脑损伤区域 Cho/NAA 比值小于 1.1，可以建议影像学检查随访，来监测此时代谢水平以判断脑损伤的进展，若比值超过 2.3 则建议活检除外肿瘤复发或残留发生的可能。高 Cho 水平与肿瘤病情的进展有关，而低 Cr 水平则与放射性脑损伤关系更为密切。Ando 等人的研究证明 Cho/Cr 的阈值为 1.5 时，诊断肿瘤复发的敏感性和特异性分别为 64% 和 83%，当阈值上升到 2 时，其敏感性和特异性进一步上升为 87% 和 89%，当诊断肿瘤复发的敏感性和特异性为 89% 和 83% 时，Cho/NAA 阈值为 1.17，Cho/Cr 的阈值为 1.11，当然这些研究缺乏病理学证实。MRS 的缺点就是缺乏精确区分肿瘤组织和放射性坏死组织的分界，若两种情况同时存在，MRS 就很难定性。目前还没有确切研究出 Cho/NAA 的阈值以更好地区分肿瘤组织与放射性脑损伤。

Chuang 等人通过一系列的 Meta 分析，得出 NAA 在鉴别肿瘤复发和放射性脑损伤中的作用比 rCBV 更具有争议性。Meta 分析研究显示两组之间 Cho/NAA 比值有显著差异。然而，当分析可疑病变的 MRS 时，Krouwer 等人发现 Cho/NAA 比值不仅在肿瘤中而且在非肿瘤脑损伤中也会增高，这些非肿瘤脑损伤组织学显示为炎症和反应性星形胶质细胞增生。基于 Cho/NAA 比值的结果差异也可能与放射治疗后的时间有关，特别是在肿瘤坏死的情况下。例如，Cho 在放射治疗后的开始几个月内增加，然后随着放疗后放射性损伤开始出现而减少。Estève 等人观察到放疗后 4 个月正常脑组织中的 NAA/Cho 显著降低。因此，Cho/NAA 比值增高可能是由于早期辐射引起的炎症、脱髓鞘或者神经胶质增生，这些变化会随着时间推移而下降。

Chernov 等人发现在对 9 例患者使用 FDG-PET、单体素 MRS、多体素 MRS 进行的一项小型研究中，在任何体素中将 Lip/Cho>3 定义为放射性损伤，NAA/Cho<1 及 Lip/Cho<3 定义为肿瘤复发。FDG-PET 在预测放射性损伤方面具有 50% 的敏感性和 80% 特异性；单体素 MRS 具有 50% 的敏感性和 100% 的特异性，多体素 MRS 具有 100% 的敏感性和特异性。尽管得出这些结果的样本量比较小，但 MRS 仍然是区分肿瘤复发和放射性损伤的一种很有前途的技术，并在不断研究中。

总之，MRS 是一项监测辐射引起的脑组织代谢物变化的无创成像技术。由于在接近脑室、头皮和手术夹的 ROI 区域可能存在信号污染，邻近肿瘤周围的正常组织也可能影响局部磁场的均匀性和数据的质量，故临床重复测量脑肿瘤区域的化学代谢物，面临重大的技术挑战。

^{1}H-MRS 研究正常大脑照射后发生放射性损伤的代谢物变化局限于采用单体素或单层二维化学位移成像方法，来进行大脑局部有限体积覆盖的代谢物测定。有研究使用 3D ^{1}H-MRS 的方法对脑胶质瘤患者放射治疗后进行代谢测定，发现正常脑区的平均 Cho 增加，但是在这项研究中没有说明 Cho 水平的全脑区域差异，这种方法不提供空间信息，因此不适合评估组织区域的放射性损伤。Sanjeev 等人运用三维全脑回波平面波谱成像（3D whole brain echo planar spectroscopic imaging，3D-EPSI）的方法进行放射性脑损伤的研究。据悉，3D-EPSI 主要用于弥漫性神经系统疾病中神经元损伤的研究，可以形成高空间分辨率的全脑代谢图，而尚未应用于评估正常脑的放射性损伤。在这个研究中利用高空间分辨率 3D-EPSI 数据可以确定正常脑区放射治疗后发生急性和早期放射性损伤的可行性（图 11-2-4）。

之前的 MRS 研究采用单体素或单层多体素的方法，因此是大脑中有限的一个小区域。相比之下 3D-EPSI 方法可以测量整个大脑在一个相对较短的时期内代谢产物的全局改变，且具有优良的空间分辨率和信噪比。3D-EPSI 技术主要能够显示同一时期大脑不同区域（无论是幕上还和幕下）发生放射性损伤的不同层次对比的高质量波谱概念图。NAA 和 Cho 水平是由神经元的完整性和细胞密度 / 细胞膜改变决定的，受以下几个因素的影响，如递质的黏度、细胞密度、细胞核质比，膜结合细胞器的扩散屏障，分子致密性和主动运输的存在。且由于这项研究只是初步尝试，故样本量小，缺乏相应的 EPSI 参数间的相关性数据。由于 EPSI 代表代谢数据的绝对浓度，有助于更广泛的评估放射性损伤的严重程度。

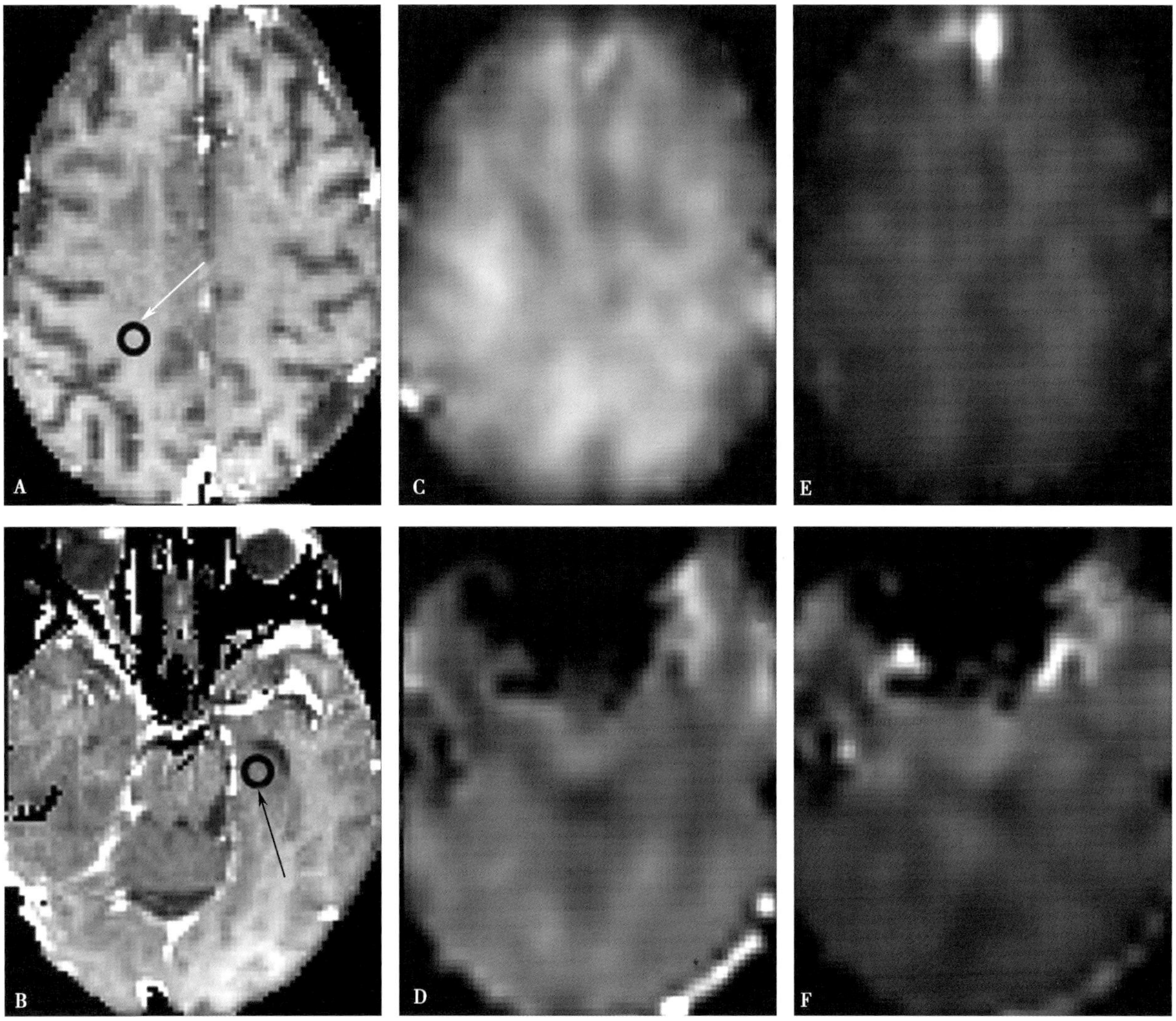

图 11-2-4　女性肺癌患者放射治疗后代表性脑区的 3D-EPSI 数据图

A、B. 从幕上和幕下脑实质的代表性区域半卵圆中心（黑色 ROI 和白色箭头）和海马（黑色 ROI 和黑色箭头）所示的 T_1 加权增强图像；C、D. NAA；E、F. Cho 图

5. 酰胺质子转移 MRI　许多类型的肿瘤细胞增殖迅速，并且具有比正常细胞更高的蛋白质和肽的细胞含量。最近的 MRI- 蛋白质组学相关性实验显示人类多形性胶质母细胞瘤中的蛋白质表达与 Gd 增强相关。在 Gd 增强区域中观察到的蛋白质种类和蛋白质表达水平均高于非强化区域。单体素 MRS 结果也显示，MRS 可检测人脑肿瘤中的移动大分子质子浓度高于正常白质，并且随着肿瘤等级的增加而增加。APT-MRI 通过允许间接检测内源性蛋白质和肽主链中的酰胺质子信号来扩大分子 MRI 技术领域。根据目前的理论，组织中的 APT 成像信号主要涉及两个因素：移动酰胺质子含量和酰胺质子交换率，这取决于组织 pH。幸运的是，尽管细胞外 pH 较低，但肿瘤组织中的细胞内 pH 变化常常较小（增加 <0.1 单位），这使得肿瘤中 APT 信号增加主要是由于细胞质内蛋白和肽含量增加。

在放射性损伤和活体肿瘤模型中，Zhou 等人研究比较了 APT 图像、钆增强 T_1 加权图像（Gd-T_1WI）和组织学的表现。使用 Gd-T_1WI 图像来识别病变。这些增强图像在所有三种病理（放射性损伤组织、肿瘤组织和正常组织）中表现相似，可以识别高信号区域但不区分病变。在所有放射性损伤病例中，APT 信号在损伤区域（通过 Gd-T_1WI 图像识别）相对于对侧未受损伤的大脑区域为低或等信号。在这些受损伤区域的 APT 低信号中有“暗”坏死核心。坏死核心对应于 Gd-T_1WI 图像上的中心增强区域。Gd-

T_1WI 增强区域延伸到坏死核心外部，而 APT 相对于对侧脑组织是等信号。这种损伤变化通常发生在同侧半球，特别是在穹窿、外囊、内囊和脑梗的白质中。相比之下，Gd-T_1WI 图像有强化的 SF188/V+ 和 9L 标记的胶质瘤的 APT 成像在积极生长的肿瘤区域中显示为高信号，与 Gd-T_1WI 图像中的肿瘤轮廓相匹配。此外，与先前对动物和人类的 APT 研究一致，APT 信号在 Gd-T_1WI 不强化的肿瘤周围区域一直较低，例如在肿瘤周围水肿和脑室中。因此，APT 高信号是脑肿瘤的独有特征。上述结果表明，虽然放射性损伤和活体胶质瘤显示出类似的 T_2 高信号和 Gd-T_1WI 增强的 MRI 特征，但是它们具有明显不同的 APT 图像，即放射性损伤的低或等信号和肿瘤的高信号。这种明显的差异清楚地表明，内源性细胞蛋白和肽的 APT 信号可用于区分活性肿瘤与放射性损伤。

临床前期动物模型和病例研究也能证实 APT 成像可鉴别肿瘤复发或残存组织和放射性脑损伤。在肿瘤组织中由于内源性移动性蛋白质和肽的过度表达，APT 呈高信号；在放射性脑损伤内，脑实质的凝固性坏死导致细胞内移动性蛋白和肽减少，APT 表现为低信号。

Wang 等人对白鼠脑内损伤坏死核心、坏死周围及对侧正常组织的 ADC、CBF 和 APTw（由磁化转换率 MTR 换算而得）的定量研究中，表明损伤周围 ADC 值较正常脑组织高，而坏死核心趋势是降低的；在 CBF 图中，与正常脑组织相比，坏死核心和坏死周围 MRI 信号强度降低；而 APTw 在坏死核心的信号强度较对侧正常脑组织低。因而在缺血缺氧导致的低灌注区域（pH 下降），APT 成像可用来确定缺血半暗带。ASL 与 1%~2% 的自由水信号改变有关，而 APT 则拥有更高的 3%~5%，因此 APT 的信噪比要比 ASL 高。放射性损伤病变中的低 APT 信号可能与由于细胞质丧失导致的移动胞质蛋白和肽的缺失有关。相反，肿瘤高度细胞化，在 APT 图像上表现为高信号。因此，APT 信号是对放射性损伤不敏感，却对活性肿瘤非常敏感，是其成像生物学标志物。APT 成像在活体分子蛋白水平作为内源性对比剂，用来探索肿瘤组织或放射性脑损伤的分子属性。

6. 血氧水平依赖的 MR 功能成像 Zou 等人研究显示 16 例儿童肿瘤患者视觉皮层刺激信号 BOLD 信号在接受放疗后的脑实质信号有所减低。然而，基于体素的 BOLD 信号在放射性脑损伤和正常脑组织间的改变有没有统计学意义，尚未有其他相关性研究来证实这一观点。这种功能性 MR 研究会成为一种无创性检测放射性脑损伤所致认知功能障碍的可靠方法。以往对放射性脑损伤的研究主要探讨白质损伤为主，郑小丽等人研究发现，与放疗前组比较，放疗后 0~6 个月组及 6~12 个月组均出现多个灰质容积异常的脑区。这就是基于体素的形态学分析（voxel-based morphometry）技术，通过静息态 BOLD 的 matlab spm 后处理，对鼻咽癌放疗后脑灰质体积的减少进行研究，可以探讨放射性脑损伤另一方面的微观结构改变。当然，VBM 法本身存在一定局限性，包括空间标准化、时间分割等过程会对结果带来难以避免的误差。且此类研究尚处于探索阶段。

（三）PET/SPECT

FDG-PET 的应用是根据肿瘤代谢时 FDG 摄取增加和放射性损伤时 FDG 摄取减少的原理。因为病灶的摄取必须要与正常组织相比，但它是否邻近皮层活动、邻近灰白质交界处、邻近白质或灰质却不得而知。而不同的研究有不同的敏感性和特异性，且这些研究很少有病理证实。

一项研究显示 47 例在立体定向放射治疗后发生放射性脑损伤和肿瘤复发的患者，运用 FDG-PET 与相邻的灰白质交界处进行比较。但是并不常用与 MRI 区域结构配准的方法，而这些患者中已知有 14 人采用了这种方法比较，发现 FDG-PET 的敏感性是 75%、特异性是 80%。那些没有和 MRI 区域结构配准而明确有脑转移的患者，FDG-PET 的敏感性是 65%、特异性是 80%。即在相同特异性的情况下，MRI 配准增加了 FDG-PET 的敏感性，使其增长了 86%。虽然这种方法并不是完全正确，但这对于建立有效的诊断非常有帮助。其他研究发现这一方法结合 FDG-PET 的运用统计结果不尽相同。Ricci 等人发现这种技术不明确，而 Thompson 等人证明了这种技术不敏感。不管怎样，总体来说 FDG-PET 并不是一项比较完美的诊断放射性脑损伤的技术。

最近，通过对受分次全脑照射影响的非人灵长类动物（NHPs）的迟发性匹配样本认知功能任务区的研究中，发现使用 FDG-PET 成像可以测定局部葡萄糖代谢 / 吸收率（CMRglc）。大脑区域 CMRglc 是在该区域神经突触活动的一个指标，已成为研究老年痴呆症的标准技术。在全脑照射前一周进行 PET 扫描，显示在进行迟发性匹配样本任务时脑区激活的区域为前额叶背侧皮质区、内侧颞叶（MTL）、顶叶皮层（楔前叶）和背侧纹状体（DStr）；这些区域在人和灵长类动物均与认知功能密切相关。正如预期的那样，分次全脑照射后 9 个月再次进行 PET 扫描发现认知功能明显受损，提示与分次全脑照射前相比楔叶和前额叶背侧皮质区的葡萄糖代谢降低。相反，在分次全脑照射前不参与迟发性匹配样本任务的小脑和丘脑区域，葡萄糖代谢增加，提示额叶皮层下电路的潜在不平衡。事实上，癌症患者接受分次全脑照射后，包括前额叶背侧皮质区、海马、楔叶和运动回这些区域执行高阶执行功能的能力均出现下降。

由于 FDG-PET 的局限性，研究中使用了其他 PET 示踪剂，包括 ^{11}C- 甲基 - 蛋氨酸、O-（2-［^{18}F］fluorothyl）-L- 酪氨酸、3，4- 二羟基 -6［^{18}F］fluoro- 苯基 - 丙氨酸（FDOPA）和 3-O- 甲基 -6-［^{18}F］fluoro-L-DOPA 等。例如，Chen 等人通过 FDOPA（即苯丙氨酸的氨基酸类似物）对 81 例患者进行的一项小型研究证实，基于肿瘤比正常纹状体的阈值 >1.0 的标准，在肿瘤和放射性损伤摄取水平的差异具有统计学意义，其敏感性为 96% 而特异性可能达到 100%。与通过对图像目测进行诊断的 FDG-PET 相比，FDOPA-PET 的敏感性为 96% 而 FDG-PET 仅为 61%。我们也运用其他核医学的方法即铊 -201（Tl）-SPECT 来区分放射性损伤与肿瘤复发，放射性坏死的指数 <3.0，肿瘤复发的指数 >5.0。在这 2 个值之间的患者，每月扫描一次，持续 2 个月，直到结果落在其中一个数值范围中。这些指数如果仍然在 2 个值内的认为是放射性损伤。使用这种方法和阈值，其敏感性为 90%、特异性为 90.5%。然而，就像 PET 研究具有矛盾性一样，其他部分研究也表明 Tl-SPECT 和 FDG-PET 没有统计学差异。

（四）分子影像学

近来基于超顺磁性氧化铁颗粒（ultrasmall superparamagnetic iron oxide，USPIO）和钆螯合物分子探针为策略的分子影像手段，研究放射性脑损伤已成热点。Emmert 等人在研究中用常规 MRI（1.5T）对 MPIO 标记的干细胞进行在体 MR 成像，发现颞叶放射性脑损伤内的靶向 MPIO 所引起的 T_2 信号强度与值均降低。Jefferson 等人通过一系列分子生物学实验发现靶向 MPIO 与内皮细胞靶点分子结合后并未引起细胞表型的改变及结构的重组，也未引起类似淋巴细胞与内皮细胞结合后的炎症反应，故无明显细胞毒性作用。朱叶青等人利用细胞间黏附分子链接微米级氧化铁颗粒（ICAM-MPIO）建立放射性脑损伤动物模型并分组（靶向组、非靶向组、对照组及钆增强组，每组 6 只），实验结果显示 ICAM-MPIO 靶向识别激活内皮细胞，其结合效率约为非靶向组的 5 倍，临床 3.0T MR 能清晰显示病灶区域 ICAM-MPIO 所引起的 T_2 低信号；且靶向组注射前后 T_2 信号减低幅度约为非靶向组的 7 倍。Kiani 等人用 ICAM-1 抗体链接荧光素微球利用光学成像技术来早期发现放射性脑损伤，但是由于 MPIO 表面所使用的惰性材料在人体内不能被降解，尚未批准用于人类研究。

二、放射性肺损伤

放射性肺损伤（radiation-induced lung injury，RILI）是胸部放射治疗后患者最常见的副反应之一。

放射治疗是肺癌的主要治疗方法，但由于肺的高放射敏感性产生副反应而应用受到限制。放射性肺损伤的发生和表现取决于许多因素：①受照射肺组织体积；②照射野形状；③照射剂量；④分次照射的次数；⑤照射时间；⑥有放射治疗史；⑦化疗的进行与否；⑧皮质类固醇激素的应用；⑨有肺基础疾病；⑩个体易感性等。

放射性肺损伤通常分为早期（或急性）期损伤和晚期损伤。胸部放射治疗的主要副作用是放射性肺炎（radiation pneumonitis）和后期发生的不可逆性肺纤维化。无创性放射影像技术可以用来评估局部损伤、功能降低，并预测临床相关结果。早期检出放射性肺炎，可通过适当修改放射治疗方案、化疗剂量的减少和（或）皮质类固醇的应用而减少炎症的发生，以改善患者的预后。然而，肺损伤的影像学表现并不总是伴随有临床症状。例如，接受放射治疗的肺癌患者中，50%~100% 会发展成为影像学可见的肺损伤，而只有 5% 至 35% 的患者出现临床症状。同样，接受放射治疗的乳腺癌患者，多达 63% 的人发展为影像学可见的肺损伤，而只有 34% 或更少的患者出现临床症状。

放射性肺炎的影像学表现可随炎症（急性）的加重而密度增高，或伴有肺体积缩小和胸膜增厚（晚期）而呈高密度。胸部 X 线平片和 CT 是临床上最常用的检测放射性肺损伤的方法。CT 比胸部 X 线平片更为敏感，因为它提供了肺部的三维可视化信息。目前可通过三维（3D）CT 提供肺剂量体积直方图（dose-volume histogram，DVH）参数来预测放射性肺炎的发展。通过检测肺密度的变化，评估与晚期损伤有关的纤维化。

MRI 也可用于检测放射性肺炎，包括 DCE-MRI 和 T_1WI/T_2WI 增强 MRI。近来，超极化 ^3He-MRI 已用于检测肺癌患者照射后放射性肺炎。这些技术都是基于形态和功能的变化，这些变化可能已发生在损伤的后期阶段。对于在细胞水平上与放射性肺炎相关的早期代谢变化的生物学标志物敏感成像，可为早期检测 RILI 提供一种方法。

（一）高分辨率 CT

在检出和评估放射性肺损伤方面，高分辨率 CT（high resolution computed tomogram，HRCT）明显优于常规 CT。放射性肺炎在 HRCT 上主要有三种影像学表现：①均匀的磨玻璃影，均匀累及肺的照射部位；②斑片状实变，包含在照射野内的肺组织，但并不一定符合照射野的形状；③散在性实变，符合照射野形状，但不均匀累及肺的照射部位。前两种表现代表弥漫性或斑片状放射性肺炎；而第三种表现则说明有进行性机化和早期纤维化的发生。虽然放射性肺炎的特征性表现局限于照射的肺区域，但多达 20% 的病例在照射野之外也能看到较轻度的放射性损伤。Mah 等人对 54 例放疗后患者进行的一项前瞻性研究显示有 2 例轻度放射性肺损伤超出于照射野边缘，表现为小范围的磨玻璃样、斑片状或均匀分布的实变。放射治疗后肺部病变的 HRCT 表现见表 11-2-1。左乳癌切除术患者切线野放射治疗后的放射性肺炎见图 11-2-5。

HRCT 异常表现持续超过放射治疗后 9 个月则说明可能发生了肺部纤维化。在 CT 上表现为索条状影、进行性肺体积丧失、进行性致密实变、牵引性细支气管扩张或在辐射野内的胸膜增厚等。与放射性肺炎相比，纤维化和体积丧失导致正常肺组织和受照射肺组织间的边界变锐利，使得异常肺区域呈特征性的清晰锐利且具有笔直的边缘。相邻的肺组织常过度充气，呈广泛的大疱性改变。放疗引起的胸腔积液不多见，而胸膜增厚是放疗后的常见表现。需注意，在照射野内发生肿块或密度增加影，尤其是不含有空气支气管征者，常提示肿瘤复发。

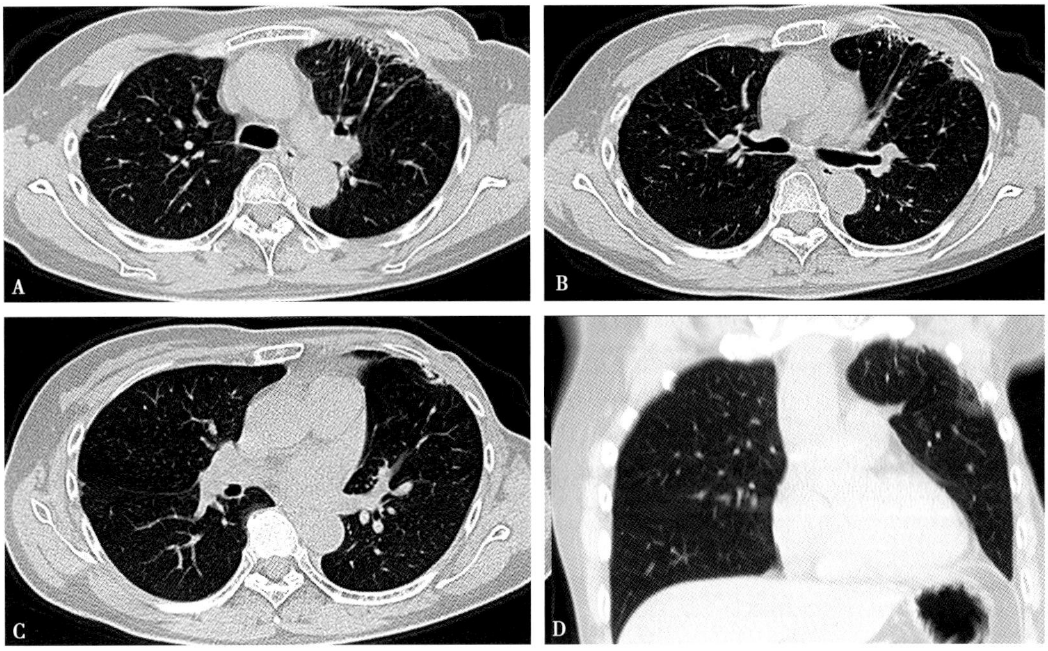

图 11-2-5　左乳癌切除术患者切线野放射治疗后的放射性肺炎

A~C. 磨玻璃影和局灶性实变，注意不同层面异常的分布不同，与辐射野位置不同相符合；D. 冠状位重建的放射性肺炎总体范围及分布

表 11-2-1　放射治疗后肺部病变的 HRCT 表现

早期（放射性肺炎）	晚期（放射性纤维化）
斑片状或致密实变 [a]	条索状致密影 [a]
磨玻璃影 [a]	伴肺体积减小的致密实变 [a]
限于照射野的异常 [a, b]	异常区内见牵引性细支气管扩张 [a]
	异常大多局限于照射野 [a, b]

[a] 最常见表现；[b] 用于鉴别诊断

最近研究的热点在于立体定向放射治疗后放射性肺损伤。Aoki 等人在 31 例原发性或转移性肺部病变接受立体定向放射治疗的研究中，发现放射治疗后 2~6 个月 CT 肺组织密度无症状性增加，放射治疗后 6 个月和 15 个月后发生晚期纤维化反应。虽然所有 31 例患者都出现了影像学改变，但没有患者出现严重症状（如需要类固醇治疗）。研究发现，当随访的 CT 检查结果与治疗计划 CT 的剂量分布进行比较时，CT 定义的放射性肺损伤的肺组织密度变化的最小剂量范围为 16~36Gy。

（二）PET/SPECT

SPECT 显像是评估局部肺功能如灌注和通气的敏感方法。荷兰癌症研究所（NKI）的研究人员通过研究证明放疗可影响肺部通气和灌注，灌注在测量正常肺组织损伤方面比通气更敏感。从生理学角度看，肺能够选择性地减少局部血流到不通气区（通过毛细血管收缩），而不是通过减少通气到达无灌注区（支气管较少能够收缩）。因而通气量的减少通常会导致灌注减少。因此，灌注是一个用来评估放射治疗所致放射性肺损伤更敏感的指标。一项放射性核素灌注研究以半胸照射（单剂量 25Gy 或 28Gy 照射 4~6 周后）的大鼠为研究对象，使用示踪剂锝（^{99m}Tc）大颗粒白蛋白对肺组织灌注进行评估，结果显示照射导致肺动脉灌注明显下降。

放疗前后的 SPECT 图像可以根据三维剂量分布不同，形成放射治疗所致局部肺损伤的剂量依赖性的特征图，并进行对比分析。灌注缺损比通气缺陷更常见，且两者都比在 CT 图像上的变化更为常见。

研究者利用三维图像融合技术，将放射治疗前后 CT 密度、SPECT 通气和 SPECT 灌注显像的变化与 3D 区域剂量分布相关联，分析放疗所致放射性肺损伤的剂量依赖性。一些研究者通过确立肺损伤放射学表现的范围和临床相关症状之间的联系，来显示肺功能试验（pulmonary function tests）下降和区域灌注的综合变化之间的相关性。虽然具有统计学意义，但是肺功能试验减少的性能和综合反应之间的相关性相对较弱，表明肺功能试验的放疗后改变还有其他因素的存在。Gopal 等人研究显示，肺的临床症状和区域功能变化的估计总值之间具有强相关性。

FDG-PET 成像可通过反映区域功能信息，用于评估放疗所致放射性肺损伤。Hart 等最近一项研究指出，在 101 例食管癌患者放疗后 3 至 12 周，FDG-PET 区域活动呈剂量依赖性增加。此外，局部炎症变化的严重程度与症状发生率显著相关。局部成像变化的范围 / 程度与全区功能的变化关系尚需深入研究。

（三）MRI

Shioya 等评价大鼠 20Gy 单次照射半胸后 2 周内辐射诱导的肺组织损伤程度，发现 MRI 能敏感地检测正常肺组织受照射后的早期改变。动物实验及临床研究均证实用 DCE-MRI 可鉴别急性放射性肺炎和晚期纤维化。Muryama 等最近的一项研究表明，速度编码流（velocity-encoded cine，VEC）MRI 检测肺动脉高压，可作为放射性肺炎的预测指标。MRI 也有可能检测治疗过程中肿瘤反应的差异，指导肿瘤治疗计划的适应性改变。

动态核极化（dynamic nuclear polarization）技术的进步已经成为 ^{13}C- 活体 MRI 技术的基础，在 C-1 位富含 ^{13}C 的丙酮酸分子由于可被高度极化，并将 ^{13}C- 丙酮酸转化为代谢产物如 ^{13}C- 乳酸、^{13}C- 碳酸氢盐和 ^{13}C- 丙氨酸。^{13}C- 乳酸到 ^{13}C- 丙酮酸的变化信号比（用 lac/pyr 表示）可反映肺组织缺血情况。

超极化 ^{13}C MR 波谱成像（^{13}C magnetic resonance spectroscopic imaging）就是在此研究基础上发展出来的检测肺组织缺血情况的成像技术。有研究通过在肺的适形放射治疗（照射后 5、10、15 和 25 天）大鼠放射性肺炎模型中量化区域性 lac/pyr 的比值，对每个时间点的 MRS 和组织学数据进行成像和切片处理，并根据巨噬细胞数量的增加，与定量（即细胞计数）的肺组织学分析相结合，并与健康年龄相匹配的大鼠相比，讨论放射性肺炎中 lac/pyr 变化的潜在起因。而 MRS 成像方法如下：体素大小约 3.75mm × 3.75mm × 8mm，覆盖在轴位 ^{1}H T_1WI 图像上，分别从左肺、右肺和心脏区域对 ^{13}C 进行测量，每个部分 4 个体素，总共 12 个体素，所有动物的体素位置相对于 ^{1}H-MR 图像应保持一致。

Kundan 等人使用右肺适形照射后的大鼠放射性肺炎模型，发现在照射后的所有时间点，照射组和非照射组肺中 lac/pyr 的测量均显示升高。研究结果显示照射后 5~15 天细胞因子发生改变，以及照射后 3 天 ~4 周 DNA 发生损伤。与照射后第 10 天相比，在第 25 天观察到受照右肺中的 lac/pyr 显著减少，在稍后时间点测量出来的巨噬细胞活性也减少，这是放射性肺炎初始阶段炎症消退的证据。此外，lac/pyr 的增加证实了整个肺部对适形放射治疗的损伤反应，既包括照射放疗部位（右肺内侧）也包括对侧未照射部位（左肺）。在任何照射时间点的心脏代谢 lac/pyr 比值均未发生改变，这就说明与健康人群相比，照射人群中心脏区域缺乏 lac/pyr 增加、血液乳酸水平升高和 PaO_2 减少，恰恰表明损伤反应局限于肺部，而不受其他系统性的影响。这也证实了适形放疗符合肺照射的临床标准，也保护了其他周围组织包括心脏组织免受照射的影响，且适形照射具有较低的辐射剂量，也可能本身降低了组织损伤水平。

有研究表明 lac/pyr 的变化可能与放射性肺炎相关的巨噬细胞活性增加有关，这由照射后肺组织的 lac/pyr 和巨噬细胞计数之间的强相关系数所验证。照射组的巨噬细胞计数均高于健康组，表明巨噬细胞来源于肺外，并且这些渗出的巨噬细胞来源于与早期放射性肺炎发生发展相关的细胞因子。因此，巨噬细胞的定量测量是早期放射性肺炎炎症发生的可靠指标。因此，在涉及适形放疗的放射性肺炎大鼠模型中，可以使用超极化 ^{13}C- 丙酮酸 MR 波谱成像来绘制早期代谢变化。

在未来，笔者希望有较大样本量的 ^{13}C- 丙酮酸 MR 波谱成像研究也可以通过测量不同适形放疗（剂量、剂量率、分割方案等）引起的放射性肺炎的局部反应，对放射性肺炎消退过程中的放射性肺损伤进行及早干预。

三、放射性心脏损伤

胸部的放射治疗野包含心脏部分时，则可引起心脏放射性损伤。乳腺癌和霍奇金病患者由于其生存期长，若频繁使用蒽环类药物化疗，则容易发生晚期心肌损伤。一般来说，这些副反应至少要等到治疗后 10 年才能显现出来，借助放射影像学方法可及早发现并干预。

（一）PET/SPECT

核医学成像提供了关于心功能的定性和定量信息，并且是评估冠心病患者心肌损伤的敏感手段。心肌 SPECT 显像技术能够产生三维图像，是目前应用较多的平面核素显像技术；心肌 SPECT 提供左室心肌灌注和功能的无创性评估，如心室壁运动的变化和左室射血分数。放疗后早期扫描可能有助于评估放射性心肌损伤。灌注缺损的发生率与左室照射量有关，并可在乳腺癌患者放疗术后持续 6 年以上。

Gyenes 等进行了一项前瞻性研究，对 12 例乳腺 / 胸壁放疗前及放疗后 1 年的患者进行 Tc-99m 甲氧基异丁基异腈显像研究。其中 6 例（50%）在照射野内的左心室某些部分出现新的灌注缺损，而且缺损的位置与左心室的照射体积相对应，但超声心动图没有发现左室壁的节段性运动异常，心电图也没有发现异常改变。Seddon 等对 24 例左乳腺肿瘤患者和 12 例右乳腺肿瘤患者对照组进行了 SPECT 心肌灌注显像，这些患者至少 5 年前均进行了放射治疗。发现左侧乳腺癌患者中 17/24 例（70.8%）出现了心肌灌注缺损，而右侧乳腺癌中仅 2/12 例（16.7%）出现了心肌灌注缺损。几乎所有左侧乳腺癌患者的心肌缺损位于心尖部，也就是包含在放疗照射野中的心脏部分，因此这一结果由放疗照射所致部位决定。在杜克大学的一项前瞻性研究中，16/55 例（29%）乳腺癌患者在放疗后 6~12 个月检测到新的放疗相关灌注缺损。灌注缺损的发生率与左心室的照射量有关，若左心室包含的放疗照射野 <5%，则新灌注缺损发生在大约 10%~20% 的患者中；若左心室包含的放疗照射野 >5%，则新灌注缺损发生在大约 50%~60% 的患者中。这些研究使用的 SPECT 成像均是基于患者心脏结构生成的无衰减校正。然而，使用相同的技术来生成放疗前后的图像，并将这些图像进行相互比较，所有的数据必须都基于放疗前后对比剪影的图像，故衰减校正的存在与否并不能独立解释这些研究结果，也就是说对于在放疗前后图像中没有经历显著解剖学改变的患者，衰减校正不会影响结果的有效性。这些研究的准确性是建立在放疗前后扫描患者的解剖结构没有实质性变化这一假设的前提下。

灌注缺损与胸痛和室壁运动异常有关，但其临床意义尚不清楚。此外，相对较大的灌注缺损似乎会导致射血分数减少，尽管证明这一点的数据相当有限。SPECT 检测到的异常可能是由乳房或胸壁放疗后诱发的心包瘢痕相关的衰减伪影所致，这些伪影可能被误解为放疗前心肌的灌注缺损。最近的分析表明，这是不可能的，放疗后所见的灌注变化是“真实”的，与乳腺癌和霍奇金病患者心脏 SPECT 变化相关的研究资料如表 11-2-2 所示。

越来越多的人使用 PET 成像进行区域性心肌灌注图的分析，因为 PET 与 SPECT 相比提高了分辨率和准确性，且具有比 SPECT 更短的检查时间，但同样仅限于左心室成像。

表 11-2-2 胸部照射后心脏影像学和临床症状改变的比较

参考文献、作者、年份	放疗年份	病例数	中位随访	子群	灌注缺损率
Breast cancer-retrospective	1971—1976	37	18.4 年	左侧，光子或电子	25%（5/20）
Gyenes，1994			19 年	右侧，光子或电子	0%（0/17）
Gustavsson，1999	1978—1983	90	13 年	左侧放疗	12%（4/34）
				右侧或无放疗	4%（2/56）
Højris，2000	1982—1990	16	7.9 年	左侧，电子	44%（4/9）
				无放疗	57%（4/7）
Cowen，1998	1987—1993	17	8.4 年	左侧，光子	0%（0/17）
Girinsky，2000	1987—1995	36	6.7 年	左侧，光子	71%（17/24）
			8.3 年	右侧，光子	17%（2/12）
Breast cancer-prospective	1993—1994	12	1.1 年	左侧，光子	100%（4/4）
Gyenes，1996				左侧，电子	25%（2/8）
Marks，2005	1998—2001	114	0.5 年	左侧，光子	27%（21/77）
			1 年	左侧，光子	29%（16/55）
			1.5 年	左侧，光子	38%（13/34）
			2 年	左侧，光子	42%（11/26）
Prosnitz，2007	1998—2006	44	3 年	左侧，光子	38%（3/8）
			4 年	左侧，光子	58%（7/12）
			5 年	左侧，光子	67%（4/6）
			6 年	左侧，光子	67%（2/3）

（二）MRI

MRI 可测量心肌壁厚度，利用高清增强延迟扫描可直观显示心肌损伤或纤维化，比 SPECT 评估内膜损伤更为敏感。MRI 和 SPECT 都提供了有关室壁运动和射血分数的信息，但 MRI 具有更好的空间分辨率，因此可能更加准确。虽然 MRI 可全面评价心脏的功能，但目前仅用于少数肺癌患者放疗后所致的心脏病研究。

四、其他损伤

（一）放射性骨损伤

骨髓对辐射高度敏感，肿瘤附近的骨组织及骨髓受到的辐射剂量超过阈值时将产生不同程度的骨损伤和骨髓抑制。放射性骨损伤的主要病理特征是放射治疗早期出现骨髓的水肿、充血以及微血管损伤所致的出血、造血细胞死亡后早期脂肪细胞浸润；放疗晚期出现骨髓内造血细胞衰竭，小血管闭塞消失，大量脂肪细胞浸润，骨髓逐渐完全脂肪化。其间隔时间相当长，可在几年以后慢慢恢复骨髓的造血功能。这些均导致了骨髓内水和脂肪含量的比例变化，故在 CT 和 MRI 上出现异常改变。早期诊断及动态监测是预防或干预放射性骨损伤的关键。

常规 CT 对早期骨组织与骨髓的放射性损伤改变的敏感性较低，只能检测慢性放射性骨损伤，如骨质疏松、骨髓炎、病理性骨折及骨坏死等。但 CT 出现明显放射性骨损伤征象时，照射总剂量、剂量分割、照射野等放疗方案已经无法改变，骨组织及骨髓的后期改变也难以逆转。CT 能谱成像（gemstone spectral imaging，GSI）及 MRI 对于照射后早期骨髓改变显示较敏感，有较大的应用前景。

1. CT 能谱成像　照射后 1 周骨髓组织增生减低、造血细胞减少、脂肪细胞增多，并有轻度水肿，即脂肪细胞的增多比水肿更明显，故在能谱 CT 脂基图上表现为脂肪含量上升，而在水基图上表现为水含量下降。照射后第 2 周，脂肪含量明显下降，水含量明显增高。在照射后 2~18 周能谱 CT 上脂基含量和水基含量的变化逐渐趋于平缓，这可能与机体骨髓造血损伤与修复机制发挥作用有关。18 周后脂基图上可见脂肪含量显著增高，水基图上水含量显著减少，此期病理显示骨髓增生极度减低，骨髓内造血细胞衰竭，小血管闭塞消失，大量脂肪细胞浸润，骨髓逐渐完全脂肪化。能谱 CT 成像中脂基和水基的动态变化与病理组织学上照射后骨髓的病理生理演变过程基本一致。因此，通过 CT 能谱成像对放疗后骨组织进行物质分离与定量测定技术，可动态评估放射性骨损伤骨髓的改变。

2. MRI　由于骨髓内富含脂肪、蛋白质和细胞水，故 MRI 能够在一定程度上直接反映脂肪和造血细胞成分的定量变化，这也是 MRI 能够无创检测骨髓成分的基础。在 T_1WI 上，红骨髓呈中等信号，黄骨髓因脂肪含量较多呈高信号；在 T_2WI 上，红黄骨髓信号强度相差不大。在抑脂序列上 MR 可敏感地区分红黄骨髓中的脂肪成分，红骨髓表现为与肌肉相等的等高信号，而黄骨髓因其内脂肪信号被抑制而呈低信号。Blomlie 等研究了放疗引起的骨髓急、慢性变化在组织病理学和 MRI 上的表现。放疗后几天或几小时内即可出现细胞凋亡、骨髓水肿、循环瘀滞、髓内出血。在放疗后的第 8 天，MRI 上即可出现明显的信号改变，T_1WI 信号增高，T_2WI 信号逐步增高，抑脂序列可见高信号的水肿带，说明此期骨髓主要发生水肿和出血，而富含大量脂肪的骨髓尚未出现；大约放疗后 3~8 周，骨髓变化进入慢性期，随后骨髓明显脂肪化，T_1WI 和 T_2WI 均呈明显弥漫高信号，抑脂序列呈明显低信号。而在 ^{1}H MRS 上可见到脂峰明显耸起、峰下面积增大，而水峰下降，峰下面积减小。

MR 对放射性骨损伤骨髓早期的形态学变化较 CT 敏感，抑脂序列能够早期发现骨髓水肿，而 CT 能谱成像形态学的变化落后于基物质定量测定含量的变化，尤其对于早期水含量的变化不太明显。但 CT 能谱成像能反映骨质改变如骨小梁有无稀疏，这一点优于 MRI。CT 能谱成像与 MRI 联合应用，有望早期诊断放射性骨损伤。

（二）放射性肝损伤

肝脏对射线有较高的敏感性，其放射敏感性仅次于骨髓、淋巴组织、小肠、性腺、胚胎和肾脏。放射性肝损伤的病理学诊断分期目前尚未有统一的标准，但其公认的特征性改变是静脉的非特异性闭塞性损伤，即肝静脉闭塞症（venous occlusive disease），在此基础上最终可发展为肝纤维化。研究发现，放射性肝损伤可在放疗后 2 个月内恢复，也有学者认为至少需要 42 个月，不能恢复者将向纤维修复方向发展为肝纤维化、肝硬化。因此，运用影像学方法早期诊断放射性肝损伤是必要的，发现损伤后及早干预治疗。目前放射性核素扫描、超声、CT 及 MRI 等可很好地评价肝脏照射区域水肿、肝窦充血及肝脏纤维化等一系列病理特性。

1. 放射性核素扫描　核素显像为最早用于评价放射性肝损伤的影像手段，该方法简便易行、敏感性高，但存在空间分辨力不佳的固有缺陷。

SPECT 通过 ^{99m}Tc-Phytate 形成的图像表现差异检测放射性肝损伤。^{99m}Tc-Phytate 入血后形成的胶体颗粒能大部分被肝脏网状内皮系统摄取，肝脏发生放射性损伤后对其吞噬能力下降，从而造成其在肝脏照射和未照射区的差异性分布。

PET-CT 弥补了 SPECT 空间分辨率不高的缺陷。Antoch 等在动物实验中发现，放疗后 2~4 周即可观察到肝脏的异常 FDG 低摄取区，8 周后恢复正常。Iyer 等在对下段食管癌放疗后 6 周发生的放射性肝损伤进行 PET-CT 研究发现，5 例患者表现为肝脏 FDG 摄取异常，3 例患者表现为受照射区的局限性摄取增加或减少，另外还观察到非照射区的摄取减低；该研究还发现 PET-CT 可能会更早发现放射性肝损伤。

2. CT 局限性放射性肝损伤临床 CT 诊断要点为：①有明确的肝脏放疗史；②放疗后 1~2 个月，复查 CT 可见肝脏密度减低区域与照射野范围一致，与放疗前相比强化特点发生改变，肝内静脉显影降低；③没有明显的肝功能改变或肝功能改变不超过正常值的 2.5 倍，CT 表现与肝功能变化一致；④部分病例可出现少量肝包膜下积液或腹水。

肝脏 CT 增强表现可反映肝脏血液循环的情况，有文献报道将放射性肝损伤的动态增强扫描分为三种表现类型：Ⅰ型——动脉期、门脉期及延迟期不出现强化，既肝损伤区较周围肝组织呈现低密度、等密度改变；Ⅱ型——肝损伤区动脉期呈低密度改变，门脉期或延迟期出现强化；Ⅲ型——肝损伤区动脉期即出现强化，门脉期及延迟期持续强化。即简单可归纳为低密度、等密度、高密度三种类型的改变。

放疗后早期，肝细胞破坏水肿，细胞外间隙减少导致动脉期无强化，同时又由于肝小叶中央静脉及小肝静脉狭窄导致了造影剂廓清延迟，延迟期出现强化，Willemart 等研究证实了此点。随着肝损伤向肝纤维化发展，小叶中央静脉及小肝静脉形成特征性的静脉闭塞症的病理改变时，肝动脉血流代偿增加，出现动脉早期即强化，加之肝细胞坏死、萎缩，细胞外间隙增大，又使得强化持续至延迟期。

正常肝脏放射性损伤的 CT 表现为：平扫区域与照射野一致的低密度影，增强后动脉期强化不明显，直至延迟期明显强化；发生肝硬化的放射性肝损伤的 CT 表现为：界限清晰的低密度影，增强扫描动脉早期即出现强化，静脉期、延迟期仍然强化明显，这可能与肝硬化肝动脉血流量代偿性增加，门静脉血流量降低有关；发生脂肪肝的放射性肝损伤的 CT 表现为：与照射区一致的高密度影，增强后高密度影与平扫一致，可能由于照射区水含量提高或脂肪丢失所致。放射性肝损伤的 CT 表现类型可随着时间发生改变。放射性肝损伤的诊断金标准为肝脏穿刺活检，但因属于有创性检查，故难以普及。

3. MRI 正常肝脏的 MR 图像在 T_1WI 上表现为肝实质信号强度均匀，呈中等信号，T_2WI 上呈较低信号，内部信号均匀，Gd-DTPA 增强表现为动脉早期不强化或仅轻度强化，门脉期明显强化到峰值。

Yankelevitz 等研究显示放疗后 4 周常规 MR 即可发现放射性肝损伤。急性期放射性肝损伤表现为与受照射区肝组织信号异常，T_1WI 上呈低信号，T_2WI 上呈高信号，Gd-DTPA 增强动脉期、静脉期强化均不明显，延迟期在损伤区域周边可出现带状或小片状强化，前者是因为损伤区的缓慢强化与肝组织强化的消退，后者是由肝静脉损伤后部分肝组织对比剂回流较慢所致；慢性期放射性肝损伤表现为 T_1WI 稍低信号和 T_2WI 稍高信号，Gd-DTPA 增强扫描显示动脉期仍无强化，但门脉期及延迟期明显强化。无论 MR 平扫的信号特点还是动态增强扫描的强化方式，都与放射性损伤区域肝组织充血、水肿、纤维化、肝动静脉灌注异常等病理生理学改变密不可分，如急性放射性肝损伤后、肝动脉血供代偿性增加、门静脉灌注量降低、肝静脉闭塞，这一系列的肝脏血流动力学变化导致造影剂的淤积及廓清减慢，即延迟期损伤区域呈现高信号的病理基础。

国内外学者已在动物研究中应用肝脏特异性 MR 对比剂即超顺磁性氧化铁颗粒（super-paramagnetic iron oxide，SPIO）诊断急性放射性肝损伤。当 SPIO 颗粒进入体内后，主要由正常肝脏巨噬细胞和脾脏红髓的巨噬细胞所摄取，同时 SPIO 颗粒具有缩短质子的 T_2 弛豫时间的作用，亦即组织内 SPIO 含量越多，其在 T_2WI 上的信号强度越低，当发生放射性肝损伤时，巨噬细胞吞噬 SPIO 颗粒的能力下降，导致损伤区与非损伤区肝组织内 SPIO 颗粒含量差异，继而产生 T_2WI 上信号的差异。国内外研究均采用对鼠或兔进行半肝照射的方法制作放射性肝损伤模型，发现 T_2WI SPIO 增强扫描在受照射后第 3 天即可检测出动物肝脏的影像学改变，表现为受照区与非受照区信号强度均较平扫降低，同时两者间分界明确，前者信号强度明显高于后者，且范围与照射野相一致。而且受照射区肝组织的信号强度与受照射剂量存在明显相关性，这说明 SPIO 的应用不但能发现放射性肝损伤的存在，而且能有效评估损伤的程度。因安全性未得到广泛认同，SPIO 尚未在临床应用。

MRS、DWI 和灌注成像等 MR 功能成像技术在早期发现和诊断放射性肝损伤中发挥重要的作用。Yu 等对 30 只新西兰大白兔进行随机分组，各组进行不同剂量的照射，照射后 24h 行 ^{31}P MRS 检查，对磷酸单酯、磷酸二酯、无机磷酸盐及 ATP 等当量进行定，并行血液生化和病理学检查，结果提示 ATP 可以反映急性放射性肝损伤的程度及肝功能情况。陈宪等类似研究也表明 ^{31}P MRS 对放射性肝损伤的肝能量代谢测定是准确和有价值的。DWI 能在分子水平早期探测肝脏疾病的病理变化。灌注成像可以反映组织不成熟血管，评价微血管表面通透性的高低。虽然上述两种成像方法均有评价放射性肝损伤的技术基础，但至今相关研究很少。

4. 放射性肝损伤与肿瘤复发的鉴别　肿瘤复发时 AFP 异常升高，放射性肝损伤时 AFP 下降至正常范围或进行性下降。动态增强 MRI 可通过绘制时间 – 信号曲线测量并比较肝癌复发灶、放射性肝损伤区域及正常肝实质的强化达峰时间和相对强化峰值进行鉴别。放射性肝损伤区域的强化达峰时间长于肝癌复发灶，即放射性肝损伤具有延迟强化的特点。两者的鉴别要点如下：①肿瘤复发会出现范围进展的表现，而损伤在随访中范围不会扩展，甚至缩小；② CT 平扫或动脉增强，肿瘤区较损伤区往往密度更低（至少低 10HU）；③肝癌患者多由肝动脉供血，强化方式呈速升速降型，而放射性损伤因静脉闭塞症导致造影剂缓慢退出；④肿瘤复发与放射性损伤在 T_1WI、T_2WI 上信号表现相似，但增强扫描时放射性肝损伤延迟强化，静脉及门脉期仍呈高信号；⑤肿瘤复发时会出现血管、肝管的移位，放射性损伤时无此征象。

目前临床研究主要集中于放射性肝损伤的中晚期效应，此时肝脏损伤程度已严重且大多不可逆转，故及早发现并诊断放射性肝损伤，对于临床及时采取干预性治疗，阻断病情恶化具有重大意义。临床上对于放射性肝损伤缺乏可靠的影像学指标，影像学能发现放射性肝损伤的最短时间和最小辐射剂量等问题尚有待解决，如放射性肝损伤强化方式多样性的原因、影像学表现与病理学改变的联系等等。

（三）放射性肾损伤

肾是放射敏感的晚反应器官之一，损伤发展较慢，可以在照射数年后才表现出来。急性放射性肾损伤出现在照射后 6~12 个月内，肾动脉硬化造成血管堵塞缺血，造成肾小管的变性，发生放射性肾炎。慢性放射性肾损伤由急性演变而来，通常在照射后 1 年或数年后表现出来，肾小管基膜不规则增厚，肾小管逐渐萎缩，小管基膜裸露，发生肾间质纤维化和炎细胞浸润，导致肾衰，严重者危及生命。影像学检查对于放射性肾损伤的诊断和随访具有一定临床价值。

放射性肾损伤病理组织学改变为非特异性，CT 及 MRI 上的表现亦为非特异性。急性放射性肾损伤的 CT 表现可正常，也可表现为皮髓质分界模糊或消失，增强可表现为放射区域造影剂密度减低。病变中后期造成肾萎缩及纤维化改变。未照射肾可出现代偿性体积增大。由于增强检查所用碘对比剂本身会加重肾脏功能的损害，所以应慎重选择。MR 无辐射，软组织分辨率高，对皮髓质的显示优于 CT，其诊断价值优于 CT。放射性肾损伤使水分子的运动受限，可导致损伤区 ADC 值降低。因此 DWI 能活体动态反映肾脏功能的损害。

第三节　展　　望

生物医学成像技术的进步使辐射引起的正常组织损伤的临床前期和临床研究能够从单纯的解剖变化

评估转变为器官组织功能、微观结构和代谢的数据分析。此外，无创性方法允许纵向测定基于个体正常组织的放射性损伤的范围和严重程度，包括 MR、SPECT 和 PET 等的分子成像研究，有望确定基于解剖和功能变化的特定属性和生物发展过程。

有最新研究表明：①监测外周型苯二氮䓬受体 PET 显像在神经退行性疾病的进展和治疗后副反应方面有很大应用前景；②细胞间黏附分子链接微米级氧化铁颗粒（ICAM-MPIO）的应用；③高角分辨率扩散成像的发展；④心血管疾病的 SPECT、MR 分子成像。这些技术应用到放射生物学及放射肿瘤学上将大大推进对正常组织放射性损伤发生发展的分子机制的理解。对这些机制的分析和理解将有助于放射肿瘤学规划更合理的放射治疗方案、减少放射治疗相关并发症，并主动干预放射治疗副反应的发生，提高患者的预后和生活质量。

（李俊晨　胡春洪）

参考文献

1. Kocak Z, Shankar L, Sullivan D C, et al. The Role of Imaging in the Study of Radiation-Induced Normal Tissue Injury//Late Effects of Cancer Treatment on Normal Tissues. Springer Berlin Heidelberg, 2008.
2. Kim S, Naik M, Sigmund E, et al. Diffusion-weighted MR imaging of the kidneys and the urinary tract. Magn Reson Imaging Clin N Am, 2008, 16(4): 585-596.
3. Ghobadi G, Hogeweg LE, Faber H, et al. Quantifying local radiation-induced lung damage from computed tomography. Int J Radiat Oncol Biol Phys, 2010, 76(2): 548-56.
4. Guckenberger M, Baier K, Polat B, et al. Dose-response relationship for radiation-induced pneumonitis after pulmonary stereotactic body radiotherapy. Radiother Oncol, 2010, 97(1): 65-70.
5. Kano H, Kondziolka D, Lobato-Polo J, et al. T1/T2 matching to differentiate tumor growth from radiation effects after stereotactic radiosurgery. Neurosurgery, 2010, 66(3): 486.
6. Shemesh N, Sadan O, Melamed E, et al. Longitudinal MRI and MRSI characterization of the quinolinic acid rat model for excitotoxicity: peculiar apparent diffusion coefficients and recovery of N-acetyl aspartate levels. NMR Biomed, 2010, 23(2): 196-206.
7. Zhou J, Tryggestad E, Wen Z, et al. Differentiation between glioma and radiation necrosis using molecular magnetic resonance imaging of endogenous proteins and peptides. Nat Med, 2011, 17(1): 130-134.
8. Koizumi M. Encounter of cancer cells with bone. Radiotherapy for bone metastasis of cancer. Clin Calcium, 2011, 21(3): 455-464.
9. Robbins ME, Brunso-Bechtold JK, Peiffer AM, et al. Imaging radiation-induced normal tissue injury. Radiat Res, 2012, 177(4): 449-466.
10. Wang HZ, Qiu SJ, Lv XF, et al. Diffusion tensor imaging and 1H-MRS study on radiation-induced brain injury after nasopharyngeal carcinoma radiotherapy. Clin Radiol, 2012, 67(4): 340-345.
11. McCurdy M, Bergsma DP, Hyun E, et al. The Role of Lung Lobes in Radiation Pneumonitis and Radiation-Induced Inflammation in the Lung: A Retrospective Study. J Radiat Oncol, 2013, 2(2): 203-208.
12. Xiong WF, Shi JQ, Hong ZhW, et al. 1H-MR spectroscopy and diffusion tensor imaging of normal-appearing temporal white matter in patients with nasopharyngeal carcinoma after irradiation: initial experience. J Magn Reson Imaging, 2013, 37(1): 101-108.
13. Shah AH, Snelling B, Bregy A, et al. Discriminating radiation necrosis from tumor progression in gliomas: a systematic review what is the best imaging modality? J Neurooncol, 2013, 112(2): 141-152.
14. Chao ST, Ahluwalia MS, Barnett GH, et al. Challenges with the diagnosis and treatment of cerebral radiation necrosis. Int J Radiat Oncol Biol Phys, 2013, 87(3): 449-457.
15. Pinho MC, Polaskova P, Kalpathy-Cramer J, et al. Low incidence of pseudoprogression by imaging in newly diagnosed glioblastoma patients treated with cediranib in combination with chemoradiation. Oncologist, 2014, 19(1): 75-81.
16. Thind K, Jensen MD, Hegarty E, et al. Mapping metabolic changes associated with early Radiation Induced Lung Injury post conformal radiotherapy using hyperpolarized 13C-pyruvate Magnetic Resonance Spectroscopic Imaging. Radiother Oncol, 2014, 110(2): 317-322.
17. Ruzevick J, Kleinberg L, Rigamonti D. Imaging changes following stereotactic radiosurgery for metastatic intracranial tumors:

differentiating pseudoprogression from tumor progression and its effect on clinical practice.Neurosurg Rev, 2014, 37(2): 193–201.

18. Jiang X, Engelbach JA, Yuan L, et al.Anti–VEGF antibodies mitigate the development of radiation necrosis in mouse brain.Clin Cancer Res, 2014, 20(10): 2695–2702.
19. Shen CY, Tyan YS, Kuo LW, et al.Quantitative Evaluation of Rabbit Brain Injury after Cerebral Hemisphere Radiation Exposure Using Generalized q–Sampling Imaging.PLoS One, 2015, 10(7): e0133001.
20. Chawla S, Wang S, Kim S, et al.Radiation injury to the normal brain measured by 3D–echo–planar spectroscopic imaging and diffusion tensor imaging: initial experience.J Neuroimaging, 2015, 25(1): 97–104.
21. Yang X, Yoshida E, Cassidy RJ, et al.Quantitative Ultrasonic Nakagami Imaging of Neck Fibrosis After Head and Neck Radiation Therapy.Int J Radiat Oncol Biol Phys, 2015, 92(2): 407–414.
22. Cunliffe A, Armato SG 3rd, Castillo R, et al.Lung texture in serial thoracic computed tomography scans: correlation of radiomics–based features with radiation therapy dose and radiation pneumonitis development.Int J Radiat Oncol Biol Phys, 2015, 91(5): 1048–1056.
23. Chuang M T, Liu Y S, Tsai Y S, et al.Differentiating Radiation–Induced Necrosis from Recurrent Brain Tumor Using MR Perfusion and Spectroscopy: A Meta–Analysis.Plos One, 2016, 11(1): e0141438.
24. Molad JA, Blumenthal DT, Bokstein F, et al.Mechanisms of post–radiation injury: cerebral microinfarction not a significant factor. J Neurooncol, 2017, 131(2): 277–281.

第十二章

急性和晚期毒性反应的临床常用评价系统

第一节 概 述

毒性反应的定义是指在疾病预防、诊断、治疗等过程中出现的与治疗目的无关的反应，该定义排除了治疗不当引起的毒性反应。在肿瘤放疗过程中，肿瘤细胞被放射线杀伤的同时通常伴随着机体正常组织的放射损伤，这些损伤常表现为各种毒性反应。

在抗肿瘤治疗过程中毒性反应的评价与治疗效果的评价同样重要。早期在抗肿瘤治疗中出现的较高的毒性反应发生率往往被认为是“值得”的，但是事实上，临床实践过程中由于对急性和晚期毒性反应缺乏充分的数据进行准确地评判，治疗所取得的疗效很可能被毒性反应所抵消。

对肿瘤治疗导致毒性反应的认识和分级是肿瘤临床实践过程中的一个重要领域。虽然早在 1979 年之前，有关化疗、放射治疗和手术治疗相关的毒性反应描述及其相应的术语就已经出现在了肿瘤治疗相关文献当中，但是这些描述之间存在着较大的差异。为了对毒性反应进行统一的评价和比较，世界范围内多个学术组织陆续制定了相应的评价标准。这些评价标准经过反复的临床实践不断修正完善并逐渐碰撞融合，最终形成了较为统一的适合临床实践应用的毒性反应评价标准。

第二节 毒性反应评价系统的建立

毒性反应评价标准的制定及实施对于抗肿瘤治疗相关毒性反应的识别和评价起到了重要的指导作用。而创建高质量的毒性反应评价标准应当具备以下特征：首先是毒性反应报告体系，要求依据特定的症状、体征、辅助检查结果对每种副反应进行准确地识别和分类。其次，在理想情况下，该体系应当是完整且明确的，不同的临床医师对同一毒性反应进行评估时通过该体系可以获得一致且可靠的结论。且每个等级的毒性反应分级内容均具备有效性，可以准确地反映临床情况的变化及严重程度。此外，该评价标准还应当尽可能的包含所有患者可能出现的毒性反应。最后，该标准还应被广泛接受和应用。

自 1979 年世界卫生组织（WHO）发布针对化疗相关毒性反应评估的“WHO 毒性反应判定标准”以来，国际上应用的毒性反应评价系统多达 10 余种，按时间顺序主要包括：WHO 毒性反应判定标准（1979 年），1983 年美国国家癌症研究院（NCI）制定通用毒性标准 1.0 版本（CTC 1.0 版本），1984 年美国肿瘤放射治疗协作组（RTOG）及欧洲肿瘤治疗与研究会（EORTC）制定的放射治疗急性及晚期毒性反应评价标准，1986年日本参照“WHO标准”制定的日本癌症治疗学会毒性反应判定标准，以及1995年美国NCI与RTOG制定的正常组织晚期毒性反应评价系统（LENT SOMA标准）等。

1983年美国NCI发布的CTC 1.0版本因其对化疗相关急性毒性反应的良好适用性而被广泛应用。然而，随着新的毒性反应的不断出现，CTC 1.0版本在使用过程中的局限性突显，由于毒性反应评价类目的不足，该毒性反应评价系统常常导致分级混乱；其次CTC 1.0版本将多种毒性反应描述在统一的类目之下，使用者常常不能准确地说明出现的是哪一种毒性反应。

CTC 1.0版本仅针对化疗相关的急性毒性反应进行评价，为了准确地评估放疗所致的急性及晚期毒性反应，1984年RTOG及EORTC制定了适用于放疗患者的RTOG/EORTC急性及晚期毒性反应评价标准，随后该标准被广泛地应用于放疗患者毒性反应的评估当中。RTOG/EORTC急性放射性损伤分级标准包含了18个标准，涉及13个组织器官；而RTOG/EORTC晚期放射损伤分级标准包含17个标准，涉及13个组织器官。然而在临床实践过程中，RTOG/EORTC急性及晚期放射性损伤分级标准也暴露出分类不够详细，毒性反应评价类目不足等问题。为了解决这些问题，1995年美国NCI与RTOG联合制定了LENT SOMA标准，通用于对放疗、化疗等晚期毒性反应的评估。尽管LENT SOMA标准纳入了更多标准数目，涉及了更多组织和器官的评价，但由于其评价体统更为复杂，需要根据对主观症状、客观体征、临床处理、分析检查等情况进行综合评估，因此实际应用并不广泛，很难取代RTOG/EORTC晚期放射损伤分级标准。

上述标准在临床应用过程当中各具特色且侧重点不同，然而不同评价标准为不同协作组间临床试验研究及临床应用带来了较多的困难。为了将化疗、放射治疗和手术治疗的毒性及损伤更好地统一为综合的标准规范，有必要制定新的评价标准或对原有的标准进行进一步的修订。

因此，美国NCI在1997年率先发起和组织了对CTC 1.0版本的修订和扩充。为了改进急性放射性损伤评价标准，使其更为清晰明了，并与其他治疗手段的评价标准具有一致性，RTOG参加了这一修订过程。通用毒性标准2.0版本（CTC 2.0版本）替代了先前的CTC 1.0版本和RTOG/EORTC急性放射性损伤评价标准。新标准评价对所包含的毒性反应数目进行了进一步的扩充，其中一百多种适用于放射治疗引起的急性毒性反应的评价。修订后的标准在评价急性放射性损伤时的优点在于它能评价先前RTOG/EORTC评价系统所不能涵盖的急性放射性损伤。RTOG随后进行的相关研究结果也表明：CTC 2.0版本的内容确实更全面、研究者更乐于接受。

CTC 2.0版本在原有的基础上将评价标准扩展至22个器官，共计260个标准，并全面地从化疗、放射治疗和手术治疗三个治疗层面对肿瘤治疗的毒性反应进行评价，同时对毒性反应的严重程度及分级标准进行了统一。不足之处在于该标准并未对晚期并发症进行描述，同时该版本的系统性和完善性上尚存在较大的不足。

随后，为了建立一个包含晚期毒性反应描述在内的、可对手术治疗及儿童肿瘤进行评估的更为完善的评价标准，2003年美国NCI制定了CTC的第三个版本。美国NCI癌症治疗评估协会（CTEP）作为CTC毒性反应评价标准的管理者，自成立以来一直肩负着监督CTC实施和发展的重要作用，此次版本升级，CTEP为了更好地收集外科、儿科及晚期毒性反应的相关内容，还成立了特定的调查组。

该版本被重命名为通用不良事件术语标准3.0版本（CTCAE 3.0版本）。重命名后的不良事件（adverse event，AE）是指任何治疗当中新出现或不希望出现的事件，可与治疗相关或不相关，一些不良事件始于肿瘤本身或治疗无关的临床现象或健康问题。CTCAE 3.0版本的制定参考了以往所有的毒性反应评价标准，逐渐成为国际公认的评价标准，适用于任何与肿瘤相关的临床试验。

2008 年 7 月至 2009 年 5 月，美国国立卫生研究院（NIH）和美国 NCI 生物医学信息学和信息中心（CBIIT）对 CTCAE 3.0 版本进行了修订，按照通用数据词汇（VCDE）标准及标准医学术语集（MedDRA）对 CTCAE 3.0 版本进行了命名上的修订，从而发布了通用不良事件术语标准 4.0 版本（CTCAE 4.0 版本）。CTCAE 4.0 版本共包含 790 项毒性反应类目，涉及人体全部器官。与 CTCAE 3.0 版本相比，CTCAE 4.0 在分级系统上并无明显改动，仍采用 5 级评分系统对毒性反应的严重程度进行评估。2010 年 6 月，美国 NCI 又发布了 CTCAE 4.03 最新版本。

毒性反应评价系统经过 30 余年的发展（图 12-2-1），逐渐形成了今天我们临床工作及研究过程当中应用最为常用的，涵盖化疗、放射治疗和手术治疗等治疗领域，包含儿童、成人肿瘤情况评估，囊括急性及晚期毒性反应的 CTCAE 4.03 评价体系。

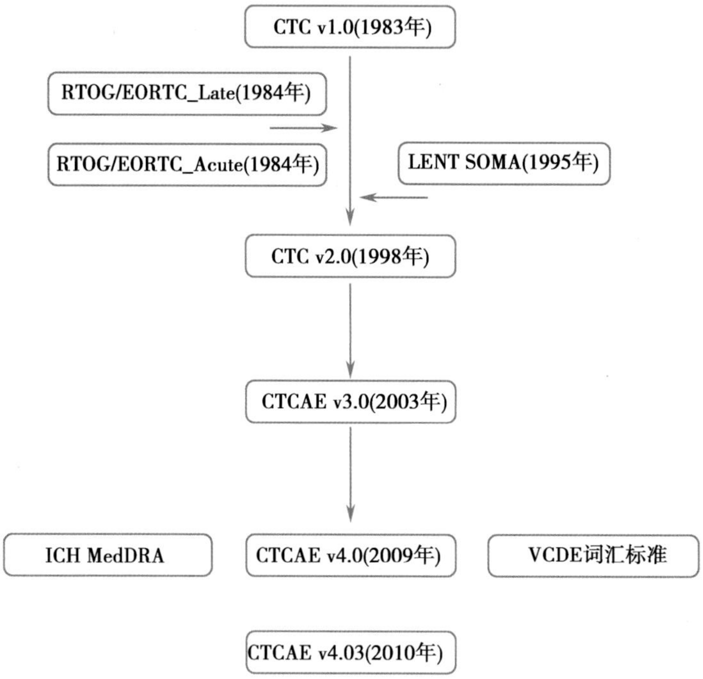

图 12-2-1　毒性反应评价系统的发展过程

第三节　毒性反应评价系统的特点

一、放疗相关毒性反应评价标准

针对放疗相关毒性反应，RTOG 一直以来给予了极大的重视。早在 1980 年 RTOG 的 7929 号文件即对放疗相关毒性反应的一致性进行了探讨，随后 RTOG 8001 号文件首次使用晚期放射性损伤分级标准对前瞻性临床研究进行评估，从 1981 年 RTOG 8115 号文件开始正式将晚期放射性损伤分级标准应用于所有临床研究，而作为晚期放射性损伤分级标准的补充，急性放射性损伤分级标准随后发布。随着放疗相关毒性反应评价体系的进展，RTOG 又与美国 NCI 联合发行 LENT SOMA 分级标准。上述放疗专用评价体系的发展经历了一定的过程，虽然最终被 CTCAE 评价系统所取代，但是在临床应用及研究放疗相关毒性反应评价的发展过程中起到了重要作用。

(一) RTOG/EORTC 急性及晚期放射损伤分级标准

肿瘤放射治疗的应用，在取得对肿瘤细胞杀伤的同时希望能够尽可能地保护正常组织。早在放射治疗应用之初，放射肿瘤医生即观察到射线对正常组织的早期及晚期反应存在明显差别。虽然已有一些对正常组织急性副反应的评价体系的出现，但是晚期放射性损伤是不能通过急性反应进行预测的。随着对放射治疗晚期损伤缓慢性和进行性发展特性认识的不断深入，对其病理生理机制的更好理解，在肿瘤放射治疗协作组（RTOG）及欧洲肿瘤治疗与研究会（EORTC）的推动下，发布了 RTOG/EORTC 急性及晚期放射损伤分级标准。

于 1984 年发布的 RTOG/EORTC 急性放射性损伤分级标准包含 18 个标准，涉及 13 个组织器官，而晚期放射损伤分级标准包含 17 个标准，涉及 13 个组织器官。

该标准将放射性损伤依据程度不同分为 0 到 5 级，0 级：无放射性反应；1 级：轻度放射性反应；2 级：中度放射性反应；3 级：重度放射性反应；4 级：特殊反应（如溃疡、坏死等）；5 级：死亡。RTOG/EORTC 放射性损伤分级标准是第一个应用于临床的放射损伤分级标准，从发布起受到了广泛的关注及应用。1998 年发布的 CTC 2.0 标准仍将其晚期放射损伤分级标准作为附录使用。直至 2003 年 CTCAE 3.0 标准发布前，RTOG/EORTC 晚期放射损伤分级标准一直在放射治疗毒性反应评估领域占据着重要地位。

(二) LENT SOMA 晚期毒性反应评价系统

由于 RTOG/EORTC 急性及晚期放射损伤分级标准在分类详细程度以及应用范围上存在着一定的限制，在应用过程当中暴露出了诸多的不足。为了解决这些问题，1995 年美国 NCI 与 RTOG 联合制定了正常组织晚期毒性反应评价系统（LENT SOMA 标准)。相较于 RTOG/EORTC 急性及晚期放射损伤分级标准，该标准对更多的组织和器官进行了评价，同时进一步增加涉及的标准数目。

LENT SOMA 标准将放射性损伤依据程度不同分为 4 个等级，由于 0 级代表未见损伤发生，5 级代表致命性的损伤或造成人体器官或结构功能丧失的损伤，故未在该标准内做明确分级。

该评价标准对所涉及的 22 个器官、152 个标准，从主观症状，客观体征、临床处理、分析检查四大方面进行评分。该评价标准的特点为评价准确度高，偏差小。GORTEC 94-01 研究显示，在晚期放射性损伤评价方面，虽然 LENT SOMA 标准、RTOG/EORTC 晚期放射损伤分级标准和 NCI CTC 标准均涵盖了一些不重叠的毒性反应条目，但是 LENT SOMA 标准所涵盖的内容是最为全面的。

由于 LENT SOMA 标准相对复杂的操作性，在实际应用并不广泛，因此很难取代 RTOG/EORTC 晚期放射损伤分级标准在临床应用中的地位。

但随着 CTCAE 3.0 标准的出现及 CTCAE 4.0 标准的进一步升级，RTOG/EORTC 急性及晚期放射损伤分级标准及 LENT SOMA 标准已逐渐被取代。

二、通用毒性标准及通用毒性反应术语标准

(一) 通用毒性标准 1.0 版本

美国 NCI 于 1984 年制定的最初的毒性反应评价系统通用毒性标准 1.0 版本（Common Toxicity Criteria Version 1.0，CTC 1.0 版本)，共包含 49 项毒性反应，涉及 13 种器官，共 18 种毒性反应的评价。此标准仅适用于化疗副反应评价，并不适用于放疗副反应的评估。

(二) 通用毒性标准 2.0 版本

随着抗肿瘤治疗的快速发展，CTC 1.0 版本由于缺乏对放疗副反应评估以及对化疗相关的副反应

评估内容涵盖不足，在临床实践中局限性凸显，已经不再适用于现代肿瘤治疗过程中毒性反应观察的需要。

因此在 1997 年，CTEP 发起和组织了对 CTC 1.0 版本内容的修订和扩充，力图将全身化疗、放射治疗和手术的毒性损伤标准统一综合成一个内容全面的标准规范。世界各地的肿瘤协作组、医药企业及世界卫生组织（WHO）派代表参与了这一修订过程。RTOG 委派了由疾病控制司成员能组成的小组来承担对 RTOG 急性放射性损伤标准的提议修订。修订过后的 CTC 1.0 版本被命名为“通用毒性标准 2.0 版本（Common Toxicity Criteria Version 2.0，CTC 2.0 版本）”。这是国际上第一个同时适用于化疗及放射治疗的急性毒性反应评价标准。

CTC 2.0 版本内容由上一版的 13 个不同器官的 49 种毒性反应增加至 24 个不同器官和系统的 260 余种毒性反应。严重程度分级并无变化，仍然包括五个级别，0 级：无毒性，1 级：轻度毒性，2 级：中度毒性，3 级：重度毒性，4 级：危及生命或致残的毒性，5 级：死亡。由于 CTC 2.0 版本并未对导致毒性反应的治疗做出明确定义，CTC 2.0 版本所评价的内容更准确地说是对“副反应”做出的评价，因其评价的内容可以与治疗相关，也可与治疗无关。因此，该评价系统还要求对进行评价的毒性反应进行明确归因，明确其发生与抗肿瘤治疗的相关程度，根据程度分为明确、很可能、可能、不可能、无关五类。

在内容方面，CTC 2.0 版本对皮肤、黏膜、咽、食管、涎腺等组织器官的评估，在既往的 RTOG/EORTC 急性放射损伤分级标准的基础上做出了进一步的改进。“放射性皮炎”现归于皮肤病 / 皮肤反应类目中，“咽和食管反应”被分为两个单独的评价标准，分别归入“放疗所致咽部吞咽困难”和“放疗所致食管吞咽困难”列于胃肠类目中；喉的放疗相关毒性反应归入了“肺”的类目中，称作“声音改变 / 喘鸣 / 喉”；“涎腺”和“放疗所致的黏膜炎”也被列入了胃肠类目当中。对放射性黏膜炎的描述，经过修订之后更为清晰。CTC 2.0 版本规定，口腔黏膜炎是指因化疗毒性所致的口腔溃疡，强调了非放射治疗所致的“黏膜炎”；而放射治疗所致的黏膜炎是指由放疗引起的，常见于头颈部、食管或其他黏膜表面，可通过直接观察或内镜检查到，根据放射治疗野内黏膜溃疡 / 假膜形成的范围和程度来进行分级。用于评价放疗毒性反应的“胃肠道反应评价标准”代替了之前 RTOG/EORTC 的上消化道及下消化道标准；之前的泌尿生殖系统也被新的评价标准所取代，列于肾 / 泌尿生殖类目中，妇科和性功能相关的反应则被列于性 / 生殖类目中。

综上所述，CTC 2.0 版本内容更为全面，对于急性毒性反应的评估更具参考价值，自 1998 年 3 月开始应用于美国 NCI 开展的所有临床试验当中。CTC 2.0 版本取代了之前的 CTC 1.0 版本和 RTOG/EORTC 急性放射损伤分级标准，其优势在于对之前没有包含在评价体系之内的毒性反应进行了明确的评价，其中放疗相关的毒性反应包括：体重的变化、食欲减退、恶心、胃炎 / 胃溃疡、肝功能变化、嗅觉及味觉改变、乏力、水肿等。对于同步放化疗的患者，在使用这一标准时，应遵循“最能描述这种反应”的评价标准来评价治疗相关的毒性反应。

但 CTC 2.0 版本评价系统仍存在着一定的不足，如仅适用于急性反应评价，其将《RTOG/EORTC 晚期放射损伤分级标准》作为附录Ⅵ使用，并注明该附录适用于肿瘤放射治疗 90 天后发生的相关毒性反应。同时该评价系统并不适用于手术及儿童肿瘤不良作用的评估。

（三）通用毒性反应术语标准 3.0 版本

为了建立一个更为全面、系统的毒性反应评价系统，2003 年 12 月美国 NCI 首次发布了通用毒性反应术语标准 3.0 版本（Common Terminology Criteria for Adverse Events，CTCAE v3.0 版本）。该评价系统为国际上第一个同时包含急性及晚期毒性反应评估的毒性反应评价标准。与此同时还对毒性反应评价标准进行了全面拓展，完善了手术治疗及儿科相关的毒性反应评价标准。CTCAE 3.0 版本按照器官及系统进行分类，涵盖了 570 个标准，其中 35 个标准包括解剖位置列表或其他亚分类列表。CTCAE 3.0 版本中大量新标准均基于新的毒性反应观察评估原理，在此之前，CTC 2.0 版本对于放疗的急性及其附录对晚期毒性反应的判定主要基于“90 天规则”进行制定，即把放疗开始 90 天之内出现的毒性反应定义为急性毒性反应，应用 CTC 2.0 版本进行评估；而对于开始放疗 90 天之后出现的毒性反应则定义为晚期毒性反应，应用 RTOG/EORTC 晚期放射损伤分级标准进行评估。而 CTCAE 3.0 版本则首次基于回顾性研究及临床试验结果对新标准中的急性及晚期毒性反应进行定义，在该标准中，急性及晚期毒性反应标准被整合到了同一的标准当中，同时继续使用“90 天规则”来区分急性及晚期毒性反应。

CTCAE 3.0 版本的分级标准还对毒性反应的临床处理和抗肿瘤治疗给予一定程度的指导。1 级：较为轻微的毒性反应，通常无症状，且无需对机体进行干预治疗；2 级：中等程度的毒性反应，通常有临床症状，且需要进行药物或者其他治疗方面的干预；3 级：较为严重的毒性反应，可能造成不良后果，其通常具有复杂的症状，需要外科手术或者住院积极的干预治疗；4 级：可能对生命构成潜在危险的毒性反应，这类反应往往可能造成被治疗者的残疾，导致器官功能丧失；5 级：导致患者死亡的毒性反应。在该标准的制定当中，专家更多地关注 2 级和 3 级毒性反应的临界值，这是由于 1 级和 2 级毒性反应通常被认为是可耐受且易控制的，而 3 级和 4 级毒性反应往往会带来较为严重的治疗相关毒性反应且难以控制。因此在出现 3 级和 4 级严重毒性反应时，应立即停止相关肿瘤治疗，当严重毒性反应缓解或者降至 1 级及以下时，可重新开始抗肿瘤治疗，但应考虑适当降低治疗剂量。

在具体内容方面，CTCAE 3.0 版本对于许多非特异的毒性反应，如吞咽困难、腹泻等，不再考虑疾病的产生原因，统一使用相同的评价标准。这一举措有助于毒性反应分级的一致性，并有效地规避了在多器官系统损伤时对毒性反应的重复评价。手术意外所导致的严重或危及生命的毒性反应（3~4 级毒性反应）一直以来都是手术相关毒性反应评估的焦点内容，但是需要注意的是，手术本身引起的不良事件则不应纳入评估内容。例如，结肠切除术本身的住院治疗即为一个不良事件，但这不是 CTCAE 3.0 需要评估的内容。另外，CTCAE 3.0 版本中还首次提及了血糖异常，并对于治疗过程中发生的血糖异常情况进行更为准确地评定，将糖尿病和高血糖进行了明确的区分。

CTCAE 3.0 版本推出后经过不断发展，已经逐步形成了一个相对成熟的临床毒性反应评价标准工具，广泛地应用于肿瘤治疗毒性反应的标准化评估和报道。但该标准仍存在着一定的不足。目前抗肿瘤治疗往往存在一定的治疗间期，各种不同治疗手段产生的毒性反应多数是短暂且可耐受的，但是长期存在的毒性反应往往会导致患者不能耐受，严重时甚至会影响其日常活动。因此对于患者日常活动的影响，亟待研究者们进行更加科学准确地评估和报道；另外，CTCAE 3.0 版本的治疗推荐中，建议在出现严重毒性反应（3~4 级）时，即使恢复治疗也应当对治疗剂量进行相应的调整，但是该评价标准中并未提及轻度毒性反应（1~2 级）持续发生时应当如何对治疗剂量进行调整。为了更好地评价毒性反应对患者治疗及日常生活的影响，2008 年 Edgerly 等建议对日常生活中使用或者长时间使用药物治疗（超过 12 周）的毒性反应进行更为详细的分级，2 级毒性反应根据实际情况进行更为详细的定义：将不能忍受并导致治疗剂量调整的 2 级反应定义为 2A 级，持续 4 周或以上的 2 级毒性反应为 2B 级。

CTCAE 3.0 版本的发布逐渐统一了国际肿瘤治疗毒性反应评价标准，但仍需要更加详细的分级。

（四）通用毒性反应术语标准 4.0 版本

2008 年 7 月至 2009 年 5 月，CTCAE 3.0 版本经过修订后发布了通用毒性反应术语标准 4.0 版本（Common Terminology Criteria for Adverse Events，CTCAE 4.0 版本），有多家组织机构参与其修订过程

（表 12-3-1）。CTCAE 4.0 版本采用国际协调会议（International Conference on Harmonization，ICH）制定的医学用语词典（Medical Dictionary for Regulatory Activities，MedDRA）。MedDRA 的建立为医药管理的整个过程提供了一个经过医学确认的医学术语集，使得数据输入更为特异、全面，数据检索更为方便。MedDRA 词库中含有五级结构的编码，包括系统器官分类（system organ class，SOC）、高位组语（high level group terms，HLGT）、高位语（high level terms，HLT）、首选语（preferred terms，PT）和低位语（low level terms，LLT）。这为数据检索带来了多种选择，根据检索特异度的要求可通过特异的或宽泛的组来检索，其中 LLT 的特异性最高。CTCAE 4.0 版本采用的是 MedDRA 的 SOC 和 LLT，进一步更改了副反应的分类和定义。

表 12-3-1　CTCAE 4.0 的参与组织机构情况

参与的组织机构	参与人数
美国国立卫生研究院（NIH）	42
美国食品药品监督管理局（FDA）	3
美国药物研究及制造机构（PhRMA）	23
合作组织及学术机构	40
肿瘤中心	29
国际组织	12
其他	5

早在 2006 年 4 月，MedDRA 维护和支持服务组织（Maintenance and Support Services Organization，MSSO）认定必须建立一个体系，把 CTCAE 术语“翻译”或“转换”为 MedDRA 术语，以促进内部数据库和调查员与监管机构之间的数据交换，为严重不良事件的报告提供便利。而 CTCAE 3.0 版本并不符合大多数 VCDE 词汇标准，不是真正的受控术语，其与 MedDRA 之前缺乏协调，缺乏统一标准和内容维护，同时对内容缺乏正式的评价。CTCAE 4.0 版本制定的目标是：在 AE 项目级别与 MedDRA 协调 CTCAE；修改和更新 CTCAE 术语中的不良事件和严重性指标；使 CTCAE 中的内容符合癌症生物医学信息网络（caBIG®）词汇标准；方便 CTCAE 的更新与维护。

MedDRA 的引入有助于研究人员将 CTCAE 4.0 版本的评价结果与 MedDRA 的专业术语进行对应和转换，提高了人们对 CTCAE 4.0 版本的理解和应用。

与 CTCAE 3.0 版本相比较，CTCAE 4.0 版本评价标准并无明显变化，仍采用 5 级评分系统对毒性反应的严重程度进行评价，且对每一种毒性反应的严重程度进行特定描述。另外在 CTCAE 4.0 版本中，直接删除了 CTCAE 3.0 版本中的简称项目，并对特定的类别进行删除或合并。如 CTCAE 3.0 版本中的“中性粒细胞感染分类”“感染分类选择”被完全删除；CTCAE 3.0 版本中的“生长发育”被 CTCAE 4.0 版本中的“骨骼肌和结缔组织疾病”所取代。CTCAE 3.0 版本中的疼痛和出血类别在 CTCAE 4.0 版本中被更多的分配至系统器官分类 SOC 中。

CTCAE 4.0 版本还新增了对每一种毒性反应事件的详细定义，有助于研究人员对各类短期和长期毒性反应进行更加准确地报道和评估。同时美国 NCI 还根据 CTCAE 4.0 版本制定了可应用于临床肿瘤治疗实践的患者报告结果（patient reported outcomes，PRO）-CTCAE，该系统允许患者通过网络或者书面形式将 CTCAE 中的某些主观感知症状报告给医生，这是 CTCAE 4.0 版本功能的进一步推广和延伸，为患者、研究者、医生提供了统一的安全性监测界面，也为监管机构、研究人员、医生和患者提供了有价值的数据。

更为详尽的分类，更为准确的毒性反应定义，良好的可操作性为 CTCAE 4.0 版本的广泛应用提供了保障。CTCAE 4.0 版本自发布以来，其在肿瘤治疗毒性反应评估中的应用被逐渐认识，CTCAE 4.0 版本在医疗实践当中应用情况的相关研究陆续发表，多项研究结果均证实其 5 级评价标准制有利于对治疗过程中产生的毒性反应进行干预措施的制定，减少了毒性反应对治疗过程的影响，最终提高了患者的生存质量，同时有效地推动了毒性反应相关研究的发展。表 12-3-2 为毒性反应的评价标准汇总。

表 12-3-2　毒性反应的评价标准

标准	发布时间	标准数	涉及器官数	适用范围	用途
CTC v1.0	1984	18	13	化疗	急性反应
RTOG/EORTC 急性	1984	18	13	放疗	急性反应
RTOG/EORTC 晚期	1984	17	13	放疗	晚期反应
LENT SOMA	1995	152	22	放疗	晚期反应
CTC v2.0	1998	260	22	化疗 放疗	急性反应
CTCAE v3.0	2003	570	全部	化疗 放疗 手术 儿科	急性反应 晚期反应
CTCAE v4.0	2009	790	全部	化疗 放疗 手术 儿科	急性反应 晚期反应

第四节　正常组织 / 器官的剂量限制标准

正常组织 / 器官对放射损伤的敏感性存在着很大的差异，在肿瘤放射治疗实施的过程中，为了寻求疗效和毒副反应之间的平衡，临床医师需要对放射治疗的剂量及受照射体积（irradiated volume）进行精准的评估。既往这一过程主要依赖于临床医师的临床经验做出判断，得出的结论因为受到不同临床医师之间经验不同、对指南理解不同的影响，往往难以反映受照射体积、剂量分布与潜在解剖学、生理学、分子生物学之间的准确关系。

随着放疗技术的不断发展，三维治疗计划系统的出现为剂量 - 体积与分子生物学、临床结果之间建立确定的关联提供可能。因此更需要基于现代放疗技术下剂量 - 体积与正常组织 / 器官放射性损伤情况的数据，为相关指南的提出提供支持，进而帮助物理师和临床医师更好地制定及评估治疗计划，更好地保护正常组织 / 器官、提高放疗计划的安全性。

一、正常组织 / 器官剂量限制标准的发展过程

由于组织结构不同，各组织 / 器官对放射损伤的临床特点不一，而且不同患者对同样的治疗也存在着明显的个体差异。早在 20 世纪 70 年代前后，Rubin 等在对常规分次放疗方案的既往研究资料的总结分析后，建立起了一些常见的正常组织 / 器官的耐受剂量限制，着重介绍了 $TD_{50/5}$ 与 $TD_{5/5}$ 这两个重要的

耐受剂量限制概念。在设计治疗计划时，如果某器官的累计剂量超过耐受剂量，就可能发生不可逆性的损伤，耐受剂量分为最大耐受剂量（$TD_{50/5}$）和最小耐受剂量（$TD_{5/5}$）两种。$TD_{50/5}$ 指的是在标准治疗条件下，该剂量治疗后 5 年某组织 / 器官发生某种放射性损伤的可能性为 50%。$TD_{5/5}$ 表示在治疗后 5 年某组织 / 器官发生某一种放射性损伤的可能性为 5%。$TD_{50/5}$ 与 $TD_{5/5}$ 的概念虽然为正常组织 / 器官的剂量限制提供了标准，但是也存在着明显的不足：首先在应用 $TD_{50/5}$ 或 $TD_{5/5}$ 概念时需要假设受照组织 / 器官受到的是常规均匀的照射；其次该评估标准以相对正常的组织 / 器官功能为基线，评估范围不包含老人及儿童；更重要的是随着精准放疗时代的来临，该评价标准难以满足综合治疗模式、不均匀的剂量分布条件下对正常组织 / 器官的剂量限制。

1988 年 Withers 等提出的组织功能亚单位（functional subunits，FSUs）概念奠定了体积效应的放射生物学基础，将正常组织 / 器官按照其 FSUs 的排列分为串联和并联为基础的两类体积效应模型。剂量 – 体积参数与临床结果之间的关系随之逐渐成为放射治疗领域关注的焦点。但是，仍缺乏相应的报告准确地量化受照射组织 / 器官的比例，从而为临床医生提供相应的决策工具。Emami 等在 1991 年首次将受照射器官体积分为 1/3，2/3 和 100% 三个水平的情况下，系统地报告了 26 类器官的耐受剂量限制，这是临床工作中量化体积效应的开端。在 Emami 报告提出的时候，由于高质量的临床证据很少，工作组大胆采用临床经验或意见的简单共识来确定这些剂量，但是临床证据的缺乏和过多的专家共识也为 Emami 报告的可靠性带来了一定的争议。

20 世纪 80 年代末和 90 年代初期，三维治疗计划系统的出现在提供大量信息的同时，也对物理师和临床医师快速消化、理解三维剂量 – 体积参数提出了新的挑战。剂量 – 体积直方图（dose-volume histograms，DVHs）因此应运而生，DVHs 利用二维图表代替了大量的三维信息，被认为是总结剂量分布的快速方式。

2007 年在美国放射肿瘤学会（American Society for Therapeutic Radiology and Oncology，ASTRO）和美国医学物理师协会（American Association of Physicists in Medicine，AAPM）的支持下，成立了临床医师与物理师联合工作组，对已有的精准放射治疗技术下的资料进行回顾，根据近 20 年来有关三维剂量 – 体积参数变化与正常组织损伤情况关联的数据结果，提供正常组织特定观测终点并进行量化的剂量 – 效应和剂量 – 体积关系，产生了以三维剂量 – 体积 – 临床结果数据为基础的临床工作中正常组织效应定量分析（quantitative analysis of normal tissue effects in the clinic，QUANTEC）报告。QUANTEC 报告主要评价并总结了这些既往研究中数据的结果，在特定观测终点的条件下，对正常组织 / 器官的剂量 – 效应及剂量 – 体积进行量化处理，根据新的数据模型为临床工作提供更准确的放射毒性反应分类和临床工作指导，以致力于改善治疗效果（允许剂量递增）及患者的生存质量（尽量减少毒性）。

二、剂量体积直方图与正常组织 / 器官的剂量限制标准

三维治疗计划系统可以将正常组织 / 器官受照射的剂量和体积进行精确量化，在此前提下，DVH 的引入能够直观地反映受照器官的照射剂量和体积。

将靶区或待评估的正常组织 / 器官有多少体积受到多高剂量水平的照射通过计算表示出来，这种表示方法被称为 DVH。其中 x 轴表示照射剂量，y 轴表示该靶区或待评估的正常组织 / 器官的体积，曲线的形状和所包围的面积用来评估靶区的剂量均匀性和危及器官（organ at risk，OAR）的耐受剂量。DVH 可分为两种，一种是微分 DVH（dDVH），另一种是积分 DVH（cDVH）。dDVH 展现了同一器官内受照射体积与剂量之间的相对关系，cDVH 则对同一治疗计划中不同器官之间的剂量分布比较起到重要的

作用。

需要注意的是 DVH 在辅助临床医师快速获取剂量 – 体积信息的同时，也存在着一些不足。首先，三维数据以二维形式进行展现，使 DVH 失去了剂量空间特征，即不能标明靶区内低剂量及正常组织内高剂量的区域位置；其次，DVH 也未能考虑分次剂量大小、分割方式变化对该计划的影响；最后，DVH 应用过程未考虑组织 / 器官内部结构功能的复杂性、组织 / 器官之间可能存在的相互作用等情况。临床医师在应用和比较 DVH 时需要充分认识上述不足。

另外，如何从 DVH 中提取对于正常组织 / 器官剂量限制最有价值的剂量 – 体积信息也是临床实践过程中的一大难题。当一个放疗计划中，OAR 的 DVH 曲线低于另一个放疗计划时，前者优于后者。当两个计划中 OAR 的 DVH 曲线出现交叉现象时，如果 OAR 是脑干、脊髓等串联器官时，则将高剂量段作为评估标准；如果 OAR 是肺、肝等并联器官时，则将照射体积作为评估标准。同时，临床医师还需熟练掌握 V_x（指器官接受大于或等于 xGy 剂量的体积）、D_x（指器官当中剂量最高的 x% 或 xcc 体积所接受的最小剂量）、D_{mean}（平均剂量）、D_{max}（最大放疗剂量）等指标在正常组织 / 器官的剂量限制标准中的应用。

三、临床正常组织效应定量分析

正常组织效应定量分析（QUANTEC）是由 ASTRO、AAPM 和 *Int J Radiat Oncol Biol Phys* 联合编写的，包含 16 种常见正常组织 / 器官的报告。其具体内容见本书附录三。

编写 QUANTEC 有三个目的：通过总结现有资料，为正常组织特定的观测终点提供量化的剂量 – 效应以及剂量 – 体积关系；根据剂量 – 体积参数与模型，为临床医师提供合理的毒副反应分类及指南；确定有助于正确评估和减轻急性、晚期毒副反应的研究方向。

正常组织损伤与受照射的剂量 – 体积之间呈线性关系，QUANTEC 报告出现后，临床医师应用 QUANTEC 报告的数据逐步取代了正常组织耐受剂量的概念。QUANTEC 采用的大纲内容主要包括：临床意义、终点、靶区定义、剂量 – 体积 – 毒副反应数据、危险因素、数学 / 生物模型、毒副反应评价体系等。QUANTEC 报告在为临床医师提供方便、实用的正常组织 / 器官损伤定量化评估工具的同时，也存在着一定的局限性，如：正常组织损伤的数据来源均为回顾性研究，缺乏前瞻性研究及高级别循证医学证据；受限于随访和观察时间的不足，临床实践中难以对正常组织晚反应损伤进行准确评估。

自 1991 年 Emami 报告发布以来，越来越多有关剂量 – 体积 – 临床结果数据的发表，为 QUANTEC 报告的撰写积累了足够的数据。同时，为了更好地对正常组织 / 器官进行剂量限制，用于 QUANTEC 报告的剂量 – 体积 – 临床结果数据并未采用统一的格式，包括 V_x、D_x、D_{mean}、D_{max} 等在内的指标被应用于不同组织 / 器官剂量 – 体积的评估；而 Emami 报告中则采用统一的剂量 – 体积限制。Emami 报告提供了 26 个器官的信息，被认为是支持“高能光子三维治疗计划”（RFP # NCI–CM–36716–21）协议的必要条件；而 QUANTEC 报告的重点则是正常组织 / 器官，指导委员会认为正常组织 / 器官的剂量 – 体积 – 临床结果数据更有意义。此外，Emami 与 QUANTEC 报告还在涉及器官数目、格式统一与否、临床观察终点等多个方面存在差异（表 12–4–1）。

需要注意的是，QUANTEC 报告中描述的正常组织 / 器官剂量 – 体积限制条件旨在补充而非取代临床判断。因此在临床实践中，临床医师仍需综合 QUANTEC 报告推荐和自身临床经验做出最佳的治疗决策。

表 12-4-1　QUENTEC 与 Emami 报告内容的比较

特征	QUENTEC	Emami
器官数量	16	26
可获得的三维数据	相对较多	非常少
格式化的剂量 - 体积限制	不统一	1/3，2/3 和整个器官的 $TD_{50/5}$ 与 $TD_{5/5}$ 相统一
观察终点	明确，不完整	明确，完整
专家意见	非常少	占主要部分
化疗的影响	每个器官单独进行分析	没有明确地进行讨论

（孙　鑫　惠周光）

参考文献

1. Cox JD, Stetz J, Pajak T, et al: Toxicity criteria of the Radiation Therapy Oncology Group (RTOG) and the European Organization for Research and Treatment of Cancer (EORTC). Int J Radiat Oncol Biol Phys, 1995, 31 : 1341-1346.
2. Rubin P, Constine S, Fajardo L, et al: Overview of late effects of normal tissues (LENT-SOMA) scoring system. Int J Radiat Oncol Biol Phys, 1995, 31 : 1041-1042.
3. Trotti A, Byhardt R, Stetz J, et al: Common Toxicity Criteria, Version 2.0 : An improved reference for the grading of acute effects of cancer treatment: impact on radiotherapy. Int J Radiat Oncol Biol Phys, 2000, 47 : 3-47.
4. Trotti A: The evolution and application of toxicity criteria. Semin Radiat Oncol, 2002, 12 : 1-3 (suppl)
5. Trotti A, Colevas D, Setser A, et al: Development of a comprehensive grading system for the adverse effects of cancer treatment. Semin Radiat Oncol, 2003, 1 : 176-818.
6. Marks LB, Yorke ED, Jackson A, et al. Use of normal tissue complication probability models in the clinic. Int J Radiat Oncol Biol Phys, 2010, 76 : S10.
7. Marks LB, Ten Haken RK, Martel MK. Guest editor's introduction to QUANTEC: a users guide. Int J Radiat Oncol Biol Phys, 2010, 76 (3 Suppl): S1-S2.

第十三章 非肿瘤性伴发疾病对正常组织损伤的影响

第一节 概　　述

放射治疗是恶性肿瘤治疗中的重要组成部分，可以提供显著的生存获益。然而，一些非肿瘤性伴发疾病的存在可能会增加放射治疗的急性和晚期不良反应。伴发疾病（comorbidities）是指与肿瘤疾患共存，但与肿瘤疾病病理过程无关的疾病，不同于肿瘤治疗的毒副作用或并发症。老年肿瘤患者中伴发疾病更多见，随着年龄的增加，患者常常存在一个或多个伴发疾病，这些因素可能增加放疗相关毒副反应，严重者影响患者长期生活质量，或者导致放疗停止或中断，从而直接或间接地影响患者的肿瘤控制率和生存期。

由于相关研究规模较小，而且大多为回顾性研究，所以这些伴发疾病和放射治疗耐受性的关联尚未完全阐明。放射肿瘤学专家们应该根据具体情况对获益和风险进行权衡。预测急性和晚期毒性的能力十分重要，这种能力需要贯彻在临床决策过程中。未来的研究将有助于确定患者中放射治疗毒性的进一步风险分层。

本章节将探讨可能影响肿瘤患者放射性正常组织损伤的多种伴发疾病，包括高血压、糖尿病、胶原血管病（collagen vascular disease，CVD）、艾滋病病毒（human immunodeficiency virus，HIV）感染、炎症性肠病（inflammatory bowel disease，IBD）、多发性硬化症（multiple sclerosis，MS）以及影响放射敏感性的遗传性综合征。

第二节 高血压和糖尿病

糖尿病可以导致多器官并发症，其中许多源于微血管的病变，如小动脉闭塞、毛细血管闭塞和动脉硬化。这些改变最后可能会导致组织灌注减少，这在伤口愈合时可能会抑制正常的组织修复。正是由于这些病理学变化，大量的外科报道了在这类患者中伤口并发症的增加。在接受过放射治疗后，糖尿病患者可能会经历类似于正常组织损伤修复的修复过程。

很少有关于糖尿病和高血压对放射性正常组织损伤影响的专门研究报道。20 世纪 70 年代，

Maruyama 等人首先报道了糖尿病和放射性毒性的潜在相关性，他们回顾性分析了 271 例在美国 Kentucky 大学接受宫颈癌放射治疗的患者，在 9 例发生小肠梗阻的患者中，有 7 名（78%）合并糖尿病，3 名（34%）合并有高血压。该作者得出结论：接受放射治疗的宫颈癌合并有糖尿病的患者更易患小肠梗阻。接着，同样来自 University of Kentucky 的 Van Nagell 等人发现，在接受宫颈癌放疗的患者中，合并糖尿病的患者比一般人群发生严重的膀胱及直肠反应比率更高（$P<0.002$）。在无局部复发情况下发生瘘的 6 人中，先前都有糖尿病和高血压。另外，从仅行手术治疗且均合并有糖尿病或高血压的 15 例患者的病理标本中发现，其直肠 / 膀胱血管有明显的狭窄。基于以上发现，作者认为治疗前合并有糖尿病和高血压的患者由于潜在的微血管病变而导致放疗相关性毒性。

随后，Harwood 和 Tierie 研究了在 204 例接受放疗的声门癌患者中，糖尿病和高血压对放射性正常组织损伤的影响。结果显示，既往有糖尿病 / 高血压的患者的晚期毒性反应风险显著增加，包括需要气管切开的喉头水肿、喉狭窄以及喉部坏死。合并糖尿病 / 高血压患者发生主要晚期并发症风险为 67%，而在对照组为 5%（$P=0.01$）。同样，在合并糖尿病 / 高血压患者发生主要并发症风险为 30%，对照组为 6%（$P=0.024$）。这些发现都支持之前的研究，即合并有糖尿病和高血压的患者会增加放疗相关性毒性。

Herold 等人试图确定糖尿病是否可以独立预测接受外照射的前列腺患者的晚期放疗相关性毒性。1989—1996 年间，共入组了 944 例前列腺癌患者，其中包括 121 名Ⅰ型 / Ⅱ型糖尿病患者，所有患者均在 Fox Chase 肿瘤中心接受中位剂量 72Gy、3D-CRT 的放射治疗。中位随访 36 个月，两组间急性反应无显著差异。然而，糖尿病患者晚期 2 度胃肠道毒性（27% vs 17%，$P=0.011$）及晚期 2 度泌尿生殖毒性（14% vs 6%，$P=0.001$）均明显升高。此外，糖尿病患者有发展成为≥ 3 级胃肠道反应趋势，而无发生 3~4 度泌尿生殖毒性趋势，但糖尿病患者发生晚期泌尿生殖毒性时间和对照组相比更早（10 个月 vs 24 个月，$P=0.02$）。多变量回归分析，放疗剂量、直肠阻塞和糖尿病状况均是 2 级胃肠道反应的独立预测因子。然而，在 2 级泌尿生殖道反应中，只有糖尿病状况是其独立预测因子。因此，作者认为糖尿病状况是晚期胃肠道及泌尿生殖道毒性的强有力预测因子，并且可以更早预测晚期并发症的发生。同样 Debus 等人发现在 367 例头骨软骨瘤和软骨肉瘤患者中，糖尿病状况是脑干毒性的独立预测因子。除了以上研究，在其他已发表的研究中，尚未发现糖尿病和高血压是放射治疗毒性的独立预测因子。

第三节 胶原血管病

CVD 包括了一组异质性的疾病，表现为自身免疫调节机制的改变，导致自身抗体的产生和细胞介导的免疫异常。这些自身抗体直接作用于细胞外基质成分，包括胶原蛋白和弹力蛋白，而这些蛋白是不同器官结构与功能必不可少的。CVD 的临床表现包括皮疹、皮肤纤维化以及关节炎等。更为严重的是，CVD 可能累及全身器官，导致胸膜炎、心包炎以及肾脏病等。已有多篇文献报道了类风湿关节炎（rheumatoid arthritis，RA）、系统性红斑狼疮（systemic lupus erythematosus，SLE）、硬皮病、皮肌炎、系统性硬化病以及混合性结缔组织病等患者的放射治疗安全性及毒性反应。

长久以来，放射治疗在合并 CVD 癌症患者抗肿瘤治疗中的地位存在不小的争议。最早关于 CVD 患者严重放疗毒性的病例报道发表于 20 世纪 70 年代。此后，几项更大样本的病例报道进一步探讨了该问题。放疗是乳腺癌保守综合治疗中不可或缺的重要组成部分，基于这些病例报道结果，美国放射学院（American College of Radiology，ACR）于 1992 年发布的指南中指出：胶原血管病史是乳腺癌保守治疗的相对禁忌证，因为这些患者对放射线的耐受性较低。自从该指南发布后，几项大样本的回顾性研究得出了互相矛盾的结论。至今为止的公开报道中，包括了约300例以上CVD患者的急、慢性放疗毒性反应资料。

此外，近来的研究表明，有自身免疫相关性组织疾病病史的患者，其恶性肿瘤的发生率会升高。患有RA和干燥综合征的患者，血液系统恶性肿瘤特别是非霍奇金淋巴瘤的发生率更高。系统性硬化患者癌症的发生率升高达2倍，特别是伴肺纤维化患者发生肺癌的风险进一步升高。虽然有一定的争议，但有研究显示系统性硬化病的患者较普通人群患乳腺癌的风险有所升高。而放疗是抗肿瘤综合治疗的重要组成部分。

合并CVD的早期乳腺癌患者，部分专家建议全乳腺切除术，从而避免术后放疗可能引起的急性和晚期放疗毒性反应。对于合并CVD的其他癌症患者，如何选择或避免放疗尚无明确结论。

一、相关的临床病例报道与研究

在20世纪80年代末之前，零星未经证实的报告显示CVD患者的放射性毒副反应过大。1989年，Teo等最早发表了个案报告，评估了10例鼻咽癌合并皮肌炎患者的放射性毒性反应，9例患者中8例出现了急性融合性黏膜炎，需要终止放疗，平均随访51.8个月，9例患者出现皮下纤维化与严重口干症状，2例患者出现放射性皮肤坏死、溃疡，另1例患者在放疗10年后出现中第6和12组脑神经麻痹症状。

1989年，MD Anderson癌症中心Fleck等报道，9例乳腺癌合并CVD患者接受40~50Gy剂量的^{60}CO光子照射，在4例既往患有CVD病史的患者中，3例出现严重并发症。其中1例患者出现严重的湿性脱皮，在达到40Gy照射剂量时即需终止放疗，此外，还出现臂丛神经损伤症状。另1例患者接受的放疗剂量降低到了55Gy，但仍然出现严重的软组织坏死，需要接受胸壁切除和重建，还出现了放射性肋骨骨折及肺纤维化。最后1例患者出现了严重的软组织坏死，随后出现支气管胸膜皮肤瘘和锁骨、胸骨和胸椎放射性骨坏死。另外5例患者在接受放疗后被新诊断为CVD，均未出现放疗相关毒副反应。这些发现表明，与放疗后才出现CVD的患者相比，先前诊断为CVD的患者有着更高的放射性毒副反应风险。

1991年，Varga等报道了4例患有系统性硬化症及局限性皮肤受累的患者，在放疗照射区域发生了严重的皮肤、皮下和内脏纤维化。这是首篇关于放疗射野之外的纤维化导致内脏器官纤维包裹的报道。所有患者至少在放射治疗前6个月即患有临床症状稳定的硬皮病，尽管积极使用抗纤维化制剂青霉胺，但随后均出现严重急性皮肤毒副反应。3例患者随后发生致命并发症，其中两名患者出现恶病质和大面积内脏纤维化导致的小肠梗阻，另1例患者由于食管狭窄导致反复出现吸入性肺炎，需要接受胃管置入。

基于这些早期病例报道，1992年ACR发布的指南指出：胶原血管病史是乳腺癌保乳治疗的相对禁忌证，因为已发表的报告表明这些患者对放射线的耐受性差。这些早期病例报道也促使研究者们进一步通过对照性研究探讨该问题。

迄今为止的4项病例对照研究和2项单中心回顾性研究，评估了不同恶性肿瘤的放射性毒副反应（表13-3-1）。美国Iowa大学的Ross等开展的配对病例对照研究，调查了61例CVD患者是否存在放疗并发症增加的风险，经过16个月的中位随访，在急性（11% vs 7%，P=0.375）和晚期（10% vs 7%，P=0.69）并发症方面，CVD患者与对照组均无显著差异。但是，与配对对照组相比，CVD患者发生致命性并发症的风险有增加的趋势（5% vs 0%，*P*=0.25）。这些致命并发症包括：放射性肠坏死、小肠梗阻合并膀胱坏死和慢性放射性心包炎。此外，RA 与晚期并发症增加的趋势（24% vs 5%，*P*=0.125）相关，而 SLE 与急性毒副反应增加的趋势（36% vs 18%，*P*=0.5）相关。该项大样本配对病例对照研究发现，CVD 与对照组患者之间急性和晚期毒性的差异小于预期，且均无统计学差异。该研究因随访时间短而被质疑，这可能对晚期并发症的差异产生潜在偏倚。

表 13-3-1 回顾性研究中 CVD 患者放疗毒副反应小结

作者	年份	患者数量	中位随访时间	≥ 3 级急性毒副反应		*P*	≥ 3 级晚期毒副反应		*P*
				CVD	对照组		CVD	对照组	
Ross 等	1993	61	16 个月	11%	7%	0.375	10%	7%	0.69
Morris 等	1997	209	6 年	10%			23%		
Phan 等	2003	38	35 个月	7%	7%		7%	7%	
Chen 等	2001	36	12.5 年	14%	8%	0.400	17%	3%	0.0095
Lin 等	2008	73	1.3 年	10.5%	10.4%	0.075	9.3%	3.7%	0.079

1997 年，Morris 等发表了迄今为止最大样本的回顾性研究，共纳入了 209 例在麻省总医院接受放疗的 CVD 患者，大多数（64%）患者被诊断为 RA，其次为 SLE（12%）、多发性肌炎 / 皮肌炎（8%）、硬皮病（8%），少数患者诊断为强直性脊柱炎、幼年性 RA、盘状红斑狼疮和混合性结缔组织病。中位放疗剂量为 45Gy（范围：10~87.6Gy），结果显示 10% 的照射部位有明显的急性放疗毒副反应。中位随访 6 年，5 年晚期并发症发生率与急性反应（29% vs 9%）和非 RA 性 CVD 的诊断（21% vs 6%，*P*=0.0002）显著相关。与未服用非甾体类抗炎药的患者相比，在放疗期间使用非甾体类抗炎药与统计学上更低的晚期并发症风险有关（6% vs 14%，*P*=0.04）。在其他控制 CVD 病情活动的药物如糖皮质激素中也观察到了类似的趋势，但差异无统计学意义。在接受多个部位放射治疗的患者中，如果最初治疗部位的放疗未引起晚期毒副反应，那么后续治疗部位的放疗引起的晚期毒副反应的风险也很低。Morris 等得出结论，RA 似乎没有增加晚期毒副反应的风险，但是非 RA 性 CVD 或已发生严重急性毒副反应患者的晚期毒性反应发生率显著升高。基于这些结果，作者建议对该类患者应该基于个体差异进行个体化的放疗决策制定。

此后，另外两项匹配对照研究公开发表，2003 年，Phan 等报告了 38 例 CVD 患者的随访结果。由于 Morris 等的研究中未观察到 RA 增加放疗毒性的效应，因此 13 例 RA 患者被排除在本研究之外。中位随访 35 个月，两组急性或晚期并发症的发生率无差异。对硬皮病患者进一步做亚组分析发现，与对照组相比，急性和晚期并发症的发生率略高，但是，纳入的病例中仅有两个硬皮病患者，因此，本研究的主要缺点是病例数少，尤其对患者进行亚组分析时。同之前其他的研究一样，这项研究缺乏统计学效力，无法确定 CVD 对放射性毒副反应的影响。

美国 Michigan 大学的 Lin 等对 1985~2005 年间 73 例 CVD 患者的回顾性研究，中间随访 1.3 年，CVD 患者的晚期毒副反应发生率显著高于对照组（29.1% vs 14%，*P*=0.001），严重晚期毒副反应的发生率有增加的趋势（9.3% vs 3.7%，*P*=0.079），而急性毒副反应并未增加。细胞毒性抗风湿病口服药物的使用与降低急性毒性风险相关（*P*=0.0263），而同时输注化疗药与增加严重晚期毒副反应相关（*P*=0.009）。此外，粗略的分析发现，接受盆腔放疗或诊断为 SLE 或硬皮病的患者发生严重毒副反应的风险更高，然而，由于缺乏统计学效力，无法通过亚组分析得出确定性结论。因此，作者得出结论，虽然放射治疗通常耐受性良好，CVD 增加了晚期放疗毒副反应的发生率。

2017 年，美国 Brigham and Women's 医院的 Diao 等回顾性分析了 1998~2014 年间 31 例 CVD 患者（包括 19 例 RA、4 例 SLE、4 例硬皮病、3 例干燥综合征和 1 例混合结缔组织病）和 825 例非 CVD 患者（对照组），均为胸部恶性肿瘤，采用 3D-CRT 或 IMRT 技术，接受了根治性放疗剂量（≥ 45Gy），中位随访 55.2 个月，与对照组相比，CVD 患者≥ 3 级放射性食管炎的发生率未明显增加（23% vs 19%，P=0.64），但≥ 3 级放射性肺炎的发生率显著增加（26% vs 10%，P=0.01）。尽管 CVD 患者症状性放射性肺炎的发生率较高，但极少发生 4~5 级放射性肺炎，而且在肿瘤控制率及生存方面与对照组无明显差别。双肺 V_{20} ≤ 30%、V_5 ≤ 50%、平均剂量≤ 18Gy、单一器官受累及 CVD 病情稳定者放射性肺炎发生率明显降低。因此，作者提出 CVD 不应该被认为是胸部根治性放疗的绝对禁忌证。

二、SLE

关于 SLE 对放疗毒性反应的影响，各项研究是有争议的。尽管有些研究认为 SLE 增加了急性和晚期放疗毒性反应，但是在 CVD 患者的亚组分析中并没有证明 SLE 与毒副反应的相关性。最近有人提出将 SLE 作为放疗禁忌证是不合理的。迄今为止，只有一项研究专门分析了 SLE 与毒性反应的关系，Pinn 等回顾性分析了 21 例接受外照射放疗患者，和 1 例前列腺癌低剂量率内照射患者，中位随访 5.6 年，其中 21% 的患者出现≥ 3 级急性毒副反应，5 年和 10 年≥ 3 级晚期毒副反应的发生率分别为 28% 和 40%。分析发现，严重的晚期毒副反应的单因素预测因子为：患者光敏性较差、没有关节炎和面颊部皮疹。其中，面颊部皮疹可能提示了 SLE 较严重的病情，但是光敏性较差及没有关节炎则很难解释。作者因此得出结论，SLE 患者急性和晚期毒性风险适中，不应该因为 SLE 而拒绝放疗。尽管已有上述的研究，仍有许多临床医生认为活动性 SLE 是放疗的绝对或相对禁忌证。

三、硬皮病

虽然上述回顾性研究的结论并不一致，但都表明硬皮病患者有着较高的放疗相关毒副风险。Gold 等发表的研究纳入了 1980—2003 年间在 Mayo Clinic 治疗的 20 例硬皮病患者，中位随访时间为 4.7 年，其中仅 3 名患者（15%）出现了 3 级以上的急性毒副反应，这与先前的报道一致，硬皮病器官受累的程度（范围）是预测急性毒副反应发生的唯一因素。此外，3 名患者（15%）出现了 3级以上的晚期毒副反应。因此作者得出结论，一般来说，硬皮病患者能够很好地耐受放疗，其毒副反应均要低于预期。然而这项研究的缺陷是随访时间较短和病例数量较少，15 名接受根治性放疗的患者中有 5 位在完成放疗后 1 年内死亡，从而限制了长期随访的可能。基于上述发现，作者认为硬皮病可能不是放疗的绝对禁忌证。

为了减少急性和晚期毒副反应，Delanian 等在治疗三名硬皮病患者时，将放疗剂量从 65Gy 降低至 40~45Gy/1.8Gy。但尽管如此，治疗过程仍因出现了致死性出血性肺泡炎、硬皮病肺部受累、股动脉血栓形成及皮肤坏死，而使治疗变得复杂。作者的结论是，应当减少放疗剂量及靶区体积以降低毒性反应的发生率，降低分次剂量可能使患者进一步获益，因为已有的研究发现分次剂量与晚期毒性反应有关。

四、保乳手术后放射治疗

在决定哪些乳腺癌患者更适合做乳腺肿块切除术及放疗时，治疗完成后的美观程度是一个重要的考量因素。据报道，57%~88% 接受保乳治疗的患者，都对治疗后的美观程度表示满意。全乳放疗后可能出现的其他晚期不良反应，诸如：肋骨骨折、放射性肺炎、臂丛神经损伤及淋巴水肿，也鲜有报道。但如果那些 CVD 患者在完成照射后出现严重的组织纤维化或晚期不良反应的发生率较高，那么这组患者选择保乳治疗就是弊大于益的选择。Ransom 等首次发表了硬皮病患者放疗后出现明显的组织纤维化和肩膀僵硬的病例报道，之后，Fleck 等也报道了 3 例 CVD 患者放疗后出现了极其严重的不良反应，Robertson 等随后也发表了一篇关于 2 例 CVD 患者放疗后因组织纤维化而完全没有达到理想美观效果的病例报道，其中 1 例 RA 患者在放疗后 11 个月仍需再次进行单纯乳房切除术，另 1 例硬皮病患者出现了新的症状，包括食管及胸肌的纤维化，最终导致左臂活动范围明显受限。所以作者指出，所有硬皮病的患者都应避免进行放射治疗。同样，Mayr 等报道了 1 例混合结缔组织病的患者接受放疗后出现了严重的不良反应，导致美容效果不佳。基于这些发现，一部分肿瘤学家不建议 CVD 患者接受保乳治疗。

即使现在先进的放疗技术降低了正常组织的受照射剂量，但 CVD 患者放疗后仍存在很多严重的不良反应。Hernandez 等报道了在 RA、干燥综合征及Ⅳ期原发性胆汁性肝硬化的女性患者中，接受全乳照射后出现了严重的放射性皮炎及肺炎，这些患者都运用了 3D-CRT、IMRT 等放疗技术。这说明即使在现代精确放疗技术条件下，CVD 患者的放射毒性反应发生率仍要高于一般患者。

迄今为止，只有 Chen 等发表了一篇 36 例 CVD 患者进行保乳治疗的病例匹配对照研究。相较于之前的研究，Chen 还纳入了 1 例在放疗期间 CVD 疾病仍处于活动期的患者，中位随访时间为 12.5 年，与之前的研究结果相似，CVD 患者与对照组在急性毒性反应方面并无显著差异（14% vs 8%，P=0.40），但是 CVD 患者有着更多的晚期毒性反应风险（17% vs 3%，P=0.0095）。在 CVD 患者亚组分析中，只有硬皮病在预测晚期不良反应上是有统计学意义的（75% vs 0%，P=0.000 52），当然，这个研究还是受限于样本量较小。该研究再次阐明，硬皮病患者更加容易出现电离辐射诱发的晚期毒性，因此没有达到保乳治疗美观的目的。

五、胶原血管病放射损伤的病理生理学机制

现在已经提出了许多病理生理机制来解释 CVD 患者晚期毒性的增加。有人推测，CVD 可能会加重放疗引起的微血管损伤，然而 Ross 等的研究并未发现糖尿病、高血压、症状性动脉粥样硬化等会引起血管病变的病症有增加晚期毒副反应的风险。对正常组织修复的干扰也被认为是 CVD 增加毒性反应的机制；此外，目前已经有了放射线会导致血管内皮细胞损伤的假说，而内皮细胞的损伤导致了血管基底膜的暴露，释放了相关的炎性因子，随后产生了针对基底膜自身的抗体，最终导致受照组织产生炎症反应。细胞因子的产生和释放导致了成纤维细胞增殖和胶原合成，最终导致组织纤维化。最近有项体外研究支持了这个假说，在受辐照的细胞中，转化生长因子 β 和巨噬细胞源性成纤维细胞生长因子的产生均有增加。转化生长因子 β 的释放可导致胶原基因转录的增加，最终导致组织纤维化。

第四节　艾滋病病毒感染

自从 1985 年发现 HIV 和艾滋病（AIDS）以来，在我国估计超过 50 万人口已感染 HIV。已证实感染 HIV 的患者发生各类恶性肿瘤的概率都会增加，最近的一项 Meta 分析表明：在 HIV 感染的患者中，免疫缺陷在罹患感染相关恶性肿瘤过程中发挥着重要的作用。Melbye 等发现，相比于正常人群，HIV 感染者发生 HPV 相关肛管癌的发病风险增加了 40~80 倍。

高效抗逆转录病毒治疗（也称鸡尾酒疗法）的使用，使得患者 CD4 细胞计数增加，并且生存期延长。随着抗逆转录病毒治疗的 HIV 感染者生存率的提高，HIV 相关性恶性肿瘤的预防、有效治疗和对维持治疗的耐受性已成为了日益重要的问题。

许多研究评估了 HIV 患者对于癌症相关治疗的耐受性。目前，已经在多种恶性肿瘤中研究了 HIV 患者对放射治疗的耐受性，尤其是对于肛管癌。对于正常人群，肛门鳞状细胞癌的标准治疗是同步放化疗，化疗药物常用 5- 氟尿嘧啶（5-FU）和丝裂霉素 C（MMC）。然而，20 世纪 80 年代末，一些病例报道表明：无论是单独行放疗还是行同步放化疗，感染 HIV 的患者都会出现更为严重的急性毒性反应。固有的细胞放射敏感性和谷胱甘肽缺乏可能是对 AIDS 患者放疗副反应增加的合理解释。已有大量的研究报道，合并 HIV 感染的肛管癌在抗肿瘤治疗过程中，治疗中断、住院治疗和化疗剂量降低的比例明显增加（表 13-4-1）。Kim 等人的一项研究评估了 13 例 HIV 阳性患者接受标准放化疗的疗效和毒性，发现 HIV 阳性患者中严重急性治疗相关性毒性反应显著升高（80% vs 30%，P<0.005）。2006 年，美国 Emory 大学医学中心的 Edelman 等回顾性分析了 17 例接受标准放化疗的 HIV 阳性患者，放疗中位剂量为 54Gy，除 1 例患者外，其他均接受了 5-FU 和丝裂霉素方案的化疗，中位随访 25.6 个月，分别有 47%、56% 的患者发生 3 级皮肤毒性和血液学毒性。与先前报道的在一般人群中进行的随机对照临床试验数据相比，该研究报道的毒性反应发生率更高。但是，使用 5-FU 和顺铂方案化疗的那位患者并没有发生急性或晚期并发症。因此，作者得出结论，接受标准的同步放化疗方案者急性并发症发生率更高。

表 13-4-1　HIV 阳性肛管癌患者放化疗毒副反应小结

作者	患者数量	放疗剂量（Gy）	化疗	≥ 3 级急性毒副反应		
				血液学	皮肤	胃肠道
Edelman 等	17	50.4~60.4	5-FU+MMC	56%	47%	24%
Cleator 等	12	38~51	5-FU+MMC	25%	8%	17%
Blazy 等	9	60~70	5-FU+ 顺铂	44%	44%	0
Kim 等	13	50~54	5-FU+MMC	23%	38%	23%
Chadha 等	9	50	5-FU+MMC	22%	78%	0
Oehler-Janne 等	40	52~60	各种方案	33%	35%	10%
Peddada 等	8	30	5-FU+MMC	38%	50%	13%
Wexler 等	32	45~61	5-FU+MMC	69%	25%	28%

2008 年，Oehler-Janne 发表了一项多中心队列研究，比较了 40 例 HIV 阳性接受高效抗逆转录病毒治疗和 81 例 HIV 阴性的肛管癌患者，所有患者均接受根治性放化疗，结果发现尽管两组患者接受的中位总放疗剂量并没有差异，但是 HIV 阳性患者放射治疗的放疗总时间显著延长。另外，与 HIV 阴性患者相比，HIV 阳性患者更少地接受了腹股沟照射或原发肿瘤近距离加量放疗。尽管两组在既定化疗方案中的依从性没有明显差异，但是 HIV 阳性患者更少选择 MMC。总体来说，50% 的 HIV 阳性患者都发生了≥ 3 级毒性反应，与 HIV 阴性患者组相比，其≥ 3 级皮肤毒性（35% vs 17%，P=0.04）和≥ 3 级血液学毒性（33% vs 12%，P=0.08）发生率更高。因此，该作者提出急性毒性仍然是这类患者治疗中的主要临床挑战。

与以上报道不同，仍有大量其他报道表明标准的放化疗方案可以被安全的应用。Cleator 等人报道了 12 例 HIV 感染患者，接受了根治性放疗同步 5-FU 和 MMC 联合化疗，但放化疗方案均进行了调整，MMC 仅使用了 1 个周期，会阴加量照射前至少暂停 4 至 6 周。尽管大部分患者都发生了中度放化疗毒性反应，但≥ 3 级血液学、皮肤及胃肠毒性反应分别为 25%、8%、17%。由于该报道中 HIV 阳性患者的放化疗耐受性尚可，所以作者推荐 HIV 阳性患者应该接受改良方案的同步放化治疗。

此外，Chiao 等开展的一项大样本回顾性队列研究，分析了 1998 至 2004 年间诊断为肛管鳞状细胞癌的 1184 例患者（1009 例 HIV 阴性，175 例 HIV 阳性），作者发现 HIV 阳性患者可以和 HIV 阴性患者一样接受治疗，而且两组患者的 2 年总生存率相似。基于此，研究者指出放疗和化疗的选择不应该因为 HIV 状态的不同而舍弃或降低强度。然而，这项研究也有一些局限性，包括没有指出具体的治疗方法（比如化疗方案、放疗剂量等）和缺乏治疗相关毒性的详细数据。

考虑到 HIV 阳性患者有潜在更高的毒副反应风险，研究者们也尝试了多种放化疗方案的优化，包括使用顺铂替代 MMC、降低放疗剂量、缩小放疗靶区以及使用 IMRT 技术。有研究显示，相比于 MMC，顺铂为基础方案的血液学毒性更小。因此，一些研究者认为顺铂的耐受性更好，是更合理的选择。然而，最近一项 RTOG 随机对照试验对比了同步放化疗中使用 5-FU+ MMC 和 5-FU+ 顺铂，发现顺铂组中患者结肠造口术比率明显比 MMC 组高，该实验结果也提出顺铂为基础的化疗方案疗效劣于 MMC 组。基于该研究，顺铂为基础的治疗方案应该避免应用于一般人群，仅考虑应用于无法耐受 MMC 的患者。

考虑到放疗相关毒性，Peddada 等人报道了 HIV 阳性患者接受总剂量为 30Gy 的低剂量放疗，急性及晚期毒性反应均可接受。然而，最近一项回顾性研究中，采用顺铂为基础的化疗，提高放疗剂量至 60~70Gy，患者耐受性良好，≥ 3 级皮肤毒性反应和≥ 3 级胃肠道毒性反应分别为 44% 和 0%。该研究表明降低放疗剂量来减轻治疗相关毒性可能是没有必要的。

另外，新的精确放疗技术，包括 IMRT、旋转调强放疗、螺旋断层放疗技术等，可以进一步提高靶区剂量而减轻放疗毒性反应。Salama 等报道了使用 IMRT 技术进行肛管癌同步放化疗的耐受性。这项多中心研究共纳入 53 例患者，其中 8 例为 HIV 阳性患者，结果表明≥ 3 级皮肤毒性反应和≥ 3 级毒性胃肠道急性反应分别为 38% 和 17%、42% 的患者需要暂停治疗。

此外，有多项研究报道了合并 HIV 感染的头颈部恶性肿瘤对放化疗的耐受情况。2010 年，美国 New York 大学的 Sanfilippo 等回顾性了 2004—2008 年间共 13 例合并 HIV 感染的头颈部恶性肿瘤接受放疗的患者，其中 12 例为鳞癌，6 例患者接受了同步化疗，中位放疗剂量为 66.4Gy，中位放疗时间 51 天。几乎所有患者如期完成了放疗，1 例（8%）患者发生Ⅳ级融合性湿性脱皮，8 例（61%）患者发生 3 级毒性反应，包括 4 例黏膜炎、2 例放射性皮炎、另 2 例同时发生黏膜炎和放射性皮炎。作者得出结论：HIV 阳性的头颈部恶性肿瘤患者可以很好地耐受放疗或放化疗，与 HIV 阴性患者相比似乎并未增加毒性反应。2011 年，美国加州大学 Davis 癌症中心的 Klein 等回顾了 2004—2008 年间共 12 例合并 HIV 感染的头颈部鳞癌接受放疗的患者，6 例（50%）患者接受了同步化疗，6 例（50%）患者采用了 IMRT 技术，9 例（75%）患者在放疗时接受抗病毒治疗，中位放疗剂量为 68Gy，7 例（58%）患者发生≥ 3 级毒性反应，包括：5 例融合性黏膜炎和 4 例湿性放射性皮炎。5 例（42%）患者连续性放疗中断时间超过 10 天，无需入院治疗且未发生致死性毒性反应。作者得出结论：HIV 阳性的头颈部癌患者对放疗的耐受性较好，与历史对照 HIV 阴性患者相比似乎并未增加毒性反应。

2018 年，Grover 等开展了一项前瞻性队列研究，入组了 2013 年 7 月至 2015 年 1 月间共 143 例宫颈癌根治性放化疗患者，96 例（67%）患者合并 HIV 感染，所有患者在放疗时接受抗病毒治疗，HIV 阳性与 HIV 阴性患者的放化疗毒性反应无明显差异。

第五节　炎症性肠病

IBD 是一类以肠道炎症为标志的胃肠道疾病，主要包括克罗恩病和溃疡性结肠炎。IBD 主要表现为反复发作的腹痛、呕吐、腹泻、便血和体重减轻。IBD 还表现为肠外以及全身表现，如：强直性脊柱炎、坏疽性脓皮病、原发性硬化性胆管炎。

很多研究已经明确了 IBD 与结直肠癌的联系。1925 年，Crohn 和 Rosenberg 记录了第一例溃疡性结肠炎继发的结直肠癌。至 20 世纪 60 年代，已有许多研究报道克罗恩病患者结直肠癌的发生率增加。近年来发表的诸多文献显示，与年龄以及性别相匹配的正常人相比，IBD 患者发生结肠癌的风险增加了约 30 倍，预计 5 年和 20 年发展为结直肠癌的概率分别为 5% 和 15%。

20 世纪 80 年代，几个小样本病例报道显示腹部或盆腔放疗可能会加重 IBD 患者的症状，因此建议 IBD 为盆腔放疗的相对禁忌证。Schofield 等首次报道了一例患有溃疡性结肠炎的患者，行盆腔放疗后 IBD 症状加重，需要进行外科手术干预。此后，Hoffman 等报道 1 例年轻宫颈癌女性患者因 IBD 加重而停止放疗。不同的是，Tiersten 与 Saltz 报道了 5 例 IBD 伴胃肠道恶性肿瘤患者接受了盆腔放疗，并未发生严重的急性毒性反应，而且这些患者大多接受了 5-FU 方案的同步化疗。以上研究结果都受到了一定的质疑，因为入组的患者人数太少，仅为 1~5 人。这些研究的局限性还包括缺乏长期随访和放射治疗的具体细节。

一、外照射放射治疗

放疗现已成为多种盆腔及胃肠道恶性肿瘤重要的治疗手段之一，数项大型随机对照研究报道了局部晚期直肠癌术前和术后放化疗降低了局部复发率，增加无病生存率及总生存率。此外，同步放化疗已经成为局部晚期宫颈癌的标准治疗方案。尽管放疗使患者在肿瘤控制方面有着明确的获益，但是在 IBD 患者中，临床医生经常因担心早晚期毒性反应而犹豫是否给予盆腔放疗（表 13-5-1）。

表 13-5-1 克罗恩病患者放疗毒副反应小结

作者	年份	患者数量	照射部位	照射方法	中位随访时间	≥ 3 级急性毒性	≥ 3 级晚期毒性
Willett 等	2000	28	盆腔	外照射	32 个月	21%	29%
Green 等	1999	15	盆腔	外照射	24 个月	20%	13%
Song 等	2001	24	各种部位	外照射	11 个月	21%	8%
Grann 等	1998	6	前列腺	近距离照射	42 个月	0%	0%
White 等	2015	19	腹盆腔	外照射	32.5 个月	11%	6%
Murphy 等	2015	21	前列腺	内外照射均有	49 个月	5%	5%
Bosch 等	2017	66	直肠	外照射		10.6%	
Mohammed 等	2018	11	前列腺	近距离照射	6 个月	0%	

1999 年，Green 等人试图研究 IBD 患者盆腔放疗的疗效及耐受性，回顾性分析了 1960—1994 年间在 Mount Sinai Hospital 治疗的 47 例 IBD 患者（包括 35 例克罗恩病，12 例溃疡性结肠炎），其中 15 例患者接受了盆腔照射，包括 2 名术前新辅助放疗、12 例术后辅助性放化疗及 1 例根治性放化疗，采用二维放疗，中位剂量为 50.4Gy（范围：5~55.8Gy）。经过 2 年的中位随访后，作者报告在接受盆腔放疗的患者中，≥ 3 级急性毒副反应发生率为 20%。其中 2 例患者出现 3 级皮肤反应，1 例患者出现 4 级胃肠道反应从而需要中断治疗四周来进行休息和住院处理脱水问题。2 例患者（13%）在放疗后出现小肠梗阻，均经保守治疗后缓解。此外这些患者中并没有出现晚期毒副反应。将本研究患者与历史放疗毒副反应发生率比较发现，IBD 患者的并发症发生率较一般人群要少，由于一些高危人群的存活率较低，还有许多患者并没有接受放射治疗，作者认为，那些患有 IBD 的直肠癌患者应该积极推荐辅助治疗，包括盆

腔放疗，伴或不伴同步化疗。然而，本研究的局限性在于接受放疗的患者总人数较少，以及其结果是与历史对照比较的。

2000 年，美国麻省总医院的 Willett 等发表了 IBD 患者腹盆腔放疗早晚期毒性的研究，他们入组了 1970—1999 年接受腹盆腔照射的 28 例 IBD 患者（10 例克罗恩病，18 例溃疡性结肠炎），分别患有胃肠道、泌尿系统或生殖系统肿瘤，这些患者均按计划完成了 >40Gy 的根治性放疗，作者将这些患者分类为两种：接受特殊照射技术治疗的患者 16 人（包括较小的射野、卧位治疗、质子放疗或是因为毒性反应而中断治疗的患者）；常规手段放疗的患者 12 人。随访 32 个月，总毒性反应发生率为 46%，其中 5 人发生了晚期毒性反应。21% 的患者因为严重的毒性反应而终止治疗（接受中位放疗剂量 12.4~64.8Gy）。此外，平均随访时间 12 个月时，29%（8/28）的患者由于晚期毒性反应需要住院或手术治疗。虽然照射技术与严重急性毒性反应并不相关，但常规照射方法患者中 73% 的 5 年晚期毒性发生率显著高于特殊照射方法患者中 23% 的发生率（P=0.02)。急性的毒性反应似乎与晚期毒性并不相关，因为只有一名急性毒性反应患者随后出现了晚期毒性反应。虽然与克罗恩病相比，溃疡性结肠炎的晚期不良反应发生率较高，但是这可能因溃疡性结肠炎患者中较高的传统照射方法占比所混淆。因此，与 Green 的研究有所偏差，该作者得出结论，应当更为灵活地使用不同的照射方法来减小毒性发生率。然而由于其为回顾性研究，所以很可能受到了选择偏倚的限制。

美国 Johns Hopkins 大学的 Song 等对 1979—1990 年间 24 例 IBD 患者进行了类似的研究。队列中纳入了 15 例克罗恩病患者、7 例溃疡性结肠炎患者、2 例 IBD 患者未进行特殊说明。与先前的研究只纳入腹盆腔肿瘤的患者不同，这项研究纳入了头颈部患者 2 例、胸部肿瘤患者 8 例、全身放疗患者 1 例、腹盆腔患者 17 例以及一些多部位肿瘤患者。患者接受中位放疗剂量 45Gy（范围：9~70.2Gy），其中 15 名患者接受了同步化疗，所有患者均采用常规照射技术。中位随访 11 个月，21% 的患者有≥ 3 级急性胃肠道毒性反应，均为接受了同步化疗的患者。尽管大多数患者完整地完成了放疗计划，但一名前列腺癌的患者在放疗至 28.8Gy 时出现严重的放射性肠炎及 IBD 恶化，因此不得不需要进行回肠造瘘术。此外，2 例接受盆腔照射的直肠癌患者（8%）在治疗后 6 个月出现了 3 级以上的胃肠道毒性反应，不得不接受手术治疗小肠梗阻。在腹盆腔及全身治疗的患者中，早期和晚期毒性反应发生率为 19% 和 13%。与之前公布的研究结果类似，Song 等发现，诊断为 IBD、IBD 相关手术史、在放疗期间行 IBD 药物治疗及 IBD 预处理的程度与放疗毒性反应无关。然而，作者提到了同步化疗可能会加重 3 级以上毒性反应的风险。

2015 年，美国 Stanford 大学的 White 等报道了 1997—2011 年间收治的连续 19 例 IBD 患者（14 溃疡性结肠炎、5 例克罗恩病)，采用精确放疗技术（14 例 IMRT、5 例 3D-CRT），均接受了腹部或盆腔外照射治疗（食管 / 胃癌 5 例、直肠 / 肛门癌 3 例、肝癌 3 例、前列腺癌 8 例)，中位随访时间为 32.5 个月，仅有 2 例患者（11%）发生≥ 3 级急性毒性反应，仅有 1 例患者（6%）发生≥ 3 级晚期毒性反应。接受 IMRT 技术的患者中有 14%发生了≥ 2 级急性胃肠道反应，而采用 3D-CRT 技术的患者 100%发生了≥ 2 级急性胃肠道反应（P=0.002)。

2015 年，美国 Fox Chase 肿瘤中心的 Murphy 等报道了 1990—2010 年间收治的 84 例前列腺癌根治性放疗患者，其中 21 例合并 IBD（13 例溃疡性结肠炎、7 例克罗恩病、另 1 例不详)，另外 63 例作为对照组，中位随访时间为 49 个月，IBD 与非 IBD 患者≥ 3 级急性放疗毒副反应发生率均无明显差异（5% vs 0%，P=0.16)，IBD 与非 IBD 患者≥ 3 级晚期放疗毒副反应发生率也无明显差异（5% vs 1.7%，P=0.79)。

2017年，荷兰Bosch等报道了1991年1月至2010年5月间收治的161例IBD合并直肠癌放疗患者，其中66例接受了术前放疗，包括32例短程放疗、13例长程放疗和21例放化疗患者，3组患者中≥3级急性放疗毒副反应发生率分别为0.0%、7.7%和28.6%（P=0.004）。

所有这些研究的主要局限性为难以区分晚期放疗毒性与IBD本身的自然进程。据报道，克罗恩病确诊20年内的手术干预率为78%，复发性IBD患者的再手术率为75%~90%。放疗后外科干预的原因常常归咎于放射治疗的不良反应，但其实IBD本身疾病的自然进程很可能混淆视听。因此，那些归因于放疗的早晚期毒性反应实际上可能低于文献中公布的比例。

二、近距离放射治疗

目前为止只有2篇关于患有IBD的前列腺癌患者的近距离照射研究。Grann和Wallner发表了6例在美国纽约纪念癌症中心治疗的IBD前列腺癌患者的病例报道。由于担心外照射引起的不良反应，该机构常常建议前列腺癌患者进行内照射从而减少直肠的受照体积。中位随访3.7年，所有患者均未发生明显的胃肠道反应，两名患者出现轻度的里急后重和便血，均自行好转。因此，作者得出结论，前列腺近距离照射对于IBD患者是安全的。

2018年，Mohammed等报道了英国和西班牙4家中心2012—2015年间收治的11例前列腺癌合并IBD患者（6例溃疡性结肠炎、5例克罗恩病），均接受了高剂量率内照射，中位随访时间为6个月，未发生≥3级放疗毒副反应。

三、发病的病理生理学机制

虽然IBD的确切病理生理机制尚未阐明，但免疫应答失调一直被认为是其发病机制的一部分。有人认为，IBD可能由异常的黏膜免疫系统引起，或是针对肠道细菌的细胞或体液免疫的特异性缺陷引起。第2种理论认为，IBD是由于肠道屏障功能的改变使得正常肠道微生物引起了肠道的免疫应答反应。在组织学上，克罗恩病是由跨肠壁的淋巴聚集、黏膜肌层的增生性改变、黏膜下间质水肿及过多的胶原蛋白沉积导致，这些因素导致了组织纤维化。相比之下，溃疡性结肠炎较少出现组织纤维化，但其黏膜和黏膜下层的慢性血管周围性炎性浸润是相当明显的。

放疗加剧IBD的潜在机制与CVD患者恶化的机制相似，慢性炎症环境中的自由基加强了电离辐射对组织的影响，此外，慢性溃疡性结肠炎患者的DNA修复机制可能存在缺陷，从而增加了组织对放化疗的敏感性。而且，那些有着腹盆腔手术史的IBD患者因术后落入放疗射野内的小肠体积增加，其晚期毒性的发生率也随之增加。

第六节　多发性硬化症

MS是一种中枢神经系统的炎症性自身免疫性疾病。尽管仍未完全明确其具体的发病机制，MS被认为是由自身活化T细胞作用于髓鞘成分，引起细胞功能改变甚至细胞死亡。MS患者可表现出多种神经系统症状，包括：面部及肢体感觉异常，视力丧失，亚急性运动功能减退，复视，步态不稳及眩晕。导致临床神经功能缺损的原因包括：紧密髓鞘神经绝缘的丧失，神经传导功效降低和轴突变性。80%以上的MS患者以反复发作的慢性炎症为特征，最终导致中枢神经系统形成空斑，引起神经系统功能的恶化。许多研究支持MS的主要病因为自身免疫性疾病，并且这些患者其他自身免疫性疾病的发生率高于正常人，如：自身免疫性甲状腺疾病，Ⅰ型糖尿病和 IBD。

在 20 世纪早期，分次外照射被认为是一种潜在的治疗 MS 的有效方法。然而，Lampert 等于 1959 年发表了第 1 个病例报告，记录了由于加速脱髓鞘而使用颅脑外照射放疗的 MS 患者，出现显著的、可能致命的神经毒性并发症。McMeekin 等随后报道的一项个案中，患者尸检证实位于脑干和小脑白质既往放射治疗靶区内的脱髓鞘斑块，该斑块的形成被认为与放射治疗在时间上有关。2003 年，Murphy 等报道了 1 例腺样囊性癌患者接受腮腺放疗后，出现急性临床和影像学 MS 病情的恶化。放疗后磁共振成像显示小脑区域新发的高信号病变，与患者出现症状的定位和 50% 等剂量线所限定的区域相吻合。许多其他研究也支持外照射后 MS 患者神经毒性发生率增加。

然而，并非所有的研究都表明接受外照射治疗的 MS 患者中 MS 病情的恶化和治疗相关的神经毒性风险增加。与之前的个案报道结果不同，Tourtellotte 等汇总分析了 1903—1970 年间接受中枢神经系统放射治疗的 344 名患者，没有发现 MS 恶化的证据。但是，由于担心致命或致残的神经毒性，放疗专家常常对采用颅脑外照射治疗 MS 患者迟疑不决。

2006 年，Miller 等发表了较大样本的回顾性研究，以了解接受外照射治疗的 MS 患者的神经毒性发生率。作者纳入了 1976—2004 年间连续 15 名在 Mayo Clinic 接受颅脑外放射治疗的 MS 患者。大多数患者患有原发性脑肿瘤（60%），少数患者患有脑转移瘤。采用临床和影像学手段排除了肿瘤进展引起的症状。中位随访时间为 6 年，尽管在治疗期间没有发生严重急性 MS 恶化的报道，但 6 名患者经历了 4 级以上的神经毒性，中位随访时间为 1.0 年（范围：0.2~4.3 年）。放疗后 1 年和 5 年之内发生 4 级神经毒性的比例分别为 25% 和 57%。发生神经毒性的中位剂量为 50Gy（范围：37.5~54Gy）。单因素分析发现，包括了颞叶、中枢白质和脑干的对穿野照射与神经毒性风险增加有关（$P<0.04$）。因此，作者得出结论，与正常对照组相比，MS 患者行颅脑放疗神经毒性风险更高。

确定颅脑接受外照射后发生神经毒性的具体风险是非常困难的，并且受到许多限制，目前的研究有诸多局限性，包括：由于样本量小导致的统计效力较弱、MS 临床综合征的诊断困难性以及导致这些患者神经功能衰退的其他原因。此外，绝大多数患者都是在 MRI 在临床上常规使用之前接受了治疗，因此，可能遗漏导致神经症状进展或恶化的肿瘤复发或进展。最后，这些研究都受到其回顾性研究、过时的放疗技术和处方剂量模式的限制。即使在最近的 Miller 等人的研究中，也只有一半的患者在 1986 年之后接受了治疗。因此，这些研究不能说明现代放疗条件下毒性反应的风险，分次立体定向放疗和外科放疗可能会减少脑白质受照射的剂量体积。随后的一些研究似乎显示了放射外科对 MS 患者可能是安全和有效的。然而，由于接受放射治疗的患者中 MS 的发病率很低，很难获得前瞻性的数据。

放射治疗导致潜在恶化脱髓鞘和神经衰弱的机制尚不清楚。一些研究者推测辐射可能对少突胶质细胞 / Ⅱ型星形胶质细胞及其前体细胞产生影响。另一些研究者认为辐射可能改变细胞因子环境、脉管系统，并可能破坏照射野内的血脑屏障，导致进一步的损伤。最近，Miller 等人提出，MS 患者可能缺乏正常患者修复辐射引起的中枢神经系统脱髓鞘的能力以及其他放射性毒性的早期延迟效应。进一步的研究将有助于阐明可能导致这些临床发现的病理生理机制。

不同运动震颤的放射外科治疗已经开展了 25 年以上。许多研究报告，针对无数运动障碍的患者包括帕金森病和原发性震颤，采用立体定向手术取得了理想的震颤控制。由于以上疾病的成功和治疗经验，研究者尝试通过神经外科干预来缓解 MS 震颤。约 25% 的 MS 患者伴有震颤，6% 的患者可能严重致残，针对该疾病已尝试过诸多疗法，但结果都令人失望。此外，包括立体定向丘脑切开术和丘脑深部脑刺激的侵袭性手术已被发现可以改善临床症状，但通常只是暂时的。因此，最近几项研究评估了在针对难治性震颤患者采用立体定向外科治疗的疗效。

美国 Pittsburgh 大学的 Mathieu 等公开报道了采用伽玛刀行立体定向丘脑毁损放疗治疗六名难治性 MS 震颤患者的经验，所有患者都有难治性意向性震颤，中位持续时间为 3 年。中位随访 27.5 个月，所有患者的震颤症状均明显改善。与先前的研究表明接受外照射治疗的 MS 患者可能增加神经毒性相反，研究者推测，放射外科由于更小的放疗靶区和更快的剂量跌落，神经系统相关的并发症的发生概率会更低。

第七节　遗传性疾病

DNA 损伤的识别和修复是一个十分复杂的过程，包含了大量的基因以及其他物质繁杂的相互作用。近几十年间，越来越多报道发现个体基因的多样性，它可以改变负责检测 DNA 损伤的大型多蛋白复合物的功能，可能会影响放射敏感性。候选放射敏感性基因的鉴定和确定它们在不良放射治疗反应发展中的作用是目前研究的一个热门领域。本文列出了潜在的放射敏感性疾病和与其相关联的候选基因（表 13-7-1）。一些遗传综合征，包括共济失调毛细血管扩张症（ataxia telangiectasia，AT）和 Fanconi 贫血症（Fanconi anemia，FA），表现出来的一些综合征会影响放疗敏感性。目前正在努力开展预测性测试，并基于拥有这些特定的遗传变异，以确定个体的放疗毒性反应风险。

表 13-7-1　放射敏感性疾病和与其相关联的基因

综合征	基因	位点
ADA-deficient SCID	*ADA*	20q13.11
AT	*ATM*	11q22.3-23.1
Breast cancer	*BRCA2*	13q12.3
Breast/ovarian cancer	*BRCA1*	17q21
DNA-PK deficiency	*DNA-PKc*	8q11
Fanconi A	*FANCA*	16q24.3
Fanconi B	*FANCB*	
Fanconi C	*FANCC*	9q22.3
Fanconi D	*FANCD*	3p26-p22
Fanconi G（XRCC9）	*FANCG*	9p13
Ku70	*KU70*	22q13
Ku86（XRCC5）	*KU86*	2q33-q35
Leukemia predisposition	*Ligase Ⅳ*	13q33-q34
CHK1 deficiency	*CHK1*	11q22-q24
Li-Fraumeni syndrome	*CHK2*	22q12.1
MRE11 deficiency（ATLD）	*MRE11*	11q21
Multiple endocrine neoplasia Ⅱ	*MEN2*	10q21.1
NBS	*NBS1*	8q21
Rad50	*RAD50*	5q31
X-linked agammaglobulinemia	*BTK*	X21.3
XRCC4	*XRCC4*	5q13

第八节 总 结

先前合并糖尿病和高血压可能增加了晚期放疗毒副反应的发生风险。然而，由于已有研究的统计效力较弱，很难得出确切的结论。通过未来的研究，期待可以更好地理解糖尿病、高血压和正常组织修复之间复杂的相互作用。

虽然多个病例报道认为放射治疗会增加伴有 CVD 癌症患者的急性和晚期毒性反应，但是来自大样本的回顾性研究得出了互相矛盾的结论。由于这些研究的样本量较小，而且多为亚组分析结果，因此缺乏有统计学效力的数据得出肯定性的结论。一项大型的前瞻性、多中心试验有助于进一步明确增加急性和晚期放射性毒性反应的疾病人群。如何合理解释这些临床发现并将其运用于日常实践中是非常重要的，将有助于提高患者的疗效。当评估患有 CVD 的患者时，获得完整的风湿病病史是尤其重要的。在治疗前以及治疗过程中，风湿病专科医生的密切参与对于风湿病症状的积极控制是非常有益的。此外，在治疗开始前使用非甾体抗炎药以及其他细胞毒性药物可能会降低晚期毒性反应。

同步放化疗对于 HIV 阳性肛管鳞癌、头颈部癌、宫颈癌患者有着较好的疗效和耐受性。如果可能，HIV 阳性患者的治疗应该等同于一般人群；但是，不同患者的治疗决策应该是根据具体情况而制定，例如 CD4 状态，症状表现状况和 HAART 治疗的应用。所有的 HIV 阳性患者在抗肿瘤治疗中，全程应该与 HIV 专科医生保持充分沟通和合作。如果合适的话，该类患者应该接受评估并进行高效抗逆转录病毒治疗。一些研究表明 HIV 阳性患者可能会经历更重的急性毒性反应，另一些研究也发现在 CD4 ≤ 200 的患者发生治疗相关性毒性最为严重。在患有 HIV 或有机会性感染病史的患者中，可考虑减少化疗药物剂量，化疗药物 MMC 的替代方案以及单独使用放射治疗。新的精确放疗技术（包括 IMRT）在治疗肛管癌中可能可以进一步降低皮肤及胃肠道等毒性反应。需要进一步开展前瞻性、Ⅲ期临床试验，评估 HIV 阳性肛管鳞癌患者采用新的治疗策略的价值。

小样本病例报道显示腹部或盆腔放疗可能会加重 IBD 患者的消化道症状。在放射治疗实施前，需要充分评估 IBD 的累及部位、症状及疾病控制情况。对于需要接受放射治疗的 IBD 患者，需要采用先进的精确放疗技术并尽最大可能保护正常组织免受照射。此外，对于需要外科手术的患者，建议放置手术夹明确肿瘤的准确位置，并放置手术网固定肠道并远离放射治疗射野。很多同步放化疗的方案虽然会增加肿瘤的局部控制率和生存率，但同时增加毒性反应。对于这部分患者，需谨慎考虑同步化疗的使用，因为其会增加急性毒性反应的发生率。总之，由于目前研究的局限性，进一步深入研究有助于明确 IBD 与放疗相关性毒性反应的确切联系。

放疗对患有 MS 患者的影响有一定的争议。虽然一些小样本回顾性病例报告研究表明这些患者接受颅脑分次外照射放疗后，神经系统的毒性会增加，但是这些发现在已公开的文献中未得到一致的结论。在许多临床实践中，颅脑放疗是多学科综合治疗中不可或缺的重要组成部分。对于 MS 患者，应该基于个体化治疗的原则，认真权衡放疗潜在的获益和风险。此外，近来的许多文献表明放射外科在治疗 MS 患者难治性震颤以及三叉神经痛的潜在价值。但是，放射外科治疗的该类临床病例数仍较少，其主要用于存在难治性、使人衰弱症状的 MS 患者。进一步的随访有助于评价这些治疗的长期有效性以及毒性。

在确定 DNA 修复基因中遗传变异在预测临床放射敏感性中的作用方面已经取得了一些进展。ATM 相关的错义突变和 NBS1 截短的突变对于增加一般人群中辐射诱发的恶性肿瘤的风险起着十分重要的作用。一些研究表明，ATM 基因突变的杂合子载体可能会增加早期和晚期放射治疗相关不良反应。此外，需要大规模队列研究来确认这些发现和进一步确定其他可能影响放疗不良反应的候选基因。接下来还会发现更多类似的基因，这些基因在正常组织放射治疗不良反应中发挥着重要的作用。目前正在努力开展预测性测试（包括 Gene-PART 项目），并基于拥有这些特定的遗传变异，以确定个体的不良辐射反应风险。通过这些预测工具，医生将能够为患者个体量身定制治疗建议，并尽量减少与治疗相关的毒性。

（杨咏强　蔡 尚　田 野）

参考文献

1. White EC, Murphy JD, Chang DT, et al.Low toxicity in inflammatory bowel disease patients treated with abdominal and pelvic radiation therapy.Am J Clin Oncol, 2015, 38(6): 564-569.
2. Murphy CT, Heller S, Ruth K, et al.Evaluating toxicity from definitive radiation therapy for prostate cancer in men with inflammatory bowel disease: Patient selection and dosimetric parameters with modern treatment techniques.Pract Radiat Oncol, 2015, 5(3): e215-222.
3. Diao K, Chen YH, Catalano PJ, et al.Radiation toxicity in patients with collagen vascular disease and intrathoracic malignancy treated with modern radiation techniques.Radiother Oncol, 2017, 125(2): 301-309.
4. Bosch SL, van Rooijen SJ, Bökkerink GM, et al.Acute toxicity and surgical complications after preoperative (chemo) radiation therapy for rectal cancer in patients with inflammatory bowel disease.Radiother Oncol, 2017, 123(1): 147-153.
5. Mohammed W, Hoskin P, Henry A, et al.Short-term toxicity of high dose rate brachytherapy in prostate cancer patients with inflammatory bowel disease.Clin Oncol (R Coll Radiol), 2018, 30(9): 534-538.
6. Grover S, Bvochora-Nsingo M, Yeager A, et al.Impact of human immunodeficiency virus infection on survival and acute toxicities from chemoradiation therapy for cervical Cancer patients in a limited-resource setting.Int J Radiat Oncol Biol Phys, 2018, 101(1): 201-210.

第十四章 肿瘤药物治疗对放射损伤的影响

第一节 肿瘤药物联合放射治疗的作用机制

在实体肿瘤的非手术治疗中，全身性药物治疗与局部治疗（手术、放疗、介入、射频消融等）的结合越来越紧密，结合方式主要有三种：①在局部治疗之前进行，如新辅助化疗 / 放化疗、序贯化放疗、靶向治疗后局部姑息放疗；②与局部治疗同时进行，如同步放化疗；③在局部治疗之后进行，如辅助化疗、维持化疗 / 靶向治疗。一般来说，联合治疗的结果不外乎三种：拮抗、相加、协同。拮抗即两种治疗方式联合应用时，效果反而不如单独应用的好，即 1+1<2。相加即两种治疗方式联合应用时，效果与单独应用不相上下，即 1+1=2。协同即两种治疗方式联合应用时，效果好于单独应用，即 1+1>2。临床上最希望得到的效果当然是协同，而且最好是两者的副作用相互拮抗，或者至少不增加。

一、化疗联合放射治疗的作用机制

化疗联合放疗的目的在于提高局部控制，降低远处转移，保护器官功能，进而在保证患者生存质量的基础上尽量延长生存期。随着对癌细胞生物学行为研究的不断深入，化疗药物作用于放射线的作用机制逐步探明，主要包括以下几种。

1. 增加放射性损伤 放射增敏剂的经典放射生物学定义是该药物本身可纳入瘤细胞 DNA 或对 DNA 造成损害，从而增加 DNA 对放射损伤的敏感性。这是最主要的机制，典型药物是 5- 氟尿嘧啶、顺铂。

2. 抑制 DNA 修复 可有效地修复 DNA 损伤的癌细胞具有放射抵抗作用，因此，能扰乱核苷酸生物合成与利用、从而干扰 DNA 损伤修复的药物可提高放射损伤，如 5- 氟尿嘧啶、吉西他滨、氟达拉滨、甲氨蝶呤、足叶乙苷、羟基脲及顺铂等。

3. 细胞周期效应 大量的动物研究已证实，G_2/M 期是对放射线最敏感的细胞周期，S 期最不敏感。绝大多数的化疗药物是细胞分裂抑制剂，因此主要作用于分裂活跃的增殖细胞，而紫杉类、核苷类似物等药物作用在 S 期不敏感细胞，可诱导细胞同步转移到对放射最敏感的 M 期以增加放射敏感性。

4. 再群体化 正常成人组织中，细胞增殖与细胞丢失达到了平衡。放疗等原因造成细胞死亡时，增殖信号启动，干细胞增殖、分化，以恢复组织原来的形态，这个过程叫做再群体化。恶性肿瘤因其自身固有的特性，相对于细胞的丢失，有过量的细胞增殖。因此，分次放疗时部分癌细胞死亡，但同时也可以通过促进细胞增殖而快速恢复。化疗的细胞毒性或抑制癌细胞生长的作用可以抵消再群体化，与放疗同步应用可提高疗效。

5. 乏氧和肿瘤微环境　乏氧是放射抗拒的主要因素之一，因为放射线的杀伤力依赖氧自由基的产生。实体肿瘤，尤其是体积较大的肿瘤，存在较多因血管及瘤体内的氧扩散受限而产生的乏氧区。虽然宿主细胞和癌细胞本身能分泌肿瘤血管生成因子，但新生血管结构异常紊乱，不足以提供足够的营养。此外，不断生长的肿瘤可增加间质压力，导致血管结构紊乱进一步加剧，从而产生更多新的乏氧区及坏死区。能够减轻乏氧的药物可以提高放射反应，化疗可以通过细胞毒作用杀伤肿瘤细胞，使肿瘤体积缩小，减轻间质压力，改善乏氧区的血液供应；而且，化疗通常作用于位于血管旁的、增殖最快的细胞，这些细胞被杀死移除后，乏氧区与富氧区更接近，乏氧状态得以改善，肿瘤对放射线的敏感性增加，放疗效果得以提高。

6. 细胞死亡旁路效应　根据形态学标准，细胞死亡分为四种：凋亡、自噬、坏死、有丝分裂障碍。有证据表明，放射线引起的细胞毒效应可通过任一种死亡方式而得以实现，因此，可引起任何一种细胞死亡方式的化疗药物均可起到增强放疗疗效的作用。

定义某一特定化疗药物的放射敏感性远较以上机制复杂得多，例如某一种化疗药物可能有其独特的器官特异性毒性，因此可能与放疗产生该器官特异性的相互作用。此外，与放射增敏有关的毒性必须在临床背景下加以考察，因为急性、暂时性毒性增加与晚期、永久性毒性增加的临床意义不同，例如，博来霉素在局部晚期头颈部癌的同步放疗中得到了广泛应用，虽然结果并不完全一致，但大多数临床试验均观察到急性毒性明显增加，但不明显增加晚期毒性；而与此形成鲜明对照的是，博来霉素和肺照射联合使用可能会产生致命的肺毒性，因此在肺癌放疗中应格外谨慎。

二、靶向治疗联合放射治疗的作用机制

根据靶向部位的不同，又可将化学性靶向治疗分为两大类，即肿瘤细胞靶向治疗、肿瘤血管靶向治疗。前者是利用肿瘤细胞表面的特异性抗原或受体作为靶点，后者则是利用肿瘤区域新生毛细血管内皮细胞表面的特异性抗原或受体起作用。

分子靶向药物较长时间使用后易产生耐药，因此还需要结合传统的放疗、化疗才能取得理想的疗效。分子靶向药物对细胞信号传导和调节通路以及它们之间复杂的交互调节（图 14-1-1）会影响放射线对肿瘤细胞的杀伤效果，这意味着针对生长因子及其受体的分子靶向药物理论上具有增强癌细胞的放射敏感性的潜力。

另外，分子靶向药物还可以通过影响肿瘤血管来提高放疗的疗效。针对血管内皮生长因子及其受体的分子靶向药物如贝伐珠单抗在一定时相内可调节肿瘤内部血管网的成熟度，降低肿瘤内的组织间压力，进而改善乏氧状态，提高肿瘤的放射敏感性。另一方面，放疗可上调 VEGF 及其上游调节基因的表达水平，促进肿瘤血管反应性增生，这是放疗后部分肿瘤复发转移的一个潜在机制，针对 VEGF 和 VEGFR 的分子靶向药物可抑制和阻断这一过程，进而提高疗效。因此，由于分子靶向药物和放疗作用机制的互补性，二者在理论上具有联合增效的潜力。

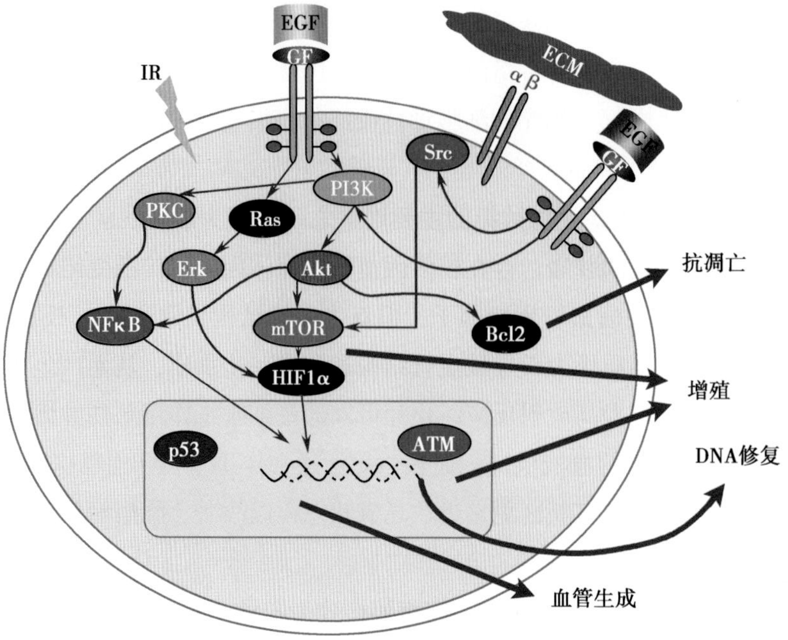

图 14-1-1　辐射诱导的信号转导级联示意图
显示抗凋亡、增殖、DNA 修复和血管生成的复杂途径

三、免疫治疗联合放射治疗的作用机制

免疫治疗因其更广谱的抗癌作用、更小的副作用、更强而持久的疗效，实质性改善患者总生存期和生活质量，在当前备受全世界瞩目，正掀起肿瘤治疗的革命，引领癌症治疗的变革。免疫治疗与放疗、化疗等肿瘤常规治疗手段的联合研究也是方兴未艾。免疫治疗联合立体定向消融放射治疗（stereotactic ablative radiotherapy，SABR），高剂量的 SABR 杀伤肿瘤细胞后释放肿瘤抗原，促进抗原提呈细胞（主要是树突状细胞）激发肿瘤特异免疫应答能力，并提高局部微循环免疫系统的穿透能力。肿瘤和免疫系统之间的被高剂量放疗激发出来的相互作用在应用免疫治疗时能得到强化，程序性细胞死亡蛋白 -1（programmed death-1，PD-1）及其配体（PD-L1）抑制剂的应用恰似锦上添花，可达到 1+1>2 的疗效，在产生局部效应的同时，也能产生远隔效应，杀伤远位肿瘤细胞，降低远处转移。

目前，放疗与免疫治疗之间的相互关系及作用机制尚未完全明了，但有研究指出，放疗对肿瘤微环境的免疫调节作用可能包括但不限于以下几方面：放疗可促进肿瘤相关抗原的释放；放疗对肿瘤细胞及基质的破坏触发了肿瘤免疫识别；放疗可通过改变肿瘤血管状态，促进免疫细胞向肿瘤组织的聚集；放疗可纠正肿瘤组织的乏氧程度及酸中毒状态，促进部分免疫细胞的活化；放疗后信号分子的释放，可能促进非特异免疫应答向获得性免疫应答的转变；还包括细胞因子表达的增加及肿瘤表型的调变。这些都会对免疫细胞攻击肿瘤细胞起到辅助和促进作用。

第二节　化疗药物对放射损伤的影响

放化疗联合固然有其疗效上的优势，但不管是哪种联合方式，都会不可避免地增加患者的副反应，尤其是副反应互相叠加的联合方案。

一、消化系统

恶心与呕吐是化疗最常见的不良反应之一，总体发生率为 70%~80%，接受不同的化疗药物或不同的药物剂量强度会产生不同程度的恶心和呕吐。化疗引起的恶心和呕吐会严重影响患者治疗的耐受性和依从性，严重的恶心、呕吐不仅明显影响患者的生活质量，而且可能使患者对于今后的治疗失去信心。绝大部分腹盆腔肿瘤的放疗中，照射野会累及胃肠组织。40Gy 以上的照射剂量通常会出现不同程度的反应如急性胃肠黏膜炎，表现为上腹部疼痛、不适、食欲差、腹胀或腹泻，反应的大小通常与照射野面积、单次分割剂量及总剂量有关。放化疗联合应用时，无论是同步进行还是序贯进行，恶心、呕吐、腹泻等消化道反应都会比单纯化疗或单纯放疗时严重。因此，在追求疗效的同时也应重点关注放化疗联合应用时的副反应。

小肠的晚期反应通常在放疗结束后 12~24 个月出现，有时也可在数年后出现。局部照射以后，小肠肠管的活动性会使活动部位的肠管所受的剂量较低，这可能是活动度差的回肠末端常易受损的原因。放疗前因外科手术造成小肠粘连，小肠放射损伤的危险度也会增加。损伤肠段的小肠壁增厚，并因水肿和纤维化而硬化，常见到小肠肠腔狭窄、纤维性结肠炎、浅表性溃疡及肠系膜增厚变硬。临床上常表现为腹痛、脂肪泻、腹泻与便秘交替等症状，可出现肠管粘连而形成的腹腔包块。并发症有急性、亚急性肠梗阻、穿孔、瘘管，这时可能需要外科的介入。放疗期间少量多餐、无渣饮食可以减少晚期并发症的发生率。这些并发症一旦出现，应及时对症处理并应用抗生素。腹腔大野放疗，特别是既往有腹部手术史者，40~50Gy 的照射剂量即可出现上述并发症，50~60Gy 后有 1/3 的患者发生不同程度的肠并发症。当分次剂量超过 2.5Gy 时，这些并发症出现的机会更多。

二、心脏

霍奇金淋巴瘤和乳腺癌化疗后再放疗引起心脏毒性的研究最多。霍奇金淋巴瘤患者接受纵隔放疗后使心脏各结构形成炎症，后期发展为纤维化，导致心脏功能的不同程度受损。放疗 5~10 年后心脏毒性发生率为 10%~30%，88% 的患者出现无症状的心肌、心包和血管系统的异常。乳腺癌术后、化疗后的辅助放疗延长了患者的总生存期，但放疗也使这些患者心脏毒性的发生增加，表现为心绞痛、心肌梗死或猝死。使用旧放疗技术时，左侧乳腺癌放疗后心脏毒性高于右侧，但新技术应用后两者的心脏毒性已无明显差别，近 20 年，现代放疗技术的应用，已使心脏毒性明显减少。

化疗引起的心脏毒性中，对蒽环类药物的研究最多。蒽环类药物引起的心脏毒性包括 3 种临床表现：急性、亚急性和迟发性。急性毒性表现为室上性心动过速、室性异位搏动、心内膜下心肌炎、明显的 ECG 改变、心肌病，甚至死亡。严重急性毒性发生率低，大多为轻度的可逆反应。亚急性心肌病出现在末次给药的 1 年内，高峰通常在给药后的第 3 个月。迟发性心肌病一般在给药 5 年后出现。急性毒性的发生与蒽环类药物剂量无关。迟发性心肌病是不可逆的，严重者表现为充血性心力衰竭（congestive heart failure，CHF），是蒽环类药物主要的剂量限制性毒性。蒽环类药物引起心肌病的机制包括线粒体功能障碍导致 ATP 损耗；通过铁 – 多柔比星复合物形成，自由基脂质过氧化使线粒体膜进一步受损；谷胱甘肽过氧化降低。心内膜下心肌活检显示，肌质网状组织膨胀，空泡形成，肌原纤维退变和坏死。

CHF 的发生率和蒽环类药物累计剂量显著相关。多柔比星剂量 >550mg/m^2，表柔比星 >1000mg/m^2，发生 CHF 的危险性明显增加；多柔比星累计剂量 550mg/m^2、600mg/m^2 和 1000mg/m^2 时，CHF 发生率分别为 1%~5%、30% 和 50%。其他相关危险因素包括高血压、既往心脏病史、老年人、纵隔放疗、女性和体重指数（BMI）明显超过正常，与其他抗肿瘤药物联合可能增加蒽环类药物的心脏毒性，如曲妥珠单抗、紫杉类等。蒽环类药物相关的心肌病一旦发生，应积极给予药物治疗，包括联合应用利尿剂、血管紧张素转换酶抑制剂、β受体拮抗剂和洋地黄。

有报道显示，应用紫杉醇后患者出现心动过缓，一般无症状、可逆，严重者可发生传导阻滞，但发生率仅为0.1%。少数情况下发生较严重的心脏毒性，如房性或室性心动过速、心肌缺血和心肌梗死，但一般都有电解质紊乱或心脏病基础。临床上，紫杉醇常与蒽环类联合应用是否会增加蒽环类药物的心脏毒性，目前尚无一致意见。紫杉醇可减少蒽环类药物的清除，可能是心脏毒性增加的原因，而并非紫杉醇直接作用所致。

放化疗联合应用时，尤其是左侧胸部受到较大剂量照射时，应注意与上述高心脏风险药物副作用的叠加或累积，除了采用呼吸运动控制技术、适形调强放疗及影像引导放疗技术以尽量减少心脏受量外，必要的心脏保护剂也推荐应用，并定期复查心脏功能。

三、肺

肺是中晚反应组织，受到辐射后至少可观察到两个独立的并发症：急性放射性肺炎（2~6个月）和放射性肺纤维化（发展缓慢，时间跨度为数月至数年）。虽然肺属于敏感的晚反应器官，但由于组织结构特点，只在胸部受到大体积照射后残留肺组织无力维持最小功能时才表现出剂量限制。

肺癌根治性放疗时，放射性肺炎发生率为5%~15%，同步化疗、既往接受过放疗、近期使用激素、高血糖等因素均可增加发生放射性肺炎的危险。霍奇金淋巴瘤和乳腺癌放疗患者放射性肺炎发生率明显低于肺癌，霍奇金淋巴瘤单给予斗篷野放疗，放射性肺炎发生率仅为3%，联合化疗后发生率明显增加至11%，当然也可能因为霍奇金淋巴瘤的受照总剂量小于肺癌。保乳治疗的乳腺癌患者放疗后放射性肺炎发生率仅为1%。

尽管多种化疗药物可引起肺毒性，但相对于放射性肺损伤，除博来霉素外，大部分化疗药物引起肺毒性的机制并不清楚。可引起肺毒性的细胞毒药物包括：博来霉素、吉西他滨、马利兰、卡莫司汀、苯丁酸氮芥、环磷酰胺（CTX）、阿糖胞苷、紫杉醇、多西紫杉醇、依托泊苷、氟达拉滨、甲氨蝶呤、丝裂霉素、丙卡巴肼、长春碱等。

博来霉素是化疗药物中引起肺毒性研究最多的药物，主要是用于霍奇金淋巴瘤或生殖细胞肿瘤患者的化疗。霍奇金淋巴瘤患者接受ABVD方案化疗后急性肺毒性发生率为15%~20%，再接受放疗后发生率约增加10%。生殖细胞肿瘤由于较少接受纵隔放疗，更能直接反映博来霉素的肺毒性发生情况。博来霉素是多肽类抗癌抗生素，早在20世纪60年代已被认知可引起肺毒性。其发生机制为：肿瘤坏死因子诱导的免疫反应；与3价铁离子形成复合物激活氧自由基。博来霉素引起的肺毒性主要表现为肺纤维化，少数为对博来霉素超敏，后者较纤维化易于控制，激素治疗可使部分患者缓解，但发生肺纤维化者难以逆转。其引起肺毒性的危险因素包括：博来霉素累计剂量、肾功能减退、高龄、吸烟、纵隔放疗。

四、泌尿系统

（一）肾脏

肾是晚反应组织，其放射损伤发展较慢，可在照射数年后才表现出来。放射性肾病通常表现为蛋白尿、高血压及贫血。

顺铂已在临床应用多年，至今仍然广泛应用于多种恶性肿瘤的治疗，对其肾毒性的产生和预防也有比较充分的研究。顺铂以代谢产物的形式从肾脏清除，所引起的肾毒性主要是对近端肾小管的损害，也可能累及集合管，但对肾小球无影响。顺铂对肾小管的破坏不仅有重金属直接损伤的原因，也可能是顺铂和肾小管上皮细胞 DNA 产生交叉联结所致。肾毒性的产生和顺铂剂量有关，单次剂量 $<50mg/m^2$ 时发生肾功能损害的机会很小，单次剂量 $>50mg/m^2$ 时必须同时给予水化，否则造成不可逆的肾功能损害。同时应用其他肾毒性药物如氨基糖苷类抗生素、长期应用非甾体解热镇痛药物等，或腹部放疗野将双肾均包括在内时，将加重其肾毒性的危险。

异环磷酰胺和 CTX 是同分异构体，两者具有相似的抗肿瘤活性和毒性，但 CTX 并无肾毒性，而异环磷酰胺却可能产生不同程度的肾毒性，甚至为不可逆性肾衰竭，需血液透析或肾移植，严重者可威胁生命。异环磷酰胺引起肾毒性的机制可能是其代谢产物中有较多的氯乙醛，并且异环磷酰胺对近端肾小管有直接影响。肾小管损伤后可表现为氨基酸尿、蛋白尿、肾小管酸毒症和低钾血症等。异环磷酰胺肾毒性的发生率为 5%~30%。儿童对异环磷酰胺特别敏感，可导致肾性软骨病和生长迟缓。危险因素包括药物剂量特别是累计剂量超过 $60g/m^2$、年龄较轻（特别是 5 岁以下的儿童）、单侧肾切除、肾脏接受过放疗、后腹膜肿块、既往或同时接受顺铂或其他具有肾毒性的药物。

（二）膀胱

膀胱受创伤或化学因子刺激后，基底细胞快速进入增殖，但受照射 4 个月以后才开始加速增殖，这种延缓效应可能是由于分化细胞的寿命很长（200 天），只有在分化细胞衰老死亡以后，才会暴露出有丝分裂细胞的潜在损伤。尽管存在基底细胞增生，但分化并未正常进行，因而不能在膀胱黏膜表面形成体积较大的多倍体细胞，导致深层细胞受尿刺激，产生长达几个月的刺激性细胞增殖。

在临床研究中，将膀胱损伤分为为 3 个阶段，急性期发生于分次照射后的 4~6 周，特征是黏膜充血、水肿，此后早期损伤演变成上皮剥脱和溃疡形成。慢性期大约从 6 周 ~2 年，主要表现为血管缺血及渐进性黏膜脱落（从表层剥脱到溃疡直至瘘管形成）。晚期反应是纤维化和膀胱容量下降，可发生在照射后的 10 年内。放疗和化疗联合应用加速膀胱损伤的出现，但不加速晚期效应的出现。

大剂量 CTX 和异环磷酰胺都有明显的尿路毒性，二者引起出血性膀胱炎的发生率分别为 5%~35%、40%，而接受过盆腔放疗的患者发生率高达 70%。CTX 和异环磷酰胺两者均产生代谢产物丙烯醛，后者经肾脏排泄至膀胱，是引起尿路毒性的主要物质。动物实验显示，丙烯醛使尿路上皮出现溃疡，炎性反应和水肿。临床上，出血性膀胱炎表现为血尿和下尿路刺激症状。预防出血性膀胱炎传统疗法为给予大量液体水化和利尿，或同时进行膀胱冲洗。美司钠是一种含有巯基的化合物，对大剂量 CTX 和异环磷酰胺引起的出血性膀胱炎具有预防作用。美司钠在血液中无活性，经肾脏排泄至尿液中，其中的巯基和丙烯醛结合，形成无活性的物质而排出，对尿路上皮不再具有刺激损伤作用。

五、生殖系统

（一）睾丸

相当低的照射剂量即可影响精子的形成，0.08Gy 就可造成暂时性的精子数量下降，0.2Gy 可引起持续数月的精子数量明显减少，0.5Gy 可使精子数降至 2% 以下，2Gy 可发生持续 1~2 年的精子缺乏，6Gy 照射后，尽管在 10~14 年以后可见到再生，但通常会发生永久性的生精障碍。另外，即使是 30~50Gy 的大剂量照射，对成人分泌类固醇激素的间质细胞的影响也很小，因此睾丸受照射可引起不育，但一般不会影响第二性征或性欲。

青春期后，男性睾丸生殖上皮对烷化剂的损伤终身敏感，敏感性是青春期前的 5 倍。烷化剂可引起精子减少或缺乏，导致不育。接受低剂量化疗的患者，1~3 年内精子水平可能恢复至正常，但如果损伤了精原干细胞，有可能导致永久的精子缺乏。烷化剂和丙卡巴肼对男性性腺的损害最明显，烷化剂可导致 85%~95% 的男性不育。

（二）卵巢

卵母细胞也是极端放射敏感的，D_0 仅为 0.12Gy 左右，但卵母细胞的放射敏感性随成熟状态而有所不同，早期的卵母细胞是相对放射抗拒的，成熟卵泡和成熟过程中的卵泡相似，对辐射相对敏感。卵母细胞对诱发突变相当不敏感，低剂量照射并不能杀灭所有卵泡，其造成的遗传学后果比睾丸小得多。

照射卵巢可造成与卵巢切除同样的去势后果，能达到这种效果的照射剂量因年龄、分次数而异，20 岁的妇女为 12~15Gy，而 45 岁的妇女仅为 5~7Gy。对女孩的盆腔肿瘤做放疗时，如卵巢在 1 个月内受照剂量达 20~30Gy，则可见到促性腺激素（FSH、LH）分泌增高，说明对卵巢的损伤是不可逆的。

烷化剂可导致 50% 女性不育，卵巢对烷化剂的敏感性随年龄的增长而增加，年龄 <30 岁的妇女 CTX 导致闭经的危险是 >40 岁的 1/4。大部分化疗药物引起的闭经是暂时的，持续数月或数年后可恢复，但年长女性化疗后可能导致提前绝经，可能的解释是，细胞毒药物加速了卵母细胞的排空。

（三）对儿童性腺的影响

现代化疗已能使一些肿瘤患者长期生存，对其生活质量的保证成为重要的临床课题，特别是儿童或青少年肿瘤患者，接受抑制性腺功能的化疗或放疗将不同程度地影响其今后的生活质量。一般来说，青春期前的男孩和女孩的性腺对化疗不敏感，因为生殖上皮还未开始增殖。化疗对青春期前男孩性功能损伤的发生率为 0%~24%，成人则高达 68%~95%。和成年男性一样，丙卡巴肼、CTX、苯丁酸氮芥对青春期前男孩影响最大，而不含烷化剂的化疗可能不影响青春期精子发育，成年后不影响精子数和生育能力。化疗不影响产生睾酮的睾丸间质细胞，因此一般青春发育的时间无明显延迟，青春期后的睾酮水平也在正常水平。化疗对青春期前性腺的抑制也存在剂量依赖关系。一项包括 30 个研究的 Meta 分析显示，成年后性功能的影响与接受 CTX 的剂量有关，456 例肾肿瘤、霍奇金病和白血病男孩，接受 CTX 单药或联合化疗，未对腹部和性腺放疗，成年后接受 CTX 剂量 <400mg/kg 的患者中 10% 性腺功能受影响，而 CTX 剂量 >400mg/kg 的患者性功能受损的占 30%。Meistrich 等报道，Ewing 肉瘤和软组织肉瘤患者接受 CTX、达卡巴嗪加或不加长春新碱化疗，CTX 累计剂量 <7.5g/m^2，70% 患者精子恢复正常水平，>7.5g/m^2，仅 10% 患者可恢复。相同的化疗对女孩今后生育能力的影响小于男孩，大部分化疗不会导致女孩发育停止，青春期和青春期后的卵巢功能正常。

六、神经系统

神经系统对放射性损伤的敏感性低于其他晚反应组织，如肺、肾，但损伤所造成的后果较为严重，如放射性脊髓炎、放射性脑病、截瘫等。与化疗结合特别是甲氨蝶呤可使脑的放射耐受性降低，照射引起的软脑膜损伤，使甲氨蝶呤渗透进脑，从而加重了毒性。鞘内给药时，由于综合作用，发生并发症的危险性增加。常见化疗药物中，可造成周围神经损伤者包括但不限于：① 长春碱类：是一类具有神经毒性的细胞毒药物，包括长春新碱、长春碱、长春地辛和长春瑞滨。可抑制肿瘤细胞有丝分裂时微管蛋白的聚合，使纺锤丝形成受阻，有丝分裂停止于中期，导致肿瘤细胞死亡；同时也非选择性地和微管 β 亚单位结合，干扰了神经轴突微管的功能，其中感觉神经受损最明显，以指（趾）末端感觉异常和深部腱反射减退为主要特征。腱反射减退一般无症状，仔细体检方能发现。随药物累积剂量的增加，指（趾）末端感觉异常的范围可扩大到整个手足，感觉由麻木加重至烧灼感，维生素对此类神经毒性无肯定的治疗作用，停药后会逐渐减轻。长春碱类对副交感神经功能也有影响，可致便秘、排尿困难，严重者出现肠梗阻。影响自主神经时可致体位性低血压。② 紫杉类：引起神经毒性的机制和长春碱类相似，作用于神经元的微管，使神经轴突破坏和脱髓鞘。临床表现为“手套 – 袜子”型的感觉异常及麻木感，严重时有烧灼感，深部腱反射减退，震动觉消失，体位性低血压，视神经损害可引起短暂的黑朦，运动功能受损时出现下肢无力。一旦发生神经毒性，停药是最主要的方法，大部分患者的症状经较长时间后可缓解，目前尚无疗效肯定的防治神经毒性的药物。③ 奥沙利铂：周围神经毒性是其最常见的毒性之一，是剂量限制性毒性。临床表现为肢体末端或口唇周围感觉异常、感觉性共济失调、肌肉痉挛、注射侧手臂疼痛、咀嚼时下颌疼痛等，可能仅持续数分钟至数小时。其特征性的神经毒性表现为类似于喉痉挛的呼吸困难，但并无解剖学的异常改变，系由感觉异常所致，并不伴有喉头或支气管水肿和痉挛，停药后可恢复。另一特征是，这些神经毒性在患者遇冷时会加重，如进食冷的食物、接触冷水或金属物质。神经毒性在停药后会缓慢恢复，至停药后 6 个月，约 3/4 的患者可减轻或消失。④ 沙利度胺：为轴突性神经病，典型临床表现为手、足末梢感觉异常或疼痛，可伴运动和位置觉减退。

七、造血系统

绝大多数细胞毒药物都有骨髓毒性。由于血细胞半寿期不同，化疗药物对其影响不同。对化疗药物最敏感的是白细胞，其次是血小板，多疗程化疗也会引起血红蛋白降低。不同化疗药物、不同的照射野部位和体积造成骨髓抑制发生的时间、持续时间、严重程度均不相同。影响骨髓抑制的因素，除药物、放疗外，还与患者个体骨髓储备能力密切相关，肝病、脾功能亢进、曾接受过抗肿瘤治疗者更易造成骨髓抑制。

（一）中性粒细胞减少

放化疗引起的白细胞减少以中性粒细胞减少为主，此时，感染机会明显增加，感染发生的危险与中性粒细胞减少程度、持续时间有关，中性粒细胞减少至 $0.5 \times 10^9/L$ 以下并持续 10~14 天，感染的危险性将明显增加。中性粒细胞缺乏伴严重感染，可造成生命危险。对中性粒细胞抑制较明显的药物有：亚硝脲类、蒽环类、紫杉类、长春瑞滨、长春碱、丝裂霉素、依托泊苷、异环磷酰胺等。大部分细胞毒药物出现中性粒细胞减少的时间为 7~14 天，一般于 21 天恢复正常。部分药物表现为延迟性骨髓抑制（如亚硝脲类），中性粒细胞减少发生于化疗后 28~35 天，42~60 天才得以恢复。因此，对于含有延迟性骨髓抑制药物的化疗方案，应适当延长化疗间隔时间并尽量避免同步放疗。

（二）血小板减少

对血小板影响较明显的细胞毒药物有吉西他滨、丝裂霉素、卡铂、亚硝脲类等，严重的血小板下降会引起凝血功能障碍，可伴有出血并危及生命。对血小板减少的患者应密切注意出血倾向，防止出血的发生，同时避免使用有抗凝作用的药物。对于放化疗引起的血小板减少，输注血小板仍然是最主要的预防和治疗措施，输注指征为血小板计数 $<10 \times 10^9/L$。对于出血危险较大的患者，如接受积极治疗的膀胱癌或某些坏死较多的肿瘤，可考虑当血小板 $<20 \times 10^9/L$ 时即输注血小板。但也应注意输血引起的感染危险和同种免疫反应问题。

（三）贫血

癌性贫血的原因比较复杂，包括癌症本身、放化疗引起的骨髓抑制、肿瘤侵犯骨髓、溶血、脾大、失血、铁生成障碍和促红细胞生成素（EPO）缺乏。顺铂是最容易引起贫血的化疗药物，其他化疗药物多疗程治疗后也会导致贫血。有证据表明，因顺铂损伤肾小管而引起 EPO 产生减少，是导致贫血的原因之一。成人造血主要依靠扁骨，如胸骨、肋骨、脊椎骨、髂骨等，脊髓和盆腔放疗时，因照射范围包括了主要造血的部位，因此也会导致贫血。包括治疗因素在内的各种原因引起的癌性贫血，会影响患者的生活质量和治疗效果，必须加以重视。

第三节　分子靶向药物对放射损伤的影响

一般来说，靶向药物的副作用比常见的细胞毒性化疗药物要少得多、轻得多，尤其是骨髓抑制、消化道反应，大多表现为皮疹、腹泻、谷丙转氨酶/谷草转氨酶升高、血压升高等。目前，靶向药物对放射损伤影响的资料较少。曾有报道，对于常规分割放疗同步 BRAF V600E 抑制剂治疗恶性黑色素瘤，≥Ⅱ度放射性皮炎发生率为 36%，毛囊囊性增生症 13%，非皮肤性损害包括听力减退 4%、吞咽困难 2%；接受全脑放疗同步 BRAF V600E 抑制剂者与未应用者≥Ⅱ度放射性皮炎发生率分别为 44%、8%（$P<0.001$），但均不影响治疗的顺利进行和最终疗效，作者认为，靶向药物与常规分割的放疗同步或序贯应用是安全可行的。

另一方面，SRT 的单次高剂量不仅能够造成内皮细胞凋亡而致脉管损伤，从而进一步加剧肿瘤缺血坏死，还能直接损毁肿瘤细胞，释放肿瘤抗原，引发全身的免疫效应，因此，大分割放疗与靶向药物联用有可能发生意想不到的较严重的副反应。曾有综述报道了 13 项前瞻性研究（含 321 例患者）、27 项回顾性研究（含 653 例患者）、9 篇个案（含 16 例患者）SRT 同步靶向治疗者，3 级、4 级、5 级副反应发生率分别为 74 例（11%）、14 例（2%）、1 例（0.1%），其中近半数系 SRT 直接引起。总体来说，同步靶向药物时颅内 SRT 的副反应比颅外者低，分别为 6%、9%。以下分别简述目前常用的靶向药物同步 SRT 的常见副反应。

一、EGFR 突变抑制剂

EGFR 是 HER/ErbB 家族重要成员，广泛分布于人体各类组织的细胞膜上，与肿瘤的发生、增殖、侵袭及转移等行为密切相关。酪氨酸激酶抑制剂（tyrosine kinase inhibitor，TKI）是一种小分子 EGFR 抑制剂，通过内源性配体竞争性结合 EGFR，抑制酪氨酸激酶的活化，阻断 EGFR 信号通路，最终抑制肿瘤细胞的增殖、转移并促进肿瘤细胞凋亡。EGFR 激酶区活化突变是 EGFR-TKI 最重要的疗效预测因子，突变主要发生在 18~21 号外显子，其中 19 号外显子的缺失突变和 21 号外显子的 L858R 点突变是最常见的 *EGFR* 突变亚型，占所有突变类型的 90%，称为 *EGFR* 基因的敏感突变。第一代 EGFR-TKI 主要包括吉非替尼（gefitinib）、厄洛替尼（erlotinib）及国产药埃克替尼（icotinib），第二代主要有阿法替尼（afatinib）、达克替尼（dacomitinib），第三代主要有奥西替尼。相关研究提示，单纯应用 TKI 时，第一代靶向药物的疗效相似，最常见的副反应为皮疹、腹泻、口腔溃疡、甲沟炎，大多出现于治疗开始后的 30 天内，其中吉非替尼的肝毒性、间质性肺病较常见，厄洛替尼的皮疹发生率较高，阿法替尼则主要表现为腹泻、皮疹及口腔炎。下面重点讨论 TKI 与放疗联合应用时对放射性损伤的影响。

（一）单靶点激酶抑制剂：吉非替尼、厄洛替尼等

有 5 项研究共 81 例 NSCLC 脑转移患者接受 SRT 同步吉非替尼或厄洛替尼，无论是前瞻性研究，还是回顾性研究，均未发现严重的颅内副反应。在颅外病例，1 项 14 例 NSCLC 合并最多 3 个肺转移灶的前瞻性研究发现，SRT 同步吉非替尼引起 3 级急性副反应 4 例（29%），包括口腔炎、食管炎、放射性肺炎，其中 1 例不得不减量应用吉非替尼。意大利开展了一项Ⅰ、Ⅱ期临床研究，39 例局部晚期直肠

癌患者接受术前同步放化疗 + 吉非替尼，CTV2 包括直肠病灶、全肠系膜、髂内及闭孔淋巴结，45Gy/28 次，CTV1 包括直肠病灶、相应系膜并外扩 2cm，同步推量至 50.4Gy/28 次。放疗期间每天持续泵入 5-氟尿嘧啶 225mg/m^2，每天口服吉非替尼 250mg/500mg（Ⅰ期研究 6 例）、500mg（Ⅱ期研究 33 例），然后休息 6~8 周进行手术，再给予术中放疗 10Gy，对于分期为 ypN1~2 者，术后再给予 5- 氟尿嘧啶 + 甲酰四氢叶酸钙辅助化疗 6 周期。经过长达中位 133 个月的随访，结果表明，5 年局部控制率、无远处转移生存率、无病生存率、总生存率、疾病特异生存率分别为 84%、71%、64%、87%、92%，10 年总生存率、疾病特异生存率分别为 61.5%、76%，3~4 级晚期副反应为 38%，其中性功能障碍 28.2%，胃肠道副反应 10.2%。另一项 10 例 NSCLC 颅外转移回顾性研究中，未观察到厄洛替尼同步 SRT 的严重副反应。总之，单靶点激酶抑制剂同步 SRT 在颅内病灶相对安全，但对于胸腹部病灶，放射野内的毒性增加需引起注意。

（二）多靶点激酶抑制剂：索拉菲尼（sorafenib）、舒尼替尼（sunitinib）、安罗替尼（anlotinib）

一项回顾性研究报道了 51 例脑转移患者接受 SRT 同步吉非替尼或舒尼替尼，未发现明显的放射性脑坏死，但有 1 例 SRT 同步舒尼替尼者因致命性脑出血而死于放疗后 3 个月。1 项前瞻性Ⅱ期临床研究发现，14 例脑转移者接受 SRT 同步舒尼替尼，8 例（57%）出现严重副反应 12 件，均为颅外事件，且均与放疗无关。另外 106 例直肠癌脑转移（51 例）、脊柱转移（55 例）患者中，3 级副反应发生率 23%，均与 TKI 药物（索拉菲尼或舒尼替尼）有关，而与同步 SRT 无关。在原发性肝细胞肝癌 SRT 同步索拉菲尼的 16 例患者中，3 级副反应 9 例（56%），SRT 引起的副反应包括 2 例肝酶改变、1 例下消化道出血，2 例 4 级反应者为肝功能衰竭、肠梗阻，1 例死于上消化道出血。4 例患者不得不停用索拉菲尼，13 例减量服用。但 1 例直肠癌肾上腺转移瘤患者接受 SRT 同步舒尼替尼未发生严重的副反应。未检索到安罗替尼与放疗同步应用的资料。多靶点激酶抑制剂同步 SRT 在颅内病灶相对安全，但对于颅外病灶，尤其是肝内病灶，需注意肝功能的损害。

二、抗 EGFR 的单克隆抗体

西妥昔单抗（cetuximab）主要用于头颈部鳞癌，尤其是复发患者，与放化疗配合使用能取得较好的效果。3 项前瞻性研究和 3 项回顾性研究共包括 224 例患者，均为头颈部鳞癌复发者，且均在 SRT 开始前 1 周应用西妥昔单抗。中位 SRT 剂量为 36~40Gy/5~6 次，中位随访 6~25.6 个月。在 172 例可评估患者中，32 例发生了严重副反应，其中 3 级 31 例、5 级 1 例（死于重度营养不良合并大出血）。放射野内最常见的副反应为放射性皮炎、黏膜炎、吞咽困难。1 项回顾性研究发现 SRT 同步西妥昔单抗比单纯 SRT 的严重急性副反应发生率高（13% vs 10%，P=0.008），但严重的晚期副反应无明显差异。其实，对于头颈部肿瘤，SRT 本身也可造成上述严重的急性副反应，至于西妥昔单抗到底能在此基础上增加多少分量还有待于更大样本、更多病种的资料来回答。

三、抗血管内皮生长因子的单克隆抗体

在 SRT 同步贝伐珠单抗（bevacizumab）的 4 项前瞻性研究、7 项回顾性研究、1 篇个案报道中，共 11 项报道了颅内（复发性）胶质瘤、脑转移瘤，中位单次分割剂量 12.5~24Gy，或 20~50Gy/3~6 次，中位随访 4~42 个月。总共 206 例患者中，≥ 3 级副反应者 47 例（22.8%），放射野内的严重副反应 6%（12/192），其中 4 级 2 例（刀口愈合延迟、刀口感染），3 级者有放射性脑坏死 1 例，头痛 1 例，中枢症状恶化 1 例，记忆力下降 1 例，刀口裂开 1 例，颅内出血 1 例，言语障碍 1 例，癫痫发作 2 例；放射野

外 3/4 级副反应率为 16%，大多数为血液学毒性，未发生 5 级事件。对比分析发现，SRT 同步贝伐珠单抗比单纯 SRT 的副反应发生率无明显区别，其中 1 项还发现同步者放射性脑坏死、脑水肿的风险反而更低。仅 1 项研究报道了 14 例患者在腹部 SRT 后 1 个月内应用贝伐珠单抗，中位剂量 50Gy/1~5 次，1 例 4 级（胃穿孔）发生于 SRT 后 2 周应用贝伐珠单抗者，1 例 3 级（胃溃疡）接受了同步治疗。总之，颅内 SRT 同步贝伐珠单抗的副反应发生率相对较低，程度也相对较轻，甚至有可能减轻放射性脑坏死，而腹部 SRT 同步贝伐珠单抗则需要慎重。

四、抗 Her-2 的单克隆抗体

7 例 Her-2 阳性乳腺癌患者的 22 个颅内转移灶接受 SRS+ 曲妥珠单抗（trastuzumab），曲妥珠单抗在 SRS 后平均 8.5 天给予，给药持续时间 3~449 天，SRS 均为单次分割，剂量为 18Gy、20Gy、24Gy。急性 4 级脑水肿仅见于 1 例患者，未观察到明显的晚期反应。另一项研究包含 52 例Ⅰ~Ⅲ期术后接受辅助大分割放疗的 Her-2 阳性乳腺癌患者，其中左侧病变 29 例，右侧 23 例。中位年龄 64 岁，<40 岁者（15 例）给予全乳 46Gy/20 次，40~46 岁者（16 例）给予全乳 39Gy/13 次，>46 岁者（21 例）给予全乳 35Gy/10 次，瘤床同步加量 3~7.5Gy，均为每周 4 次。中位随访 5 年，49 例存活，1 例局部复发，2 例远处转移。以 CTC3.0 评估超声心动图的左心室射血分数，结果发现，46Gy 组 2 级反应 2 例，1 级反应 3 例；39Gy 组 1 级反应 5 例；35Gy 组 2 级反应 1 例，1 级反应 5 例。左右侧病变的差异无显著性。作者认为，曲妥珠单抗 + 大分割放疗的 HRT 模式安全有效。

五、ALK/ROS-1 突变抑制剂

因 ROS-1 和 ALK 激酶区 49% 氨基酸相同，而在 ATP 集合区 77% 氨基酸相同，为 ALK 抑制剂作用于 ROS-1 提供了结构基础，因此，ALK 抑制剂也可同时抑制 ROS-1。目前临床应用的包括第一代克唑替尼（crizotinib）、第二代色瑞替尼（ceritinib）、艾乐替尼（alectinib）、布加替尼（brigatinib）、第三代劳拉替尼（lorlatinib）。有 2 项回顾性研究报道了共 29 例 NSCLC 颅内寡转移瘤的 SRT 同步克唑替尼，12~54Gy/1~3 次，均未发现严重的副反应。另一项回顾性研究分析了 90 例 ALK 重排的 NSCLC 脑转移患者，其中 84 例口服了克唑替尼，64 例接受了 SRS，中位处方剂量 20Gy（15~27.5Gy），86 例接受了 TKI 药物。中位随访 38.1 个月，结果 1、2 年 OS 分别为 72%、66%，中位 OS 49.5 个月，中位颅内无进展生存 11.9 个月。未观察到明显的副反应。

六、BRAF V600E 突变抑制剂

目前临床常用药包括维罗非尼（vemurafenib）、达拉非尼（dabrafenib）等。共有 10 多项研究报道了 129 例 BRAF V600E 抑制剂同步 SRT，均为恶性黑色素瘤脑转移患者，中位剂量 18~27Gy。3 级反应 19 例（14.7%），4 级反应 1 例（0.7%），包括瘤内出血 11 例，头痛 2 例，脑水肿 7 例，无死亡病例。均未报道严重的皮肤反应，这在常规分割的同步放疗中更常见。曾有报道 2 例顽固性脑水肿致死者，但未明确究竟是放疗引起的，还是与同步 BRAF V600E 抑制剂有关。2 项研究对比分析了单纯 SRT 与同步 BRAF V600E 抑制剂的瘤内出血情况，其中 1 项含 17 例恶性黑色素瘤脑转移患者，SRT 中位剂量为单次分割 20Gy，瘤内出血率在同步 BRAF V600E 抑制剂组发生率为 61%，单纯 SRT 组为 23%，但未进行统计学差异分析。而另一项对比研究实施的 SRT 中位剂量为单次分割 18Gy，未发现如此高发的瘤内出血情况，同步 BRAF V600E 抑制剂组 16%，单纯 SRT 组 8%。未查阅到颅外病灶 SRT 同步 BRAF V600E 抑

制剂的相关报道。

总之，由于资料有限，BRAF V600E 抑制剂同步 SRT 的风险尚未完全确定，颅内病灶瘤内出血的原因尚未判明，是否与单次分割剂量有关还需大样本的数据支持。

第四节　免疫治疗药物对放射损伤的影响

一、PD-1/PD-L1 抑制剂

程序化死亡分子 1（programmed death 1，PD-1）是免疫 T 细胞表面的一种受体蛋白，正常情况下，PD-1 是 T 细胞增殖的负调节因子，对维持机体的免疫耐受有重要作用，但肿瘤细胞表面携带程序性死亡分子配体 1（programmed death ligand 1，PD-L1），与 T 细胞表面的 PD-1 受体结合，从而抑制 T 细胞的活化、增殖及对肿瘤的杀伤作用，使 T 细胞的功能发生紊乱和枯竭，肿瘤细胞得以免疫逃逸。

PD-1/PD-L1 单抗属于免疫检测点抑制剂，是一种抗体类的肿瘤免疫药物。它的机制是增强体内免疫 T 细胞对肿瘤细胞的识别，从而达到杀灭肿瘤的作用（图 14-4-1）。目前批准上市的药物有 5 种，使用最多的有 3 种：PD-1 单抗纳武单抗（nivolumab）、帕姆单抗（pembrolizumab）及 PD-L1 单抗阿特朱单抗（atezolizumab，）。这三种药物被广泛用于多个癌种，目前美国 FDA 批准的癌种覆盖黑色素瘤、肺癌、肾癌、霍奇金淋巴瘤、头颈部鳞癌、尿路上皮癌，在其他癌种也已开展临床试验，并取得了不错的阶段性疗效。

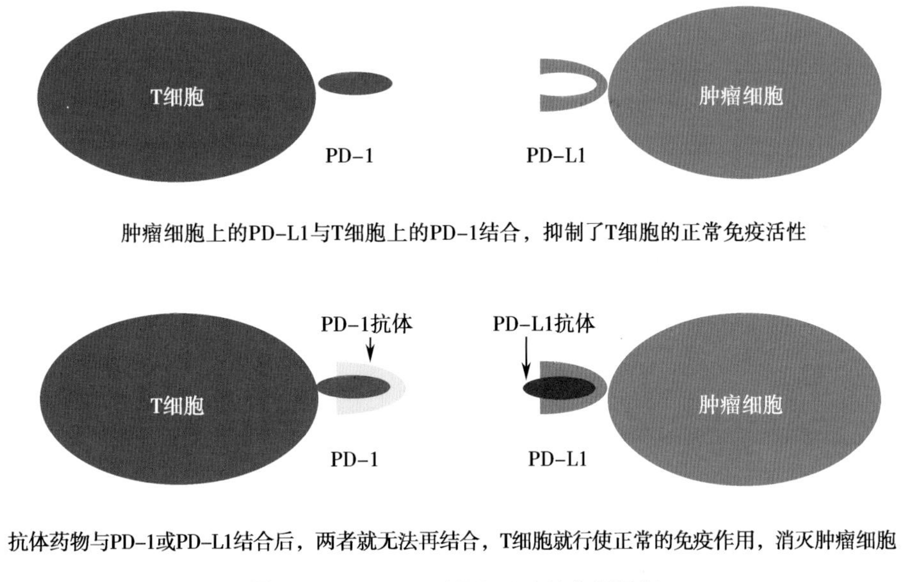
T细胞
PD-1
PD-L1
肿瘤细胞
肿瘤细胞上的PD-L1与T细胞上的PD-1结合，抑制了T细胞的正常免疫活性
PD-1抗体
PD-L1抗体
T细胞
PD-1
PD-L1
肿瘤细胞
抗体药物与PD-1或PD-L1结合后，两者就无法再结合，T细胞就行使正常的免疫作用，消灭肿瘤细胞

图 14-4-1　PD-1/PD-L1 的作用机制

整体看来，免疫药物的副反应无论是发生比例还是强度都比化疗低得多，主要的不良反应包括疲乏、发热、皮疹、肌痛、瘙痒等。也有研究表明，极少数使用 PD-1/PD-L1 单抗者可能出现自身免疫性疾病如自身免疫性肺炎、结肠炎、肝炎、甲状腺炎等，一般在使用 6~8 周时出现，如果患者有间质性肺病史或自身免疫性疾病史，应慎重使用。近期 VigiBase（世界卫生组织个案病例安全报告数据库）有暴发性免疫检查点抑制剂相关性心肌炎的报道，出现时机和预后尚不明确。截至 2017 年底，总共上报 101 例使用免疫检查点抑制剂后出现严重心肌炎的病例，其中 58 例（57%）接受了抗 PD-1 或抗 PD-L1

单药治疗，27 例（27%）接受了抗 PD-1 或抗 PD-L1+ 抗 CTLA-4 的联合治疗。38 例在心肌炎发作前仅接受过 1~2 次免疫药物，33 例从开始接受免疫治疗便出现心肌炎。心肌炎的中位发病时间为用药后 27 天，其中 25 例发生在治疗后的前 6 周。尚有 42 例发生了其他严重免疫相关不良事件，多为肌炎（25 例）、重症肌无力（11 例）。死亡 46 例（46%），抗 PD-1 或抗 PD-L1+ 抗 CTLA-4 联合治疗的死亡率高于抗 PD-1 或抗 PD-L1 单药（67% vs 36%，P=0.008）。免疫治疗与放疗联合应用的报道不多，去年一项纳入了 26 名恶性黑色素瘤脑转移的患者临床研究显示，同时使用 SRT 和纳武单抗，脑部肿瘤 1 年控制率为 85%，且联合治疗的安全性很好，只有 1 例患者出现了 2 级头痛。另一项包括 20 例恶性黑色素瘤脑转移的临床研究显示，同时使用 SRT 和纳武单抗，仅有 2 例出现 3 级脑水肿。在 1 例 NSCLC 脑转移的回顾性个案报道中，同步 SRT 和纳武单抗出现了 4 级脑水肿。

二、CTLA-4 抑制剂——伊匹单抗

多项回顾性研究分析了伊匹单抗同步 SRT 治疗恶性黑色素瘤脑转移的疗效和毒副作用，中位 SRT 剂量为 14~60Gy/1~5 次，中位随访 7.3~33.1 个月。严重副反应主要由伊匹单抗所引起，包括 2 例 3 级癫痫发作、2 例 3 级颅内出血。伊匹单抗同步 SRT 相较于伊匹单抗单独使用并未明显增加副作用，包括脑坏死灶形成。1 例 NSCLC 肝转移、1 例恶性黑色素瘤脑转移接受伊匹单抗同步 SRT，也未观察到严重的副反应。

（巩合义 朱 健 李宝生）

参考文献

1. Mok TS, Wu YL, Thongprasert S, et al. Gefitinib or carboplatin-paclitaxel in pulmonary adenocarcinoma. N Engl J Med, 2009, 361(10): 947-957.
2. Kachnic LA, Tsai HK, Coen JJ, et al. Dose-painted intensity-modulated radiation therapy for anal cancer: A multi-institutional report of acute toxicity and response to therapy. Int J Radiat Oncol Biol Phys, 2012, 82: 153-158.
3. Kachnic LA, Winter K, Myerson RJ, et al. RTOG 0529: A phase 2 evaluation of dose-painted intensity modulated radiation therapy in combination with 5-fluorouracil and mitomycin-C for the reduction of acute morbidity in carcinoma of the anal canal. Int J Radiat Oncol Biol Phys, 2013, 86: 27-33.
4. Knijnenburg SL, Mulder RL, Schouten-Van Meeteren AY, et al. Early and late renal adverse effects after potentially nephrotoxic treatment for childhood cancer. Cochrane Database Syst Rev, 2013, 8: CD008944.
5. Maraldo MV, Jørgensen M, Brodin NP, et al. The impact of involved node, involved field and mantle field radiotherapy on estimated radiation doses and risk of late effects for pediatric patients with Hodgkin lymphoma. Pediatr Blood Cancer, 2014, 61: 717-722.
6. Police RL, Trask PC, Wang J, et al. Randomized controlled trials in relapsed/refractory chronic lymphocytic leukemia: a systematic review and meta-analysis. Clin Lymphoma Myeloma Leuk, 2015, 15: 199-207.
7. Hecht M, Zimmer L, Loquai C, et al. Radiosensitization by BRAF inhibitor therapy-mechanism and frequency of toxicity in melanoma patients. Ann Oncol, 2015, 26: 1238-1244.
8. Pietzner J, Merscher BM, Baer PC, et al. Low-dose irradiation prior to bone marrow transplantation results in ATM activation and increased lethality in Atm-deficient mice. Bone Marrow Transplant, 2016, 51: 560-567.
9. Kroeze SG, Fritz C, Hoyer M, et al. Toxicity of concurrent stereotactic radiotherapy and targeted therapy or immunotherapy: A systematic review. Cancer Treat Rev, 2017, 53: 25-37.
10. Kowalczyk L, Bartsch R, Singer CF, et al. Adverse events of trastuzumab emtansine (T-DM1) in the treatment of HER2-positive breast cancer patients. Breast Care (Basel), 2017, 12: 401-408.
11. Levis BE, Binkley PF, Shapiro CL. Cardiotoxic effects of anthracycline-based therapy: what is the evidence and what are the potential harms? Lancet Oncol, 2017, 18: e445-e456.

12. Gambacorta MA, De Paoli A, Lupattelli M, et al. Phase Ⅰ and Ⅱ trial on infusional 5-fluorouracil and gefitinib in combination with preoperative radiotherapy in rectal cancer: 10-years median follow-up. Clin Transl Radiat Oncol, 2018, 10 : 23-28.
13. Moslehi JJ, Salem JE, Sosman JA, et al. Increased reporting of fatal immune checkpoint inhibitor-associated myocarditis. Lancet, 2018, 391(10124): 933.

第十五章

放射损伤防治相关的药物

肿瘤放射治疗过程中，放射损伤是不可避免的，会引起放疗计划中断，进而降低对肿瘤的控制，降低生存率，影响患者的生活质量。因此，放射损伤的预防与治疗十分重要，预防的主要措施包括阻断细胞乏氧机制及炎症级联反应，在放射治疗期间使用药物干预，使正常组织的放射损伤减少到最小，从而延缓临床损伤的发展；而治疗主要是指在放射损伤出现后，使用药物来减轻放疗后的纤维化，从而延缓、终止、甚至逆转纤维化的进程。

目前临床上对于放射损伤预防与治疗的措施，主要包括药物性和非药物性手段。但相关研究规模都比较小，目前尚缺乏统一的放射损伤防治标准。本章节主要针对药物对放射损伤的预防与治疗的作用进行初步的总结。

第一节 自由基清除剂

射线通过其产生的自由基，如活性氧、形态氮等，来损伤细胞的DNA、蛋白质和脂质，并可以激活不同的信号通路，最终导致细胞死亡或衰老。细胞内保护酶，如超氧化物歧化酶、过氧化氢酶和各种抗氧化剂等，可以通过吸收这些自由基来预防放射损伤。

一、抗氧化剂

临床前模型中，多种有机和无机抗氧化剂可以减轻正常组织损伤，但是临床数据好坏参半。Bairati等对540例接受头颈部放疗的患者进行随机分组，在治疗期间和治疗后3年分别服用α-生育酚（维生素E）和β-胡萝卜素（由于其使用会增加肺癌发病率故中途停用）或安慰剂。α-生育酚治疗组中3~4级急性毒性明显减少；但是，α-生育酚治疗组中局部复发率可能更高。另一项研究对85名接受胸部同步放化疗的患者随机分配至小檗碱或安慰剂治疗组，小檗碱治疗组2级以上急慢性肺毒性较安慰剂组有显著性的降低，且两组肿瘤控制率没有差异。Ferreira等将54例接受头颈部放射治疗的患者分为两组，分别在治疗前使用维生素E或安慰剂冲洗口腔，结果发现维生素E可以减轻口腔黏膜炎症状，且不影响肿瘤控制率。尽管抗氧化剂可预防放射损伤，但是由于担心其对肿瘤可能有保护作用从而限制了它们在常规临床实践中的应用。

放射治疗引起的慢性氧化应激可导致正常组织晚期损伤，这是治疗放射性损伤的潜在靶点之一。Chan等人将29例鼻咽癌放疗后颞叶放射性坏死的患者按照2∶1的比例随机分为α-生育酚治疗组与无

α- 生育酚治疗组。结果显示，α- 生育酚治疗的患者的认知功能得到显著改善。这些结果表明抗氧化剂在慢性放射损伤治疗中可能发挥作用。除此以外，还有一些常见的抗氧化剂：

（一）超氧化物歧化酶类似物

超氧化物歧化酶（superoxidedismutase，SOD）是一种通过使超氧化物转化为相对稳定及低活性的过氧化氢来降低其毒性反应的酶。它广泛存在于各类动物、植物、微生物中，是一种重要的抗氧化剂，保护暴露于氧气中的细胞。SOD 已被证实在多种器官中可以有效预防或减轻放射损伤，包括肺、食管、口腔、口咽及膀胱等。单臂临床试验的结果显示，SOD/SOD 类似物可以改善放疗引起的软组织纤维化，如 Delanian 等报告了 34 例患者接受脂质体铜锌 SOD 肌内注射 3 周以上，Campana 等报告了 44 例患者每天局部接受铜锌 SOD 治疗 3 个月以上，结果显示其均能有限减轻纤维化。

（二）姜黄素

姜黄素是一种有效的抗氧化剂，是姜黄的一个组成部分。在临床前模型中已经证明有抗辐射性能。Ryan 等人将 30 名接受乳房或胸壁放疗的患者随机分为放疗期间口服姜黄素组和安慰剂组，结果显示姜黄素组放射性皮炎的发生率及严重程度显著减轻。

二、阿米福汀

阿米福汀（氨磷汀，amifostine，又称 WR-2721），是一种可以清除自由基的无机硫代磷酸酯，原是冷战期间美国 Walter-Reed 陆军研究所合成的 4000 余种放射保护剂中最有效的防护核辐射的药物，也是美国 FDA 批准上市的第一个泛细胞保护剂，即广谱的选择性细胞保护剂。它能选择性保护正常器官，减轻放疗的损伤，而不保护肿瘤组织。因此，能明显改善患者对放疗的耐受性。

在临床前模型中，阿米福汀在减轻放射损伤中最初被用于保护受核攻击的军事人员，后来它被广泛地用于头颈部、胸部和盆腔肿瘤放疗的临床研究。在头颈部肿瘤放疗中，一项 Meta 分析显示，在放疗期间注射阿米福汀可以明显减轻急性口腔黏膜炎。在胸部肿瘤放疗中，多项研究显示阿米福汀有利于减少肺和食管放射性损伤。然而，目前为止最大的一项研究 RTOG 9801 试验却不支持这个结论，该研究入组了 242 例接受诱导化疗的患者，将他们随机分为同步放化疗期间使用和不使用阿米福汀组。结果发现 3 级以上急性食管炎、放射性肺炎的发生率两组没有差异，而 2 级以上急性食管炎，阿米福汀组更严重。在接受盆腔放疗的患者中，Meta 分析的结果表明阿米福汀有利于减少胃肠道损伤。但是 RTOG 0116 试验并没有观察到阿米福汀减轻胃肠道症状。总体来说，由于阿米福汀管理不便、证据混杂且副作用（恶心、呕吐、低血压）较大，限制了它作为放射防护剂在临床中的使用。

第二节 抑制炎症类药物

放疗诱导产生的炎症因子，触发细胞凋亡、血管通透性和环氧合酶 -2 的激活，进而引起正常组织损伤。在放射治疗中促炎因子 TGF-β 的表达明显增加，这种促炎因子的增加，诱导纤维化的发生、发展。事实上，在胸部放疗后 TGF-β 表达持续升高的患者发生放射性肺炎的风险明显增加。在临床前模型中，抑制 TGF-β 和其他促炎因子可以减少正常组织损伤的发生，这是一个潜在的治疗靶点。

一、血管紧张素转换酶抑制剂和血管紧张素Ⅱ受体拮抗剂

血管紧张素转换酶抑制剂（ACEI）和血管紧张素Ⅱ受体拮抗剂（ARBs）常用于治疗心血管疾病，但两者都可降低放疗后 TGF-β 的水平。在临床前研究中，这些药物可以减轻颅脑放疗后的认知功能损伤、视神经病变，胸部放疗后的肺炎，以及全身照射后的肺、肾损伤。

多项回顾性研究发现，在常规分割放疗或立体定向放射治疗期间服用 ACEI，可以降低患者放疗后肺炎的发生率，也可以降低盆腔放疗的急慢性毒性反应。卡托普利，一种含有可以清除体内自由基巯基基团的 ACEI，因此它可以影响放射损伤的两条通路，可能优于其他 ACEI。两项随机研究评估了卡托普利对于减轻放射损伤的作用。RTOG 0123 试验入组了 20 例Ⅱ~ⅢB 期的非小细胞肺癌患者，在完成放疗后接受卡托普利或安慰剂治疗 1 年，结果显示 2 级以上慢性肺毒性的发生率卡托普利组和安慰剂组为 14% 和 23%。Cohen 等人对 55 例接受全身照射后行干细胞移植的患者的研究发现，服用 1 年卡托普利患者的肾功能较好，且慢性肾衰竭和肺死亡率相对较低。

二、羟甲基戊二酰辅酶 A 还原酶抑制剂

羟甲基戊二酰辅酶 A（hydroxy methylglutaryl coenzyme A，HMG-CoA）还原酶抑制剂，即他汀类（statins）药物，是抑制胆固醇合成中一种重要的酶，主要用于治疗高胆固醇血症。但是，这些药已被证明可降低放疗后 TGF-β、TNF-α 表达及抑制相关炎症通路（如 Rho/ROCK），从而减轻放疗导致的正常组织损伤。他汀类药物的另一个机制是减少放疗引起的内皮功能损伤，其既能抑制炎症，又能改善血流。一项回顾性分析表明，在盆腔放疗的患者中，使用他汀类药物可以有效降低相关急慢性不良反应。另一项研究评估了 53 例接受前列腺放疗的患者放疗期间和放疗后服用洛伐他汀 1 年，结果显示洛伐他汀可以减少慢性勃起功能障碍的发生。

三、糖皮质激素和免疫抑制药物

糖皮质激素可通过多种途径下调炎症反应，是治疗放射损伤最重要的药物。局部使用类固醇激素来减轻放射性皮肤损伤一直受到广泛的应用。一项 Meta 分析的结果显示，乳腺癌患者在接受放疗期间局部使用类固醇霜或润肤乳，可以降低放射性皮炎的严重程度。Miller 等人的研究显示，乳腺癌患者在放疗期间局部使用莫米松乳膏，可以减轻患者皮肤瘙痒，但并不减轻重度放射性皮炎的发生。Uiff 等的研究结果，也显示了乳腺癌患者放疗期间局部使用倍他米松乳膏，能够减轻患者皮肤瘙痒、灼烧和刺激性症状。然而，对免疫抑制剂美沙拉嗪和奥沙拉嗪的研究，显示其并不能降低放射性胃肠炎的发生，因此在盆腔放疗期间并不建议使用这类药物。

四、益生菌

益生菌对肠道炎症缓解的作用近年来得到了证实，而放射治疗所引起胃肠道菌群的变化与炎症通路的激活有关，从而产生黏膜炎症使患者出现腹泻的症状。临床前研究证实益生菌可以通过下调这些炎症通路来减轻放射治疗导致的正常组织损伤。有两项随机试验评估了盆腔照射期间使用益生菌。Urbancsek 等人对 206 名放疗期间出现腹泻症状的患者接受 1 周乳酸菌治疗，结果显示患者排便次数较少明显减少。Delia 等人也开展了类似的研究，结果显示放疗期间服用益生菌，3~4 级的腹泻的发生率更低，且每日排便次数更少。这两项研究的结论均支持益生菌作为放射损伤缓解剂的应用。

第三节　针对血管内皮损伤的药物

放射治疗可以导致血管内皮损伤，使微血管密度下降、照射组织乏氧，乏氧通过增加活性氧和氮物质的生成从而刺激早期炎症反应和早期纤维化的信号增强从而引发其他导致放射损伤的机制。这种放射性血管损伤机制在头颈部、肺部、盆腔及神经系统中均存在，该途径是治疗放射损伤的另一靶点。

一、己酮可可碱

己酮可可碱作为一个甲基黄嘌呤的衍生物，能够抑制血小板聚集，提高红细胞可变形性，从而提高微循环的血流量，它通常被用作治疗周围血管疾病，同时还具有抗炎作用。己酮可可碱通常与维生素 E 通过协同效应发挥作用，在一些临床前数据中，己酮可可碱联合或不联合维生素 E 可减轻慢性毒副作用的进展并可治疗放射损伤。

已经有多项小型临床研究评估了己酮可可碱在减轻放疗导致的正常组织损伤作用的有效性。一项研究发现，己酮可可碱联合维生素 E 可抑制与放射性肠病相关的细胞信号过度表达。另一项研究显示 10 名患者在 6 至 12 个月内，使用该药物可抑制 TGFβ，改善约 50% 放射性肠病患者的胃肠道症状。Misirlioglu 等人随机的将 91 名接受胸部放疗的患者在放疗期间及放疗后 3 个月分配至接受己酮可可碱联合维生素 E 治疗或组合无辅助治疗组，在 6 周时己酮可可碱治疗组患者肺毒性反应更低，而更大的差异出现在治疗的 3~6 个月和 12 个月之后。Jacobson 等对乳腺癌接受乳腺或胸壁放疗患者，使用己酮可可碱联合维生素 E 治疗 6 个月明显减少了纤维化的发生。基于这些研究，己酮可可碱联合或不联合维生素 E 能够减轻放疗导致的晚期正常组织损伤，但其对急性损伤的影响相对较少。

关于治疗已经存在的正常组织损伤，己酮可可碱在单臂研究中已经证明了其能改善牙关紧闭症、放射性骨坏死、神经损伤（包括放射性坏死）、软组织纤维化等不良反应的症状。Delanian 等人对乳腺癌放疗出现纤维化的患者进行了 6 个月的治疗，发现己酮可可碱联合维生素 E 组有对纤维化较高的改善。Gothard 等人 68 名腋窝 / 锁骨上区放疗后出现淋巴水肿患者，进行了为期 6 个月的己酮可可碱联合维生素 E 的治疗，发现 1 年后其手臂体积明显减少。总体来说，己酮可可碱联合维生素 E 在放射损伤治疗中有一席之地。

二、贝伐单抗

颅脑放射治疗，尤其是大分割的放射治疗，血管内皮功能损伤会导致放射性坏死。贝伐单抗，是一种重组的人类单克隆 IgG1 抗体，通过抑制人类血管内皮生长因子的生物学活性而起作用。回顾性单臂临床研究报道贝伐单抗可降低放射性坏死患者的地塞米松使用量并可使得在 MRI 上观测到病灶体积的缩小。Levin 等人把 14 例放疗后病理或影像学明确的放射性坏死并有明显的神经症状的患者随机分作 2 组，在 6 周内其中一组给予 2 周期的贝伐单抗治疗，另一组予生理盐水作为对照。6 周后，贝伐单抗组的所有患者 MRI 上可见坏死体积缩小，神经系统症状改善，而生理盐水对照组无变化。

第四节　改善功能类药物

放射线损伤正常组织的过程是多因素的影响，但最终的结果是靶器官功能障碍。许多药物能提升现有的器官功能，通过增强残存的组织功能来使临床症状最小化，但这些药物可能不能预防、减轻或治疗放射损伤。

一、改善认知功能类药物

放射治疗引起的认知功能障碍是颅脑放射治疗的常见并发症且与临床上更常见的认知衰退不易区分。通过阻断 NMDA 受体防止兴奋性神经毒性下传的美金刚和通过阻断乙酰胆碱酯酶提高神经递质乙酰胆碱水平的多奈哌齐，临床上被用于治疗阿尔茨海默病。但这类药物在放射性认知功能障碍中同样重要。

RTOG 0614 的研究把 508 例接受全脑放疗的患者进行随机分组，分别行美金刚或安慰剂治疗 6 个月，在 6 个月时，美金刚组获得远期记忆的改善和更长的无认知障碍进展时间。一项 32 名患者的随机双盲安慰剂对照研究观察了脑肿瘤或急性淋巴细胞白血病存活患儿出现神经认知障碍的儿童中哌甲酯能够改善注意力缺陷障碍。更详细的介绍见第十八章。

二、促唾液分泌类药物

毛果芸香碱是一种胆碱能受体激动剂，具有轻微的 β 肾上腺素能活性，可刺激唾液分泌。Meta 分析显示在放疗时同步使用毛果云香碱可缓解口腔干燥症。临床前模型表明，毛果芸香碱能改善放疗后的唾液量；虽然其并不能减轻放疗引起的唾液腺损伤，但其激活了残余功能腺体来补偿唾液腺组织损失。一项 Meta 分析的结果显示，头颈部放射治疗中同步使用毛果芸香碱，虽没有减少急性口腔干燥症的发生，但可以改善慢性口腔干燥的情况。

氨甲酰甲胆碱是乙酰胆碱的类似物，其作用类似于毛果芸香碱。一项随机研究发现，放疗时给予氨甲酰甲胆碱治疗后，唾液流量得到了明显改善，这与使用毛果芸香碱的结果相似。多个单臂研究证实了，毛果芸香碱、西维美和乌拉胆碱在改善放射治疗引起口腔干燥症中的作用。虽然这些药物并没有直接作用于放射损伤的路径，但它们因增加残留唾液功能而成为慢性口干燥症治疗的临床用药。

三、促细胞生长类药物

口腔、胃肠黏膜、造血等细胞更新迅速，对放射线非常敏感。放射性黏膜炎经常是放射治疗剂量提高的限制因素，黏膜炎相关的体重减轻和治疗中断会影响放射治疗疗效。全身照射时，相关的全血细胞减少症在 1Gy 剂量下即可发生，与此同时临床造血综合征发生在 2~6Gy 剂量之间。促细胞生长类药物可以促进患者从这些毒性效应中恢复。

帕利夫明为重组人角质细胞生长因子，可与上皮细胞表面受体特异性结合，刺激上皮细胞增殖、分化，增强细胞保护机制。可靶向作用于覆盖口腔和胃肠道的上皮细胞，对放化疗后黏膜炎症有效。目前已有 3 项随机试验评估了其在头颈部肿瘤中对放射性口腔黏膜炎的作用。虽然其中最早的一项研究并没有显示其益处，但随后的两个研究明确了帕利夫明能显著降低了严重口腔黏膜炎的发生率。其他一些药物也被尝试用来控制口腔黏膜炎。一项纳入 29 例患者小型随机研究结果显示，谷氨酰胺可以减少头颈部肿瘤患者的放射性黏膜炎。

全身照射的情况下，细胞生长因子被证实可以有效地加速造血恢复，包括粒细胞集落刺激因子（G-CSF），粒细胞巨噬细胞集落刺激因子（GM-CSF）和小分子的红细胞生成素。其他生长因子也在动物实验中进行了研究，如 IL-12 是一种促炎细胞因子，在动物实验中其可降低严重中性粒细胞减少的发生率并改善 60 天的生存率。血小板生成素是血小板生成的刺激因子，动物实验中同样发现其可改善生存。更详细的介绍见第二十六章。

四、增强性功能类药物

盆腔放疗后的性功能障碍是通过多种机制介导的，包括血管功能障碍，神经元损伤和心理变化。通常，一氧化氮的释放和环磷酸鸟苷（cGMP）的合成导致阴茎海绵体中平滑肌的松弛，使得勃起所需的血流量增加。在临床前模型中，促一氧化氮生成是缓解海绵体放射损伤勃起障碍的重要途径。而磷酸二酯酶 5（PDE5）抑制剂作为另一途径，多项临床研究已经评估了它们降低放疗诱发的勃起功能障碍的有效性。三项临床随机临床试验的结果显示，前列腺癌患者放射治疗期间每天接受 PDE5 抑制剂治疗，患者性功能较好，但一旦停用 PDE5 抑制剂，疗效即消失。另外，有研究发现精氨酸和谷氨酰胺（一氧化氮的前体）可预防放疗诱导的动物阴茎海绵体组织损伤。银杏和韩国红参也能诱导产生一氧化氮，增加动物模型中海绵体平滑肌细胞的松弛。

（范秋虹　徐美玲　蔡 尚）

参考文献

1. Shrieve DC, Loeffler JS.Human radiation injury.Philadelphia: Wolters Kluwer/Lippincott Williams & Wilkins, 2011.
2. Halperin EC, Wazer DE, PerezCA, et al.Perez and Brady's principles and practice of radiation oncology.6th ed.Philadelphia: Wolters Kluwer/Lippincott Williams & Wilkins, 2013.
3. Ryan JL, Heckler CE, Ling M, et al.Curcumin for radiation dermatitis: a randomized, double-blind, placebo-controlled clinical trial of thirty breast cancer patients.Radiat Res, 2013, 180(1): 34-43.
4. Freedman GM.Topical agents for radiation dermatitis in breast cancer: 50 shades of red or same old, same old？ Int J Radiat Oncol Biol Phys, 2014, 90(4): 736-738.
5. Wong RKW, Deshmukh S, Wyatt G, et al.Acupuncture-like transcutaneous electrical nerve stimulation versus pilocarpine in treating radiation-induced xerostomia: results of RTOG 0537 Phase 3 study.Int J Radiat Oncol Biol Phys, 2015, 92(2): 220-227.
6. Gunderson LL, Tepper JE.Clinical radiation oncology.4th ed.Amsterdam: Elsevier, 2016.
7. Chung EJ, Sowers A, Thetford A, et al.Mammalian target of rapamycin inhibition with rapamycin mitigates radiation-induced pulmonary fibrosis in a murine model.Int J Radiat Oncol Biol Phys, 2016, 96(4): 857-866.
8. Kalman NS, Zhao SS, Anscher MS, et al.R Current status of targeted radioprotection and radiation injury mitigation and treatment agents: a critical review of the literature.Int J Radiat Oncol Biol Phys, 2017, 98(3): 662-682.
9. Koontz BF.Radiation therapy treatment effects.An evidence-based guide to managing toxicity.New York: Demos, 2018.

第十六章

放射治疗患者的营养不良及防治

第一节 概 述

对电离辐射造成的正常组织损伤的相关研究已经持续了数十年之久。新兴科学技术的应用使得放射物理技术得到了进一步的发展，诸如适形调强放疗（intensity modulated radiation therapy，IMRT）、立体定向放疗（stereotactic body radiation therapy，SBRT）、立体定向消融治疗（stereotactic ablative radiotherapy，SABR）、图像引导放射治疗（image guided radiation therapy，IGRT）、质子重离子治疗以及四维图像重建等各种新型放疗技术。这一系列新的放疗技术的临床应用，使得我们需要对放射相关的正常组织损伤有一个更新、更全面的认识，以提升对相关组织放射性损伤的预测、预防及治疗水平。

一、肿瘤患者营养相关术语介绍

由于受到肿瘤本身以及相关抗肿瘤治疗措施的影响，肿瘤患者通常是营养不良的高风险人群，据估计，约 10%~20% 的肿瘤患者死亡是由于营养不良而非疾病本身，营养不良显著地危害了患者的生存及生活质量，虽然营养状况对于肿瘤患者至关重要，在临床实践中，却是常常被忽视的一个环节。据统计，在欧洲至少有 40% 的患者营养不良状况被低估，在所有被诊断为肿瘤相关营养不良的患者中，仅有 30%~60% 的患者接受了适宜的营养支持治疗。因此，肿瘤患者的营养状况评估及治疗是抗肿瘤综合治疗中不可或缺的重要环节，欧洲临床营养和代谢学会（European Society for Clinical Nutrition and Metabolism，ESPEN）推荐对所有肿瘤患者定期进行营养风险筛查，并进行相应的干预措施。在此基础上，肿瘤营养学这一概念应运而生，它是采用营养学的方法和理论，进行肿瘤预防及治疗的一门新学科。在进行本章节详细阐述之前，首先介绍一下相关的专业术语。

（1）营养不良（malnutrition）：机体摄入的能量和（或）营养物质不足，过量或失衡所引起的营养不足或营养过剩的状态。

（2）疾病相关营养不良（disease-related malnutrition）：由机体潜在疾病（如肿瘤）导致的全身炎症系统激活状态而引起的营养不良状态。炎症反应可引起厌食和组织分解，从而引起显著的体重丢失，机体组成成分变化，以及机体功能下降。

（3）恶病质（cachexia）：恶病质是一种多因素引起的消耗综合征，其特点是伴有骨骼肌持续丢失的不自主的体重丢失，可伴或不伴脂肪组织的丢失。这种消耗状态不能被常规营养治疗措施所逆转，常常导致严重的功能障碍。

（4）少肌症（sarcopenia）：少肌症由瘦体组织，尤其是肌肉组织的减少引起，常常表现为疲劳，力量减少，躯体功能受限。随着躯体功能丧失，患者常常无法独立生活，导致生活质量下降。

本章节中所涉及的营养不良状态，如无特殊说明，均指疾病相关营养不良，不包含营养过剩状态。在过去的几十年间，涌现出许多营养不良的筛查工具，包括营养风险筛查 2002（nutrition risk screening，NRS-2002），整体营养状况主观评估（patient-generated subjective global assessment，PG-SGA）等，这些量表通过对体重下降、体质指数（body mass index，BMI）、进食困难等情况的分析，对营养风险进行筛查分级。然而不同的量表有着不同的评判标准，使用起来烦琐且难以统一，因此，2015 年 ESPEN 发布共识，通过改良的 Delphi 法，通过电子邮件、面谈、调查问卷及投票等形式，定义了营养不良的诊断标准，对于通过筛查发现有营养风险的患者，营养不良的诊断需符合以下之一：

（1）体质指数 BMI<18.5kg/m^2

（2）体重丢失并伴有体质指数或去脂体质指数（fat free mass index）下降。体重丢失是指体重在任意时间较平时减轻 >10% 或 3 个月内丢失 >5%。BMI 下降与年龄相关，70 岁以下的人群 <20kg/m^2，70 岁以上人群 <22kg/m^2 即可成立。去脂体质指数下降与性别相关，女性 <15kg/m^2，男性 <17kg/m^2 即视为去脂体质指数下降。

通过了解营养不良相关定义，普及营养风险筛查，统一营养不良诊断，可以提高医护人员对肿瘤患者营养状态的认识，方便进行后续营养治疗，以达到提高患者治疗效果，改善患者生活质量，延缓患者生存时间的目的。

二、放疗患者营养状况概述

传统的肿瘤综合治疗包括手术、放疗、化疗等多种治疗手段。据统计，在肿瘤的综合治疗中，超过 50% 的患者在不同阶段接受了放射治疗，其中头颈部、胸部肿瘤患者中，接受放射治疗的比例高达 78%~83%。放射治疗作为肿瘤综合治疗的主要手段之一，在临床中运用十分广泛。然而，在放射治疗取得良好疗效的同时，治疗过程中常常伴随着营养不良的发生，其发生的概率、发生时间、严重程度等随着不同的肿瘤类型、疾病分期、治疗手段不同而有所差异。

据统计，在接受头颈部及腹部肿瘤放射治疗的患者中，高达 41%~61% 的患者在治疗期间出现不同程度的营养不良，在接受胸部肿瘤放射治疗的患者中，营养不良的比例也高达 45%~69%。约有 20%~30% 的胃肠道肿瘤患者会出现不同程度的营养不良，而存在营养风险的患者高达 40% 左右。早在 20 世纪 80 年代，研究者就已发现，营养状态与肿瘤患者的治疗耐受性、毒性反应及总生存率显著相关，营养不良的患者通常对治疗耐受性差，有更多的治疗相关毒性，相应的总生存率也更低。

迄今为止，已有许多研究证实了在肿瘤放射治疗期间，体重丢失与放射治疗疗效、毒性及肿瘤预后的相关性，其范围涵盖头颈部、胸腹部等多种常见的肿瘤部位、类型。Capuano 等研究表明，头颈部肿瘤患者，与放疗期间体重稳定者相比，体重下降超过 20% 的患者不仅容易出现治疗中断、感染、住院时间延长，而且总生存期也更差。荷兰学者 Langius 等分析了 1340 例接受放射治疗的头颈部肿瘤患者，发现在治疗前或治疗期间体重丢失超过 5% 的患者，与体重丢失小于 5% 的患者相比，5 年疾病特异性生存显著降低。Shen 等回顾性分析了 2433 例接受根治性放疗的鼻咽癌患者，结果显示除了治疗前处于超重状态的患者，在放疗期间体重丢失超过 5%的其余患者的生存时间明显缩短，并且这一生存劣势在低体重人群中更显著。

早在20世纪90年代，就有学者发现，在非小细胞肺癌放射治疗过程中，若因营养不良而导致放射治疗中断或延迟的患者，其长期生存率显著降低。一项前瞻性研究显示，反应患者营养状态的SGA评分是进展期非小细胞肺癌的独立预后因素。Sanchez-Lara等进行的前瞻性观察研究也显示，接受放射治疗的非小细胞肺癌患者，营养不良与生活质量降低显著相关，并且是预后的独立预测因素。许多研究表明，对于接受放射治疗的食管癌患者，营养状态不仅可以预测放疗疗效，还是预后的独立预测因素。日本学者Tomoki等研究发现，接受新辅助放化疗的直肠癌患者，若在同步放化疗后出现了营养不良，其治疗耐受性显著下降，术后发生吻合口瘘的风险明显升高，相应的无病生存期也更短。Sachlova等分析了91例进展期胃癌患者的营养状态与预后的相关性，发现营养不良的患者中位生存时间仅为2.9个月，而营养状态正常的患者中位生存时间可达12.3个月，说明营养不良与胃癌患者的长期预后密切相关。

以上研究表明，营养不良与放射治疗关系十分紧密。放射治疗的直接、间接作用可引起营养不良，而营养不良导致的乏力、食欲减退等症状反过来又可导致患者对放射治疗耐受性及依从性下降，体重丢失导致的患者躯体轮廓改变则增加了摆位误差，影响了放射治疗的精确性。因此，放疗相关营养不良成为医务人员日益关注并亟须解决的重要话题，本章节通过对放疗所致营养不良的原因，发生放疗相关营养不良的肿瘤部位特异性，以及相应的营养治疗措施的归纳总结，就放疗对患者营养的影响进行全面的介绍，希望能为从事放射治疗的相关医务人员提供帮助。

第二节　放射治疗所致营养不良发病机制及表现

一、放射治疗所致营养不良机制概述

放射治疗对细胞的杀伤机制主要是通过放射线作用于机体，产生直接或间接的DNA损伤，引起的细胞死亡、组织破坏，无论是肿瘤组织还是机体正常组织，在接受放射线辐射后，都出现类似的损伤反应。其中，机体正常组织受到辐射后出现的损伤引起了放射治疗的不良反应，可通过直接、间接的途径引起放疗性营养不良。放射线所致肌肉、骨骼等瘦体组织的核心组成成分的直接丢失，可导致去脂体质指数下降，直接引起放疗性营养不良。而放疗所引起的口腔黏膜、唾液腺、消化道黏膜等损伤可显著影响患者营养物质的摄入和消化吸收，从而引起患者体重丢失，间接地导致放疗性营养不良。在临床实践中，前者通常比较隐匿，不易被察觉，而后者通常被认为是引起放疗性营养不良的主要原因，由于接受放射治疗的部位不同而表现各异，在本节中会按照肿瘤部位进行详细介绍。

二、放射线直接导致的营养不良

（一）放射线引起瘦体组织丢失

放射线直接引起的营养不良主要是由于放射线作用于肌肉、骨骼等成分导致的瘦体组织丢失。瘦体组织又被称为去脂体重，即去除脂肪以外身体其他成分的重量，它由身体细胞重量、细胞外水分和去掉脂肪后的固体成分组成，其中肌肉和骨骼是主要的组成部分。对瘦体组织的测量可以通过CT进行，通过CT成像测量骨骼、肌肉的含量从而对瘦体组织进行评估。近年来，也有研究者采用生物电阻抗、超声影像等非侵入性、无辐射的方法对躯体组成成分进行分析，从而得到瘦体组织的各项指标。

第一节中已经介绍过，营养不良的发生不仅仅表现在体重丢失，还表现为躯体组成成分的改变。躯体组成成分是指组成躯体的瘦体组织、脂肪组织及器官的构成比例。它与人体对各种物质、化学药物的

代谢紧密相关，躯体组成成分的改变相比体重的丢失能更早、更敏感的反映患者对放化疗的耐受性及毒性反应。在躯体组成成分中，最为重要的就是瘦体组织。瘦体组织与药物毒性反应及抗肿瘤治疗的耐受性紧密相关，在化疗领域中已有研究表明瘦体组织的丢失可导致化疗的毒性增加，从而导致患者治疗依从性下降。加拿大学者Prado等人发现乳腺癌患者中，骨骼肌的减少可增加氟尿嘧啶类药物的毒性反应，日本学者则发现仅仅5%的瘦体组织丢失就可显著降低胃癌患者对术后S-1辅助化疗的依从性，而在之前的研究中，体重丢失达15%才会对治疗的连续性造成影响，这说明相对于体重的丢失，瘦体组织丢失能更加敏感的反映对治疗的耐受性及毒性反应。在化疗领域，瘦体组织丢失可影响治疗的耐受性及毒性反应，在放疗领域，放射线可直接导致骨骼、肌肉减少，引起瘦体组织丢失，导致放疗性营养不良。

（二）放射线引起肌肉丢失

放射线所致的肌肉萎缩是较为常见的晚期并发症，多于接受放射治疗3个月后逐渐出现。然而，许多动物学实验表明，在受到放射线照射后，肌肉也会出现急性萎缩反应，并且与放射线剂量有关。Han等将8周大的小鼠给予25Gy单次的大剂量放疗后，在放射线作用后第3天、7天、10天取双侧的甲杓肌对肌肉体积，肌球蛋白含量，肌球蛋白重链比例（MyHC）以及MuRF1蛋白水平进行测量分析。结果发现，在放射线作用后第3天起，即可观察到肌纤维含量及肌球蛋白含量的显著下降，而在放疗后第7天时，ⅡB肌球蛋白的含量下降显著多于ⅡA/X肌球蛋白，MuRF1蛋白水平的下降也于此时开始出现。Kim等分别给予小鼠10、15、20、25、30、35Gy的单次大剂量射线照射，两周后对小鼠甲杓肌、环杓后肌及环甲肌的情况进行检测。结果发现，在接受10、15或20Gy的剂量照射后，在检测的肌肉中，所有类型的肌球蛋白重链含量均有明显下降，且与剂量显著相关。

在临床实践中这一现象也被研究者所证实。Grossberg等对2840名接受放射治疗的头颈部鳞癌患者进行观察研究，其中190例患者在治疗前后有完整的可供评估骨骼肌情况的影像学资料。经过长达68.6个月的中位随访时间之后，研究发现，有30.5%的患者在放射治疗后出现骨骼肌含量的减少。无骨骼肌丢失的体重丢失并不影响患者的生存结局，与体重丢失相比，放疗后骨骼肌含量的减少更显著的增加了患者的死亡风险。

（三）放射线引起骨质流失

放射线所致的骨质流失也是导致瘦体组织下降的重要因素之一，而这也与患者生存质量密切相关。在之前的研究中有学者发现，小鼠接受2Gy辐射剂量之后3个月时测量骨小梁的结构和密度，结果表明，无论接受的是光子、质子还是重离子射线，都可观测到显著的骨小梁数量和容积减少、密度降低。美国的学者研究了接受腹部放射治疗的小鼠模型，该研究中选取10~12周龄的小鼠，给予单次0、5Gy、10Gy、15Gy或20Gy大剂量照射，或3Gy一次每日两次的分割照射。在单次大剂量照射后7天即可观测到血清骨形成标志物的显著下降，在14天内即可诱导骨矿物质密度的减少，而末次分割照射后10天左右也可观察到类似的变化。骨矿物质密度的减少与放疗模式和剂量显著相关，更常见于骨小梁丰富的长骨区域。在小鼠长骨的放射模型中也发现，在肢体接受2Gy的辐射照射后1周，骨小梁的体积在小鼠胫骨和腓骨分别下降了22%和14%。尽管在照射后1周时，破骨细胞数目并没有变化，但动态骨形成指数揭示了此时已有矿化骨面的减少，以及未矿化骨面的增加。对于颅骨而言，这一反应与放射剂量及时间显著相关，当辐射剂量增加至4Gy时，在48小时内颅骨细胞就发生了凋亡。

在临床实践中也常常观测到放疗所致的骨质流失。在肢体软组织肉瘤的放射治疗中，有较大一部分的肢体接受了高剂量的射线照射，研究表明这部分患者发生骨折的风险显著增高，且其概率与接受照射的剂量、体积显著相关。在接受盆腔大剂量放射治疗的患者中发生骶骨不全骨折的概率高达47%。骨折所导致的疼痛常常被误认为肿瘤复发或转移因此给予了错误的治疗。

放射线可导致肌肉萎缩，骨质流失，从而导致瘦体组织减少，从直接途径引起营养不良。由于放疗对肌肉、骨质的作用有部位及剂量特异性，在临床实践中对于长骨、重要肌肉等部位进行大剂量放射治疗时，应慎重考虑肌肉萎缩、骨质流失带来的相关不良后果，从而取得最佳的治疗获益比。

三、放射线间接导致的营养不良

前文已介绍过，放疗所引起的口腔黏膜、唾液腺、消化道黏膜等损伤可显著影响患者营养物质的摄入和消化吸收，从而引起患者体重丢失，间接地导致放疗性营养不良。此外，接受放射治疗的患者承受了躯体和心理的双重挑战，患者常常感到恐惧、焦虑、失眠、甚至抑郁，这些负面情绪常导致患者食欲缺乏，进食减少。已有多个研究证实，抑郁状态与体重丢失，营养不良显著相关。另一方面，体重丢失、营养不良的出现又使得患者感受到疾病的存在和死亡的可能，从而形成恶性循环。除外这些共性原因，由于接受放射治疗的部位、器官的特异性，其引起营养不良的方式及表现也不尽相同，在本节将按照接受放射治疗的肿瘤部位进行相应介绍。

（一）头颈部肿瘤

据报道，最高可达 52% 的头颈部肿瘤患者在初次诊断时即处于营养不良状态。在放射治疗过程中，约有 44%~88% 的患者可合并营养不良状态。头颈部肿瘤患者由于其肿瘤部位的特点，可以在放射治疗前、治疗中及治疗后发生营养不良，影响其营养状态的原因主要有以下几点。

1. 患者自身因素　许多研究表明，年龄是影响头颈部肿瘤患者营养状态的重要因素之一。通常认为，头颈部肿瘤本身及治疗相关的副反应如口腔黏膜炎、吞咽疼痛、恶心、乏力等症状在老年人群中更为显著，有研究表明，70 岁以上的老年人群，更易在治疗过程中出现营养不良。

基线情况下，功能状态越好的患者越能够耐受治疗。有研究表明，治疗前 6 个月内体重丢失超过 10%，治疗前 KPS 评分 <80 分的头颈部肿瘤患者常常在治疗前即合并营养不良，或更容易在治疗过程中发展成为营养不良。

2. 肿瘤及治疗相关因素　造成头颈部肿瘤患者发生营养不良的原因主要是进食障碍。有研究表明，大部分患者在治疗前就已经出现进食障碍，并且随着治疗的进行，发生进食障碍的比例逐渐增多，在治疗结束时，所有患者都出现了不同程度的进食障碍，并且大部分患者的这些症状在治疗结束后一年仍持续存在。体重的丢失在治疗开始的早期即出现，并且随着治疗的结束，并未得到有效缓解，反而进行性加重，最终导致患者持续的营养不良状态。引起进食障碍的原因及程度与以下几个因素相关：

头颈部肿瘤生长部位及分期可显著影响患者营养状态。相对而言，鼻咽、口咽、下咽、喉、舌等部位的肿瘤，由于这些部位与食物摄取、吞咽等功能相关，在治疗前即可通过机械性因素造成进食障碍，治疗过程中由于放射治疗导致相关器官水肿、损伤引起的吞咽困难、吞咽疼痛等，更易引起营养不良。此外，与Ⅰ~Ⅱ期患者相比，Ⅲ~Ⅳ期患者由于其肿瘤负荷更大、侵犯范围更广、治疗中不良反应更多、更易合并营养不良状态。

放射性口腔黏膜炎可引起进食、吞咽相关部位的疼痛，进而引起进食减少、吞咽困难，从而使得患者营养摄入不足、体重丢失、导致营养不良。若合并继发性的细菌、真菌感染，可导致病情进一步恶化，继而引起贫血、厌食、恶病质等，进一步加重患者营养不良程度。

放射性口干是由于涎腺受到辐射后发生损伤引起的，在放疗过程中及放疗后，患者的唾液质和量都发生明显改变。患者唾液分泌减少，无法润滑食物，导致进食困难，长期口干增加了龋齿的发生率，也可引起进食障碍，导致食物摄入减少，营养不良发生。此外，研究表明，放疗后唾液中电解质、免疫球蛋白、各种酶的成分及含量都发生改变，其中唾液淀粉酶含量下降，可显著影响食物的消化与吸收，营养不良的状态进一步恶化。

除了肿瘤本身的原因引起营养不良外，治疗方式的选择也可显著影响患者的营养状态。主要体现在以下几个方面：

有许多研究表明合并同步化疗的患者更容易出现营养不良。Munshi 等发现，同步放化疗是头颈部肿瘤患者治疗期间患者体重丢失 >10% 的独立影响因素。一方面是由于合并同步化疗，发生放疗相关不良反应的概率更高，以吞咽困难为例，有研究表明，接受单纯放射治疗的患者，发生吞咽困难的比例约为 59%，而接受同步放化疗的患者这一比例则增至 69%。另一方面，同步化疗方案多选用顺铂为基础的高致吐性方案。同步化疗引起的恶心、呕吐可导致患者食欲下降，进食减少，从而引起体重丢失，营养不良。此外，在已出现营养不良后，若未能及时进行营养补充，由于低蛋白血症等原因引起的消化道水肿，可进一步加重呕吐反应，使得营养状态持续恶化。

放射治疗的剂量、射野范围及采用的照射技术也可影响患者营养状态。更高的放射剂量带来了更多的正常组织损伤，有研究表明，接受超过 60~65Gy 剂量照射的患者，更易合并营养风险。荷兰学者对 910 名头颈部患者进行的队列研究发现，与未行颈部淋巴结照射的患者相比，无论是单侧或双侧淋巴结照射，均可引起显著的体重丢失。此外，不同的照射技术也可影响患者的营养状态。有研究表明，与三维适形放射治疗相比，调强放射治疗可以更好地保护正常组织器官，引起患者体重丢失、营养风险的概率相对更低。

（二）胸部肿瘤

胸部放射治疗可导致急慢性放射副反应如厌食、乏力、食管炎、瘘、食管纤维化等，影响了营养物质的摄入，从而导致体重丢失和营养不良。据报道，在肺癌患者中，合并营养不良的患者约占 45%~65%，有研究指出，营养不良可能是接受放射治疗的肺癌患者的不良预后因素。而食管癌患者中，高达 60%~85% 的患者出现营养风险或营养不良。对于食管癌患者，营养不良可增加治疗的不良反应，延长住院时间，并且对于总生存有显著的负面影响。胸部肿瘤放射治疗过程中，出现营养不良的原因主要有以下几点：

1. 患者全身因素　患者全身因素主要由肿瘤引起的全身症状如厌食、早饱、基础代谢率增加，糖类、脂肪、蛋白质代谢紊乱，低蛋白血症等引起，其中厌食是一项重要的影响因素，有研究表明，与单纯吞咽困难的患者相比，出现厌食及吞咽困难的患者更容易发生营养失调，并且常常合并疾病的进展、转移。

2. 肿瘤本身因素　食管肿瘤由于其生长部位的特殊性，常常在治疗前即可引起吞咽梗阻、吞咽疼痛、胃食管反流、进食饮水呛咳等症状，肺癌患者在疾病晚期也常常出现呼吸困难，进食受限，上腔静脉综合征等症状，这些肿瘤局部因素限制了患者对营养物质的摄入，从而导致营养不良。

3. 治疗相关因素　胸部肿瘤放射治疗过程中，常常合并出现放射性食管炎，主要表现为吞咽困难、吞咽疼痛、胸骨后烧灼感等，晚期可出现食管纤维化、食管狭窄等，严重影响营养物质摄入。我国学者的研究表明，出现放射性食管炎是体重丢失≥ 5% 的独立预测因素。奥地利学者发现，胸部放射治疗中，引起超过 5% 体重丢失与食管受照射剂量及体积显著相关。部分食管环周接受超过 60Gy 剂量照射的绝对和相对长度可显著影响患者体重丢失程度。目前尚无关于不同放疗方式、照射部位、分割模式对于胸部肿瘤患者营养状态的影响报道，但由于食管全周照射、超分割照射、受照射剂量体积参数等可显著影响放射性食管炎的发生发展，因此，放射治疗的技术选择、靶区勾画、分割模式等可能对患者营养状态有间接的影响。

前文已介绍过，同步化疗引起的恶心、呕吐可导致患者食欲下降，进食减少，从而引起体重丢失，营养不良。此外，在胸部肿瘤放射治疗过程中，若合并同步化疗，可显著增加放射性食管炎发生的概率及严重程度。Werner 等报道，胸部肿瘤同步放化疗较单纯放疗而言，发生放射性食管炎的概率加倍。联合同步放化疗的患者，发生严重放射性食管炎的概率高达 46%~49%。综上所述，同步化疗可促成营养不良的发生。

（三）腹盆部肿瘤

接受放射治疗的常见腹盆部肿瘤包括胃癌，胰腺癌，直肠癌，宫颈癌，前列腺癌等瘤种，由于大部分瘤种的原发部位与消化、吸收功能密切相关，因此，在初始治疗时，许多患者即已存在不同程度的营养不良。其中，营养不良在胃肠道恶性肿瘤患者中最为普遍。一项纳入 1545 名肿瘤患者的多中心研究统计分析了各种恶性肿瘤患者的营养状况，发现结直肠癌及上消化道恶性肿瘤患者营养不良的发生率高达 31.2% 和 49%。我国学者也发现胃肠道肿瘤患者易合并营养不良，其中胃癌、直肠癌营养不良的发生率分别为 39%、21%，其营养风险的发生率分别为 61% 和 42%。造成腹盆部肿瘤患者出现营养不良的原因有以下几种：

1. 患者本身因素 恶性肿瘤患者能量、碳水化合物、脂肪和蛋白质代谢常常出现紊乱。肿瘤生长代谢所需要的能量消耗增加，以及能量利用效率的降低是肿瘤患者营养不良的主要原因之一。厌食也是腹盆部肿瘤患者常见的症状之一，意大利一项纳入 1000 余名患者的多中心前瞻性观察研究显示，厌食与严重的体重下降关系紧密。有研究表明，其原因与摄取食物的中枢和相关的外周信号通路紊乱有关。由于能量消耗增加，利用降低，摄取不足，最终导致严重的体重丢失，营养不良。

2. 肿瘤本身因素 腹盆部肿瘤自身生长或压迫周围器官组织所致的消化道机械性梗阻、出血、穿孔、胃排空延迟等均可导致患者出现食欲缺乏、早饱、进食障碍等症状，同时可引起营养物质消化、吸收障碍，继而出现营养不良。

3. 治疗相关影响 大部分腹盆部肿瘤患者在接受放射治疗前或后会经历手术治疗。在手术后一段时间内无法正常饮食使得营养物质摄入减少，消化道肿瘤手术本身会使得患者胃肠道结构及功能受到严重影响，造成机体营养物质消化和吸收障碍，从而导致或加重营养不良的状态。

与头颈部、胸部肿瘤类似，同步化疗可引起明显的消化道毒性反应，如恶心、呕吐、腹痛、腹泻等，会严重削弱患者的食欲，加重患者营养不良状况。

与头颈部、胸部肿瘤放射治疗引起营养摄入减少不同，放射治疗对腹盆部肿瘤患者营养状态的影响主要是由于放射性肠炎所致的营养吸收障碍。放射性肠炎可分为早期、晚期两个阶段，早期放射性肠炎发生在放射治疗开始的三个月内，主要与肠道蠕动功能下降、细菌过度生长以及炎症反应有关，导致肠道功能上皮面积减少，肠壁水肿，黏膜脱落，影响了营养物质的吸收和代谢。患者常常出现腹泻，这与肠道对胆盐吸收障碍，使得过多的水和电解质进入结肠有关。晚期放射性肠炎在放疗后数月乃至数年才发生，其主要原因是血管损伤引起的黏膜萎缩，狭窄，浆膜破坏，常常伴随纤维组织过度生长，临床常表现为肠道出血、狭窄、甚至梗阻、穿孔，而患者常伴有腹泻、腹痛、便血等症状，严重影响了营养物质的吸收和患者的生活质量。出现放射性肠炎的患者一方面肠道消化、吸收功能障碍，另一方面由于合并的消化道症状使得患者对于进食产生畏惧情绪，常常合并严重的厌食症状，由于营养物质摄入减少，吸收障碍，最终导致营养不良，需要进行营养干预和治疗。

第三节　放射治疗所致营养不良的防治措施

一、肿瘤营养治疗概述

上文已经介绍到，营养状态可以影响放射治疗的准确性、完成率、毒副反应、疗效及远期生存率，因此，进行积极的营养治疗非常必要。目前，关于营养干预或营养治疗的研究已有许多，对于易发生营养风险的高危人群，如原发肿瘤位于头颈部，腹盆部的患者，营养治疗可以显著改善患者的营养状态和生活质量。在头颈部肿瘤的营养治疗研究中，Isenring 等学者将接受消化道或头颈部肿瘤放射治疗的患者随机分为营养干预组和常规治疗组，结果显示，接受营养干预的患者与常规治疗组相比，体重丢失，营养状态和生活质量都有显著改善。葡萄牙学者 Ravasco 等研究了 125 例接受放射治疗的患者，按照营养风险分为高风险（头颈部肿瘤、消化道肿瘤）和低风险（前列腺，乳腺，肺部肿瘤等），进行个体化营养咨询。结果发现，营养咨询可显著改善高风险组患者营养物质摄入和患者的生活质量。根据这一发现，该团队后续进行了两项随机对照研究，一项研究纳入 75 例接受放射治疗的头颈部肿瘤患者，随机分为三组，一组患者接受膳食指导，一组接受膳食补充，第三组则由患者自主维持健康饮食。放射治疗结束后 3 个月时，90% 的接受膳食指导组的患者绝大部分严重不良反应如恶心、呕吐、口干等症状得到了缓解，而这比例在自主饮食组仅 51%，此外，在结束后 3 个月时，只有膳食指导组的患者能够维持或改善生活质量。

另一项研究入组了 111 例接受放疗的结直肠癌患者，将患者随机分为合理的膳食指导组，蛋白质补充组和自由饮食组。研究发现接受膳食指导和蛋白质补充的患者，在放疗结束后能量摄入明显增加，其中膳食指导组更加明显，而自由饮食组能量摄入则显著减少。放疗结束时以及放疗结束后 3 个月，自由饮食组的厌食、恶心、呕吐、腹泻等不良反应发生率明显高于其他两组，而接受膳食指导患者的生活质量则较前持平或不断提高，明显优于其他两组。该结果表明给予患者合理的膳食指导可以很好地改善患者的营养状态和生活质量，同时可以有效地降低放疗的毒副反应。Dobrila 等将 628 例进展期结直肠癌患者分为两组，分别给予或不给予营养支持治疗，结果发现营养支持组可以明显改善患者体重丢失情况，同时将患者生存时间由 12.4 个月延长至 19.1 个月。

我国学者 Qian 等也回顾性分析了 60 例进展期胃癌患者，发现通过营养干预后患者的生活质量及卡氏评分明显提高，疼痛、疲劳等症状也明显得到改善。Odelli 等对于接受同步放化疗的 24 例食管癌患者给予肠内营养治疗，并与 24 例单纯同步放化疗患者的数据进行历史对照研究。结果显示，肠内营养可以明显降低患者治疗期间体重丢失的发生率，缩短住院时间，改善生活质量，并能提高治疗效果。

对于营养风险高危的患者进行营养干预或治疗已成为共识，而对于营养风险低危的患者，营养干预或治疗的有效性证据尚不充足。澳大利亚学者系统性回顾分析了对于接受化疗和（或）放射治疗的肺癌患者进行营养干预的五项临床研究，结果发现对于接受化疗的患者，膳食指导可以改善蛋白质和能量摄入情况，但并没有证据表明可以影响生存结局。对于接受放射治疗的患者，并没有充分的证据证明膳食指导或肠内营养的获益。但由于大部分研究均在 20 世纪 80~90 年代进行，研究质量不高，因此需谨慎解读。Kiss 等学者进行的小样本随机对照研究显示，对于接受放射治疗的肺癌患者，进行早期的、强化的膳食咨询有一定延缓患者体重减轻，改善患者身体健康状态的趋势，但很遗憾并未达到统计学差异。因此，对于营养风险低危的人群，更应进行全面营养状况评估，筛选出适合的目标人群。

总而言之，营养治疗已成为恶性肿瘤综合治疗中不可或缺的一部分，积极的营养干预和治疗不仅可以减少治疗相关的毒性反应，还可以显著提高患者对于治疗的耐受性和疗效反应，改善生活质量，延长生存时间。因此，对于每一名接受放疗治疗的患者，都建议进行全程的营养管理。全程营养管理涉及外科、肿瘤内科、放射治疗科、营养科、康复科等多学科协作，需要患者本人、患者家属、专科医师、全科医师、营养师及护理人员的密切配合。在放射治疗前，需进行全面的营养状态评估，放疗期间需要密切监测营养状态的动态改变，放疗结束后应进行长期随访，在每个阶段评估营养治疗指征，制定相应干预手段，使得每位患者得到最优的治疗效果，最少的治疗毒性，改善患者生活质量，延长生存时间。

二、肿瘤患者营养治疗目标及评估、治疗手段

（一）营养治疗的目标及指征

对于营养治疗的应用，美国肠外肠内营养学会（American Society for Parenteral and Enteral Nutrition，ASPEN）指南指出：

目前无证据表明营养治疗能促进肿瘤生长，有证据表明针对营养不良的肿瘤患者积极地开展营养治疗，可以减少并发症，改善生活质量。营养治疗不应作为营养状态良好的患者进行化疗时的常规辅助治疗手段。营养治疗不应作为营养良好的头颈部、腹盆部患者接受放射治疗时的常规辅助治疗手段。营养不良与长期不能进食或营养吸收不够的患者，进行积极抗癌治疗时适宜给予营养支持。终末期的肿瘤患者中，通常很少使用营养治疗。若行营养治疗，需要与家属及患者进行充分沟通与配合。

因此，在进行营养治疗前，需筛选目标人群，明确治疗目标。对非终末期肿瘤放疗患者，实施营养治疗的目标包括：预防和治疗放疗过程中出现的营养不良或恶病质；提高患者对放疗的耐受性和依从性；减轻与放疗相关的不良反应；缓解患者由于营养不良导致的相关症状，提高患者生活质量。

目前关于放疗患者营养治疗开始的指征，国内外尚无统一定论，一般认为，是否介入营养治疗应结合患者一般状态、肿瘤部位、分期及接受的治疗方式和强度对于营养状态的影响进行综合考虑。包括但不局限于以下情况：患者已存在营养不良状态，或预计患者不能进食时间长于 7 日；预计患者口服摄入小于需要能量的 60%，且持续时间长于 3~5 日；由于营养摄入不足而导致体重一个月内丢失超过 5% 的患者；存在由于肿瘤因素导致中 - 重度吞咽梗阻、严重放射性口腔黏膜炎、严重放射性肠炎等影响患者食物摄取和消化吸收的症状；PG-SGA 评分≥ 4 分或 NRS 评分≥ 3 分。

（二）营养评估策略

目前可采用的营养评估策略和手段非常丰富，除了体质指数、去脂体质指数、体重丢失等诊断营养不良的相关指标外，临床上有许多量表也被用于筛查营养风险。其中较常用的有营养风险筛查 2002（NRS-2002），整体营养状况主观评估（PG-SGA），主观全面评定量表（subjective globe assessment，SGA），微型营养评估（mininutritional assessment，MNA）等，对于生活质量的评估多采用欧洲癌症治疗研究组织生活质量问卷 C30（European Organization for Research and Treatment of Cancer quality of life questionnaire C30，EORTC OLQ-C30）进行判断。除了传统的基于体重、身体围度测量、临床症状等指标的量表外，患者的生化指标改变也是近年来热门的研究方向。格拉斯哥预后评分（glasgow prognostic score，GPS）通过 C- 反应蛋白及白蛋白水平作为炎症反应指标，是一项简单易用且预测价值高的评估肿瘤患者炎症反应水平的工具。通过量表对于患者营养状态、生活质量进行量化评估，有助于筛选目标人群及进行疗效评估。

在营养状况评估基础之上，为了进一步了解营养不良的类型及导致营养不良的原因，还需对患者代

谢水平、器官功能等进行进一步考察，从多维度进行综合测定。综合测定的内容包括患者应激程度、炎症反应、能耗水平、代谢状况、器官功能、躯体组成、心理状况等方面。具体方法包括病史采集（营养相关病史，膳食调查，KPS评分，生活质量评估，心理调查）、体格检查、体能测定、实验室检查（炎症反应水平、激素水平，肝肾功能，代谢因子及产物）、仪器检查（代谢车，躯体组成成分分析，影像学检查）。

2017年ESPEN营养指南中更新了肿瘤相关营养不良的新策略，包括：①在患者肿瘤治疗中，尽早的进行营养状态的筛查；②尽早识别出与营养风险有关的临床症状，如厌食，恶病质，少肌症等；③采用影像学手段如CT等测量身体细胞或肌肉含量，以早期检测到营养不良或少肌症的存在；④采用特异性生化指标如CRP、白蛋白等评估肿瘤导致的全身炎症反应的严重程度；⑤采用间接能量测量法评估静息能量消耗，对于患者能量和蛋白摄入进行个体化评估；⑥采用营养和代谢支持作为肿瘤综合治疗的重要部分，一些新的策略有望减少炎症反应并恢复瘦体组织含量；⑦对于治疗结束后的患者，应常规进行机体功能评估，并用于监测和指导患者复健。

参照国内外的推荐共识，基于我国国情和放射治疗的特点，2017年我国发布了《恶性肿瘤放射治疗患者肠内营养专家共识》，指出所有因恶性肿瘤而接受放射治疗患者，均应进行营养不良三级诊断，包括营养筛查、营养评估和综合测定。营养风险筛查推荐采用NRS 2002量表，营养评估推荐采用PG-SGA量表，综合测定的内容包括应激程度、炎症反应、能量消耗水平、代谢状况、器官功能、人体组成、心理状况等方面，应该在入院后72小时内完成。这一指南的推荐更适合我国的国情，具有较高的可操作性。

（三）营养干预策略

一般来讲，营养干预策略取决于患者的营养及代谢需求，与患者的营养状态和肿瘤分期有关。ESPEN推荐总的治疗原则见图16-3-1所示。

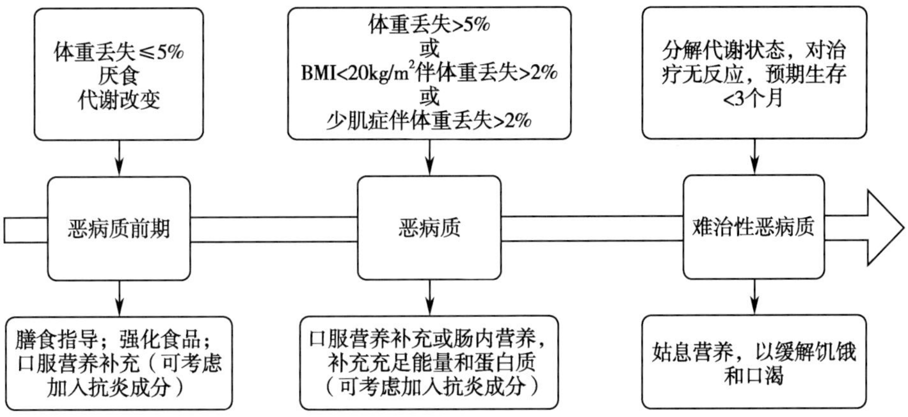

图16-3-1　ESPEN推荐根据不同代谢和营养需求选用相应的营养策略

一些营养策略可以用于多个阶段，若在治疗中出现营养状态的恶化，需及时调整策略

放疗患者常见的营养干预手段有以下几种：

1. 营养指导　对我国放疗患者的膳食情况调查显示，大部分接受放化疗的患者，热能摄入远不能满足机体的需要及肿瘤和治疗导致的额外消耗。对于能经口摄入营养物质的患者，除了蛋白质摄入量较多之外，脂肪、矿物质、维生素、微量元素摄入均低于需求量。由于肿瘤细胞能量供应主要源自糖酵解途径，其生长、侵袭与糖酵解强度密切相关，因此在肿瘤患者的营养指导中，可考虑适当减少碳水化合

物在总能量中的供能比例，提高蛋白质、脂肪的供能比例。营养指导需结合患者静息能量消耗值，生活方式，疾病状态，目前摄食情况，以及食物偏好进行综合考虑。营养指导的关键在于向患者传达进行指导的目的和目标，激励患者为了满足营养需求而进行的饮食改变。适当的营养指导，可以帮助患者满足机体能量代谢需求，提高治疗的依从性。

2. 肠内营养（enternal nutrition，EN） 是经胃肠道提供机体代谢需要的营养物质及其他各种营养成分的营养支持治疗方式。肠内营养的途径包括口服营养补充和管饲两种，其中管饲途径包括鼻胃管，鼻十二指肠管，鼻空肠管和经皮胃造瘘、空肠造瘘等。由于肠内营养可帮助消化道黏膜修复，有助于维护胃肠黏膜屏障，防止细菌移位，ESPEN 因此推荐肠内营养作为临床上首选的营养治疗手段。

3. 口服营养补充（oral nutrition supplements，ONS） 口服营养补充是指用特殊医学用途食品经口服途径摄入，以补充日常饮食的不足，是目前放射治疗患者肠内营养首选的营养治疗方式。然而部分患者如头颈部肿瘤、食管癌患者，因肿瘤本身或放射治疗不良反应而出现吞咽障碍等影响进食的症状，使得单纯 ONS 无法满足全部营养需要，此时常常需要进行管饲。经鼻置管是最常用的肠内营养管饲途径，具有微创、简便、经济等优点，但有可能由于局部的刺激而导致溃疡形成、出血，导管脱落或堵塞等缺点，一般用于喂养时间小于 4 周的短期喂养患者。若肠内营养时间超过 4 周，则考虑行经皮内镜下胃造瘘（percustanousendoscopic gastrostomy，PEG）或空肠造瘘术（percustanous endoscopic jejunostomy，PEJ）以满足长期营养的需求。

4. 肠外营养（parenteralnutrition，PN） 肠外营养是指有静脉供给机体所需营养物质，若全部营养物质均由肠外供给，则称为全肠外营养（totalparenteralnutrtion，TPN）。肠外营养物质主要包括氨基酸、脂肪、碳水化合物、维生素、矿物质等，对于胃肠道功能严重障碍的患者，通过肠外营养可以满足日常能量需求，抑制分解代谢，促进合成代谢，维持机体功能。尽管肠外营养可能合并置管并发症、感染、代谢紊乱、器官功能损害、再喂养综合征等不良反应，但仍强烈推荐肿瘤患者在肠内营养无法满足机体需求时，进行肠外营养治疗。

5. 肿瘤免疫营养 除了常见的营养必须物质外，应用一些特定的、能改善肿瘤患者营养状况及调节机体免疫状态和炎性反应的营养物质，称为肿瘤免疫营养（cancer immunonutrition）。肿瘤患者多合并免疫异常，代谢紊乱，免疫营养治疗不仅是给予营养物质的支持，更是调节机体免疫状态、减轻炎症反应和改善代谢的治疗措施。临床中常用的免疫营养物质包括氨基酸、脂肪酸、核苷酸、维生素、微量元素、益生菌等。其中，氨基酸主要有谷氨酰胺、精氨酸和支链氨基酸，脂肪酸主要是 ω-3 不饱和脂肪酸，维生素包括维生素 C、D、E 等，微量元素包括锌、硒等。有研究表明，ONS 中加入支链氨基酸可以提高肌肉蛋白合成，但相关研究结果存在争议，尚未作为常规推荐。鱼油中由于富含 ω-3 不饱和脂肪酸，目前被推荐用于改善食欲，增加瘦体组织含量及体重，一项关于结直肠癌的随机对照研究显示，补充鱼油的患者可以有效延缓肿瘤进展，关于肺癌的研究中也发现，补充鱼油可以改善患者生活质量和机体功能。一项针对头颈部肿瘤及食管癌放射治疗患者的随机对照双盲研究显示，补充精氨酸、核苷酸等免疫营养制剂，可以提高免疫细胞应答，改善放化疗引起的氧化应激及炎症反应。虽然目前关于肿瘤免疫营养的研究结论尚存在一定的争议，但对营养不良的患者，免疫营养能提高患者潜在获益，有非常良好的应用前景，因此，ESPEN 指南仍推荐在进行营养补充时，可以考虑加入抗炎成分的免疫营养成分。

如何选择放射治疗患者的营养治疗手段，需要准确评估患者的营养状态，以及在放射治疗过程中出现的放疗相关不良反应的严重程度，从而选择最适宜的营养干预措施。由于患者的营养状态及放疗不良反应会随着时间的推移、抗肿瘤治疗手段及营养干预手段而不断变化，因此，需要对患者进行动态评估，不断调整营养干预手段，以取得最佳的营养治疗效果。图 16-3-2 显示了如何通过 PG-SGA 和美国肿瘤放射治疗协作组（RTOG）急性损伤分级对患者进行个体化的营养干预。

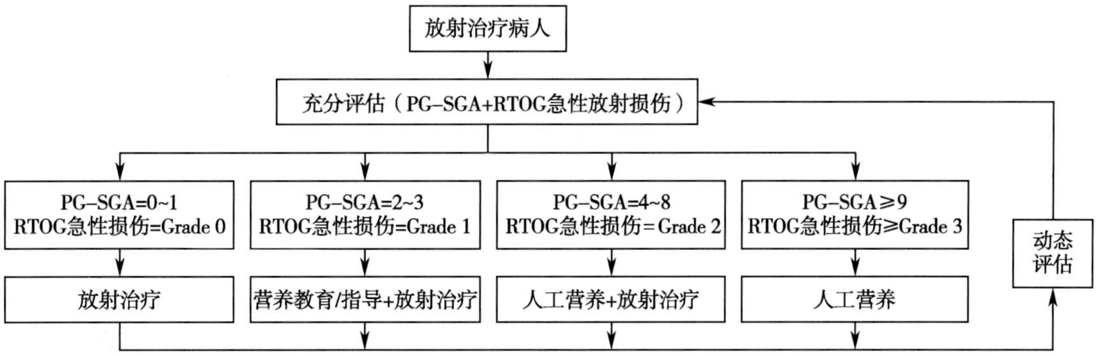

图 16-3-2　恶性肿瘤放射治疗患者营养干预路径

三、放射治疗患者的全程营养管理

（一）放射治疗前营养评估

每一名需要接受放射治疗的肿瘤患者，无论其原发肿瘤部位及放射治疗部位，均应在治疗前尽早接受营养状态评估。营养状态的评估应包含患者的一般营养情况及躯体、功能、心理等层面的综合情况测定。由于医院的条件不同，患者的情况各异，在对患者进行营养状态和综合情况测定时，应该充分考虑医院条件、病情特点及患者社会经济能力，选择最合适的个体化测定方案。对于筛选出来存在营养风险，有营养干预指征的患者，应尽早开始营养干预。

（二）放射治疗期间动态随访

患者接受放射治疗期间，由于病情及治疗反应的变化，其营养状态可能发生改变。因此，要求我们对于其营养状态进行动态随访。动态随访的目的包括：1. 及时发现和识别出营养不良，及早进行干预。2. 动态评估营养干预效果，及时调整干预策略。动态随访的时机目前尚无统一定论，一般而言，需结合患者的基线营养情况、治疗强度及毒副反应情况进行个体化追踪。下面介绍一下不同部位肿瘤的营养干预措施：

1. 头颈部肿瘤　大部分头颈部肿瘤患者，在整个抗肿瘤治疗过程中，都会伴有不同程度的营养风险。Languis 等对于头颈部放疗患者中进行营养干预的研究进行系统综述，结果显示，个体化的营养指导能增加营养物质摄入量，可以改善患者营养状态并提高生活质量。对于接受放疗的患者，在合并营养风险时，合理的营养指导非常重要。澳大利亚临床肿瘤协会推荐对于接受放射治疗的头颈部肿瘤患者，在治疗期间每周需进行一次营养指导。

在既往的相关研究中，采用肠内营养进行营养干预的结论并不完全一致。有研究表明，ONS 与强化的营养指导相比并无明显优势，但对于营养状况的改善显著优于患者自由饮食。而最新的一项单中心随机对照研究则表明，头颈部肿瘤患者在放疗期间，进行 ONS 与单纯营养指导相比可显著减少体重丢失，提高治疗耐受性，改善生活质量。对接受放射治疗的局部晚期头颈部肿瘤患者，除了营养指导、ONS 外，无法经口进食的患者还可以考虑采用鼻饲管、胃造瘘等途径进行营养补充。研究表明，采用鼻饲管进行支持的患者体重增加、能量及蛋白质摄取均明显优于口服营养补充剂，但患者的生存结局并无显著改善。预防性的经皮内镜下胃造瘘能一定程度降低体重下降发生率，有助于提高头颈部肿瘤患者生活质量。尽管证据并不充足，但 ESPEN 仍强烈推荐对于伴有严重口腔黏膜炎、进食障碍的头颈部放疗患者采用鼻饲管或造瘘进行营养补充。此外，有研究证实头颈部肿瘤放疗的患者，补充免疫营养制剂可以改善炎症反应，在放疗过程中可适当补充精氨酸、核苷酸、鱼油等肿瘤免疫营养制剂。Bairati 等进行的随机对照研究中发现，抗氧化维生素与安慰剂相比，在放射治疗期间可显著减少急性毒性反应，但以局部控制率的下降为代价，因此，目前并不主张在头颈部肿瘤放疗期间常规补充抗氧化维生素。

总之，对头颈部放疗患者，放射治疗过程中的营养干预应建立在全面的营养评估基础上，个体化的应用营养指导、肠内营养等手段，预防并治疗营养不良，提高患者对放疗的耐受性。

2. 胸部肿瘤　目前对于胸部肿瘤放射治疗中营养支持的研究主要集中于食管癌。合理的营养指导在胸部肿瘤的放射治疗中也是营养干预的基石。除此之外，在食管癌患者中，应用 ONS 的治疗效果已得到许多研究的证实，2015 年发布的中国食管癌放疗患者肠内营养专家共识中指出，食管癌的患者肠内营养首选 ONS，在 ONS 无法满足全部营养需要时，可酌情选择鼻饲管或造瘘技术以满足患者的营养需求。Fietkau 等进行的多中心随机对照研究显示，高蛋白，低碳水化合物的肠内营养配方辅助食管癌患者同步放化疗与普通营养配方相比，可有效减少体重丢失，提高患者生活质量。食管癌放疗患者一般为非卧床患者，KPS 评分多超过 60 分，因此一般推荐能量供给 25~30kcal/（kg・d），其中蛋白质供给量 1.5~2.0g/（kg・d）。肠内营养建议采用高蛋白质、高脂肪、低碳水化合物，富含 ω-3 不饱和脂肪酸的配方。患者放疗期间的营养治疗方案应根据患者营养状态、进食障碍情况、进食量及饮食结构等进行动态调整。

3. 腹盆部肿瘤　既往随机对照研究显示，对于接受放射治疗的结直肠癌患者，营养指导和口服营养补充可有效改善患者的营养状态及生存结局。营养指导和口服营养补充是腹盆部放疗患者常用的营养干预手段，但由于部分患者在放射治疗期间可出现严重放射性肠炎，此时患者消化吸收功能受到影响，依靠营养指导、肠内营养已无法满足患者的营养需求，必要时需肠外营养介入支持，以维持机体的营养代谢。但由于长期肠外营养常常合并较多并发症，因此一旦患者肠道功能恢复或依靠肠内营养能满足机体需求，应停止肠外营养，以减少并发症的概率。

关于通过营养治疗手段以减轻腹盆部患者放疗相关不良反应的研究有许多，但尚无统一的结论。有的研究发现要素配方营养治疗可减轻 1~2 级的放疗相关毒性反应。Wedlake 等进行的一项随机对照研究显示，加入膳食纤维可有效减轻盆腔放射治疗导致的早期和晚期消化道毒性，但这些研究的结论尚未得到广泛认可。有研究显示，益生菌作为免疫营养制剂，可以通过激活抗凋亡通路 AKT，活化 COX-2 途径抑制炎症反应，此外由于其保护肠黏膜屏障，改善细菌移位等作用，可减轻放疗诱导的肠道损伤，在预防和缓解肠道毒性方面表现出较大的应用前景，虽然相关的随机对照试验结果并不一致，但 2017 年一项 Meta 分析的结果显示，使用益生菌与安慰剂相比，可有效减少放疗相关腹泻的发生。但需要注意的是，益生菌制剂在具体的使用配方以及对免疫功能低下患者的安全性方面，仍需要进一步的研究探索。在动物实验中，人们观察到谷氨酰胺可以保护各种毒性物质导致的胃肠道黏膜损伤，一些临床试验受此启发，采用口服谷氨酰胺制剂对于腹盆腔放疗患者胃肠道进行保护，然而试验的结果并不一致。因此，目前并不推荐常规使用益生菌和谷氨酰胺改善腹盆腔放疗相关腹泻。

（三）放射治疗后长期随访

在放射治疗结束后，患者常常还需接受后续治疗或因出现远期不良反应的影响而出现营养状态的变化，因此在治疗结束后还应长期随访患者的营养状态，进行全面的评估和及时的干预。澳洲临床肿瘤协会建议，接受头颈部放射治疗的患者，治疗结束后每 2 周随访一次，至少随访 6 周。有共识指出，在治疗期间和每次随访时，均推荐进行营养状态评估。若患者因肿瘤本身或抗肿瘤治疗而出现慢性营养摄入和（或）营养吸收不良的情况时，进行肠内或肠外家庭营养治疗十分必要。此外，在长期生存的患者中，应建议患者维持适宜的体重（BMI 18.5~25kg/m^2）和健康的生活方式，包括适当的体育锻炼以及基于蔬菜，水果和谷物的健康饮食。

（四）其他相关干预措施

除了营养指导、肠内肠外营养补充外，还有一些可以协助改善患者营养状态的措施。包括：

1. 改善食欲　合并厌食的患者可适当使用孕激素类药物如甲地孕酮增加食欲，但应注意深静脉血栓形成的风险。ESPEN 指南也推荐采用类固醇激素改善食欲，但应注意其导致肌肉消耗，胰岛素抵抗等副作用，因此使用的时间不得超过三周。

2. 体育锻炼　有较多的证据支持在肿瘤患者中推行适当的体育锻炼。肿瘤患者自我报告的体力活动水平多明显降低，体力活动的减少和抗肿瘤治疗对于维持患者肌肉含量有显著的负面影响。适当的体育锻炼有助于维持或增加机体的肌肉组织含量，身体功能和代谢模式，在治疗期间及治疗结束后，均推荐患者进行一定量的体育锻炼，包括有氧运动和个体化的抗阻力锻炼，以维持肌肉的含量和力量。

3. 心理干预　目前已有多个研究证实，患者的抑郁和焦虑状态与体重丢失，营养不良显著相关。Britton 等对于接受放射治疗的头颈部患者进行心理学手段干预，其手段包括动机性面谈和认知行为学疗法，结果发现，心理学干预对于高度营养风险如肿瘤位于口腔、喉、咽的患者，可有效改善 PG-SGA 评分，降低这部分人群的死亡率。因此，对于接受放射治疗，尤其是合并抑郁、焦虑等负面情绪的患者，进行心理干预是改善患者进食情况和营养状态的手段之一。

总之，营养不良在接受放射治疗的患者中十分常见，放射治疗可以通过直接、间接的途径引起营养不良，而营养不良会导致放射治疗精确度下降，毒副反应增加，疗效降低，从而影响患者的长期生存和生活质量。因此，所有接受放射治疗的患者均应接受全程营养管理，包括放疗前全面的营养状态评估，放疗期间的动态观察，放疗结束后的长期随访，为患者制定个体化的营养治疗手段，使得每位患者以最小的治疗代价得到最优的治疗效果，延长患者生存时间，改善患者生活质量。

（范　铭　郎锦义）

参考文献

1. 王绿化 . 肿瘤放射治疗学 . 北京：人民卫生出版社，2018.
2. 李晔雄 . 肿瘤放射治疗学 . 北京：中国协和医科大学出版社，2018.
3. Wie G A，Cho YAKim S Y，Kim S M，et al.Prevalence and risk factors of malnutrition among cancer patients according to tumor location and stage in the National Cancer Center in Korea.Nutrition，2010，26（3）：263-268.
4. Pressoir M，Desne S，Berchery D，et al.Prevalence，risk factors and clinical implications of malnutrition in French Comprehensive Cancer Centres.Br J Cancer，2010，102（6）：966-971.
5. Kiss NK，Krishnasamy M，Isenring EA，et al.The effect of nutrition intervention in lung cancer patients undergoing chemotherapy and/or radiotherapy：a systematic review.Nutr Cancer，2014，66（1）：47-56.
6. DeVita VT，Lawrence TS，Rosenberg SA，et al.Devita，Hellman，and Rosenberg's cancer：principles & practice of oncology.10th ed.Philadelphia：Wolters Kluwer Health，2015.
7. Langius JA，Twisk J，Kampman M，et al.Prediction model to predict critical weight loss in patients with head and neck cancer

during (chemo) radiotherapy.Oral Oncol, 2016, 52 :91-96.

8. Arends J, Bachmann P, Baracos V, et al.ESPEN guidelines on nutrition in cancer patients.Clin Nutr, 2017, 36(1): 11-48.
9. Arends J, Baracos V, Bertz H, et al.ESPEN expert group recommendations for action against cancer-related malnutrition.Clin Nutr, 2017, 36(5): 1187-1196.
10. Cereda E, Cappello S, Colombo S, et al.Nutritional counseling with or without systematic use of oral nutritional supplements in head and neck cancer patients undergoing radiotherapy.Radiother Oncol, 2018, 126(1): 81-88.

第十七章 放射治疗诱发的第二原发性肿瘤

第一节 概　　述

一、背景

1895 年伦琴发现 X 射线以后不久人们就意识到了电离辐射具有致癌性。1902 年第一例与辐射相关的癌症，即在辐射引起皮肤溃疡的部位发生皮肤癌被报道后，同样的病例不断地被发现。1911 年首次报道了放射性工作人员患白血病的病例。二战以后，研究人员开展了大量辐射致癌的动物实验，随后的对日本原子弹爆炸幸存者长期流行病学调查进一步验证了电离辐射的致癌作用。

以往针对辐射诱发癌症研究较多的是核辐射问题如原子弹爆炸、核电站泄漏等，目前医疗相关辐射也越来越受关注，如诊断性 X 线、CT 检查，恶性肿瘤的放射治疗等。有关辐射诱发癌的定量信息多数来自针对 1945 年日本原子弹爆炸幸存者的研究，该群体数目较大且基本涵盖了所有的年龄段，这些幸存者全身接受了相对均匀的低剂量（5~150mSv）照射。研究发现辐射致癌发生危险度最大的组织是胃肠道、乳腺、甲状腺、膀胱，发生率与剂量在 2.5Sv 范围内成直线关系，而在高剂量中关系变得不确定。原子弹爆炸辐射致癌的常见种类为白血病和体腔或体表的癌症，没有增加发生肉瘤的危险。而放射治疗是局部较高剂量的照射，辐射引起体腔或体表的癌症发生与原子弹爆炸相似，常发生在接受低剂量照射、远离靶区的组织或器官中。肉瘤常发生在接受高剂量的靶区内或邻近部位。

目前随着肿瘤筛查的普及和放射治疗技术的进展，患者治愈率高存活时间长，因此辐射诱发的第二原发性肿瘤正变得越来越重要，目前已成为放射医学研究的重点课题。

二、第二原发性肿瘤的特征

（一）辐射诱发的第二原发性肿瘤特征

1. 通过辐射可诱发各种各样组织学类型的癌症，但目前无法从形态上区分这些肿瘤是否是自然发生。未来或许可以通过分子取证手段鉴定出辐射诱发恶性肿瘤的特定基因学变化。

2. 辐射诱发第二原发性肿瘤与射线的能量和剂量均有相关性。高传能线密度（linear energy transfer，LET）辐射比低 LET 辐射更易发生第二原发性肿瘤。在小鼠肝癌模型中，中子照射肝癌发生率高于 γ 射线照射。在辐射剂量方面，大部分数据来自高剂量辐射致癌的研究，而低剂量辐射致癌的数据大多是通过推断预测而来。

3. 辐射诱发第二原发性肿瘤受患者自身因素的影响。首先，不同组织对辐射致癌的敏感性不一。甲状腺和乳腺在低剂量辐射后就可诱发癌症，淋巴组织、肺和肝脏一般需要中等剂量，而骨骼则需要较高的剂量。通常以戈瑞（Gy）或以西弗特（Sv）为剂量单位来估计辐射致癌的风险。当以 Sv 计量时，需要考虑不同形式放射治疗生物有效性的质量因素。其次，年龄也是决定辐射风险的重要因素。对于儿童，快速增殖组织如骨骼和甲状腺的第二原发性肿瘤发生率更高。

4. 辐射诱发肿瘤的潜伏期因诱发的肿瘤类型而异。一类潜伏期的典型例子是原子弹幸存者患白血病风险升高，表现为早期的脉冲式风险增加，然后逐渐下降至基线水平。第二类潜伏期的典型例子是实体肿瘤的发生，表现为相对危险性持续增加，因此随访时间很可能会影响第二原发性肿瘤发生率的评估。

5. 评估辐射诱发第二原发性肿瘤时还需考虑辐射以外的其他肿瘤诱发因素，如化疗、环境暴露和遗传体质等。

（二）经典的辐射诱发肿瘤的事件

1. 妊娠妇女在接受诊断性腹部和骨盆的 X 射线后其后代的恶性肿瘤风险增加。

2. 20 世纪在以色列国曾使用 X 射线脱毛术治疗头癣。接受 X 线治疗的 10 834 名儿童与相同数量匹配的未照射头癣儿童以及 5392 名兄弟姐妹相比，其脑和神经系统肿瘤发病率有所增加（每年每 10 000 人增加 1.8 额外风险）。照射患者中有 12 例发生恶性脑肿瘤，而未照射患者有 5 例发生脑肿瘤和 1 例为疑似。

3. 1945 年 8 月美国在日本的长崎和广岛投下了原子弹。原子弹幸存者辐射相关风险尤其是白血病的发生明显增加，其风险在投放原子弹 1~3 年后出现，在 6~7 年达到顶峰。暴露的个体仅在达到了肿瘤正常发病年龄后才显示出发生实体肿瘤的风险。

4. 加拿大曾使用诱发气胸荧光镜重复监测研究结核病妇女，相关患者的乳腺肿瘤发病率增加。

5. 1986 年 4 月 26 日发生切尔诺贝利核电站事故，随后白俄罗斯和乌克兰的甲状腺癌发生风险增加可能与此有关。

三、辐射致癌的定义

在研究辐射特别是放射治疗与第二原发性肿瘤的相关性时，需要有一个标准来定义。Cahan 等 1948 年发表了一个关于放射性肉瘤的重要综述后，Cahan 标准已被广泛接受和用来定义辐射诱发的肉瘤，且被一些学者用做辐射诱发第二原发性肿瘤的标准。

（一）目前经修改后的 Cahan 标准

辐射诱发的恶性肿瘤必须发生在照射区域内；在初始照射之后必须经过足够的潜伏期来诱发恶性肿瘤，一般需要大于 4 年；治疗过的原发肿瘤和诱发第二原发性肿瘤都必须进行活检，且这两个肿瘤必须是不同的组织学类型；诱发的肿瘤所在组织在辐射暴露之前必须是正常的（即代谢和基因正常）。

（二）目前公认的放射治疗致癌标准

患第二原发性肿瘤前有明确的放射治疗史，且常发生在射野内或射野边缘；从放射治疗到第二原发性肿瘤发生有足够的潜伏期，联合国科学效应委员会 1986 年报告推荐的辐射诱发肿瘤潜伏期平均时间为 20~30 年；白血病的潜伏期≥ 2 年、平均 8 年；实体肿瘤的潜伏期在 10 年以上、骨肉瘤平均 20 年，某些实体肿瘤的潜伏期甚至更长；第二原发性肿瘤的病理不同于原来的肿瘤病理，应排除放射治疗后复发或转移的可能；所患肿瘤必须发生在辐射敏感器官（至今尚未发现与辐射致癌有关的器官有输尿管、尿道、前列腺、胆管等）。

四、放射治疗致癌的影响因素

影响放射治疗致癌的因素可分为患者相关因素、射线相关因素以及混杂因素。患者相关因素包括：受照射的组织器官、患者年龄、性别和基因易感性等。如患者携带不稳定基因（如家族性视网膜母细胞瘤、共济失调毛细血管扩张等），不仅增加了原发肿瘤的发生率，也增加了放射治疗后辐射致癌的发生率。这种基因不稳定性容易导致损伤的错误修复，或者影响细胞周期使得损伤保存下来。射线相关因素包括射线质、剂量和剂量率等。混杂因素包括细胞毒药物、天然致癌化学物（例如黄曲霉素）及矿物燃料的燃烧产物等，这些因素可能和放射线相互作用从而影响致癌性。与混杂因素相比电离辐射是一种相对较弱的致癌源，同时也有学者认为肿瘤患者的生活习惯（吸烟、嗜酒、嚼槟榔等）和（或）基因易感性，可能比辐射本身更加有发生第二原发肿瘤的危险性。因为化疗也有致癌作用且常与放射治疗合用，因此是判断辐射致癌的重要混淆因素。如乳腺癌治疗后的急性非淋巴细胞性白血病危险与放射治疗相关，其相对危险度（relative risk，RR）为 2，也和烷化剂化疗相关（RR=10），而那些暴露于两种致癌因素的危险（RR=17）则有倍增效应。研究结果认为环磷酰胺、苯丁酸氮芥、左旋溶肉瘤素、塞替哌、阿霉素、顺铂等是明确的致白血病原。

在放射治疗临床实践中，放射治疗所致第二原发性肿瘤风险在绝大多数成年肿瘤患者中（如乳腺癌、宫颈癌和前列腺癌等）低于 1%，而其中超过 90% 可能是由于原发肿瘤治愈后寿命得到延长以后被发现的。患者放射治疗后 10 年或者 20 年死于肿瘤复发的风险远高于发生第二原发性肿瘤的风险。对于青少年和儿童肿瘤患者，则需要警惕放射治疗带来的第二原发性肿瘤风险。

目前有研究认为可以通过优化放射治疗技术、改变剂量 – 体积分布，从而降低放射治疗所致第二原发性肿瘤的风险。但也有研究提出了不同的机制如器官的慢性放射损伤，一些器官如直肠、膀胱和皮肤在接受较高剂量照射后会发生急剧的、慢性的放射损伤。如过度增生紊乱的萎缩被认为是一个癌前病变，尤其是在涉及慢性炎症的情况下。在流行病学关于宫颈癌和前列腺癌患者放射治疗所致第二原发性肿瘤的研究中，大约一半以上的第二原发性肿瘤可能是由这种机制引起的。因此通过降低放射治疗中的严重慢性放射损伤，可能会使受此机制影响的致癌风险最小化。

本节讨论了放射治疗所导致的第二原发性肿瘤。随着癌症患者生存率的提高，放射治疗后发生第二原发性肿瘤有增加的趋势，但总体处在较低的风险水平，不影响放射治疗在肿瘤治疗中的重要地位。

第二节　辐射致癌的风险评估

目前对于中等或高剂量的放射性暴露（如 100mSv）可致癌已无异议。但是在较低的辐射剂量（<1mSv，如常见的 X 线检查），则需要来自高剂量暴露的数据来进行推测估计。而对于特别大剂量的暴露（>10Gy），还需要从放射治疗诱发第二原发性肿瘤的数据进行推测评估风险。

放射治疗中正常组织的剂量分布同时包括高剂量和低剂量。近年来调强放射治疗（intensity modulated radiation therapy，IMRT）技术越来越普及，治疗中越来越少的正常组织暴露于高剂量，而越来越多的正常组织却暴露于低剂量。针对此剂量分布的改变，我们须考虑照射剂量和继发恶性肿瘤之间的剂量 – 反应关系。

一、低剂量辐射

1945年日本原子弹爆炸中有大于8万的幸存者，其生存研究数据对评估低剂量辐射致癌风险有较大的意义。该队列尽管被认为是高剂量暴露研究，但事实上中位暴露剂量仅200mSv，约有50%的人群暴露低于50mSv。尽管一大部分暴露人群为儿童且目前还存活，肿瘤发病率和死亡率及非肿瘤相关死亡率已有评估数据。在1950年和1997年有9335人死于实体肿瘤、31 881人死于非肿瘤性疾病。估计约5%的肿瘤死亡和0.8%的非肿瘤死亡与辐射暴露有相关性，辐射相关风险增加与剂量呈线性关系。

该项研究中还对患者暴露剂量进行分组且与日本正常人群作对比。其中最低剂量暴露组为5~125mSv（中位剂量34mSv），实体肿瘤相关死亡率明显增加（P=0.025）。暴露剂量为5~100mSv（中位剂量29mSv）的核爆炸幸存者与暴露<5mSv的人群相比，前者发生实体肿瘤的风险明显增加（P=0.05）。当然基于核辐射幸存者风险评估代表的是暴露人群的平均风险。

有较多研究关注慢性暴露于低辐射剂量的放射工作者。一项由15个国家合作的研究共观察了407 391例外照射暴露的核工业工作者，平均累计暴露剂量为19.4mSv，辐射剂量与肿瘤增加的超额相对风险（excess relative risk，ERR）为0.42/Sv。

儿童时期急性暴露后发生第二原发性肿瘤的风险明显升高且易于量化。美国脊柱侧凸队列研究显示女性小于20岁时暴露于诊断X射线乳腺癌风险明显升高。儿童使用射线照射头皮来治疗头癣与未照射儿童相匹配对比研究显示前者患甲状腺癌风险显著增加（RR=3.3），同时发现接触射线年龄在5岁以下有更高的风险（RR=5.0）。随后的针对甲状腺癌患者在童年时接触外源性放射线的队列研究明确显示了甲状腺癌风险增加的证据（RR=2.5），即甲状腺的平均剂量50mSv（10~90mSv）。

当低于致癌风险剂量时（低于50~100mSv长时间暴露或10~50mSv急性暴露时），我们不能单独使用流行病学数据建立剂量－反应关系曲线。图17-2-1所示的几种剂量－反应关系是关于低剂量辐射致癌物的描述，不同的终点可能会有不同剂量－反应关系曲线。

目前已有许多数据适合统计分析低、中剂量与线性剂量－反应关系。数据已经在美国辐射防护委员会（National Committee on Radiological Protection，NCRP）报告中进行了广泛的审查，包括"虽然其剂量－反应关系不能排除低剂量辐射的诱发突变和致癌作用，在现有科学知识的基础上建立剂量－反应关系似乎比线性非阈值模型更合理"，同样在最近的美国电离辐射生物效应委员会（biological effects of ionizing radiation，BEIR）－Ⅶ报告对现有的生物物理数据进行综合评估支持"线性无阈值风险模型—癌症风险的发展在低剂量时呈线性方式没有阈值，最小剂量有可能造成风险的小幅增加"。

在更低的剂量，可能不适合直接研究线性生物物理学原理（图17-2-1曲线A），其涉及电离辐射独特的随机性能量沉积。生物物理原理本质上是：①目前有直接的流行病学证据表明诊断X射线剂量（10mGy）能增加致癌风险。②器官在受到10mGy的诊断X射线剂量时，大部分受照的细胞核将穿过一个或一些距离较远的电子轨道。由于这些电子轨道在物理上相隔较远，所以它们不太可能以某种联合的方式产生DNA损伤，而这些电子轨道几乎肯定会独立地产生随机损伤和随后的细胞变化。③降低辐射剂量如减少10倍，则仅相应减少电子轨迹和减少击中细胞。因此，曲线A以较低剂量击中的较少量细胞将受到电子损伤，曲线B将发生与在10mGy剂量下相同的放射生物学过程。④因此剂量减少10倍时受损细胞的数量相应减少，同时生物反应随剂量降低呈线性下降趋势。表明从10mGy降至任意低剂量时，大多数辐射相关终点的风险将会线性降低。

这种线性生物物理理论考虑了辐射由于个体细胞的自主反应而产生的影响。对于克隆能力较强的肿瘤可能涉及肿瘤发生和不同细胞之间的相互作用。迄今为止观察到的细胞辐射效应如旁观者效应和延迟不稳定，在低剂量下显示为饱和，反之可能会降低剂量－反应关系（图 17-2-1 曲线 B）。

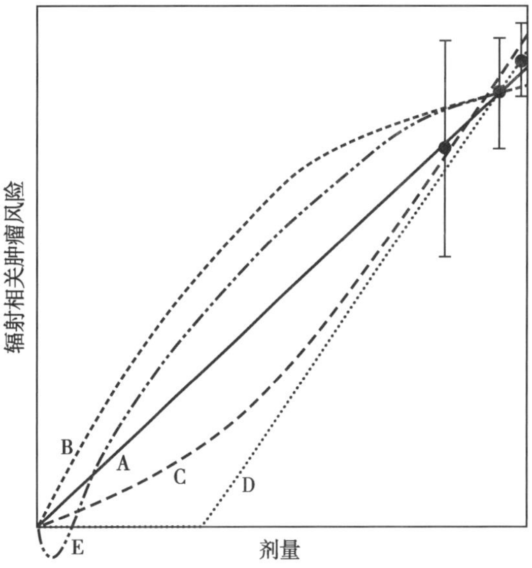

图 17-2-1　辐射致癌的不同推测模型

综上所述，已有直接的流行病学证据显示暴露于电离辐射会增加一些癌症的风险。尽管目前还无法量化这些风险，但并不意味着相应的社会风险可以被忽略，因为即使非常小的风险如果应用于大量人群，也可能会是重大的公共卫生问题。

目前尚无合适的剂量－反应曲线来评估较低剂量的致癌风险。图 17-2-1 中显示的替代模型可适用于事件终点，但不适合评估低剂量或低剂量率的辐射致癌风险。

二、放射治疗的高剂量辐射

在放射治疗中应进行第二原发性肿瘤发生风险的预测，并尽可能优化放射治疗计划来降低此风险。鉴于接受放射治疗的肿瘤患者的年轻化以及治疗疗效提高使得生存期的延长，针对辐射诱发第二原发性肿瘤的研究正变得越来越重要。尽管目前已有较多的相关报告，但随着 IMRT、质子和重离子技术等的应用使得正常组织剂量分布相对于传统放疗发生了明显改变，因此基于几十年前治疗条件下的研究结果不能直接应用于现代治疗，需提出器官剂量或剂量分布相关的前瞻性预测模型。

干细胞启动 / 失活 / 增殖模型，是预测器官特异性高剂量肿瘤风险的实用模型。该方法基于原子弹幸存者的数据（暴露于较低剂量）、人口统计变量（年龄、暴露时间、性别和种族）以及描述辐射诱发细胞再生的器官特异性参数。首先，对于中等剂量的单次辐射暴露直接估计 ERR，这些数据基于原子弹爆炸的幸存者。其次，有学者运用类似于 BEIR- Ⅶ报告中用原子弹幸存者人口统计资料的方法来调整研究中个人或群体剂量相关的 ERRs。最后，对单次中等剂量暴露 ERR 的评估，通过上述的细胞 / 失活 / 增殖模型，调整到分次高剂量辐射暴露。这种扩大的癌症风险模型能够很好地描述放射治疗引起癌变的特定人口统计学流行病学数据。该方法原则上可以产生器官特异性的 ERR，并估计任何给定的放疗剂量和分次计划。

有研究通过美国 SEER 数据库随访分析了自 1973—2002 年年龄大于 20 岁、生存期超过 5 年、采用常规放射治疗的 647 672 例实体肿瘤患者。平均随访时间为 12 年，在随访期间有 60 291（9%）例患者发生继发性恶性肿瘤，对于原发肿瘤与放射治疗后第二原发性肿瘤的相对风险 RR 各不相同，从眼眶肿瘤的 1.08 至睾丸癌的 1.43。一般来说，接受 >5Gy 器官的 RR 最高，随着患者诊断年龄增长而下降、并随与诊断间隔时间的增加而升高。估计总共 3266 例第二位原发实体肿瘤患者可能与辐射有关，54% 的辐射相关肿瘤是在接受 >5Gy 剂量的器官中。但总体来说，放射治疗相关的继发性恶性肿瘤在所有发生继发性恶性肿瘤患者的比例来说仅是一小部分，大多数可能与其他因素有关如生活方式、遗传因素以及其他治疗情况等。

第三节　颅内肿瘤放射治疗的致癌风险

中枢神经系统肿瘤是儿童最常见的实体肿瘤。儿童患者由于预期生存期较长及遗传易感性较易发生辐射诱发的第二原发性肿瘤，因此备受关注。已经有不少研究证实，儿童时期原发性中枢神经系统肿瘤治疗后患者第二位原发实体瘤的风险明显增加。

一、常规分割放射治疗

早期 Ron 等就有报道显示神经鞘瘤患者治疗 30 年后发生继发性颅内肿瘤风险与正常人群相比升高 18.8 倍，脑膜瘤和胶质瘤患者治疗后风险为 9.5 倍和 2.6 倍。当剂量超过 2.5Gy 时发生继发性肿瘤风险可增加至 20 倍，随剂量的增加风险增加且潜伏期缩短。常规分割放射治疗与放射外科治疗之间潜伏期的影响类似。美国 University of Florida 入组了 370 例小于 19 岁的恶性脑脊髓瘤患者，其中 74% 的患者接受了实体肿瘤照射、26% 接受了全脑照射或全脑全脊髓照射。结果显示发生第二原发性肿瘤最常见的部位为全脑区域，且多位于高剂量区域前侧较远处。在 16 例第二原发性肿瘤患者中仅有 2 例发生于 PTV 的边界区域、2 例位于高剂量区域。该研究显示易发生第二原发性肿瘤的位置通常在 20~36Gy 剂量范围之间。有研究对美国和加拿大 26 个治疗中心的儿童肿瘤随访数据进行分析，共入组 4221 名接受过放化疗的儿童肿瘤患者，存活者中有 169 名发生了 196 个继发性脑膜瘤。从原发肿瘤到继发性脑膜瘤诊断的中位时间为 22 年，到 40 岁时继发性脑膜瘤累计发病率为 5.6%。

目前儿童第二原发性肿瘤发生的相关报道较多，患者无论是颅内还是颅外的原发肿瘤、是否进行放化疗均有第二原发性肿瘤的发生，因此一些学者认为这不仅与治疗因素相关，还与患者自身遗传因素有关。

University of Florida 的 Nils 等学者比较了质子和光子射线治疗良性脑膜瘤后发生第二原发性肿瘤的风险。研究显示质子治疗能够明显降低全脑平均剂量、脑干、海马、颞叶、垂体、视神经和耳蜗等危及器官的剂量，与光子治疗相比能够明显降低第二原发性肿瘤的发病率。Brada 等入组了 426 例垂体瘤患者，中位随访时间为 12 年，10 年、20 年的第二原发性肿瘤累计发病率分别为 2% 和 2.4%。并观察到继发性星形细胞瘤约在放射治疗后 6~7 年就会发生，而继发性脑膜瘤则发生较晚。但这些研究也存在一定的局限性如入组病例数较少、无较好的对照组等等。

二、放射外科治疗

除了常规分割治疗外，放射外科或立体定向放射治疗也是治疗颅内肿瘤的常用方法。Rowe 等回顾研究了 4877 例采用放射外科治疗的颅内肿瘤患者，仅有 1 例患者在随访至 8 年时新发了星形细胞瘤，与正常人群预期发病率相比其发病风险为 0.4，提示发病率比预期低很多。但该研究随访时间较短，平均随访时间仅有 6 年。来自欧洲的一项多中心研究入组了 4517 例患者，中位随访 63 个月，截至随访时间并未发现第二原发性肿瘤的发生。上述结果显示，放射外科治疗并未增加第二原发性肿瘤的发病风险，可能的原因是与常规分割相比，放射外科的照射体积更小、射线入射和出射路径中的体积和剂量也较小。但由于各研究在病例数、随访时间和患者信息等方面的不同，要正确预测不同放射治疗技术对发生第二原发性肿瘤的影响有一定的难度。

第四节　霍奇金淋巴瘤放射治疗的致癌风险

霍奇金淋巴瘤（Hodgkin's lymphoma）是治疗效果较好的一种恶性淋巴瘤。自 20 世纪 60 年代起放射治疗一直是霍奇金淋巴瘤的重要治疗手段。由于单纯放射治疗对早期霍奇金淋巴瘤的治疗效果较好，因此 90% 以上的患者可获得长期生存。然而对这些患者进行长期随访后却发现放射治疗可能会导致第二原发性肿瘤的发生，例如白血病、肺癌和乳腺癌等。

一、继发性乳腺癌

接受过膈上放射治疗的霍奇金淋巴瘤患者发生继发性乳腺癌的风险升高。风险是多因素的且随着诊断年龄、照射剂量和照射体积的不同而不同。

Bhatia 等报道了 483 例 16 岁前确诊为霍奇金淋巴瘤的女性患者，其中 17 例患者发生继发性乳腺癌，是预期发生率的 75.3 倍。Sankila 等研究显示 1641 例幼时接受放射治疗的霍奇金淋巴瘤患者，继发性乳腺癌的风险为正常人群的 17 倍。Travis 等研究了 3869 例放射治疗作为初始治疗手段的女性患者，有 55 例发生了继发性乳腺癌，且 60.57% 的继发性乳腺癌患者在 16 岁之前接受了放射治疗，发生率为正常人群的 2.24 倍，这与 Bhatia 等的研究结果相一致。这表明女性年轻时乳腺对射线敏感，容易继发癌症。

来自荷兰的一项多中心研究入组了 1122 例治疗时小于 51 岁的霍奇金淋巴瘤患者，研究其与正常人群相比发生继发性乳腺癌的风险。治疗后 30 年的霍奇金淋巴瘤患者继发性乳腺癌的累计发病风险为 25%、累计死亡风险为 19%，且霍奇金淋巴瘤初治年龄越小其累计发病风险越高。与正常人群相比，霍奇金淋巴瘤治疗后女性患者发生继发性乳腺癌的风险为正常人群 5.6 倍，且初治年龄小于 40 岁的患者风险明显升高（P<0.0001）。其中斗篷野照射患者的发病风险为正常人群的 8 倍，单纯纵隔照射及单纯骨盆照射与斗篷野照射相比发病风险明显减少。斗篷野照射的患者比单纯纵隔照射患者发病风险高 2.7 倍，提示减少乳腺的照射体积可能可以降低继发性乳腺癌的发病风险。

同样来自荷兰的研究显示未绝经的霍奇金淋巴瘤女性患者接受放射治疗后发生继发性乳腺癌的风险明显升高。放射治疗后卵巢功能完整的患者发生乳腺癌风险每年增加 6.4%。在绝经较早（<45 岁）的女性中使用激素替代疗法≥ 2 年不会增加乳腺癌风险，而在没有早绝经的女性患者中风险稍有增加但无统计学差异。女性霍奇金淋巴瘤存活者的继发性乳腺癌风险随照射剂量呈线性增加。没有证据表明内源性和外源性腺激素会影响辐射剂量 – 反应关系。

加拿大的一项回顾性研究证实了霍奇金淋巴瘤照射体积与继发性乳腺癌发病风险的关系，研究发现斗篷野照射患者发病风险为缩小野照射患者的 3.3 倍，且后者与未接受放射治疗患者相比发生继发性乳腺癌的风险并未增加。但也有学者提出，治疗相关的卵巢功能障碍也会影响继发性乳腺癌的发病风险。如治疗引起的过早绝经患者可能会不同程度地减少斗篷野照射患者继发乳腺癌的风险，因为这部分患者可能发生了卵巢早衰。

除了采用缩小野照射外，改进放射治疗技术也可能会降低晚期反应的风险。如采用 IMRT 技术以及呼吸控制措施等均可降低肺部及乳腺受照剂量，但能否降低第二原发性肿瘤的风险还需进一步研究。当然，除此以外还需要考虑乳腺易感基因 BRCA1 和 BRCA2 突变等其他因素。

二、其他继发性实体肿瘤

肺癌也是霍奇金淋巴瘤放射治疗所致继发性实体肿瘤中发生率较高的一种。有研究指出，与正常人群相比，霍奇金淋巴瘤放射治疗后肺癌发生的 RR 为 2.8~7.0。继发性肺癌的发生与治疗方式相关，有研究指出接受过单纯放射治疗、单纯化疗或放化疗联合治疗患者的肺癌发病 RR 分别为 5.9、4.2 和 8.0，可见在继发性肺癌的发病中放射治疗起了较大的作用，但化疗因素也不容忽视。当放射治疗剂量为 0~4.9、5.0~14.9、15.0~29.9、30.0~39.9 及 40Gy 以上时，继发性肺癌发生的 RR 分别为 1.3、4.1、2.5、8.6 和 7.2，可见继发性肺癌发病的 RR 随剂量的增加而增加，有研究认为剂量每增加 1Gy，肺癌发生的额外 RR 就会增加 0.15。

恶性黑色素瘤也是目前被提到较多的一类继发性实体肿瘤。相对于一般人群而言，霍奇金淋巴瘤放射治疗后恶性黑色素瘤发生的 RR 为 2.5~5.5。单纯放射治疗、单纯化疗及放化疗联合治疗时，恶性黑色素瘤的发病 RR 分别为 5.1、0 和 1。随访期限为 1~4 年、5~9 年、9~10 年及 20 年以上时，恶性黑色素瘤的发病 RR 分别为 6、1.5、2.3 和 2.4。继发性恶性色黑素瘤发生的 RR 在初诊年龄为 40 岁以下患者中的增加较为明显，可达 3.7；而在初诊年龄为 41~50 岁及 51~60 岁年龄段的患者中的 RR 分别为 2.0 和 2.4。恶性黑色素瘤的发生可能与霍奇金淋巴瘤患者自身或化疗相关免疫缺陷有关。

此外，继发性甲状腺癌的发生也不可忽视。Parveen 等分析了诊断年龄小于 21 岁的儿童霍奇金淋巴瘤治疗后发生继发性甲状腺癌的风险，总共入组 12 547 例儿童肿瘤存活者。研究显示，当甲状腺照射剂量在 20~25Gy 之间时继发性甲状腺癌的发病率稳步上升，当剂量更高时发病率又有所下降。一般男性患者比女性患者的发病风险更高。

2015 年新英格兰杂志报道了对 3905 例霍奇金淋巴瘤患者放化疗后长达 40 年的随访结果：所有患者发生继发性实体肿瘤的风险为 4.5 倍，发生第二原发性肿瘤的累计发生率高达 48.5%，而正常人群的发生率为 19%。其中发生率较高的为乳腺癌、肺癌、胃肠道肿瘤等。而白血病发生率约占所有第二原发性肿瘤的 5%。

第五节　乳腺癌放射治疗的致癌风险

乳腺癌是全球最常见的癌症之一，也是西方女性发病率最高的肿瘤。而在亚洲由于日常饮食和生活方式的西方化，乳腺癌的发病率也逐步增加。随着乳腺癌治疗技术的不断发展，在欧洲、美国、澳大利亚、日本和中国等国家乳腺癌死亡率已经有所下降，多数患者经治疗后可以长期生存，因此对治疗后的远期影响也越来越感兴趣。乳腺癌放疗后的第二原发性肿瘤已经成为临床医生、患者及其家属的重要关注点。

一、致癌风险

欧洲多个国家开展了大样本的多中心研究。来自荷兰的一项大型研究显示与正常女性相比，放射治疗患者第二原发性肿瘤的风险轻度升高，约 1.22 倍。大于 50 岁的放射治疗患者中肺癌的发病率相对升高，为 2.31 倍。来自法国的一项研究显示放射治疗患者发生白血病和妇科癌症发病率有显著增加，同时肉瘤和肺癌的风险增加也与放射治疗有关，但对于恶性黑色素瘤、淋巴瘤、泌尿生殖器，甲状腺或头颈癌发生风险无明显增加。另一项法国的大型回顾性研究显示放射治疗组的致癌风险为非放射治疗组的

1.15 倍。在放射治疗组患者中发生第二原发性肿瘤最常见的为：对侧乳腺、消化道肿瘤、妇科肿瘤、肺癌、白血病、肉瘤等，其中发生率最高的为对侧乳腺（62.78%），此外发生肉瘤的风险为非放射治疗患者的 5.59 倍。意大利的一项研究显示患者放射治疗后的第二原发性肿瘤有 5% 发生于对侧乳腺、0.15% 发生白血病和 2.25% 发生其他类型的恶性肿瘤。其中发生对侧乳腺癌中位时间是 3 年、白血病为 4.5 年、其他肿瘤为 4.4 年。放射治疗后 5 年以上第二原发性肿瘤的发生风险比未照射组明显升高。在 50 岁以上患者中观察到所有第二原发性肿瘤的相对风险均增加。暴露于辐射后 2~5 年白血病的风险增加。在放射治疗组有 7 例发生白血病而非放射治疗组仅有 1 例，校正其他治疗影响因素后放射治疗引起白血病风险为非放射治疗的 6.67 倍，可能与照射内乳淋巴结区域时胸椎也照射到了较高的剂量有关。

丹麦的一项研究显示放射治疗患者比未放射治疗患者发生肿瘤的风险增加，且风险随着治疗时间的延长而升高，特别是 10 年或 10 年以上的发病风险显著升高。与其他研究类似，该研究中放射治疗诱发实体肿瘤的最小潜伏期在 5~9 年。在放射治疗组中的继发性肺癌发生率明显增加，但是丹麦女性吸烟率较高而该研究并未考虑吸烟因素。放射治疗组患者的软组织肉瘤发生率较未放射治疗患者高，而对于继发性食管癌发生则无明显差异。放射治疗相关的卵巢癌及子宫癌风险也有升高，但是同样没有除外内分泌治疗等因素。此外，这项研究还发现放射治疗患者发生中枢神经系统肿瘤的风险增高，而其他研究并无相关性的报道。总体来说，约 9% 的第二原发性肿瘤归因于放射治疗。英国学者进行了更大样本量的研究，长期随访了生存期大于 5 年的 182 057 例乳腺癌患者，共有 15 498 例患者出现继发性实体肿瘤，其中 6491 例为对侧乳腺癌。与正常人群相比，手术联合放射治疗的患者发生继发性食管癌、胸膜癌、骨恶性肿瘤、软组织肿瘤及对侧乳腺癌的风险为正常人群的 2 倍，这些部位通常照射到 1Gy 或以上的剂量。在高剂量组中，肺癌、食管癌和软组织肿瘤的发生风险较高。总体来说约 5%~6% 的继发性实体肿瘤患者归因于放射治疗。

除了亚洲和欧洲的研究外，美国也开展了相关的研究。美国 SEER 研究入组了 182057 例局部进展期乳腺癌患者，中位随访时间为 13 年，其中有 15 498 例继发性实体肿瘤，在这些继发性肿瘤中有 6491 例为对侧乳腺癌。与单纯手术治疗患者相比，高剂量区域的继发性实体肿瘤风险为 1.45 倍、对侧乳腺发病风险约为 1.09 倍。与其他研究相一致的是患者在诊断或治疗时的年龄越大，发生第二原发性肿瘤的风险则越低。

二、影响因素

有学者认为，很多研究在评估第二原发性肿瘤风险时忽略了一些其他的因素如乳腺癌家族史。据估计，高达 7% 的乳腺癌病例是与乳腺癌易感性基因（例如 *BRCA1*，*BRCA2*，*p53* 和 *PTEN*）有关。很多研究缺少家族信息，因此在评估对侧乳腺癌发生的时候可能存在误差。同时有研究显示有乳腺癌家族史患者发生食管、胃、卵巢、非霍奇金淋巴瘤及白血病的恶性肿瘤风险明显增加。在评估第二原发性肿瘤如肺癌，可能是放射治疗和吸烟的共同作用。有不少研究提出放射治疗增加了吸烟患者原发性肺癌的风险。同时放射治疗所照射的区域也有可能会影响第二原发性肿瘤的发生，特别是当内乳淋巴结照射时可能会增加第二原发性肿瘤的风险。

Sarah 等研究了早期乳腺癌患者放射治疗时靶区体积大小及照射范围对第二原发性肿瘤风险的影响。结果显示，与正常女性人群相比，局部照射患者的对侧乳腺、卵巢及子宫肿瘤的发生风险相对升高，但在照射区域内及肺部恶性肿瘤的发病率并没有明显增加。而局部区域照射患者的对侧乳腺及子宫肿瘤的发生率较普通人群升高。两种不同的照射范围相比，局部照射和局部区域照射患者的第二原发性肿瘤发病率无明显差别。虽然与正常人群比较患者子宫及卵巢肿瘤发生风险增加，但由于大多数患者均接受了内分泌治疗而不能除外因此增加的继发性生殖器肿瘤风险（如他莫昔芬）。

第六节 前列腺癌放射治疗的致癌风险

目前对于局部进展期前列腺癌的治疗意见并不一致，但不同指南对于局部前列腺癌的手术或放射治疗意见类似。美国泌尿协会指南推荐外照射（external beam radiation）治疗局部前列腺癌，可以使患者预期寿命较长且无较大的毒副作用。欧洲泌尿协会指南推荐放射治疗作为预期寿命 5~10 年的局部或局部进展期前列腺癌患者的替代方案。

一、风险评估

1985—1998 年期间有 7 份大型数据报道了患者诊断前列腺癌后发生了第二原发性肿瘤，但这些研究显示前列腺癌治疗后并不增加第二原发性肿瘤风险，仅有 1 份研究显示风险增加。报告风险结果不一致的原因可能包括随访时间长短差异、患者数量和实验设计不同等因素。

1997 年首次报道了放射治疗会增加前列腺癌患者发生第二原发性肿瘤的风险。随后 Movsas 等入组了 543 例前列腺癌放射治疗患者，发现前列腺癌放射治疗后仅增加黑色素瘤发病率，而继发性膀胱或直肠癌的风险并无明显增加。但是该研究病例数太少且随访时间较短。不列颠哥伦比亚省的一项长期随访结果显示，前列腺癌患者接受放射治疗后发生继发性膀胱癌的总体风险并未增加。实际上，放射治疗组患者与未放射治疗组相比膀胱癌发生率反而降低了 21%，结果可能与随访时间有关。

第一个关于前列腺癌辅助放射治疗后继发性膀胱癌风险的分析结果来自于梅奥诊所。结果显示在外照射患者中发生继发性膀胱癌的总体风险并无增加。但在亚组分析中，接受前列腺根治性切除术后辅助放疗的患者，继发性膀胱癌发病率有所上升。只有局部前列腺癌患者中该风险才具有统计学意义，这可能与辅助放射治疗和根治性放射治疗患者中泌尿道膀胱受量差异有关。CaPSURE 数据库分析了各种治疗方法发生继发性膀胱癌的风险。手术组患者继发性膀胱癌的发病率约为放疗组患者的一半（HR：0.51）。同时这个研究也将吸烟因素纳入了分析。有放射治疗史和吸烟史的患者发生继发性膀胱癌的风险最高（HR：3.65）。日本的单中心小样本研究显示，150 例患者中位随访时间为 48 个月（4~142 个月），有 16 例发生了第二原发性肿瘤，其中 4 例为肺癌、4 例为泌尿膀胱癌、3 例为胃癌、2 例恶性淋巴瘤及其他部位 3 例，与正常人群相比其发病率明显升高。但是这些研究有一定的局限性如仅回顾性研究了单一机构中第二原发性肿瘤的发病率并与注册人口发病率进行比较，这些数据尽管比较精确但病例数较少且包括了转诊患者。

Moon 等评估了不同放射治疗技术下发生第二原发性肿瘤的风险，结果显示各种技术均能增加继发性膀胱癌的发生风险。将外照射患者与仅接受根治性切除术的患者相比，两者风险分别为 1.63 vs 0.78（$P<0.05$）。近距离放射治疗后所有器官中仅膀胱癌发生率有所增加（1.40 vs 0.78）但无统计学差异。Brenner 等研究显示前列腺癌放射治疗后大于 5 年或大于 10 年时直肠癌的风险有所增加，治疗 10 年后相对风险为 105% 且有统计学差异。Moon 等的结果显示与仅接受手术患者（OR=0.92）相比，外照射患者（OR=1.60）及联合治疗患者（外照射 + 近距离治疗，OR=1.59）的直肠癌风险升高。Baxter 等比较了手术治疗组与放射治疗组的结肠癌发生风险，结果显示后者风险明显升高（校正后的风险比为 1.7）。

研究显示，除了邻近照射野区域外，盲肠、横结肠、脑、胃、肺和支气管这些远离前列腺区域的第二原发性肿瘤风险均有明显升高。

Tao 等纳入了 647 857 例患者，数据分别来自瑞士、以色列、荷兰和美国。结果显示与正常人群相比接受放射治疗的前列腺癌患者发生第二原发性肿瘤的风险为 1.17 倍。亚组分析显示，在第二原发性肿瘤中未观察到结直肠癌发病率增高。治疗后 0.5~10 年内第二原发性肿瘤发病率并不增高，而当随访时间大于 10 年时发病风险明显升高。未接受放射治疗组患者的发病风险与正常人群无明显差异。而 Zhu 等的研究显示，前列腺癌放射治疗组与未放射治疗组相比第二位原发直肠癌发生风险增加，但不增加结肠癌风险，且近距离放射治疗与第二原发结直肠均无明显相关性。

二、局限性和争议

上述多中心的大型研究虽然样本数量多，但也有一些局限性：这些研究基于流行病学登记，对于相关危险因素、治疗的详细信息及第二原发性肿瘤的详细信息都有不足。而在分析放射治疗对第二原发性肿瘤的影响时通常还需要考虑其他肿瘤易感因素如家族史、吸烟饮酒史等。另外样本数据质量也可能存在不确定性。

前列腺癌放射治疗后会引起第二原发性肿瘤，明确相关的临床病理特征也至关重要。例如低度恶性非侵袭性膀胱癌并没有死亡风险，而有肌肉浸润性的膀胱癌则有 50% 的死亡率。如果辐射诱发的是肌肉侵袭性膀胱癌，那么即使发病风险较低其危害性也较大。另外，首次的放射治疗也会使第二原发性肿瘤的治疗复杂化，若其毗邻原发肿瘤则多数情况下无法再进行放射治疗。

前列腺癌放射治疗后继发性膀胱癌的风险在各种报告中基本一致，而是否会增加继发性直肠癌的风险则仍有争议。从同样的 SEER 数据中，Baxter 等发现有放射治疗史的前列腺癌患者发生继发性直肠癌的风险与单纯手术者相比风险为 1.7，而 Kendal 等证明风险无明显升高。研究结果的不一致性说明了来自大样本流行病学数据研究的复杂性和困难性。虽然结果没有明确一致，但大部分数据表明放射治疗后继发性直肠癌的风险有所升高。

第七节　全身照射的致癌风险

全身照射（total body irradiation，TBI）是造血干细胞移植（hematopoietic stem cell transplant，HSCT）前的重要治疗手段，用以消灭残存恶性细胞或调节移植受者的免疫系统。TBI 除了器官特异性毒性外，还增加 HSCT 患者发生继发性恶性肿瘤的风险。通常情况下，造血干细胞移植后的第二原发性肿瘤可分为三类：骨髓异常增生症（myelodysplastic disease，MDS）和急性髓细胞性白血病（acute myelogenous leukemia，AML），移植后淋巴组织增生性疾病（positransplant lymphoproliferative disorder，PTLD）和实体肿瘤，这三类肿瘤遵循不同的发展模式。HSCT 移植后有多种危险因素可诱发第二原发性肿瘤如遗传畸变、HSCT 前的治疗方案、患者自身状况、移植源以及移植术后免疫抑制和移植物抗宿主病（Graft-versus-host disease，GVHD）等，本节仅讨论与 TBI 相关的第二原发性肿瘤。

有研究显示高强度放化疗和干细胞移植 15 年后第二原发性肿瘤的风险约为 13%~20%，约为正常人群的 4 倍。国际骨髓联合登记处移植研究中心和弗雷德哈钦森癌症研究中心（Fred hutchinson cancer research center）的研究显示，在 28 874 例骨髓移植患者中有 189 人发生了第二位原发实体肿瘤。该队列中有 2/3 的患者接受了放射治疗，其与慢性免疫抑制均是发生第二原发性肿瘤的主要决定因素。治疗时年龄小于 30 岁的放射治疗患者较同年龄段非放射治疗患者发生非鳞状细胞癌的风险增加了 9 倍。慢性 GVHD 患者和男性患者的鳞状细胞癌风险均有增加。在移植后第二原发性肿瘤中常见的非鳞状细胞癌包括黑色素瘤、宫颈癌或子宫癌、甲状腺癌、乳腺癌和神经胶质瘤。有研究显示高剂量 TBI 治疗后实体肿瘤的风险增加，但在其他研究中并没有观察到相同的结果。恶性淋巴瘤患者治疗后最常见的第二原发性肿瘤为 MDS 和 AML。年龄较大、急性 GVHD 接受过抗胸腺细胞球蛋白治疗或抗 CD3 抗体或接受 TBI 治疗的患者都是发生第二原发性肿瘤的高危人群。

另有报道显示，HSCT 治疗后 20 个月继发性 MDS 或 AML 的发生率约为 1.1%、治疗后 43 个月可达 24.3%。世界卫生组织将继发性 MDS 和 AML 归类为烷化剂或放射相关性疾病，通常在其治疗后 4~7 年发生。一些研究尝试量化 TBI 后继发性 MDS 或 AML 的发生风险，但研究结果并不一致，来自美国明尼苏达州、纽卡斯尔、希望之城和法国的研究显示风险并不增加。但有研究显示当 TBI 与依托泊苷和环磷酰胺联用时，继发性 MDS 或 AML 的发生与其有相关性。

近期有研究显示，4000 例淋巴瘤患者进行自体 HSCT 治疗 7 年后第二原发性肿瘤累计发生率为 3.7%。有对照研究显示 TBI 与继发性 MDS 或 AML 有轻微相关性但无统计学差异。最近的一项研究显示，TBI 剂量无论是 12Gy 还是 14Gy，治疗后 MDS 或 AML 的发生率无差异，与剂量阈值效应无关。

目前已有一些研究描述了 TBI 与 PTLD 发生的相关性。PTLD 由免疫系统功能紊乱导致，主要发生在自体 HSCT 的患者，治疗后 12 年的累计发病率为 0.2%~8.1%，根据患者危险因素的数量而变化。来自美国明尼苏达州、内布拉斯加州和加拿大温哥华的研究显示 PTLD 和 TBI 之间并没有关联。一项来自国际血液和骨髓移植中心最大的综合随访研究包含了 30 年间进行异体 HSCT 治疗的 26 000 名患者，该研究明确阐明了 PTLD 和 TBI 之间没有关联。

对于行 TBI 的 HSCT 患者继发实体肿瘤的风险已有广泛研究。研究表明，在进行异体 HSCT 患者中，实体恶性肿瘤（包括原位癌但不包括皮肤原位癌）在移植后 10 年、15 年和 20 年的累计发病率分别为 1%、2.2% 和 3.3%。继发性实体肿瘤的发生人数是预期的 2 倍，常发生于口腔、咽喉、肝、中枢神经系统、甲状腺、骨骼、软组织和恶性黑色素瘤。TBI 是继发性实体肿瘤的危险因素，特别是 HSCT 治疗后存活 5 年以上或者 HSCT 治疗时年龄小于 30 岁的患者。

虽然前期研究显示 TBI 剂量少于 10Gy 几乎不会发生继发性实体肿瘤，但剂量与继发性实体肿瘤的相关性在随后的研究中并未提及。此外，对于分次 TBI 或单次 TBI 治疗后继发性实体肿瘤的发生率并无差异。TBI 治疗后患者发生鳞状细胞癌的风险没有增加，且 TBI 治疗时年龄大于 30 岁患者的风险也未增加，而慢性 GVHD 和男性性别与继发性实体肿瘤和鳞状细胞癌的发生有相关性。

鉴于在 TBI 后第二原发性肿瘤的风险增加，对长期存活者的严密随访将是降低发病率和死亡率的可取策略但尚未被证明有效。美国癌症协会、国家综合癌症网络（NCCN）和儿童组织肿瘤学组等提供了重要的参考文献来指导评估患者是否有发生继发性实体肿瘤的风险。

（孔月虹 赵培峰 田 野）

参考文献

1. YM Kirova, Y Rycke, L Gambotti, et al.Second malignancies after breast cancer: the impact of different treatment modalities.Brit J Cancer, 2008, 98(5), 870-874.

2. Michael Schaapveld, Otto Visser, et al.Risk of New Primary Nonbreast Cancers After Breast Cancer Treatment: A Dutch Population-Based Study.J Clin Oncol, 2008, 26(8): 1239-1246.

3. Marie LB, Judith S, Mars BV, et al.Breast Cancer Risk in Female Survivors of Hodgkin's Lymphoma: Lower Risk After Smaller Radiation Volumes.J Clin Oncol, 2009, 27 : 4239-4246.

4. A BerringtonG, RE Curtis, E Gilbert, et al.Second solid cancers after radiotherapy for breast cancer in SEER cancer registries.Brit J Cancer, 2010, 102(1): 220-226.
5. Dennis CS, Jay SL.Human Radiation Injury, First Edition, 2011.
6. Amy BG, Rochelle E, Stephen FK, et al.The proportion of second cancers attributable to radiotherapy treatment in adults: a prospective cohort study in the US SEER cancer registries.Lancet Oncol, 2011, 12(4): 353-360.
7. Parveen B, Lene HS Cécile MR, et al.Risk of Second Primary Thyroid Cancer after Radiotherapy for a Childhood Cancer in a Large Cohort Study: An Update from the Childhood Cancer Survivor Study.Radiat Res, 2011, 174(6): 741-752.
8. Wei Z, Aldo B, Annibale B, et al.Second malignancies in breast cancer patients following radiotherapy: a study in Florence, Italy. breast Cancer Res, 2011, 13(2): R38.
9. Thomas JG, Daniel JI, Robert JA, et al.Analysis Of Dose At The Site Of Second Tumor Formation After Radiotherapy To The Central Nervous System.Int J Radiat Oncol, 2012, 82(1)90-94.
10. Nils DA, Andrzej N, George P, et al.Projected Second Tumor Risk and Dose to Neurocognitive Structures After Proton Versus Photon Radiotherapy for Benign Meningioma.Int J Radiat Oncol, 2012, 83(4), 495-500.
11. Edward CH, David EW, Carlos AP, et al.Perez and Brady's Principle and Practice of Radiation Oncology.Sixth Edition, 2013.
12. Gulcin CE, Aysegul A, Deniz M.Radiation-associated secondary brain tumors after conventional radiotherapy and radiosurgery. Expert Rev Neurother, 2013, 13 :5, 557-565.
13. Trine G, Lene M, Jens O.Second primary cancers after adjuvant radiotherapy in early breast cancer patients: A national population based study under the Danish Breast Cancer Cooperative Group(DBCG).Radiother Oncol, 2013, 106 :44-49.
14. Amy BG, Ethel G, Rochelle C, et al.Second Solid Cancers After Radiation Therapy: A Systematic Review of the Epidemiologic Studies of the Radiation Dose-Response Relationship.Int J Radiat Oncol, 2013, 86(2): 224-232.
15. Kaoru O, Kazuki I, Tomohiro M, et al.Multiple primary malignancies in patients with prostate cancer: increased risk of secondary malignancies after radiotherapy.Int J Clin Oncol, 2013, 18 :1078-1084.
16. Tao J, Turun S, Shi D, et al.Radiation-Induced Secondary Malignancy in Prostate Cancer: A Systematic Review and Meta-Analysis.Urol Int, 2014, 93(3): 279-288.
17. Chaya SM, Joanne FC, Suzanne LW, et al.Breast Cancer After Chest Radiation Therapy for Childhood Cancer.J Clin Oncol, 2014, 32(21): 2217-2223.
18. Sarah NH, Scott T, Dong L, et al.Second Malignancies After Adjuvant Radiation Therapy for Early Stage Breast Cancer: Is There Increased Risk With Addition of Regional Radiation to Local Radiation？ Int J Radiat Oncol, 2015, 91(5): 977-984.
19. Marianne CA, Maja VM, Deborah AS, et al.Minimizing Late Effects for Patients With Mediastinal Hodgkin Lymphoma: Deep Inspiration Breath-Hold, IMRT, or Both？ Int J Radiat Oncol, 2015, 92(1): 170-174.
20. Riccardo C, Lucia P, Maria L, et al.Second Tumor Induction Risk In IMRT For Prostate Cancer: An Unbalanced Comparison Between Surgery And Radiotherapy？ Health Physics, 2015, 109(6): 549-555.
21. Inge MK, Annemieke WJ, Berthe MP, et al.Breast Cancer Risk After Radiation Therapy for Hodgkin Lymphoma: Influence of Gonadal Hormone Exposure.Int J Radiat Oncol, 2017, 99(4): 843-853.
22. Gunderson LL, epper JE.Clinical Radiation Oncology, 4th Edition.Elsevier, 2016.
23. Jessica LC, Joseph MC, Scott T, et al.Secondary Breast Cancer Risk by Radiation Volume in Women With Hodgkin Lymphoma. Int J Radiat Oncol, 2017, 97(1): 35-41.
24. Daniel CB, Chaya SM, Joanne FC, et al.Morbidity and Mortality Associated With Meningioma After Cranial Radiotherapy: A Report From the Childhood Cancer Survivor Study.J Clin Oncol, 2017, 35 :1570-1576.
25. Zhu Z, Zhao S, Liu Y, et al.Risk of secondary rectal cancer and colon cancer after radiotherapy for prostate cancer: a meta-analysis.Int J Colorectal Dis, 2018, 33(9): 1149-1158.

第十八章

大脑的放射损伤

第一节 概 述

放射性脑损伤（radiation induced brain injury）是指脑部或脑邻近部位的病变经放射治疗后引起的脑组织损伤，并在多种因素联合作用下导致神经元、神经胶质细胞变性、坏死而引发的中枢神经系统疾病，是头颈部肿瘤放射治疗后常见的并发症，一般认为与颅脑放疗剂量、分割方式以及联合化疗相关。近年来放射性脑损伤的确诊率总体呈上升趋势，严重影响了患者治疗后的生活质量，因此对其研究具有重要的临床意义。放射性脑损伤的主要研究终点包括放射性脑坏死（cerebral radiation necrosis）和神经认知功能障碍（neurocognitive dysfunction），其中神经认知结果已被神经肿瘤治疗反应评估工作组（response assessment in neuro-oncology working group，RSNO）建议作为脑肿瘤临床试验的主要终点之一。尽管目前对于放射性脑损伤的发病机制了解甚少，但是越来越多的基础和临床研究结果正在更好地理解辐射如何导致脑损伤、放射性脑损伤的影响因素以及放射性脑损伤的预防和治疗策略。

第二节 发病机制

对于放射性脑损伤的发病机制，以往的研究主要集中在颅脑放疗后的晚期反应，脑白质坏死被认为是放疗 6 个月以后出现认知功能障碍的主要原因。但是随着适形调强（IMRT）、γ（X）刀、质子重离子等放疗技术的推广，放射性脑白质坏死发生率逐渐下降，而不伴有传统影像学表现的认知功能障碍的报道越来越多。随着更敏感的影像学技术，例如弥散张量成像（diffusion tensor imaging，DTI）、动物模型及细胞模型等新的实验技术的探索，目前研究已经证实在颅脑放疗后更短的时间内即已经造成脑白质、大脑皮质及其他脑区的损伤，包括少突胶质细胞减少、微血管损伤、DTI 脑白质完整性缺失、神经炎症、神经元微环境改变。这些变化在放疗后数小时即可发现，经过一系列病理生理过程见图 18-2-1，最终导致认知功能的改变及脑白质坏死。

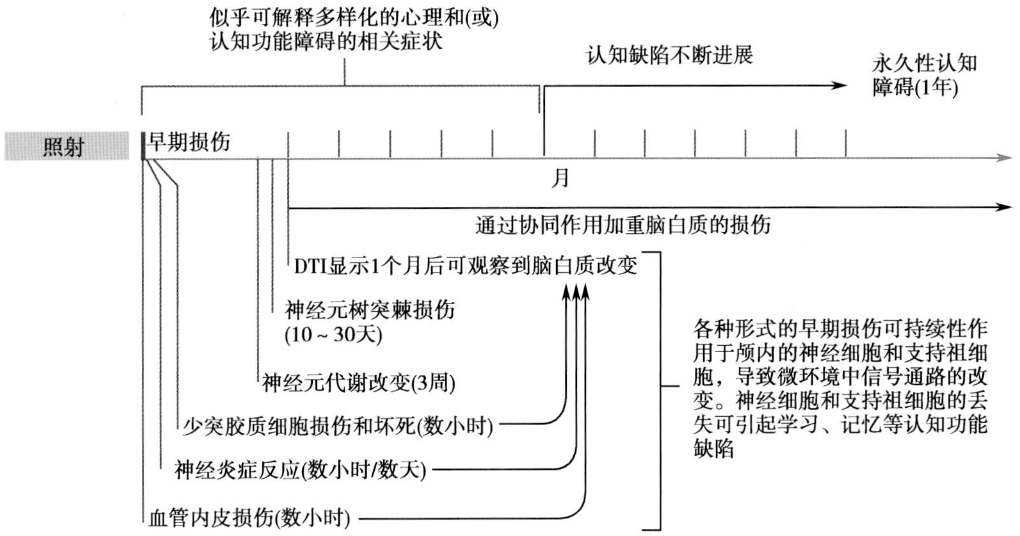

图 18-2-1　不同阶段放射性脑损伤分子病理改变

一、病理机制

（一）血管损伤

血管损伤是目前研究最多也是相对较为肯定的机制。内皮细胞损伤后释放大量氧自由基，诱导局部细胞因子和血管内皮生长因子、细胞间黏附因子表达上调，进而继发血管内皮异常增殖和局部血小板黏附，导致血管狭窄、血栓形成，下游脑组织供血阻塞而发生缺血性改变；另一方面，血脑屏障破坏后通透性增加，进一步加重了血管源性水肿的进展。组织病理学研究发现坏死灶中存在弥漫性血管迂曲变形，管壁增厚，血管腔狭窄并填充大量血栓，血管周围纤维素样坏死等。

（二）慢性神经炎症

在小鼠接受高剂量照射后 24 小时内，大脑的促炎性细胞因子如白介素 IL-β、肿瘤坏死因子 TNF-α、单核细胞趋化蛋白（MCP）-1、诱导型一氧化氮合酶（iNOS）和细胞间黏附分子（ICAM-1）-1 等表达明显升高。Moravan 发现 25Gy 全脑照射产生了持续性的炎症反应，包括促炎性细胞因子的表达升高、小胶质细胞活化。小胶质细胞在脑组织内发挥免疫功能，遭受放射性打击时，这部分细胞异常活化和增殖，活性氧自由基、细胞因子和炎症趋化因子等产生增多，并级联激活更多免疫细胞，形成脑内炎症浸润。

（三）胶质细胞损伤

放射线作用于人体时可激活体内的抗原提呈细胞进而引起 T 细胞和（或）B 细胞的活化和增殖，射线引起的脑组织原发性损伤导致脂质、蛋白质变性形成自身抗原，引起一系列自身免疫性损伤。另一方面，放射线可直接损伤神经胶质细胞。其中星形胶质细胞和小胶质细胞受损后可产生乏氧诱导因子 1α、TNFα、VEGF 等，介导炎症反应，导致病理性血管形成、血管通透性增加和血管源性水肿，并可能在脑损伤的纤维化过程中发挥重要作用。少突胶质细胞死亡及其前体细胞受损导致的迟发性脱髓鞘病变，以及继发的组织坏死也可进一步加重损伤反应。

（四）神经发生损伤

大脑的海马区与学习记忆以及认知功能密切相关，而在成年哺乳动物海马齿状回（dentate gyrus，DG）区域仍有大量新生神经元产生，并且能够伴随终生。而 DG 区新生神经元对放射线特别敏感，几个 cGy 的照射就可使细胞凋亡或增殖性死亡。目前关于电离辐射损伤神经干 / 前体细胞，特别是影响神经发生的研究已成为该领域最为重要的内容。研究发现成年啮齿类动物海马受到电离辐射后神经发生降低，并呈剂量依赖性。Raber 等在 2004 年应用单次剂量 10Gy 照射成年鼠，在照射后 3 个月数据显示 DG 区增殖细胞明显减少，行为学实验结果提示其出现认知功能障碍。同年，Rola 等在研究中发现给予 21 天龄小鼠单次剂量 5Gy 照射后，海马神经发生降低，并出现依赖海马的记忆功能障碍。此后的一系列研究均提示海马神经发生与认知功能损伤的相关性显著。目前普遍认为神经和精神类疾病如痴呆及抑郁症都涉及海马的神经发生。

（五）自由基损伤

由于中枢神经系统具有氧耗大、氧自由基产生量多、抗氧化能力相对弱的特点，所以中枢神经系统对氧化损伤特别敏感。电离辐射的能量直接沉积于生物大分子上，引起电离和激发，经射线的直接和间接作用形成大量氧自由基。这些氧自由基攻击生物膜的多不饱和脂肪酸，引发脂质过氧化形成脂质过氧化物，通过其介导组织细胞损伤。

二、分子机制

（一）神经营养因子

神经营养因子是一种大的分泌性多肽，对神经元的存活、分化和突触可塑性起着重要的作用。在放射性脑损伤、缺血缺氧性脑病以及阿尔茨海默病等神经退行性疾病中，脑源性神经生长因子（brain-derived neuotrophyic factor，BDNF）的作用研究较多也较为肯定。BDNF 主要是与其特异性受体结合从而激活下游信号通路发挥其生物作用。大量研究已经证明，BDNF 在海马齿状回颗粒层神经元细胞分布明显多于大脑其他部位神经元，对神经元的存活、分化、迁移、新生神经元轴突树突的发育以及突触形成都起着重要作用。在放射性脑损伤的研究中，有课题组报道 0.02Gy 颅脑照射可引起 BDNF 表达水平的轻度改变。有研究显示给予实验大鼠高剂量（30Gy 和 20Gy）全脑放疗后，海马区 BDNF 及其受体 Trkb 水平明显下降，而 BDNF 的即时释放又与环腺苷酸反应元件结合蛋白（CREB）的活化密切相关，并导致神经发生损伤及大鼠认知障碍。其后国内外的一系列相关研究佐证了该结果，提示 BDNF-Trkb 信号通路的关键作用。

（二）Notch 信号通路

Notch 受体与配体结合、活化后，胞内结构域（Notch intra-cellular domain，NICD）从膜上解离进入细胞核，并与转录因子重组信号结合蛋白 JK（recombination signal binding protein-JK，RBP-J）形成复合体。有研究显示这一复合体可诱导下游阻遏基因，如 Hes1 和 Hes5 的转录和表达，从而抑制相关转录因子 Mash Ⅰ、Math、Ngn Ⅰ等的表达，阻滞 NSCs 的神经元样分化。有研究发现，经过电刺激处理后，Notch 通路能促进脑缺血再灌注大鼠海马区 NSCs 的增殖。Yoon 等在研究小鼠端脑的祖细胞时发现，在缺乏内源性和外源性的生长因子时，仅有 Notch 信号通路时就足够支持 NSCs 的自我更新。体外培养的 NSCs 给予 Notch 通路抑制剂，可使 NSCs 数量及神经球直径明显减少；而过表达 Notch1、Hes1 和 Hes5 能够促进神经前体细胞增殖和自我更新。因此，通过调控 Notch 信号通路可使 NSCs 增殖和分化维持在稳定的平衡状态。

（三）Homer

Homer 是一种主要存在于中枢神经系统的信号转导蛋白，其中 Homer 1a 受多种刺激因素调控，可选择性阻断 Homer 1b/c 与代谢型谷氨酸受体的结合，调节细胞内钙离子的释放，从而影响突触的可塑性，参与弥漫性脑损伤的病理过程。年轻的成年雄性大鼠接受 40Gy 分次全脑照射后 48 小时，Homer 1a 在海马表达明显升高，并且与谷氨酸受体 1 蛋白激酶 Cγ 相关。这提示上调 Homer 1a 将会影响大脑突触可塑性从而影响工作记忆功能。

第三节　临床表现、诊断与分类

一、放射性脑损伤分型及临床表现

（一）放射生物学角度

急性期：常在放疗后数天至数周内发生，一般为暂时性、可逆性，症状较轻。临床表现为头痛、恶心、呕吐、记忆力减退等症状，严重者可迅速转为意识障碍、定向障碍、共济失调。

早迟发反应期：反应在放疗后1~6个月出现，症状较少见，均为可逆性改变。临床主要表现为一过性脱髓鞘、嗜睡、注意力缺失、短期记忆力下降。

晚迟发反应期：常见于放疗后6个月及更长时间，包括血管异常、脱髓鞘、脑白质坏死和认知损害，该进程为渐进性、不可逆的。主要临床表现有：记忆力下降、性格改变；癫痫发作；颅内压增高和非典型性症状如头痛，精神错乱和惊厥等；神经生物学和内分泌障碍。

（二）临床角度：RTOG定义

急性损伤：与放射治疗相关、发生在放射治疗期间和治疗后90天内的症状，包括需要皮质类固醇治疗的神经系统改变、癫痫发作、昏迷和瘫痪。

迟发性损伤：放射治疗90天后出现症状，包括头痛、嗜睡、严重中枢神经系统功能障碍，即部分功能丧失、运动障碍和昏迷。

二、放射性脑坏死分级

放射性脑损伤的分级目前常沿用美国国家癌症研究所不良事件通用术语标准（National Cancer Institute Common Terminology Criteria for Adverse Events，NCI CTCAE），或RTOG推荐的放疗后不良反应评价标准。CTCAE将CRN分为1~5级而RTOG推荐分级为0~5级（表18-3-1）。然而，以上分级方法对区分放射性颞叶坏死的严重程度缺乏特异性，由于后者典型的表现常为认知功能下降，基于认知功能量表的分级标准尚有待研究。

表18-3-1　放射性脑坏死分级

	CTCAE分级	RTOG分级
0级	—	无症状
1级	症状轻微	轻微头痛或嗜睡
2级	中等症状，使用工具的日常生活能力受限	中度头痛或嗜睡
3级	严重症状，生活自理能力受限	严重头痛，或严重中枢神经系统功能障碍（肌力下降或运动障碍）
4级	出现威胁生命的并发症，需要医疗手段介入	发生癫痫、瘫痪或昏迷
5级	死亡	死亡

三、诊断

（一）神经认知功能测试

目前认知功能评价主要通过神经心理学量表来判定，但国内外尚无统一的量表。全脑放疗相关认知功能研究通常应用以下一些神经心理测验量表的各种组合，包括霍普金斯词汇学习测验修订版（hopkins verbal learning test-revised，HVLT-R）、连线测验（trail making tests A/B）和词汇提取测验（controlled oral word association，COWA）等。这些量表虽然有足够的敏感性来检测患者的注意力、执行功能、言语记忆和运动速度，但评估范围不及 MMSE（简易精神状态量表）和 MoCA（蒙特利尔认知评估量表）全面，且成套量表全部评估时间较长，需 30~40 分钟，对于临床研究来说耗时长，患者不易配合。而 MoCA 和 MMSE 则是目前应用最广泛的认知功能评估量表。MoCA 由 Nastreddin 等人参考 MMSE 各亚项并增加了反映视空间功能和执行功能的检测项目，MMSE 诊断轻度认知功能障碍具有接近 100% 的特异性，但敏感性只有 18%；相反，MoCA 特异性 87%，敏感性为 90%，远远高于 MMSE。MoCA 测试内容包括：视空间与执行能力、命名、注意、言语、抽象、延迟回忆和定向力，分别记录各亚项得分及总分。若患者文化水平为文盲，则所测试的 MoCA 总分加 1 分，以矫正文化水平对测试结果的影响。二者对于轻度认知障碍（mild cognitive impairment，MCI）及痴呆的诊断标准见表 18-3-2。

表 18-3-2　MMSE 量表与 MoCA 量表比较

	MMSE 量表	MoCA 量表
主要内容	定向、即刻记忆、短时记忆、注意力、计算、语言、结构模仿	注意力、执行功能、记忆、语言、视空间、抽象思维、计算、定向力
MCI 诊断标准	文盲 17~19 分； 小学 20~22 分； 初中及以上 24~26 分	受教育≥ 12 年者，<26 分； 受教育 <12 年者，<25 分
痴呆诊断标准	文盲≤ 17 分； 小学≤ 20 分； 初中或以上≤ 24 分	≤ 15 分
认知范围	少	广
灵敏度	低	高
难易度	简单	复杂
适用人群	中重度各种类型痴呆患者；多个认知域受损轻度认知障碍	轻度认知障碍；可疑痴呆和轻度痴呆的筛查

MMSE 量表与 MoCA 量表各有优缺点，而联合应用能够弥补二者的缺点，提高认知障碍筛查的准确性，可初步对各种认知障碍进行简单的筛查，提高认知障碍的检出率，增加灵敏度和特异度，减少假阳性率和假阴性率。

（二）影像学诊断

CT 表现为均匀的“指状”分布低密度灶，边缘较模糊，有轻中度占位效应，部分双侧不对称性病变或单侧病变可有脑室受压或扩大，中线向健侧移位，增强扫描无强化或轻微周边强化。囊变期病灶在 CT 上表现为圆形或椭圆形、边界较为光整的低密度区；CT 值常显示其中心部分为液性，此时占位效应多不明显，甚至可以出现脑实质萎缩、中线向患侧移位等表现，增强扫描没有强化或轻度强化，强化的原因在于血脑屏障的异常通透性。

MRI 表现。一般认为损伤的脑组织自由水含量增加，T_1、T_2 延长，即 T_1 加权成像呈低信号，T_2 加权成像呈高信号，见图 18-3-1。Kumar 等将放射性脑坏死形容成两种形式，分别为“瑞士奶酪”和“肥皂泡”。前者的特点是累及灰质和白质的广泛强化和坏死区混杂存在，后者的特点是病变较局限的异质性增强，通常伴有一个坏死核。

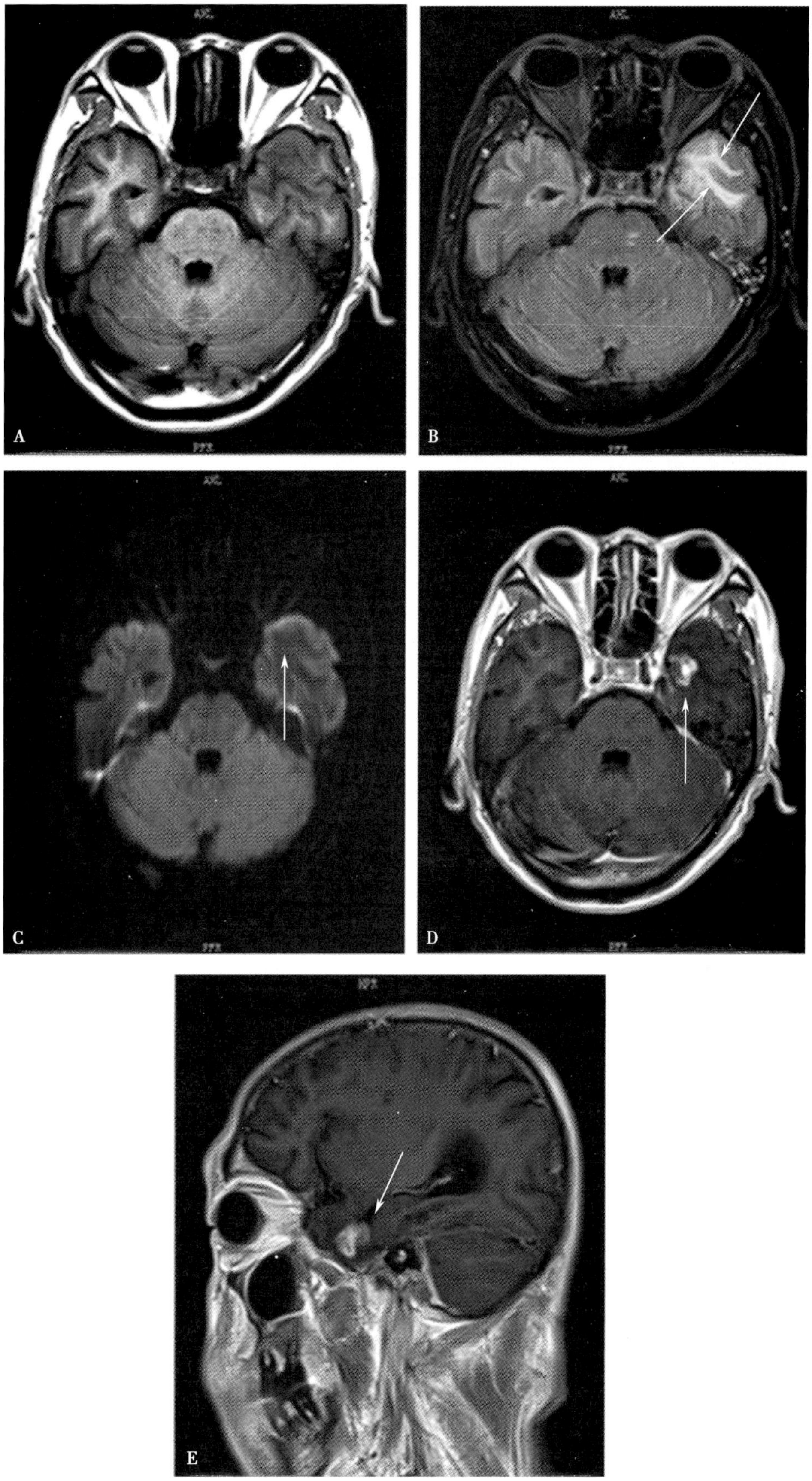

图 18-3-1　放射性脑坏死 MRI 表现

A. T_1W 序列，左侧颞叶斑片状低信号（箭头）；B. T_2W 序列，左侧颞叶斑片状高信号，脑白质指状水肿（箭头）；C. 弥散序列，左侧颞叶病灶信号未见增高（箭头）；D、E. 增强横断位及矢状位，左侧颞叶病灶强化（箭头）

磁共振灌注成像（perfusion MRI，pMRI），是静脉快速注射高浓度对比剂后进行的动态成像，以评价毛细血管床的状态和功能。其主要指标有局部脑血容量（relative cerebral blood volume，rCBV）、局部脑血流量（regional cerebral blood flow，rCBF）、平均通过时间（mean transistime，mTT）和对比剂峰值时间（time to peak，TTP）。测量局部脑血流量可提供病理血管信息，可用于鉴别放射性损伤和肿瘤复发。肿瘤复发患者 rCBV 高，放射性坏死灶由于缺乏新生血管，故 rCBV 明显低下。Xu 等研究 35 例患者的平均 rCBV 值，肿瘤复发患者是（4.36 ± 1.98），放射性损伤是（1.28 ± 0.64）（P<0.01）。放射性损伤周围水肿带的平均 rCBV 在肿瘤复发灶为（1.79 ± 0.51），较放射性损伤（0.85 ± 0.28）高。

磁共振波谱（magnetic resonance spectrum，MRS）。通过定量检测脑内特定化合物含量而反映局部代谢状况和生化指标，从时间上来说 MRS 提供的信息必定早于常规 MRI，甚至早于弥散加权成像 DWI，因此多数学者以此来研究放射性脑损伤的早期检测。主要代谢指标有胆碱（choline，Cho），N- 乙酰天门冬氨酸（N-acetyl—aspartate，NAA），肌酸（creatine，Cr），乳酸肌酸（Lip-Lac）。高水平 Cho 提示肿瘤细胞增殖时细胞膜磷脂合成增强，放射性坏死区域一般低水平 Cho。NAA 是神经元整合标志，由于神经元损伤，NAA 在肿瘤组织中和放射性坏死区域中减少，并且 NAA 减少通常发生在 Cho 或 Cr 变化之前。Cr 是细胞能量代谢的指标，在多数情况下相当稳定，因此临床上通常用 Cho/Cr、NAA/Cr 比率来鉴别脑放射性坏死和肿瘤复发。Smith 等研究发现，肿瘤复发患者的 Cho/Cr 比率（P<0.001）和 Cho/NAA 比率（P<0.001）增高，NAA/Cr 比率降低（P=0.018），并且 Cho/NAA 比率作为预测肿瘤复发的敏感性为 85.0，特异性为 69.2。但 MRS 不能精确地判断放射性损伤和肿瘤复发同时出现的情况。

PET-CT 可以在分子水平上反映脑损伤组织的生化改变和代谢状态，因此可在形态学改变出现之前早期诊断。目前较为常用的方法是利用 F 脱氧葡萄糖（F-FDG）、蛋氨酸（MET）等作为示踪剂以测定损伤组织的葡萄糖及氨基酸代谢情况，放射性脑坏死区域代谢率低于正常脑组织，通常 FDG 或 MET 摄取减少，而肿瘤区摄取明显增加。PET-CT 检查放射性脑损伤的阳性率高达 94.75%。

第四节 照射剂量、体积及临床相关因素

一、剂量、体积限制

全脑放疗时，放射性脑坏死与照射剂量明显相关。全脑照射 <50Gy 时很少会发生放射性脑坏死。Lawrence 按 α/β 比值为 3Gy 计算生物等效剂量（biologically equivalent dose，BED），比较了不同的剂量分割模式。在常规剂量分割放疗模式中，当 BED 在 120Gy（100~140Gy）和 150Gy（140~170Gy）时，发生放射性脑坏死的概率分别为 5% 和 10%。根据 Emami B 的研究，1/3 体积大脑接受 60Gy 照射后，有症状的放射性脑坏死的发生率可达 5%。对于大部分患者来说，脑照射最大剂量不应超过 60Gy，在全脑照射后 5 年时发生 1%~5% 的放射性脑坏死是不可接受的，具体见本书附录一。在多发脑转移复发的患者中，再程全脑放疗经常被接受，一项关于全脑再程放疗（间隔 3~55 个月）的 Meta 分析显示，全脑接受总照射剂量小于 100Gy 时无放射性脑坏死的发生。

全脑放疗时，照射体积与放射性脑坏死密切相关。RTOG9005 试验进行了一项剂量递增研究，旨在确定原发性脑肿瘤及转移瘤接受全脑放疗后复发的患者进行 SRS 治疗时，不同体积靶区接受的最大照射

剂量。结果显示，直径 31~40mm 靶区最大耐受剂量为 15Gy，直径 21~30mm 靶区最大耐受剂量为 18Gy，直径 <20mm 靶区最大耐受剂量大于 24Gy。同时发现 V_{12} 与放射性脑坏死密切相关。对于放射外科治疗，需要慎重评估大脑 V_{12}、肿瘤大小以及解剖位置，当大脑 V_{12} 超过 5~10cm^3 时，放射性损伤明显升高，具体剂量和体积限值见本书附录三。

放射性颞叶坏死（temporal lobe necrosis，TLN）在头颈部肿瘤放疗中最为常见。放疗剂量被公认是影响 TLN 最为关键的因素。早在二维放疗年代，学者们已经观察到总处方剂量增大、大分割、超分割放疗等均可显著提高治疗后 TLN 的发生率，认为与颞叶的有效生物剂量提高有关。放疗局部加量的影响则与其技术有关：Lee 等发现在常规分割的鼻咽癌患者中，高剂量率近距离推量因不增加颞叶受照射总剂量，从而并不增加 TLN 风险，而立体定向放疗推量则显著提高了 TLN 的 5 年发生率（0% vs 8.3%），提示外照射推量增加了颞叶受照射总剂量，从而导致 TLN 发生风险上升。除外照射总剂量，颞叶受照射体积也是影响 TLN 的重要因素。2012 年以来发表的几项基于 IMRT 的 TLN 剂量学的回顾性分析结果对临床具有重要参考价值。Sun 等发现当颞叶 $D_{max} \geqslant 64Gy$ 或 $D_{1cc} \geqslant 52Gy$ 时，剂量每提高 1Gy，TLN 发生率分别上升 2.6% 和 2.5%，并推荐将 $D_{max} < 68Gy$ 或 $D_{1cc}<58Gy$ 作为安全限量；该作者的后续研究还发现，颞叶 V_{40} 绝对体积（aV_{40}）和占颞叶百分比（rV_{40}）也是 TLN 发生的独立危险因素，推荐限量为 rV40<10% 或 aV_{40}<5cc。Sun 等观察到 TLN 的发生位置和局灶热点剂量分布高度一致，建议限量为 $D_{0.5cc}$<69Gy。

颞叶的受照射剂量和体积与认知功能密切相关。Hsiao 发现颞叶 V_{60} 与认知功能下降程度显著相关。Zhou 等研究也发现颞叶受照体积和 TLN 发生的程度有关，V_{45}<15.1cc 将有助于限制其坏死体积，保护认知功能。上述研究结果提示，在制定治疗计划时，应同时着眼于减少 TLN 的发生和控制 TLN 的程度两方面，尽可能实现功能获益。然而，需要注意的是，上述研究结论很大程度上受到患者水平、放疗方案、颞叶范围定义乃至随访时间异质性的影响，更为确切的颞叶剂量限制还将有待进一步研究。

海马的受照射剂量和体积与认知功能密切相关，颅脑放疗后的神经认知功能障碍通常表现为海马依赖性。Seibert TM 等研究了海马受照射剂量与海马体积萎缩的相关性。共 52 例患者入组，所有患者均接受常规分割剂量部分脑放疗，放疗后 1 年利用 MRI 测量海马体积，结果显示海马平均剂量超过 40Gy 的患者海马体积较低剂量组（小于 10Gy）平均缩小 6%。Ma 等对 3 个前瞻性临床试验进行了分析，评估海马受照射的剂量体积效应和记忆力下降的关系。其中一项为小细胞肺癌预防性全脑放疗，另外两项为多形性胶质母细胞瘤局部放疗，放疗结束后 6 个月采用 HVLT-R DR 量表测试记忆功能。结果展示了海马受照射的剂量体积与记忆力下降存在明显相关性，100% 海马体积接受 BED 为 10.9Gy 和 59.3Gy 照射剂量后，HVLT-R DR 评分分别降低了 20% 和 50%。对单侧海马受照射的剂量体积与记忆力下降的分析也显示出相似的结果。Raber 等的研究发现低级别脑胶质瘤患者接受常规放疗后，进行 18 个月的随访评估发现：海马区受照剂量与认知功能下降存在线性关系。海马区域 40% 的生物等效剂量大于 7.3Gy 时，就会出现认知功能缺陷。

室下区（subventricular zones，SVZ）是成年大脑新生神经元产生的另外一个重要脑区，同海马齿状回区一样，对放疗极为敏感。目前对于全脑放疗是否需要保护 SVZ 区尚存在较大争议。一项 Meta 分析显示，与侧脑室解剖结构邻近的胶质母细胞瘤恶性程度更高，预后越差。在一项对 207 例胶质母细胞瘤的回顾性研究中发现，那些 SVZ 区受累的患者复发率更高，PFS、OS 更低。越来越多的研究表明，增加 SVZ 的放疗剂量可能有益于患者的生存。但在另外一项研究中，对 30 例胶质母细胞瘤患者行 IMRT 放疗，处方剂量给予 60Gy/30f，无 SVZ 剂量限制，结果显示放疗后 6 个月患者语言学习 / 记忆、信息处理速度和执行功能明显下降，并且与较差的 PFS、OS 相关。SVZ 放疗剂量与患者生存及生活质量之间的关系仍是一个有争议的问题，需要通过更多前瞻性的临床试验进一步研究。

二、临床相关影响因素

如上所述，照射剂量、分割方式、照射体积与放射性脑坏死及认知功能障碍密切相关。儿童认知功能障碍大部分出现在全脑照射剂量≥ 18Gy 的患者。儿童急性淋巴细胞白血病患者接受全脑 24Gy 照射后，5 年随访发现 IQ 下降 13 分，放疗后 15 年随访发现更严重的心理困扰，当全脑接受 14~18Gy 照射时报道的毒性较低。大脑对大分割及超分割模式均特别敏感，对于每日两次分割模式，当 BED 超过 80Gy 时，放射性毒性反应急剧增加。对于每日大分割模式（>2.5Gy），放射性毒性反应的发生率和严重程度目前尚不可预测。RTOG 开展了一项前瞻性研究，比较了 10Gy/1f 至 40Gy/20f 的不同分割模式全脑放疗对患者生存影响及副反应，结果显示尽管大多数分次放疗方案的存活率没有明显差异，但单次 10Gy 全脑放疗对生存有不利影响，单次剂量越大神经毒性越大。

放疗时的年龄及生存时间是导致认知功能障碍的重要危险因素。儿童的脑组织比成年人辐射敏感性更强，年龄越小的患者，放疗引起的认知功障碍越明显。Merchant 的研究中，共 78 例低级别胶质瘤患者接受局部脑肿瘤的适形放疗，年龄小于 5 岁的患者比年龄较大者的认知功能减退更为严重。在一项 28 例良性或低级别脑肿瘤患者（5~25 岁）的研究中发现，患者经过总剂量为 54Gy 的放疗后，15 岁以下患者出现 FSIQ（full-scale intelligence quotient）下降的风险明显增高。IQ 的进行性下降还与患者的生存时间相关，患者的生存时间越长其认知功能障碍的发生风险越高，并且随时间呈进行性加重。Correa 等对儿童低级别胶质瘤患者治疗后对认知功能进行评估，结果显示经过长期随访的认知功能明显低于短期的随访结果。Torres 对接受放疗的儿童低级别胶质瘤患者进行研究，结果发现在放疗后短期内表现出轻度认知障碍，在随访 2 年后认知障碍未在进一步下降。Surma-Aho 对 28 名儿童低级别胶质瘤存活者进行了中位 7 年的随访，结果发现这批患者表现出更加明显的认知缺陷。

病变及照射部位也是影响放射性脑坏死及认知功能障碍的重要因素。Merchant 等的研究发现，大脑的不同区域特别是幕上区域，与放疗相关的认知功能障碍密切相关。Flickinger 等的研究发现，当 V_{12} 为 10cm^3 时，位于额叶、颞叶和顶叶的动静脉畸形（AVM）接受放射外科治疗后，有症状的放射性脑损伤发生率 <5%，而脑干、丘脑和基底神经节的发生率则 > 20%。由于神经前体细胞群的存在，海马区对放疗特别敏感，如果海马区包括在放疗靶区内，放射性认知功能障碍发生率会明显升高。此外，由于胼胝体连接两侧大脑半球并负责信号传导，该结构可能对放射损伤的阈值较低。关于放射性脑损伤与大脑内敏感脑区的关系，需要更多的研究进一步揭示。

全身化疗是影响认知功能的重要因素。Janelsins MC 等进行的一项研究中包括了 580 例乳腺癌患者和 363 例对照组，分别比较了视觉记忆、注意力和执行功能，这项全国范围的研究结果表明，乳腺癌患者在接受化疗后至少 6 个月有多个认知功能受损。

此外，放射性脑损伤还受许多因素互相影响，包括：患者年龄、性别、基础认知水平、教育水平等；患者心理因素如抑郁焦虑等；合并脑血管疾病；肿瘤特点，如：颅内病灶的大小、病灶位置、肿瘤相关的癫痫发作、副肿瘤综合征等，具体见表 18-4-1。

表 18-4-1　放射性脑损伤影响因素

放疗因素	患者因素	其他治疗因素
总剂量 / 分次剂量	放疗时年龄	全身化疗
总疗程时间	放疗后存活时间	开颅手术
正常脑组织受照体积	遗传易感性	抗癫痫治疗
照射部位	脑血管疾病	
	基础疾病，如高血压等	

第五节　预防与治疗

一、预防

尽管放射性脑坏死发生率逐渐降低，放疗后痴呆也比较少见，但是随着患者生存时间的延长，放射性认知功能障碍发生率逐年升高。一旦诊断为放射性认知功能障碍，目前并没有有效的治疗手段，因此对于脑组织放射性损伤的预防尤为重要。而预防的重点在于提高照射技术，使用先进的照射技术来治疗患者，以尽量减少正常脑组织受照射剂量及体积。

（一）海马躲避技术

海马结构由海马及其邻近颞叶区的齿状回（dentate gyrus，DG）和下托组成。此外，海马区包括海马旁回内部的内嗅区。从解剖学的角度来看，海马常被看作侧脑室颞角的一个内侧凸起。它由 CA1、CA2、CA3 三个区域组成。海马皮质从海马沟至侧脑室下角依次分为分子层、锥体层和多形层。信息进入海马时由齿状回流入 CA3 再经过 CA1 到脑下托，并在每个区域输入附加信息在最后的两个区域输出。在哺乳动物，海马齿状回区域神经发生最为活跃，在成年大脑该区域的神经发生能够伴随终生。成年神经发生涵盖了神经元发育的完整的过程，包括从神经前体细胞的活化及命运决定到分化、迁移、新生神经元轴突树突的发育再到突触形成最终整合到已存在的神经环路的过程。而 DG 区新生神经元对放射线特别敏感，几个 cGy 的照射就可使细胞凋亡或增殖性死亡。Rola R 于 2004 年最早报道，X 射线 5~10Gy 单次全脑照射幼年小鼠后，分别在 1 月、3 月时间内证明了海马神经发生与认知功能损伤的相关。因此，在无海马区转移灶的全颅放射治疗时规避海马已日渐为人们所重视。

关于海马靶区勾画，RTOG 的指导意见如下：①在 T_1 加权序列上勾画，层厚≤ 1.25mm；②勾画侧脑室下角内侧 T_1 低信号灰质区；③海马区三维外放 5mm。具体方法如下：①将侧脑室颞角的新月形底部作为勾画的起始部位，在脑脊液低信号内部勾画低密度的灰质；②继续向头侧方向勾画，注意勾画是向上后方逐渐移动，保持海马的香蕉型曲线，避过伞部和位于侧脑室颞角尖部前方的灰质（杏仁核和钩）；③侧脑室颞角杏仁核窝的出现界定了海马的前缘；④继续向后向头侧勾画，海马的内侧界定义为四叠体池的外侧缘；⑤继续向头侧勾画，海马的尾部仍然位于丘脑后方，其内侧弯向胼胝体，注意其内侧仍然是侧脑室；⑥海马尾部向后向头侧延续正好位于侧脑室腔的前内侧；⑦当 T_1 低信号的结构不再靠近侧脑室边缘时海马的勾画结束。

海马保护性全脑放疗（hippocampal-sparing whole brain radiotherapy，HS-WBRT）需要保证靶区得到足够治疗剂量的同时降低海马区受照射剂量。Marsh 等采用 IMRT 制定胶质瘤计划时发现，对于位于大脑一侧半球的高级别胶质瘤的避海马放疗计划，相较不避海马的常规计划，对侧海马 PRV 的平均处方剂量减少 56.8%（15.8Gy vs 36.6Gy），而在位于中线位置的胶质瘤病例而言，双侧海马平均剂量至少减少 1/3（16.8Gy vs 25.6Gy）。单侧海马躲避计划示意图见图 18-5-1。RTOG0933 研究应用 IMRT 对 113 脑转移瘤患者进行保护海马回的全脑放疗，处方剂量 30Gy 分 10 次，海马回剂量限制在 9Gy 内，最大剂量 <16Gy。结果显示，在治疗后 4 个月，观察到 HVLT-R 评分（霍普金斯词汇学习测验修订版）平均下降 7% 和 30%（$P<0.001$），与对照相比显著降低。

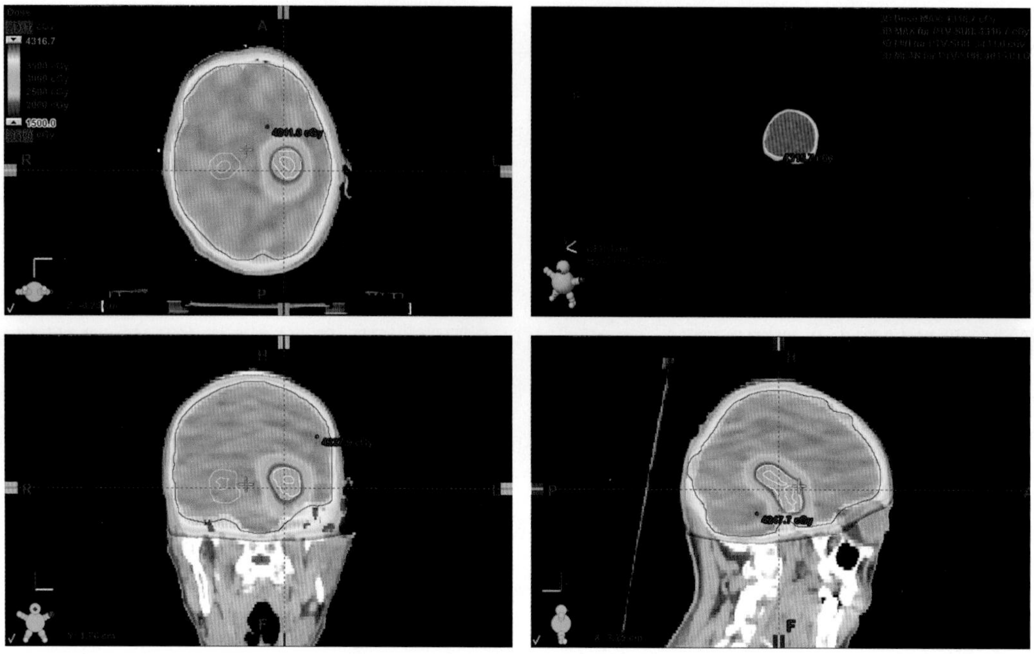

图 18-5-1　单侧海马躲避计划示意图

新的放疗技术的发展促进了 HS-WBRT 的实施，目前应用较广的放疗技术包括 IMRT、VMAT、HT 等，各种技术均可以在保证 WBRT 剂量基础上，降低海马的剂量。IMRT 及 VMAT 技术在剂量上差距较大，这可能与各研究的剂量要求相关。IMRT 及 VMAT 可在放宽适形度及均匀度的情况下使海马平均受照量降低至 10Gy 以下。Gondi 等利用螺旋断层放疗和基于加速器的调强放疗进行海马保护性全脑放疗治疗具有 1~5 个脑转移灶的患者，海马区最大剂量分别 12.8Gy 和 15.3Gy。Prokic 等在采用 VMAT 技术进行海马保护颅脑放疗，其中入组病例脑转移灶为 2~8 个，发现同步推量与序贯推量相比能显著降低海马平均受照量（0.63Gy vs 0.81Gy），并减低其余正常脑组织受照射量。国内开展了局限期小细胞肺癌 HT 的 PCI 对海马保护的研究，其结果显示 HT 可使海马平均剂量降至 5.76Gy，较 IMRT、VMAT 的 16.99、17.81Gy 有较大优势。国外关于 HT 海马保护的相关研究如 Gutiérrez、Gondi、Marsh 等的研究均显示，与 IMRT 及 VMAT 比较 HT 可能具有剂量上优势。

各项临床研究提示了海马躲避全脑放疗的必要性、安全性及可行性。但仍存在较多限制因素：海马勾画范围以及剂量的限制方面尚未达成共识，设备参数设定存在不同；各项新技术费用太高，患者难以承受；新技术降低海马受照量的同时增加了周边正常脑组织受量，从而增加继发性放射相关肿瘤的风险；α/β 的设定尚存在分歧。另外，保护海马照射是否会增加海马区的转移复发，也是需要高度关注的问题。目前全球多个中心仍在开展该方面的Ⅲ期临床试验，但尚缺乏高级别的随机对照试验证据。

（二）减少照射体积

与全脑放疗相比，利用 SRS 技术将照射体积缩小到可见肿瘤，能够明显降低放疗所导致的短期记忆损伤。一项多中心随机对照研究 N0574 比较了 SRS 与 SRS 联合 WBRT 治疗 1~3 脑转移瘤，在 3 和 12 月进行随访，利用 HTLVR 评估记忆力，Grooved Pegboard 评估精密运动控制，Controlled Oral Word Association test 评估言语流畅性，TMT A and TMT B 评估处理速度与执行功能。结果显示，单独 SRS 组患者发生认知缺陷的比率明显更低，照射后 3 个月分别为 45.5% 和 94.1%（P=0.007），照射后 12 个月分别为 60% 和 94.4%（P=0.04）。因此，降低正常组织受照射体积能够显著降低放射毒性反应。

（三）质子 / 重离子放疗

质子放疗的特殊放射物理学特性理论上可进一步改善肿瘤和正常组织的剂量分布，但是缺乏能够证明其降低脑组织损伤的随机临床数据，使用质子放疗的临床优势仍有待证实。

（四）放射基因组学

临床工作者及研究者发现，相同的放疗方案在不同患者可导致不同的疗效及副反应，有研究证实遗传因素在放射敏感性的异质性中发挥重要作用。利用单核苷酸多态性（single nucleotide polymorphism，SNP）预测患者不良反应正成为一个新兴研究领域，其基本原理是通过比较 SNP 位点的次要等位基因频率在放疗不良反应组和对照组间有无显著性差异，进而得到该 SNP 是否与放疗不良反应存在统计学关联的结论。放射基因组学研究分为候选基因研究和全基因组关联研究（genome-wide association studies，GWAS），随着人类基因组单体型图谱计划的完成以及高通量基因分型技术和生物信息学的发展，放射基因组学研究逐渐向 GWAS 发展。Wang 等进行了首个关于放射性脑损伤的 GWAS 研究，该研究对 1082 名患者进行了 GWAS 分析，并分别在 1119 名和 741 名患者的两个独立队列中验证了顶级关联。结果发现遗传易感基因 CEP128 与放射性颞叶坏死显著相关的，从而为放射性脑损伤的机制理解提供了新的观点。利用放射基因组学技术可以对接受放射治疗的患者进行低度、中度、高度毒性风险分层，从而指导临床医生选择性的使用药物或其他干预手段预防或减轻放射性脑损伤。放射性脑损伤预防的随机临床研究见表 18-5-1。

表 18-5-1　放射性脑损伤预防的随机临床研究

试验	策略	实施方案	结果
RTOG0933	海马躲避	IMRT30Gy/10f，海马保护 vs 未保护	HVLT-R 评分平均下降 7% 和 30%（P <0.001）
N0574	降低治疗体积	SRS18–24Gy ± WBRT30Gy/12f	认知缺陷在照射后 3 个月分别为 45.5% 和 94.1%（P =0.007），照射后 12 个月分别为 60% 和 94.4%（P =0.04）
RTOG9104	改变分割剂量	54.4Gy/1.6Gy Bid vs 30Gy/3Gy	照射后 3 个月 MMES 评分无差异
GARTP	放射基因组学	GWAS	遗传易感基因 CEP128 与放射性颞叶坏死显著相关

二、治疗

由于对放射性脑损伤的发生机制了解较少，临床医生对于其治疗只能参考其他中枢神经系统疾病的治疗方法。因此，大多治疗疗效并不理想。

（一）药物治疗

皮质醇激素作为放射性脑损伤的常规治疗药物已在临床广泛应用，主要通过抗炎和免疫抑制作用发挥其放射保护作用的。Kerob 等报道用类固醇类药物治疗放射性脑损伤患者，可使患者症状得到改善，取得很好效果。RTOG 研究了激素在症状性脑损害患者中的应用，特别是认知功能 2 级（症状较轻，不需要护理及住院）和认知功能 3 级（严重限制正常活动，需要护理或住院，卧床或轮椅，或明显智力障碍）的患者。研究结果显示，在放疗期间接受激素治疗的患者症状缓解明显好于未接受治疗的患者。对于认知功能 2 级的患者，激素治疗未获得明显获益，而在认知功能 3 级的患者中，激素治疗的患者获益明显（P=0.05）。激素治疗并未影响患者病程进展。这个研究提示，基线水平认知功能越差的患者接受激素治疗获益越大，越能减轻急性期放射损伤。但是有关糖皮质激素使用的剂量、疗程、时机等方面的意见目前尚未统一。大部分患者需要长疗程的治疗，多超过 3 个月。

炎症反应多在放疗后急性期内即可发生。有报道称血管紧张素转换酶抑制剂可以缓解放疗诱导的神经发生障碍和炎症反应。此外，一种选择性针对小胶质细胞分泌炎性因子的抑制剂（MW01-2-151SRM）可以缓解照射后神经炎症反应，并在照射后 6 及 9 个月认知功能障碍得到改善。但在选择性针对抗炎治疗中仍需要进一步的研究阐明慢性炎症在此进程中扮演的作用，包括促炎因子及小胶质细胞的活化。

神经生长因子是神经系统最重要的生物活性分子。NGF 对于中枢和外周神经系统都有明显的保护作用：防止神经元凋亡和退化，促进受损伤神经元的功能修复和再生。国内开展了一项Ⅱ期临床研究，对照组接受传统的糖皮质激素脱水治疗，研究组接受恩经复治疗。入组患者要求都是鼻咽癌放疗后，无肿瘤复发或者转移证据，MRI 随访显示单侧或者双侧颞叶坏死，有临床症状，而且持续性进展。截至目前，研究组和对照组各有 14 例入组，无论是客观还是主观评估，研究组的疗效均优于对照组。研究组 MRI 显示有 5 例坏死病灶完全缓解（典型病例见图 18-5-2），但对照组没有影像学完全缓解的病例，具有统计学差异；研究组有 8 例患者临床症状完全消失（细微智力状态评分法，mini mental state examination），二对照组仅 2 例患者临床症状完全缓解，P=0.023。研究组除了发现注射部位疼痛之外，未发现其他不良毒性反应。该研究认为 NGF 能够有效逆转鼻咽癌放疗后导致的颞叶坏死，毒性轻微。

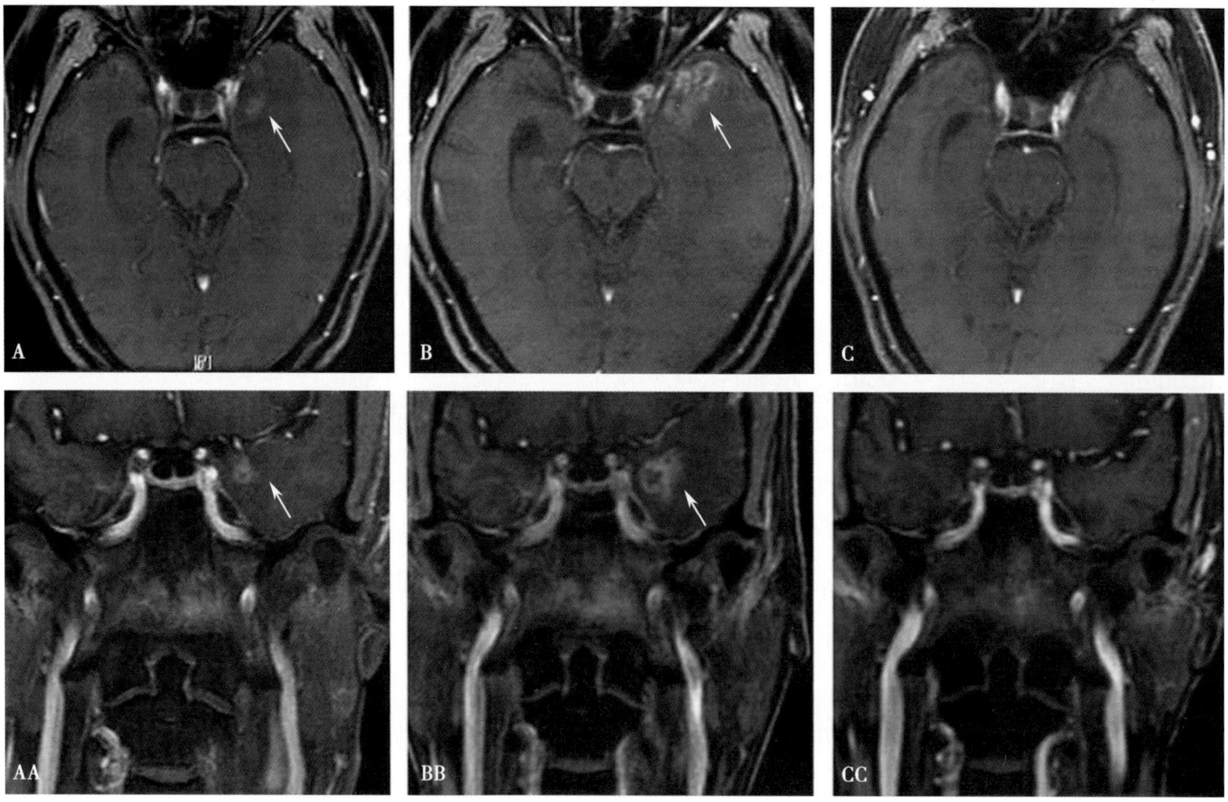

图 18-5-2 NGF 逆转颞叶坏死的 MRI 图像

A、AA. 左侧颞叶强化坏死灶；B、BB. 未经处理，坏死病灶增大；C、CC.NGF 治疗后 3 个月，坏死灶完全消失必须强调的是，NGF 治疗放射性脑坏死，首先要排除肿瘤复发或者转移，毕竟是生长因子，能够促进神经细胞生长，也可能促进肿瘤干细胞生长。对于神经系统来源的肿瘤放疗后发生的脑坏死，应用 NGF 必须慎重。因为脑肿瘤，尤其是恶性脑肿瘤，手术难以根治性切除，放疗后往往存在肿瘤残留 / 复发与脑坏死并存的情况，而目前所有的影像学检查都很难明确鉴别出是肿瘤还是坏死。得到 NGF 的刺激，脑肿瘤细胞会生长更快，原来的症状反而进一步恶化。

研究表明神经系统损伤后应用外源性单唾液酸四己糖神经节苷脂（GM1）后能够促进胆碱类和多巴胺类物质的活性，保护神经元免受退行性改变，从而促进神经功能修复，这就提示 GM1 对于中枢神经系统疾病或许有治疗作用。近几年国内许多单位应用 GM1 治疗放射性脑坏死，取得了一定的效果，通常的用法是 GM1 每天 80~100mg，连续使用半个月，然后减量到每天 40~60mg，维持使用 30~45 天。

近年来有 2 项回顾性研究报道了贝伐单抗治疗 CRN 的经验，其中一项研究包含了 6 例病理学证实的脑坏死，另外一项研究包含 8 例 MRI 显示的脑坏死病例。用了贝伐单抗后所有病例临床症状都有一定程度的缓解，MRI 均显示病灶部分缩小。有学者设计了一项前瞻性、安慰剂对照、双盲的临床试验，来研究贝伐单抗治疗 CRN 的疗效，要求入组患者都有影像学或者病理学证实的坏死病灶，而且临床症状或体征持续性进展。总共有 14 例患者被随机分为生理盐水对照组和贝伐单抗组，贝伐单抗的给药方式为 7.5mg/kg 静脉注射，间隔三周，共用 2 次。第二次使用贝伐单抗后 3 周进行评估，包括 MRI 客观评估坏死灶的缩小程度和主观的临床症状评估。对于有效的而且无严重并发症的病例继续使用原来的治疗手段 2 周期。第一次的评估结果显示：接受贝伐单抗治疗的所有患者临床症状都有不同程度的缓解，MRI 显示坏死灶的体积均缩小，内皮传输常数减小；而安慰剂组无论客观指标还是主观指标都没有缓解。对使用了 4 个周期的贝伐单抗患者中位随访 10 个月后，仅仅 2 例患者 MRI 显示坏死病灶进展。该文章的作者称这个研究结果为贝伐单抗治疗 CRN 提供了Ⅰ类证据支持。

有研究显示，脑肿瘤放射治疗后认知功能障碍患者使用盐酸多奈哌齐 5mg 每日口服一次，6 周后加量至 10mg 并维持 18 周，其认知功能获得明显改善。针对盐酸美金刚的一项随机双盲对照临床研究显示，维持剂量为 20mg/d，持续 24 周的盐酸美金刚治疗，有效减缓了全脑放疗患者的认知功能障碍进展。

（二）非药物治疗

有报道显示自愿运动可以改善大鼠放疗后的记忆功能，同时海马区神经发生增加。Boehme 等对大鼠采用自愿转轮运动（voluntary wheeling exercise）后其海马组织中 BDNF 表达上调，DG 区神经发生增加。Ji JF 等对大鼠采用强制转轮运动取得了相似的结果。运动可能通过增强大脑 BDNF 的表达从而达到改善认知功能的作用。

高压氧治疗可提高组织氧分压，刺激 VEGF 生成，激发细胞及血管修复机制。Felchneier 等分析 74 篇有关高压氧治疗放射性脑损伤的报道，其中 67 篇报道有治疗或预防效果。未使用高压氧的病例常需外科治疗。Ohguri 等研究对比了放疗过程中使用高压氧和未使用高压氧治疗的放射性脑损伤发生率，结果显示放疗过程中使用高压氧治疗组的患者放射性脑损伤发生率仅 5%，未使用高压氧的发生率 20%。说明高压氧能有效预防放射性脑损伤的发生，目前认为高压氧可作为与药物治疗同时进行的常规治疗方法。

神经干细胞移植有望减轻或改善实验动物认知功能的下降。Acharva 等向照射后的大鼠脑内移植人神经干细胞，结果发现移植后 1~4 个月内恢复了海马神经发生，改善了认知功能障碍。

有颅内压增高或进展的神经学方面症状的患者用类固醇激素或其他治疗方式无效后通常进行手术治疗。有出血和脑脓肿形成的放射性脑损伤的患者也可用手术治疗。神经外科对手术后的结局仍然有所争议。Mou 等用手术治疗 14 例经病理证实放射性脑损伤类固醇激素治疗无效的患者，收到良好效果，包括症状的改善和低复发率。外科手术仅用于为数不多的患者，很多问题有待进一步研究。

（冀胜军 王孝深 胡超苏）

参考文献

1. Chang EL, Wefel JS, Hess KR, et al.Neurocognition in patients with brain metastases treated with radiosurgery or radiosurgery plus whole-brain irradiation: a randomised controlled trial.Lancet Oncol, 2009, 10 : 1037-44.
2. Merchant TE, Conklin HM, Wu S, et al.Late effects of conformal radiation therapy for pediatric patients with low-grade glioma: prospective evaluation of cognitive, endocrine, and hearing deficits.J Clin Oncol, 2009, 27(22): 3691-3697.
3. Hsiao KY, Yeh SA, Chang CC, et al.Cognitive function before and after intensity-modulated radiation therapy in patients with nasopharyngeal carcinoma: a prospective study.Int J Radiat Oncol Biol Phys, 2010, 77(3): 722-726.
4. Lawrence Y R, Li X A, Naqa I E, et al.Radiation dose-volume effects in the brain.Int J Radiat Oncol Biol Phys, 2010, 76(3): S20-S27.
5. Marsh JC, Godbole R, Diaz AZ, et al.Sparing of the hippocampus, limbic circuit and neural stem cell compartment during partial brain radiotherapy for glioma: a dosimetric feasibility study.J Med Imaging Radiat Oncol, 2011, 55(4): 442-449.
6. Greene-Schloesser D, Robbins ME.Radiation-induced cognitive impairment-from bench to bedside.Neuro-oncol, 2012, 14 : iv37-iv44.
7. Peng G, Wang T, Yang K, et al.A prospective, randomized study comparing outcomes and toxicities of intensity-modulated radiotherapy vs.conventional two-dimensional radiotherapy for the treatment of nasopharyngeal carcinoma.Radiother Oncol, 2012, 104(3): 286-293.
8. Prokic V, Wiedenmann N, Fels F, et al.Whole brain irradiation with hippocampal sparing and dose escalation on multiple brain metastases: a planning study on treatment concepts.Int J Radiat Oncol Biol Phys, 2013, 85(1): 264-270.
9. Su SF, Huang SM, Han F, et al.Analysis of dosimetric factors associated with temporal lobe necrosis(TLN) in patients with nasopharyngeal carcinoma(NPC) after intensity modulated radiotherapy.Radiat Oncol, 2013, 8(17): 17.
10. Gupta S, Kong W, Booth CM, et al.Impact of Concomitant Chemotherapy on Outcomes of Radiation Therapy for Head-and-Neck Cancer: A Population-Based Study.Int J Radiat Oncol, 2014, 88 : 115-121.
11. Zhou X, Ou XM, Hu CS, et al.Effect of dosimetric factors on occurrence and volume of temporal lobe necrosis following intensity modulated radiation therapy for nasopharyngeal carcinoma: A Case-Control Study.Int J Radiat Oncol Biol Phys, 2014, 90(2): 261-269.
12. Gondi V, Pugh SL, Tome WA, et a1.Preservation of memory with conformal avoidance of the hippocampal neural stem-cell compartment during whole brain radiotherapy for brain metastases(RTOG 0933): phase Ⅱ multi-institutional trial.J Clin Oncol, 2014, 32(34): 3810-3816.
13. National Cancer Institute.Common Terminology Criteria for Adverse Events v.4.0(CTCAE) [EB/OL].(2010-05-17) [2015-02-28].http://ctep.cancer.gov/protocolDevelopment/electronic_applications/ctc.htm.
14. Morimoto SS, Kanellopoulos D, Manning KJ, et al.Diagnosis and treatment of depression and cognitive impairment in late-life. Ann Ny Acad Sci, 2015, 1345(1): 36-46.
15. Radiation Therapy Oncology Group.RTOG/EORTC Late Radiation Morbidity Scoring Schema [EB/OL].(2014-08-02) [2015-02-28].http://www.rtog.org/ResearchAssociates/AdverseEventReporting/RTOGEORTCLateRadiationMorbidityScoringSchema.aspx.
16. Armstrong CL, Fisher MJ, Li Y, et al.Neuroplastic response after radiation therapy for pediatric brain tumors: A pilot study.Int J Radiat Oncol Biol Phys, 2016, 95(3): 991-998.
17. Marazziti D, Piccinni A, Mucci F, et al.Ionizing radiation: brain effects and related neuropsychiatric manifestations.Probl Radiac Med Radiobiol, 2016, 21 : 64-90.
18. Pospisil P, Kazda T, Hynkova L, et al.Post-WBRT cognitive impairment and hippocampal neuronal depletion measured by in vivo metabolic MR spectroscopy: Results of prospective investigational study.Radiother Oncol, 2017, 122 : 373-379.

19. Krayenbuehl J, Di Martino M, Guckenberger M, et al.Improved plan quality with automated radiotherapy planning for whole brain with hippocampus sparing: a comparison to the RTOG 0933 trial.Radiat Oncol, 2017, 12(1): 161.

20. Pospisil P, Kazda T, Hynkova L, et al.Post-WBRT cognitive impairment and hippocampal neuronal depletion measured by in vivo metabolic MR spectroscopy: Results of prospective investigational study.Radiother Oncol, 2017, 122 : 373-379.

21. De F F, Blanchard P.Radiation-induced neurocognitive dysfunction in head and neck cancer patients.Tumori, 2017, 103(4): 319-324.

22. Smart D.Radiation Toxicity in the Central Nervous System: Mechanisms and Strategies for Injury Reduction.Semin Radiat Oncol, 2017, 27(4): 332-339.

23. Geoffrey M, Hong A M, Mike F, et al.Quality assurance analysis of hippocampal avoidance in a melanoma whole brain radiotherapy randomized trial shows good compliance.Radiation Oncology, 2018, 13(1): 132.

24. Janelsins MC, Heckler CE, Peppone LJ, et al.Longitudinal trajectory and characterization of cancer-related cognitive impairment in a nationwide cohort study.J Clin Oncol, 2018, 36(32): 3231-3239.

第十九章

脑干的放射损伤

第一节 概　　述

在原发性或继发性头颈部肿瘤的根治性放射治疗中，对于中枢神经系统尤其是脑干的保护尤为重要。尽管既往文献报道脑干损伤的发生率很低，但是一旦发生会严重影响患者的生活质量及生存时间，主要表现为Ⅲ～Ⅻ对脑神经麻痹及长束（锥体系及感觉系）受损症状及小脑体征。当脑干一侧病变时会出现同侧脑神经麻痹、对侧肢体偏瘫的交叉性瘫痪。在常规剂量分割治疗中，当脑干的最大剂量为50~54Gy，V_{65}<3ml，V_{60}<5ml 时的放射性脑干损伤的发生率极低。

一、脑干的解剖

脑干位于后颅窝，上靠间脑，下连脊髓，由下而上分成延髓、脑桥和中脑三个部分。中脑上与间脑相连，延髓下与脊髓相连，脑桥居中。脑干的上界为视束平面，下界为锥体交叉。其腹侧部的白质主要是下行的运动传导束，背侧部的灰质为各神经核，中间部分主要有上行的感觉传导束以及灰白质相互交织而形成的网状结构。中脑内有三叉神经中脑核、动眼神经核、滑车神经核以及重要的黑质和红核；脑桥内有与第Ⅴ对至Ⅷ对脑神经对应的神经核；延髓内有与舌咽神经、迷走神经、副神经和舌下神经有关的神经核。

脑干在中枢神经系统中是非常重要的结构。它将脊髓与间脑和大脑互相联系起来，除嗅神经和视神经外，其余Ⅲ～Ⅻ对脑神经均在脑干内，其内有大量传导纤维、神经核团及网状结构，其网状结构中有呼吸和循环中枢，并且网状激动系统与意识密切相关。

脑干的血液供应主要来自椎－基底动脉。椎动脉起自锁骨下动脉第一段，左右各一，穿第 6 至第一颈椎横突孔，经枕骨大孔进入颅腔。入颅后两椎动脉逐渐靠拢，在脑桥和延髓交界处合成一条基底动脉。后者延脑桥的基底沟上行，至脑桥上缘分为左、右大脑后动脉两终支。

二、放射性脑干损伤的发病机制

目前认为放射性脑干损伤的机制主要有：神经纤维脱髓鞘及脑坏死的组织病理学改变；神经元和神经胶质细胞的直接损害；小血管内壁变性、增厚、血栓形成、闭塞，导致神经组织缺血、坏死、血－脑屏障改变；慢性神经炎症反应以及自身免疫反应。

射线对神经细胞和神经纤维有直接损害作用，尤其是少突胶质细胞的死亡、纤维脱髓鞘以及脑白质坏死。放射剂量的中心区出现坏死，伴有渗出，血管内皮细胞的损伤，血脑屏障通透性的增加，纤维素样物质沉着，血栓形成，血管腔狭窄，从而导致缺血或代谢障碍、血管广泛坏死。因此，目前认为神经组织对射线较敏感，从而产生严重的自身免疫反应，即受损的胶质细胞转变成抗原，导致机体产生变态反应从而损伤神经组织。

随着精确放疗时代的到来，上述放疗后超过 6 个月的脑白质坏死以及脱髓鞘改变已很少见，目前关于短时间内微观水平的变化及分子生物信号通路的研究成为人们关注的焦点，早期的中枢神经系统损害严重影响了患者的生活质量。

第二节 临床特征

许多脑干相关的疾病导致脑神经功能异常，如听觉、味觉和视觉障碍。此外，以言语功能和吞咽功能为主的运动功能障碍是典型的脑干病变，通常称为“延髓麻痹”。

放射性脑干损伤根据症状出现的时间可分为：① 急性损伤，发生于照射一周内，甚至在照射开始数小时即发生。电离辐射导致血管壁通透性增加导致的脑水肿，激素即可治疗。来自小鼠模型的数据表明辐射诱导内皮细胞凋亡是辐射相关的血脑屏障通透性增加的一个关键的病理因素。② 早期迟发损伤，指放疗后数周至 12 周内出现的症状。其主要与炎症反应、短暂脱髓鞘反应及少突胶质细胞的减少有关。③迟发性损伤，在照射 12 周后或数年后发生，这种损伤是进行性不可逆的，甚至是致命的。其表现出胶质萎缩、脱髓鞘和坏死，进行性发生白质、灰质的不同程度的血管改变。中枢神经系统微血管形态改变包括：毛细血管扩张，血管壁透明质化及透明质坏死。血管损伤是迟发性放射性脑干损伤的重要病理基础。临床表现有脑神经麻痹（脑神经除Ⅰ、Ⅱ对外均发自或进入脑干）及长束（锥体系及感觉系）受损症状及小脑体征，如头晕、复试、声嘶、说话不清、走路不稳和吞咽困难等，检查可发现眼球外展障碍或固定、神经支配区域皮肤黏膜感觉异常、鼻唇沟变浅、神经性耳聋、咽反射消失、声带麻痹、伸舌偏歪等体征，但要注意与肿瘤复发相鉴别；其他有肢体感觉和运动障碍，严重者出现偏瘫。交叉性瘫痪（同侧脑神经受损与对侧肢体瘫痪）是脑干损害的特点。

第三节 诊断与观察终点

一、临床诊断

放射性脑干损伤的临床诊断标准为：① 在放疗前均行 MRI 和 CT 检查，脑干未见异常表现；② 放疗后新发神经系统症状，症状应与放射性脑干损伤相符；③ 照射剂量和损伤出现的时间必须与放射性脑干损伤相符，时间超过 6 个月（不足 6 个月的潜伏期罕见）；④ 脊髓、颞叶受照剂量不高，排除放射性脊髓、颞叶损伤可能；⑤ 排除其他病因，如肿瘤进展或转移、外伤性或退行性神经学改变等。

二、影像诊断

放疗后一旦被怀疑有脑干损伤，不仅需行彻底的神经学检查，而且大脑的影像学检查也是必不可少的。放疗后所致的局灶性坏死、白质损伤、萎缩、微血管矿化、大血管病变都可在 CT 和 MRI 上表现。

血管壁的透明样变化和纤维坏死可致血脑屏障的破坏，从而导致脑组织的损伤。主要问题在于区分辐射损伤和肿瘤的复发，如局灶性坏死受周围水肿带及质量效应的影响表现为环形强化结构（图 19-3-1），与肿瘤复发相似。随着影像学技术的发展，PET 和 MRI 有助于更精确的诊断。有研究分析了 53 例接受 IMRT 治疗后的髓母细胞瘤患者在照后 6 个月的 MRI 变化情况，发现有 15% 的患者脑干在 FLAIR 像上有信号的改变。MRI 对于脑干病变诊断明显优于 CT，常作为首选检查。MRI 主要表现为病变部位肿胀，T_1WI 以等或低信号为主，T_2WI 为高信号，FLAIR 上表现为低、高混杂信号影。病变多以脑桥基底部为中心，可向中脑、延髓及小脑延伸。病变广泛者显示脑干局部轻度增大，但未引起第 4 脑室或中脑导水管梗阻，增强扫描大多数为斑点状强化及不规则花环状强化。

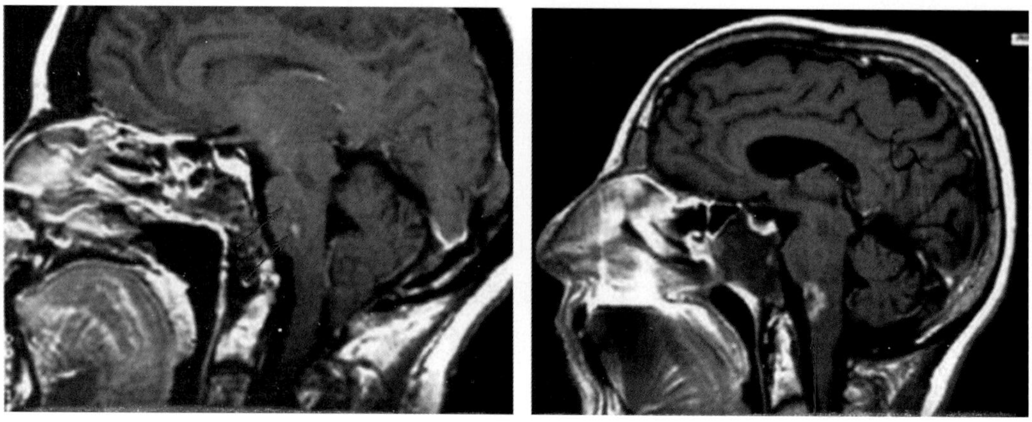

图 19-3-1　颅底肿瘤放疗后脑干的影像学改变
脑桥的不均一强化（左），环形强化（右）

MRI强化形式主要分成2种类型：①均匀半片状强化，其表现为病灶均匀小斑片状强化、大小不一，周围未强化区代表水肿影；②不均匀环状并斑片状强化，表现为病灶壁的强化，壁光滑，无壁结节，周围可见小斑片状强化，未强化区为液化囊变灶。

放射性脑干损伤的最终确诊依赖于病理检查，但若损伤较大、病理诊断较困难时，诊断需依赖于病史、临床症状体征（脑干相关的神经损害症状如脑神经麻痹、感觉麻痹和视听觉的损害）、MRI 检查结果等，且需与肿瘤复发相鉴别。

三、推荐观察终点及分级（评分）标准

放射性脑干损伤分级评价标准见表 19-3-1，建议使用 CTEP 评价标准。

表 19-3-1　放射性脑干损伤分级评价标准

	0	1	2	3	4	5
CTEP	无	无症状或轻微症状	不影响日常生活活动	影响日常生活，可能需要干预	威胁生命，致残，需要干预	死亡
CTCAE v4.0	无	无症状；仅有临床症状或诊断结果；不需要干预	中度症状；影响工具性日常生活活动	严重症状；需要医学治疗的	危及生命，需要紧急治疗	死亡

放射性脑干损伤是一个具有挑战性的研究，主要因为：①其发生率很低；②大多数患者存活时间短；③放射性脑干损伤的分级是主观性的，只能辨别是否损伤；④颅内肿瘤患者很难辨别放射性副反应和肿瘤进展，接受头颈部放疗的患者很难区分脑干损伤症状还是其他部位神经损伤。

第四节 临床相关影响因素

目前关于放射性脑干损伤的危险因素包括年龄、放疗的剂量体积、肿瘤是否靠近脑干、是否具有以MRI为基础的治疗计划、外科手术的次数以及是否合并高血压病、糖尿病等自身疾病。

一、放疗剂量与体积的影响

放射性脑干损伤与受照剂量和体积呈明显的相关性，在相同剂量下，受照体积越大，放射性脑干损伤的概率越大。研究表明脑干 $D_{1\%}$、D_{max}、$D_{0.1cm3}$、$D_{0.5cm3}$ 和 $D_{1.0cm3}$ 是放射性脑干损伤发生的影响因素。当脑干的最大剂量为50~54Gy，V_{65}<3ml，V_{60}<5ml时，能明显降低放射性脑干损伤的发生率。

二、肿瘤位置的影响

邻近脑干的肿瘤的放射治疗被认为有可能会导致脑神经病变。Meeks等人发现听神经瘤患者在接受立体定向放射治疗后出现脑神经受损（以三叉神经和面神经为主）的发生率约为15%。Bhansali等人发现114例垂体瘤患者在接受45Gy/20f放疗后只有1例患者出现了脑干坏死，这1例患者在放疗结束后9年才出现小脑共济失调症状，且在3月后死亡。Debus等人收集了348名颅底肿瘤患者接受适形放疗后有17例患者出现了运动、感觉、小脑共济失调等脑干损伤的症状。他们发现患者出现症状的时间较晚，通常超过30个月，其中有3例在症状出现后的6个月内死亡。

三、放疗技术的影响

目前产生脑干损伤风险的几个放射治疗技术包括：立体定向放射手术如（听神经瘤）、头颈部肿瘤的调强放疗、全脑放疗甚至全身照射。如脑干胶质瘤放疗时，脑干会受到足够的处方剂量照射；而脑干周围的肿瘤在照射时由于IMRT以及IGRT等精确技术的实施故能更好地保护脑干。质子和重离子技术的实施能进一步提高治疗的精确性、有效保护脑干等肿瘤周围的危及器官。目前比较先进的质子和碳离子照射能够确保靶目标的精准性，归功于其特征性的深度剂量率。在重离子治疗中，如碳离子具有高LET导致高BEV，其相对生物学效能（relative biologic effectiveness，RBE）与分次照射、照射剂量和组织照射有关。因此，位于脑干或靠近脑干周围的肿瘤最理想的治疗是粒子治疗，其能确保肿瘤控制且无毒性风险。多分次SRS研究，Clark等人发现20例接受低分割方案治疗（7Gy/6次）的脑膜瘤患者有4例出现脑干综合征（每例90%均达到标准的最大靶剂量）。出现神经综合征的患者的平均生物有效剂量（LQ模型，a/β=2.5Gy）>70Gy。碳离子治疗脑肿瘤所致的周围组织损伤的潜伏期较传统的光子治疗长。碳离子所致的组织损伤更易修复可能是因为陡峭的剂量梯度，周围组织接受到了更小体积的照射。

四、患者基础疾病的影响

目前出现脑干损伤症状的患者大多合并血管改变，如糖尿病和高血压。同时，合并自身免疫性疾病的患者是发展成脑干疾病的高危因素。这些患者在接受放射治疗后更有可能出现脑干的损伤，因此，对于这类患者要严格控制照射剂量及照射体积。糖尿病患者在放射治疗后比健康人更易出现脑干损伤。Smith等人报道了1例鼻咽癌同时合并糖尿病患者在放疗后3月出现了脑干的血管透明样变化，包括梗死灶、水肿及脱髓鞘反应。他们发现除了照射剂量、治疗体积、肿瘤位置外，患者自身特殊因素也明显增加了毒性风险，如糖尿病、高血压病。Lee 等人阐明了恶性高血压在 FLAIR 相上脑桥和中脑的变化情况。大约 25% 的髓母细胞瘤患者在接受剂量 >50Gy 的 IMRT 后 6 个月，FLAIR 像信号增加。因此，高血压、糖尿病，这是促进动脉硬化及血管损伤死亡原因，同时也提高了放射性脑病的发生率。

五、患者年龄的影响

目前没有证据说明儿童患者脑干的耐受性与成人不同。儿童中枢神经系统肿瘤的推荐处方剂量为 >54Gy，单独的脑干限制剂量仍未有报道。Merchant 等人研究了 68 例经过手术及适形放疗（54~59.4Gy）的幕下室管膜瘤患者。随访照后 5 年，发现手术次数少、脑脊液分流术少、肿瘤体积小、PTV 小、女性患者出现神经系统损伤的概率小。与脑干剂量、体积并没有明显统计学差异。

儿童患者接受放射治疗后出现脑干损伤的发生率也是极低的，但是，放射性脑干损伤是不容忽视的，严重影响患者的生存率及生活质量，因此针对儿童大脑的放疗应该格外小心。目前仍没有明确的剂量体积相关性，但限制脑干体积能降低并发症的风险。

六、剂量、体积限值

脑干是一个稳定的结构，但是在发生肿瘤及手术后可能会发生解剖学的改变。Merchant 等人发现在被诊断为幕下室管膜瘤的儿童中脑干的体积随着年龄的增加而增加。脑干的体积会受到手术和神经退行性病变的影响。

临床工作中正常组织效应定量分析（QUANTEC）推荐的剂量体积限值见附录三。

Emami B 等人估算了脑干的耐受剂量，即 1/3/、2/3 或全部脑干在照射后 5 年内脑干相关的合并症发生率不超过 5% 所对应的放射剂（$TD_{5/5}$）分别为 50Gy、53Gy 和 60Gy。全部体积的脑干在照射后 5 年内发生放射性损伤的发生率不超过 50% 所对应的剂量为 65Gy。在多变量分析中，当 0.9cc 体积的脑干接受超过 60CGE，脑干损伤的风险就大大增加了。

预测或计算放射性脑干损伤的发病率时，需要考虑靶组织在脑中的位置，靶组织的组织学和治疗的适应性。如听神经瘤的高精度放射治疗需要强调面神经和三叉神经的损伤，因靶体积靠近重要脑神经核。肿瘤体积越大，位置越靠近脑干及接受越高剂量，放射性毒性反应产生的风险越大。神经自身表现出相当的抗辐射性，例如三叉神经瘤在接受超过 70Gy 的放疗后可以镇痛。因此，脑神经并发症取决于辐射剂量传递到脑干而不是神经本身。例如，最大脑干剂量 > 16Gy 作为单次剂量这是一个延迟头脑神经病变重要的危险因素，而剂量在脑干以外高于 16Gy 并没有增加局部脑神经并发症。精确的放疗计划和实践与降低相关并发症发生率有关，例如，将脑神经病变的风险从 34% 降至 5%。Meeks 等人基于 CT 和 MRI 图像计算正常组织并发症概率的模型不可靠。

立体定向放射治疗不同常规放疗，是由影像引导的，整个疗程不超过 5 次的高剂量损毁肿瘤的放疗。靶区内及靶区附近的剂量分布不均匀，靶周边正常组织剂量很小。因此，常规放疗中脑干的剂量体积限值在立体定向放疗中并不适用。美国医学物理师协会（AAPM）制定了立体定向放疗剂量限值指南，其推荐的剂量体积限值见本书附录四。Kim 等人 2017 年的文章中提出不同正常组织器官在分次立体定向消融放疗中（stereotactic ablative radiotherapy，SAbR）剂量的限值。该研究提出脑干的剂量限值见本书附录五。

第五节 预防与治疗

由于放射性脑干损伤的早期诊断较困难，且治疗效果不理想，预后不佳，故预防极为重要，应尽可能保护脑干，充分考虑分割剂量和总剂量对神经组织的损伤与修复的影响。如鼻咽癌和听神经瘤这类靠近脑干的肿瘤由于手术风险高，高剂量放疗成为主要治疗手段。预防脑干毒性的最优方式是尽可能避免脑干的照射，尽可能地使用 MRI 为基础的放疗计划，因为脑干在 CT 图像上不能被清晰地定义。在动物模型中，MRI T_2 加权相清楚地显示了受照后老鼠大脑和脑干组织结构的变化。IMRT 已被证明可以更好地保护危及器官，特别是 T3/T4 期头颈部肿瘤患者。

由于人类中枢神经系统对分割变化的敏感性很高，常规分割、超分割方案可能显著减少脑坏死的发生率，也能降低颞叶坏死的发生率。WBRT 先前已被证实可降低手术切除或 SRS 后局部和远端脑功能衰竭的风险，但尚未显示出显著的生存获益，另外也与治疗后认知功能的显著下降相关。SRS 相比于 WBRT 能降低治疗体积，N0574 试验发现单用 SRS 与单用 WBRT 治疗的患者相比，SRS 治疗后 3 个月的生存质量更好。糖尿病，高血压或其他诊断有血管疾病的患者可能需要增加放疗剂量，此时需要密切关注脑干损伤的症状。同时局部区域手术的次数越多也能增加发生脑干毒性的风险。

放射性脑干损伤的治疗缺乏特异性的方法，到目前为止还没有一个逆转的方法。主要采用糖皮质激素治疗，急性或早期迟发性放射性脑干损伤需要激素治疗以减轻脑水肿；有时，需要抗癫痫药物来预防癫痫发作。在晚期迟发性损伤中需要长期使用激素治疗，建议开始高剂量激素冲击和脱水治疗，可使部分患者获得缓解，同时会产生一些副作用，较为严重的是继发感染。如果出现延髓麻痹，肠外营养或胃鼻饲管的放置是必要的。当存在严重的坏死病灶时，可手术干预。

有几项动物模型着重于研究放射性脑干损伤的分子预防，研究中发现使用促红细胞生成素能抑制神经细胞凋亡和神经炎症。吲哚美辛可以减少辐射相关的在小胶质细胞的炎症反应，主要通过 COX-2 发挥其抑制作用。其他靶向治疗包括激酶阻断药物和细胞因子诱导的干细胞，以上这些方法都基于实验阶段，并未真正用于临床。

（徐美玲　郭 旗　张力元）

参考文献

1. 姚成云，王丽君，孔诚，等．鼻咽癌 IMRT 脑干损伤的剂量体积研究．中华放射肿瘤学杂志，2017，26(2)：128-132.
2. 王绿化．肿瘤放射治疗学．北京：人民卫生出版社，2018 年．
3. 李晔雄．肿瘤放射治疗学．北京：中国协和医科大学出版社．2018 年．
4. Cancer Therapy Evaluation Program.Common Terminology Criteria for Adverse Events，Version 4.0.Publish Date：May 27，2009. Available at：http：//ctep.cancer.gov/protocol.Development/electronic_applications/ctc.htm.
5. Merchant TE，Chitti RM，Li CH，et al.Factors associated with neurological recovery of brainstem functional following postoperative conformal radiation therapy for infratentorial ependymoma.Int J Radiat Oncol Biol Phys，2010，76(2)：496-503.
6. Qiu-Xia L U，Wei G Y，Chen L S，et al.MR features of radiation encephalopathy in 147 patients with nasopharyngeal carcinoma. Chinese Journal of Cancer Prevention & Treatment，2010，17(2)：122-125..
7. Mayo C，Yorke E，Merchant T E.Radiation associated brainstem injury.Int J Radiat Oncol Biol Phys，2010，76(3)：S36.
8. Lawrence Y R，Li X A，Naqa I E，et al.Radiation dose-volume effects in the brain.Int J Radiat Oncol Biol Phys，2010，76(3)：20-7.
9. Shrieve DC，Loeffler JS.Human radiation injury.Philadelphia：Wolters Kluwer/Lippincott Williams & Wilkins，2011.

10. ICRP statement on tissue reactions/early and late effects of radiation in normal tissues and organs-threshold doses for tissue reactions in a radiation protection context.ICRP Publication 118.Ann ICRP, 2012.41 (1/2).
11. Halperin EC, Wazer DE, PerezCA, et al.Perez and Brady's principles and practice of radiation oncology.6th ed.Philadelphia: Wolters Kluwer/Lippincott Williams & Wilkins, 2013.
12. Sun Y, Yu X L, Luo W, et al.Recommendation for a contouring method and atlas of organs at risk in nasopharyngeal carcinoma patients receiving intensity-modulated radiotherapy.Radiother Oncol, 2014, 110(3):390-7.
13. Zheng Y, Han F, Xiao W, et al.Analysis of late toxicity in nasopharyngeal carcinoma patients treated with intensity modulated radiation therapy.Radiat Oncol, 2015, 10(1):17.
14. Gunderson LL, Tepper JE.Clinical radiation oncology.4th ed.Amsterdam: Elsevier, 2016.
15. Wilke C, Grosshans D, Duman J, et al.Radiation-induced cognitive toxicity: Pathophysiology and interventions to reduce toxicity in adults.Neuro Oncol, 2018, 20(5):597-607.
16. Nanda R H, Ganju R G, Schreibmann E, et al.Correlation of Acute and Late Brainstem Toxicities With Dose-Volume Data for Pediatric Patients With Posterior Fossa Malignancies.Int J Radiat Oncol Biol Phys, 2017, 98(2):360-366.
17. Smart D.Radiation Toxicity in the Central Nervous System: Mechanisms and Strategies for Injury Reduction.Semin Radiat Oncol, 2017, 27(4):332-339.
18. Kim DWN, Medin PM, Timmerman RD.Emphasis on Repair, Not Just Avoidance of Injury, Facilitates Prudent Stereotactic Ablative Radiotherapy.Semin Radiat Oncol.2017, 27(4):378-392.
19. Koontz BF.Radiation therapy treatment effects.An evidence-based guide to managing toxicity.New York: Demos, 2018.

第二十章 脊髓的放射损伤

第一节 概　述

在对颈、胸部以及腹部肿瘤的放射治疗（以下简称放疗）过程中，通常会涉及脊髓的保护。目前，放射性脊髓损伤相对少见，一方面由于放疗技术的进步，可以较为准确控制脊髓的实际照射剂量。另一方面由于放射性脊髓损伤一旦发生，会对患者的生活质量产生严重的不良影响，放疗科医生在制定放疗计划时会对脊髓提出较为严格的剂量限制要求。放射性脊髓损伤包括急性损伤和慢性损伤两种形式：急性放射性脊髓损伤以脊髓的脱髓鞘改变为主，通常是可逆的，Lhermitte 征是其主要的临床表现。迟发性放射性脊髓损伤以血管损伤为主，通常是不可逆的，严重者可出现永久性的偏瘫或截瘫，严重影响患者的生活质量。对于接受每日一次，单次 1.8~2Gy 的常规剂量照射的患者，当脊髓受到照射的剂量为 45~50Gy 时，放射性脊髓病的发病率低于 0.5%。当受照剂量为 57~61Gy 时，放射性脊髓病的发病率为 5%。

一、脊髓的解剖

脊髓由运动束和感觉束组成，被硬脊膜包围，后者又被椎管包围。脊髓上端在枕骨大孔处与脑相连，成人的脊髓终止于第 1~2 腰椎之间。成人的脊髓短于脊柱，其推算方法是：上颈髓（$C_{1\sim4}$）大致与同序数椎骨相对应；下颈髓（$C_{5\sim8}$）和上胸髓（$T_{1\sim4}$）比同序数椎骨高 1 个椎体；中胸髓（$T_{5\sim8}$）比同序数椎骨高两个椎体；下胸髓（$T_{9\sim12}$）比同序数椎骨高 3 个椎体。

脊髓表面被覆三层被膜，由内向外依次为软脊膜、脊髓蛛网膜和硬脊膜。脊髓实质由白质（脂肪髓鞘，微血管和神经胶质细胞包裹的神经纤维）和位于中心蝴蝶形的灰质（神经元细胞体和神经胶质细胞）组成。

脊髓中的主要细胞类型与脑中类似，由神经元，神经胶质细胞和血管内皮细胞组成。神经元是负责激发和传导冲动的神经细胞，而神经胶质细胞是具有重要辅助功能的间质细胞。神经胶质细胞包括少突胶质细胞，星形胶质细胞，小神经胶质细胞和室管膜细胞。少突胶质细胞负责中枢神经系统（CNS）轴突的髓鞘形成，用于增强动作电位的传播。星形胶质细胞参与神经元信号的传递以及血液脊髓屏障（blood spinal cord barrier，BSCB）的形成和维持。

二、放射性脊髓损伤的病理机制

在脊髓的放射性损伤中白质最易受累。少突胶质细胞和血管内皮细胞被认为是放射性脊髓损伤中两种潜在靶细胞，这两种细胞的损伤通常同时存在。根据损伤出现的早晚，将其分为急性放射性脊髓损伤和迟发性放射性脊髓损伤。

急性放射性脊髓损伤常出现于放疗完成之后的1~6个月内，并在之后的2~9个月内逐步自行缓解，通常是暂时和可逆的，以Lhermitte征为主要的临床表现。其病理学改变主要为白质的脱髓鞘改变。在动物实验中发现照射5~10Gy后可出现暂时性的少突胶质前体细胞凋亡，后逐渐出现成熟少突胶质细胞减少以及髓鞘脱失，之后随着少突胶质细胞的增加及髓磷脂合成恢复正常，Lhermitte征逐渐消失。

迟发放射性脊髓病常发生在放疗1~2年之后，常伴有下肢麻痹或者感觉迟钝，严重者可发生瘫痪。研究证实血管内皮细胞的损伤与少突胶质细胞的损伤共同参与了迟发放射性脊髓病的发生。血管的变化通常发生较晚，经常在照射后1年以上出现。血管的变化包括毛细血管扩张，血管周围纤维化和炎症，水肿和纤维蛋白渗出，红细胞停滞和渗漏，血管闭塞和血栓形成。

第二节 临床特征

急性放射性脊髓病通常发生在放疗结束2至4个月的潜伏期之后，潜伏期的长短与脊髓受到的照射剂量成反比，可持续数月到1年，但通常是可逆的。急性放射性脊髓病的早期症状是轻微和非特异性的，症状包括单侧感觉异常、麻木、行动迟缓、下肢无力或本体感觉下降。其特征性表现是Lhermitte征。Lhermitte征表现为颈部做屈曲动作时从脊柱向四肢蔓延的触电样感觉。当脊髓的受照剂量低至35Gy时即可发生Lhermitte征，远低于可导致迟发放射性脊髓病的放疗剂量。

迟发放射性脊髓病是最严重的放疗并发症之一，通常是不可逆转的。采用常规单次1.8~2 Gy的剂量照射时，当脊髓的最大受照剂量为50Gy、60Gy和69Gy时，发生迟发放射性脊髓病的风险分别为0.2%、6%和50%。临床症状根据受照射脊髓的位置、面积和损伤程度的不同而变化。早期症状和体征可能是非特异性的，通常包括本体感觉和（或）温度感觉减退，运动功能减退（通常起始于腿部）和行动笨拙，步态改变，大小便失禁等，这些症状会随着损伤的进展而逐渐加重，最终可导致偏瘫或瘫痪。如果损伤发生在上颈部，可能会引起膈肌功能障碍，导致呼吸停止。高位脊髓损伤还可导致膀胱或肠道功能障碍。

放射性脊髓损伤的评价标准可以采用SOMA分级或不良事件（CTCAE）v3.0的常规术语标准进行分类，见表20-2-1。建议使用（CTCAE）v3.0评估急性和延迟性脊髓损伤。多数研究根据（CTCAE）v3.0的标准，将出现2级或更高级的脊髓损伤定义为放射性脊髓病。

表20-2-1 脊髓病的评分系统

	0	1	2	3	4	5
CTCAE V3.0	无	无症状或轻微症状（Lhermitte征）	感觉减弱或缺失，不影响日常生活活动	感觉减弱或缺失，影响日常生活活动	致残	死亡
RTOG/EORTC	无	轻度Lhermitte征	重度Lhermitte征	在或低于治疗脊髓水平有客观的神经体征	同侧，对侧象限性瘫痪	直接死于放射晚期反应

第三节　诊　　断

一、临床诊断

放射性脊髓病的临床诊断需符合以下特点：第一，放疗的射野要经过脊髓，照射区域、剂量以及发生的症状时间相吻合；第二，临床表现符合放射性脊髓病的表现，如大多数影响下肢或上、下肢同时受累，但很少单纯累及上肢；第三，排除其他可引起相同神经系统症状的病因，如脊髓的外压性病变，髓内转移，副瘤综合征或联合其他治疗的毒性。

二、影像诊断

磁共振用于放射性脊髓病的鉴别诊断是困难的，因为这些患者的像学检查结果可能是非特异性的。尽管其特异性不强，但磁共振的检查结果也很重要。在症状出现后的几周内进行磁共振检查，结果可能是正常的，也可表现为脊髓肿胀，并伴有 T_1 加权低信号和 T_2 加权高信号，在 50% 的病例中存在假增强。磁共振异常区域往往超出照射野的范围，可持续数月。在症状发展几年后，磁共振可表现为无信号异常的脊髓萎缩。这些信号转化反映了正常红骨髓向脂肪骨髓的转化。

PET-CT 检查在放射性脊髓病的诊断中也具有一定作用。放射性脊髓病的患者在行 PET 检查时表现为脊髓受照节段的 FDG 摄取增高。可能与脊髓受照节段内的炎症反应有关。

第四节　临床相关影响因素

放射性脊髓损伤的危险因素包括：年龄，照射部位，照射体积和剂量，既往相同节段的脊髓是否接受过照射，是否联合化疗治疗等。单次照射剂量增加，总照射剂量增加，以及分次时间缩短都会增加放射性脊髓病发生的风险。

一、患者年龄

年龄是与放射性脊髓病发生相关的一个的预后因素。年轻的患者更容易发生放射性脊髓病。未成年的人或动物在接受放疗后更容易发生放射性脊髓病，并且潜伏期更短。由于儿童中枢神经系统和骨骼处于生长发育阶段，因此对电离辐射的敏感性增加，针对儿童脊柱的放疗应更加小心。

二、照射部位

对于不同节段的脊髓，如颈椎，胸椎和腰椎的放射敏感性存在一定差异。在 QUANTEC 研究中估计颈椎的 α/β= 0.87Gy（95% CI：0.54~1.19Gy），但不适用胸腰椎段的脊髓。一项研究中对 43 例肺癌患者和 248 例头颈部癌患者的资料进行分析后得出胸部脊髓的 α/β=0.9Gy（95% CI：0~3.0Gy）。该研究认为颈部脊髓和胸部脊髓的放射敏感性存在差异。颈部脊髓发生放射性脊髓损伤的剂量反应曲线更为陡峭，D_{50}=55.9Gy（54.8~57.1Gy），而胸部脊髓的 D_{50}=75.5Gy（70.5~80.8Gy）。腰骶椎的马尾组织不同于颈胸部的脊髓，并且观察到放射性脊髓损伤的严重程度随高度降低而逐渐降低，低于腰 1/2 的马尾损伤主要是神经根坏死。

对于同一节段的脊髓，白质和灰质之间也存在放射敏感性的差异。在一项使用质子束照射大鼠脊髓的研究中发现，脊髓中心的白质和灰质相比，白质的敏感性更高。与以前的许多研究结果类似，该研究发现脊髓灰质具有极强的抗辐射能力，甚至在接受高达 80Gy 剂量照射之后也很少观察到组织病理学异常。

三、照射体积

传统上脊髓被认为是串联器官，因此认为剂量－体积效应并不会起到重要的作用。然而，各种研究结果表明脊髓存在剂量－体积效应。一些动物研究表明，照射非常短的脊髓（<1cm）时耐受剂量显著增加。在对恒河猴的研究中发现，当 4cm、8cm 和 16cm 长度的脊髓接受单次剂量 2.2Gy，总剂量 70.4Gy 照射时，没有观察到体积效应。当采用更小的体积时，才出现体积依赖性。当照射大鼠脊髓的长度从 20mm（ED_{50}=20.4Gy）降低到 8mm（ED_{50}=24.9Gy）时，观察到耐受性轻微的增加，而当长度进一步降低至 4mm（ED_{50}=53.7Gy）和 2mm（ED_{50}=87.8Gy）时，观察到耐受性的大幅增加。这些结果表明，对于较小长度的脊髓受到照射后，可能会产生体积效应。

四、总剂量、分次剂量和每日照射次数

影响脊髓耐受剂量的重要因素之一是每次照射剂量的大小。早期临床研究使用 4~6Gy 的分次剂量，使用 35~40Gy 的低总剂量照射仍然导致较多患者出现放射性脊髓病。脊髓是一个缓慢更新的组织，总体治疗时间的变化（例如 3 至 7 周）不会显著影响脊髓的耐受剂量。然而，使用每天多次的加速和超分割放疗容易导致放射性脊髓病的发生，且总剂量远低于常规分割模式下的脊髓耐受剂量。这可能是由于每天多次放疗，损伤不能完全修复，导致脊髓对放疗的耐受性降低。动物模型中脊髓损伤的实验数据表明，当两次照射的时间间隔从 24 小时降至 6 小时，耐受剂量降低约 15%。

五、二次放疗的时间间隔

动物研究的结果表明脊髓的放射性损伤修复存在时间依赖性。在一项针对恒河猴的动物实验发现，先对胸椎和颈椎照射 44Gy 的剂量，过 1~2 年后再次照射 57Gy，或 2~3 年后照射 66Gy，两次照射的总剂量为 101Gy 和 110Gy。研究终点是二次照射 2.5 年后是否出现下肢无力或平衡障碍。研究结果表明，在 45 只接受放疗的动物中，4 只出现终点症状。有研究结果表明脊髓在受到常规剂量照射 1~3 年后，耐受剂量可分别恢复 34Gy（76%）、38Gy（85%）和 45Gy（101%）。

六、联合化疗

神经系统毒性是使用化疗药物常见的并发症之一。在众多的化疗药物中，紫杉类、铂类和长春碱类化疗药物均有较高的神经毒性。尽管化疗可能会降低脊髓的放射耐受性，但在常规剂量分割模式下，脊髓接受化疗联合≤ 45Gy 的剂量照射通常能够良好的耐受。

七、剂量限制

在二维放疗时代，照射野通常包括整个脊髓全周。因此，精确的器官定义在传统放疗中并不重要。但在精确调强放疗以及体部立体定向放疗的过程中，脊髓需要有明确的定义。脊髓的定义通常包括脊髓外扩 2~3mm，硬脊膜及其内容物。此外，一些研究会在靶区上下多勾画 6mm 脊髓作为危及器官的

体积。

目前脊髓的剂量限制主要是基于 QUANTEC 的研究结果，具体剂量限值见本书附录三。在临床实践中常使用的脊髓最大剂量是 50Gy 或更保守的 45Gy。尽管脊髓的剂量限值很低，但考虑到放射性脊髓病一旦发生会对患者的生活质量产生严重的影响，因此，这种剂量限制是合理的。我们将分别介绍以下四种情况脊髓的剂量限制：①常规放疗脊髓的耐受剂量；②常规放疗后二次放疗，脊髓的耐受剂量；③立体定向放疗脊髓的耐受剂量；④立体定向放疗后二次放疗，脊髓的耐受剂量。

常规放疗脊髓的耐受剂量：在常规每日一次 1.8~2Gy，照射总剂量为 45~50Gy 的情况下，发生放射性脊髓病的风险低于 0.5%，总剂量为 57~61Gy 的情况下风险为 5%，总剂量为 68~73Gy 的情况下风险为 50%。发生放射性脊髓病的风险随着总放疗剂量的提高和每日放疗剂量或次数的增加而增加。常规放疗脊髓的最大耐受剂量通常为 45~50Gy。对于小体积的脊髓（<1cm^3）受到照射时，可以根据治疗需要接受高于 50Gy 的照射剂量。对于儿童，联合化疗或存在脊髓压迫的患者剂量限值应在不影响放疗疗效的前提下尽量降低脊髓的照射剂量，减少出现放射性脊髓损伤的风险。

常规放疗后二次放疗时脊髓的耐受剂量：放疗引起的脊髓损伤在放疗 6 个月后可以逐渐恢复。初次放疗脊髓受到照射的剂量越大，恢复的程度越低。反之，如果初次治疗接受较低的照射剂量和具有更长的治疗时间间隔的患者，可以接受较高的再次治疗剂量。Wong 等人的研究提出累积 BED ≤ 120Gy 是安全的。Nieder 等人建议当间隔不短于 6 个月，每个治疗疗程的 BED<98 Gy，累积 BED<135.5Gy 的情况下，发生脊髓病风险较小。并提出基于累积 BED 的风险评分，见表 20-4-1。

表 20-4-1　二次放疗过程中放射性脊髓病发生风险的预测评分系统

影响因素	评分										预测		
	0	1	2	3	4	5	6	7	8	9	分组	评分	脊髓病发生率 %
累积 BED（Gy）	≤ 120	120.1~130	130.1~140	140.1~150	150.1~160	160.1~170	170.1~180	180.1~190	190.1~200	>200	低危组	≤ 3	0/24（0）
治疗间隔<6 个月					×4.5						中危组	4~6	2/6（33）
单次 BED ≥ 102Gy					×4.5						高危组	>6	9/10（90）

目前调强技术的广泛应用导致脊髓不均匀的剂量分布。有研究提出由于肿瘤复发的位置可能位于不同的脊柱水平，因此有必要评估不同节段脊髓的累计照射剂量，用于评估脊髓的耐受性。

立体定向放疗脊髓的耐受剂量：立体定向放疗可以将较高的单次照射剂量精确地照射到邻近脊髓的靶区。与传统二维放疗相比，立体定向放疗具有单次照射剂量大，脊髓中剂量分布不均匀的特点。常规放疗脊髓的剂量限值在立体定向放疗中并不适用。已有研究结果表明对于小体积的脊髓可以接受高剂量照射，而大体积脊髓只能接受小剂量照射。Sahgal 等人提出了在大分割情况下脊髓耐受剂量的指南。该指南建议将脊髓囊 P_{max}（最大点体积）剂量限制在 12.4Gy 单次放疗，17.0Gy 分 2 次放疗，20.3Gy 分 3 次放疗，23.0Gy 分 4 次放疗，以及 25.3Gy 分 5 次放疗，以使发生放射性脊髓病的风险小于 5%。该研究对脊髓剂量限值，见表 20-4-2。

表 20-4-2　采用 1~5 次放疗发生 1%~5% 放射性脊髓病风险的最大剂量点剂量限值

	f=1 的最大点剂量限值（Gy）	f=2 的最大点剂量限值（Gy）	f=3 的最大点剂量限值（Gy）	f=4 的最大点剂量限值（Gy）	f=5 的最大点剂量限值（Gy）
1%	9.2	12.5	14.8	16.7	18.2
2%	10.7	14.6	17.4	19.6	21.5
3%	11.5	15.7	18.8	21.2	23.1
4%	12.0	16.4	19.6	22.2	24.4
5%	12.4	17.0	20.3	23.0	25.3

f=fraction 代表放疗的分次数

Gibbs 在 2007 发表的文章中包含斯坦福大学医学中心的前 100 个做 SBRT 脊柱治疗的患者数据，并总结出 1~5 个分次的脊髓剂量限制。该研究以高风险（≤ 3%）和低风险（≤ 1%）的统一格式，提出了 18 种常用照射剂量的耐受限值，见表 20-4-3。

表 20-4-3　初次接受放射治疗患者的脊髓作为危及器官在 SBRT 治疗过程中的 DVH 限量

	低风险剂量限值（脊髓损伤风险≤ 1%）					高风险剂量限值（脊髓损伤风险≤ 3%）				
	$D_{50\%}$ 剂量限值（Gy）	$D_{10\%}$ 剂量限值（Gy）	D_{1cc} 剂量限值（Gy）	$D_{0.1}$cc 剂量限值（Gy）	D_{max} 剂量限值（Gy）	$D_{50\%}$ 剂量限值（Gy）	$D_{10\%}$ 剂量限值（Gy）	D_{1cc} 剂量限值（Gy）	$D_{0.1}$cc 剂量限值（Gy）	D_{max} 剂量限值（Gy）
1fx	1.8	7.0	7.0，0.1%	8.5，0.1%	13.0，0.9%	7.0	10.0	8.0，0.2%	10.0，0.2%	14.0，1.6%
2fx	3.6	9.1	9.5，0.1%	12.7，0.1%	16.5，0.6%	11.0	14.0	12.0，0.4%	14.5，0.3%	18.0，1.1%
3fx	5.4	11.1	11.1，0.1%	16.3，0.2%	20.0，0.7%	15.0	18.0	16.0，0.9%	18.0，0.4%	22.0，1.3%
4fx	7.2	12.8	13.6，0.2%	18.3，0.2%	21.0，0.5%	18.5	20.5	20.0，2.2%	20.5，0.4%	26.0，1.8%
5fx	9.0	13.5	13.5，0.1%	20.0，0.2%	22.0，0.4%	21.0	23.0	21.5，2.0%	22.5，0.4%	30.0，2.6%

Kim 等人 2017 年的文章中提出不同正常组织器官在分次立体定向消融放疗中（Stereotactic ablative radiotherapy，SAbR）剂量的限值。该研究的作者认为，脊髓属于连续器官，且发生损伤后修复困难，因此最大照射剂量比照射体积的影响更大。该研究提出脊髓的剂量限值见本书附录五。

从这些数据可以看出，脊髓（硬脊膜）的最大剂量值 <10Gy，10Gy 照射 10% 体积的脊髓发生毒性的风险很小。当脊髓单次照射最大剂量小于 13Gy，或 20Gy 分 3 次放疗时，预期发生脊髓损伤的风险 <1%。

立体定向放疗后二次放疗时脊髓的耐受剂量：使用 SBRT 作为二次放疗的手段可以在保护脊髓等重要器官的同时，对肿瘤给予较高的照射剂量，因此应用逐渐增多。在 2006 年的一份脊柱转移术后体部立体定向放射治疗共识指南中提出：在既往未接受过放疗，曾接受过立体定向或常规放疗的患者中，采用立体定向放疗进行二次放疗时，脊髓的耐受剂量见表 20-4-4。

表 20-4-4　脊柱转移癌患者，SBRT 治疗的剂量限值

既往放疗剂量	f=1	f=2	f=3	f=4	f=5
既往未放疗，且无脊髓压迫	10~14Gy D_{max} 10% 的脊髓 <10Gy*	17Gy D_{max}	18~21Gy D_{max}	23~26Gy D_{max}	25~30Gy D_{max}
既往未放疗，但有脊髓压迫	8~14Gy D_{max} 10% 的脊髓 <10Gy*	17Gy D_{max}	18~21Gy D_{max}	23~26Gy D_{max}	25~38Gy D_{max}
既往接受过 8Gy 单次照射	9Gy D_{max}	12.2Gy D_{max}	14~21Gy D_{max}	16. 2Gy D_{max}	17.5~27.5Gy D_{max}
既往接受过 20Gy 分 5 次照射	9~12Gy D_{max}	12.2Gy D_{max}	14~21Gy D_{max}	16. 2Gy D_{max}	15~27.5Gy D_{max}
既往接受过 30Gy 分 10 次照射	9~12Gy D_{max}	12.2Gy D_{max}	14~21Gy D_{max}	16.2~24Gy D_{max}	17.5~26Gy D_{max}
既往接受过 40Gy 分 20 次照射	9~12Gy D_{max}	12.2Gy D_{max}	14~21Gy D_{max}	16.2Gy D_{max}	12~25Gy D_{max}
既往接受过 45Gy 分 25 次照射	9~12Gy D_{max}	12.2Gy D_{max}	14~21Gy D_{max}	16.2Gy D_{max}	12~18Gy D_{max}

D_{max}= 最大点剂量

f=fraction 放疗分次数

*10% 的脊髓定义为靶区上下 5~6mm 的脊髓

第五节　预防与治疗

放射性脊髓病的主要治疗是使用激素，但疗效有限。有些病例能看出短时间内症状得到改善，这可能与减轻脊髓水肿有关。此外，联合应用肝素和华法林、高压氧治疗可能改善症状。近年来，血管活性药物治疗外伤性脊髓病变取得一些进展，但对于缓慢进展的放射性脊髓病作用较小。患者年龄大、脊髓功能损伤重、损伤平面高都是预后不良因素。

（郭　旗　徐美玲　洪金省）

参考文献

1. 王绿化 . 肿瘤放射治疗学 . 北京：人民卫生出版社，2018 年 .
2. 李晔雄 . 肿瘤放射治疗学 . 北京：中国协和医科大学出版社，2018 年 .
3. Schultheiss T E.The Radiation Dose-Response of the Human Spinal Cord.Int J Radiat Oncol Biol Phys，2008，71（5）：1455-1459.
4. Medin P M，Boike T P.Spinal Cord Tolerance in the Age of Spinal Radiosurgery：Lessons from Pre-clinical Studies.Int J Radiat Oncol Biol Phys，2011，79（5）：1302-1309.
5. Shrieve DC，Loeffler JS.Human radiation injury.Philadelphia：Wolters Kluwer/Lippincott Williams & Wilkins，2011.
6. Milano M T，Usuki K Y，Walter K A，et al.Stereotactic radiosurgery and hypofractionated stereotactic radiotherapy：normal tissue dose constraints of the central nervous system.Cancer Treat Rev，2011，37（7）：567-578.
7. Mul V E M，Jong J M A D，Murrer L H P，et al.Lhermitte sign and myelopathy after irradiation of the cervical spinal cord in radiotherapy treatment of head and neck cancer.Strahlenther Onkol，2012，188（1）：71-76.
8. ICRP statement on tissue reactions/early and late effects of radiation in normal tissues and organs-threshold doses for tissue reactions in a radiation protection context.ICRP Publication 118.Ann ICRP，2012.41（1/2）.
9. Sahgal A，Ma L，Weinberg V，et al.Reirradiation human spinal cord tolerance for stereotactic body radiotherapy.Int J Radiat Oncol Biol Phys，2012，82（1）：107.
10. Stoiber E M，Schwarz M，Debus J，et al.Regional cumulative maximum dose to the spinal cord in head-and-neck cancer：considerations for re-irradiation.Radiother Oncol，2013，106（1）：96-100.
11. Chawla S，Schell M C，Milano M T.Stereotactic body radiation for the spine：a review.Am J Clin Oncol，2013，36（6）：630-636.
12. Halperin EC，Wazer DE，PerezCA，et al.Perez and Brady's principles and practice of radiation oncology.6th ed.Philadelphia：

Wolters Kluwer/Lippincott Williams & Wilkins, 2013.

13. Jones B, Hopewell J W.Alternative models for estimating the radiotherapy retreatment dose for the spinal cord.Int J Radiat Oncol Biol Phys, 2014, 90(9): 731-41.
14. Redmond K J, Lo S S, Soltys S G, et al.Consensus guidelines for postoperative stereotactic body radiation therapy for spinal metastases: results of an international survey.J Neurosurg-Spine, 2016, 26(3): 1-8.
15. Flaum N, Lorigan P, Whitfield G A, et al.Integrating radiation therapy with emerging systemic therapies: Lessons from a patient with cerebral radionecrosis, spinal cord myelopathy, and radiation pneumonitis.Pract Radiat Oncol, 2016, 6(2): 110-113.
16. Gunderson LL, Tepper JE.Clinical radiation oncology.4th ed.Amsterdam: Elsevier, 2016.
17. Myrehaug S, Sahgal A, Hayashi M, et al.Reirradiation spine stereotactic body radiation therapy for spinal metastases: systematic review.J Neurosurg-Spine, 2017, 27(4): 1.
18. Kim DWN, Medin PM, Timmerman RD.Emphasis on Repair, Not Just Avoidance of Injury, Facilitates Prudent Stereotactic Ablative Radiotherapy.Semin Radiat Oncol.2017, 27(4): 378-392.
19. Koontz BF.Radiation therapy treatment effects.An evidence-based guide to managing toxicity.New York: Demos, 2018.

第二十一章 外周神经的放射损伤

第一节 概 述

放射性外周神经损伤是恶性肿瘤放射治疗毒副反应中比较少见的并发症。然而，随着患者生存期的延长、诊断方法的进步以及医师对患者生活质量的关注度增高，从 20 世纪 70 年代以来，有关头颈部肿瘤及乳腺癌等患者放射治疗后相关脑神经、臂丛神经等外周神经损伤的报道逐渐增多。1990 年 Powell 报道了 449 例乳腺癌术后患者常规放疗后随访 5.5 年，臂丛神经损伤的发病率为 4.9%。2005 年孔琳回顾分析了 512 例鼻咽癌放疗后脑神经损伤情况，其 5、10 年累计发生率分别为 10.3%、25.4%。2012 年 Chen 等对 330 例头颈肿瘤调强放疗患者进行研究，放射性臂丛神经损伤的总体发病率为 12%，其中随访五年以上患者的发病率上升为 22%。放射性外周神经损伤的原因是多因素相关的，主要包括放疗相关因素、联合治疗因素及患者个体因素等方面。

放射性外周神经损伤的解剖部位包括神经根、神经丛、神经干等，其临床表现多数以感觉、运动障碍及疼痛为主，依据不同损伤神经的不同损伤部位而差异较大，但晚期时会导致受损神经所支配器官功能的丧失。放射性外周神经损伤的病程几乎都是持续恶化，很少有治愈可能，严重影响肿瘤患者的后期生存质量。由于放射性外周神经损伤目前尚缺乏有效的治疗手段，因此，提高放射性外周神经损伤的防范意识，降低其发生率显得尤为重要。本章节从外周神经损伤的病因、发病机制、临床表现、诊断、评估、治疗和预防等方面进行描述。

第二节 发 病 机 制

一、外周神经的组成及功能

周围神经系统（peripheral nervous system）是相对于中枢神经系统而言的，是指脑和脊髓以外的所有神经结构，包括神经节、神经干、神经丛及神经终末装置，它包括 12 对脑神经、31 对脊神经和植物性神经（交感神经、副交感神经）。外周神经分布于全身，把脑和脊髓与全身其他器官联系起来，使中枢神经系统既能感受内外环境的变化（通过传入神经传输感觉信息），又能调节体内各种功能（通过传出神经传达调节指令），以保证人体的完整统一及其对环境的适应。根据其与中枢相连的部位和分布区域不同，通常把周围神经系统分为三部分：①与脊髓相连的称脊神经，主要分布于躯干和四肢；②与脑相连的称脑神经，主要分布于头面部；③与脑和脊髓相连，主要分布于内脏、心血管和腺体的称内脏神经。

二、外周神经的解剖特点

神经纤维由神经元的轴突和围绕它的鞘膜（即 Schwann 鞘）所组成，它来源于外胚层。神经纤维的营养一是来自神经元细胞体，通过轴浆运输而来；二是来自神经内血供系统。周围神经的血液供应非常丰富，在神经干的每个层次中均有血管网丛，并在层与层之间、段落与段落之间形成发达的侧支循环，这对维持神经的正常生理功能具有重要意义。在一个神经束内的不同平面，毛细血管密度不尽相同，有些平面之间存在显著差异，低密度平面为血氧依赖性的敏感区。毛细血管后微静脉斜行穿出束膜，注入微静脉。当神经束内发生水肿，引起束膜内压增高时，斜穿束膜的血管极易受挤压致使管腔缩窄甚至完全闭塞，影响神经束内的血供。

周围神经存在着与血脑屏障功能相似的屏障系统，即血 – 神经屏障，它由神经束膜的内层和神经内膜微血管内皮细胞两部分组成。这些内皮细胞间紧密连接，对很多物质不具有通透性，但能透过单糖。血 – 神经屏障对维持周围神经稳定的微环境非常重要，受损时首先在神经内膜微血管的内皮细胞部位出现渗漏，渗液由血管进入内膜间隙，导致神经内膜水肿、液压增高；进而神经束内液压也增高，加上神经束膜坚韧，不易扩张，结果在周围神经内产生腔隙综合征。增高的束内压进一步压迫束内神经纤维而造成神经功能丧失。血 – 神经屏障还具有免疫反应的潜在屏障作用。一般认为毛细淋巴管网仅存在于神经外膜，正常血 – 神经屏障可以阻止抗原、抗体等进入神经组织，屏障受破坏，诱发免疫反应的物质和炎症递质会溢出屏障，导致对神经组织的免疫反应，抑制神经修复与再生。

三、放射性外周神经损伤的临床特点

放射性外周神经损伤是指外周神经的神经根、神经丛及神经干受到照射后所引起的并发症。不同部位外周神经放射性损伤，虽然其具体临床表现各异，但大多都表现为不可逆、进行性加重的感觉运动等功能失调，最终功能完全丧失。难治的顽固的、进行性加重的神经性疼痛或支配功能损伤是其突出特点。

早期实验研究结果提示外周神经具备极大的辐射抗拒性，其相关依据来自于单次大剂量照射后的放射性神经损伤的结果。1942 年 Janzen 等报道大鼠的坐骨神经在照射 40~100Gy 后的 8 周时间内仍未见明显异常。随着研究的深入，后续实验过程中发现外周神经在照射 2 天内即可发生早期辐射反应，包括神经生物电变化、酶改变、异常的细胞微管聚集以及神经血管通透性的改变等。1968 年，Cavanagh 发现 Schwann 细胞的辐射损伤剂量远小于神经元细胞。同年 Hassler 等报道了小鼠后腿的外周神经在单次照射 28Gy 后 Schwann 细胞增殖明显减慢，但直至 9 个月后才发现神经脱髓鞘变化。他们指出放射性的外周神经损伤既包括神经轴突、覆盖的神经鞘（Schwann 细胞、髓鞘），也包括神经内膜（结缔组织基质）。急性放射性外周神经损伤表现为一过性电生理、生物化学变化，同时伴有血管通透性改变。晚期放射性外周神经损伤则较为复杂，包括①直接的神经轴突损伤、脱髓鞘；②间接的结缔组织基质损伤（神经干及其周围组织的广泛纤维化形成）；③微血管损伤导致的局灶性缺血及新微血管形成。

Kinsella 等 1985 年报道了 5 例腰骶神经或坐骨神经术中放疗单次照射 20~25Gy 后 9 个月内出现神

经损伤的病例，仅有 3 例患者的神经功能后期得到恢复。另外实验中发现，狗在单次照射 20~75Gy 后的 1~19 个月内出现了明显神经性麻痹症状，且随着照射剂量的增大，其潜伏期逐渐缩短；然而，在病理组织学评估中发现了增大的有神经鞘覆盖的神经纤维以及神经束膜纤维化，但并未见到明显的血管损伤现象。

四、放射性外周神经损伤的影响因素

放射性外周神经损伤是多因素相关的。研究表明，照射分次剂量越高、总剂量越大，越容易引起严重晚期放射损伤。由于更多的使用高能射线，使得最高剂量区由皮肤表面移至皮下，容易增加周围神经损伤。另外，放射敏感性的遗传学差异是比较容易被忽视的因素。个体间放射敏感性差异是内在因素；放射剂量增加、高能射线使用、放射照射区重叠等是外在因素。

（一）照射野

20 世纪 60 年代时放疗设备多为低能射线，源皮距短（^{60}钴 SSD 60cm），照射野小，大的照射区域需多个小野的组合而成。而不同照射野移位时易出现重叠区，该区域实际受照射剂量大大增加。以鼻咽癌为例，国内自 1973 年开始采用耳前野加全颈前切线野照射，文献报道放射性脑神经损伤的发生率从 5.8%~20.6%。脑神经损伤发生率增加的原因，考虑为颈前切线野与耳前野后下角重叠区导致颈动脉鞘区高剂量，进而引起该部位软组织纤维化，压迫、牵拉致后组脑神经损伤。1992 年全国鼻咽癌会议纪要推荐采用中国医学科学院肿瘤医院提出的，先面颈联合野后缩野或先面颈联合野后面颈分野的照射方法，减少颈动脉鞘区的重叠剂量，显著降低脑神经的损伤，特别是后组脑神经的损伤。

（二）照射总剂量和分次剂量

外周神经损伤与照射总剂量相关。Passons 等随访 131 例放疗后的头颈部肿瘤患者，放射性视神经病（radiation optic neuropathy，RON）的总发病率为 13%，其中，照射总剂量在 50Gy 以下很少发生 RON，而 60Gy 以上 RON 的发生率为 40%（单次剂量 >1.9Gy）。Zmmerman 认为，照射总剂量超过 60~70Gy 时，球后视神经可发生不同程度的放射性损伤。视神经损伤与所接受的分次剂量也显著相关。国外的一组资料显示，55 例接受总剂量 45~50Gy 放疗的垂体瘤和 55Gy 的颅咽管瘤中，28 例分次剂量大于 2.5Gy，结果其中 5 例（18%）出现显著的视力异常，而分次剂量低于 2.5Gy 的则无一例发生放射性视神经病。

（三）联合治疗相关因素

放疗与手术联合治疗时，尤其是头颈部恶性肿瘤和乳腺癌患者为广泛淋巴结清扫术后或患者伴有术后血肿、慢性感染等并发症因素，放射性外周神经损伤概率明显加大。放疗联合化疗时，例如同步放化疗或者放疗前患者已使用具有神经毒性的化疗药物（顺铂、长春花生物碱、紫杉烷类），放射性外周神经损伤概率也明显增加。

（四）患者自身相关因素

患者的生理状况（高龄、肥胖）、伴随疾病情况（高血压、糖尿病）特别患者本身伴有神经系统相关疾病时，其放射性外周神经损伤概率明显增加。另外放射敏感性亦占有相当重要的地位，放射生物学研究认为不同种属间存在明显的放射敏感性差异，同种生物的个体间也存在差异。Hall 等认为细胞放射敏感性的不同不仅与照射后产生的 DNA 损伤有关，而且更可能与细胞对放射导致损伤的反应有密切关系，特别是 DNA 的修复过程，若修复基因丢失，那么细胞对射线的敏感性增加。

五、放射性外周神经损伤的发病机制

放射性神经损伤的发病机制仍未明确，多数认为主要与下面两个机制有关：一是放射线对神经组织的直接损伤；二是神经周围组织的纤维化和神经营养血管损伤而导致神经组织的损伤。Rubin 等报道射线引起血管内膜和内膜下细胞增生，使血管纤维化而造成神经干内供血不足。放射治疗也可影响周围组织，引起水肿和纤维组织增生，从而绞窄神经引起广泛的脱髓鞘和轴索退变。

六、放射性外周神经损伤的病理特性

放射性神经损伤急性期改变发生在照射后数天之内，包括生物电改变、酶变化和血管通透性的改变。急性期过后可观察到神经的脱髓鞘和轴突缺失，此时的神经损伤大多可逆。慢性期改变出现在照射后数月至数年，表现为小动脉坏死和玻璃样变性，神经纤维为纤维组织所代替，神经的束膜和外膜增厚。纤维化的发生进一步绞窄神经，造成继发性脱髓鞘，神经膜细胞与内皮细胞损伤。周围的结缔组织纤维化，可加重神经轴突皱缩和神经纤维改变。结缔组织中还可见大量的炎性细胞成纤维细胞和各种细胞外基质成分浸润。轴突和髓鞘的丧失，加上血管损伤的出现，表明血管损害在放射性神经病变中的作用。

Ching 等在患有鼻咽癌狗的组织学研究中发现，放射治疗后 3~6 个月出现视网膜变性改变，多灶性视网膜出血和轻度的视网膜变性，而这种视网膜血管改变首先影响血管的外层；6 个月后出现血管平滑肌缺失，视网膜血管壁纤维化、视网膜出血灶和中度的视网膜变性改变；1 年后视网膜血管广泛硬化，视网膜出血少见，杯状细胞缺失；2 年或更长时间发生视网膜、视神经轴突变性。表明放射治疗引起的视网膜损伤可能与视网膜血管病变密切相关。视神经萎缩、黄斑缺血或新生血管膜增生引起玻璃体积血及视网膜脱离是放射性眼底病变视力丧失的主要原因。组织病理改变为毛细血管周细胞和内皮细胞受损、丧失，血管管壁透明样变性增厚使血管狭窄和阻塞。

第三节　临 床 表 现

一、放射性脑神经损伤的临床表现

放射性脑神经损伤是颅底及头颈部恶性肿瘤高剂量根治性放疗后的主要并发症之一，多出现在放疗后存活 3~5 年以上的患者中，表现为某一脑神经或多个脑神经麻痹。放射性脑神经损伤并非偶发不良反应，根据一组 317 例鼻咽癌患者根治性放疗后的数据，中位随访 7.5 年时 31% 的患者出现了一组或多组脑神经损伤。目前脑神经损伤的研究中大部分是描述视神经、视通路的损伤，而且大部分患者表现为多个脑神经损伤，如后组脑神经损伤（第Ⅸ、Ⅹ、Ⅺ对）。

（一）嗅神经损伤

主要表现为嗅觉障碍，如嗅觉减退、嗅觉缺失、嗅幻觉、嗅觉过敏及嗅觉异常等，其中嗅觉减退及嗅觉缺失见于嗅觉传导通路损害，而另几种嗅觉障碍多见于嗅觉中枢放射性损伤时，如沟回放射性损伤导致幻嗅等癫痫发作。

（二）动眼、滑车及展神经损伤

动眼、滑车及展神经都是眼球肌肉的运动神经，它们三者之一或联合损伤会造成眼球活动障碍、复

视等症状。图 21-3-1 是 1 例鼻咽癌放疗后出现展神经损伤，排除原发病灶复发。

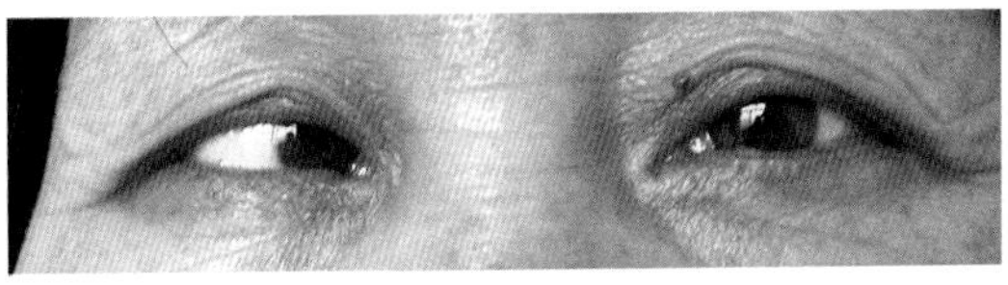

图 21-3-1　放射治疗后展神经损伤

（三）三叉神经损伤

多表现为面部钝性疼痛，呈持续性。在三叉神经区域内可查到感觉障碍，并伴有其他脑神经如眼球运动神经障碍，面部无触发点。

（四）面神经损伤

表现为一侧周围性面瘫，即前额纹消失，眼裂扩大，鼻唇沟平坦，口角下垂，露齿时偏向健侧。病侧面部不能作皱眉、闭目、鼓气、撅嘴等动作。腮腺肿瘤放疗后或术后放疗可导致放射性面神经损伤，其机制与腮腺放疗后的纤维坏死变性相关。

（五）耳蜗神经损伤

表现为听力下降和耳鸣。但研究表明，放射性损伤造成的听力下降多是鼓膜或耳咽管功能异常而产生的传导性耳聋，亦不排除部分听力下降源于放射线对耳蜗神经的直接损害。

（六）舌咽神经损伤

引起咽喉部及舌后感觉障碍，有时伴有腮腺分泌功能障碍。

（七）迷走神经损伤

以喉返神经影响为主，单侧的损伤有同侧声带麻痹，双侧喉返神经损伤则声带位置均居于正中位，使喉门狭窄、声音嘶哑，甚至失声、呼吸困难，有时出现喉鸣。因单侧声带麻痹多见于特发性或病毒感染后，故单侧声带麻痹不是放射性脑神经损伤绝对和可靠的症状，除非合并有其他脑神经损害的表现。构音障碍的常用评估方法包括 Frenchay 评定法和中康汉语构音障碍评定法。Frenchay 构音障碍评价是目前常用的构音器官功能检查法，包括 8 个项目 29 个测试内容。而中康汉语构音障碍评定法由构音器官评定和构音评定两部分组成，不仅可以检查出患者是否有运动性构音障碍和程度，还可用于器质性构音障碍和功能性构音障碍的评定。吞咽困难分为轻、中、重三度。轻度吞咽困难指患者自觉的吞咽障碍或偶然发生的呛咳，不需要膳食调剂或吞咽功能锻炼；中度吞咽困难包括需要膳食调剂及吞咽疗法；重度吞咽困难者需要鼻饲饮食。

（八）副神经损伤

一侧副神经脊髓支的单独损伤时，同侧胸锁乳突肌及斜方肌瘫痪，并有萎缩，患侧肩下垂，不能耸肩。

（九）舌下神经损伤

除了放射性视神经损伤之外，发病率最高的脑神经损伤是舌下神经麻痹。1977 年 Berger 等报道：分析 1958—1972 年的患者资料，在传统的放疗技术条件下，35 例放射性脑神经损伤的患者中有 19 例（54%）是放射性舌下神经麻痹。相关资料报道：单侧性舌下神经麻痹表现为一侧舌萎缩、肌束颤动以及伸舌偏向患侧，一般发生在放疗后 1~10 年（平均 64 个月）。双侧舌下神经麻痹则舌肌完全瘫痪，舌位于口腔底不能外伸，并伴有言语、咀嚼和吞咽困难。图 21-3-2 和图 21-3-3 分别是两例鼻咽癌患者放疗后出现早期的右侧舌下神经损伤（伸舌偏向右侧以及右侧舌肌失神经营养后早期肿胀）和晚期左侧舌下神经损伤（伸舌偏向左侧以及左侧舌萎缩）。

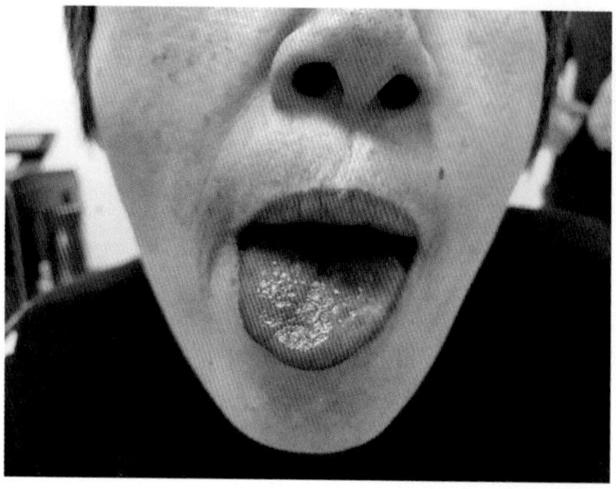

图 21-3-2 早期右侧舌下神经损伤

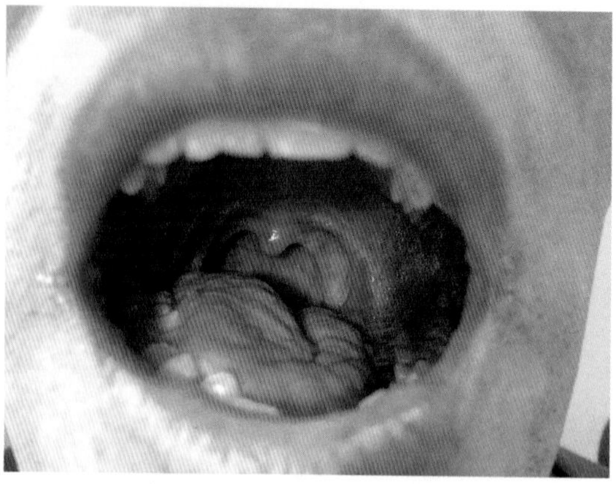

图 21-3-3 晚期左侧舌下神经损伤

（十）放射性视神经损伤

放射性视神经损伤（radiation-induced optic neuropathy，RION）是一组颅内外靠近视神经的肿瘤放疗后所引发的并发症，包括眼眶肿瘤、头颈部癌（鼻窦鼻旁窦癌）、鼻咽癌以及中枢神经系统肿瘤（垂体瘤、颅咽管肿瘤、交叉旁脑胶质瘤、额叶脑膜瘤以及脑转移的全颅放疗）。Parsons 等 1994 年报道了患者照射超过 60Gy 后，RION 的五年发生率约为 13%。2009 年，Demizu 等报道了一组 75 例头颈或颅底部肿瘤质子 / 碳离子放疗后的资料，其数据显示 RION 的发生率约为 11%。放射性视神经损伤的高危因素除了照射剂量 >60Gy 之外还包括伴发糖尿病、高血压、血脂异常、视神经受侵、库欣综合征以及联合神经毒性药物（鞘内注射甲氨蝶呤、5-FU、CCNU、甲基苄肼）的同步化疗等。

当 RION 发生在视神经的前段时，称之为急性前部缺血性视神经病变，其眼科检查表现为乳头状水肿、渗出和出血，眼底荧光血管造影检查常常提示视神经前部区域毛细血管无明显血流灌注。然而，发生率最高的 RION 是视神经后部及视交叉的慢性放射性损伤，其球后的视敏度往往可在数周之内逐渐下降。MRI 检查显示视神经增粗、T_1 及 T_2 加权序列表现为低信号，增强时可见强化。但在诊断之前，须排除肿瘤本身浸润视神经的可能，但往往比较困难，必要时需予以手术探查进一步明确。一项前瞻性研究数据显示：在放疗后 2~4 年内，131 例患者中有 5 例（4%）患者出现了急性前部缺血性视神经损伤，其中位发生时间为 30 个月；12 例（9%）患者在 1~14 年内出现了后部视神经的放射性损伤，中位发生时间为 28 个月。大部分放射性视神经损伤的临床症状可在数周之内急性恶化，表现为严重的不可逆的视力丧失及视神经萎缩。然而，有些患者的视力往往可在激素治疗后得到一定程度的改善。

二、上肢放射性神经损伤

上肢的放射性神经损伤主要是指迟发性进展型放射性臂丛神经损伤。自从 1950 年起，人们逐渐认识到乳腺癌放射治疗后引发的放射性臂丛神经损伤，其发生的严重程度与淋巴结清扫、放疗技术及相关物理剂量学参数关系密切。

（一）迟发性进展型放射性臂丛神经损伤

放射性臂丛神经损伤（radiation-induced brachial plexopathy，RIBP）常见于乳腺癌患者腋窝锁骨上淋巴引流区的放射治疗后。相关资料报道其潜伏期为数月至数十年不等，年平均发病率在 1.8%~2.9%。目前在常规放疗条件下（每次 2Gy，每周五次），总剂量不超过 55Gy 时，RIBP 的发生率一般在 1%~2%

以下。

Beglu 等报道放射性臂丛神经损伤典型的临床症状开始表现为上肢的感觉异常或触物痛，然后感觉异常症状减轻而麻木症状逐渐加重直至感觉缺失。数月之后患者可出现进行性的肌无力症状伴肌萎缩，有时可出现肌束颤动症状。放射性臂丛神经损伤发病常常比较隐蔽，经常从正中神经区域开始，然后向近端肢体发展，持续进展数月至数年。与其他神经丛病变不同，放射性臂丛神经损伤的神经痛症状不多见，也不剧烈。Mathc 等报道：临床上 RIBP 症状的严重程度差异较大，但病程为持续恶化发展，平均 1.2 年（0.2~5 年）可导致上肢麻痹。肢体受到创伤，尤其是负重后，可使 RIBP 症状迅速恶化。

（二）早期及急性放射性臂丛神经损伤

早期 RIBP 一般发生在臂丛神经受到照射后数月，其临床症状包括肢体末端麻痹及近端疼痛感，可同时出现或迟发性的肢体运动障碍。与迟发性 RIBP 不同，早期 RIBP 的临床症状一般持续 3~6 个月，然后症状逐渐改善，80% 以上患者的临床症状可完全康复。Davila 等的实验数据提示其原因可能与辐射导致 Schwann 细胞的一过性损伤，仅发生可逆性的脱髓鞘作用。另一个假说是放疗后局部区域的可逆性水肿，其压迫作用导致了早期 RIBP 的发生。急性 RIBP 很罕见，必须与肿瘤复发相鉴别。

（三）缺血性放射性臂丛神经损伤

缺血性 RIBP 并不常见，仅有 Mumenthaler 和 Gerard 各分别报道了一例因放疗后急性同侧锁骨下动脉闭塞而引起的 RIBP。缺血性 RIBP 临床特点是起病较急，但病情不会出现进行性恶化。

三、下肢放射性神经损伤

下肢的放射性神经损伤相对少见，包括迟发性进展型腰骶神经损伤、急性一过型腰骶神经损伤以及神经干型放射损伤。上述放射性神经损伤一般可概括为以下两种情形：①大照射野低照射剂量之后，以 L_2~S_2 神经根损伤为主，例如睾丸肿瘤及淋巴瘤放疗后；②局部高剂量照射之后，以神经干损伤为主，如肉瘤放疗后。

（一）迟发性进展型腰骶丛神经损伤

迟发性进展型腰骶神经丛损伤（radiation induced lumbosacral radiculoplexopathy，RIRP）起病较晚且症状隐匿，与 RIBP 不同，RIRP 一般不出现感觉异常症状，临床仅表现为肌无力症状或以肌无力症状为主，体征主要表现为肌萎缩及肌束颤动。RIRP 的发病一般出现在放疗后 1~30 年不等。RIRP 潜伏期的长短与照射剂量及照射范围相关，一定的照射范围之内加大照射剂量可缩短 RIRP 潜伏期，一定的照射剂量之下扩大照射范围可加速 RIRP 的发生。RIRP 的总体病程是逐步稳定恶化的，一般数年之内可出现明显下肢功能障碍。Pieters 等报道一组后腹膜椎旁肉瘤患者的长期随访资料，马尾神经在高剂量放疗后（平均 73Gy），53 例患者中有 13 例（25%）后期出现了神经损伤症状，中位时间为 7 年。然而，早期相关随访资料显示，在睾丸肿瘤、淋巴瘤等给予中小放疗剂量的患者中，放射性腰骶丛神经损伤往往在数十年后才出现。

（二）急性一过性腰骶丛神经损伤

与一过性臂丛神经损伤相似，一过性腰骶丛神经损伤一般出现在放疗后数月至数年不等，潜伏期相对明显较短，症状持续数月，在退化之前损伤往往能完全恢复。急性一过性腰骶丛神经损伤发生的病理生理机制也类似于急性臂丛神经损伤，考虑与神经局灶性脱髓鞘相关。Brydoy 等报道了一组睾丸癌放疗后数据，346 例患者中有 11 例（3.2%）出现一过性腰骶丛神经损伤，其中 7 例在照射 25Gy 后半年之内出现感觉障碍，症状持续时间不到 3 个月；4 例患者在照射 36~40Gy 后 3~9 年（中位 6.5 年）内出现运动神经损伤，症状持续均超过 1 年。

（三）放射性神经干损伤

肿瘤患者下肢放疗后的神经性损伤（坐骨神经、股神经）相对少见，最常见的原因仍为肿瘤相关（复发、浸润）或放疗后的软组织纤维化导致神经压迫所致。比较确切的危险因素包括照射剂量 >66Gy、较长神经干的照射、大腿肿瘤超根治术后股神经的过度暴露等。

第四节　诊断、评价及治疗

放射性外周神经损伤的临床诊断需要一系列的病史仔细询问、检测及检查，包括侵入性的神经活检。萎缩的皮肤及纤维化的皮下组织有助于确定照射野的范围。放疗医师联合神经病学专家通过分析以上病史及检查结果，可以在一定程度上做出倾向性判断。

美国放射肿瘤治疗协作组（RTOG）/ 欧洲癌症研究与治疗组织（EORTC）对正常组织的晚期反应（late effects normal tissues，LENT）用主观、客观、处理、分析进行记录，简称 SOMA（表 21-4-1）。我国原卫生部 2009 年发布了 GBZ 214-2009 放射性神经系统疾病诊断标准（强制性国家职业卫生标准）。该标准规定了放射性脊髓损伤、放射性脑神经损伤的诊断及处理原则。临床肿瘤患者接受放射治疗所致的神经系统损伤参照该标准使用。GBZ 214-2009 放射性神经系统疾病诊断标准主要参考了 RTOG/EORTC 的 SOMA 分级标准及美国国立癌症研究所（NCI）的常用毒性标准 3.0 版，将分级标准改称分度标准，只保留主观性指标及客观性指标，未采纳其处理及分析项目，并将其适当修改作为放射性神经系统损伤的分度标准（表 21-4-2、表 21-4-3）。

表 21-4-1　RTOG/EORTC 的 SOMA 分级标准

	1 级	2 级	3 级	4 级
主观症状				
疼痛、乏力	偶有	间歇性出现、偶有	持续存在	顽固性、瘫痪
感觉	偶有感觉异常与感觉迟钝	间歇性	持续存在	麻痹
运动性瘫痪	偶有	运动能力减少 <50%	减少≥ 50%	瘫痪
客观体征				
运动障碍	减少 <20%	减少 20%~30%	减少 30%~50%	减少 >50%
感觉障碍	感觉异常	感觉轻度减低	感觉重度减低	麻痹
反射	深反射减退	深反射缺失		
临床处置				
疼痛	偶用非麻醉性止痛药	常用非麻醉性止痛药	常用麻醉性止痛药	外科治疗
运动障碍			内科或理疗	外科治疗
感觉障碍			内科或理疗	外科治疗
临床检查				
MRI	判断所支配的肌肉的萎缩和神经信号强度的变化			
神经传导检查	判断电脉冲传导的改变			

表 21-4-2　放射性脑神经（除视神经外）损伤分度标准

临床表现		1度	2度	3度	4度
症状	疼痛、乏力	偶有	间歇性出现	持续存在	顽固性、瘫痪
	感觉	偶有感觉异常与感觉迟钝	间歇性	持续存在	麻痹
	运动性瘫痪	偶有	运动能力减少 <50%	减少≥ 50%	瘫痪
体征	运动障碍	障碍减少 <20%	减少 20%~30%	减少 30%~50%	减少 >50%
	感觉障碍	感觉异常	感觉轻度减低	感觉重度减低	麻痹
	反射	深反射减退	深反射缺失		

表 21-4-3　放射性视神经损伤分度标准

临床表现	Ⅰ度	Ⅱ度	Ⅲ度	Ⅳ度
症状（视力）	辨色力下降	视力模糊 辨色力丧失	视力严重减退，视野缺损伴中心视力下降，影响日常活动	失明，日常活动障碍
体征（视神经）	传入性瞳孔对光反射减弱或双眼不对称的色彩辨别力降低	视神经苍白≈ 1/4，无症状的视野缺损	视神经苍白 >1/4 或中央盲点	完全失明，严重视神经萎缩

一、诊断原则

放射性外周神经损伤的诊断主要依据是：既往有该区域的照射史；数月至数年的无症状间歇期后出现缓慢的、进行性加重的神经支配区感觉运动功能失调，神经支配区功能丧失；结合 CT、MRI、PET 等辅助检查，需要排除肿瘤复发、转移及其他系统性疾病。然而，由于放射性外周神经损伤的临床表现为非特异性的，往往患者在出现神经症状多年以后也很难确认该症状系放射性损伤。

二、放射性外周神经损伤的诊断标准

（一）放射性脑神经损伤（除外视神经）的诊断标准

1. 剂量阈值　分次照射脑神经（除视神经外）累计剂量≥ 60Gy；一次照射或等效一次照射剂量≥ 15Gy。

2. 临床表现　潜伏期较长（≥ 1 年），损伤嗅神经可致嗅觉减退、丧失；动眼神经、滑车神经、展神经共同支配眼球运动，损伤时可致眼球运动障碍；损伤三叉神经时，可出现面部感觉异常、缺失、咀嚼无力等症状；损伤面神经时，可出现面部表情肌的麻痹，味觉减退、缺失；损伤听神经时，早期可出现耳鸣、高频率声区的失听，晚期出现听力下降及听力丧失，眩晕、呕吐、平衡等障碍；损伤舌咽神经、迷走神经时可出现软腭及咽后壁感觉减退、缺失，饮水呛咳及声嘶；损伤副神经时，可出现耸肩及转颈无力或不能，有时伴有慢性手臂痛。

（二）放射性视神经损伤的诊断标准

剂量阈值：分次照射视神经累计剂量≥ 55Gy；一次照射或等效一次照射剂量≥ 7Gy。

临床表现：放射性视神经损伤的初始表现为视野缺损（中心暗点、旁中心暗点、象限性或颞侧偏盲）、突发的无痛的单眼视力丧失，也可继发于短暂的发作性视力模糊，某些患者在数周或数月出现对侧的视力下降，并出现眼眶周围及眶后疼痛，临床分为前部充血性视神经损伤及球后部视神经损伤两种类型。

（三）其他放射性外周神经损伤的诊断标准

其他放射性外周神经损伤的诊断尚无明确系统标准，可参考脑神经损伤标准，根据照射史、受照剂量、临床表现和 CT 或 MRI、肌电图等检查进行综合分析，排除肿瘤复发等其他因素后诊断。

三、放射性外周神经损伤的鉴别诊断

（一）放射性脑神经损伤（除外视神经）的鉴别诊断

放射性脑神经损伤多见于后组脑神经，需与后组多脑神经损害综合征鉴别。后者是由于由延髓发出的神经在颅后窝及离开颅骨时存在密切的解剖关系，病变影响一条神经也往往影响其他诸神经，其中最常见者有以下三种。

颅底综合征（collet-sicard syndrome）：表现为一侧的Ⅸ、Ⅹ、Ⅺ和Ⅻ脑神经均受累，声带肌软腭瘫痪（迷走神经），斜方肌及胸锁乳突肌瘫痪（副神经），舌肌瘫痪（舌下神经），病侧软腭、咽喉感觉缺失（舌咽、迷走神经）及舌后部分味觉缺失（舌咽神经）。此综合征常见于颅底的枪弹伤，亦可见于鼻咽癌或其他恶性肿瘤颅底部转移浸润，偶可见于多发性神经纤维瘤病。

颈静脉孔综合征（vernet's syndrome）：舌咽、迷走、副神经均由颈静脉孔出颅腔。位于该处的病损，例如骨折、颈静脉球瘤、恶性肿瘤的浸润、多发性神经纤维瘤等均可损及上述三条神经，出现相应的麻痹症状。若附近颈动脉周围的交感神经纤维亦受累，则伴有同侧颈交感神经麻痹综合征。

腮腺后间隙综合征（villaret syndrome）：病变导致同侧舌咽、迷走、副、舌下神经的麻痹及同侧的眼交感神经受损征象—Horner 综合征。多见于鼻咽癌或其他恶性肿瘤的转移，或感染（如扁桃体周脓肿）。

（二）放射性视神经视网膜损害的鉴别诊断

球后视神经炎：主诉常为患眼发生急速的失明和眼球转动时疼痛、头痛及眼眶深部钝痛，往往为单侧。多数病例症状的发展极为迅速，往往在数天内中心视力显著减退，甚至完全失明。失明时瞳孔扩大，直接对光反射消失，但调节反射存在。视野变化多为中心暗点与生理盲点相连呈哑铃状暗点。因病变在视盘后方，所以早期视盘形态正常，但在后期可以出现视盘萎缩。经治疗（激素和神经营养治疗）后多数病例的症状在数周内开始改善，但恢复的程度不一，有的可完全恢复，有的则遗留一定程度的视力减退和视野缺损。如不恢复而继续进展，即演变成视神经萎缩。

继发性空蝶鞍综合征：见于蝶鞍肿瘤手术或放疗后，由于视交叉粘连疝入蝶鞍腔导致视交叉移位或视交叉周边形成致密蛛网膜粘连，其表现为双眼同时视力下降并伴有双颞侧视野缺损。

放射所致的蝶鞍旁肿瘤：肿瘤的形成往往在放疗后 3~20 年间，最常见于垂体肉瘤，CT 或 MRI 可鉴别。

急性后部缺血性视神经病变：多伴发高血压、糖尿病、高血脂、胶原病、偏头痛、红细胞增多症或严重贫血等，具有上述疾病的相关症状，必要时可作颈动脉造影或视网膜动脉压测定。

四、放射性周围神经病的治疗

放射性周围神经损伤目前还没有明确有效的治疗策略，仅限于对症治疗及限制其诱发加重因素为主。最重要的因素仍在于预防，严格限制并遵守正常组织剂量限值。随着肿瘤患者生存率的提高、生存期的延长，放射性周围神经损伤严重影响了其生活质量，因此对于放射性神经损伤的治疗需要进一步研究。

（一）止痛药物治疗

放射性神经损伤的治疗中常需用到多种止痛药物，以非阿片类为主，如苯二氮䓬类、三环类抗抑郁药以及抗癫痫药物。苯二氮䓬类药物可用于治疗感觉麻痹症状，膜稳定性药物（卡马西平）可以减少类似于肌纤维颤搐的神经过度兴奋症状。

（二）糖皮质激素治疗

糖皮质激素被用来治疗放射性损伤已有悠久的历史。一方面激素可以减轻水肿、缓解神经受压和促进神经功能恢复；另一方面对成纤维细胞生长、增殖和Ⅲ型胶原合成有较强的抑制作用；并通过降低成纤维细胞胶原合成酶水平而影响胶原合成，减轻组织纤维化。积极应用糖皮质激素控制急性炎症反应以减少炎症相关的纤维化范围及密度。1950 年以来，类固醇激素也被应用到晚期放射性损伤的治疗。常用的皮质激素包括地塞米松、甲泼尼龙和泼尼松。地塞米松 10~15mg/d，静脉滴注，使用 7~10 天后减量至口服剂量。甲泼尼龙 40~120mg/d，静脉滴注，使用 7~10 天后减量至口服剂量。口服剂量多以泼尼松 30mg/d，维持 7~10 天后，每周渐减 5mg 至停药。

（三）手术治疗

2007 年 Teixeira 报道了一组用脊髓后根入髓区毁损术治疗放射性神经损伤病变的病例，8 例患者之中有 7 例症状得到缓解，提示脊髓后根入髓区毁损术对于治疗放射性神经损伤病变有效。神经松解术在理论上通过机械性分离手段，可以减轻神经组织周围的纤维化压迫，阻止病情的发展，可能对早期患者有一定的疗效，但对于晚期患者，由于病情复杂、手术治疗难度大，效果欠佳。另外，额外的手术操作可加重瘢痕形成、神经缺血等并发症，再次造成神经损伤，不但对缓解临床症状没有任何帮助，反而有加重临床症状的可能。因此，到目前为止手术治疗手段仍未被明确证明其有效性。

（四）高压氧治疗

高压氧治疗放射性周围神经损伤的疗效尚未明确。虽然已有很多的文献报道，但多数报道中的病例数少，且缺乏明确客观的依据。Pritchard 报道了一组 34 例高压氧治疗放射性臂丛神经损伤的病例，随访 12 个月后并未发现明显的临床疗效，尽管部分患者的温度感觉阈值得到了改善。高压氧治疗可以减轻组织水肿、促进放疗后乏氧组织中新生血管的形成，这些作用可改善纤维化症状，但高压氧同时还有刺激成纤维细胞增殖及胶原蛋白形成的作用，而这些在纤维化的进程中是促发因素，所以高压氧治疗本身也是存在矛盾性的。

（五）康复治疗

康复治疗包括针灸、电刺激、红外照射、功能锻炼等手段，在放射性神经损伤治疗中有利于改善局部血液循环，消除水肿，有一定的保持神经功能及预防关节并发症发生的作用。治疗过程中应注意避免拉伸已经纤维化束缚的神经丛，尤其是避免负重及伸展运动，否则可以导致继发性的神经功能缺损。

五、放射性外周神经损伤的预防

由于放射性神经损伤目前没有好的治疗办法，故对该病预防极其重要。严格把握放疗适应证，要根据患者具体情况，采用个体化、合理化的照射技术、照射剂量和照射靶区，尤其在重要神经走行的生理性狭窄部位。照射野每次分割剂量尽量不超过 2.5Gy，并严格按照 QUANTEC 标准限制，对于视神经 / 视交叉，预计出现 7%~20% 神经损伤风险的最大剂量点限制 60Gy，出现 3%~7% 神经损伤风险的最大剂量点限制 55~60Gy，出现 <3% 神经损伤风险的最大剂量点限制 55Gy，最大剂量点小于 50Gy 时，神经损伤风险很小，具体剂量限值见本书附录三。若是立体定向放疗，单次照射的分割方案，最大剂量点建议

小于 12Gy，具体剂量限值见本书附录四、五。另外由于患者对早期神经系统的感觉运动障碍警惕性不高，加之放疗后有数月至数年无症状期，临床医生对该病认识不清，待患者出现典型症状到专科医院就诊时多已经是中晚期，治疗困难且效果极差。因此，有必要建立对放疗患者定期随访制度，提高临床医生对该病的认识。凡有放疗病史的忠者，应定期到专科门诊复查，每位可疑患者都接受神经病学专家检查，以防漏诊、误诊，并早期发现、早期诊断、早期治疗。

第五节　总　　结

放疗在恶性肿瘤的治疗中起非常重要的作用，但随着肿瘤患者生存率的提高以及晚期损伤的关注度增加等，放疗导致的放射性神经损伤发生率报道增加，严重影响了患者的生存质量。放射性周围神经损伤出现后往往表现为进行性加重神经损伤，然而目前并无有效治疗手段，以预防为主。近年来的研究显示，干细胞具有较强的放射线抗性，能够在放疗后保存活力，并归巢至受损区域，通过分化为受损细胞和旁分泌各种细胞因子，调节炎症反应，改善缺氧，促进血管新生，抑制细胞凋亡，发挥免疫调节作用，促进肉芽形成，加速再上皮化，促进组织重塑，缓解放射性纤维化。未来的研究方向主要集中在制定干细胞治疗 RII 的标准上，例如干细胞的来源、制备，移植途径、移植时间、次数和数量，干细胞移植的致瘤性及免疫反应等方面。

（张 烨　易俊林　王绿化）

参考文献

1. 孔琳，吴永如，李龙根．鼻咽癌放射治疗后脑神经损伤影响因素研究．中华放射肿瘤学杂志，2005，(01)：14-18.
2. Parsons JT，Bova F，Fitzgerald C，et al.Radiation optic neuropathy after megavoltage external-beam irradiation：analysis of time-dose factors.Int J Radiat Oncol Biol Phys，1994，30(4)：755-763.
3. John Y.Double-blind randomised phase II study of hyperbaric oxygen in patients with radiation-induced brachial plexopathy. Radiother Oncol，2001，77(3)：327-327.Radiother Oncol，2001，58：279-286.
4. Bajrovic A，Rades D，Fehlauer F，et al.Is there a life-long risk of brachial plexopathy after radiotherapy of supraclavicular lymph nodes in breast cancer patients？ Radiother Oncol，2004，71(3)：297-301.
5. Annane D，Depondt J，Aubert P，et al.Hyperbaric oxygen therapy for radionecrosis of the jaw：a randomized placebo-controlled，double blind，trial from the ORN96 Study Group.J Clin Oncol，2004，22(24)：4893-4900.
6. Pieters RS，Niemierko A，Fullerton BC，et al.Cauda equina tolerance to high-dose fractionated irradiation.Int J Radiat Oncol Biol Phys，2006，64(1)：251-257.
7. Brydoy M，Storstein A，Dahl O.Transient neurological adverse effects following low dose radiation therapy for early stage testicular seminoma.Radiother Oncol，2007，82(2)：137-144.
8. Teixeira MJ，Fonoff E，Montenegro M.Dorsal root entry zone lesions for treatment of pain-related to radiation-induced plexopathy. Spine.2007.32：E316-E319.
9. Liu LH，Chen CW，Chang MH.Post-irradiation myokymia and neuromyotonia in unilateral tongue and mentalis muscles：report of a case.Acta Neurol Taiwan，2007，16(1)：33-36.
10. Delanian S，Lefaix JL，Maisonobe T et al.Significant clinical improvement in radiation-induced lumbosacral polyradiculopathy by a treatment combining pentoxifylline，tocopherol，and clodronate(PENTOCLO).J Neurol Sci，2008，275(1-2)：164-166.
11. Delanian S，Pradat P-F.A posteriori conformal radiotherapy using 3D dosimetric reconstitution in a survivor of adult-onset Hodgkin's disease for definitive diagnosis of a lower motor neuron disease.J Clin Oncol，2010，28(30)：599-601.
12. Kong L，Lu JJ，Liss A et al.Radiation-induced cranial nerve palsy：a cross-sectional study of nasopharyngeal cancer patients after

definitive radiotherapy.Int J Radiat Oncol Biol Phys, 2010, 79(5): 1421-1427.

13. Chen AM, Hall WH, Li J, et al.Brachial plexus-associated neuropathy after high-dose radiation therapy for head-and-neck cancer.Int J Radiat Oncol Biol Phys, 2012, 84(1): 165-9.
14. Nicolay NH, Lopez Perez R, Debus J.Mesenchymal stem cells-A new hope for radiotherapy-induced tissue damage? Cancer Lett, 2015, 366(2): 133-140.
15. Shukla L, Morrison WA.Adipose-derived stem cells in radiotherapy injury: a new frontier.Front Surg, 2015, 2 : 1.
16. Zhang Q, Johnson JA, Dunne LW, et al.Decellularized skin/adipose tissue flap matrix for engineering vascularized composite soft tissue flaps.Acta Biomater, 2016, 35 : 166-84.

第二十二章

视觉和听觉器官的放射损伤

第一节 概 述

头颈部肿瘤约占全身肿瘤发病率的30%。头颈部重要功能器官集中，且相互毗邻，手术完全切除肿瘤往往有困难。尤其是发生在鼻咽、鼻腔鼻窦、中耳外耳道、口咽部及眼部的恶性肿瘤，对视听觉的损伤很难避免，因此放射治疗在头颈部肿瘤的治疗中发挥着重要作用。幸运的是头颈部肿瘤90%以上为来源于上皮组织的鳞癌，对放射线较为敏感，因此放射治疗占有极其重要的地位，有助保留器官及其功能。但肿瘤放射治疗中，无论采用何种放射治疗技术和方法，都不可避免地引起不同程度的周围正常组织或器官的放射反应或放射损伤。如不能将正常组织或器官的受照剂量有效地控制在耐受范围内，则失去应用放射治疗保留器官及其功能的初衷和意义，并可能延误手术治疗的时间和增加手术的难度。

放射反应或放射损伤的程度随肿瘤的放射剂量及正常组织或器官的耐受性而不同。放射引起的眼部、视神经通路、中耳、内耳及听神经的放射损伤，导致视觉和听觉功能损伤，这些组织和器官的放射损伤阈值各不同，特别是在治疗后长期生存的患者，更显示出不同程度的生活障碍，这些都需要在放射治疗计划设计之初根据不同组织的生物学特性设置不同的剂量限定值，才能使治疗计划达到既高效又合理的最佳的优化状态。

由于头颈部重要器官和结构彼此相邻，早期肿瘤病变隐藏于空腔中，症状不明显，甚至无症状，一旦病情发展，肿瘤极易侵犯相邻结构。肿瘤多器官多部位同时侵犯的特点使放射治疗计划实施时保护器官相应功能极其困难，因此所引起的放射反应或损伤往往是多器官并发，并相互影响，互为因果。如当射线照射到中耳和咽鼓管引起黏膜充血水肿时，可导致咽鼓管阻塞，直接和间接地引起传导性耳聋；同时患者的听觉损伤也由于中耳、内耳的同时损伤而更明显。原有及放射治疗导致的鼻炎、鼻窦炎也可加重分泌性中耳炎，进一步使听觉损伤明显。在晚期鼻腔鼻窦恶性肿瘤手术治疗，由于眼眶与鼻腔筛窦仅为极薄的纸板相隔，鼻腔内细菌常经术后缺损感染眼眶，也造成视力损伤的危险。在晚期头颈部肿瘤，病变可同时累及视听觉器官和组织，导致治疗后患者视听觉障碍同时并发，生活质量和能力严重受损。另外年龄及高血压等全身性疾病、化疗是视听觉功能损伤的诱发和加重因素。

放射性视听觉损伤可以发生在放疗中或放疗后不久，但更常见于放疗后数月及数年后的远期反应。视听觉损伤并发症均严重影响头颈部肿瘤患者放射治疗后的生活质量，目前临床尚无有效治疗方法，给患者家庭及社会带来沉重的经济负担。

随着放射治疗技术、外科技术的发展及化疗、分子靶向药物、免疫治疗药物等的应用，头颈部肿瘤治疗的效果得到了极大的改善，尤其是鼻咽癌，研究报道采用调强放疗技术，其10年总生存率在Ⅰ、Ⅱ、Ⅲ、Ⅳ期分别为100%、87.1%、75.5%和55.6%，但治疗10年后的听觉损伤发生率高达42.8%~67.8%，可见晚期放射损伤的预防任重道远。

随着放射治疗技术的发展，放射反应和放射损伤的概念有可能发生变化。调强放疗（intensity modulated radiation therapy，IMRT）、容积调强弧形放疗技术（volumetrie modulated arc therapy，VMAT）、立体定向放疗（stereotactic body radiation therapy，SBRT，也称为立体定向消融治疗，stereotactic ablative radiotherapy，SABR）、图像引导放射治疗（image guided radiation therapy，IGRT）、质子重离子治疗以及四维图像重建等各种新型放疗技术等在临床的应用、放射治疗医生对晚期放射损伤认识的提高，放射治疗中正常组织保护的可行性逐渐增大，对在常规放射治疗中本不可避免的损伤、与肿瘤相邻时视交叉、视神经等组织的保护概率大大提高，使得我们需要对放射相关的正常组织损伤有一个更新、更全面的认识，以提升对相关组织放射性损伤的预测、预防及治疗水平。因此，放射治疗技术的推广和应用是和社会经济水平的发展相关的，放射反应和放射损伤的概念和范畴也将随着社会经济水平的发展而发生相应的变化。

第二节　听觉放射损伤

一、听觉通路解剖、功能和放射损伤特点

听觉通路简称听路，是指与听觉产生相关的一系列解剖结构。听觉通路在中枢神经系统（脑）之外的部分称为听觉外周，在中枢神经系统内的部分称为听觉中枢。听觉外周的基本组成部分是外耳、中耳、内耳。外耳负责环境声响的采集，中耳负责声压波形的放大和阻抗匹配，在一定程度上亦有在高声强下保护内耳的功能，内耳的耳蜗和听神经负责听觉转导，并将转导出来的神经信号送交听觉中枢处理。听神经即第Ⅷ对脑神经（前庭蜗神经）为感觉性神经，含有听觉和平衡觉纤维，其于延髓和脑桥之间离开脑干，偕同面神经进入内听道后即分为前后两支。前支为蜗神经，后支为前庭神经。听觉中枢纵跨脑干、丘脑的大脑皮质，是感觉系统中最长的中枢通路之一。

头颈部肿瘤放射治疗中，与听觉放射损伤关系较大的是外耳、中耳、内耳及听神经。如在鼻咽癌的常规放射治疗技术中，二侧耳前野常为主野，射线对耳廓、外耳道、中耳、内耳组织及听神经的影响常常不可避免。在足量疗程的放射治疗中，中耳咽鼓管软骨段由于邻近鼻咽腔，接受了类同肿瘤组织的照射剂量，中耳及内耳也接受了相当高剂量的照射。采用现代调强放疗技术，听觉器官受照剂量视计划优化情况，听觉功能得到了不同程度的保护。

二、外耳放射损伤及其处理原则

外耳由耳廓和外耳道组成。耳廓除耳垂无软骨外，其余均为软骨组织、软骨膜和皮肤组成。外耳道起自耳甲腔底，向内止于鼓膜，长约2.5~3.5cm，由外侧的骨部和内侧的软骨部组成，其中软骨部约占1/3，骨部约占2/3。耳廓收集并传递声波到外耳道，外耳道不仅传递声音而且对声波起到共振作用；外耳对声源有定位作用；外耳还可保护中耳结构免受外界损伤。

耳廓和外耳道皮肤的放射性损伤是一种急性反应，在照射后的几小时或几天就可以出现皮肤红斑，

色素沉着。当外耳道接受的放射剂量达 60Gy 时，即可出现较为严重的放射性外耳道损伤。晚期放射性损伤表现为外耳道皮肤萎缩，变薄变干。放射性外耳道炎的发病率为 33.2%。

外耳的放射性损伤，患者可主诉局部瘙痒、疼痛或溢液，表现为耳廓和外耳道皮肤充血、外耳道渗液，如继发细菌感染则可出现脓性渗出。

依据 CTCAE（v.4.0）损伤评价，放射治疗中通常出现 1~2 度的放射损伤。表现为充血或干性脱皮的 1 度放射损伤，可继续实施放射治疗，嘱患者禁止挖耳，保持局部干燥。如出现外耳道炎伴湿性脱皮、水肿、渗出等表现的 2 度放射损伤，则需视严重程度，局部点滴抗生素滴耳液，必要时暂时停止放疗 1~2 天，待局部病状改善后再继续放疗。由于外耳道狭小，通风及引流欠佳，外耳道炎时皮肤脱屑堆积影响分泌物的排出，进而加重局部炎症，医生应帮助患者轻柔操作地清理，有助加快改善局部炎症。

三、中耳放射损伤及其处理原则

中耳包括鼓室、咽鼓管、鼓窦和乳突四部分。中耳深埋于颞骨岩部内，鼓室是其最主要的部分。中耳鼓室前方经咽鼓管与鼻咽部相通，后方经鼓窦入口与乳突气房相通。鼓室的容积约 1~2ml，是具有外、内、前、后、顶和底壁六个壁的不规则含气腔。鼓室内容物包括三块听小骨（锤骨、砧骨和镫骨，是人体最小的骨头）、两块肌肉（鼓膜张肌和镫骨肌）、一条神经（鼓索神经）。三个听小骨借关节、韧带互相连接形成一听骨链，以联络鼓膜与前庭窗。鼓膜和听骨链组成的传音装置使内耳淋巴液对声波的高阻抗与空气的低阻抗得到匹配，使声能放大传入内耳。咽鼓管是沟通鼓室和鼻咽侧壁的管道，成人大约 35mm 长，与水平面约成 40° 角，与矢状面约成 45° 角。近鼓室 1/3 为骨部，近鼻咽部的 2/3 为软骨部，二部交界处最狭窄部为咽鼓管峡部。骨部管腔常处于开放状态，内径约 2.5mm，软骨部管腔静止时闭合成一裂隙，峡部长约 2mm，内径约 1mm，是咽鼓管最容易发生阻塞的部位。

分泌性中耳炎是放射导致的中耳炎的最常见类型。射线对中耳的损伤可以是直接的，也可以是间接的。射线直接损伤中耳组织，或引起中耳黏膜充血、肿胀，导致咽鼓管阻塞，从而间接加重传导性聋，临床表现为分泌性中耳炎。这些损伤的程度还受许多因素的影响，如放疗前存在的鼻炎、鼻窦炎本身也可引起分泌性中耳炎，从而使放射导致的分泌性中耳炎更加严重，并难以治愈。

咽鼓管阻塞可由肿瘤外部压迫所引起，也可由于肿瘤管内侵犯，导致软骨或腭帆张肌破坏所致。在鼻咽癌的放射治疗中，中耳咽鼓管软骨段处于射线高剂量区，尤其在咽旁间隙有肿瘤累及者，咽鼓管软骨段受到了更高剂量的照射，组织放射损伤不可避免。放射治疗及肿瘤破坏作用使咽鼓管组织形态结构和功能变化；中耳黏膜发生炎症反应，导致组织液压增加，淋巴回流受阻；咽鼓管炎症、肿胀，后期肌肉纤维化从而引起咽鼓管通气功能障碍。

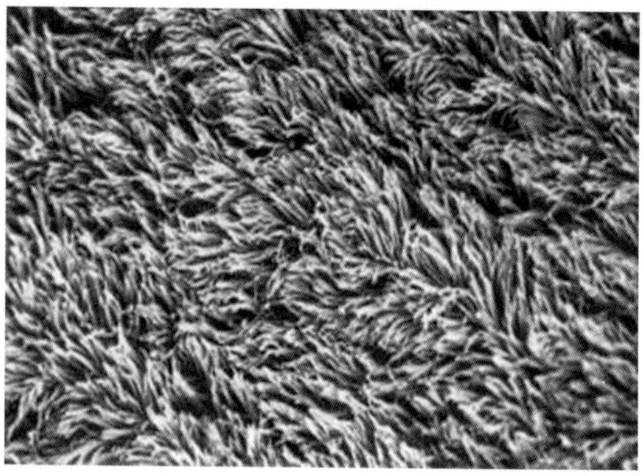

图 22-2-1　未照射的正常豚鼠

中耳黏膜纤毛分布均匀、方向一致（扫描电镜，×2000）

动物实验表明，当射线剂量≥ 30Gy 时，可导致中耳黏膜损伤，光镜下，HE 染色可见黏膜水肿，炎性细胞浸润，黏膜上皮脱落，纤毛缺失。电镜下观察发现中耳黏膜纤毛方向改变，并可发生纤毛倒伏、融合、缺失。以上病理改变均随照射剂量的增加而加重，在射线停止照射后 1 个月的中耳黏膜，病理改变仍在加重（图 22-2-1~图 22-2-3）。

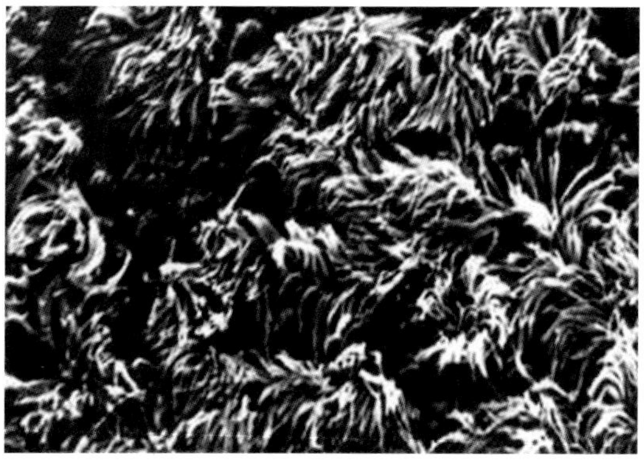

图 22-2-2　照射 30Gy 后
中耳黏膜纤毛方向改变，可见倒伏、融合、缺失
（扫描电镜，×2000）

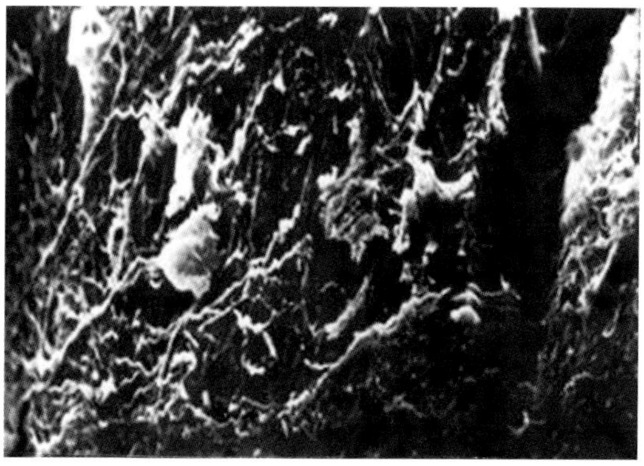

图 22-2-3　照射 30Gy 1 个月后
中耳黏膜纤毛大面积缺失，表面结构不清
（扫描电镜，×2000）

放射性分泌性中耳炎是一种可逆性的并发症，可发生于鼻咽癌发病之初、放疗中及放疗后。如局部无持续性病变存在，炎症反应可能逆转。分泌性中耳炎在放疗早期即可出现，表现为耳闷、耳鸣、听力损害等，半年后达发病高峰。在放疗前中耳功能正常者，放疗后有更多机会恢复。有相当病例由于鼻腔鼻窦炎等因素的影响，病变可持续终身。

随着放射治疗的进行，肿瘤逐步退缩，及放射治疗后肿瘤消失，有部分患者可恢复咽鼓管功能，耳闷得到缓解。但在部分患者，即使放疗前中耳功能正常，也会出现中耳功能受损。动力功能的损害和炎症反应是咽鼓管功能障碍的主要原因。鼻咽癌放射治疗后分泌性中耳炎的发生率高达 26%~44%，咽鼓管受照剂量与分泌性中耳炎的发生密切相关。放疗中如将中耳鼓室及咽鼓管骨性段（包括峡部）的剂量控制在 47Gy 以下时可减少延迟性分泌性中耳炎的发生，当受照剂量超过 52Gy 时，则发生率明显增加。

因咽鼓管阻塞发生分泌性中耳炎时，可予鼻腔点滴 1% 呋喃西林麻黄素、布地奈德鼻喷雾剂，以减轻咽鼓管咽口的黏膜肿胀，一般不影响放射治疗的继续进行。某些因鼻咽侧壁肿瘤，在放疗前就存在分泌性中耳炎的患者，随着放射治疗的进行肿瘤退缩，耳闷、耳胀症状反而得到缓解。鼓膜穿刺抽液或放置通气管可有效缓解患者耳部闷胀等不适，并提高听力。然而放射治疗后由于局部组织对射线的反应，易继发细菌感染，可能发生化脓性中耳炎。放射性化脓性中耳炎的处理非常困难，相当病例对抗生素治疗不敏感。前期分泌性中耳炎时鼓膜置管虽能暂时提高听力，但治疗过程中会发生通气管被黏稠的分泌物阻塞、脱落等情况，需反复重新置管；如继发化脓性中耳炎，其提高听力的效果可能被长期耳流脓所抵消。临床观察发现，以放疗后半年以上进行上述操作，并发化脓性中耳炎的概率降低。

四、内耳和听神经放射损伤及其处理原则

内耳深藏于颞骨岩部，由于结构复杂，又称为迷路，内含听觉器官耳蜗和平衡器官前庭及半规管，听神经则行进于内耳内侧颞骨岩部的内听道中入颅。在头颈部肿瘤的放射治疗中，内耳及听神经常处于照射野边缘，放射损伤难以避免，尤其当肿瘤累及上述结构时，会接受肿瘤根治剂量的照射，放射损伤更难避免。研究显示，在头颈部肿瘤放疗中，内耳吸收了 80%~100% 的放射剂量，纯音测听的结果也显示绝大多数听力下降的病例有骨导听阈的上升，听力缺失以高频为主。内耳及蜗后神经放射损伤，临床常规检测无法区分，因此统称为感音神经性耳聋。由放射损伤引起的前庭功能障碍

少见。

感音神经性耳聋多表现为晚期放射损伤。此种损伤的特点为延迟性发生、进行性加重和不可逆性。研究显示，放射性感音神经性耳聋多发生在放疗结束后 6~12 个月，尤其是在老年患者和合并中耳炎的患者更易发生。放疗后 5 年听力损害较放疗后 1 年和 2 年加重，且部分患者明显影响日常语言交流。严重的分泌性中耳炎由于中耳共振特性的改变，并非都表现为气导听阈的提高，亦可影响骨导听阈，其纯音听阈出现类似“carhart”听力曲线，同时由于严重的分泌性中耳炎导致两窗移位，也会引起感音神经性耳聋，在临床听觉放射损伤评估分析中需加以关注。

不同的研究者对于感音神经性耳聋有不同的定义，有的选择骨导 4kHz 值提高 10dB 作为 SNHL 的判断标准，有的选择 15dB。而对于频率，尽管 4kHz 频率超出了大部分人的言语频率（1~3kHz），但是人的听力频率却远远超过 4kHz，年轻人可以达到 20kHz，老年人即使听力下降仍会达到 10kHz，因此 4kHz 频率的损伤对人的正常听力依旧有严重的影响。到目前为止，研究显示放射导致的感音神经性耳聋主要是发生在高频段，低频听力损伤与照射剂量之间尚无明确关系。

影响感音神经性耳聋的危险因素是耳蜗的放射剂量、随访时间、年龄、基线听力水平、顺铂剂量。放射剂量与感音神经性耳聋的发生率有显著的相关性。鼻咽癌放射治疗中，耳蜗经常接受与肿瘤靶区相当的放射剂量，虽然 IMRT 技术使肿瘤靶区治疗剂量更高，剂量分布也更加均匀，并明显降低了肿瘤周围正常组织的受照剂量，但是耳蜗依然不可避免地受到较高剂量的照射。过去的研究显示：鼻咽癌常规放疗技术下，耳蜗剂量达 40~50Gy 时，感音神经性耳聋发生率 31%；剂量达 60~90Gy 时，SNHL 发生率 62%。国内采用 IMRT 技术明显降低了耳蜗的受照剂量，统计结果显示（数据未发表），放疗后 1 年及以上时间时，耳蜗受到 33~45Gy 剂量照射的鼻咽癌放化疗患者感音神经性耳聋发病率为 25.8%，仍有较高的发病率。肿瘤亚临床靶区的勾画和剂量定义对听觉器官剂量受量影响很大。相同肿瘤体积条件下，CTV1 和 CTV2 的勾画和剂量定义可使听觉器官剂量受量相对肿瘤靶区产生明显跌落，而计划靶区（PTV）需根据本单位技术员的摆位水平及放射治疗的整体质量控制水平来决定，也是确保剂量精确分布的关键；同时，颈部放疗剂量也可影响中耳咽鼓管的功能，60Gy 即可见咽鼓管功能明显损害，与放疗后颈部淋巴管回流障碍，导致咽鼓管周围淋巴管压力增高有关。对颈部 GTVnd 和淋巴引流区的分别剂量定义有利降低颈部放射损伤的发生率。

中晚期鼻咽癌通过联合化疗来提高局部缓解率并降低远处转移率及提高 5 年生存率，放化疗联合治疗已经成为中晚期鼻咽癌的标准治疗方案。常用的化疗药物中顺铂的耳毒性较强。由于放疗和化疗对耳蜗都有毒性，且由此造成的耳蜗损伤属不可逆性，并呈进行性发展。Jin Wang 等对 51 例（共 102 耳）IMRT 联合化疗的鼻咽癌患者疗后 28~84 个月（中位 60 个月）随访观察，12.7% 耳发生低频区 SNHL，42.2% 耳发生高频区 SNHL，顺铂累计剂量大于 200mg 者发生率明显增高。

辐射所致内耳微循环障碍可能是耳蜗损伤最重要的致病机制，镜下可见内耳组织毛细血管减少，内皮细胞降解，Corti 器细胞缺失，血管纹细胞萎缩、变性、缺失和螺旋神经节萎缩。这种损伤在底回的外毛细胞更明显，这与临床上表现出的以高频损伤为主的感音神经性聋相符。研究表明，这种损伤具有剂量和年龄依赖性，剂量越大、年龄越大，损伤越严重，与临床研究结果一致。

针对放射性内耳损害仍无特效疗法，对于放疗后发生的中耳炎以及咽鼓管功能受损予以积极的诊治，会有助于减轻感音神经性耳聋的发生。

第三节　视觉放射损伤

一、视觉通路解剖、功能和放射损伤特点

视觉器官由眼球、视觉通路和眼附属器组成。眼球的各种结构构成眼的屈光系统，接收、感受光学刺激，整合光学信息并转换为神经电能。视网膜神经节细胞发出的纤维组成视神经，经视神经孔入颅。入颅后的双侧视神经在蝶鞍的正上方（12%），或居蝶鞍的后部及鞍背（79%），或位于鞍背后方（4%）形成视交叉并向后延为视束。视网膜上的神经细胞在受到光刺激后，产生神经冲动，通过逐级神经元及神经纤维系统传至大脑枕叶的视觉中枢。视神经纤维没有 Schwann 氏神经膜，因此不同于一般的周围神经，属于中枢神经系统的神经束，再生困难。

眼附属器是分布在眼球周围协助眼球完成各项生理功能并对眼球有保护作用的附属结构。眼附属器包括眼睑、结膜、泪器、眼球外肌以及眼眶。眼附属器是眼的辅助装置，对眼球有支持、保护和运动的功能。

眼眶在头颈部肿瘤的放射治疗中常位于照射野的边缘部，肿瘤也常累及眼眶甚至眼球本身，视肿瘤体积的大小，眼睛及其附属器受到一定体积和剂量的照射，其损伤与否和损伤程度依受照体积及照射剂量而定。

放射导致的视觉损伤可分为早期与晚期损伤，早期放射损伤包括：结膜炎、巩膜出血、泪液增多、角膜炎伴或不伴角膜溃疡、视敏度或视野有客观性减退、急性青光眼、全球眼炎甚至失明。晚期放射损伤包括白内障、角膜溃疡或角膜炎、严重视网膜病或视网膜剥脱、青光眼、全眼球炎乃至失明。对眼部放射损伤临床上尚缺乏有效的干预措施，重在预防。

二、眼附属器放射损伤及其处理原则

眼睑受照数天即可发生眼睑红斑，受到较高剂量照射后有些晚期可进展为皮肤萎缩、瘢痕形成和毛细血管扩张等。皮肤瘢痕可引起眼睑外翻，致角膜暴露而继发角膜干燥，导致干燥性角膜炎。结膜受照数天即可发生反应，临床表现为结膜充血、眼部不适。急性放射损伤发生时，大多数情况下并不影响放射治疗，但当疼痛较为严重、局部体征较为明显时，可中断放疗 1~2 天，有利于正常组织修复，照射剂量控制在耐受阈值以下时，临床上较少见严重的并发症发生。

三、眼球放射损伤及其处理原则

眼球放射损伤主要为角膜、晶状体和视网膜的损伤。

（一）角膜放射损伤及其处理原则

可直接由射线引起，也可由于泪腺的放射损伤继发，临床表现为流泪、畏光、疼痛。临床发现当剂量在 50Gy 以下时，极少发生放射性角膜损伤，角膜内皮细胞在放射剂量达到 50Gy 的阈值后将发生严重变异，甚至导致严重的角膜病变。也有报道角膜损伤与剂量无关，而与机体的敏感性相关。角膜的放射损伤重在预防，放射治疗中应尽量避免和减少不必要的照射，同时应用铅挡和 MLC 等手段尽量保护，应避免全部角膜受照，以保护角膜缘的干细胞，有利损伤愈合。放射治疗中发生眼部疼痛、角膜缘充血等情况时及早找眼科医生检查，早期发现损伤，早期干预，预防严重角膜损伤的发生。如发生角膜坏

死、穿孔则需行角膜移植术。

（二）晶状体放射损伤及其处理原则

晶状体对射线的敏感性较高，200~500cGy 的剂量即可引起白内障的发生，临床表现为不同程度的视力受损。白内障一般开始于晶状体后极部后囊下皮质部，逐渐向前发展。当白内障的发展以致影响视力时可行白内障摘除 + 人工晶状体安装术。

（三）视网膜放射损伤及其处理原则

发生放射性视网膜病变的病理基础是血管损伤及黄斑水肿。临床表现为不同程度的视力下降甚至失明。当照射剂量 <50Gy 时一般是安全的，当剂量≥ 50Gy、受照面积大于视网膜面积的 60% 时放射性视网膜病变的发生率为 62%，而受照面积 <60% 时发生率仅 13%。

视网膜放射损伤的治疗有很多方法：激光治疗视网膜黄斑水肿有很好的近期疗效，可促进水肿的消退，改善视力，长期疗效有待观察。高压氧舱治疗的效果尚存争议，有报道甚至在高压氧治疗后视力更差，可能与高压氧治疗导致成纤维细胞活度增加、胶原合成，从而新血管形成有关。己酮可可碱可能通过降低血流黏度，从而改善视网膜血供对治疗放射性视网膜损伤有一定作用，但尚需更多临床研究。光动力学疗法（photodynamic therapy，PDT）通过光增敏药维替泊芬静脉灌注，继以 689nm 激光照射，通过减少血管渗漏而起到治疗作用。抗血管内皮生长因子（vascular endothelial growth factor，VEGF）治疗通过减少视网膜新生血管，从而改善黄斑水肿。贝伐单抗单次或多次球内注射可以在减轻黄斑水肿、提高视敏度方面取得不同程度的效果。研究还发现，血管抑制剂雷珠单抗注射液在对贝伐单抗抵抗的患者中有效。类固醇激素是治疗视网膜放射损伤的又一选择，曲安奈德玻璃体内注射可帮助改善视敏度，其作用机制可能是通过减轻 Muller 细胞的渗透性肿胀，或通过稳定内皮细胞紧密连接，阻止白细胞迁移及前列腺素释放等，从而减轻黄斑水肿。但并非所有患者都能维持疗效。

尽管有以上诸多治疗方法，视网膜放射损伤的治疗仍然是临床难题。在制定放射治疗计划时根据病变范围，精心设计照射野，避免不必要的视觉通路照射，减少视觉通路照射体积，更能有效地防止视觉放射损伤。

四、视神经放射损伤及其处理原则

临床最为多见且较难处理的放射性视觉损伤是放射性视神经病变（radiation-induced optic neuropathy，RION），并根据病变部位分为前、后段 RION，前段 RION 又称为视盘（视网膜）病变，后段 RION 发生在视神经、视交叉、视束甚至膝状神经节等任何部位。放射性视力减退多发生在放射治疗后 3 个月到 8 年甚至更长，然而多数患者在放疗后 3 年内，高峰期多在第 1~1.5 年开始出现眼部不适的征兆。RION 为无痛性、不可逆的视觉障碍，患者开始多表现为单眼或双眼短暂性视力减退，一般这种状态会维持几周，随后视力减退逐渐加重，最后至完全失明。在高剂量放疗时，尽管视觉损伤症状各异，但是最终视力丧失甚至光感全无的发生率高达 45%~85%。该病情的发展通常是快速的，开始多发生在一只眼睛，随后在几周到几月内进展到另外一只眼睛。RION 严重影响患者的生活质量。

放疗总剂量、每次分割剂量及受照体积与放射性视神经损伤风险相关，总剂量达到或超过 45~50Gy 及每次分割剂量在 2Gy 及以上时增加损伤风险，总剂量在 50Gy 以上视觉损伤发生率为 40%，60~70Gy 为 50%。在一项对 219 例鼻腔鼻窦恶性肿瘤放射治疗的回顾性调查中发现，当把前段视路剂量控制在 50Gy 以下时，几乎不会发生 RION，但如剂量超过 56Gy，则增加了放射损伤的潜在风险。在一项回顾性分析眼部淋巴瘤放射治疗的患者中，发现分割剂量 2.02Gy/ 次，总剂量高于 33Gy 的患者其放射性视网膜病的发生率明显高于分割剂量低（1.8Gy）及总剂量低于 33Gy 的患者；随着治疗体积的增加，发生 RION 的概率也增加，目前大部分临床放疗计划设计把视神经的最大限量定为 54Gy。有研究证实视神经距离 GTV 越近，视神经剂量越高，当该最短距离 <0.5cm 时，视神经最大剂量可能会超过 54Gy 的临床常用限制。在立体定向放射治疗，8Gy 以下的单次分割剂量对视神经是安全的，但是当放疗剂量高于 10Gy/ 次时，应该谨慎 RION 的发生，单次剂量高于 12Gy 时，RION 的发生率高达 10%。对于前视觉通路，单次剂量可提高到 12Gy 不会明显增加 RION 的发生。

在鼻咽癌的放射治疗中，由于鼻咽部在解剖上与视路较为接近，同时在晚期鼻咽癌，常见肿瘤累及海绵窦甚至眼眶，肿瘤的根治剂量超过了视神经的耐受剂量，视觉损伤往往不可避免。在鼻咽癌的放射治疗中，放射损伤包括前段 RION 和后段 RION。视力测试、对比敏感度、视野检查、视觉诱发电位（电生理潜伏期、电生理振幅）及光学相干断层扫描等方法可帮助评估前段 RION。临床研究发现，在鼻咽癌的放射治疗中，当 $V_{55} \geqslant 50\%$、$D_{mean} \geqslant 50Gy$ 时，视野及对比敏感度将受到明显影响。当 $D_{mean} \geqslant 50Gy$、$D_5D_{mean} \geqslant 55Gy$、$D_{max} \geqslant 60Gy$ 时，将出现视觉诱发电位检测明显异常。

增强 MRI 在诊断放射性视神经病变中有更大的优势，损伤的神经组织在 MRI 上表现为明显的强化。有研究发现放疗后视觉损伤临床症状发生之前，MRI 便可以灵敏地检测到患者视觉通路在影像学上的改变。目前为止，对放射性视觉损伤的治疗尚无统一的解决方案，还需要更多的探索和研究。全身性使用类固醇联合高压氧疗法，可以清除有害自由基证实在治疗放疗引发的视觉损伤尤其是急性阶段有一定的作用。高压氧治疗只对于视神经病变损伤不严重的患者有效，对损伤严重者无效。放射性视觉损伤一旦发生，呈进行性发展及不可逆性，预见损伤发生的可能性，在随访中密切关注相关症状和体征，及早干预。在制定放射治疗计划时足够关注剂量的把握是预防视觉放射损伤的关键。

第四节　放射治疗技术的影响

在解剖结构上，头颈部肿瘤与很多危及器官相邻，应用常规放疗技术，由于很难避开肿瘤周围正常器官和组织，易发生严重的放疗并发症，导致患者疗后生活质量降低。在常规放疗技术下，放射性听觉功能损伤位列第二位，仅次于腮腺的放射性损伤，放射性视觉功能损伤位列第 4 位。近年来，IMRT、VMAT、SBRT/SABR、IGRT、质子重离子治疗等技术相继被运用到头颈部肿瘤放射治疗中，而调强放疗技术是目前在头颈部肿瘤放疗普遍应用的技术，该技术使物理师能根据正常组织耐受剂量对剂量满足优先度进行调整，通过对治疗计划系统优化，设计出满足临床对于肿瘤靶区剂量和各危及器官耐受剂量要求的放疗计划，使高剂量线紧密包绕肿瘤靶区，同时低剂量线避开肿瘤周围危及器官，降低视听觉器官受照剂量，同时不增加其他关键正常组织的受照剂量。临床研究表明，在调强放疗技术下，腮腺由于位居体表，通过逆向计划剂量限制，其功能已经得到有效的保护。相比之下，放射性视听觉功能损伤仍是临床中倍受关注的问题，尤其在头颈部肿瘤首诊时大多是中晚期病例的严峻形势下，通过采用放疗新技术，在提高局控率和生存率的同时，降低视听觉放疗并发症发生概率，提高患者的生存质量，仍是极大的挑战。回顾近年研究成果，通过临床医生和物理师的共同努力，仍是取得了一些进步。

一、不同放射治疗技术对视听觉功能保护的研究概述

放射治疗引起的视听觉损伤中，除了放射导致的分泌性中耳炎根据其损伤程度、放疗前中耳状态，放疗后随着时间的推移有可能逆转外，其他的损伤往往不可逆，且随着时间的延长损伤有可能进一步加

重，临床尚缺乏有效的治疗方法。因此通过开展放疗新技术积极预防更为重要。

鼻咽癌放射治疗中，耳蜗经常接受与肿瘤靶区相当的放射剂量，虽然 IMRT 技术使肿瘤靶区治疗剂量更高，剂量分布也更加均匀，对正常组织的保护更明显，但是耳蜗依然不可避免地受到较高剂量的照射。复旦大学附属眼耳鼻喉科医院对鼻咽癌放疗后感音神经性聋的早期观察结果显示（数据未发表），应用 IMRT 技术，在不降低靶区剂量前提下，耳蜗受到 33~45Gy 剂量照射的鼻咽癌放化疗患者 SNHL 发病率为 25.8%，仍有较高的发病率。耳蜗受照剂量需视肿瘤体积而定，45~47Gy 的剂量定义可在肿瘤靶区剂量满足和听觉器官剂量限制间取得较好的平衡。调强放疗技术已成为治疗鼻咽癌的标准治疗方法，但在实施调强放疗技术时，如不对目标正常组织进行剂量限制，则其可能比实施常规放疗技术时受到更高剂量的照射。L Zeng 等报道，采用调强放疗技术，5 年后听觉损伤发生率降至 33.9%。

在一项对头颈部恶性肿瘤调强放疗后的远期听觉功能分析发现，当对耳蜗实施剂量限制，耳蜗接受了平均 17.8Gy（1.0~66.6Gy）的剂量照射，中位随访期 7.6 年，治疗相关的听觉损伤中度且未呈进行性。调强放疗技术可能在远期听觉功能的保护中发挥作用。

视觉通路中的视交叉在 CT 图像上显示不及 MR，在 CT 及 MR 图像上的形状也不尽相同，在 CT 模拟图像中视交叉显示模糊，导致制定放射治疗计划时在 CT 模拟定位图像上勾画视交叉比较困难；而对中耳和内耳结构，则以骨窗能更好地显示。复旦大学附属眼耳鼻喉科医院在头颈部肿瘤放射治疗计划制定中，采用 CT 及 MR 图像配准技术，能完整显示视神经、视交叉、视束的“X”形或“H”形结构，使视交叉及视束能清晰勾画，有助于视觉通路的有效剂量限制。

二、调强放疗计划设计中物理学方法的应用

（一）区域优化对降低听觉器官剂量的作用

在鼻咽癌的放射治疗计划制定时，由于患者听觉器官发育个体差异和患者鼻咽癌靶体积的差异，使得不同患者间听觉器官与靶区的空间位置关系差异巨大。有些患者的耳鼓室区体积腔、骨性段咽鼓管、耳蜗和前庭离开靶区较远，所受剂量低，听觉功能可以得到很好地保护，但有的患者的听觉器官部分或全部在靶区中，这样就使得听觉器官的受照剂量高，听觉功能受损。如果用限制平均剂量或百分体积剂量的方式，去设定调强优化参数，优化出来的调强计划就存在部分患者的听觉器官不能得到更好地保护，对于早期的患者尤为明显。通过提高听觉系统平均剂量限制的调强优化权重等级的方法，设计调强计划，改善听觉系统受照剂量分布，有效降低了听觉器官的受照剂量。复旦大学附属眼耳鼻喉科医院将听觉器官细分为中耳鼓室腔、骨性段咽鼓管、耳蜗、前庭和内听道五部分勾画（如图 22-4-1 所示）。以提高听觉系统平均剂量限制的调强优化权重等级的方法为基础，以单一三维适形射野的剂量学为依据，以听觉器官与肿瘤靶区的不同距离为切入点，将听觉器官分成高剂量区和低剂量区进行计划优化。将听觉器官远离靶区的区域定义为 P EAR L R2 和 P EAR R R2，这部分听觉器官处于低剂量区，可以得到保护，调强优化参数设定为不高于处方剂量的一半，尽可能降低听觉器官受照剂量，使更多的听觉器官体积受到保护，我们将此方法称为听觉器官分区剂量限制方法（图 22-4-2、图 22-4-3）。

从图 22-4-3 可见，实行分区剂量限制者（左图）听觉器官处的 35Gy、45Gy 的等剂量线均向靶区靠拢，听觉器官处于更低的剂量区，剂量分布要优于未实行分区剂量限制者（右图）。通过听觉器官分区剂量限制方法，设计调强放疗计划，可使靶区外听觉器官附近的剂量线向靶区收拢，使更多的听觉器官体积受到更低的照射剂量，更好地保护听觉器官，达到预期效果。

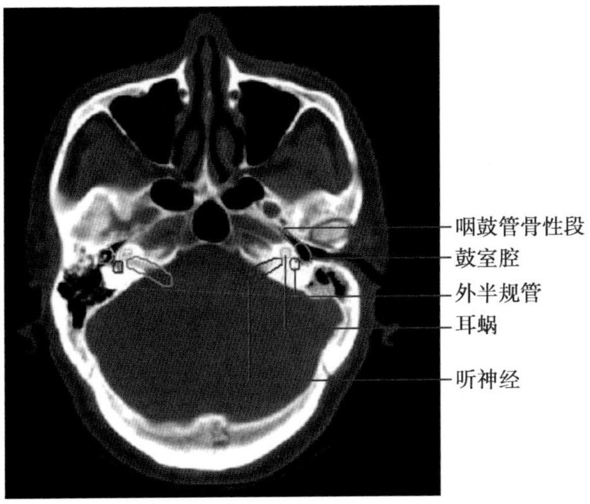

图 22-4-1　中耳鼓室腔、骨性段咽鼓管、耳蜗、前庭和内听道的勾画

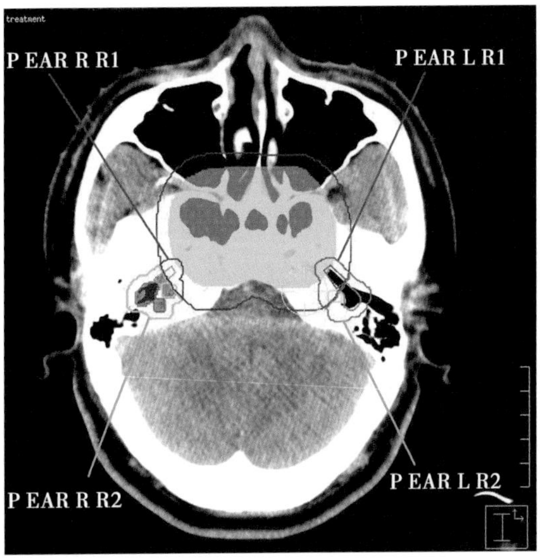

图 22-4-2　听觉器官分区

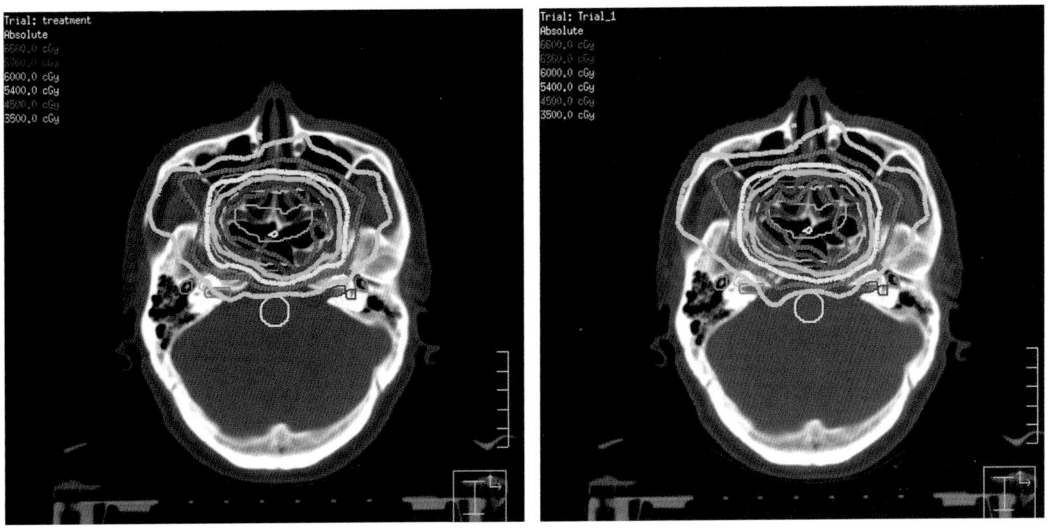

图 22-4-3　横断位等剂量分布比较

（二）放疗疗程中计划调整对视听觉的保护作用

在头颈部肿瘤患者历经 1 个多月至 2 个月的放射治疗过程中，由于患者体重丢失、肿瘤退缩等原因，肿瘤和危及器官会发生形变和位移，导致实际放疗的剂量分布情况与计划系统设计的计划有差异，发生靶区剂量不足，危及器官剂量超出耐受剂量范围等情况，不再满足临床需求。如对鼻咽癌调强放疗过程的研究显示，在患者行 18 次调强放射治疗后行第 2 次全靶区 CT 扫描发现，同初始治疗计划相比，患者的脑干和脊髓最大剂量分别从 0.08Gy 增加到 6.51Gy，0.05Gy 增加到 7.80Gy。此时，需要重新设计放疗计划，根据肿瘤和危及器官的变化，调整剂量分布，确保临床疗效。研究表明，鼻咽癌患者第 4 周体重变化、瘤床结构以及体表轮廓变化均处于治疗前状态和后期变化的中间阶段，此时进行患者 CT 扫描，观察治疗效果，进行调强计划复核，根据临床需求，可以重新设计调强计划，确保靶区得到处方剂量，控制危及器官照射剂量。我们在实施鼻咽癌的调强放疗过程中，根据肿瘤退缩情况、体重变化情况等，重新勾画靶区，制定二程放疗计划，在大多数病例可有效改善视路剂量分布。随着肿瘤体积的增大，特别在肿瘤已侵犯海绵窦者，视神经通路的放射损伤很难避免。

自适应放疗时基于图像引导的新兴放射治疗技术，它根据图像数据、累计剂量等反馈信息提供患者各种情况的变化，供临床医生及时调整 PTV 和 CTV 的间距及处方剂量参考，修改治疗计划以改进后续分次治疗，使放射治疗更加精确化、个体化，保证精确放疗的实施。近年来，自适应放疗技术应用于头颈部肿瘤精确放疗中的研究逐渐报道。研究结果显示，其对纠正摆位误差引起的靶区位移、纠正解剖结构变化所致的靶区位移有帮助。对 OAR 来说，形变和体积缩小也是客观存在的，其中最受关注的是腮腺变化。Hart 等采用螺旋断层治疗系统自带的 CT 及自适应软件，检测了 5 例鼻咽癌放疗过程中腮腺实际单分次剂量，发现在第 1 次放疗时腮腺平均剂量为 83.0cGy，而最后 1 次治疗时则增至 142.6cGy，相当于初始计划的 177%。因为靶区改变和除腮腺外的 OAR 改变对临床效果的影响尚有争论。自适应放疗对头颈部肿瘤放疗中视听觉器官保护作用也值得我们在临床中进一步探索和研究。

（三）非共面设野照射技术

在调强放疗技术中许多物理技术参数都会影响到靶区和正常组织的剂量分布，如射线入射方向、射野数目、子野数目等。非共面调强技术与共面调强技术相比，两者的子野数目和机器跳数无统计学差异，非共面调强计划的等剂量线分布较共面调强技术更适形，靶区剂量更均匀，眼球、晶状体和腮腺等可以得到更好地保护，脑干和脊髓剂量差异没有统计学意义，但在临床实际操作中需花费更多的治疗时间。

三、立体定向放疗技术对视听觉保护的研究

SBRT（也称为 SABR）技术，用高聚焦射线、消融性放射剂量射束（通常以 1~5 次分割次数）来根治肿瘤，是一种对肿瘤组织杀伤威力极大的放疗方法，但同时损伤肿瘤邻近正常组织的风险也增加，目前为止，在实施 SBRT/SABR 技术中，如何准确地描述正常组织损伤仍具有挑战性。SBRT/SABR 对正常组织的损伤可能类似于外科的伤口，这种损伤的修复是 SBRT/SABR 有效治疗的要素。立体定向放射治疗条件下推荐勾画视觉通路及耳蜗，其推荐的剂量体积限值参见本书附录四、附录五。

一项针对视神经鞘脑膜瘤的 SBRT 治疗病例的回顾性分析中，16 例采用分次照射的方法，180cGy/ 次，5 次 / 每周，共 28 次，总剂量 5040cGy，随访至少 1 年。结果 6 例视力改善，8 例视力稳定，2 例疾病进展（其中一例在照射野外），88% 有效的结果显示了立体定向分次照射的方法对视神经功能的保护作用。糖尿病患者存在并发眼底出血的可能性。

近年也有较多立体定向放射手术（stereotactic radiosurgery，SRS）对听觉功能影响的研究。一般认为照射剂量、受照听神经的长度、患者年龄等因素是听觉功能损伤的预测因素。但一项 119 例前庭神经雪旺氏细胞瘤立体定向放射手术治疗的回顾性研究中，肿瘤中位边缘剂量 12.0Gy，中位处方等剂量线为 50%，中位随访时间 55.2 个月，结果发现疗前的听觉功能是预测疗后听力保存可能性的关键因素。当疗前具有纯音测听平均骨导听力 ≤ 20db 时，疗后听力保存率达到了 89.6%，相反疗前听觉功能不良者，疗后发生听觉功能损伤的可能性增加，因此可根据疗前听觉测听情况来帮助放疗技术的决策。

综上所述，放疗计划设计时，需要综合考虑各方面因素，选择合适的优化算法，给予合理的目标参数，才能得到更佳的放疗计划，结合放疗质量控制，确保医疗安全，才能获得更好地临床疗效，并提高患者的疗后生活质量。

（王胜资）

参考文献

1. 韩非，李济时，叶慧菁，等.适形调强放疗对鼻咽癌患者视神经功能影响的剂量分析和临床初步结果.中国神经肿瘤杂志，2011(3):171-175.
2. 中国鼻咽癌临床分期工作委员会.2010 鼻咽癌调强放疗靶区及剂量设计指引专家共识.中华放射肿瘤学杂志，2011，20(4):267-269.
3. 孙兴怀等，眼科学，第 7 版，北京：人民卫生出版社，2012.
4. 倪晓晨，王胜资，李骥，等.鼻咽癌调强放疗中限制剂量与提高保护权重对听觉器官剂量分布影响的研究.中华放射肿瘤学杂志，2013，22(6):478-481.
5. 郭明，王胜资，吴朝霞，等.IMRT 计划优化参数中听觉器官分区限制剂量研究.中华放射肿瘤学杂志，2015，24(4):438-441.
6. 王胜资，陆嘉德，南希·李.头颈部肿瘤精确放射治疗中危及器官与正常组织勾画及保护，广州：中南大学出版社，2016年.
7. Wang S Z, Li J, Miyamoto C T, et al.A study of middle ear function in the treatment of nasopharyngeal carcinoma with IMRT technique.Radiother Oncol, 2009, 93(3):530-533.
8. Chan S H, Ng W T, Kam K L, et al.Sensorineural hearing loss after treatment of nasopharyngeal carcinoma: a longitudinal analysis. Int J Radiat Oncol Biol Phys, 2009, 73(5):1335-1342.
9. Shrieve DC, Loeffler JS.Human radiation injury.Philadelphia: Wolters Kluwer/Lippincott Williams & Wilkins, 2011.
10. ICRP statement on tissue reactions/early and late effects of radiation in normal tissues and organs-threshold doses for tissue reactions in a radiation protection context.ICRP Publication 118.Ann ICRP, 2012.41(1/2).
11. Stiebelkalish H, Reich E, Gal L, et al.Visual outcome in meningiomas around anterior visual pathways treated with linear accelerator fractionated stereotactic radiotherapy.Int J Radiat Oncol Biol Phys, 2012, 82(2):779-788.
12. Malik A, Golnik K.Hyperbaric oxygen therapy in the treatment of radiation optic neuropathy.J Neuro-ophthalmol, 2012, 32(2):128-131.
13. Han J H, Kim D G, Chung H T, et al.Hearing preservation in patients with unilateral vestibular schwannoma who undergo stereotactic radiosurgery: Reinterpretation of the auditory brainstem response.Cancer, 2012, 118(21):5441-5447.
14. Leavitt J A, Stafford S L, Link M J, et al.Long-term evaluation of radiation-induced optic neuropathy after single-fraction stereotactic radiosurgery.Int J Radiat Oncol Biol Phys, 2013, 87(3):524-527.
15. Halperin EC, Wazer DE, PerezCA, Brady LW.Perez and Brady's principles and practice of radiation oncology.6th ed.Philadelphia: Wolters Kluwer/Lippincott Williams & Wilkins, 2013.
16. Theunissen E A R, Zuur C L, Bosma S C J, et al.Long-term hearing loss after chemoradiation in patients with head and neck cancer.Laryngoscope, 2015, 124(12):2720-2725.
17. Eleonoor AR Theunissen1, Charlotte L Zuur, Marta Lopez Yurda, et al.Cochlea sparing effects of intensity modulated radiation therapy in head and neck cancers patients: a long-term follow-up study.J Otolaryngol-Head Neck, 2014, 43 :30.
18. Reichstein D.Current treatments and preventive strategies for radiation retinopathy.Curr Opin in Ophthalmol, 2015, 26(3):157-66.
19. J Jin W, Chen Y Y, An T, et al.Sensorineural Hearing Loss after Combined Intensity Modulated Radiation Therapy and Cisplatin-Based Chemotherapy for Nasopharyngeal Carcinoma.Transl Oncol, 2015, 8(6):456-462.
20. Gunderson LL, Tepper JE.Clinical radiation oncology.4th ed.Amsterdam: Elsevier, 2016.
21. Wu L R, Liu Y T, Jiang N, et al.Ten-year survival outcomes for patients with nasopharyngeal carcinoma receiving intensity-modulated radiotherapy: An analysis of 614 patients from a single center.Oral Oncol, 2017 :26-32.
22. Ozkaya A O, Guven Y S, Yalman D, et al.Evaluation of the Radiation Dose-Volume Effects of Optic Nerves and Chiasm by Psychophysical, Electrophysiologic Tests, and Optical Coherence Tomography in Nasopharyngeal Carcinoma.Technol Cancer Res T, 2017, 16(6):969-977.
23. Kim DWN, Medin PM, Timmerman RD.Emphasis on repair, not just avoidance of injury, facilitates prudent stereotactic ablative radiotherapy.Semin Radiat Oncol, 2017(4), 27 :378-392.

第二十三章 下丘脑-垂体轴的放射损伤

下丘脑是人体神经内分泌的中心，垂体则是人体内最重要的内分泌腺，分泌多种激素以调控体内其他内分泌腺的分泌。垂体借垂体柄与下丘脑相连，将神经调节与体液调节紧密结合。垂体由垂体前叶及垂体后叶组成。垂体远侧部和结合部称为垂体前叶，受下丘脑上游激素的调节，可分泌生长激素（growth hormone，GH）、促甲状腺激素（thyroid-stimulating hormone，TSH）、促肾上腺皮质激素（adrenocorticotropic hormone，ACTH）、卵泡刺激素（follicular-stimulating hormone，FSH）和黄体生成素（luteinizing hormone，LH），生长激素主要促进骨和软组织的生长，后四种激素则分别促进甲状腺、肾上腺皮质和性腺的分泌活动。垂体后叶包括中间部和神经部，可以贮存和释放抗利尿激素和泌乳素。下丘脑释放的多巴胺为泌乳素（prolactin，PRL）释放抑制因子，可通过多巴胺的分泌负向调节垂体的泌乳素释放。

中枢神经系统肿瘤、头面部肿瘤、鞍区及鞍旁肿瘤、垂体瘤的放射治疗，及幼儿血液系统肿瘤的预防性全脑照射或全身照射中，下丘脑-垂体轴（hypothalamic-pituitary axis，HPA）常不可避免地被包含在射野内，或接受较高剂量的照射。HPA 的放射损伤可引起激素分泌异常，引起亚临床的激素水平异常或出现激素水平异常的相关临床症状。

由于 HPA 放射性损伤的致死率相对较低，且激素替代治疗可以有效改善激素缺乏引起的临床症状，因此在临床实践中，很少对下丘脑及垂体的剂量进行严格限制。在既往的放疗副反应研究中针对 HPA 的研究数量和质量均非常有限，QUANTEC 研究中也未包含针对 HPA 的研究。但 HPA 激素水平的异常对患者的生活质量有显著的负面影响，尤其是对于儿童患者，可能严重影响其生长发育，因此，放射引发的垂体功能减退应当引起临床医师的密切关注。目前仅能基于有限的研究进行经验性的回顾和总结。

第一节 发病机制与病理学改变

HPA 接受放疗后内分泌异常的机制尚不完全明确。目前已知不同内分泌轴之间的放射敏感性存在差异。根据现有研究的报道，生长激素轴最易发生放射损伤，其次分别为性激素轴、肾上腺皮质激素轴及甲状腺激素轴。

HPA 接受高剂量照射（>50Gy）时垂体功能减退主要由垂体本身的放射损伤所致，在对接受过高剂量照射的垂体进行组织病理学分析，可以发现受照射区域明显纤维化、鳞状化生及线粒体损伤等放疗后改变。

而在接受低剂量照射后，垂体功能低下的原因目前存在争议。既往的主流观点认为，接受小于40Gy低剂量的下丘脑－垂体照射后，尤其是18~24Gy预防性全脑放疗时，最常见的表现为生长激素分泌减少，既往认为这一病变首先由下丘脑损伤后促生长激素释放激素（growth hormone-releasing hormone，GHRH）分泌减少所直接导致。后续由于垂体门脉微血管病变等晚期反应，进一步减少了下丘脑促激素释放激素向垂体的输出，GHRH滋养功能的缺失引发垂体促生长激素细胞萎缩，使得GH水平在放疗后长期随访中持续进行性下降。一种观点认为，放疗后垂体功能减退很大程度来源于下丘脑放射损伤导致的调控功能受限，有研究发现，针对HPA进行照射，射野内未包含垂体前叶、仅包含垂体后叶仍可观察到放疗后的生长激素缺乏，针对垂体的近距离放疗与常规外照射相比，发生垂体功能低下的风险并未明显增加；此外，下丘脑多巴胺分泌减少导致其对泌乳素抑制作用丧失，进而引发的高泌乳素血症也是下丘脑损伤继发垂体功能异常的佐证。近年来也有学者提出低剂量放疗后的垂体功能降低仍主要由垂体细胞自身损伤所致，对于HPA受照后GH水平低下的患者，无论在空腹或进食后的状态下、无论是否给予刺激，GHRH水平均呈现代偿性增高，提示在低剂量放疗后垂体GH分泌减少并非来源于GHRH的减少，而主要由垂体本身的促生长激素细胞直接损伤所致。早前的体外研究显示，促生长激素细胞存活曲线在0~300cGy时处于肩区，大于300cGy后即开始下降，提示其对射线有较高的敏感性。此外，一项在体研究也提示，小鼠的垂体接受20~50Gy照射后可观察到明显的垂体细胞凋亡。综合上述研究结果，放疗后垂体功能的减退可能与垂体和下丘脑的放射性损伤均存在相关性，但各激素轴在不同剂量下损伤的具体机制尚待进一步研究以明确。

第二节　临床特征

一、生长激素缺乏

颅脑及头颈部肿瘤放射治疗后最常见的垂体功能障碍为生长激素分泌不足。生长激素缺乏是接受颅脑放疗的儿童患者身材矮小的主要原因。发生生长激素缺乏的儿童及青少年患者中，约有一半出现身材矮小、生长速度慢于同龄儿童等临床表现。年龄越小，受照剂量约高，则出现身材矮小的风险越大，其发病率随着随访时间延长而持续增加。在接受全脑放疗18~24Gy的儿童中，垂体功能减退通常只发生在生长激素轴，其他轴功能尚很少受到影响，即使是生长发育没有明显缺陷的患者，也观察到了持续的或是成年后明显低于正常水平的生长激素分泌水平，生长激素缺乏发生在47%的患者中，而79%的患者中都观察到了GH自然分泌峰值幅度的降低。

成年后的生长激素缺乏可能导致身体成分的改变，如脂肪成分的增加，去脂体重的减少，细胞外水分的减少，血脂异常，骨密度降低等。临床症状多表现为疲劳、乏力、记忆力减退、注意力难以集中、孤独感及性欲下降。由于研究方法的不同，各项研究报道的成人GH缺乏在19%~100%之间，数据差异较大。在接受不超过18Gy的剂量照射时，生长激素缺乏可能出现在治疗结束10年以后，但剂量一旦超过30Gy，治疗后5年内即可发生；超过40Gy时，治疗后4年内发生生长激素缺乏的风险可高达94%。

由于血液中的生长激素水平在一天不同时间内波动范围较大，因此单纯检测血液中的生长激素水平并不足以客观反映生长激素分泌状况。胰岛素样生长因子-1（insulin-like growth factors-1，IGF-1）则是反映生长激素轴功能的一个更加可靠的指标。此外，GHRH激发试验及胰岛素耐受试验中，正常生理状况下生长激素水平可升高至大于6μg/L；激发试验中GH 3~6μg/L为生长激素部分缺乏，小于3μg/L则为严重缺乏。

对于儿童，根据生长激素的缺乏水平，给予 4~12μg/（kg · d）的外源性生长激素即可满足生理需要；对于部分生长激素严重缺乏的成人，可给予 150~300μg/d 的起始剂量，再根据临床需要加量至最大 1mg/d。一般建议至给予最小有效剂量。随着年龄的增大，生长激素需要量可逐渐减少，用药过程中应继续密切监测生长激素水平。生长激素过量可能诱发肿瘤、颅内高压、增殖前期及增生期糖尿病视网膜病变，因此在给药剂量上应咨询有经验的内分泌科医师。

二、性激素分泌异常

根据近年来的报道，儿童中发生垂体功能减退累及性腺轴的风险大约在 3.5%~34%，其风险随剂量和随访时间的增加而提高。儿童性腺轴的受累可能导致性腺功能减退或性早熟。低龄患者或受照剂量低可能与性早熟相关，曾有报道，发生性腺功能减退的风险是 7.8%，而发生性早熟的风险达到 16.6%。根据 CCSS 研究，性腺功能减退通常在放疗后 10 年逐渐开始出现，接受超过 30Gy 的剂量为高危因素。接受放疗的幼年肿瘤患者长期生存随访显示，HPA 接受大于 22Gy 的照射且卵巢接受小于 1Gy 的照射的患者，较未接受放疗的患者更不易受孕。接受 18~30Gy 照射的患者中通常为亚临床的性激素水平低下，长期的临床影响尚不明确。因此，对于下丘脑－垂体轴接受 30Gy 以上，尤其是 50Gy 以上剂量的患者，应当密切评估其第二性征和月经情况，定期监测血清性激素水平。

HPA 受低剂量照射后性早熟的发病机制尚不明确，可能与皮质对下丘脑的抑制作用减少相关。性早熟导致骨骺线提前闭合，也会与 GH 的缺乏协同作用，导致身材矮小。在接受 18~24Gy 预防性全脑照射白血病患儿中，性早熟只见于女性患儿；HPA 受照剂量达到 25~50Gy 时，男性和女性患儿的发病风险相同。此外，即使童年时期出现放疗后性早熟表现，成年后长期随访中仍有发生促性腺激素缺乏的风险。

对于成年患者，在垂体受照剂量小于 40Gy 时性腺轴功能较少出现异常。接受中位生物等效剂量 72Gy 的患者发生性激素水平降低的风险为 27%。根据既往各项研究，非垂体肿瘤放疗后性激素水平降低的比例大约为 15%~82%，接受垂体肿瘤放疗的患者风险则达到 15%~96%。长期随访中，有明显临床症状的性腺轴功能减退发生率在 20%~50%。垂体受照射后的性腺轴功能减退，起初表现为促性腺激素释放激素（gonadotropin-releasing hormone，GnRH）失去对 LH 和 FSH 的调节功能，但性激素水平基本正常，后期则表现为促性腺激素和性激素水平均明显下降。有学者认为这一现象提示性腺轴功能异常早期是由于 GnRH 脉冲分泌的频率下降，后期进一步发生分泌峰值的幅度下降。在多数促性腺激素受到放疗影响的患者中，促性腺激素水平通常处于正常范围内，但男性患者的睾酮水平常常处于正常范围的下限，或是稍低于正常；女性则发生卵泡不能正常发育或不能正常排卵，初期表现为月经稀少，继而出现停经及雌激素水平降低等表现；在绝经女性中，促性腺激素水平低下多无明显临床症状，但通常绝经女性的促性腺激素水平升高，但在放疗引起垂体功能减退时，促性腺激素水平并不升高。

女性患者的血清 FSH、LH 及雌二醇水平低于正常下限可确诊，男性低睾酮、FSH 及 LH 即可诊断为性腺轴功能异常。未行子宫切除术的女性患者可予雌激素和孕酮替代治疗，已行子宫切除术则只需予雌激素替代治疗。男性患者可给予经皮或肌内注射的睾酮行替代治疗。

发生性早熟的儿童，可给予 GnRH 拮抗剂治疗，一般不建议使用超过 6 个月，性质不明的阴道出血及妊娠为用药禁忌。

三、ACTH缺乏

放射引起的垂体功能减退很少引起ACTH缺乏继而引起皮质醇缺乏，通常与其他下丘脑－垂体功能减退伴发，且发生较晚。

在儿童患者中，ACTH的缺乏在接受40~50Gy照射的患者中并不常见，在接受24Gy及以下照射的患者中没有报道。在近年来的报道，其发病风险大约在9%~38%，下丘脑接受超过40Gy的剂量可能是其发病的剂量阈值。在成年患者中，接受平均生物等效剂量为72Gy的剂量时，中位随访时间100个月，ACTH缺乏的发生率为21%；还有很多患者ACTH水平处于正常与非正常的临界范围。氢化可的松替代治疗在绝大多数患者中都有良好的效果。在一些患者中，ACTH缺乏同时导致了肾上腺分泌的雄激素的缺乏，在一些女性患者中，雄激素的缺乏可能导致情绪低落、焦虑或强迫性神经官能症等情绪特征，甚至敌对情绪。

随机的血清皮质醇检测，大于540nmol/L则可排除该诊断，小于100nmol/L可诊断为肾上腺皮质功能减退。也可通过促肾上腺皮质激素类似物试验或胰高血糖素刺激试验来确诊。

儿童或成人患者，可每日分2~3次补充共计15~25mg氢化可的松。如患者处于情绪紧张、焦虑或处于感染或接受手术治疗等应激状态，补充的剂量应加倍。

四、甲状腺功能异常

可由于促甲状腺激素释放激素分泌减少引起继发性甲减，或是因颈部放疗直接损伤甲状腺细胞引起甲状腺激素水平下降。临床表现为体重增加、颜面部水肿、情绪低落和嗜睡等甲减症状。

在接受18~24Gy全脑放疗的儿童患者中，TSH缺乏的发生率约为3%~5%。而头颈部肿瘤治疗后长期生存的患者发生甲状腺功能低下的比例高达75%。虽然下丘脑－垂体－甲状腺轴是受放射治疗影响最少的轴，但仍有文献报道在儿童胶质瘤（尤其是间脑胶质瘤）的患者中，甲状腺功能减退的10年累计发生率可达60%。

在成人头颈肿瘤患者中，各项研究报道的甲状腺功能减退也存在较大差异。头颈部肿瘤常规放疗中，垂体受照剂量在50~65Gy，放疗后10年的甲减发生率在19%~48%。采用IMRT治疗鼻咽癌，垂体接受的中位剂量51.2Gy（39.4~67.7Gy），2年的中枢性甲减的发生率为29%。

血FT_4降低伴或不伴TSH降低均可确诊甲状腺功能减退，补充左甲状腺素片即可有效改善症状。在继发性甲减的患者中，监测其肾上腺皮质功能也非常重要，在甲减状态下，皮质醇清除率降低，继而导致血清皮质醇水平升高，在开始使用甲状腺素替代治疗后，血清皮质醇水平急剧降低，可能诱发肾上腺皮质危象。应在开始补充甲状腺素前开始补充皮质醇。

五、高泌乳素血症

高泌乳素血症在儿童放疗后患者中非常少见，或多为亚临床表现，升高的泌乳素水平会逐渐趋于正常。在少部分接受低剂量HPA照射的成年患者中观察到轻度的高泌乳素血症，多发生于女性。在接受了等效生物剂量72Gy的患者中，随访33个月时有32%的患者发生了高泌乳素血症。泌乳素水平很少超过3~4倍正常上限。临床上可无明显症状，或表现以月经稀发或乳头溢液。治疗结束后数年内患者泌乳素水平通常回到正常范围内。

正常的血泌乳素水平一般为小于450mU/L，超过正常上限时可诊断。治疗可给予起始剂量每周

500μg 的多巴胺拮抗剂，并以每次增加 500μg 的剂量逐步加量至泌乳素水平达到正常。

第三节　临床相关影响因素

影响放疗后垂体功能减退的主要因素包括放疗的剂量、随访时间、年龄、性别及放疗模式。

接受 12Gy 预防性全脑照射的儿童中即可发现身材矮小等生长激素缺乏的现象发生，在剂量达到 18Gy 时，仍只有单纯的生长激素缺乏，当剂量进一步增加时，其他激素轴功能逐渐开始受到影响，但是其他轴尚无明确的剂量效应报道。在接受 54Gy 放疗的低级别胶质瘤儿童患者中，放疗后 1 年即开始出现激素水平异常，在放疗后 5 年内激素水平异常的发生率急剧升高，此后仍以缓慢的速度继续升高。ACTH 的缺乏的发生率则在放疗后 5 年以后逐渐保持稳定。随着随访时间的进一步延长，在胶质瘤放疗后的患者中甲状腺激素的缺乏超过了生长激素的缺乏。小儿鼻咽癌患者接受中位剂量 55Gy 时，新发的 HPA 功能减退发生在治疗后长达 30 年的随访中。

HPA 的生物学行为更倾向于是晚反应组织，单次剂量大于 2Gy 可能造成更严重的放射性垂体功能减退（2.38）。在成人中，总剂量不超过 30Gy，单次剂量不超过 2Gy，可以显著降低放疗导致的 HPA 功能减退，但其发生率仍然会随着时间的推移而增加。在成人患者中，生长激素的缺乏也随着剂量和随访时间的延长而持续增加。ACTH 的缺乏也呈随访时间依赖性，在受照剂量大于 40Gy 时与剂量无明显相关。促性腺激素和泌乳素水平与剂量呈明显相关，但是其累计发病率并不随着随访时间的延长而升高。更精确的一项剂量效应研究显示，下丘脑接受小于 44.3Gy 剂量照射的患者未发生明显的垂体功能减退，平均剂量小于 40.7Gy 则不会明显影响到 TSH 分泌。另一项研究显示，下丘脑 - 垂体轴接受平均 41.8Gy 照射时，绝大多数的垂体功能减退都发生在颅脑放疗后 32 个月内，最早可发生在放疗后 11 个月，中位发病时间为放疗后 27 个月。当成年女性患者 HPA 接受 60~65Gy 照射时，82% 发生了 LH、FSH 或 PRL 的分泌异常。近年来，基于三维放疗技术的研究探索了剂量体积学参数与放射性垂体功能减退的相关性。垂体的 $D_{90} \geqslant 37.5Gy$ 时，随访 2.5 年的生长激素缺乏风险为 87%，$D_{90}<37.5Gy$ 时，该风险则降至 33%，$D_{min}>50Gy$ 则提示更高的垂体功能减退风险及程度。鼻咽癌 IMRT 放疗后随访 17 个月，TSH、PRL 及 GnRH 异常与 V_{p55}（接受 55Gy 或以上剂量的垂体体积）存在明显相关性。

与成人相比，儿童患者发生放疗后生长激素缺乏的风险更高；即使在儿童群体内，年纪更小的患儿接受预防性全脑照射后发生生长激素缺乏的风险也较年长的患儿更大。在接受高剂量放疗的头颈部肿瘤患者中，15 岁以下的患者发生生长激素缺乏的比例明显高于成人；而年长患者肾上腺皮质激素和性腺激素的缺乏的比例较儿童患者更高。

性别对放疗后垂体功能的影响主要表现为，青春期前的患儿在接受 24Gy 以下剂量的照射时，女孩较男孩的性早熟比例更高；高泌乳素血症在女性患者中更常见。除此以外，垂体功能减退在两性间无其他明显差异。

联合化疗对于垂体功能的影响尚存在争议，各项研究的结果差异较大，难以得出较为统一的结论。曾有研究显示，仅接受化疗的儿童非颅内肿瘤患者也可出现明显的生长发育异常，在这些儿童中，除了 ACTH 轴以外的其他内分泌轴功能均受到影响。但另一项研究显示，全脑或全中枢放疗无论是否联合化疗，对生长激素分泌的影响并无差别。接受卡莫司汀联合放疗的颅内肿瘤患者发生垂体功能减退的风险较单纯放疗患者明显升高，但也有研究认为鼻咽癌患者联合放化疗并未提高甲状腺轴功能异常的风险。因此放化疗联合是否进一步加重放射性垂体功能减退，仍需进一步研究。

立体定向放射治疗技术治疗垂体瘤后的垂体功能减退也值得关注。体积较小的垂体腺瘤、微腺瘤，采用立体定向放射外科技术治疗，给予单次大剂量照射，可以实现较好的疾病控制率，同时减少周围正常垂体组织的受照剂量。既往认为，立体定向外科与常规分割放疗相比，可能可以降低放射性垂体功能减退的风险，但近年来的报道结果显示，立体定向外科治疗后的垂体功能减退是最常见的治疗后并发症，其发生率与常规放疗相似。通常在接受立体定向外科治疗后 1 年左右开始出现垂体功能减退，在治疗后 10 年以内的随访中其总体发生率不断上升，在 10 年以后则趋于稳定。瑞典学者针对分泌促肾上腺皮质激素的垂体瘤患者采用立体定向外科治疗后的内分泌功能进行了长期随访，中位随访时间 11 年，86.7% 的患者出现了垂体功能减退，以生长激素轴功能减退发生率最高。根据近年来的报道，边缘剂量的提高有助于改善立体定向放疗后的疾病控制率，但也与放疗后的垂体功能减退明显相关。此外，肿瘤体积也与治疗后垂体功能减退相关。有报道显示，肿瘤体积小于等于 $4cm^3$，5 年的垂体功能减退发生风险为 18%，肿瘤体积大于 $4cm^3$ 时，发生率则陡增至 58%。Marek 等针对伽马刀治疗垂体腺瘤后的功能减退进行了研究，中位随访时间 84 个月，当垂体接受的平均剂量在 15Gy 以下时，仅 2.2% 的患者发生放射相关的垂体功能减退，而在垂体平均剂量大于 15Gy 时，发生率则提高至 72.5%；而两组的疾病控制率无显著差异；该研究结果还显示，垂体远端漏斗部的最大剂量小于 17Gy 是影响垂体功能减退的独立危险因素。总之，对于采用立体定向外科技术治疗垂体腺瘤的患者，在取得较好疗效的同时，垂体功能的减退不容小觑，在治疗后应当长期密切监测 HPA 的功能。

第四节 观测终点与分级标准

根据既往研究报道，垂体 $TD_{50/5}$ 为 45Gy。多数关于放射性垂体功能减退的报道均难以给出可参考的剂量限制。目前基于三维放疗技术的 HPA 相关研究很少，缺乏精确的剂量－体积分布研究。并且由于垂体功能减退均可以由激素替代治疗，临床实践中并没有一个有关损伤程度及致死性损伤的绝对剂量限制。但是因为垂体功能减退仍会严重影响儿童患者的生长发育及各年龄患者的生活质量，对于 HPA 的照射剂量仍应当尽量降低。此外，即使激素替代治疗可以很大程度改善临床症状，但其并不能完全模拟激素在自然生理状态下的分泌模式，且在激素替代治疗中，仍需频繁监测激素水平以调整外源性激素用量；过量的激素替代还有可能引起各种不良反应，因此，减少 HPA 受照剂量，尽可能降低垂体功能减退的发生率是临床应遵循的原则。

HPA 相关激素水平的监测并没有一个固定的观察期，如前所述，放疗结束后垂体功能减退的发生率随着随访时间的延长持续增加，因此对于 HPA 受照后的患者，应当终生关注其神经内分泌状态，定期监测垂体相关激素水平。

第五节 预防与治疗

减少下丘脑及垂体的照射是预防放射性垂体功能减退的关键。放射治疗技术的发展可以逐步减少 HPA 的受照范围及剂量。鼻咽癌治疗中，对垂体的保护可以在不影响肿瘤控制率的情况下明显降低放射引起的垂体功能减退。而对于中颅窝肿瘤，对垂体的保护则可能以牺牲肿瘤的控制率为代价。在常规放疗中，肿瘤通常外扩 0.5~2cm 的边界以包含亚临床病灶，也就是通常所说的 CTV（clinical target volume），在此基础上外放 PTV（planning target volume）。边界外扩后 HPA 通常即被包含在内，尤其是颅底、鞍旁或者鞍上区域的肿瘤。更精确的影像学技术可能降低 CTV 的体积，从而减小 HPA 的受照剂量。目前已广泛开展的适形性更好的三维适形放疗及调强放疗，与常规放疗相比已可明显降低垂体及下丘脑区域的受照剂量，应当在靶区勾画时针对垂体和下丘脑区域进行规范的勾画，并充分关注其剂量体积学参数。采用立体定向放疗和质子放疗等具有剂量分布优势的放疗技术或计划模式，也有助于减少 HPA 的受照剂量，或使部分 HPA 组织免于受照射。

（陆雪官　邢鹏飞　胡超苏）

参考文献

1. 王绿化，朱广迎．肿瘤放射治疗学，北京：人民卫生出版社．2016 年．
2. 王绿化．肿瘤放射治疗学．北京：人民卫生出版社．2018 年．
3. 李晔雄．肿瘤放射治疗学．北京：中国协和医科大学出版社．2018 年．
4. Agha A，Sherlock M，Brennan S，et al.Hypothalamic-pituitary dysfunction after irradiation of nonpituitary brain tumors in adults.J Clin Endocrinol Metab，2005，90（12）：6355-60.
5. Darzy K H，Pezzoli S S，Thorner M O，et al.The dynamics of growth hormone（GH）secretion in adult cancer survivors with severe GH deficiency acquired after brain irradiation in childhood for nonpituitary brain tumors：evidence for preserved pulsatility and diurnal variation with increased secretory disorderliness.J Clin Endocrinol Metab，2005，90（5）：2794-803.
6. Darzy K H，Murray R D，Gleeson H K，et al.The impact of short-term fasting on the dynamics of 24-hour growth hormone（GH）secretion in patients with severe radiation-induced GH deficiency.J Clin Endocrinol Metab，2006，91（3）：987-94.
7. Bhandare N，Kennedy L，Malyapa R S，et al.Primary and central hypothyroidism after radiotherapy for head-and-neck tumors.Int J Radiat Oncol Biol Phys，2007，68（4）：1131-9.
8. Pollock B E，Cochran J，Natt N，et al.Gamma knife radiosurgery for patients with nonfunctioning pituitary adenomas：results from a 15-year experience.Int J Radiat Oncol Biol Phys，2008，70（5）：1325-9.
9. Castinetti F，Nagai M，Morange I，et al.Long-term results of stereotactic radiosurgery in secretory pituitary adenomas.J Clin Endocrinol Metab，2009，94（9）：3400-7.
10. Armstrong G T，Liu Q，Yasui Y，et al.Late mortality among 5-year survivors of childhood cancer：a summary from the Childhood Cancer Survivor Study.J Clin Oncol，2009，27（14）：2328-38.
11. Green D M，Kawashima T，Stovall M，et al.Fertility of female survivors of childhood cancer：a report from the childhood cancer survivor study.J Clin Oncol，2009，27（16）：2677-85.
12. Ronchi C L，Attanasio R，Verrua E，et al.Efficacy and tolerability of gamma knife radiosurgery in acromegaly：a 10-year follow-up study.Clin Endocrinol（Oxf），2009，71（6）：846-52.
13. Schaeffer M，Hodson D J，Lafont C，et al.Endocrine cells and blood vessels work in tandem to generate hormone pulses.J Mol Endocrinol，2011，47（2）：R59-66.
14. Huang S，Wang X，Hu C，et al.Hypothalamic-pituitary-thyroid dysfunction induced by intensity-modulated radiotherapy（IMRT）for adult patients with nasopharyngeal carcinoma.Med Oncol，2013，30（4）：710.
15. Lee C C，Chen C J，Yen C P，et al.Whole-sellar stereotactic radiosurgery for functioning pituitary adenomas.Neurosurgery，2014，75（3）：227-37；discussion 37.
16. Yuen K C，Heaney A P，Popovic V.Considering GH replacement for GH-deficient adults with a previous history of cancer：a conundrum for the clinician.Endocrine，2016，52（2）：194-205.

第二十四章 甲状腺的放射损伤

第一节 临床意义

近年来随着调强放射治疗技术的广泛应用，局部晚期鼻咽癌患者5年总生存率提高到70%~80%，但放射治疗的毒副作用会给患者生活质量造成不同程度的影响。放疗诱导的甲状腺功能减退是鼻咽癌患者的常见并发症之一。然而该并发症因症状较为隐匿，往往被放疗科医生所忽视；加之既往观点认为甲状腺组织对放射线不敏感，因此在实际工作中并未得到足够多的关注。

甲状腺作为人体最大的内分泌腺体，其分泌的激素在调节个体生长发育及机体的能量代谢方面发挥着重要作用。目前已有多项研究表明，甲状腺功能减退与心血管疾病、外周血管病、肥胖等的发生密切相关。鼻咽癌患者因颈部淋巴结转移的概率高达70%，颈部要接受60Gy甚至更高的放射剂量，因此放疗后甲状腺的放射性损伤往往不可避免。但是实际工作中，由于目前甲状腺的剂量限制缺乏统一标准，很多机构在制定放疗计划的同时并没有将甲状腺作为危及器官对待，甲状腺放射性损伤的预防也就很少被重视。值得庆幸的是，近年来越来越多的放疗学者开始关注甲状腺的放射性损伤，构建并提出多种关于甲状腺的正常组织并发症概率预测模型即NTCP（normal tissue complication probability）模型，因此本文收集汇总现有的文献对该论题做一论述，以期为临床工作提供适当参考。

第二节 发病机制与病理学改变

射线对甲状腺的损伤可以分为伴有甲状腺毒血症的急性期及之后的甲状腺功能减退期。

一、急性期损伤

日本学者的早期研究显示，甲状腺在接受40Gy的剂量时，血液中T_3、T_4的水平较基线水平有所升高，相应地，TSH的水平较放疗前显著下降。研究者认为导致甲状腺毒血症发生的机制主要是放射线导致甲状腺腺体内细胞膜的通透性增高，促使T_3、T_4分泌增多，TSH的分泌被反馈性地抑制。这一过程类似于亚急性甲状腺炎的发病过程，并不伴有腺体组织结构的实质性破坏。

二、晚期损伤

放疗诱导甲状腺晚期损伤的机制目前尚未阐明。过去的观点认为早反应组织血管内皮的损伤主要介导腺体的急性损伤，而甲状腺腺体上皮细胞的损伤主要介导甲状腺的晚期损伤。现在认为这是一个多因素介导的过程，主要包括血管内皮干细胞的失代偿，滤泡上皮细胞功能的缺失、变性及坏死，小血管内皮变性、坏死，血栓形成，血管纤维硬化，以及甲状腺被膜纤维化等多方面。也有学者认为放疗后颈动脉的粥样硬化也是导致放疗后甲状腺功能减退的原因之一。

此外，免疫反应在放疗后甲状腺的晚期损伤中也有不可忽视的作用。在自然人群中，慢性自身免疫性疾病被证明是甲状腺功能减退的高危因素。Tell 等的研究表明，放疗前存在甲状腺自身免疫性疾病的患者，放疗后发生甲减的危险度是放疗前 TSH 正常患者的 1.58 倍。Lo Galbo 等回顾性分析了 156 例接受手术联合放疗的喉癌和下咽癌的患者，发现 10.5% 的患者体内抗甲状腺球蛋白抗体 TGAb（anti-thyroglobulin antibodies）和抗过氧化物酶抗体 TPOAb（anti-thyroid peroxidase antibodies）阳性，而这些患者在之后的随访中出现甲减的概率为 50%。自身抗体升高引起甲状腺损伤的机制可能是：射线破坏甲状腺结构，腺体合成的蛋白作为抗原被暴露，引发机体产生免疫应答反应，机体 TGAb 及 TPOAb 浓度升高。抗体浓度升高可以导致补体或抗体介导的细胞毒性作用 CDC 和 ADCC（complement activation and antibody-dependent cell cytotoxicity）增强，进一步加重甲状腺的损伤，最终会抑制甲状腺素的合成。但是也有研究者认为抗体介导的体液免疫反应并不占主导地位，例如在桥本甲状腺炎的发展过程中，T 细胞介导的细胞毒作用和引起的相关细胞凋亡才是导致病情发展的主要原因。

第三节　临床特征与诊断

一、临床特征

放射线可能引起不同程度的甲状腺功能损伤。文献报道可能的甲状腺损伤类型包括：临床型 / 亚临床型甲状腺功能减退、中枢性（垂体性 / 下丘脑性）甲减、桥本甲状腺炎、Grave's 病、甲状腺功能正常的 Grave's 眼病、结节性甲状腺肿、甲状腺癌等。一些学者认为放疗诱导的甲状腺损伤大致可以分为急性期 / 亚急性期损伤及晚期损伤。甲状腺的急性期 / 亚急性期损伤和晚期损伤发生时间节点不同，一般以放疗后 3 个月为界。甲状腺的急性损伤主要表现为一过性的甲状腺毒血症，而晚期损伤主要表现为甲状腺功能减退。其中放疗诱导的甲状腺功能减退是最常见的不良反应，本文主要对该项并发症加以论述。

放疗后的甲状腺功能减退往往发病隐匿，病程较长，缺乏特异性症状和体征。临床症状主要以代谢率减低和交感神经兴奋性下降为主。典型症状主要有以下表现：

1. 皮肤　患者皮肤指甲及毛发增厚、粗糙、干燥，指甲生长缓慢或者停止，甚至会有脱落。典型的表现为皮肤呈现出黏液性水肿，患者面部、胫前、手、足呈非凹陷性水肿，此外由于真皮或表皮的皮肤增厚，血流减少，皮脂腺或汗腺的分泌减少会加重患者皮肤的干燥。

2. 心血管系统　甲状腺激素减少使心肌收缩力减弱，心率减慢，心输出量下降，并且严重时患者心脏扩大，常伴有心包积液，积液主要是由于富含蛋白质和氨基葡聚糖的液体漏出到心包腔所引起，久病后可导致心肌纤维化，黏蛋白沉积和间质纤维化，称为甲减性心肌病变。患者可出现多种脂代谢紊乱，呈现高胆固醇血症，高三酰甘油血症以及高脂蛋白血症，常伴有动脉粥样硬化，冠心病的发生率显著高于一般人群。心电图一般呈低电压，T 波倒置，QRS 波增宽，P-R 间期延长等。

3. 消化系统　患者胃排空延缓，肠蠕动减慢，常有食欲减退、恶心、呕吐、腹胀、便秘等症状，总体能量吸收正常或增加，大多数患者体重增加，营养不良少见。

4. 肌肉骨骼系统　肌肉关节常有疼痛、痉挛、发僵，气温低时更明显。骨质代谢减慢，骨质生成及吸收均减少。

5. 造血系统　约有 25% 的患者由于氧的供给量减少导致红细胞数量减少，可伴有轻度、中度贫血，多为正细胞性贫血。

6. 生殖系统　成年女性患者可有性欲减退、排卵异常，孕酮分泌异常导致子宫内膜持续增生，造成月经过多以及月经周期紊乱。男性患者可出现性欲低下、阳痿以及精子减少。

7. 神经系统　成年患者多表现为疲乏无力，思维欠活跃，反应迟钝，语速减慢，记忆力下降，动作迟缓、神情淡漠，多有嗜睡，腱反射迟钝。

二、诊断

（一）主要的实验室检查项目

临床上主要采用有生物活性的甲状腺素（T_4）、三碘甲腺原氨酸（T_3）、血清游离甲状腺素（FT_4）、游离三碘甲腺原氨酸（FT_3）以及促甲状腺激素（TSH）来作为评价甲状腺功能的指标。

T_3、T_4 能反映甲状腺合成甲状腺激素的能力，但血循环中大部分的 T_3、T_4 均与甲状腺球蛋白（thyroxine-binding globulin，TBG）结合，易受到血中 TBG 的影响（尤其是 T_4 影响更大）。妊娠、病毒性肝炎、某些药物（雌激素、口服避孕药、三苯氧胺等）可使 TBG 的浓度增高而导致 T_3、T_4 的浓度假性升高；在重症感染、严重肝肾疾病、低蛋白血症等情况下，TBG 的浓度会降低，T_3、T_4 测定结果则可能出现假性降低，因此仅将 T_3、T_4 浓度降低作为诊断依据可能造成误诊。FT_3、FT_4 仅占 T_3、T_4 含量的 0.3% 及 0.04%，但其浓度不受 TBG 的影响，常作为评价甲状腺功能最为敏感和最有价值的指标。TSH 反映下丘脑 - 垂体 - 甲状腺轴的功能，甲状腺功能损害的早期就有 TSH 水平升高。体外试验的结果表明，TSH 是判断甲状腺功能最敏感的指标，FT_4 则是诊断甲减最敏感的指标。但是要注意的是，血清 TSH 在一天中同一时段的变异率高达 40%。因此当单次检查发现血清 TSH 升高而 FT_4 正常时，应在 2~3 个月内复查，以排除实验误差和 TSH 暂时性升高。需要注意的是，在合并未经治疗的肾上腺皮质功能不足以及其他非甲状腺疾病时，TSH 也会出现异常升高，需谨慎鉴别。

甲状腺自身抗体主要包括促甲状腺受体抗体（Anti-TSHR），甲状腺球蛋白抗体（TGAb），甲状腺过氧化物酶抗体（TPOAb）以及钠 - 碘转运体抗体（Anti-NIS）四种，其中 TGAb 和 TPOAb 是最常用的检测指标，如果血清滴度升高，表明存在甲状腺滤泡损伤或功能亢进。

（二）诊断过程

根据典型的临床表现，再参考实验室的检查结果，诊断并不困难。根据 2017 年中华医学会内分泌学会编写的《成人甲状腺功能减退症诊治指南》，诊断应从以下方面考虑。

1. 病史　了解患者有无颈部放疗史，既往是否合并甲状腺疾病、有无颈部手术史，女性患者是否合并自身免疫性疾病等。

2. 临床表现　患者由于病情和严重程度有所差异，因此临床表现往往差别较大。详情可参考上文。

3. 实验室检查　血清 TSH、游离 T_4 及总 T_4 是诊断原发性甲减的第一线指标。原发性甲减表现为 TSH 水平高于正常值的上限。根据是否同时伴有 FT_4 水平的降低又可分为 TSH 升高，FT_4 正常的亚临床型甲减以及 TSH 升高同时 FT_4 降低且伴有临床症状的临床型甲减。

TGAb 和 TPOAb 是确定原发性甲减病因和诊断自身免疫性甲状腺炎的重要指标。其中 TPOAb 的意义更为肯定。日本学者经甲状腺细针穿刺证实 TPO 阳性患者的甲状腺均有淋巴细胞浸润。TPOAb 阳性与甲减发生明显相关，在亚临床甲减人群中，高滴度的 TPOAb 患者更易于向临床甲减进展。亚临床甲减伴有 TPOAb 阳性的患者进展为临床甲减的概率为 4.3%，而抗体阴性者进展为临床甲减的概率为 2.6%。我国学者通过对甲状腺抗体阳性而甲状腺功能正常个体的 5 年随访结果表明，抗体高于正常检测值上限时发生临床甲减和亚临床甲减的概率均明显升高。

中枢性甲减与原发性甲减鉴别主要依靠基础 TSH 水平。中枢性甲减是由于上位腺体受损伤所导致，主要表现为 FT_4 水平低于正常值的下限，根据是否同时伴有 TSH 的降低又可分为 FT_4 降低，TSH 正常的亚临床型以及 FT_4 降低同时 TSH 降低且伴有临床症状的临床型甲减。进一步区分中枢性甲减损伤部位在于下丘脑或垂体则要依赖于 TRH 兴奋试验。本文主要讨论由甲状腺受损所导致的原发性甲减，中枢性甲减的诊断不在讨论范围以内。

第四节　发病相关影响因素

一、非剂量学因素

（一）年龄、性别

年龄及性别因素对甲状腺功能减退的影响，目前仍有争议。Hancock 等研究者对霍奇金淋巴瘤患者的长期随访表明，女性患者发生甲减的风险是男性患者的 1.6 倍，加用化疗的患者发生甲减的风险是单纯放疗患者的 1.42 倍，而年龄则是作为一个保护性因素，患者每增加一岁，发生甲减的风险则降低为 0.99 倍。中国台湾学者 Wu 等人针对 408 例鼻咽癌患者的资料也显示 T 分期较早（T1~T2 期）、性别为女性、年龄小于 30 岁的患者是甲减发生的危险因素。另一项针对我国台湾地区 2000—2011 年间鼻咽癌患者的大样本分析也显示低龄及女性患者是放疗后甲减的重要因素。但是，也有很多研究并没有提示年龄或者性别与甲减的发生存在显著相关。Diaz 等的研究仅仅提示低龄患者更容易发生甲减，性别因素的影响并不明确。而 Vogelius 等进行的 Meta 分析则仅证明女性患者（OR 1.6，95%CI 1.3~1.9，$P<0.5$）及颈部手术史是放疗后甲减发生的高风险因素。Colevas 等学者则得出了相反的结论，他们认为年龄的增加是甲减发生的高风险因素，大于 60 岁的患者发生甲减的概率会明显增加。

（二）颈部手术史

多位学者报道手术联合放疗可能大大增加甲状腺功能减退的发生率，尤其是当手术涉及甲状腺的部分或全部切除时。美国学者 Mercado 的研究报道接受部分甲状腺切除术联合放疗的头颈部鳞癌患者治疗后发生甲减的概率为 61%~92%，接受其他手术联合放疗（手术不涉及甲状腺）的患者发生甲减的概率为 12%~59%，单纯放疗的患者患有该并发症的概率仅为 6%~47%。Biel 等回顾性分析了 261 例需要进行全喉切除的喉癌患者的临床资料，发现接受全喉切除 + 偏侧甲状腺切除术 + 术后放疗的患者甲减的发生率高达 70%，全喉切除 + 术后放疗的患者发生甲减的概率为 38%，全喉切除 + 偏侧甲状腺切除术的患者发生甲减的概率为 23%，而仅行全喉切除患者的甲减发生概率仅为 20%。这个结论不难理解，放射线造成甲状腺滤泡细胞及血管内皮细胞的破坏，再联合甲状腺切除术的双重作用会造成甲状腺储备功能的严重受损，因而甲减的发生率最高。即使是不涉及甲状腺的手术联合放疗，由于手术操作可能导致颈部血管及神经损伤，影响腺体的血供，也会加重放疗的损伤。

（三）随访时间

放疗诱导的甲状腺功能减退是一种时间依赖性的损伤，随访时间越长，激素异常概率越高。Colevas 等学者报道了 118 例接受手术及放化疗的头颈部肿瘤患者放疗后 6 个月及 1 年发生甲状腺功能减退的概率为 14% 及 27%。Sommat 等报道了 102 名接受 IMRT 的鼻咽癌患者放疗后 1 年及 2 年发生甲减的概率分别为 33% 及 44.5%。Tell 等报道 308 例头颈部鳞癌患者放疗后 5 年、10 年发生甲状腺功能减退的概率分别为 20%、27%。尽管各中心报道的数据差异较大，但仍能提示我们甲减的发生与随访时间显著相关。

（四）放疗前甲状腺体积

Boomsma 等学者近期关于甲状腺 NTCP 模型的分析提出放疗前甲状腺体积（OR：0.826/cm^3）以及甲状腺平均剂量（OR：1.064/Gy）是造成放疗后甲状腺功能减退的最佳预测参数。Ronjom 等提出的 NTCP 模型在排除时间因素的影响后进一步验证了前者的理论，并根据不同的甲状腺体积提出了具体的剂量限制要求。他们的模型指出，当放疗前甲状腺体积分别为 10cm^3、15cm^3、20cm^3、25cm^3 时，相应的 D_{50} 分别设定为 35.4Gy、47.7Gy、60.1Gy、72.4Gy。Chyan 等的研究则进一步指出放疗前甲状腺体积 <8cm^3 的患者应当给予更严格的剂量限制，但由于样本量较小，他们并没有给出具体的结果。

二、剂量学因素

多数学者认为放疗诱导的甲状腺损伤是一种剂量依赖性的损伤，但是关于甲状腺的剂量限制一直没有统一定论。Emami 等研究者人为地设定甲状腺功能减退前提条件是至少三分之二的甲状腺组织被破坏。他们认为如果全部甲状腺体积受到照射，5 年内发生临床型甲减在 45Gy 时为 8%，60Gy 时为 13%，70 Gy 时上升到了 35%。近年来 IMRT 的应用使得我们对于甲状腺剂量参数的估计较以往更加准确具体。作为并联器官，甲状腺的平均剂量 Dmean 或者受照体积被证实是影响甲减发生的重要因素。

Boomsma 及 Ronjom 等研究者提出的 NTCP 模型均认为甲状腺的平均剂量 Dmean 是最重要的参数之一，模型预测 Dmean 每增加 1Gy，甲减的相对风险值 OR 分别为 1.064 和 1.12。多数学者认为甲状腺的平均剂量 Dmean 有效阈值在 40~50Gy。Bakhshandeh 等也指出平均剂量模型预测能力最强，且 D_{50} 设定为 44Gy。Vogelius 在 2011 年发表的 Meta 分析汇总了 4 项临床研究的 1027 例患者数据，设定导致 50% 患病风险的平均剂量阈值为 45Gy。复旦肿瘤中心的经验是限制甲状腺平均剂量在 45 Gy 以下，通过 Cox 比例风险模型计算得到的甲减的风险比 HR 下降为 0.2。

除去甲状腺的 Dmean 外，受照体积也是影响甲减发生的重要因素。多数关于头颈部肿瘤的研究建议限制超过 40~45Gy 的照射体积，而多数霍奇金淋巴瘤的研究则认为应限制超过 25~30Gy 的体积。Sommat 等的研究结果显示 V_{40} 是有意义的指标，建议限制 V_{40} 在 85% 以下。Cella 等研究者对霍奇金淋巴瘤患者的长期随访表明 V_{30} 是影响甲减发生的独立预后因素，根据 ROC 曲线得出，V_{30}>62.5% 与 V_{30}<62.5% 的患者相比患有甲减的概率分别为 70.8% 及 11.5%（OR 12.6）。

第五节　观测终点与严重程度分级

目前放疗导致的甲状腺功能减退主要采用主要不良事件评价标准即 CTCAE 标准（表 24-5-1）。后期放射损伤评分标准即 RTOG/EORTC 标准，但该标准并没有对甲状腺的放射性损伤做出相应说明。

此外，也可应用 LENT/SOMA 放射性损伤评估量表的相关部分进行评定（表 24-5-2）。

表 24-5-1　不良事件评价标准 CTCAE V4.0

分级	毒性反应
1	无症状：仅临床检查或诊断所见；无需治疗
2	有症状：甲状腺激素替代治疗；日常生活活动受限
3	严重症状：影响个人日常生活活动；需要住院治疗
4	危及生命：需要紧急治疗
5	死亡

甲减：甲状腺产生甲状腺激素减少所致的疾患

表 24-5-2　LENT/SOMA 放射性损伤评估量表

放射性损伤评估	1 级	2 级	3 级	4 级
主观评估				
代谢系统	偶发寒战	中度寒战	需提供保暖支持	
消化系统	偶发便秘	中度便秘	顽固性便秘	
体重	体重增加≥ 50%	体重增加 <10%	体重增加 <10%	
皮肤状态		中等程度干燥不适感	顽固性干燥不适感	
体能状态	偶发疲乏	中等程度疲乏	持久性疲乏	
客观评估				
面部		不易察觉的面部肿胀及口唇增厚	明显的面部肿胀及口唇增厚	
语言功能		较难察觉的声音嘶哑及语速减慢	明显的声音嘶哑及语速减慢	
皮肤温度		较正常稍低	明显低于正常	
毛发		毛发干燥，较难梳通	毛发分叉、易碎、脱发明显	
甲状腺结节				可触及
心率			明显减慢	
对症处理				
符合以上所有症状		甲状腺激素替代治疗		
甲状腺结节			手术 / 放射性同位素治疗	
实验室检查结果分析				
T_4 基数值	正常范围	较正常值降低 0%~50%	较正常值降低 >50%	

分级：将 13 项 SOM 参数汇总评分（0~4 分，0 为无相关毒副反应，按照程度依次递增）；LENT 评分为 13 项 SOM 总分与 13 的比值

第六节 预防与治疗

一、治疗方案

（一）临床甲减

临床甲减的治疗目标是甲减的症状和体征消失，TSH、FT_4、TT_4维持在正常检测值范围。

左甲状腺素（L-T_4）是本病的主要替代治疗药物。此药是人工合成的甲状腺制剂，长期经验证明该药具有疗效可靠、不良反应小、依从性好、肠道吸收性好，治疗成本低廉等优点。L-T_4治疗甲状腺功能减退的基本原理是利用外源甲状腺素T_4在机体外周组织转化成为具有活性的T_3发挥生理功能。L-T_4的半衰期为7天，血清浓度较为稳定，每日给药1次，服用时间首选早饭前1小时，与其他药物和某些食物的服用间隔在4小时以上，即可获得稳定的血清T_3、T_4水平。L-T_4的治疗剂量取决于患者的病情、年龄、体重，强调剂量个体化。一般来说成年甲减患者的替代剂量为50~200μg/d，平均每日125μg。按照千克体重计算则为每日每千克体重1.6~1.8μg；儿童所需剂量较高，每日每千克体重约为2.0μg；老年患者需求减少，约为每日每千克体重1.0μg。妊娠期妇女用量需要增加30%~50%。甲状腺癌术后患者需要大剂量替代，约为每日每千克体重2.2μg。

L-T_3也是人工合成的甲状腺激素制剂，其理论优势在于可以避免L-T_4向L-T_3转化的过程，生物活性是T_4的4倍，具有作用快的特点。但因其半衰期相对较短，持续时间段，不宜作为长期替代治疗的首选药物。目前并没有足够证据证明L-T_3优于L-T_4，且由于L-T_3用药剂量和用药时间要求有严格的依从性，如有剂量不足或剂量过剩，可能增加心脏和骨骼副反应的风险。因此目前不推荐单独应用L-T_3作为甲减首选替代药物。

干甲状腺素片中T_4与T_3比率显著低于人体甲状腺分泌的比率，且T_3含量相对不稳定，因此目前不推荐作为甲减首选替代药物。

重新建立下丘脑－垂体－甲状腺轴一般需要4~6周的时间。因此治疗初期，需要间隔4~6周来检测TSH及FT_4的浓度，根据结果调整L-T_4的剂量以达到治疗目标，之后需要每6~12个月复查上述指标。

（二）亚临床甲减

目前亚临床甲减是否需要治疗仍无定论。亚临床甲减因缺乏相应的临床症状和体征，诊断只能依靠实验室检查结果。诊断需要2~3个月重复测定血清TSH及FT_4、TT_4，如有TSH高于正常值且FT_4及TT_4正常方可确诊。

根据TSH水平可分为轻度亚临床甲减（TSH<10mIU/L）及重度亚临床甲减（TSH ≥ 10mIU/L）。重度亚临床甲减患者推荐给予L-T_4治疗，治疗目标和方法同临床甲减一致。为避免治疗L-T_4剂量过量导致心律失常及骨质疏松，治疗过程中应定期监测TSH。对于轻度亚临床甲减患者，如患者伴有甲减症状、TPO阳性、血脂异常或动脉粥样硬化疾病，推荐给予L-T_4治疗；否则不伴有以上情况者，建议定期监测随访。

二、预防方案

对于甲状腺的放射性损伤的防治，预防最为重要。放疗过程中，医生应当严格把握放疗适应证，给予合适的放射剂量，合理布局放射野范围，严格限制甲状腺的受照剂量，均有助于减少该并发症的发生。

近年的多项研究表明，甲状腺的平均剂量及放疗前甲状腺的体积是导致放疗后甲状腺功能减退的重要因素。此外，作为并联性的器官，尽可能地减少甲状腺的受照体积同样也会减少该并发症的发生。目前多数关于头颈部肿瘤的研究建议甲状腺的限量目标为 40~50Gy，但霍奇金淋巴瘤的研究者们则认为甲状腺应该有更严格的剂量限制，例如应当尽可能地减少 >30Gy 的受照体积。另外，有研究建议甲状腺的剂量限制要求应当根据不同的甲状腺体积来制定。复旦肿瘤医院的经验是在不牺牲靶区的前提下，限制甲状腺平均剂量在 45Gy 以内或者限制受照剂量 >45Gy 的体积在 50% 以下。但是考虑到目前数据来源、研究方案缺乏统一标准，因此开展工作仍需结合实际情况。

三、小结

甲状腺功能减退是头颈部肿瘤放疗最常见的晚期副反应之一。既往文献报道常规放疗条件下颈部受到照射患者的甲减发病率大多集中于 20%~30% 之间，常发生于放疗后 5 年以内，放疗后 2 到 3 年为该并发症发生的高峰时期。对比之下，近几年报道的 IMRT 治疗条件下该并发症的发生率则高达 40%~50%，且发生的中位时间为放疗后 1~2 年。基于接受 IMRT 治疗后患者发生甲减的概率不降反升，研究者推测可能的原因是患者接受了更高的放疗剂量及更大的单次分割剂量。同时也有多位学者的研究表明如果不对甲状腺加以限量，IMRT 的剂量学优势并没有在内分泌腺体的保护方面有所体现。

头颈部肿瘤放疗后的甲减多数为原发性甲减，可以是临床型甲状腺功能减退，表现为 TSH 增高而 FT_4 降低，并出现甲减的典型临床表现（轻者畏寒、皮肤干燥、情绪低下、体重增加，重度患者可有高胆固醇血症，甚至会出现意识障碍等）；也可以是亚临床型甲状腺功能减退，表现为只出现 TSH 增高而 FT_4 处于正常水平，无明显临床症状。文献报道大部分亚临床甲状腺功能减退会进展为临床型甲状腺功能减退，仅有一项关于儿童霍奇金淋巴瘤研究报道有约 20% 的患者 TSH 可恢复正常。两种类型的甲状腺功能减退都与心血管疾病、外周血管病、肥胖等的发生密切相关。所幸的是，甲状腺功能减退这一并发症可以通过药物来改善症状，使得患者甲状腺功能维持在正常水平。同时也有文献指出，尽早给予激素替代治疗可以减少有关慢性疾病的发生率，降低病死率。

多位学者的研究证实放疗诱导的甲状腺损伤呈现出一定的剂量 - 效应关系，但是甲状腺究竟受到多少剂量照射会导致甲减意见不统一。Boomsma 及 Ronjom 等研究者提出的 NTCP 模型仅纳入甲状腺体积以及甲状腺平均剂量 Dmean 作为最重要的预测参数。目前也有少数几项研究得出了相似的结论，认为设定 Dmean 低于 45 Gy 可以明显降低甲减发生的概率。复旦肿瘤中心的经验是限制甲状腺平均剂量低于 45 Gy，通过 Cox 比例风险模型得出的甲减风险比 HR 下降为 0.2。除此以外，同样对甲减影响较大的是受照体积。多数关于头颈部肿瘤的研究建议限制超过 40~45Gy 的照射体积，而多数霍奇金淋巴瘤的研究则认为应限制超过 25~30Gy 甚至更低剂量的体积。Cella 等研究者根据 ROC 曲线建议 V_{30} 小于 62.5%，Pinnix 等则建议 V_{25} 小于 63.5%。Sommat 等的限量目标则较为宽容，建议 V_{40} 控制在 85% 以下。复旦肿瘤中心的经验是限制 V_{45} 在 50% 以下。

头颈部肿瘤患者放疗后的随访工作应当加强甲状腺功能的检查，及早发现和治疗甲减，改善患者的生活质量。同时，应当合理设计靶区，在保证疗效的前提下酌情减少放疗剂量 / 范围，尽可能地保护甲状腺组织。

（应红梅　陆雪官　胡超苏）

参考文献

1. 王绿化，朱广迎．肿瘤放射治疗学．北京：人民卫生出版社，2016.
2. 王绿化，肿瘤放射治疗学．北京：人民卫生出版社，2018.
3. 李晔雄，肿瘤放射治疗学．北京：中国协和医科大学出版社，2018.
4. Li Y，Teng D，Shan Z，et al.Antithyroperoxidase and antithyroglobulin antibodies in a five-year follow-up survey of populations with different iodine intakes.J Clin Endo Metab.2008，93（5）：1751-1757.
5. Wu Y H，Wang H M，Chen H H，et al.Hypothyroidism after radiotherapy for nasopharyngeal cancer patients.Int J Radiat Oncol Biol Phys，2010，76（4）：1133-1139.
6. Diaz R，Jaboin J J，Morales-Paliza M，et al.Hypothyroidism as a consequence of intensity-modulated radiotherapy with concurrent taxane-based chemotherapy for locally advanced head-and-neck cancer.Int J Radiat Oncol Biol Phys，2010，77（2）：468-476.
7. Vogelius I R，Bentzen S M，Maraldo M V，et al.Risk factors for radiation-induced hypothyroidism：a literature-based meta-analysis.Cancer，2011，117（23）：5250-5260.
8. Su S F，Han F，Zhao C，et al.Treatment outcomes for different subgroups of nasopharyngeal carcinoma patients treated with intensity-modulated radiation therapy.Chin J Cancer，2011，30（8）：565-573.
9. Boomsma M J，Bijl H P，Langendijk J A.Radiation-induced hypothyroidism in head and neck cancer patients：a systematic review. Radiother Oncol，2011，99（1）：1-5.
10. Boomsma M J，Biji H P，Christianen M E M C，et al.A Prospective Cohort Study on Radiation-induced Hypothyroidism：Development of an NTCP Model.International Journal of Radiation Oncology Biology Physics.2012 ：e351-e356.
11. Cella L，Conson M，Caterino M，et al.Thyroid V30 predicts radiation-induced hypothyroidism in patients treated with sequential chemo-radiotherapy for Hodgkin's lymphoma.Int J Radiat Oncol Biol Phys，2012，82（5）：1802-1808.
12. Bakhshandeh M，Hashemi B，Mahdavi S R，et al.Evaluation of Thyroid Disorders During Head-and-Neck Radiotherapy by Using Functional Analysis and Ultrasonography.Int J Radiat Oncol Biol Phys，2012，83（1）：198-203.
13. Ronjom M F，Brink C，Bentzen S M，et al.Hypothyroidism after primary radiotherapy for head and neck squamous cell carcinoma：normal tissue complication probability modeling with latent time correction.Radiother Oncol，2013，109（2）：317-322.
14. Bakhshandeh M，Hashemi B，Mahdavi S R，et al.Normal tissue complication probability modeling of radiation-induced hypothyroidism after head-and-neck radiation therapy.Int J Radiat Oncol Biol Phys，2013，85（2）：514-521.
15. Carter Y，Sippel R S，Chen H.Hypothyroidism After a Cancer Diagnosis：Etiology，Diagnosis，Complications，and Management. The Oncologist，2014，19（1）：34-43.
16. Chyan A，Chen J，Shugard E，et al.Dosimetric predictors of hypothyroidism in oropharyngeal cancer patients treated with intensity-modulated radiation therapy.Radiation oncology，2014，9（1）：269.
17. Murthy V，Narang K，Ghosh-Laskar S，et al.Hypothyroidism after 3-dimensional conformal radiotherapy and intensity-modulated radiotherapy for head and neck cancers：prospective data from 2 randomized controlled trials.Head Neck，2014，36（11）：1573-1580.
18. Fan C Y，Lin C S，Chao H L，et al.Risk of hypothyroidism among patients with nasopharyngeal carcinoma treated with radiation therapy：A Population-Based Cohort Study.Radiother Oncol，2017，123（3）：394-400.
19. Sommat K，Ong W S，Hussain A，et al.Thyroid V40 Predicts Primary Hypothyroidism After Intensity Modulated Radiation Therapy for Nasopharyngeal Carcinoma.Int J Radiat Oncol Biol Phys，2017，98（3）：574-580.
20. Zhai R P，Kong F F，Du C R，et al.Radiation-induced hypothyroidism after IMRT for nasopharyngeal carcinoma：Clinical and dosimetric predictors in a prospective cohort study.Oral Oncol，2017，68 ：44-49.
21. Pinnix C C，Cella L，Andraos T Y，et al.Predictors of Hypothyroidism in Hodgkin Lymphoma Survivors After Intensity Modulated Versus 3-Dimensional Radiation Therapy.Int J Radiat Oncol Biol Phys，2018，101（3）：530-540.

第二十五章 涎腺的放射损伤

第一节 概　　述

涎腺，即唾液腺，包括大、小唾液腺体两类，其中大唾液腺有 3 对腺体：腮腺、舌下腺和颌下腺；小唾液腺遍及口腔和咽部。正常人体每天产生的唾液总量约 1000~1500ml，其中腮腺的分泌量占唾液总量的 60%~65%，颌下腺占 20%~30%，舌下腺占 2%~5%。静息时约 70% 的唾液由下颌下腺分泌，25% 由腮腺分泌，5% 由舌下腺分泌。刺激时唾液主要由腮腺产生。腮腺为纯浆液性腺体，分泌液中含有唾液淀粉酶；下颌下腺是以浆液性为主的混合性腺体；舌下腺则是以黏液性为主的混合性腺体。涎液中的水和黏液起润滑口腔、软化食物、保护黏膜的作用，唾液淀粉酶可分解食物中的淀粉。此外唾液中还含有溶菌酶、SIgA 等，具有免疫作用。灵长类动物唾液腺的构成主要包括：生产唾液黏液和浆液的腺泡细胞、驱动唾液流动的肌上皮细胞、修饰唾液构成和输送唾液到口腔的导管系统。唾液的产生是由胆碱能、肾上腺能神经纤维刺激和支配腺体的血管间接参与共同完成的。

头颈部的解剖特点决定了放疗在头颈部肿瘤治疗中的重要作用，约 60%~80% 原发或转移性头颈部肿瘤患者会接受放疗。头颈部肿瘤患者在接受放疗 / 同期放化疗 / 靶向治疗或者术后放疗等治疗后，5 年生存率大约在 50% 左右。由于涎腺器官靠近原发性肿瘤和转移性淋巴结，放疗时涎腺通常不可避免的受到照射，因此接受头颈部肿瘤放疗的患者均会出现不同程度的唾液腺功能损伤，其中大约 70% 的患者由于唾液腺功能逐渐丧失而发展为症状性唾液分泌减少。放射性唾液功能损伤在放射治疗的第 1 周就可以观察到，并且在患者以后的生命中持续存在，唾液腺损伤所致的口干症是头颈部肿瘤放疗患者最常见和影响最大的并发症之一。唾液腺受到照射后，唾液流率下降、pH 下降、黏稠度发生改变，这些变化会导致口腔烧灼感或疼痛感，口臭，味觉敏感度变化，咀嚼、吞咽发音功能损害，增加龋齿和放射性骨坏死的危险性，增加口腔和唾液腺细菌、真菌感染的机会。在长期存活的头颈部肿瘤患者中，由于涎腺功能损伤导致的口干症严重影响患者的生活质量和社交活动。

第二节 病理生理学机制

Coppes 等通过对小鼠的涎腺照射后功能和结构变化的研究，建议将放射诱导的涎腺功能损伤分为四个阶段。第一阶段（0~10 天），特点是唾液流率迅速减少，不伴有淀粉酶分泌量和腺泡细胞的减少。第二阶段（10~60天），特点是淀粉酶分泌量和腺泡细胞的减少。第三阶段（60~120天），特点是唾液流率、淀粉酶分泌量和腺泡细胞均保持稳定。第四阶段（120~240天），特点是腺体功能持续恶化，但腺泡细胞的数量增加，尽管细胞的形态差。小鼠颌下腺也观察到同样的变化，但在人体上，这类研究尚未开展。

放射治疗如何影响涎腺功能尚未明确。从涎腺的细胞构成看，腺泡细胞不属于细胞分裂活性高的早反应组织，但它们对辐射表现出早期反应（图25-2-1）。

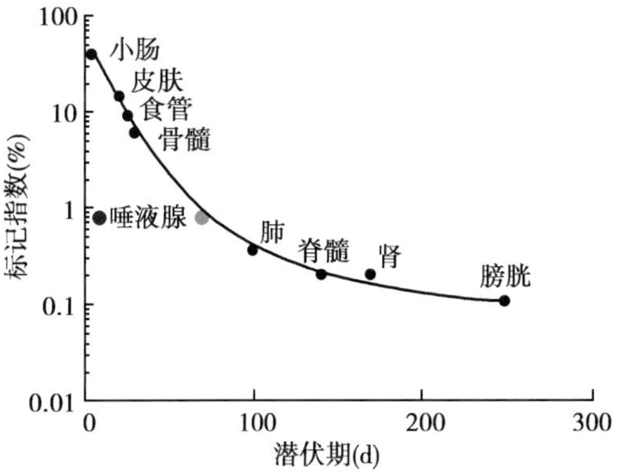

图25-2-1　细胞标记指数与放射损伤潜伏期的关系

放疗后唾液的量和成分很早就会发生变化（红点位置），这些改变类似小肠等标记指数高的早反应组织（潜伏期短）。而实际观察到腺泡细胞的死亡（灰色点），其潜伏期接近肺组织，与晚反应组织类似

目前认为放射使腺泡细胞的质膜损伤、信号传导通路破坏，是造成放射后唾液流率减少的原因。然而，这种机制并不能解释多年以后持续唾液分泌不足。通过对放射引起唾液腺的大体改变和微观变化的研究，发现腺泡损失与慢性腺体功能障碍之间存在密切关系。

一、腺体的大体改变

放射治疗导致唾液腺的大体结构发生改变。Ricchetti等在放射治疗期间测量了腮腺和下颌下腺的体积，发现在放疗的第一周腺体的体积显著减小。Fiorentino等观察到接受调强放射治疗（intensity modulated radiation therapy，IMRT）的患者腮腺的体积呈线性下降，照射剂量范围为24.9~37Gy时，相当于治疗第20天，腺体体积减少了30%。Nagler等以2.5~15Gy剂量照射大鼠，发现腮腺和下颌下腺的重量均减少，且这种减少与照射剂量成比例，腮腺和下颌下腺的重量分别下降到初始值的60%和40%。以70Gy剂量照射小型猪，其腮腺和下颌下腺的体积减少50%~60%，组织学分析证实存在腺泡萎缩。头颈部肿瘤调强放射治疗时，临床上发现腮腺的体积变化在放疗第1~2周最为明显，在4~5周时达到相对稳定状态。（图25-2-2）

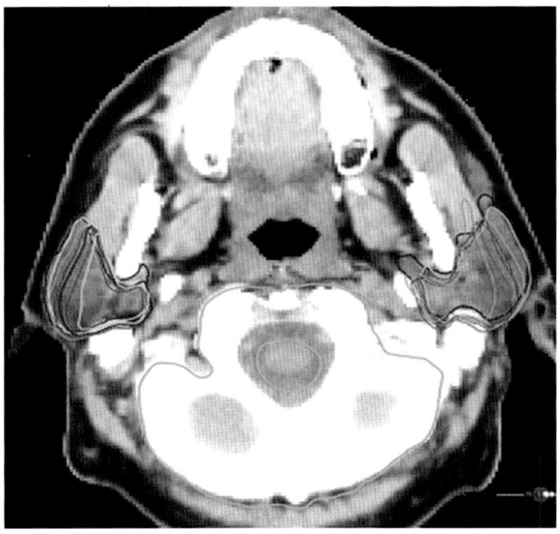

图25-2-2　放射治疗过程中腮腺体积的变化

放射治疗过程中，每周行1次CT-on-Rail扫描，重新勾画腮腺组织，将所得图像采用骨性配准模式与治疗前计划图像配准后，显示腮腺组织在治疗过程中的变化情况，图中腮腺区域每一条颜色的线条代表每一周腮腺的位置。可以看出，腮腺的体积在治疗过程中不断缩小，而且主要是从腮腺浅叶向中心缩小，前后内界基本不变

二、腺体的微观变化

很多研究针对放射所致唾液腺体的微观改变，在腺体组织中观察到急性和晚期的微观改变，特别是细胞死亡、细胞质空泡化、血管再生、纤维组织形成和水肿的变化。

（一）细胞死亡

放射治疗引起的腺泡细胞死亡导致其数量减少。细胞死亡不仅表现为受照射组织中腺泡细胞数量的明显减少，还表现为细胞凋亡的存在以及其他细胞核和细胞质的变化。

凋亡细胞数的增加被认为是放射治疗引起的唾液腺功能障碍的主要原因。细胞凋亡是一种快速发生的现象，其通过细胞收缩和染色质凝缩的形态鉴定，形成凋亡小体，后被巨噬细胞吞噬而不引发炎症反应。凋亡的激活由外源（细胞质）或内源（线粒体）通路发生。细胞凋亡与电离辐射引起的线粒体变化有关。凋亡信号如 DNA 损伤、生长因子的缺失和缺氧引起线粒体膜的通透性改变和细胞色素 C 释放到细胞质中。还有细胞内失稳态、活性氧的产生和 ATP 合成的中断。高水平的活性氧进一步增加了线粒体膜的通透性及 Caspase-9 和 Caspase-3 的活化。凋亡诱导因子也参与细胞凋亡，它们独立于 Caspase-9 的作用，活化后被移位到细胞核上导致染色质凝固和 DNA 断裂。

细胞核和细胞质的变化，例如细胞体积增加、染色质凝聚、细胞质分解和质膜完整性破坏，是细胞坏死的特征，这是由损伤引起的被动细胞死亡的过程。在这个过程中，细胞破碎后细胞内容物被释放，产生局部炎症反应。

（二）细胞质空泡化

细胞质的空泡化是在缺乏营养、感染和氧化应激的情况下诱发的。受照射动物的唾液腺中存在细胞质空泡化。Stephens 等用 12.5Gy 和 15Gy 剂量照射猴，72 小时后其腺体中发现了空泡细胞。

（三）血管密度和血流量改变

对受照射动物的唾液腺研究，结果显示血流量和血管分布发生变化，这些变化被认为是造成组织损伤的因素之一。Xu 等以 25 Gy 剂量照射小型猪，4 小时后发现腮腺血流量下降了 40% 以上；腺体微血管密度在放射后 24 小时降低约 25%，两周后降低 36%；并且观察到凋亡内皮细胞数量显著增加。血流量下降和血管密度降低导致乏氧，从而使得腺泡细胞的再生和存活能力下降，最终出现腺泡萎缩。

（四）腺体纤维化

纤维化的特点是胶原蛋白、糖胺聚糖等细胞外基质成分过多。放射治疗是纤维化的媒介，由炎症、损伤和细胞死亡引起。上述的微血管损伤也通过组织缺氧来促进纤维化的初始刺激。位于电离辐射场内的健康器官中纤维组织形成，造成组织功能的丧失，是形成放射治疗后腺体慢性功能变化的原因。

（五）水肿

尽管在放射治疗后 6 周观察到腺体体积减少了 25%，但同时观察到了患者的腮腺和下颌下腺血管内和细胞外水增多。该研究提出了接受较高剂量放射的位置与水肿程度之间存在相关性。

三、分子机制

（一）p53

辐射诱导的凋亡似乎是通过 p53 依赖性途径介导的。DNA 损伤引起 *p53* 转录激活，导致细胞周期停滞和促凋亡基因如 *Bax* 和 PUMA 的活化。

Avila 等照射 *p53* 基因缺失的基因工程小鼠，并通过测定 Caspase-3 断裂研究凋亡的作用。分别用 1Gy、2Gy、5Gy、10Gy 照射动物，24 小时后评估腮腺。$p53^{+/-}$ 和 $p53^{+/+}$ 动物中凋亡细胞的发生率取决于辐射剂量。10Gy 照射下 $p53^{+/+}$ 动物中 Caspase-3 的断裂显著高于 $p53^{+/-}$ 动物中。而在 $p53^{-/-}$ 小鼠中没有观察到辐射诱导的细胞凋亡。$p53^{+/-}$ 和 $p53^{+/+}$ 组唾液流显著减少，而 $p53^{-/-}$ 组没有显示唾液流率的减少。

（二）蛋白激酶 B

在唾液腺泡细胞中，蛋白激酶 B 的表达导致鼠双分子克隆 2（murine double minute clone 2，MDM2）

的磷酸化，其抑制 *p53* 转录激活，从而抑制 DNA 损伤诱导的细胞凋亡。Limesand 等分别用 5Gy 照射表达蛋白激酶 B1 融合型激活突变体的转基因小鼠与野生型小鼠，24 小时后观察到转基因小鼠相比野生型小鼠凋亡细胞减少。暴露于 0.25~5Gy 照射剂量的蛋白激酶 B 突变体小鼠的腺泡细胞与野生型小鼠细胞相比也显示出对辐射的抵抗性。

（三）胰岛素样生长因子 -1

胰岛素样生长因子 -1（insulin-like growth factor-1，IGF-1）在唾液腺中的放射防护作用已经在几项临床前研究中证实。Limesand 等证实 IGF-1 刺激唾液腺中的内源性蛋白激酶 B 活化。在小鼠中静脉给予 IGF-1，5 分钟后观察到高水平的蛋白激酶 B 活化。放疗后 24 小时，用 IGF-1 处理的动物显示 4% 的凋亡细胞，而对照组显示 13% 的凋亡细胞，IGF-1 组显著低于对照组。放疗后 3 天和 30 天分别测量唾液流率，IGF-1 组与未照射组相比，唾液流率无降低。

已经表明，在 IGF-1 预处理的小鼠辐射后的腮腺中，ΔNp63 蛋白的减少促进 p53 介导的 p21 表达增加，导致 G_2/M 停滞。p21 启动子中 ΔNp63 与 *p53* 应答元件的竞争性结合可将 *p53* 引导到其他启动子，由此解释 *p53* 靶基因的选择性激活以及细胞死亡或细胞周期停滞程序的启动。IGF-1 预处理小鼠的细胞周期停滞促进辐射后的 DNA 修复，从而阻碍凋亡。

（四）α_1- 肾上腺素受体和毒蕈碱 - 胆碱受体信号分子通路、水通道蛋白 -1 基因及水通道蛋白 -5 基因

涎液的水样分泌是受 α_1- 肾上腺素受体和毒蕈碱 - 胆碱受体信号分子通路共同介导的。辐射前联合应用苯肾上腺素（α_1- 肾上腺素受体激动剂）和氨基甲胆碱（M_3 毒蕈碱 - 胆碱受体激动剂）可减少早期和后期大鼠的腮腺损伤，其相关机制可能与 PLC/PIP2 第二信使通路有关。

水通道蛋白 -1 基因（aquaporin-1 gene，AQP1）及水通道蛋白 -5 基因（aquaporin-5 gene，AQP5）是涎腺细胞膜上重要的水通道蛋白，介导涎液中水的主动运输。在辐射后的小型猪和大鼠中，AQP1 及 AQP5 的蛋白质表达均显著降低。经导管将人 AQP1 基因转染至小型猪的腮腺，发现可明显促进放射损伤后尚有功能的导管细胞分泌涎液。

（五）干细胞 / 祖细胞

在许多研究中已经发现唾液腺干 / 祖细胞的存在，但对唾液腺干 / 祖细胞的分化关系和调节机制了解很少。有证据表明，能够增殖和分化的细胞驻留在唾液腺的管道内，可能代表有效的唾液腺干 / 祖细胞群体。因此，将放疗前提取的唾液腺干 / 祖细胞在放疗后替换给患者，可以增加唾液腺的再生潜力，恢复组织稳态。

Feng 等研究了人唾液腺干细胞的存在和体外潜力。在人类唾液腺中，和小鼠一样，具有干细胞样特性的 c-Kit$^+$ 细胞仅在排泄管中检测到。人类唾液腺细胞中小细胞聚集体的形成与小鼠中非常相似。Lombaert 等研究了使用唾液腺干 / 祖细胞移植恢复放射诱导的唾液腺功能受损的方法。从小鼠的颌下腺中分离唾液腺细胞，体外培养为小细胞聚集体，其中含有表达干细胞标志物 Sca-1、c-Kit 和 Musashi-1 的细胞。移植后 90 天，导管结构形成。移植腺体的形态与未照射的腺体相似，观察到大量腺泡细胞。此外，观察到唾液流的显著增加。研究者还分离了人唾液腺细胞，并观察到人类细胞显示出与小鼠细胞相同的行为，其中在导管腔室中还检测到干细胞，并且与小鼠细胞一样，表达干细胞标记物 c-kit。

第三节　临 床 表 现

涎腺是人体对放射性极其敏感的器官之一，同一涎腺因其细胞结构不同对放射线的敏感性也不同。浆液性腺泡细胞对放射线较为敏感，黏液性腺泡细胞次之，导管细胞对放射线相对有一定的抵抗力。在放射线照射后 1~10 天，涎腺呈急性炎症过程，主要表现为腺体的急性肿胀，唾液分泌量可减少至正常状态下的 50%~60%，唾液淀粉酶和 pH 也显著降低，SIgA 分泌增多。在放射线照射后 14 天至数年间，涎腺呈持续慢性炎症过程，涎腺流率持续减少，黏稠度增加。涎液中蛋白质分泌异常，淀粉酶分泌量及活性持续降低，SIgA 分泌减少。基于涎腺在放疗过程中的不同反应，其临床表现在治疗过程中和治疗后有所不同。

治疗过程中，主要表现为唾液分泌量减少、黏液痰、口干、口腔烧灼感。治疗以后的随访过程中，常规放射治疗时由于唾液腺接受了不可逆损伤的剂量照射，唾液腺功能不能恢复，口干症状持续存在，并伴发其他临床症状，如口臭、味觉敏感度变化，吞咽、咀嚼和语言困难，放射性龋齿和骨坏死，义齿不适和无法保留，或伴有细菌性涎腺炎、机会性真菌（如白色念珠菌）感染等。晚期会出现营养摄入减少和体重减轻，严重影响其生活质量及社交能力，心理情绪低落，甚至发生焦虑、抑郁症表现。

第四节　临床相关影响因素

一、患者因素

患者的年龄、放疗前唾液功能、受教育程度等因素与涎腺的放射性损伤发生风险相关。中国台湾 Lee 等研究发现接受放疗的老年鼻咽癌患者发生口腔干燥症的概率要比年轻患者高。老年患者更可能使用药物，并可能合并影响和减少唾液产生的并发症。放疗前存在唾液功能异常的患者放疗后发生口腔干燥症风险更高。而受教育程度较高的患者发生口腔干燥症对生活质量的影响较低。因此，在临床实践中，我们应该更加关注老年人、教育程度较低以及放疗前存在轻微涎腺症状的患者。

二、剂量 – 体积效应关系

涎腺组织属于并联器官，其功能损伤与受到的照射体积和剂量密切相关（图 25-4-1）。了解涎腺放射损伤的剂量 – 体积效应关系，对制定合适的放射治疗计划，降低涎腺受照射剂量，保护涎腺功能，提高患者治疗后生活质量非常重要。

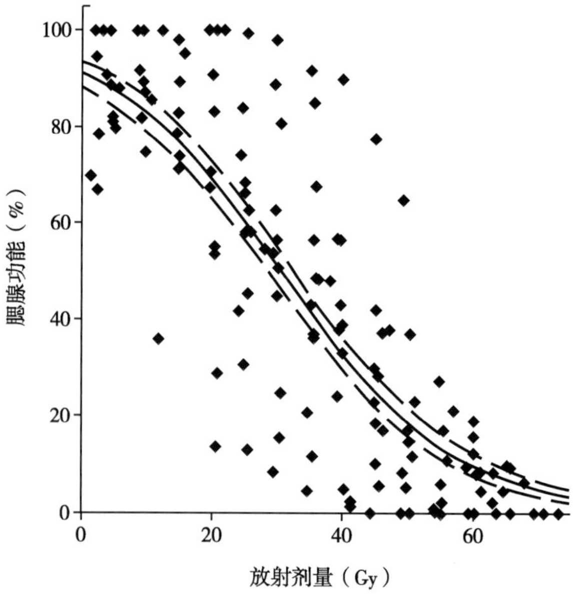

图 25-4-1　腮腺剂量与腮腺功能的关系

Kouloulias 等分析了 4587 例头颈部鳞癌患者放疗后的生存和治疗相关毒副作用。其中口咽癌占 41%，鼻咽癌占 37%，口腔癌占 6%，喉 / 下咽癌占 15%，其他部位恶性肿瘤占 1%。56% 患者接受同期放化疗，其中根治性放疗占 86%，术后放疗占 14%。

79% 患者接受 IMRT 技术，另外 21% 患者接受二维或三维放疗技术。IMRT 技术组和二维 / 三维技术组患者腮腺的平均剂量分别为 29.56 ± 5.45 Gy 和 50.73 ± 6.79Gy。其报道Ⅱ度以上口干和腮腺平均剂量的关系如图 25-4-2。

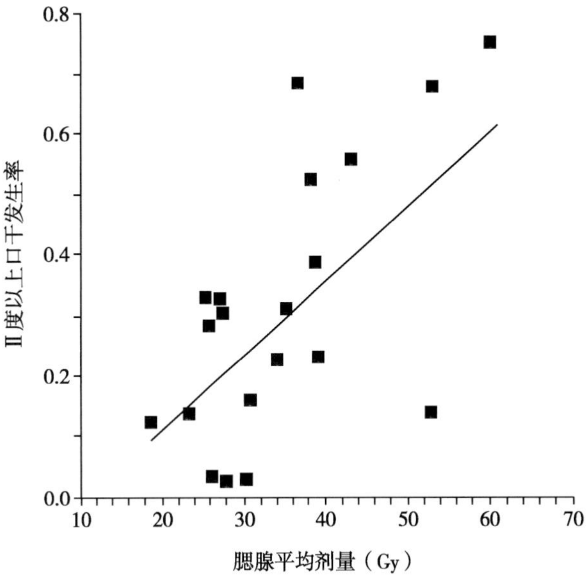

图 25-4-2　腮腺平均剂量与Ⅱ度以上口干发生率的关系

针对不同的临床观察终点，不同作者报告的剂量 - 体积效应关系有所差别。Eisbruch 等分析了适形 / 调强放射治疗在头颈部肿瘤中对腮腺的保护作用，并且分析了剂量 - 腮腺体积 - 功能的关系。当腮腺平均剂量≤ 24Gy（非刺激条件）或 <26Gy（刺激条件下）时，腮腺大部分功能得以保护而且随放疗后时间推移可持续恢复，非刺激条件下腮腺分泌量平均可恢复到照射前的 76%，刺激条件下腮腺分泌量平均可恢复到照射前 114%。反之若超过此阈剂量时腮腺分泌量将很难恢复。在阈剂量水平以下时唾液分泌量不会因为平均剂量升高而降低。部分腮腺受照射时，腮腺功能保全的阈剂量不同，当受照射腮腺的体积分别为：67%、45% 和 24% 时，阈剂量分别为 15Gy、30Gy 和 45Gy。根据正常组织并发症概率（normal tissue complication probability，NTCP）模型推算的 $TD_{50/5}$（致 5 年并发症发生率为 50% 的均匀剂量）为 28.4 Gy。Munter 等发现当腮腺的平均剂量高于 26Gy 或 30Gy 时，照射前后腮腺分泌量相对变化很大。当以照射后腮腺分泌量下降 50% 和 75% 为观测指标时，剂量 - 效应曲线显示，出现概率为 50% 的腮腺照射剂量分别为 34.8 ± 3.6Gy 和 40.8 ± 5.3Gy。Chao 等分析了 41 例头颈部肿瘤患者的腮腺受照射剂量与功能的关系，腮腺受到的剂量从 2~71Gy 不等，根据不同的数学模型推算，作者认为受刺激后的腮腺分泌量随着剂量增加呈指数下降，下降速率为腮腺平均剂量每增加 1Gy 其分泌量下降 4%。因此，如果双侧腮腺平均剂量 <16Gy，那至少会保存治疗前腮腺分泌量的 50%；如果平均剂量为 32Gy，那么只能保存治疗前腮腺分泌量的 25%。Bussels 等分析了 16 例接受腮腺功能保护照射技术的头颈部肿瘤患者，采用单光子发射断层扫描技术检测腮腺照射前后的功能变化，并分析其与照射剂量的关系。作者发现，即使腮腺只受到 10~15Gy 照射，腮腺分泌量也可以下降 50% 左右，照射后 7 个月，腮腺分泌量下降 50% 的剂量为 22.5Gy。在临床实践中，应该尽量使腮腺受到的剂量低于阈值 22.5Gy。多数作者认为，要保护腮腺功能，腮腺平均剂量需要控制在 16~26Gy 以下。也有作者报道较高剂量也能保护腮腺功能，如 Kwong 等报告了在 30 例早期鼻咽癌（$T_1N_{0-1}M_0$）患者中调强放射治疗对腮腺功能的保护情况，GTV 处方剂量为 68~70Gy/34f，PTV 处方剂量为 64~68Gy，腮腺的平均剂量为 38.8Gy。19 例患者在放疗前和放疗后 2 个、6 个、12 个、18 个、24 个月分别测定总的刺激性唾液分泌量和刺激性腮腺分泌量。调强放射治疗后 1 年时，47.1% 患者的刺激性腮腺分泌量和 60% 患者的刺激性唾液分泌量恢复到放疗前 25% 以上水平；放疗后 2 年，该患者比例分别上升至 71.4% 和 85.7%。唾液腺的 pH 和缓冲能力也随时间恢复。

Mariz 等以Ⅲ度口干为观测终点，采用 Lyman-Kutcher-Burman（LKB）和相对连续性模型（relative seriality models）分析了 59 例接受调强放疗的头颈部鳞癌患者在治疗后 3 个、6 个、12 个月口干和腮腺剂量体积的关系。研究发现大多数患者的口干恢复在治疗后 1 年达到平台。在治疗后 3 个、6 个、12 个月，50% 患者的刺激状态下腮腺分泌量达到治疗前 25% 以上水平的剂量，LKB 模型中分别为 21.4Gy、

27.8Gy 和 41.6Gy，相对连续性模型中分别为 20.0Gy、26.3Gy 和 40.0Gy，这两个模型的预测值基本一致。Houweling 等在 347 例接受常规和调强放疗的头颈部肿瘤患者中，分别采用 LKB 模型、平均剂量模型、相对连续性模型、临界体积模型（the critical volume model）、并联功能亚单位模型（the parallel functional subunit model）和剂量 – 阈值模型（the dose-threshold model）研究放疗后 1 年腮腺功能与剂量的关系，发现这六个模型都可用，其中平均剂量模型更优。在这些模型中，以刺激状态下腮腺分泌流率为治疗前 25% 为腮腺并发症的阈值，腮腺损伤 TD_{50} 的平均剂量为 39Gy。Dijkema 等使用 LKB 模型前瞻性分析 222 例患有头颈部恶性肿瘤并接受常规或调强放疗的患者在放疗前和放疗后 1 年刺激状态下的腮腺唾液流量与腮腺平均剂量的关系，同样定义放疗后 1 年腮腺唾液流量 < 放疗前的 25% 为腮腺并发症，该研究建立腮腺正常组织并发症概率（NTCP）曲线用于放射治疗的实践，该曲线显示 TD_{50}（导致 50% 并发症概率的平均剂量）为 39.9Gy，治疗计划限制腮腺平均剂量为 25~30Gy 时，放疗后 1 年的腮腺并发症发生率为 17% ~26%。这些研究对目前调强放射治疗时腮腺处方剂量的限定具有指导意义，RTOG 0225 方案对腮腺处方剂量的规定是平均剂量小于 26Gy（至少一侧腮腺满足要求），或者两侧腮腺总体积中至少 20cc 少于 20Gy，或者至少 50% 腮腺剂量小于 30Gy（至少一侧腮腺满足要求）。中国医学科学院肿瘤医院对腮腺的要求是 50% 腮腺体积剂量小于 35Gy。

临床工作中正常组织效应定量分析（quantitative analyses of normal tissue effects in the clinic，QUANTEC）是近期放射治疗领域共同努力完成的一个评估工具，包括对正常组织毒性数据集的综述和总结，以及建议剂量 – 体积治疗计划指南。用来指导三维适形 / 调强放射治疗的计划设计，避免发生毒副反应。限制严重口干症发生率的 QUANTEC 指南参数有：至少一侧腮腺应该接受平均剂量≤ 20Gy，或者两侧腮腺接受平均剂量均应≤ 25Gy。Moiseenko 等观察到腮腺平均剂量降低到 20~25Gy 的计划很少，因此将 QUANTEC 20/25 指南修改为 20/20 规则，认为修改后的规则在临床上治疗计划优化（限制对侧腮腺≤ 20Gy）和回顾分析治疗计划方面更好使用。Lee 等通过分析 95 例鼻咽癌患者和 142 例头颈部肿瘤患者的生活质量问卷调查数据集验证了 QUANTEC 指南，并建议改良的 QUANTEC 20/20Gy 腺体保护指南适合于头颈部鳞状细胞癌亚组的患者临床使用，可以有效避免口干症；QUANTEC 25Gy 指南适合鼻咽癌亚组的患者。表 25-4-1 总结了部分作者报道的头颈肿瘤放射治疗后涎腺功能的剂量体积效应关系。

表 25-4-1 放射治疗后口干的剂量 – 体积效应关系

作者	病例数（n）/ 随访（月）	靶区剂量（Gy）	评估指标	剂量 – 体积参数	
				非刺激状态	刺激状态
Eisbruch，1999	88/1~12	58~72	刺激和非刺激的唾液流率	平均剂量 ≤ 22~25Gy V_{15}<66% V_{30}<43% V_{45}<26%	平均剂量 ≤ 25~26Gy V_{15}<67% V_{30}<45% V_{45}<24%
Maes，2002	39/1~4	66~70	唾液排泄分数 刺激流量 ^{99m}Tc 闪烁扫描		平均剂量 ≤ 20Gy
Blanco，2005	55/6；29/12	50~71	刺激唾液流率	—	平均剂量 ≤ 28.5Gy
Li，2007	142/1~24	60~75	刺激和非刺激的唾液流率	平均剂量 ≤ 25–30Gy	平均剂量 ≤ 25~30Gy

续表

作者	病例数（n）/随访（月）	靶区剂量（Gy）	评估指标	剂量－体积参数	
				非刺激状态	刺激状态
Houweling，2010	347/12	未描述	刺激唾液流率		TD_{50} 39Gy
Dijkema，2010	222/12 348 侧腮腺	60~75	刺激唾液流率		TD_{50} 39.9Gy
Lee，2013	95 鼻咽癌 /3，6 个月 142 头颈鳞癌 3，6 月	65.0~77.4 54.0~77.4	问卷调查 Ⅲ度口干	3 个月平均剂量 25Gy 3 个月平均剂量 20Gy	

下颌下腺的辐射剂量也会影响唾液功能。在赫尔辛基大学的一项研究中，患者在保护一侧下颌下腺（平均剂量 26Gy，范围 21~34 Gy）时平均非刺激状态唾液流量是治疗前的 60%，未保护下颌下腺时该流量是治疗前的 25%（P=0.006）。然而，颌下腺的保护并不影响刺激状态唾液流速。另一项研究表明，保护颌下腺（平均剂量为 20.4Gy，V_{30}=14.7%）相比于未保护颌下腺（平均剂量 57.4Gy 和 V_{30} =99.8%）时唾液流量恢复有更好的趋势。阿姆斯特丹 Vrije 大学的研究证实下颌下腺平均剂量是影响唾液黏性感觉的一个重要变量。除了下颌下腺剂量和腮腺剂量外，多项研究显示口腔剂量（包含小唾液腺）也具有预测性；虽然没有观察到明确的阈值，但口腔平均剂量 <40Gy 与口腔干燥症的低发生率相关。

三、联合化疗

化疗被认为是一个可能会影响口腔干燥症发生风险的非放疗剂量因素。Al-Mamgani 等和 Little 等研究表明化疗的使用与患者报告的口腔干燥症相关并增加其发生风险。然而，Deasy 等、Moiseenko 等和 Lee 等认为化疗的使用通常与口干风险无关，即化疗与观察到口干症的风险之间没有关联。由于缺乏标准化的登记方法、样本量小、研究周期相对较短以及不同的治疗方案和潜在的癌症诊断，当前化疗对唾液腺功能影响的文献难以得出任何确凿的结论。化疗方案可能是患者报告的口腔干燥症的一个危险因素，与化疗方案的可能相关性需要在未来进行调查。

第五节　评估方法及诊断标准

目前有很多种方法从不同层面评估放射诱导的涎腺损伤。包括组织结构评估方法（即组织学评估、X 线造影、CT、MRI 和超声检查）；功能学评估方法（即唾液测量、$^{99m}TcO_4^-$ 核素显像、MR 弥散加权成像和涎管成像）；临床和生活质量评估（即观察者评估的毒性分级和患者报告的评估）以及数学预测模型等方法。

一、组织结构评估

组织结构评估需取活组织检查，因其有创性临床运用受限。X 线造影即通过对涎腺导管逆行插管，将对比剂（如碘化油）引入腺管内，使之产生对比显影，从而提供腺管的形态学信息的检查方法。该检查为有创操作，导管插入术和注入造影剂可引起导管损伤、腺泡破裂等严重并发症，检查的风险高，而且受操作者经验、药物浓度等影响；并存在一定的失败率和禁忌证，患者依从性差。

CT、MRI 和超声检查即通过对腺体形态观察、大小测量进行评估，但与涎腺功能的相关程度尚不明确，因此应用价值有限。

二、功能学评估

（一）唾液流率测定

唾液流率的测定分单个腺体唾液收集和全唾液收集。通过计算单位时间的唾液量，即唾液流率，来评价涎腺的功能。受试者在给定时间内（通常为5分钟）产生的唾液量来评估全口唾液功能，有非刺激状态（静息）和刺激状态唾液流率两种评估方法。静息状态下唾液总流率反映涎腺的基础分泌情况，可采用的测定方法有滴取法、吐取法、吸引法等。刺激状态下唾液总流率多采用酸刺激法、咀嚼刺激法等，主要反映涎腺的储备功能。唾液腺流率的测定作为一种客观评价方法被用于临床，但放疗后患者唾液量少，且唾液中还包括食物残渣、破碎细胞等非唾液成分，又容易受饮水、季节、昼夜分泌等影响，操作和收集烦琐，测量误差大。对于全口唾液流率的测量，各家报告的标准偏差约为20%~30%。

（二）$^{99m}TcO_4$ 核素显像

核素 $^{99m}TcO_4$ 清除率测定法是利用唾液腺细胞可以摄取和排泌高锝酸盐的机制对其进行评估。正常唾液腺的间叶导管上皮细胞可将血液中的高锝酸盐（$^{99m}TcO_4-$）主动摄取到细胞内，而后逐渐排泌到管腔内并随腺泡分泌的唾液一起进入口腔。高锝酸盐容易被追踪，可以用来对腺体功能进行定性及定量评估。此方法较简便、敏感，可行性高，既能对整个唾液腺的摄取、排泌功能做一个系统评价，亦能对单侧唾液腺功能做一个明确的判定。

正常腮腺和颌下腺显像核素分布均匀，边界清晰，而涎腺无功能的患者腺体不显影或显影不明显。核素显像的定量评价方法以时间-放射性浓聚曲线和分泌率最为常用。正常腮腺 $^{99m}TcO_4-$ 核素显像的时间-放射性浓聚曲线呈先上升后下降，分为脉管期、摄取期、排空期，反映了 $^{99m}TcO_4-$ 的摄取、分泌及排泄情况。唾液腺分泌率为唾液腺放射性浓集高峰值与酸刺激反应后放射性残留值之差占峰值的百分数。接受酸刺激后，涎腺会产生分泌反应，放射性下降，因此腺体功能减退的患者，对酸刺激反应不良，酸刺激后时间-放射性浓聚曲线下降幅度小，分泌率降低。

放射性核素显像可以对腮腺及颌下腺的摄取及排泌功能进行评价，但放射性核素对人体有一定的危害，不便于长期检测，应用于放疗患者评估时有局限性。

（三）磁共振成像

磁共振弥散加权成像（magnetic resonance diffusion-weighted imaging，MR-DWI）是研究活体组织中水分子扩散运动的成像方法，它通过测量水分子扩散运动反映组织器官的功能状况。病理情况下，组织细胞的膜性结构或者细胞水分子通路会被破坏，从而导致通透性、渗透压等的改变，这些改变会导致质子运动的变化而导致MR-DWI图像的变化。表观弥散系数（apparent diffusion coefficient，ADC）是DWI成像中最常用的测量指标。应用静息状态与分泌状态下的ADC值可以更加准确评价涎腺功能状态。MR-DWI是目前活体测量水分子运动的唯一方法。

磁共振涎管成像（magnetic resonance sialography，MRS）是对涎腺导管的水成像，其原理基于磁共振水成像。MRS采用 T_2 加权成像技术和脂肪抑制技术结合，通过增强长 T_2 值的液性结构的信号，使周围的实性器官显示为低信号，突出涎管的影像，然后采用最大信号强度投影法而达到成像目的。MRS可以较好的显示涎腺导管分支的扩张、狭窄、移位及破坏等病变，可通过对涎腺导管的最大径或可见度进行涎腺功能的评估。Tanaka等对健康志愿者及有口干的患者进行MRS，发现口干患者涎腺导管的最大径明显小于正常组（$P<0.001$），且口干患者在酸刺激后导管直径的变化也明显要小（$P<0.001$）。

磁共振成像简单易行，有较高的软组织分辨率，无辐射、非创伤性操作，适合需要长期多次检测涎腺功能变化的放疗患者。但仍存以下局限性：①DW-MRI、MRS 等功能成像的评价依赖于图像质量；②MR-DWI 图像不能很好地显示实际解剖结构，ADC 值的测量也受到成像质量及医生主观勾画 ROI 的影响；③MRS 应用于放疗后涎腺的评价仍处于起始阶段；④MR-DWI 或 MRS 评价涎腺功能的相关研究均为小样本研究，尚未形成统一的评价标准，与放疗剂量及受照射体积的关系也有待进一步研究。

（四）影像学生物参数模型：

单纯影像学包括单一参数的功能影像学检查无法准确反应腮腺功能和剂量的效应关系，有作者试图研究使用影像学生物参数预测腮腺功能，其具体步骤为：①从 CT 影像上提取感兴趣的腮腺；②获取在轮廓内所有像素的 CT 密度影像生物标记；③从勾画的腺体中直接获取影像生物标记的几何分布；④挑选一部分已经区分了像素密度值的 CT 图像；⑤通过定量从左到右的不同灰阶密度的重复数获取结构影像生物标志物。通过这种生物影像模型，能够较好的预测放疗后患者口干的发生和严重程度，这一方法是目前的研究热点。

三、临床和生活质量评估

根据不同临床研究的需求，临床上有多种口干严重程度的评估标准，如美国放射肿瘤学协作组（radiation therapy oncology group，RTOG）评分标准、常见毒性反应事件评价标准（common terminology criteria for adverse events，CTCAE）、晚期效应正常组织 - 主观、客观、管理、分析（late effects normal tissue-subjective，objective，management，analytic，LENT-SOMA）系统等，见表 25-5-1~ 表 25-5-3。

表 25-5-1　根据 RTOG 急性和晚期放射性骨发病率和唾液腺毒性评分标准

分级	1 级	2 级	3 级	4 级	5 级
口腔干燥	轻度口腔干燥 刺激反应良好	中度干燥口腔 刺激反应不佳	重度干燥口腔 刺激无反应	纤维化	死亡与辐射后期 效应直接相关

表 25-5-2　常见毒性反应事件评价标准 NCI-CTCAE 4.0

分级	1 级	2 级	3 级	4 级
口腔干燥	无症状（例如，干燥或浓稠的唾液） 显著的饮食改变；未刺激的唾液流率 > 0.2ml/min	中度症状；口腔摄入改变（例如，大量水，其他润滑剂，饮食限于纯净水和（或）软的潮湿食品）；未刺激的唾液 0.1~0.2ml/min	无法充分口服；管饲或全肠外营养； 未刺激的唾液 <0.1ml/min	—

表 25-5-3　唾液腺损伤分级 LENT-SOMA 系统标准

唾液腺	1 级	2 级	3 级	4 级
主观（S）				
口腔干燥症	偶尔干燥	部分但持续的干燥	完全干燥，不衰弱	完全干燥，衰弱
客观（O）				
唾液	正常水分	少量唾液	缺水，黏稠唾液	缺水，涂层黏膜
管理（M）	-			
口腔干燥症		偶尔唾液替代品，无糖糖果或口香糖，催涎剂	频繁唾液替代品或水，无糖糖果或口香糖，催涎剂	需要唾液替代品或水来口服无糖糖果或口香糖，催涎剂
分析（A）				
唾液流率 / 数量 / 刺激	治疗前的 76~95%	治疗前的 51%~75%	治疗前的 26%~50%	治疗前的 0%~25%

由于放射性涎腺损伤如口腔干燥症主要是患者的主观感受，其评估应重视患者的自我报告。因此，常使用问卷调查确定患者的自我评分结果，常用的问卷调查表有欧洲癌症研究与治疗组织（European Organization of Research and Treatment of Cancer，EORTC）专门制定的核心质量生活问卷调查表 -30（quality of life questionnaire core-30，QLQ-C30）及其头颈肿瘤模块（quality of life questionnaire-head and neck 35，QLQ-H&N35）、口腔干燥症问卷调查表。

EORTC 制定的 QLQ-C30 及 QLQ-H&N35 涉及许多方面，必须同时使用。QLQ-H&N35 模块包含 35 个有关头颈肿瘤患者经常报告的治疗相关症状的问题。该模块包含有口腔干燥和黏性唾液方面的问题，这些项目可能敏感性不高，无法准确反应患者口腔干燥的微小差异。例如患者可能会在休息或不同的口腔功能下（如说话或吞咽）时感到干燥。对于这些功能，EORTC 模块有其他症状量表，但未经验证，不能单独使用，除非 QLQ-C30 和 QLQ-H&N35 两者共同完成 65 项。这些问卷调查表广泛用于临床试验和临床实践中。Deasy 等提出了口腔干燥症问卷调查表，专门为患者用来报告口腔干燥症的严重程度，已在密歇根大学测试其有效性和可靠性，并被广泛应用于多项临床试验。

第六节　预防与治疗

目前的研究主要是对放疗前唾液腺的预防性保护和放疗后出现唾液腺损伤的治疗。对唾液腺损伤的预防和治疗方法越来越多，预防措施主要包括放射治疗技术改进以降低唾液腺照射剂量、颌下腺转位保护技术、细胞保护剂或放射防护剂；治疗措施包括催涎剂、人工唾液替代品、细胞保护剂、高压氧治疗、基因治疗、干细胞替代疗法及中医治疗等。

一、唾液腺损伤的预防

（一）改进放疗技术

放疗后腮腺功能恢复程度与受到照射剂量成负相关。涎腺功能降低的平均剂量 <10~15Gy；在剂量达到 20~40Gy 时，腺体功能的损伤逐渐增加；在 > 40Gy 时，腺体功能明显损伤（通常降低 > 75%）。三维适形放疗特别是 IMRT 技术，可以在保证病灶照射剂量的前提下，尽可能降低唾液腺的受照射剂量，实现腮腺功能保护的目的。常规放射治疗条件下，头颈肿瘤患者的腮腺、颌下腺、舌下腺大多在照射野内，接受肿瘤处方剂量的照射，放疗后唾液腺功能明显损伤，Ⅲ度及以上的口干发生率在 70% 以上。调强放射治疗技术的应用明显降低了腮腺、颌下腺、舌下腺的照射剂量，因此唾液腺功能得到明显保护。

在前瞻性非随机和随机临床试验中，已经显示 IMRT 可通过减少腮腺剂量来保持腮腺唾液流量并改善生活质量。Braam 等报道，与三维适形放射治疗（3D-CRT）相比，IMRT 能够显著降低腮腺剂量，平均剂量从 48Gy 减少至 34Gy，使得刺激性唾液功能受损患者的比例从 81% 降至 56%。Pow 等在随机对照试验中显示 IMRT 在保护唾液生成和生活质量方面比 3D-CRT 好，IMRT 组有 83% 患者能够保留放疗前腮腺流率 25% 以上，而 CRT 组仅有 10%。Nutting 等在随机对照试验中根据正常组织晚期反应 LENT-SOMA 量表评估头颈部肿瘤的腮腺保护 IMRT 与常规放疗的 3 级及以上口干症发生率，结果显示在 12 个月和 24 个月时，与常规放疗相比，IMRT 的 3 级及以上口干症发生率明显降低，即 IMRT 对唾液分泌恢复有显著益处，在口干症特异性和总生活质量评分方面有显著改善，因此强烈支持 IMRT 在头颈鳞状细胞癌中的作用。

质子和重离子放疗设备和技术具有更加良好的剂量分布，能够进一步降低唾液腺剂量，达到保护唾液腺功能的目标。利用口干预测模型，Water 等发现质子能够使治疗相关副作用降低 70%。采用笔形束质子调强放疗技术，能够进一步降低涎腺照射剂量进而减轻口干的严重程度。

（二）规范调强放射治疗中涎腺功能相关器官的勾画

调强放射治疗技术应用到头颈部肿瘤的治疗后，很多作者研究和报道了腮腺功能和放疗剂量的关系。从文献中看，在受到照射后，腮腺功能损伤阈值各家报道不一，腮腺平均剂量从 26~40Gy 不等，其中很重要的一个原因是由于涎腺器官的靶区勾画不一致。2009 年，Water 等提出了涎腺器官勾画的标准，这有利于各个治疗单位统一勾画和评价标准，计算剂量 – 效应关系，值得在临床中推广应用。除了腮腺、颌下腺和舌下腺这三大唾液腺，分布在口腔黏膜的小涎腺功能损伤在放疗口干并发症的发生中也起到非常重要的作用。因此，在分析口干和涎腺功能的剂量效应关系以及危及器官勾画时，也需要考虑到小涎腺。

（三）颌下腺转位技术

尽管调强放疗技术大大降低了头颈肿瘤患者放疗时腮腺和颌下腺的平均剂量，严重口干的发生率明显下降，但仍有部分患者发生Ⅱ度以上的口干。颌下腺分泌的唾液在口干中起到重要作用。在头颈部肿瘤中，特别是鼻咽、下咽、喉及部分口咽患者，尽管大多数情况下不需要照射Ⅰb 区，但邻近Ⅱ区需要照射而使颌下腺接受了较高的剂量。Ⅰa 区通常受到的意外照射剂量低（通常小于 5% 的处方剂量），如果在计划接受术后放疗的患者中，手术同时将一侧或双侧颌下腺转位到Ⅰa 区，那就能够很好地保护颌下腺，降低放疗后口干的发生率。10 多年前这个理念提出来后，不少单位进行了此项研究。Jha 和 Seikaly 首先提出将一侧颌下腺转位到颏下区，颌下腺转位技术上容易实现，手术时间延长约 45 分钟，放疗前所有转位的颌下腺均能成活和保留功能。最常见的手术并发症为同侧面部水肿，其次是颈部麻木，其他还包括出血和血肿形成、伤口感染、肩部无力、舌下神经 / 舌神经损伤等。

有研究表明，颌下腺转位技术使得放疗后颌下腺功能得到肯定的保护，81% 患者没有发生口干，中到重度口干的患者仅占 19%。转位的颌下腺在放射治疗后 3~6 月恢复到放疗前的唾液分泌水平。但这颌下腺转位技术也存在缺陷，如术前不能准确判断哪些患者需要接受术后放疗；一部分患者术后会拒绝进一步治疗；一部分患者由于肿瘤或转移淋巴结邻近，颏下区也不能很好地避免意外照射。在现有最大的颌下腺转移临床研究中，60 例患者中有 17 例未接受术后放疗或转位颌下腺未能得到保护。因此颌下腺转位技术在头颈部肿瘤患者中不能作为一个常规技术。颌下腺转位技术联合调强放射治疗能够使一部分头颈部肿瘤患者特别是鼻咽癌、下咽癌、喉癌及部分口咽癌患者的唾液腺功能得到保护，口干发生率降低。

（四）放射防护剂

阿米福汀是一种硫代硫酸盐，作为自由基清除剂，具有细胞器保护作用和腮腺富集特性。在小鼠腮腺放射损伤模型的临床前期研究中，阿米福汀被证实对放射所致的腮腺功能损伤具有近期和长期的保护作用。早期临床试验中也发现了阿米福汀对腮腺的保护作用。随着Ⅲ期临床研究证实了阿米福汀对腮腺的保护作用，美国食品药品监督管理局批准其在头颈肿瘤放疗的患者中使用，以降低放射导致的口干发生率和严重程度。最近，美国临床肿瘤协会（ASCO）指南也对阿米福汀作了推荐。阿米福汀的用法是：$200mg/m^2$，放疗前 15~30 分钟静脉给予。Riley 等的 Meta 分析显示，在放疗结束时和放疗后 3 个月，与安慰剂或无治疗对照组相比，阿米福汀降低中度至重度口干的风险，但没有足够的证据表明放射治疗后 12 个月，这种效果能够持续。阿米福汀可以增加放射治疗后 12 个月的无刺激唾液流率，但未明显增加刺激条件下唾液流率。

二、唾液腺损伤的治疗

（一）催涎剂的使用

毛果芸香碱是一种非选择性的毒蕈碱受体激动剂，通过刺激外分泌腺发挥作用，在随机安慰剂对照试验中，其治疗唾液分泌减少获得成功。毛果芸香碱在具有一些残留唾液腺功能的患者中最有效，即使主要唾液腺破坏，它也因为对小唾液腺的作用而显示成功。毛果芸香碱是美国食品药品监督管理局批准的唯一用来治疗辐射诱发唾液功能减退的药物。毛果芸香碱使用的剂量在不同研究之间有差别，在剂量高于 2.5mg/ 次、3 次 /d、连续治疗超过 8 周时，效果最佳。毛果芸香碱的不良反应具有剂量依赖性，包括出汗、鼻炎、头痛、尿频、腹泻、消化不良、恶心和眩晕等，其在哮喘、急性虹膜炎或青光眼患者中禁用，患有心血管或肺部疾病的患者使用时应密切监测。

西维美林是唾液酸乙酰胆碱受体激动剂，对唾液腺细胞的毒蕈碱 M_3 受体具有高亲和力。西维美林具有比毛果芸香碱更长的半衰期和持续时间及较少的呼吸和心脏严重不良影响，有利于口腔干燥症长期治疗。西维美林被美国食品药品监督管理局批准用于治疗与干燥综合征相关的口腔干燥症，但尚未被批准用于辐射诱导的唾液功能低下。Chambers 等进行了 2 项试验表明西维美林改善了非刺激状态的唾液流率但不改善刺激状态的唾液流率，与安慰剂组相比，西维美林缓解疗效有限。

氨甲酰甲胆碱是胆碱能胆碱氨基甲酸酯，主要为 M_3 毒蕈碱活性，其对胆碱酯酶的作用具有抵抗性，因此持续时间更长。类似于毛果芸香碱，氨甲酰甲胆碱也表现出毒蕈碱副作用。目前几项已经进行了关于使用氨甲酰甲胆碱治疗放射诱导的唾液分泌减少的研究，结果表明其可以对唾液流和主观口腔干燥症有较小的改善。

（二）唾液替代品

唾液替代品在治疗放射诱导的唾液分泌减少和口腔干燥症取得了成功。已经开发了凝胶、漱口剂、牙膏和基于动物黏蛋白、羧甲基纤维素、黄原胶、乳过氧化物酶的喷雾剂等各种剂型。唾液替代品因受到症状缓解期短的限制，所以这些产品仅为其他治疗效果不佳的患者提供症状缓解。虽然一些产品含有酶和抗菌成分，有可能降低口腔干燥症患者的牙科护理费用，但是唾液替代品并不能完全取代唾液的保护作用，比如在静息状态和夜间治疗口干症方面可能效果不佳。Lovelace 等的 Meta 分析发现，唾液替代品不能改善非刺激和刺激状态的唾液流率。但唾液替代品对改善患者生活质量，包括味觉敏感度，说话、吞咽、咀嚼能力和口腔舒适度有帮助。

高压氧能够增加组织内的氧气压力，产生抗炎症、血管收缩、水肿减少和吞噬活化作用。此外，高压氧能够促进新生血管形成，刺激成纤维细胞形成胶原和干细胞活化。高压氧治疗放射性口腔干燥症的研究很少，但在大鼠和人类模型中，高压氧成功治疗了放射导致的腮腺功能低下。Teguh 等发现，高压氧治疗组与对照组相比，虽然急性副作用没有显著差异，但是治疗组的晚期副作用显著改善，唾液黏稠、口腔干燥及口腔疼痛症状明显减少。Fox 等一项 Meta 分析纳入 6 项研究分析了高压氧治疗在放疗后口腔干燥症中的作用，共有 227 例患者在放疗后接受了 2 年以上的高压氧治疗，高压氧疗的平均次数为 20~43 次。在高压氧疗完成一年内，发现患者在刺激状态下唾液流率增加、唾液黏度和 QLQ-H & N35 口干评分表的得分改善，但没有提高整体生活质量。一些研究表明，高压氧治疗的长期收益可长达完成高压氧疗后 18 个月。然而，由于这些研究入组患者数量较少，结果偏倚的可能性大，目前认为尚需进一步的研究来证明高压氧治疗的作用。

干细胞替代疗法：目前关于减轻放射诱导的唾液功能减退研究，干细胞替代疗法已经成为主要方向，其动员唾液腺细胞分泌刺激因子，并修复腺体。目前该项方法主要在动物模型中进行研究。当鼠干细胞移植到受照射的唾液腺中时，其可恢复唾液腺的功能和形态。随后的一项研究发现鼠和人的腺体内含有类似的干细胞群体，这表明有可能开发人类干细胞治疗。目前干细胞替代疗法尚处于初步阶段，但已经有数项唾液分泌细胞和生物材料支架组成的人造唾液腺的专利。

基因治疗基于病毒载体注射，将遗传信息传递到组织中以导致一些有益的变化。它代表了一种治疗放射诱导性口干燥症的有前途的新方法。研究最多的是人类水通道蛋白 -1 基因（*hAQP1*）的腺病毒转移，该基因编码一种水通道蛋白，涉及受损腺体中辐射存活的唾液腺上皮细胞的渗透运动。这项策略被证明是安全和有效的，在Ⅰ/Ⅱ期临床研究中，先前接受过放疗的头颈部肿瘤患者可在 hAQP1 移植后出现唾液流速增加，口腔干燥症相关症状减轻，并持续数年。

针灸刺激唾液腺分泌和减轻口干症只有当一部分唾液腺保持功能时才能看到。针灸的治疗机制尚不清楚。在动物实验研究中已经证实，电刺激腮腺和下颌下腺副交感神经后，唾液腺组织可再生。针灸被发现在毛果芸香碱耐药的患者中有效，因此认为是不适合或抗耐毛果芸香碱治疗的患者的选择。针灸和针刺样经皮神经电刺激在 5 个临床随机化试验中进行评估，在所有试验中均观察到中度到高度的临床获益。在干预后至少 6 个月时和针刺治疗后长达 3 年，观察到全唾液分泌量增加，相关症状的主观缓解。Lovelace 等 Meta 分析显示，针灸对非刺激和刺激状态的唾液流率改善不显著，但是患者报告唾液黏度降低、味觉改善、舌头疼痛减轻、恶心和食欲改善比较明显，且没有严重的不良反应。

目前临床上用来指导治疗放射性口干的策略和证据级别总结见表 25-6-1、表 25-6-2。

表 25-6-1　减轻口干的策略指南及证据级别

治疗策略	指南	证据级别
自由基清除剂阿米福汀	Ⅲ期临床研究证明能够缓解放疗后的口干，由于缺乏对已有证据解释的共识，无法形成临床指南。大多数临床研究没有足够的统计学效能来评价阿米福汀的作用。而且，大多数临床研究的设计和结果都存在争议和问题。大多数临床研究在对照组中缺少安慰剂对照	Level Ⅱ　grade C
毒蕈碱激动剂刺激		
治疗中	由于随机临床研究结果存在矛盾，毛果芸香碱未能被推荐为改善放射所致的口干。而且，毛果芸香碱改善涎腺功能低下的作用有限。其在保护唾液腺功能的研究中结果不一致与研究中唾液腺受到的累计照射剂量范围宽密切相关。在唯一分析腮腺功能保护和腮腺平均剂量关系的研究中，在平均剂量超过 40Gy 时，毛果芸香碱能够明显保护腮腺功能和减轻口干症状	Level Ⅱ　grade C
治疗后	毛果芸香碱被推荐用于改善放疗后的口干	Level Ⅱ　grade B
黏膜润滑剂和唾液替代剂	黏膜润滑剂和唾液替代剂被推荐用于短期缓解放疗后的口干	Level Ⅱ　grade B
针灸	可以向患者建议使用针灸用来刺激腮腺分泌和缓解口干症状	Level Ⅱ　grade C

表 25-6-2　口腔黏膜润滑剂和唾液替代剂治疗唾液腺功能低下的推荐

严重程度	推荐
重度	胶状特性的唾液替代产品建议夜间使用，日常活动时少使用。在日间，具有流体特性类似天然唾液如含有黄原胶和黏液素（特别是牛颌下腺黏液素）的替代剂常规使用
中度	若通过味觉、触觉或化学制剂刺激参与腮腺分泌不能提供足够的症状缓解，常规使用流动性相对低的唾液替代剂如羧甲基纤维素、羟丙甲纤维素、黏液素（猪胃黏蛋白）或者低浓度黄原素凝胶。夜间或者口干严重时使用凝胶非常有帮助
轻微	推荐通过味觉、触觉或化学制剂刺激残留唾液腺分泌唾液。唾液替代剂也有望获得轻微的口干症状缓解

放射性涎腺损伤在头颈部肿瘤放疗患者中发生率高，严重影响患者的生活质量，其发生机制尚未十分清楚，尚未建立通过验证的唾液功能预测模型，使得放射性涎腺损伤的预防和治疗疗效不佳。目前最好的方法是通过光子、质子和（或）重离子调强放射治疗技术，最大程度的保留腮腺干细胞数量，以修复放射所导致的腮腺功能损伤。作为替代方案，颌下腺转位在合适的患者中不失为一种选择。当放射造成的损伤不能被修复时，需要其他方法挽救放射损伤，这些正在研究中的方法，包括干细胞转移技术恢复腺体自我修复潜能；通过基因治疗在放射损伤的腺体中诱导水通道恢复水分泌能力等方法。尽管在临床上测试的各种方法在缓解放射引起的口腔干燥症方面取得了实质性的进展，但对于口腔干燥症管理还没有共识标准。没有统一的治疗方案可以被广泛推荐用于临床，对于口腔干燥症患者的建议仍然有限。

（刘叶红　范秋虹　易俊林）

参考文献

1. Vissink A, Mitchell JB, Baum BJ, et al.Clinical management of salivary gland hypofunction and xerostomia in head-and-neck cancer patients: successes and barriers.Int J Radiat Oncol Biol Phys, 2010, 78(4): 983-991.
2. Deasy JO, Moiseenko V, Marks L, et al.Radiotherapy Dose-Volume Effects on Salivary Gland Function.Int J Radiat Oncol Biol Phys, 2010, 76(3): S58-63.
3. Nutting CM, Morden JP, Harrington KJ, et al.Parotid-sparing intensity modulated versus conventional radiotherapy in head and neck cancer(PARSPORT): a phase 3 multicentre randomised controlled trial.Lancet Oncol, 2011, 12(2): 127-136.
4. Pringle S, Van Os R, Coppes RP.Concise Review: Adult Salivary Gland Stem Cells and a Potential Therapy for Xerostomia.Stem Cells, 2013, 31(4): 613-619.
5. Kouloulias V, Thalassinou S, Platoni K, et al.The Treatment Outcome and Radiation-Induced Toxicity for Patients with Head and Neck Carcinoma in the IMRT Era: A Systematic Review with Dosimetric and Clinical Parameters.Biomed Res Int, 2013, 2013 : 1-12.
6. Lee T, Fang F.Quantitative analysis of normal tissue effects in the clinic(QUANTEC) guideline validation using quality of life questionnaire datasets for parotid gland constraints to avoid causing xerostomia during head-and-neck radiotherapy.Radiother oncol, 2013, 106(3): 352-358.
7. Sood AJ, Fox NF, O'Connell BP, et al.Salivary gland transfer to prevent radiation-induced xerostomia: a systematic review and meta-analysis.Oral Oncol, 2014, 50(2): 77.
8. Lovelace TL, Fox NF, Sood AJ, et al.Management of radiotherapy-induced salivary hypofunction and consequent xerostomia in patients with oral or head and neck cancer: meta-analysis and literature review.Oral Surg Oral Med Oral Pathol Oral Radiol, 2014, 117(5): 595-607.
9. Acauan MD, Figueiredo MAZ, Cherubini K, et al.Radiotherapy-induced salivary dysfunction: Structural changes, pathogenetic mechanisms and therapies.Arch Oral Biol, 2015, 60(12): 1802-1810.
10. Gunderson LL, Tepper JE.Clinical radiation oncology.4th ed.Amsterdam: Elsevier, 2016.
11. Buglione M, Cavagnini R, Di Rosario F, et al.Oral toxicity management in head and neck cancer patients treated with chemotherapy and radiation: Xerostomia and trismus(Part 2).Literature review and consensus statement.Crit Rev Oncol Hematol, 2016, 102 : 47-54.
12. van Dijk LV, Brouwer CL, van der Schaaf A, et al.CT image biomarkers to improve patient-specific prediction of radiation-induced xerostomia and sticky saliva.Radiother Oncol, 2017, 122(2): 185-191.
13. Strojan P, Hutcheson KA, Eisbruch A, et al.Treatment of late sequelae after radiotherapy for head and neck cancer.Cancer Treat Rev, 2017, 59 : 79-92.

第二十六章 口腔黏膜与咽喉的放射损伤

第一节 口腔黏膜的放射损伤

一、概述

放射治疗是头颈肿瘤的重要治疗手段，由于头颈肿瘤的原发部位和（或）颈部淋巴结转移的关系，患者接受放射治疗时，口腔黏膜不可避免的部分或者全部包含在靶区内，从而受到一定剂量的照射。

放射性口腔黏膜炎是由放射引起的口腔黏膜损伤后的临床表现，是放射导致的自限性正常组织损伤，是头颈部肿瘤患者放射治疗的剂量限制性毒性。在一般情况较差的患者中，可能是致死性损伤。放射性口腔黏膜炎可以持续 7~98 天，临床表现开始于口腔黏膜受到照射后的急性炎症反应，整个过程中伴随着多种炎症细胞的参与和炎性细胞因子、化学趋向递质和生长因子的释放。

放射性口腔黏膜炎也可伴随有其他合并的症状，如口腔不适、疼痛、进食困难、黏膜溃疡、自发性出血等症状，影响患者生活质量。症状严重时会导致放射治疗中断，影响疗效。因此，对放射性口腔黏膜炎的发生机制，影响因素、临床表现、评价标准、预防和治疗等全面了解，有助于优化放疗靶区设计、放疗计划、日常管理，达到预防、减轻放射性口腔黏膜炎的目的。

二、发病机制

口腔黏膜炎的发病机制包括直接作用和间接作用两种机制。直接作用是由射线阻断细胞更新和导致细胞凋亡所致。间接作用由炎症递质的释放、唾液的保护功能丧失及治疗引起的中性粒细胞减少症等因素引起。研究表明，与上皮细胞直接损伤相比，口腔黏膜炎的发病机制要复杂的多，它的进展大致分为有相互交叉重叠的 5 个阶段（图 26-1-1）称为五期模型学说。

第一期（始动期）：放射治疗后即刻发生，包括：DNA 和非 DNA 损伤，活性氧物质（ROS）产生等。影响上皮及黏膜下层的细胞和 DNA 链。ROS 的产生也对后面的阶段产生了影响。

第二期（信号产生和上调期）：射线导致的黏膜上皮细胞 DNA 双链断裂，激活下游多条信号传导途径，多种转录因子被激活，如 *p53*、NF-κB 等，其中 NF-κB 是关键因子。NF-κB 被激活后，导致参与黏膜炎的 200 多个基因的转录上调；NF-κB 同时含有促凋亡和抗凋亡的序列，成为决定受到照射后的正常组织命运的因子；上调的基因导致包括肿瘤坏死因子 -α（TNF-α），白细胞介素（IL）IL-1β 和 IL-6

等一系列促炎细胞因子的级联反应。这些化合物刺激并导致了细胞凋亡。

第三期（信号扩增和下传期）：促炎细胞因子的释放不仅损害了细胞，同时给放化疗引起的损伤释放正反馈，放大了病变的程度。细胞因子扩增原始信号，或激活其他细胞中的 NF-κB，导致具有生物学活性的蛋白转录如：有丝分裂 - 激活的蛋白激酶（MAPK）和 COX-2 等。COX-2 启动和传导激活基质金属蛋白酶（MMPs-1，3）的信号，导致黏膜完整性的破坏和崩溃，进入第四期。

第四期（溃疡期）：通常在治疗后 1~2 周开始出现，伴有伪膜或溃疡形成。由于黏膜完整性被破坏，神经末梢暴露，产生疼痛等临床症状。黏膜表面出现革兰阴性细菌和真菌组成的微生物菌落，这种细菌的增殖将导致新的组织损伤，并且会使浸润的单核细胞释放更多的促炎细胞因子。合并化疗时，这些状况会被同时产生的中性粒细胞减少症进一步加重。

第五期（修复期）：这一阶段的特点是上皮细胞的增殖及组织细胞的分化，而后恢复组织完整性。当低于耐受剂量的治疗停止后，黏膜炎得以修复。影响黏膜修复速度的因素有：上皮增殖速度，造血功能的恢复情况，局部正常菌群的重建，感染控制和机械刺激消除。

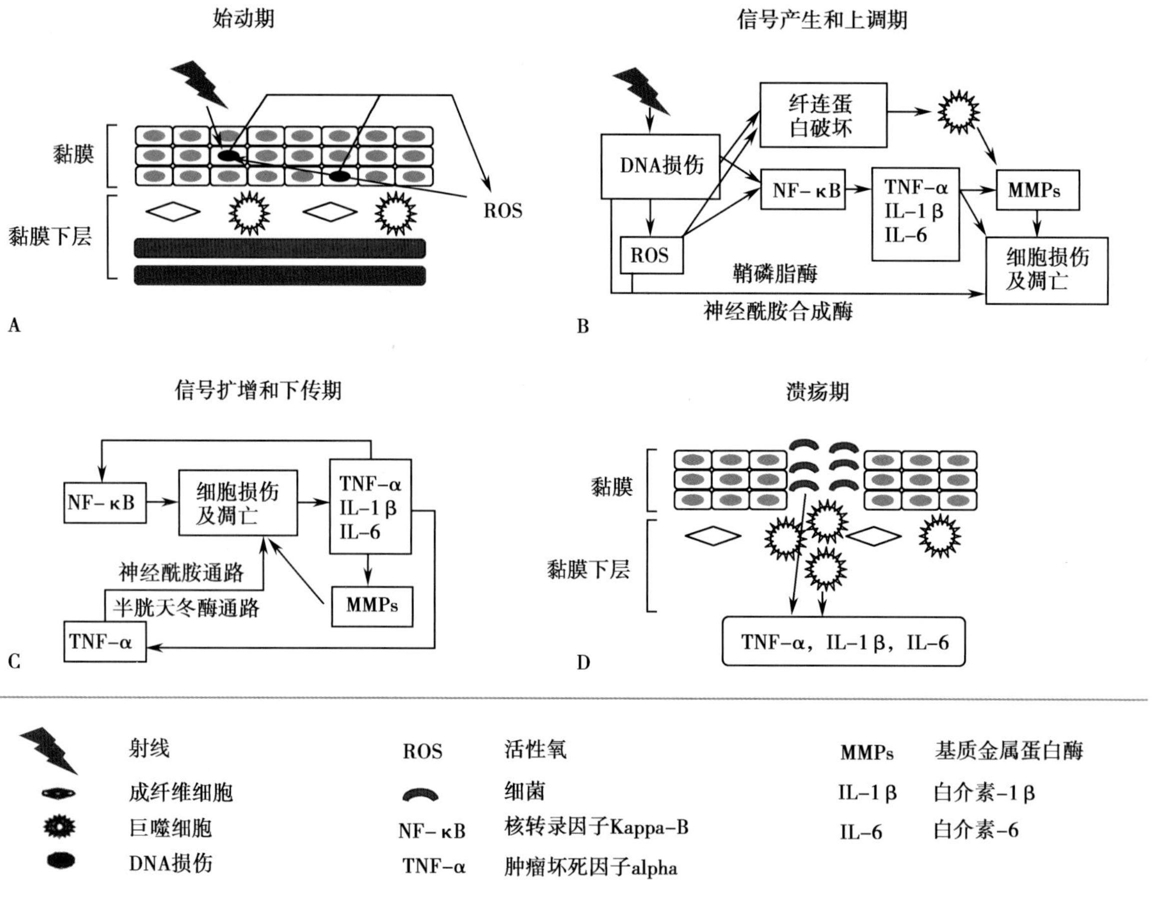

图 26-1-1　放射性口腔黏膜炎的发生机制示意图

三、临床表现

放射性口腔黏膜炎根据严重程度不同，其临床表现不一，在放疗剂量达到 10~20Gy 时，表现为口腔和咽部不适，会轻微影响进食。主要体征为黏膜充血，毛细血管扩张。20~30Gy 时，表现出不同程度的疼痛，主要体征为大小不等的口腔黏膜溃疡，影响进食和睡眠。30~40Gy 时疼痛进一步加重，有时严重影响进食和睡眠，主要体征为融合成片的口腔黏膜溃疡。40~50Gy 时，疼痛症状可达到峰值状态，可出现进食不能和痰中带血症状，主要体征为融合成片的溃疡，可出现自发性出血。

口腔黏膜具有自我更新能力，在非连续照射时，口腔黏膜炎可出现周期性变化，周期性变化大约为 22 天。由于肿瘤的放射治疗是持续进行的，口腔黏膜组织自我更新能力受到损害，损伤修复不全，周期性改变不明显，临床上可观察到在放疗第 4 周左右时有一过性减轻。在合并同期化疗或者联合靶向治疗时，口腔黏膜炎的周期性变得更加不明显且持续时间延长。口腔黏膜炎一般持续 5 周左右，3~4 级的持续时间 > 2 周，3~4 级常发生在放疗后第 5 周，接受同步放化的患者 3~4 级口腔黏膜炎可持续到第 7 周。

放射性口腔黏膜炎除了黏膜改变和疼痛等直接临床症状和体征外，还会间接产生一些临床症状：黏膜完整性的丧失后，合并的细菌、真菌感染；严重黏膜溃疡导致的自发性出血；疼痛导致进食困难从而演变为营养不良，贫血。

在评价黏膜炎严重程度等级时并没有完全达成共识的标准，有许多量表可以使用，其中我们临床工作中使用最多的有 WHO 的口腔毒性量表、RTOG 及 CTCAE 量表（表 26-1-1）。

表 26-1-1　放射性黏膜炎的分级标准

	WHO 标准	RTOG 标准	CTCAE 标准
0 级	无变化	无变化	无变化
1 级	包括咽痛，颊黏膜皱缩，伴或不伴有红斑，无溃疡，能进固体食物	黏膜红斑	无症状或轻微症状，不需要干预
2 级	有溃疡，伴或不伴红斑，能进固体食物	散在的伪膜反应（直径 <1.5cm）	中度疼痛，不影响经口进食、饮食（状态）改变
3 级	有溃疡，伴或不伴红斑，不能进固体食物，能进流食	融合的伪膜反应（直径 >1.5cm）	严重疼痛，影响经口进食
4 级	黏膜炎导致不能进食	黏膜坏死或深度溃疡，出血	危及生命，或需要紧急处理的情况
5 级	死亡	死亡	死亡

四、临床相关影响因素

头颈部肿瘤患者放射性急性口腔黏膜炎的发生率非常高，文献报道所有级别的口腔黏膜炎发生率为 80%~90%。3~4 级的口腔黏膜炎，单纯放疗时发生率为 30%~40%，同期放化疗时发生率为 50%~66%，当放疗剂量达到 60~70Gy 时，发生率为高达 80%。几乎所有的口腔、口咽、鼻咽部肿瘤患者的治疗过程中会出现黏膜反应，约 2/3 的下咽部或喉部肿瘤患者治疗过程中也会出现不同程度的口腔黏膜反应。

影响口腔黏膜炎发生的因素主要包括患者因素、肿瘤因素、放疗治疗因素、综合治疗因素和评价标准等因素。患者因素主要有年龄，营养状态，治疗前口腔和牙齿的状态，口腔 pH，口腔慢性感染和合并症等。年轻患者通常因为身体状况良好，给予的放疗剂量、综合治疗强度大，反而放射性口腔黏膜炎发生率较老年患者高。厌食症，营养不良，维生素缺乏症，饮食限制的患者，口腔卫生差，龋齿 / 残根多，口腔有慢性感染者，不合适义齿以及合并有糖尿病的患者，放射耐受性相对较差，发生放射性口腔黏膜炎的概率更高。

肿瘤因素包括原发肿瘤部位、淋巴结转移状态、分期等。口腔癌、口咽癌与口腔黏膜解剖位置上关系密切，受照射的范围较其他部位原发肿瘤更广；分期晚和转移淋巴结邻近口腔水平的患者，发生口腔黏膜炎的概率更高、范围更广。

放射治疗因素包括分割模式、剂量学因素和放疗技术等。超分割模式由于两次照射之间间隔时间小于 24 小时，正常组织亚致死性损伤修复不彻底和总剂量提高，导致放射性黏膜炎的发生概率和严重程度比常规分割严重，加速分割通常总剂量降低和口腔黏膜属于早反应组织，分割剂量大小对生物学效应影响较小而黏膜炎的发生率和严重程度较常规分割轻。放射性口腔黏膜炎的发生与剂量呈正相关，剂量效应关系后述。在影响放疗剂量分布的因素中，靶区设计和放射治疗技术非常重要，合适的靶区设计能够尽可能保护正常口腔黏膜；调强放射治疗技术，使得高剂量区与肿瘤组织和高危区相匹配，能够避免正常口腔黏膜接受高剂量照射，减少放射性口腔黏膜炎的发生和降低严重程度。

综合治疗因素是影响黏膜炎发生的重要因素之一。同期放化疗或放疗联合靶向治疗是局部晚期头颈肿瘤常用的综合治疗手段，综合治疗会增加口腔黏膜炎的发生概率和严重程度。Elting 等报道 204 例头颈肿瘤放射性口腔黏膜炎的发生情况所示，同期放化疗与单纯放疗相比，发生率分别为 98% 和 80%，口腔、口咽与下咽、喉相比，分别为 99% 和 64%；调强放疗与非调强放疗相比，分别为 99% 和 87%，合并糖尿病者发生的风险比无糖尿病患者高 6 倍。Tejwani 等总结 482 例放疗联合靶向治疗患者，大于 3 度的口腔黏膜炎发生率为 47.4%，而 855 例单纯放射治疗患者，发生率为 26.9%。在 RTOG 0522 研究中，同期放化疗与同期放化疗联合靶向治疗相比，所有级别放射性口腔黏膜炎的发生率分别为 72% 和 82%，3~4 级放射性口腔黏膜炎的发生率分别为 33% 和 43%。

采用何种评价标准也是重要因素之一。目前有 WHO、RTOG、CTCAE 等多种标准来评价口腔黏膜炎，但每个标准都有其优缺点。从现有的报告结果来看，不管采用何种放疗技术，放射性黏膜炎的发生率和严重程度并没有降低，但这并不意味着放疗新技术没能更好地保护好口腔黏膜。其主要原因是目前使用的评价标准不适合于调强放疗技术条件的评估。按照现有的这些标准，根据溃疡大小和症状严重程度来评估，对同一类患者而言，尽管调强放疗比常规放疗产生的黏膜炎的范围和严重程度要小很多，但现有标准不能准确体现出来。因此，有必要对目前评价标准进行进一步修订。

五、剂量－效应关系

放射治疗是口腔黏膜炎的直接因素，明确口腔黏膜炎的剂量效应关系，有助于在临床实践中设定剂量限制条件，尽可能保护口腔黏膜，降低口腔黏膜炎的发生率和严重程度。

为了明确口腔黏膜炎的剂量效应关系，专家通过测量不同观察点口腔黏膜受到的剂量和所观察到的黏膜炎的情况，描述了剂量与黏膜炎的严重程度以及持续时间的关系。当观察点剂量 <32Gy 时，黏膜炎的严重程度≤ 1 级且持续的时间在 1 周以内。当观察点剂量 >39Gy 时黏膜炎会持续 3 周以上。此外，口腔黏膜炎与其导致的吞咽疼痛有明确的剂量效应关系（图 26-1-2）。因此，在临床工作中，应尽量限制口腔黏膜的受照射剂量低于 40Gy，最好在 30Gy 以下。

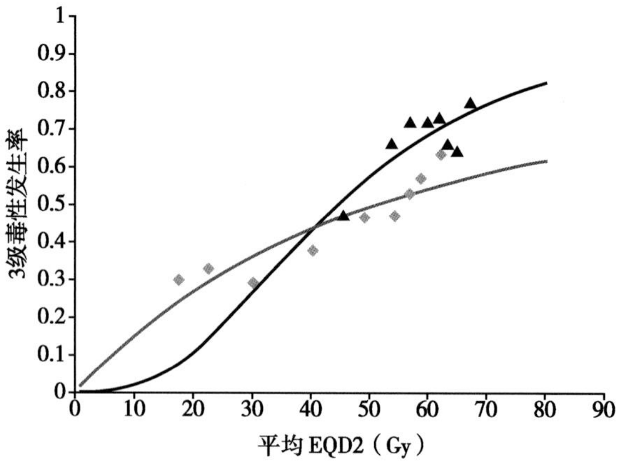

图 26-1-2　口腔黏膜炎和吞咽疼痛的剂量效应关系

灰线，G3 黏膜炎；黑线，G3 吞咽困难

六、预防与治疗

口腔黏膜炎的发生严重影响患者的生活质量和放射治疗的顺利进行，因此，在放射治疗的临床实践过程中，如何降低口腔黏膜的发生率和严重程度，减少其对治疗的影响显得尤为重要，口腔黏膜炎的预防和治疗是两个非常重要的方面。

（一）口腔黏膜炎的预防

1. 口腔护理和口腔卫生改善　放射性口腔黏膜炎的发生、严重程度与口腔黏膜的状态和口腔卫生以及营养状态相关。因此治疗前的口腔健康教育、口腔卫生状况改善、营养不良和贫血的纠正、合并糖尿病的治疗都有助于降低口腔黏膜炎的发生率和严重程度。建议患者每 4 小时和在睡前以及进食后清洁口腔，如果黏膜出现病变则清洁次数还应增加。推荐使用非洗涤剂牙膏、牙线和不含酒精的漱口水。

2. 保证能量供应和水电解质平衡　在整个治疗过程中，需要关注患者的液体量，电解质、蛋白质、能量摄入的平衡，避免营养不良导致。

3. 避免口腔黏膜刺激　柑橘类水果、番茄和番茄汁、酸性食物、辛辣、过热、粗糙的食物均会加重口腔黏膜损伤，应尽量避免，同时肿瘤患者应该戒除烟酒。

4. 病因预防　导致口腔黏膜炎的直接病因是射线损伤，损伤的严重程度与剂量成正比，因此，降低口腔黏膜的剂量是非常直接及重要的方法。靶区设计要合理，要尽可能的保护口腔黏膜；计划设计时，避免高剂量区（热点）落在靶区内的黏膜上，要尽量降低靶区外正常口腔黏膜的剂量。

（二）口腔黏膜炎的治疗

口腔黏膜炎的治疗包括减轻口腔黏膜炎的症状；治疗口腔黏膜炎合并的感染；促进口腔黏膜创伤愈合；针对口腔黏膜炎的机制的给予相应处理等措施。

1. 镇痛　口腔黏膜炎的症状主要表现为疼痛，出现深溃疡时会导致自发性出血等症状。口含冰块或冰粒，可以通过降低口腔温度，减少致痛的炎性物质释放和口腔神经对炎性物质的敏感性，达到镇痛效果，治疗前口含冰块和冰粒，还可以减轻放射性口腔黏膜炎的发生率和严重程度。另外，口腔黏膜炎疼痛治疗根据疼痛的严重程度，参照癌性疼痛的三阶梯止痛原则处理。

2. 合并口腔感染治疗　口腔黏膜炎发生时，黏膜完整性丧失，抵抗感染的能力下降，加之口腔是与外界直接联通的器官，感染概率上升。同时，肿瘤患者免疫力下降，合并真菌感染的概率也会升高。临床研究证实预防性使用抗生素不能减少放射性口腔黏膜的症状和严重程度，因此，口腔黏膜炎通常不预防性使用抗菌药物。合并感染时，给予相应处理。真菌感染时，1% 碳酸氢钠漱口是常用和有效的处理。

3. 促进黏膜溃疡愈合　口腔黏膜炎主要是口腔黏膜上皮细胞完整性破坏，黏膜修复能力下降所致。因此，一些促进黏膜表皮生长的药物被应用于口腔黏膜炎的处理。常见的药物有：①生长因子：粒细胞 - 巨噬细胞集落刺激因子（GM-CSF）和粒细胞集落刺激因子（G-CSF）这两个生长因子被发现可以增加角质细胞和纤维细胞生长，从而改善伤口、皮肤溃疡、和皮肤移植的治疗。GM-CSF 和 G-CSF 的局部治疗通常应用在创伤愈合和慢性静脉溃疡的治疗上，从理论上讲，可以改善放射性口腔黏膜炎。目前唯一的随机分组 RTOG9901 研究，在 130 例头颈肿瘤患者中进行研究，这些患者 >50% 口腔和（或）口咽包括在照射野内，放射治疗剂量 60~70Gy，随机分为 GM-CSF 250μg/m^2 组及安慰剂组，治疗时间为治疗前 1 周到治疗后 2 周，开始放疗后，放疗后 2 小时漱口，每周 3 次，结果显示：平均黏膜炎评分 GM-CSF 和安慰剂组并无差别，所以其疗效有待观察。②表皮生长因子（EGF）：通过与 EGF 受体结合，

刺激细胞生长 / 增殖和分化。它被制作成口腔气雾剂，对头颈部肿瘤患者化疗后出现的口腔黏膜炎有着潜在的好处。③重组人角质细胞生长因子 -1（KGF-1/Palifermin 帕利夫明）：KGF 也被称为 FGF~7，在伤口愈合的上皮形成阶段出现，在这一阶段，角化细胞覆盖了伤口，有助于上皮细胞的形成，上皮损伤后 KGF 的正向调控可能在组织修复中起非常重要的作用。

4. 针对病理生理的治疗策略　放射性口腔黏膜炎的疼痛症状主要是由放射损伤导致的致炎性因子增加，过氧化物蓄积、炎症反应递质增加所致，因此针对这些环节的处理可以减轻症状，相应药物有：①消炎灵：是一种非甾体类药物，它具有局部抗炎、镇痛、麻醉剂和抗菌作用。多项临床观察研究表明，局部使用对口腔黏膜炎黏膜炎有效。②前列腺素：前列腺素在消化道溃疡中已经证实了其保护作用，它在口腔黏膜炎患者中的疗效也正在评估当中。③维生素 E：维生素 E 是一种抗氧化剂，可以保护组织免受氧自由基的破坏，从而缓解口腔黏膜炎。④磷酸钙：肿瘤治疗期间常常会损伤到唾液腺和黏膜，钙离子在缓解损伤黏膜表面的炎症反应、减轻疼痛和组织修复中起到作用，无机磷酸盐在细胞内外都可改善黏膜表面的情况。⑤米索前列醇：其为一种人工合成的前列腺素 E1，已经被用在胃溃疡、人工流产和引产上，已证实其有黏膜保护功能。⑥阿米福汀（amifostine）：阿米福汀是一种磷酸化氨基硫醇药物。其机制是去除因各种细胞毒性物质产生的自由基（如放疗）。细胞内碱性磷酸酶浓度较高或酸性较低的区域可以选择性的将阿米福汀在正常组织中转化为其活性代谢产物。它在唾液腺中会维持较高的水平从而减少口干的发生率，增加唾液的分泌从而降低黏膜炎的严重程度。⑦物理治疗（激光治疗）：是治疗疼痛和炎症的有效方法。通过光来调节生物的代谢。激光能量范围应控制在受放疗影响的黏膜周围较薄的区域内。目前建议使用低穿透功率的激光（波长在 640~940nm 之间）。它的疗效是已经被证实的，且应在病变发生后立即使用。

5. 中医中药　祖国传统中药在放射性口腔黏膜炎中进行了大量的探索性工作，许多药物被证实能够缓解放射性口腔黏膜的症状和严重程度。例如：①金盏花：也被称为万寿菊。金盏草的药理特性包括抗炎、抗氧化、抗菌和促进伤口愈合。②甘菊：甘菊提取物的化学成分已经在动物实验中证明了抗炎 / 抗高血糖 / 抗基因毒性和抗癌特性。③蜂蜜：由于它的高黏度、酸性的 pH、现成的过氧化氢、较高的摩阻系数和其营养组成，蜂蜜可以抑制细菌生长并增加治疗效果。④芦荟：它被广泛应用于中草药的治疗中，或是在化妆品和医疗行业中用为清爽剂。其能促进伤口愈合的疗效是存在争议的，但是一些临床实验显示它对口腔内微小的病变有一定疗效。

尽管开展了各种各样的临床研究，尝试了很多种方法和药物来预防和治疗放射性口腔黏膜炎，许多药物被证实在放射性口腔黏膜炎的不同阶段是有一定的疗效的。但目前为止，尚无任何一种方法和药物得到令所有人满意的疗效或获得临床医师的一致认可。目前国际上许多机构，针对口腔黏膜炎进行了广泛研究，形成了一些共识和指南。目前被广泛接受的是癌症 / 国际口腔肿瘤协会（MASCCI/ISOO）制定的指南。

第二节　咽喉的放射损伤

一、概述

咽是上宽下窄、前后略扁的漏斗形肌性管道，长约 12cm。其上起颅底，下达第六颈椎下缘水平续于食管，位于第 1~6 颈椎前方。咽可分为鼻咽、口咽和喉咽 3 部，其中口咽和喉咽是消化道和呼吸道共同的通道。

喉由软骨和喉肌构成，它既是呼吸的管道，又是发音的器官。上界是会厌上缘，下界达环状软骨下缘，成年人的喉在第 3~6 颈椎之间。它借喉口通喉咽部的后部，以环气管韧带连接气管。

咽、喉与吞咽、发声有关，而吞咽障碍、发音障碍是头颈部肿瘤放射治疗最为常见的不良反应。与手术治疗相比，头颈部肿瘤放射治疗可以保留喉功能，但严重的不良反应可能削弱放射治疗的优势，而吞咽障碍与患者放疗后的生活质量明显相关。因此，放射引起的咽、喉损伤得到了临床医生越来越多的关注。

二、临床特征与发病机制

（一）吞咽障碍

随着同步放化疗在头颈部肿瘤治疗中的广泛应用，吞咽障碍已逐渐成为最为常见的不良反应。在一项研究中，患者在同步放化疗后仅能吞咽软食或流食的比例达 23%。虽然目前吞咽障碍的准确发病率尚未确定，这主要是由于研究终点及评价标准的不统一造成的，但一些研究者认为，50% 以上接受放化疗的头颈癌患者，可能会遭受长期吞咽困难问题的困扰。吞咽障碍对患者的日常生活有着严重的影响，甚至可能导致危及生命的并发症，如营养不良、管饲依赖、甚至引起吸入性肺炎等。

吞咽是一个复杂的过程，需要口腔、咽部、喉部和食管肌肉的协调，以及自主和非自主神经的调节。放化疗可影响整个吞咽过程，在口咽阶段，放疗可导致舌头的运动范围减少和舌后坠。还有报道称，放射性喉损伤可导致呼吸困难、食管狭窄，加重吞咽障碍。造成这种损伤的原因可能有：神经损伤、器官结构变化以及感觉障碍。放射引起吞咽障碍的机制目前尚不清楚，但软组织纤维化一直被认为是引起吞咽障碍的主要原因，其伴随着炎症后瘢痕形成和淋巴水肿引起的下层肌肉顺应性和收缩性下降。但不管其潜在机制是什么，吞咽障碍已然是一个相当常见的并发症。

（二）发音障碍与喉头水肿

许多研究显示，T1 期喉癌（通常为 60~66Gy 放疗，不联合化疗）放疗后有良好的发音结果。对于局部晚期喉癌引起发音功能障碍，即使肿瘤被根除，也可能不会改善发声功能。发音功能可以用器械检查来客观评估，例如喉镜直接观察声门上活动、声带边缘、振幅、黏膜波、相位对称性和声门闭合，发声时间气动测量。主观评估可以通过问卷调查全面评估声音、饮食、言语和社交功能。而喉头水肿，则可以用纤维喉镜进行评估。发音障碍和喉头水肿程度之间的确切关系目前尚不确切。

三、临床相关影响因素

（一）影响吞咽障碍的因素

关键吞咽结构的受照剂量与吞咽障碍的发生与严重程度强烈相关。Eisbruch 等人最早提出了声门 / 声门下和咽缩肌的剂量限制，并确定了这些结构的 V_{50}（50Gy 剂量所包括的体积）是出现严重毒性反应的重要预测因子。事实上，目前两项大型研究均发现，声门、声门下和下咽咽缩肌与长期吞咽障碍最为相关性。Caglar 等回顾性分析了 96 例接受 IMRT 的患者，中位随访 10 个月，结果显示声门 / 声门下和咽缩肌的剂量与误吸和狭窄有显著的相关性。将声门 / 声门下平均剂量限制在 <48Gy 且 V_{50}<21%，可显著降低吞咽困难的发生率；同样，将咽缩肌平均剂量限制至 <54Gy 且 V_{50}<51% 也可使并发症最小化。Caudell 等根据对 83 名采用 IMRT 治疗的头颈部肿瘤患者超过 12 个月的回顾性分析发现，当下咽缩肌 V_{60}<12% 时胃造瘘依赖和误吸的发生率显著降低。一些较小的长期随访回顾性研究也报告了类似的结

果。Li 等人对 39 例进行了 IMRT 放疗的头颈部肿瘤患者进行了 16 个月的随访，发现下咽缩肌和环咽入口与胃造瘘依赖或严重吞咽困难有显著相关性。为了减少长期吞咽功能障碍，建议可将剂量限制定为下咽缩肌的平均剂量 <55Gy、环咽入口最大剂量 <60Gy。Dornfeld 等回顾性评估了 27 例经 IMRT 治疗的头颈部肿瘤患者，随访时间为 1 年，他们发现假声带和附近的侧咽壁是发生胃造瘘依赖与吞咽障碍的关键结构，建议将其平均剂量限制在 50Gy 以下。虽然对这些研究可能受限于研究设计的不同，比如：评估吞咽障碍标准的不统一，样本量少和相对较短的随访时间，但越来越多的数据提示与颈部吞咽相关结构的受照和吞咽障碍的放射具有剂量 - 体积效应关系。但是，目前吞咽相关的具体结构以及预测该终点的确切剂量限制仍然不确定。

除了剂量 - 体积因素外，是否联合化疗、手术，肿瘤位置、大小以及年龄都是与吞咽障碍发生显著相关的临床因素。还有研究发现放射治疗期间的支持措施也可影响远期的吞咽障碍。另外，近些年来，随着基因组学及影像组学的发展，有一些新指标可能与吞咽障碍的发生及严重程度有关。例如，Werbrouck 等人在一项研究中证实了基因组学具有预测吞咽困难的潜力。研究人员发现调强放疗后 DNA 双链断裂修复基因（XRCC3c，722CT/TT，ku70c-1310cg/GG）中的单核苷酸多态性（SNPs）与急性吞咽障碍呈相关性。Truong 等人报道在放化疗过程中咽缩肌 CT 灌注成像的变化，可能与治疗后 6 个月吞咽困难的严重程度有关。

（二）影响发音障碍的因素

剂量体积因素是影响发音功能的重要因素，但目前对主要影响发音功能的最重要解剖结构仍存在争议。Dornfeld 等发现发音功能与包括构会厌襞、会厌前间隙、假声带、假声带水平的咽侧壁在内结构的受照剂量有较强的关系。特别的是，他们注意到这些结构受到 66Gy 照射后发音功能急剧下降。Sanguineti 等评价了从会厌到环状软骨下缘的整个喉结构（图 26-2-1），不包括外侧的软骨，结果显示 2 级以上的喉头水肿与喉受照的平均剂量以及 V_{50} 显著相关。有研究者认为，应尽可能降低喉受照的平均剂量及喉的 V_{50}，最低风险剂量限值建议为喉平均剂量 <43.5Gy，V_{50}<27%，从而减少喉头水肿的发生，即 1 年的发病率 <20%。另外，对于同步接收化疗的患者，喉头水肿和发音功能障碍的风险明显增加。

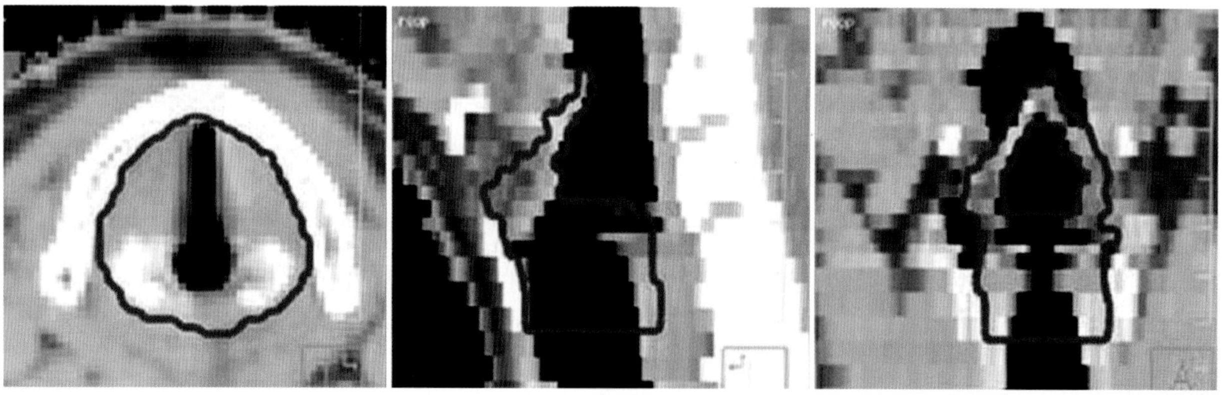

图 26-2-1 喉轮廓的勾画

四、观测终点与分级标准

对于吞咽障碍，目前缺乏统一的评价标准。目前常用的技术有纤维内镜、透视或改良钡剂透视检查等技术，这些技术尽管看似客观，但都是由临床医生以各种标准来主观评价的，例如：吞咽效率、渗透 - 误吸量表和吞咽功能量表。患者主观自我报告的工具更多，包括 RTOG 和 EORTC 放射损伤分级标准、LENT-SOMA 标准、CTCAE、华盛顿大学头颈部肿瘤生活质量问卷、头颈部生活质量问卷、头颈部肿瘤进食质量问卷、EORTC C30 和 H & N35 生活质量问卷、头颈部肿瘤库、美国 Anderson 吞咽困难量表、头颈部癌症患者行为状态量表和吞咽障碍特异性生活质量量表（SWAL-QOL）等。尽管这些患者主观自我报告常被用于临床研究，但是其与客观评估方法的相关性较差。

虽然 IMRT 技术有望降低吞咽障碍的发生率，但关于吞咽结构的确定和最重要的剂量参数仍存在争议。根据目前的证据，限制舌、声门上的平均剂量 <40Gy，咽缩肌平均剂量 <55Gy，可安全有效地降低长期吞咽障碍的风险。当然这也需要进一步的验证。

目前对于喉头水肿，建议使用纤维喉镜进行评估，RTOG 评价标准对喉头水肿进行分级：0 级，无水肿；1 级，轻度水肿；2 级，中度水肿；3 级，严重水肿；4 级，坏死。一些不确定的程度可主观地归为“轻微”“中等”。1 级水肿相当于“最小限度”的会厌、杓会厌皱襞、杓状软骨、假声带增厚。2 级是更加弥散和明显的水肿，但仍无有意义的或有症状的气道阻塞。

放疗对发音功能的影响主要在局部晚期喉癌，对早期喉癌的影响较小。目前 QUANTEC 的建议，限制不包括软骨在内的喉平均剂量 <40~45Gy，最大剂量 <63~66 Gy。

五、预防与治疗

减少吞咽障碍的发生，尽可能降低吞咽结构的受照剂量是首要的。部分患者可以通过选择性地勾画淋巴结引流区，特别是避免勾画咽后内侧淋巴结，而这些淋巴结位于中线附近的咽缩肌和椎前筋膜之间，将它们排除在选择性的淋巴结引流区之外，可能对保护咽缩肌有很大的帮助。

此外，应鼓励患者通过口服摄入维持尽可能多的营养需求，以用来持续锻炼吞咽功能。即使需要胃造瘘，也建议进行口服补充来预防黏膜粘连。行为和运动为基础的练习也有助于吞咽功能的康复，包括运动锻炼，增加吞咽结构的力量，活动性和耐力；或者可以通过刺激来增加感官反应。

（徐睿哲　邢鹏飞　易俊林）

参考文献

1. 王绿化 . 肿瘤放射治疗学 . 北京：人民卫生出版社 .2018 年 .
2. 李晔雄 . 肿瘤放射治疗学 . 北京：中国协和医科大学出版社 .2018 年 .
3. Rancati T, Schwarz M, Allen AM, et al.Radiation dose-volume effects in the larynx and pharynx.Int J Radiat Oncol Biol Phys, 2010, 76(3 Suppl):S64-9.
4. Dirix P, Nuyts S.Evidence-based organ-sparing radiotherapy in head and neck cancer.Lancet Oncol, 2010, 11(1):85-91.
5. National Cancer Institute.Common Terminology Criteria for Adverse Events v.3.0and v.4.0(CTCAE).Available at:http://ctep.cancer.gov/protocol Development/electronic_applications/ctc.htm.Accessed June 14, 2011.
6. World Health Organization.WHO handbook for reporting results of cancer treatment.Available at http://www.ncbi.nlm.nih.gov/pmc/articles/PMC2010938.Accessed November 23, 2011.
7. Wang X, Hu C, Eisbruch A.Organ-sparing radiation therapy for head and neck cancer.Nat Rev Clin Oncol, 2011, 8(11):639-648.
8. Shrieve DC, Loeffler JS.Human radiation injury.Philadelphia: Wolters Kluwer/Lippincott Williams & Wilkins, 2011.
9. Hutcheson KA, Lewin JS.Functional outcomes after chemoradiotherapy of laryngeal and pharyngeal cancers.Curr Oncol Rep, 2012, 14 :158-165.
10. Christianen ME, Schilstra C, Beetz I, et al.Predictive modelling for swallowing dysfunction after primary(chemo) radiation: results of a prospective observational study.Radiother Oncol, 2012, 105 :107-114.
11. ICRP statement on tissue reactions/early and late effects of radiation in normal tissues and organs-threshold doses for tissue reactions in a radiation protection context.ICRP Publication 118.Ann ICRP, 2012, 41 (1/2).

12. Bhide SA, Gulliford S, Schick U, et al.Dose-response analysis of acute oral mucositis and pharyngeal dysphagia in patients receiving induction chemotherapy followed by concomitant chemo-IMRT for head and neck cancer.Radiother Oncol, 2012, 103 (1): 88-91.

13. Saito N, Truong MT, Qureshi MM, et al.Correlation of mucositis during head and neck radiotherapy with computed tomography perfusion imaging of the oropharyngeal mucosa.J Comput Assist Tomogr, 2013, 37 (4): 499-504.

14. Wygoda A, Rutkowski T, Hutnik M, Składowski K, Goleń M, Pilecki B.Acute mucosal reactions in patients with head and neck cancer.Three patterns of mucositis observed during radiotherapy.Strahlenther Onkol, 2013, 189 (7): 547-51.

15. Halperin EC, Wazer DE, PerezCA, et al.Perez and Brady's principles and practice of radiation oncology.6th ed.Philadelphia: Wolters Kluwer/Lippincott Williams & Wilkins, 2013.

16. Paleri V, Roe JW, Strojan P, et al.Strategies to reduce long-term postchemoradiation dysphagia in patients with head and neck cancer: an evidence-based review.Head Neck, 2014, 36 : 431-443.

17. Batth SS, Caudell JJ, Chen AM.Practical considerations in reducing swallowing dysfunction following concurrent chemoradiotherapy with intensity-modulated radiotherapy for head and neck cancer.Head Neck, 2014, 36 (2): 291-298.

18. Lalla RV, Bowen J, Barasch A, et al.MASCC/ISOO clinical practice guidelines for the management of mucositis secondary to cancer therapy.Cancer, 2014, 120 (10): 1453-61.

19. Eilers J, Harris D, Henry K, Johnson LA.Evidence-based interventions for cancer treatment-related mucositis: putting evidence into practice.Clin J Oncol Nurs, 2014, 18 Suppl: 80-96.

20. Hawley P, Hovan A, McGahan CE, Saunders D.A randomized placebo-controlled trial of manuka honey for radiation-induced oral mucositis.Support Care Cancer, 2014, 22 (3): 751-61.

21. Venkatesh GH, Manjunath VB, Mumbrekar KD, et al.Polymorphisms in radio-responsive genes and its association with acute toxicity among head and neck cancer patients.PLoS One, 2014, 9 (3): e89079.

22. Christianen ME, Verdonck-de Leeuw IM, Doornaert P, et al.Patterns of long-term swallowing dysfunction after definitive radiotherapy or chemoradiation.Radiother Oncol, 2015, 117 : 139-144.

23. Moslemi D, Nokhandani AM, Otaghsaraei MT, Moghadamnia Y, Kazemi S, Moghadamnia AA.Management of chemo/radiation-induced oral mucositis in patients with head and neck cancer: A review of the current literature.Radiother Oncol, 2016, 120 (1): 13-20.

24. Christianen ME, van der Schaaf A, van der Laan HP, et al.Swallowing sparing intensity modulated radiotherapy (SW-IMRT) in head and neck cancer: clinical validation according to the model-based approach.Radiother Oncol, 2016, 118 : 298-303.

25. King SN, Dunlap NE, Tennant PA, et al.Pathophysiology of radiationinduced dysphagia in head and neck cancer.Dysphagia, 2016, 31 : 339-151.

26. Gunderson LL, Tepper JE.Clinical radiation oncology.4th ed.Elsevier, 2016

27. Strojan P, Hutcheson KA, Eisbruch A, et al.Treatment of late sequelae after radiotherapy for head and neck cancer.Cancer Treat Rev, 2017, 59 : 79-92.

28. Maria OM, Eliopoulos N, Muanza T.Radiation-Induced Oral Mucositis.Front Oncol, 2017, 7 : 89.

29. Koontz BF.Radiation therapy treatment effects.An evidence-based guide to managing toxicity.New York: Demos, 2018.

第二十七章

肺的放射损伤

第一节 概　　述

放射治疗是肺癌、食管癌、胸腺瘤、纵隔淋巴瘤等胸部肿瘤的主要治疗措施之一。在胸部肿瘤的放射治疗过程中，一部分正常肺组织不可避免地会受到一定程度的照射，一定体积的正常肺组织受到一定剂量照射后所产生的一系列病理生理变化，导致急性渗出性改变或组织纤维化改变，最终影响到患者的呼吸功能，称为放射性肺损伤（radiaiton-induced lung toxicity，RILT）。放射性肺损伤是胸部肿瘤患者接受放射治疗时最为常见的正常组织损伤之一，严重影响着胸部肿瘤放射治疗的实施和疗效的提高，并且有可能会导致死亡等严重后果。严重放射性肺损伤的发生除了与患者的遗传因素、临床因素、综合治疗方案的选择等有关外，放射治疗的照射范围、剂量、分割方式等对放射性肺损伤的发生起着关键的作用，胸部肿瘤放射治疗时需要慎重认真考虑放射性肺损伤的风险及处理。

第二节 相关概念及临床诊断

一、放射性肺损伤的概念及临床表现

放射性肺损伤通常分为急性期的放射性肺炎和晚期的放射性肺纤维化两个阶段，通常将发生于放射治疗开始后 3 个月内的肺损伤称为急性放射性肺炎，而将放射治疗 3 个月后放射性肺损伤称为晚期放射性肺损伤，晚期损伤一般都是放射性肺纤维化，但也有急性渗出性炎症表现者。放射性肺炎通常发生于放射治疗后 3 个月内，如果照射剂量较大或同时接受了化疗、或者放射损伤高度敏感的患者等，放射性肺炎也可能发生于放射治疗开始后数周内。接受照射 3 个月后放射性肺纤维化过程逐渐明显，在照射后半年到一年时间内纤维化过程逐步稳定。肺癌患者接受放疗后 70% 以上会发生轻度的放射性肺损伤，多数无症状或症状轻微，仅有 20% 左右的患者会出现临床症状。

放射性肺炎的临床症状没有特异性，通常的临床表现为咳嗽、气短、发热等，咳嗽多为刺激性干咳，气短程度不一，轻者只在用力活动后出现，严重者在静息状态下也会出现明显呼吸困难。部分患者可以伴有发热，发热也可以发生在咳嗽气短等症状出现前，多在 37~38.5℃之间，但也有出现 39℃以上高热者。放射性肺炎多无明显体征，部分患者会出现呼吸音粗糙，其他包括干湿啰音、呼吸音减低等表

现，肺部体征多无特异性。放射性肺纤维化的临床表现主要为咳嗽及气短，除非伴有感染，很少出现发热，主要的体征与急性放射性肺炎类似，湿啰音相对较少出现。

各项辅助检查也无特征性表现，血常规检查多表现为中性粒细胞百分比高于正常，白细胞总数多无明显升高；血液检查 C 反应蛋白多有升高，血清 LDH、血沉等可能升高；轻者仅在剧烈活动时测得动脉血氧分压下降，症状严重者静息时即可能测得血氧分压下降。

胸部 X 线检查可以发现与照射范围相一致的弥漫性片状密度增高影，对应组织学上的急性渗出性病变、间质水肿及其后的纤维化。部分患者照射野外有时也会出现相似变化，与超敏性淋巴细胞性肺泡炎相关。胸部 CT 检查发现肺组织照射后的改变比胸片更为敏感，肺组织接受超过 25Gy 以上照射的体积与照射后发生肺纤维化的程度密切相关，这与电离辐射的直接损伤有关。典型放射性肺炎的 CT 表现为与照射野或接受高剂量（25Gy 以上）照射范围相一致的斑片状淡薄密度增高影或条索样改变，并且病变不按肺野或肺段等解剖结构分布。部分患者放射性肺炎的发生部位超出照射野外，甚至弥漫分布于双肺。放射性肺纤维化的常见表现有通气支气管征、条索影、肺实变影或蜂窝样改变，病变范围与肺组织受到高剂量照射的范围一致。

肺功能检查的改变表现为以下几个方面，一是肺活量和肺容量的降低，小气道阻力增加，肺的顺应性降低；二是弥散功能障碍，换气功能降低。但在肺癌患者表现较为复杂，由于肺部肿瘤放疗后缩小，对肺组织及气道的压迫减轻，部分患者会表现为肺活量的增加及通气功能的改善，但是由于肺泡换气功能受损，弥散功能多表现为明显下降，且随着放疗后时间的延长而表现得更为明显，直到半年到 1 年后才逐渐达到稳定。

二、放射性肺损伤的诊断与鉴别诊断

放射性肺炎的诊断主要为排除性诊断，诊断放射性肺损伤必须同时具备的条件：①有肺受照射病史，肺损伤多发生于放疗开始后 6 个月内；② CT 影像学改变主要为局限在照射区域内的斑片影、通气支气管征、条索影、肺实变影或蜂窝样改变，病变范围与正常肺组织的解剖结构不符（不按肺野或肺段分布），损伤急性期少数患者除存在照射区域内改变外，少部分患者也可以同时伴有放射区域外的相应影像学改变；③肺损伤较重的患者有咳嗽、气短、发热等临床症状，咳嗽最为常见，其次为气短，轻者为活动后气短，重者平静呼吸时亦觉气短，约半数患者伴有发热；④排除上述症状由下列因素所致：肿瘤进展、肺部感染（细菌、真菌或病毒）、慢性阻塞性肺疾病急性加重、心源性疾病、肺梗死、贫血、药物性肺炎等。

放射性肺损伤的鉴别诊断：放射性肺损伤的诊断为排除性诊断，需要与以下几种情况或疾病相鉴别：

（1）肿瘤进展：如肺门肿物的增大压迫气管，或肺内出现多发转移病灶、癌性淋巴管炎等，均可以导致咳嗽气短等症状的加重，胸腔积液、心包积液等也会导致患者气短加重。胸部 CT 检查可以帮助明确诊断。

（2）肺部感染：在肺癌患者，由于肿物压迫阻塞气道以及放化疗导致的患者免疫力低下，常常会合并肺感染，此时与放射性肺炎的鉴别较为困难。单纯肺部感染的影像学表现病变范围常常与肺组织的肺叶、肺段分布或支气管走行有关，常常有白细胞升高、中性粒细胞升高等表现，降钙素原升高常见，真菌 G 实验发现（1，3）-β-D- 葡聚糖升高可以提示真菌感染的存在，痰细菌培养可以发现致病菌，适当的抗感染治疗可以有效控制病情。伴有肺部感染并不能排除放射性肺损伤的存在，此时需要更为谨慎地分析有无肺损伤同时伴发肺感染的可能。

（3）肺梗死：多数有深静脉血栓史，发病较急，血氧下降较明显，D- 二聚体会明显升高，较大的血管梗死 CT 血管成像检查可以发现，多数溶栓抗凝治疗有效。

（4）药物性肺损伤：有应用可以导致肺损伤药物的病史，如博来霉素、多西他赛、厄洛替尼、吉非替尼等，病变分布弥漫，与照射野及照射范围无关。但有时药物性肺损伤会与放射性肺损伤相互影响，造成病情的复杂化。

三、放射性肺损伤的分级

根据放射性肺损伤严重程度的不同，多个国际放疗协作组织将放射性肺损伤进行了分级。目前临床应用的 RILT 分级标准包括美国国立癌症研究院的不良事件通用术语标准（common terminology criteria for adverse events，CTCAE）、RTOG、SWOG、Michigan 标准等，各标准间略有差异且各自应用都有一定局限性。另外，针对晚期放射性肺损伤，1995 年 EORTC 和 RTOG 联合发表了 LENT-SOMA 标准，此标准将患者的主观症状、影像检查结果、实验室检查结果及所采用临床处理综合考虑，给出评分，但因临床操作性较差，目前已较少应用。

按照（肿瘤治疗）不良事件通用术语标准（CTCAE 4.0），根据损伤的严重程度可以将（放射性）肺炎分级如下：Ⅰ级没有症状，仅需要临床观察而不需治疗干预；有症状的肺损伤即为Ⅱ级以上 RILT；Ⅲ级 RILT 患者有严重症状，日常生活不能自理，需要吸氧；Ⅳ级指危及生命的呼吸功能不全，需要紧急干预如气管切开或置管等；Ⅴ级指引起死亡的放射性肺炎。

第三节　病理生理学机制

一、放射性肺损伤经典病理生理过程描述

放射性肺炎发病机制尚不十分清楚，传统观点认为，放射性肺炎的发生与电离辐射对Ⅱ型肺泡上皮细胞及毛细血管内皮细胞的直接损伤关系密切。而越来越多的研究认为，放射性肺炎的发生并非完全是电离辐射所导致的直接损伤，而是与损伤后产生的炎症递质介导的急性免疫反应密切相关。

目前认为放射性肺损伤是由多因素、多细胞参与的复杂、动态反应过程。有学者提出了放射性肺损伤的细胞—分子调控假设：多种细胞受到照射后本身发生损伤，且细胞间相互作用并受到各种水平细胞因子的调控，从而引发了一系列局部肺组织内的病理生理反应，导致肺实质损伤，进而引起各种细胞因子释放并诱发包括成纤维细胞、纤维细胞、血细胞乃至骨髓干细胞的系统性反应，从而造成肺组织的进一步损伤及损伤的异常修复。肺组织中细胞的损伤在接受 10~20Gy 以上常规分割剂量照射后即可产生，并引起一系列的细胞因子的合成增加，通过细胞内及细胞间的信息传递和信号放大，启动了一系列的损伤修复机制，肺组织受照射剂量体积过大或辐射损伤后的异常过度反应导致了临床上可见的放射性肺损伤。

电离辐射导致放射性肺炎的靶细胞包括肺泡细胞、血管内皮细胞、成纤维细胞以及肺泡巨噬细胞等。Ⅰ型肺泡细胞贴附于肺泡表面，与毛细血管紧密相邻，完成气体交换功能，Ⅱ型肺泡细胞合成和分泌肺泡表面活性物质，维持肺泡表面张力。接受照射后，射线导致的电离损伤产生自由基，Ⅰ型肺泡上皮脱落，Ⅱ型肺泡细胞胞质内 Lamelar 小体减少或畸形，肺泡细胞脱落到肺泡内，导致肺泡张力变化，

肺的顺应性降低，肺泡塌陷不张。血管内皮细胞的损伤在照射后数天内就可以观察到，毛细血管内皮细胞超微结构发生变化，细胞内空泡形成、内皮细胞脱落，并可以发生微血栓形成、毛细血管阻塞，血管通透性改变，渗出增加，肺泡换气功能受损。肺泡巨噬细胞及成纤维细胞在接受电离辐射损伤后也会出现相应的变化，促进和加重放射性肺炎的发生。肺泡巨噬细胞受照射后会产生 IL-1、IL-6、TNF 等炎性细胞因子，吸引并活化淋巴细胞等炎性细胞，并且产生 TGF-β1 等递质，并通过一系列的自分泌和旁分泌过程刺激成纤维细胞增殖并合成纤维胶原蛋白基质，成纤维细胞本身受到照射后也会产生变化，导致局部炎性反应加重，纤维蛋白沉积增加。所有这些都会导致肺泡换气功能的损伤，最终导致放射性纤维化的发生。

二、放射性肺损伤发生过程中的相关生物分子及其作用

（一）炎性细胞因子

有许多的炎性因子与放射性肺损伤的发生相关，这些炎性因子主要在局部起作用，但也可以通过血液循环等播散到远隔部位，引起照射野外的炎性反应。研究较多的细胞化学因子有白细胞介素 1（IL-1）、白细胞介素 6（IL-6）、C 反应蛋白（CRP）、肿瘤坏死因子（TNF）等等。Chen 等的研究发现，在发生放射性肺损伤的患者，其疗前血液中 IL-6 水平显著高于未发生肺损伤者，疗前高水平的 IL-6 是放射性肺损伤发生的预测因子，研究还发现，IL-1α 的水平高低与 IL-6 呈正相关。Wang 等针对接受根治性放疗的肺癌患者的研究发现，发生放射性肺损伤的患者治疗前 IL-8 的水平明显低于没有发生肺损伤的患者。CRP 是一种急性期蛋白（acute-phase protein）前体，是非特异但敏感的炎症标记物，在 IL-1、IL-6 和 TNF-α 等多种炎症因子的作用下在肝脏合成分泌。CRP 可以识别受损细胞的细胞核成分，和 Fc 片段相互作用可以使单核巨噬细胞产生炎性因子及氧自由基。Sanuki 等人的研究发现，CRP 可作为预测放射性肺炎发生的因子之一，疗前 CRP 高于正常者 3 级以上肺损伤的发生率为 31%，而低于正常值者的发生率为 5%。还有作者研究了细胞间黏附分子 1（ICAM-1）、TNF-α、单核细胞趋化蛋白 1（MCP-1）、E- 选择素（E-selectin）、L- 选择素（L-selectin）、基质金属蛋白酶 9（MMP-9）及金属蛋白酶组织抑制剂 -1（TIMP-1）的变化与放射性肺炎的相关性，但都没有发现明确的相关性。

（二）转化生长因子 β

TGF-β 存在广泛，有 TGF-β1、TGF-β2、TGF-β3 等三种异构体。研究较多的是 TGF-β1，TGF-β1 是一个重要的多能细胞因子，在细胞增殖方面具有双重作用，可以抑制实质细胞增殖（上皮细胞、内皮细胞、造血细胞），促进成纤维细胞和成骨细胞的增殖；TGF-β1 的另一重要作用是其抗炎作用，可以抑制 T 淋巴细胞和 B 淋巴细胞的增殖及其活性；TGF-β1 还可以调控细胞外基质的自稳平衡状态，可以刺激细胞基质合成增加、减少基质降解蛋白酶的合成、增加这些蛋白酶的抑制物的合成。TGF-β 在正常的肺形态功能发生及肺疾病的发病机制等方面均有重要的作用，也参与了肺损伤后的修复。在许多肺疾病中，都可以出现 TGF-β 表达的升高，TGF-β 的升高先于肺功能的异常及可监测到的肺组织病理的异常改变，并和疾病的严重程度相关。在各种原因引起的结缔组织合成增加降解减少以重塑基质纤维组织过程中，TGF-β1 都起着关键的作用。

有大量的基础研究证实，TGF-β 水平升高和组织纤维化的发生有明确的因果关系。应用可溶性 TGF-β Ⅱ型受体阻断 TGF-β 与 TGF-β 膜受体的结合可以减轻放射性肺纤维化的发生。Rabbani 等将能表达可溶性 TGF-β Ⅱ型受体的重组人腺病毒载体注入大鼠体内后 24 小时予右肺照射 30Gy，发现 4 周后治疗组大鼠呼吸频率明显低于对照组小鼠，组织学检查也发现肺损伤明显减轻，巨噬细胞数量及活性均

较对照组降低。日本的动物实验研究同样发现，腺病毒介导产生的可溶性 TGF-β Ⅱ型受体可以减轻大鼠肺受照射后的纤维增生性改变。Haiping 等在小鼠肺组织接受照射前后 1 周分别应用 2 次能表达可溶性 TGF-β Ⅱ型受体的重组人腺病毒载体，发现应用重组载体后血清中 TGF-β 的产生显著减少，放射性肺损伤的表现也显著减轻。上述证据有力地证明了 TGF-β 在放射性肺损伤中起着重要的作用。

除上述细胞及动物实验结果外，大量的临床研究也表明 TGF-β 和放射性肺损伤密切相关。Zhao 等的研究包括了来自美国密西根大学和中国医学科学院肿瘤医院的 165 例接受放疗的肺癌患者，研究发现放疗前 TGF-β 水平的高低与放射性肺损伤的发生无关，放疗 4~5 周时 TGF-β 较疗前增加者放射性肺损伤的发生风险显著增加，2 级以上肺损伤的发生率为 46.2%，而疗中较疗前下降者发生率仅为 7.9%。Wang 等分析 142 例Ⅰ~Ⅲ期接受根治性放疗的非小细胞肺癌的患者，共检测了包括 TGF-β 等的 30 个炎性因子，建立预测模型，应用另外 65 例患者验证模型，研究发现，在所测量的 30 个细胞因子中，只有 IL-8 和 TGF-β 与放射性肺损伤的发生有关，联合应用 IL-8、TGF-β 和 MLD 显著提高了 2 级以上放射性肺损伤预测价值，AUC 由单用 MLD 的 0.62 提高到联合应用 0.76。

（三）肺泡上皮相关分子

肺泡上皮细胞是肺组织的实质细胞，是影响肺功能的最主要部分之一，表面活性物质的产生以及换气功能的实现等重要的肺组织功能都与肺泡上皮细胞有关，肺泡上皮细胞的放射损伤不可避免地影响肺功能的实现，因而和放射性肺损伤的发生密切相关。肺泡上皮细胞受损伤后细胞表面的某些标记物可能会脱落并进入血液循环，检测这些标记物对放射性肺损伤的预测具有一定的价值。

肺泡Ⅱ型细胞表面抗原 KL-6 是在Ⅱ型肺泡细胞及支气管上皮细胞表达的一种黏蛋白样高分子量糖蛋白，血液中其含量的高低与几种不同类型间质性肺病的活动具有很好的相关性。Hara R 等观察接受单次大剂量立体定向放射治疗的 16 例肺肿瘤患者发现，3 例发生 3 级以上放射性肺炎者，KL-6 水平均较疗前升高 1.5 倍以上，疗后两个月 KL-6 水平与疗前水平比值明显与放射性肺炎的发生相关。Matsuno 等从放疗开始到放疗结束连续监测 KL-6 的变化，发现照射 40Gy 开始，KL-6 的水平已经开始升高，并且 KL-6 水平大于 1000U/ml 与严重放射性肺炎的发生显著相关。综上所述可以看出，KL-6 在放射性肺损伤的急性期有着重要的作用。

血清细胞角蛋白 19 片段（Cyfra21-1）在肿瘤患者，尤其是肺癌患者常见升高，有研究发现 Cyfra21-1 的含量和放射性肺损伤的发生也有一定的关系。Fujita 等检测了 16 例放射性肺炎患者和 10 例健康吸烟者的血清，Cyfra 21-1 水平在弥漫性放射性肺炎患者较正常吸烟者及局限性放射性肺炎者明显升高，Cyfra 21-1 的变化随弥漫性放射性肺炎的进展及改善而变化，死于放射性肺炎的患者尸检结果发现透明膜及增生的肺泡Ⅱ型上皮细胞均被抗人细胞角蛋白 19 抗体浓染，提示 Cyfra21-1 为一反映上皮细胞损伤的指标。国内医科院肿瘤医院也对 Cyfra21-1 与 RILT 的关系进行了研究，发现疗前 Cyfra 21-1 > 4.3ng/ml 和 < 4.3ng/ml 的患者 RILT 发生率分别为 44.7% 和 10.8%。

（四）血管内皮相关因子

血管内皮细胞的损伤在放射性肺损伤发生过程中也起着重要的作用。血管紧张素转换酶（ACE）以表面糖蛋白的形式存在于内皮细胞的管腔面。因为肺的毛细血管是体内最大的血管床，血液循环中的 ACE 多源于肺内皮细胞，肺内皮细胞 ACE 合成或分泌减少、肺血管形成异常或血液分流等都会导致循环血液中 ACE 水平的降低。在动物实验及人类疾病中，急性或进行性的肺损伤常常会导致血清或肺 ACE 的改变。在严重肺间质纤维化和其他限制性综合征如 AIDS、急性肺水肿、肺脓肿或支气管肺癌，内皮细胞的丢失和肺毛细血管床的破坏可以使血液 ACE 活性下降，在这些疾病的发展过程中，血清 ACE 的降低预示着预后不良。

Zhao 等的研究发现，胸部肿瘤放射治疗前血液 ACE 浓度较低的患者更易发生放射性肺损伤，39 例入组患者中，33% 发生了 2 级以上 RILT，疗前及疗中 ACE 水平均在发生 RILT 组均显著低于未发生 RILT 组的发生显著相关，19 例疗前 ACE 低于 462ng/ml 的患者中有 9 例（47.4%）发生了 RILT，而 19 例疗前 ACE 低于 462ng/ml 的患者中只有 3 例（15.8%）发生 RILT。Molteni 等人的研究证明了 ACEI 可抑制 TGF-β 和 α-SMA 的产生，从而降低放射性肺损伤所造成的肺纤维化程度。上述数据均说明由于肺毛细血管内皮细胞的损伤在放射性肺损伤的发生发展过程中起着重要作用，值得进一步研究。

总体而言，人们在放射性肺损伤发生发展的分子机制方面做了大量的研究，但是每个特定细胞因子的作用及这些因子间的相互作用还有许多未知的问题。对放射性肺损伤分子机制的进一步的研究及认识可以帮助人们制定个体化的检测、预防及治疗方案，分子生物学研究技术包括高通量基因检测及蛋白组学技术等的发展会进一步推动人们对放射性肺损伤分子机制的认识。

第四节 临床相关因素与预测

探索 RILT 的影响因素一直是 RILT 研究的热点，影响放射性肺损伤发生的因素有多个方面，除了肺受照射的剂量体积因素外，还包括患者的自身伴发疾病、遗传个体性差异、原发恶性肿瘤的类型、肺癌患者肺部病灶的部位、手术化疗及其他治疗手段的联合应用等。

一、患者相关临床因素与放射性肺损伤

患者本身的许多临床因素与放射性肺损伤的发生密切相关。比如，有研究发现糖尿病患者放射性肺损伤的发生风险显著增加。一项对接受放射治疗的 156 例非小细胞肺癌的研究发现，伴有糖尿病的肺癌患者在接受放射治疗后放射性肺炎的发生明显增加，有无糖尿病患者放射性肺炎发生率分别为 40.4% 和 21.2%，伴有糖尿病的肺癌患者放射性肺炎的发病危险是对照组患者的 2.05 倍。Kalman 等针对接受立体定向放疗的肺癌患者的研究也发现，伴有糖尿病的患者发生放射性肺损伤的风险明显增加。因而，伴有糖尿病的患者接受放射治疗时应该更为谨慎，注意放射性肺损伤的发生。

多数研究者发现疗前较差的肺功能与放射性肺损伤的发生有一定的相关性。Robnett 等的研究发现，在接受根治性放化疗的肺癌患者，疗前 FEV_1 对于放射性肺炎的发生具有预测价值，在疗前 $FEV_1 >$ 2.0L 的患者中，没有 1 例发生严重放射性肺炎。Inoue 等的研究发现，治疗前低血氧分压（<80mmHg）可以预测严重放射性肺炎的发生。一般认为有慢性阻塞性肺疾病肺功能较差的患者发生症状性肺损伤（SRILT）的风险似乎更大，但是医科院肿瘤医院与 Michigan 大学的联合分析发现，存在慢性阻塞性肺疾病对放射性肺损伤的发生反而是一个保护性因素（OR 0.470，*P*=0.047）。患者的基础肺功能情况与放射性肺损伤发生之间的关系尚不明确，但是基础肺功能差的患者发生放射性肺损伤后的耐受性差，有可能更容易引起严重后果，更应该引起人们的重视。

影像学检查对于放射性肺炎的预测有着不可取代的重要性，目前已有多项研究表明影像学检查存在肺气肿及间质性肺病（ILD）的患者发生严重放射性肺损伤的风险显著增加。日本学者的研究发现，CT 检查有间质性肺损伤改变的患者接受胸部放疗后，发生 3 级以上放射性肺损伤的风险显著增加，由没有肺间质改变的 3% 升高到 26%。Yamaguchi 等观察 62 例胸部肿瘤放疗患者，疗前 CT 检查评价有无评价有无亚临床 ILD 及其范围和分布，62 例患者中有 8 例患者（13%）发生了 2~5 级 RILT，包括 5 级损伤

3 例、2 级损伤 5 例，在 11 例（18%）存在亚临床 ILD 的患者中，有 4 例（36%）发生 RILT，亚临床 ILD 的存在是影响 2~5 级 RILT 发生的显著因素，并且与 5 级损伤的相关性接近统计学差异，3 例 5 级 RILT 患者中有 2 例伴有严重而广泛（双肺多肺叶）的 ILD。Gelblum 等观察了 9 例伴有间质肺病接受放疗的非小细胞肺癌患者，疗前仅有 2 例患者需要吸氧，而放疗后有 7 例患者需要吸氧，有 2 例患者发生了 4~5 级放射性肺损伤。加拿大的研究观察了接受立体定向放疗的患者，研究有无间质肺病对肺损伤的影响，研究发现有无间质肺病患者的 5 级放射性肺损伤发生率分别为 21% 和 0%。

随着大数据时代的到来和人工智能的迅速发展，放射组学（Radiomics）技术越来越多的应用于临床研究，放射组学拥有无创性、可重复性等优势，通过高通量的提取影像学检查中的信息并分析其潜在的临床价值，最终通过临床决策支持系统（CDSS）帮助医生制定临床决策。目前已有研究证明了其在放射性肺炎预测方面具有潜在价值。Cunliffe 等率先应用 CT 放射组学进行放射性肺炎的研究，他们选取了 106 位食管癌患者放疗前及放疗后的 CT 图像，通过分析放疗后与放疗前 20 个放射组学特征值的改变与放射性肺炎发生之间的关系，研究发现共 12 个放射组学特征与放射性肺炎的发生相关。Krafft 等人通过研究 192 位非小细胞肺癌患者的定位 CT 图像，结合临床及剂量学特征共 6851 个特征（15 个临床特征、298 个剂量学特征、6538 个影像特征），交叉验证分析发现，运用综合模型预测 RP 的 AUC 值为 0.68。国内也有应用放射组学技术预测放射性肺损伤的研究，也发现应用放射组学可以提高放射性肺损伤预测的准确性。目前对于影像组学预测放射性肺炎还属于起步阶段，未来值得我们进一步深入研究。

二、合并其他治疗对放射性肺损伤的影响

多数研究认为，化疗药物及靶向治疗药物的应用也会增加放射性肺损伤的发生，特别是放化疗同步应用时，放射性肺损伤的风险会显著增加。动物研究发现，紫杉醇本身对肺组织会造成一定的损伤，联合应用放疗后会使放射性肺损伤的发生时间提前，损伤程度加重。有Ⅱ期和Ⅲ期临床研究均发现，肺癌同步放化疗中紫杉醇卡铂方案和足叶乙苷顺铂相比放射性肺损伤风险显著增加，前瞻性Ⅲ期临床研究发现两个化疗方案 2 级以上放射性肺损伤的发生率分别 33.3% 和 18.9%。加拿大的 meta 分析也发现，肺癌同步放化疗中紫杉醇联合卡铂和依托泊苷顺铂相比放射性肺损伤的风险显著增加。而联合应用吉西他滨与胸部放疗会导致严重的放射性肺损伤，应该慎用。Arrieta 和 Socinski 应用吉西他滨联合同步胸部放疗治疗非小细胞肺癌的均出现了 30% 以上严重的（3~5 级）RILT。

靶向治疗与胸部放射治疗的联合应用更应慎重。Santos M 等进行的比较非小细胞肺癌同步放化疗与同步放化疗基础上加上靶向治疗的 meta 分析发现，各种靶向治疗药物的加入并没有提高患者的无病生存及总生存期，相反，治疗相关毒副作用包括呼吸系统毒副作用明显增加。研究显示，肺癌放疗患者同时应用厄洛替尼放射性肺损伤的风险较高，24 例患者中有 3 例（12.5%）发生了致死性肺损伤。根据目前的研究数据，靶向治疗与胸部放疗的联合应用，特别是在放化疗联合应用基础上加用靶向治疗应该慎重。

接受过手术治疗的肺癌患者，由于一部分肺组织被切除，发生 SRILT 的风险会增加，需要更好地控制肺组织受照射的体积和剂量。肺叶切除术后接受放疗的肺癌患者，双肺 V_{20} 超过 20% 和小于 20% 的患者 2 级以上 RILT 的发生率分别为 19.0% 和 3.6%；联合应用化疗后术后放疗患者放射性肺损伤的风险会显著增加，有无术后化疗患者接受放疗后 RILT 发生的风险分别为 21.9% 和 5.3%；双肺 V_{20} 超过 20% 且接受化疗的患者 RILT 的发生率高达 27.3%，在 $V_{20}<20\%$ 且没有接受术后化疗的患者，没有 1 例发生 2 级以上 RILT。对于肺癌术后放疗患者，除要考虑肺组织受照射的剂量体积因素外，还要考虑术后化疗

的应用。

三、肺组织受照射的剂量体积因素与放射性肺损伤

超过一定体积的肺组织受到超过一定剂量的照射才会发生放射性肺损伤。如果照射体积非常小或者照射剂量特别低就不会发生放射性肺损伤，尤其是不会发生症状性放射性肺损伤。

近年来，随着精确放疗技术的发展，人们对剂量体积直方图相关参数对放射性肺损伤的预测价值进行了大量研究，在所有这些参数中，正常肺体积的定义极为关键，在不同研究中，正常肺体积的定义不尽相同，有去除 PTV 后的肺体积、也有去除 CTV 后的肺体积、还有仅仅去除 GTV 后的肺体积，三种肺体积相差很大，所受到照射的剂量体积相差更大，究竟那种肺体积对于肺损伤的预测价值更大？研究显示，三种肺体积的 MLD 都与放射性肺损伤的发生密切相关，但是多因素分析显示，去除 GTV 的 MLD 对放射性肺损伤的预测准确性更高。

明确 DVH 参数预测价值的第一步是确定是否有一个阈值剂量存在，换句话说，是否有这么一个剂量水平，或剂量体积的组合，超过以后并发症的发生率将会急剧升高。大量的研究对此进行了明确回答，研究发现，正常人单次全肺照射产生放射性肺炎的阈值剂量是 7Gy，照射剂量 8.2Gy 会有 5% 的人产生放射性肺炎，如果剂量增加到 9.3Gy，则会有 50% 的患者产生放射性肺损伤，增加到 11Gy 则会有 90% 的患者发生放射性肺损伤。Gopal 等观察了 26 例接受胸部放疗的患者，所有患者都是应用的三维放射治疗，11 例患者接受了辐射防护剂阿米福汀，作者应用 DVH 参数评估了照射导致局部 DLCO 降低的剂量效应关系，发现当局部照射剂量超过 13Gy 后，DLCO 有明显的降低，作者还发现，应用阿米福汀后这个阈值剂量提高到了 36Gy，另外，研究发现，2 级以上肺损伤症状的发生与 DLCO 降低至少 30% 以上相关。Graham 等研究了接受常规分割放射治疗的肺癌患者发现，应用 V_{20} 可以将发生放射性肺损伤的风险分为 4 组（< 22%、22%~31%、32%~40%、>40%），四组患者 2 级以上肺损伤的发生率分别为 0%、16%、18%、42%，3~5 级肺损伤的发生率分别为 0%、8%、5%、23%，V_{20} 超过 40% 后肺损伤的风险急剧升高。Schallenkamp 等回顾性分析了 92 例先后接受胸部根治性放疗的患者，评估了全肺 DVH 参数与 RP 的关系，结果发现，MLD、V_{10}、V_{13}、V_{15}、V_{20} 以及 V_{eff} 都与 RP 的发生显著相关，但是当将 GTV 从全肺体积中去除并应用了组织不均匀性校正后，只有 V_{10} 和 V_{13} 仍与 RP 的发生显著相关。肺平均剂量（MLD）也是一个常常使用的评估 RILT 风险的指标，在一项医科院肿瘤医院和 Michigan 大学的联合研究中，MLD ≥ 20Gy 的患者发生 RILT 的风险较高，为 42.9%，而 MLD <20Gy 的患者仅有 17.4% 发生 RILT。

在 Willner 等关于剂量体积参数放射性肺炎预测价值的研究中，他们提出了一个问题：哪种剂量体积组合对于放射性肺炎更为危险："小剂量大体积还是大剂量小体积"？作者展示了两种截然不同的 DVH 曲线，两种 DVH 的 MLD 相似，但是高剂量区和低剂量区差别很大，一种是低剂量区体积很大但是高剂量区体积很小，另外一种高剂量区体积较大但是低剂量区体积较小，作者分析了 49 例接受了胸部三维适形放疗的患者，其中48例还接受了化疗，18例患者发生了放射性肺炎，通过细致的DVH分析，作者发现，随着高剂量区（>10Gy）的增加，放射性肺炎的发生率从 13% 提高到 60%，而这种肺损伤风险的急剧增加与低剂量区（<10Gy）的变化关系不大，回归分析也发现较高剂量照射体积与放射性肺炎的发生有更好的相关性，剂量越高，照射体积与肺损伤相关性更为陡峭。由此作者认为，至少应该应用接受 20Gy 以上照射的体积来评估放射性肺炎的风险。

近年来，随着调强放疗、容积调强放疗、螺旋断层放疗的应用，肺组织所受到的低剂量照射与放射

性肺损伤的关系得到人们越来越多的关注。韩国的 Jo 等分析了 45 例因肺转移癌接受断层放疗的患者，在两周时间内 PTV 接受 10 次共 40Gy 的照射，有 26.6% 的患者发生了 SRILT，单因素分析显示 V_5、V_{10}、V_{15}、V_{20} 和 V_{25} 均与 SRILT 的发生相关，但多因素分析显示，仅有 V_5 与 SRILT 的发生显著相关，发生 SRILT 的 V_5 的阈值为 65%，因而作者建议，为了预防 SRILT 的发生，V_5 应该控制在 65% 以下。Tanabe S 等分析了 149 例接受根治性同步放化疗的食管癌患者，研究也发现，只有 V_5 和 V_{10} 与 2 级以上 RILT 的发生显著相关，并且，V_5 超过 60% 后，RILT 的发生率明显上升。胸部肿瘤放疗过程中，低剂量照射的肺组织体积也应该得到严格控制。

虽然肺组织受照射的剂量体积因素是造成放射性肺损伤的最终因素，但是同样的剂量和体积放射性肺损伤的发生风险相差很大，单纯应用 DVH 参数预测放射性肺损伤的发生价值有限，有研究显示，无论何种 DVH 参数，单纯应用 Vx 预测放射性肺损伤的准确性仅仅 52%~81%，单纯应用 MLD 的准确性仅仅 55%~65%，单纯应用 NTCP 模型的准确性仅仅 55%~76%。因而，还需要考虑其他影响放射性肺损伤的因素才能够进一步提高预测的准确性。目前对 QUANTEC 推荐的肺的剂量体积限制见本书附录三。

近年来，立体定向放射治疗技术在胸部肿瘤特别是在非小细胞肺癌中的应用取得了令人振奋的结果，MD Anderson 癌症中心的 Chang JY 等回顾性分析了接受立体定向放疗的 130 例 I 期 NSCLC 患者，放疗剂量 50Gy/4f，中位随访 26 个月，中位生存期 60 个月，15 例患者发生放射性肺炎，其中 12 例（9.3%）为 2 级，3 例（2.3%）为 3 级，单因素分析中从 V_5 到 V_{50} 的多项剂量体积因素与放射性肺炎的发生相关，但多因素分析中只有同侧肺平均剂量≥ 9.14Gy 具有统计学意义。

除了放射性肺炎以外，大分割立体定向放疗对支气管树的损伤也不容忽视，Duijm 等对大分割放疗导致的气管支气管损伤进行了更为细致的研究，共分析了 104 例接受立体定向放疗的早期中央型非小细胞肺癌患者的数据，气管支气管亚结构共分为 4 组，分别为主气管、支气管和中间支气管、上中下叶支气管及段支气管，各亚结构所接受的最大剂量都统一换算成 2Gy 分割的等效剂量，中位随访时间 14 个月，主气管接受的最大剂量平均为 93Gy，没有发生明显损伤，支气管和中间支气管有 20% 发生了狭窄，发生狭窄患者的平均最大剂量 EQD_2 是 116Gy，而没有发生狭窄患者的剂量是 105Gy；伴有肺不张的气管闭塞只发生在上中下叶支气管或段支气管。1 年气管闭塞伴不张发生率在两者分别为 11.6% 和 24%，中间段、上中下叶及段支气管发生 25% 气管狭窄等损伤的最大剂量分别为 136Gy、110Gy 和 55Gy。有无发生气管闭塞及不张的患者的总生存率没有区别。目前对于推荐的肺 SBRT 治疗的剂量体积限制见本书附录五。

四、血液循环中细胞因子与放射性肺损伤

如前面所述，血循环中细胞因子的水平及其放射治疗过程中的变化与放射性肺损伤的发生显著相关，血液中细胞因子的变化应该可以用于预测放射性肺损伤的发生。这一方面研究较多的是转化生长因子 -β1（TGF-β1），多个研究发现，胸部肿瘤放疗过程中（约常规放疗 4 周 40Gy 时）较疗前升高者的 SRILT 风险明显升高。医科院肿瘤医院与 Michigan 大学的联合数据分析显示，非小细胞肺癌患者放疗前、放疗中血浆的 TGF-β1 绝对含量与 RILT 的发生没有显著相关性，但是单因素及多因素分析均显示，疗中 TGF-β1 较疗前升高者发生放射性肺损伤的风险显著增加，在包括年龄、化疗的应用、疗前肺功能状态、平均肺剂量及疗中 / 疗前 TGF-β1 比值的多因素分析中，只有 TGF-β1 比值是 RILT 独立的预测因素。血液循环中各种细胞因子的含量及其放射治疗过程中的变化与放射性肺损伤的关系还需要进一步深入研究。

五、放射性损伤的遗传易感性

放射性肺损伤发生的危险程度除了上面提及的肺受照射剂量体积因素、临床因素及治疗中细胞因子的变化外，不同人群中 RILT 发生风险的不同的最根本原因应该还是基因差异。MD Anderson 癌症中心的研究结果发现在白种人中 TGF-β1 单核苷酸基因多态性 rs1982073：T869C 中基因型 CT/CC 对比 TT 的患者发生 RILT 的风险较低，和 TT 基因型相比，CT/CC 型发生 ≥ 2 级 RILT 的风险为 0.489，*P*=0.013，≥ 3 级的风险为 0.390。但在中国人中却发现 rs1982073 多态性与肺损伤无关，中国人中 TGFβ1 rs11466345 位点的 AG/GG 基因型与放射性肺损伤的风险相关，考虑这有可能与人种差异有关。研究发现，还有许多基因的多态性与 RILT 的发生相关，比如 *VEGF*、*TNFα*、*XRCC1* 和 *APEX1* 等基因的多态性也与 RILT 的发生相关，并且联合应用单核苷酸多态性指标可以进一步大幅度提高 RILT 预测的准确性。所有这些研究结果提示，通过检测患者基因多态性有可能能够提前发现 RILT 的易感人群，可以早期采取措施，降低 RILT 发生的风险。

总之，鉴于 RILI 的复杂机制及目前的研究现状，建议进一步开展基础与临床研究来验证并探索新的 RILI 预测标记物或建立多因素的预测模型。通过准确预测放射性肺损伤发生的可能性，可以提前采取措施，降低治疗强度或者应用肺组织放射性损伤保护剂，有可能能够进一步提高胸部肿瘤患者的治疗比，延长患者生存期，降低治疗毒副作用。

第五节　预防与治疗

严重放射性肺损伤发生后预后不佳，在中国医学科学院肿瘤医院诊断并治疗的 80 例症状性 RILT 中有 31 例初诊为 3 级 SRILT，其中 4 例（9.7%）最终死于 RILT，SRILT 相关死亡占全部 SRILT 患者的 5%。预防放射性肺损伤尤其是严重放射性肺损伤的发生在胸部肿瘤的放射治疗中必须认真慎重考虑。

放射性肺损伤的预防首先是降低肺组织受照射的剂量和体积，但是胸部肿瘤的放射治疗过程中，肺组织不可避免地会受到照射，如何权衡肿瘤控制率和正常组织并发症发生率需要综合患者的临床年龄、体质、临床合并症等，还要考虑到肿瘤治疗的目的是姑息性还是根治性、合并用药等等因素，在综合考虑上述因素的基础上，尽可能地降低肺组织受照射的剂量和体积。为了避免严重放射性肺损伤的发生，人们制定了种种正常组织的限量标准，但是，这些标准只能是参考标准，具体临床实践中要根据上述因素灵活掌握。NCCN 指南 2018 年版本中胸部肿瘤常规分割放射治疗的肺组织限量规定见下：V_{20} ≤ 35%，V_5 ≤ 65%，MLD ≤ 20Gy。

除了尽量限制肺组织受照剂量和体积外，对于高危肺损伤患者可以考虑应用药物预防严重放射性肺损伤的发生，但是相关药物多数处于研究阶段，没有常规成熟药物可供放射性肺损伤预防应用。研究较多的药物有阿米福汀、血管紧张素转换酶抑制剂等。值得注意的是，尽管糖皮质激素是放射性肺损伤的主要治疗药物，但是预防性应用糖皮质激素并不能降低放射性肺炎的发生。

放射性肺损伤的治疗主要考虑急性放射性肺炎的治疗，出现晚期放射性肺纤维化后现在还没有公认有效的治疗手段。明确为放射性肺炎后应该立即应用糖皮质激素类药物治疗，多数患者症状可以很快缓解，但需持续用药并逐步减量，根据病情连续应用 1~3 个月。气短明显者给予吸氧，病情严重者可以考虑应用气管切开正压呼吸治疗。抗生素的应用为预防性，不可长期应用，发热、气短等急性渗出症状缓解后应尽快停用，以免发生二重感染，增加疾病的复杂性和治疗难度。根据 RILT 放射性肺炎分级（CTCAE4.0）建议治疗如下：1 级：观察；2 级：无发热，密切观察 ± 对症治疗 ± 抗生素；伴发热、CT 上有急性渗出性改变者或有中性粒细胞比例升高，对症治疗 + 抗生素 ± 糖皮质激素；3 级：糖皮质激素 + 抗生素 + 对症治疗，必要时吸氧；4 级：糖皮质激素 + 抗生素 + 对症治疗 + 机械通气支持。

（赵路军　王仁生　王绿化）

参考文献

1. 王绿化 . 肿瘤放射治疗学 . 北京：人民卫生出版社 .2018 年 .
2. 李晔雄 . 肿瘤放射治疗学 . 北京：中国协和医科大学出版社 .2018 年 .
3. Marks LB, Bentzen SM, Deasy JO et al.Radiation dose-volume effects in the lung.Int J Radiat Oncol Biol Phys, 2010, 76 (3-supp-s): S70-76.
4. Zhang L, Yang M, Bi N et al.ATM polymorphisms are associated with risk of radiation-induced pneumonitis.Int J Radiat Oncol Biol Phys, 2010, 77 (5): 1360-1368.
5. Wang L, Bi N.TGF-beta1 gene polymorphisms for anticipating radiation-induced pneumonitis in non-small-cell lung cancer: different ethnic association.J Clin Oncol, 2010, 28 (30): e621-2.
6. Shrieve DC, Loeffler JS.Human radiation injury.Philadelphia: Wolters Kluwer/Lippincott Williams & Wilkins, 2011.
7. Jenkins P, Watts J.An improved model for predicting radiation pneumonitis incorporating clinical and dosimetric variables.Int J Radiat Oncol Biol Phys, 2011, 80 (4): 1023-1029.
8. Niu X, Li H, Chen Z et al.A study of ethnic differences in TGFbeta1 gene polymorphisms and effects on the risk of radiation pneumonitis in non-small-cell lung cancer.J Thorac Oncol, 2012, 7 (11): 1668-1675.
9. Sanuki N, Ono A, Komatsu E et al.Association of Computed Tomography-detected Pulmonary Interstitial Changes with Severe Radiation Pneumonitis for Patients Treated with Thoracic Radiotherapy.J Radiat Res, 2012, 53 (1): 110-116.
10. Zhao L, Ji W, Ou G et al.Risk factors for radiation-induced lung toxicity in patients with non-small cell lung cancer who received postoperative radiation therapy.Lung Cancer, 2012, 77 (2): 326-330.
11. Karlsson K, Nyman J, Baumann P et al.Retrospective cohort study of bronchial doses and radiation-induced atelectasis after stereotactic body radiation therapy of lung tumors located close to the bronchial tree.Int J Radiat Oncol Biol Phys, 2013, 87 (3): 590-595.
12. Tanabe S, Myojin M, Shimizu S et al.Dose-volume analysis for respiratory toxicity in intrathoracic esophageal cancer patients treated with definitive chemoradiotherapy using extended fields.J Radiat Res, 2013, 54 (6): 1085-1094.
13. Wang W, Xu Y, Schipper M et al.Effect of normal lung definition on lung dosimetry and lung toxicity prediction in radiation therapy treatment planning.Int J Radiat Oncol Biol Phys, 2013, 86 (5): 956-963.
14. Wang J, Cao J, Yuan S et al.Poor baseline pulmonary function may not increase the risk of radiation-induced lung toxicity.Int J Radiat Oncol Biol Phys, 2013, 85 (3): 798-804.
15. Xiong H, Liao Z, Liu Z et al.ATM polymorphisms predict severe radiation pneumonitis in patients with non-small cell lung cancer treated with definitive radiation therapy.Int J Radiat Oncol Biol Phys, 2013, 85 (4): 1066-1073.
16. Palma DA, Senan S, Tsujino K et al.Predicting radiation pneumonitis after chemoradiation therapy for lung cancer: an international individual patient data meta-analysis.Int J Radiat Oncol Biol Phys, 2013, 85 (2): 444-450.
17. Tucker SL, Li M, Xu T et al.Incorporating single-nucleotide polymorphisms into the Lyman model to improve prediction of radiation pneumonitis.Int J Radiat Oncol Biol Phys, 2013, 85 (1): 251-257.
18. Lawrence YR, Paulus R, Langer C et al.The addition of amifostine to carboplatin and paclitaxel based chemoradiation in locally advanced non-small cell lung cancer: long-term follow-up of Radiation Therapy Oncology Group (RTOG) randomized trial 9801.Lung Cancer, 2013, 80 (3): 298-305.
19. Wang H, Liao Z, Zhuang Y et al.Do angiotensin-converting enzyme inhibitors reduce the risk of symptomatic radiation pneumonitis in patients with non-small cell lung cancer after definitive radiation therapy?Analysis of a single-institution database.Int J Radiat Oncol Biol Phys, 2013, 87 (5): 1071-1077.
20. Zhuang H, Yuan Z, Chang JY et al.Radiation pneumonitis in patients with non-small-cell lung cancer treated with erlotinib concurrent with thoracic radiotherapy.J Thorac Oncol, 2014, 9 (6): 882-885.
21. Jo IY, Kay CS, Kim JY et al.Significance of low-dose radiation distribution in development of radiation pneumonitis after helical-tomotherapy-based hypofractionated radiotherapy for pulmonary metastases.J Radiat Res, 2014, 55 (1): 105-112.
22. Kong FM, Wang S.Nondosimetric risk factors for radiation-induced lung toxicity.Semin Radiat Oncol, 2015, 25 (5): 100-109.

23. Chang JY, Senan S, Paul MA et al. Stereotactic ablative radiotherapy versus lobectomy for operable stage I non-small-cell lung cancer: a pooled analysis of two randomised trials. Lancet Oncol, 2015, 16(6): 630-637.
24. Cunliffe A, Armato SG 3rd, Castillo R et al. Lung texture in serial thoracic computed tomography scans: correlation of radiomics-based features with radiation therapy dose and radiation pneumonitis development. Int J Radiat Oncol Biol Phys, 2015, 91(5): 1048-1056.
25. Bracci S, Valeriani M, Agolli L et al. Renin-Angiotensin System Inhibitors Might Help to Reduce the Development of Symptomatic Radiation Pneumonitis After Stereotactic Body Radiotherapy for Lung Cancer. Clin Lung Cancer, 2016, 17(3): 189-197.
26. Liang J, Bi N, Wu S et al. Etoposide and cisplatin versus paclitaxel and carboplatin with concurrent thoracic radiotherapy in unresectable stage Ⅲ non-small cell lung cancer: a multicenter randomized phase Ⅲ trial. Ann Oncol, 2017, 28(4): 777-783.
27. Wang S, Campbell J, Stenmark MH et al. Plasma Levels of IL-8 and TGF-beta1 Predict Radiation-Induced Lung Toxicity in Non-Small Cell Lung Cancer: A Validation Study. Int J Radiat Oncol Biol Phys, 2017, 98(3): 615-621.
28. Koontz BF. Radiation therapy treatment effects. An evidence-based guide to managing toxicity. New York: Demos, 2018.

第二十八章 心脏的放射损伤

第一节 概　述

直到20世纪90年代，心脏一直被认为是一个放射抵抗的器官。对放射性心脏损伤的认识是建立在对霍奇金淋巴瘤放疗患者长期随访的基础上，这部分患者心脏平均60%体积接受照射，6.6%~29%患者进行性表现出心脏毒性。目前心脏已成为胸部肿瘤、纵隔肿瘤、乳腺癌等放射治疗的重要危及器官，由于其解剖位置和结构成分相对放射敏感，放射性心脏损伤也成为潜在影响患者长期生存的重要危险因素。

在纵隔接受照射的肿瘤患者疾病进展之后，电离辐射和其引起的后遗症是导致其死亡的第二大死因。有资料显示霍奇金淋巴瘤接受纵隔放疗的患者，心脏并发症死亡的相对风险为2.2~7.2。此外乳腺癌患者接受放疗后，十年后心源性死亡发生率也超越了原发肿瘤本身。随着治疗技术的进步，患者生存期延长，放射性心脏毒性不仅在淋巴瘤和乳腺癌长期生存患者中发生，对食管癌和肺癌患者的影响也越来越显著。有报道食管癌患者放疗 ± 化疗后有症状的心脏损伤总体发生率高达10.8%，无症状发生率更高为5%~80%，而且放疗后出现相关事件的间隔时间短于乳腺癌和淋巴瘤患者。RTOG0617研究结果显示Ⅲ期非小细胞肺癌患者放疗后1个月~7年（中位时间26个月），首次出现心脏事件发生率为23%（26/112），有症状的心脏事件2年发生率为14%，4年发生率为32%。由于心脏受量与生存期有明显关联，新版NCCN指南也要求对心脏平均受量从原来的小于35Gy降低到小于26Gy。

自20世纪60年代后期研究者确定了“放射性心脏损伤（radiation-induced heart disease，RIHD）”这一名词，系指心脏因受辐射而导致损伤的一组临床和病理情况，由于心脏结构复杂，其表现多种多样，表现为放射性心包炎和心肌炎，冠脉疾病、瓣膜病变和传导系统异常等。此外由于患者化疗、高胆固醇血症、吸烟、冠心病等混杂因素存在，正确评价放射性心脏毒性较为困难。由于多数研究报道基于10~20年前的数据，患者应用的多数是陈旧的照射技术，不能代表现代精准放疗技术的治疗水平，且放疗后心脏损伤的发生率不同报道差异较大，缺乏具体量效关系，给临床研究带来困难。随着精准放疗技术的进步，如三维适形放疗、调强放疗、呼吸门控技术等技术应用，可能在一定程度上减轻放疗引起的心脏毒副作用，而某些疾病尤其是淋巴瘤等照射剂量减低，对放射性心脏发生率有着重要的影响。

本章就心脏解剖的基础知识，放射线对心脏不同解剖亚结构的影响，心脏损伤评分/分级标准，放射性心脏损伤相关影响因素、病理生理学表现及损伤相关发病机制，以及放射性心脏损伤诊断、筛查、预防、治疗等进行了回顾与展望。

第二节　病理生理学机制

虽然心脏的解剖并不像其他器官那么复杂，但是早在妊娠期第 3 周心脏就开始在生命中扮演着重要角色，到妊娠第 9 周，心脏发育基本完成。出生后心脏继续发育，主要表现为心肌细胞增生和肥大，在出生后 6 个月，心肌细胞数量不再增多，此后心肌细胞针对损伤出现的病理学改变为心肌细胞肥大和纤维化。

心脏是由左右心房和左右心室构成的四腔结构。心脏节律收缩，推动氧合或去氧合血液分别通过体循环或肺循环流动。心脏的壁由三层结构构成，分别是心内膜、心肌和心包膜。心脏的供血系统包括大的冠状动脉分布于心脏表面供应心外膜，小动脉分支为细小动脉和毛细血管滋养心肌层。而这些毛细血管就是电离辐射作用的理想的靶点，这些毛细血管受损会引起邻近的内皮细胞损伤，晚期的放射性损伤本质上是内皮细胞损伤包括平滑肌细胞迁移至血管壁周围区域引起管腔狭窄的结果。

心脏收缩主要是由心肌细胞的收缩产生的，心肌细胞是高度分化的富含线粒体的单个核细胞，心肌细胞在电信号作用下自发、连续、规律的收缩，电信号产生于窦房结（或者起搏器），通过房室结下传至浦肯野纤维，产生收缩信号推动血液正确流出。

电离辐射损伤心脏的机制目前尚不明确。可能是起始于微血管损伤，导致心肌组织缺血最终导致心肌纤维化的链式反应。

心包膜是最常见的辐射损伤部位，损伤主要表现为纤维增厚，具体机制尚不明确，晚期缺血损伤可能是微血管病变的结果，然而其他机制也可能参与其中，包括心包表面持续的炎性渗出，诱发了抑制组织型纤溶酶原激活剂继而胶原纤维产生的生化级联反应，这主要和富含蛋白物质的浸润有关。潜在并隐匿的起始损伤很少引起急性心包填塞，随着时间推移，纤维化会发展为心包炎，大体而言这仍然少见。

心肌损伤较心包损伤少见，但是可能会引起严重的并发症，左心室因其解剖位置靠前，因而较右心室损伤更多见。放射线引起纤维斑块沉积导致心肌坏死，这些纤维斑块多数见于受损伤冠脉的下游区域，像其他部位损伤一样，心肌损伤可能是小毛细血管内皮损伤导致的而并非是有丝分裂期间心肌细胞的直接损伤，这使得血管内血栓形成，小动脉和毛细血管破裂，导致心肌内血管系统的破坏，引起心肌缺氧、缺血，最终导致纤维化。

心内膜损伤发生率与心肌损伤类似，受到照射后形成纤维斑块，很少有症状发生，主要归结为动脉供血减少引起缺氧缺血的结果。冠状动脉损伤主要特征是腔内纤维肌性增殖，加速动脉粥样硬化的风险，原来存在冠脉疾病是放射性冠脉损伤重要的共刺激因素。然而放射线对内皮细胞的直接损伤也不容忽视，冠脉放射损伤效应和心脏其他组织相近也是血栓形成，下游组织缺血导致结构（瓣膜损伤）和功能障碍（传导系统异常）。

近年来有关放射性心脏损伤放射生物学基础研究逐渐受到关注。放射性心脏损伤以心脏组织急性和慢性损伤共同存在为特点的，多种急性和慢性细胞、分子、基因的改变可参与导致放射性心脏损伤的发生。关于放射性心脏损伤的细胞和分子生物学机制研究进展如下：

一、放射性纤维化的细胞和分子生物学基础

组织纤维化是放射性心脏损伤主要的病理学表现。放射线照射可改变促纤维化细胞的生物学特性，

正常成纤维细胞分化成熟需要 25~35 个细胞分裂周期，电离辐射可促进成纤维细胞分化成熟，成纤维祖细胞在 2~3 周内仅仅经过 3~4 个细胞周期就可分化为有丝分裂后成纤维细胞。但是研究显示放射线诱导分化成熟的成纤维细胞较正常分化成熟的成纤维细胞寿命缩短 40%~45%，分化成熟的成纤维细胞分泌Ⅰ型、Ⅲ型和Ⅳ型胶原的活性是成纤维祖细胞的 5~8 倍，电离辐射可诱导成纤维祖细胞分化成熟为成纤维细胞导致分泌更多的胶原，促进组织纤维化。目前基础实验主要研究组织纤维化损伤，一个简单的模式就是辐射导致血管内皮损伤和后续的微循环功能紊乱而最终导致纤维化。

急性放射性心脏损伤发生在放射线辐照后数天内，急性反应后是没有明显组织微观改变的静止期。在接触辐射的最初几分钟内，细胞损伤可导致血管舒张和血管通透性增加，损伤的内皮细胞分泌黏附分子和生长因子激活急性炎性反应，参与急性期反应的中性粒细胞见于受照射后心脏的每层组织中，炎性反应细胞聚集释放促纤维化因子，照射后数小时内，许多促纤维化因子释放，例如血小板衍生生长因子（PDGF）、转化生长因子（TGF-β）、碱性成纤维因子（bFGF）、胰岛素样生长因子（IGF）、重组结缔组织生长因子（CTGF）等。炎性细胞因子包括单核细胞趋化因子，肿瘤坏死因子（TNF）和白细胞介素（IL）中的IL-1、IL-2、IL-8，其中IL-1 等也会促进炎性细胞和促纤维化细胞聚集，发挥放射防护作用。基质金属蛋白酶降解内皮细胞基底膜，促使炎性反应细胞在受损组织的聚集，降解损伤组织并启动修复功能。微血管损伤触发凝血酶级联反应，导致纤维蛋白的沉积。急性期促炎环境是纤维化启动的主要因素，间充质细胞、骨髓细胞、上皮 - 间充质细胞在辐射的刺激下可转化为成纤维细胞分泌细胞外基质，促进胶原沉积和内皮细胞增殖，导致心肌细胞、血管内皮细胞和心包的功能障碍。

二、放射线引起心脏炎症反应促进纤维化

炎症通路是主要的促纤维化因素，心脏中的肥大细胞在心室重塑中起重要作用，心肌内肥大细胞浸润强度与慢性炎症、心包和间质纤维化相关。既往研究者在放射性心脏损伤动物模型中的研究发现，心脏受放射线照射后肥大细胞增多，且增加的肥大细胞数目与心肌放射性损伤程度一致，表明肥大细胞数目和活性在放射性心脏损伤的发展过程中可能起一定作用。动物研究发现，大鼠心脏受单次 20Gy 照射后第 14 天可发生急性放射性心脏损伤，组织病理学可观察到心肌细胞水肿、细胞间质大量炎症细胞浸润、成纤维细胞增多、胶原纤维增多；进一步研究其损伤机制可能与心肌组织 NF-κB 激活有关，同时放射线可引起其下游通路 HIF-1α、CTGF 在蛋白和基因水平表达上调，可能在放射性心肌炎症向纤维化发展过程中起到重要作用。

三、放射线诱发心脏氧化应激、内质网应激促进纤维化

电离辐射会引起氧化损伤，同时机体会启动抗氧化损伤保护机制，若二者出现失衡，就会引起放射性损伤的表现。线粒体占细胞体积的比例根据细胞种类不同而不同，约为 4%~25%，也成为射线穿越细胞时的靶点。心肌为高耗能组织，线粒体主要通过氧化呼吸供应 90% 以上的 ATP，在这一过程中，从氧化呼吸链漏出的电子催化氧气形成超氧自由基，同时线粒体也产生解毒酶和非酶抗氧化剂形成抗氧化保护网络。但是电离辐射会引起电子传递链中电子的进一步释放，产生过量的超氧阴离子，引起线粒体 DNA 突变及功能蛋白的表达改变。Barjaktarovic 等给予小鼠心脏局部照射 2Gy，40 周后心肌线粒体呼吸功能显著降低，蛋白羰基化增加，提示氧化应激水平提高，线粒体相关细胞骨架蛋白、呼吸链蛋白、离子转运和脂质代谢蛋白等均有明显的改变。线粒体来源的活性氧产生增加，诱发氧化应激可能导致心肌结构改变，进而发生心功能障碍。

内质网主要与蛋白质合成、储存、加工修饰、折叠、组装、运输相关，电离辐射作用于细胞内的水分子产生超氧阴离子侵袭内质网，使得未折叠蛋白和错误折叠蛋白堆积，诱发内质网应激。Gu 等研究发现在给予心肌成纤维细胞照射后，电镜下内质网形态和内质网应激蛋白表达升高同时伴随纤维化相关蛋白转化生长因子 -β（transforming growth factor，TGF-β）和胶原 - Ⅰ表达水平升高。Wang 等动物实验研究发现放射性心脏损伤急性期可发生心肌纤维化，其机制可能与放射线诱发的氧化应激、内质网应激有关。

四、放射线诱导转化生长因子 -β 介导纤维化

转化生长因子 -β（TGF-β）是一种多功能肽生长因子，控制细胞增殖及多种细胞类型分化。TGF-β 在调节成纤维细胞表型和基因表达中起重要作用，在心肌梗死恢复过程中，上调胶原蛋白和纤连蛋白合成，减少细胞外基质降解，促进细胞外基质沉积，在心室重塑中是促进心肌细胞增长，介导间质纤维化的一个重要递质。研究发现给予大鼠心脏局部照射后第 1 天心脏组织中 TGF-β mRNA 水平升高，并于第 2 周、第 12 周分别达到高峰，推断 TGF-β 不仅在放射性心脏损伤的起始阶段起作用，且参与了其发展过程。体外实验研究证实，心肌成纤维细胞释放的 TGF-β 促进其活化，而给予 TGF-β 抑制剂会降低纤维化的效应。同时 Boerma 等发现应用 TGF-β1 诱导剂可加重放射性心肌纤维化及心功能异常改变。

五、放射线导致心肌纤维化的其他机制

其他因素也在促纤维化过程中起重要作用，如促癌基因如 c-myc 和 c-jun 表达促进晚期纤维化改变。基质金属蛋白酶、IL-4、IL-13、TGF-β 等因子持续分泌促进平滑肌细胞增殖。在小鼠实验模型中证实 T 细胞产生 IL-13 具有潜在促纤维化的作用，而敲除 IL-13 后则不会发生纤维化。组织受放射线照射后持续产生 TGF-β，TGF-β 是成纤维细胞活化剂，可诱导成纤维细胞分化，打破细胞外基质平衡促进胶原合成，减少胶原酶和其他蛋白酶合成，增加蛋白酶抑制剂合成。放射线照射活化肌成纤维细胞后，成纤维细胞分化成熟和胶原沉积可以自分泌方式持续发生。

肾素 - 血管紧张素系统在放射性心脏损伤应答中也发挥一定作用，血管紧张素Ⅱ诱导心肌成纤维细胞迁移，造成心肌纤维化。Wu 等在动物实验中发现心脏局部照射后心脏血管紧张素Ⅱ及醛固酮水平表达上调，且二者表达水平与照射剂量呈正相关。Yarom 等在大鼠放射性心脏损伤模型中发现，血管紧张素转化酶抑制剂卡托普利虽然对毛细血管功能指数下降、肥大细胞数目增多、纤维化、心房颗粒数目及神经末梢改变等情况有所改善，说明肾素 - 血管紧张素系统在放射性心脏损伤的发生发展中可能发挥了一定的作用，其修复药物或血管紧张素Ⅱ受体阻断剂可能在放射性心脏损伤中发挥一定的干预作用。

内皮素（ET）主要来源于血管内皮细胞，此外还可由肥大细胞、心肌细胞、成纤维细胞等产生。ET 前体（大内皮素）通过几种内皮素转化酶及肥大细胞分泌的蛋白酶裂解而成，以旁分泌的方式激活 ET_A 和 ET_B 两种受体而发挥作用，这两种受体表达于心脏各种类型的细胞上。Boerma 等研究显示心脏照射后左心室 ET-1mRNA 水平升高，导致大鼠心脏收缩功能下降。内皮素具有强烈的促血管收缩能力，促进冠状动脉收缩，引起心肌缺血而导致心脏损伤。此外内皮素系统与肥大细胞之间相互作用，激活基质金属蛋白酶，促进心肌细胞外基质降解，最终导致心室扩张，双重抑制受体 ET_A、ET_B 减少肥大细胞数量能抑制基质金属蛋白活性，阻止心室扩张，可减轻心脏结构和功能的损伤。

第三节　临床特征及其相关因素

一、心脏损伤的临床表现

有症状的放射性心脏损伤是一个晚期发生事件，大多数心脏受损伤的患者只是亚临床无症状状态。放射性心脏损伤类型的表现及主要特征分别见表 28-3-1 和表 28-3-2。

表 28-3-1　放射性心脏损伤类型及表现

损伤类型	症状表现
自律功能障碍	心律失常；心率变异；心绞痛感觉缺失
心肌病	纤维化；射血分数下降；收缩和（或）舒张功能障碍；肺动脉高压
传导异常	束支传导阻滞；Ⅲ度房室传导阻滞；室性逸搏；心律不齐
冠状动脉病变	加速动脉粥样硬化和心肌缺血风险
心包炎	心包浸润；缩窄性心包炎；心包填塞
瓣膜病变	瓣膜反流或狭窄
血管病变	肺动脉狭窄或发育不全；主动脉纤维化

表 28-3-2　放射性心脏损伤的主要特征

	开始出现时间	症状	病理特征	剂量范围（Gy）	发生率	死亡率
急性心包炎	放疗期间或放疗后短期内	发热、胸痛	炎症	>35	5%	自行缓解
慢性心包炎	放疗后 1~2 年	无症状	微血管病变	35~40	1%~10%	1%
心肌炎	常在慢性心包炎之后	无症状或射血分数下降	微血管损伤	35~40	30%~50%	<1%
冠状动脉疾病	>5 年	无症状	微血管损伤	>30	5%~10%	2.5%
瓣膜病	>5 年	瓣膜障碍	晚期纤维化	30~40	15%~30%	无报道
传导系统异常	>5 年	无症状	晚期纤维化	30~40	无报道	无报道

既往研究心脏损伤并发症主要见于霍奇金淋巴瘤和乳腺癌患者，这两种肿瘤治疗后有较好的预后和长期的生存。对于霍奇金淋巴瘤患者而言，斗篷野照射是长期以来的标准放射治疗方案，近期研究提示低剂量、受累野照射联合化疗和大体积、高剂量照射比较疗效相似。乳腺癌患者，左侧乳腺癌患者放疗心脏受照剂量明显增加，心脏受照剂量与乳腺解剖外形、胸壁位置和采用的放疗技术等有关。目前研究发现食管癌和肺癌患者接受胸部放疗后，较霍奇金淋巴瘤和乳腺癌患者处方剂量更高，心脏受照剂量亦较高，而且这部分患者年龄较大，多数存在心血管疾病潜在危险因素，因此可能更容易在早期出现心脏损伤情况。

（一）早期并发症

在放疗过程中，心脏症状主要表现为心包病变的结果，这是非常少见的非肿瘤性炎症，也不需要终止治疗。急性放射性心包炎主要发生于放疗开始数天至数周内。心包浸润一般是少量、无症状的，而发展为有症状的、合并发热和胸痛的感染性心包炎很罕见。体格检查听诊可能会闻及心包摩擦音，经典的心电图检查可能会发现广泛的ST段抬高，PR间期延长，几周时间可自行缓解。需要注意的是这并不是慢性缩窄性心包炎的前期阶段，急性缩窄性心包炎在放疗后数月至两年仍可发生。

（二）晚期并发症

1. 慢性心包炎 晚期放射性心包病变多在放疗后数月至数年（平均5~7个月）出现，可表现为慢性心包浸润，心包纤维化发展至慢性缩窄性心包炎以及心包填塞。乳腺癌和肺癌患者发生率分别为1%和5%，淋巴瘤患者发生率稍高5%~10%，但数据分析来自陈旧的放疗技术，而且分析方法主观，无标准化指标评价。在一项对斯坦福大学2232名霍奇金淋巴瘤患者进行研究的观察中，发现因放射性心包炎导致的死亡率为0.7%。

慢性心包炎通常无症状，一般是根据胸片、心电图、心脏超声进行诊断，需要Swan-Gans导管介入协助确诊。大多数慢性心包炎可以自行恢复，部分患者晚期会发展为缩窄性心包炎，迅速发生心包浸润需要心包腔置管引流或心包开窗引流，对有生命威胁或者大量渗出性心包炎患者需进行手术治疗。

单次分割剂量和照射总剂量在慢性心包炎的发展过程中起主要作用，而急性放射性心包炎主要与较大的心脏受照体积有关。心脏受照35Gy时有发生放射性心包炎的风险，超过40Gy风险明显增加，而心脏受照剂量40Gy实际上已成为心脏可接受的最大限制照射剂量。文献中慢性放射性心包炎的发生率差异较大，从4%~96%大小不一，但是较为准确的估计是当纵隔照射剂量在35~40Gy之间，慢性心包炎的发生率为2%~7%。有研究表明心脏V_{35}是晚期放射性心包积液发生的影响因素。

2. 心肌炎 放射性心肌炎的发生率很难确定，应用现代放疗技术条件下发生率可能会有所下降，但是联合化疗尤其是蒽环类化疗药物时其发生率可能会增高。近年来研究发现心肌炎发生于存在心包炎的患者中，尸检发现年轻时接受放疗的患者50%存在心肌纤维化。据报道心室功能减退的发生率是5%~25%之间，大多数报道霍奇金淋巴瘤接受放疗后左室射血分数下降的发生率约30%~50%，但所有数据的分析均来自于回顾性分析，放疗技术、计算心脏受照剂量的方法等存在潜在的偏倚。现代放疗技术应用后，患者心功能通常为正常，且在长期随访过程中仍然能维持在正常状态。

心肌炎病理生理学损伤的本质是放疗引起的微血管损伤，导致心肌慢性弥漫性缺血。由于病理学检查与心功能检查结果相关性差，活检很难解释。放射性心肌炎的治疗是非特异性的，主要是纠正心脏供血不足引起的异常情况。

3. 冠状动脉疾病 放射性冠状动脉损伤较心包损伤发生率低，由于冠脉疾病多数是无症状的，所以放射性冠脉损伤真正的发生率应该低于预估值。然而冠脉损伤会导致非特异性心脏损伤，如心肌疾病、瓣膜疾病、传导系统异常。多数研究认为冠状动脉损伤发生与心脏受照射剂量呈线性关系。Darby等研究发现乳腺癌放疗后心脏受照剂量每增加1Gy，冠脉事件发生风险增加7.4%，其中放疗后4年内、5~9年、10~19年、≥20年，心脏受照剂量每增加1Gy，冠脉事件发生风险分别增加16.3%、15.5%、1.2%、8.2%。Rutqvist等研究发现左乳癌患者放疗后冠状动脉疾病引起的死亡相对风险是3.2。Cosset等报道纵隔照射的患者冠脉疾病10年累计风险增加4%。斯坦福系列研究显示年轻淋巴瘤患者放疗后心肌梗死死亡风险为2.5%，相对风险是4。大多数文献报道发现年轻患者心肌病发生风险高，症状重。Gustavsson等研究发现年轻患者接受放疗后，心肌梗死发生的相对风险为41.5；冠脉疾病发生风险与心脏受照射总剂量有关，虽然照射剂量30Gy以下发生风险相对较低，但是超过40Gy预估发生风险为

37%。

冠状动脉损伤并发症发生时间通常在放疗后 5~6 年，比其他部位损伤出现的时间晚。不同于其他冠脉疾病发生的原因，邻近肿瘤的冠状动脉被包括在照射区域内，但只有一个最主要的冠脉发生损伤，因此患者的筛查显得尤为重要。血管成形术可保持心脏足够的供血，其余对放射性冠脉损伤的治疗和常见的冠脉疾病治疗相近。心脏疾病发生的其他危险因素，如高胆固醇血症、吸烟等会加重冠脉损伤。Glanzman 等报道有危险因素的患者放疗后心血管疾病相关死亡率较无危险因素患者增加超过 5%。

4. 瓣膜疾病　证实电离辐射与瓣膜病变的关系较为困难，最有可能的损伤机制是瓣膜周围心肌纤维化导致瓣膜继发功能障碍。由于患者治疗前很少记录心功能状态或者诊断方法各不相同，对这种继发性损伤很难进行准确分析。现代诊断技术的进步使得放射性瓣膜疾病诊断率相对较高，平均发生率 15%~30%，20 和 25 年累计发生风险分别为 45% 和 60%。瓣膜功能障碍通常存在于二尖瓣或主动脉瓣，照射总剂量是重要危险因素。文献报道 30Gy 以下似乎不会导致瓣膜损伤，而受照剂量在 31~40Gy 时，瓣膜损伤发生率会增加 12%。也有文献报道随心脏受照射剂量增加，瓣膜损伤发生率亦增高，但与心脏受照射剂量呈非线性关系，心脏受照射剂量≤ 30Gy、31~35Gy、36~40Gy 和 >40Gy 时，瓣膜损伤发生风险分别为非照射组的 1.4 倍、3.1 倍、5.4 倍和 11.8 倍。纵隔照射后因瓣膜疾病导致的死亡率可达到 0.3%。

5. 传导系统异常　传导系统异常通常无症状，常规心电图检查典型的表现是心前区复极异常。但也可能存在严重的心电图异常表现，可在照射后 1~23 年出现，如房室传导紊乱或心室内传导异常。一般认为 30Gy 常规分割（2Gy/ 次）照射有症状的传导异常发生率很低，Lindahl 等观察到乳腺癌患者心电图复极异常发生率为 35%，心脏受照剂量大于 20Gy。

二、心脏损伤的评分标准

目前急性放射性心脏损伤临床使用的评价标准主要是 1995 年美国 RTOG 协作组公布的用于放疗引起的急性反应评价或定级的 RTOG 分级标准（表 28-3-3 和表 28-3-4）和美国国立癌症研究所的 CTCAE 不良事件术语通用标准，但是这两种标准之间存在差异。有临床研究将上述两种标准进行了比较，结果显示 RTOG 损伤标准在诊断急性放射性心脏损伤方面相关内容、分级要素的描述尚不够详细和精准，可能存在较高的误诊和漏诊率，易引起医生及患者对其重视程度的降低。而 CTCAE 标准将心血管各项指标如冠脉疾病、左或右心室功能不全、瓣膜疾病、心肌梗死、心悸、心包积液、心包炎、心律失常等进行细化和量化，可能具有更大的实用性，比较适用于对急性放射性心脏损伤高危人群的诊断和筛查，尤其是在临床前期对无症状的放射性心脏损伤诊断的灵敏度较高，可尽早和有效地进行干预，降低心脏损伤发生危险，值得临床推广应用。目前具体详见 CTCAE4.0 常见不良反应事件评价标准。

表 28-3-3　RTOG 急性放射性损伤分级标准（心脏）

0 级	1 级	2 级	3 级	4 级
无变化	无症状但有客观心电图变化证据，或心包异常，无其他心脏病证据	有症状，伴心电图改变和影像学上充血性心力衰竭的表现，或心包疾病，无需特殊治疗	充血性心力衰竭，心绞痛，心包疾病，可能需抗癫痫的药物	充血性心力衰竭，心绞痛，心包疾病，心律失常对非手术治疗无效

表 28-3-4　RTOG/EORTC 晚期放射性损伤分级标准（心脏）

0 级	1 级	2 级	3 级	4 级
无变化	无症状或轻微症状 / 暂时性 T 波倒置和 ST 改变、窦性心律过速 >110 次 / 分（休息）	中度用力心悸 / 轻微心包炎 / 正常心形 / 持续性异常 T 波和 ST 改变 / 低 QRS	严重心悸 / 心包积液 / 缩窄性心包炎 / 中度心衰 / 心脏增大 /EKG 异常	心包填塞 / 严重心衰，严重缩窄性心包炎

三、心脏损伤的影响因素

放射线造成的心脏损伤主要受以下因素影响，照射体积、总照射剂量以及单次分割剂量、病变部位、受照射后时间、照射技术、年龄、与化疗或靶向治疗联合应用等，控制这些参数对放射性心脏损伤发生有积极的作用。如今三维适形放疗和调强放疗的应用降低了心脏受照射体积，呼吸门控技术是另一种降低心脏受照射体积的方式，这项技术能够在一定程度上保证心脏受照射对呼吸周期变化，尽量减少心脏受放射线照射。

心脏受照射的体积是放射性心脏损伤发生最重要的影响因素，受照射体积越大，心脏损伤发生风险越高，如果整个心包受照射，急性和慢性放射性心脏损伤发生率可高达 20%，如果仅仅左心室受照射，风险下降至 7%。心脏结构复杂，急性放射性心脏损伤剂量体积因素尚未达成共识，有研究显示心脏高剂量区体积可能是影响急性放射性心脏损伤发生的独立危险因素，有研究显示当 $V_{60} \geq 5.04\%$ 时，急性放射性心脏损伤发生率明显升高；此外还发现了部分左心室收缩和舒张功能损伤，其中左心室 V_{50} 是急性放射性左心室舒张功能损伤的独立影响因素，左心室 $V_{50} \geq 1.78\%$ 舒张功能损伤发生率明显增加，且 E/A 值下降程度明显。上述研究提示心脏高剂量区受照射体积应引起临床重视。RTOG0617 研究结果显示心脏事件发生风险随心脏平均受照射剂量增加而提高，当心脏平均受照射剂量分别为 10Gy、10~20Gy 以及≥ 20Gy 时，校正后 2 年和 4 年心脏损伤发生率分别为 4%、7%、21% 和 4%、13%、41%。

总照射剂量亦是放射性心脏损伤发生的关键影响因素，虽然目前尚无引起放射性心脏损伤的最小照射剂量，但较高剂量的照射会增加心血管事件的发生率。Darby 等认为心脏平均受照剂量每增加 1Gy，发生冠脉疾病事件的概率就相应增加 7.4%，而且没有发现心脏损伤发生的最低阈值；这种剂量相关性开始于放疗后的 5 年内，并持续至放疗后的 30 年。Taylor 等研究报道，乳腺癌放疗后患者损伤发生相对风险随心脏平均受照剂量增加而升高，心脏平均受照剂量 <4Gy、4~8Gy、>8Gy 时，相对风险分别为 1.08、1.25、1.45。儿童肿瘤患者心脏受照剂量超过 15Gy 时，放疗组较未放疗组心脏事件发生风险明显增高，如充血性心衰（HR=5.9）、心肌梗死（HR=5）、心包疾病（HR=6.3）、血管异常风险（HR=4.8）。霍奇金淋巴瘤斗篷野照射后，5 年放射性心包炎发生的累计风险随总照射剂量增加而增。单次分割剂量相似，总照射剂量 36Gy 时放射性心包炎发生风险 4%；总照射剂量 41Gy 时放射性心包炎发生风险 10%；总照射剂量 >41Gy 时放射性心包炎发生相对风险 >3。乳腺癌患者内乳区接受照射时，应用混合光子 / 电子技术可降低心脏受照射剂量及心脏损伤发生的并发症。

单次分割剂量是不可忽视的因素。Cosset 等研究发现在总剂量相同的情况下，单次分割剂量为 2Gy，治疗后 5 年放射性心包炎累计发生率为 5%；而单次分割剂量 3.3Gy，治疗后 5 年放射性心包炎累计发生率为 7.5%；单次分割剂量≥ 3Gy 者较 3Gy 以下发生放射性心脏损伤的风险加倍，然而在此项研究中并未观察到单次分割剂量与心肌梗死有相关性。

肿瘤发生部位不同，放疗心脏受照射剂量也不等，这在乳腺癌患者中尤为明显。左乳癌患者心脏平均受照剂量为右乳癌患者的 2 倍（6.3Gy vs 2.7Gy），左侧乳腺癌放射性心脏损伤发病率明显增加，其急性心肌梗死、心绞痛、心包炎和心瓣膜病的发病风险分别是右侧乳腺癌的 1.22、1.25、1.61 和 1.54 倍。Wollschlager 等分析德国 769 例乳腺癌放疗心脏剂量分布，观察到 $2cm^3$ 心脏体积在 40Gy 剂量线以内的左侧乳腺癌患者占 66%，而右侧乳腺癌患者仅占 3%。此外还发现原发灶位于内象限者的 RIHD 死亡风险比率约为外象限的 2.5 倍，这可能与瘤床补量相关。

放射性心脏损伤随照射后时间延长发生风险明显增加。对 1972~1983 年接受放疗的乳腺癌患者长期随访发现，10 年内、10~14 年、15~19 年、>20 年的左乳癌与右乳癌心脏损伤发生风险比逐年增加，分别为 1.19、1.35、1.64、1.90。Darby 等比较了左乳癌与右乳癌照射后心脏损伤发病情况，随访 <5 年、5~10 年、10~15 年、>15 年的心脏病发病风险之比分别为 1.01、1.1、1.37、1.53，说明随访年限增加，心脏损伤相对危险程度也相应增高。随着照射技术的进步，心脏受照射体积和每日分割次数的降低，可减少心脏损伤发生率和死亡风险。在霍奇金淋巴瘤患者中，1967~1985 年较 1940~1966 年结束放疗患者发生致死性心肌梗死风险明显下降。通过对 14 000 名左乳癌患者进行随访 15 年发现，缺血性心脏病发生率在 1973~1979 年为 13.1%，1980~1984 年为 9.4%，1985~1990 年为 5.8%。文献报道左乳癌患者采用调强放疗技术较常规放疗可降低心脏受照射剂量和体积，受照射最大总剂量可降低 30.9%（49.14Gy vs 33.97Gy），≥ 30Gy 心脏受照射体积由 12.5% 降至 1.7%。年龄也是放射性心脏损伤发生的重要影响因素，20 岁以下患者接受≥ 35Gy 照射，心肌梗死死亡的相对风险高于 44 岁患者，因其他心脏原因死亡的相对风险在 22 岁时也明显增加。

有很多细胞毒性药物会引起潜在的心脏损伤，这些药物与放疗联合应用会增加心脏损伤的风险。如放疗与蒽环类化疗药如阿霉素联合应用，表现为弥漫性纤维化的病理学改变与单纯放疗引起的心脏损伤不同，但是症状相似。放化疗联合应用引起心脏损伤的机制目前尚未明确，化疗不是引起内皮细胞损伤，而是直接损伤肌丝导致心肌细胞变性，这种损伤是不可逆的最终导致心肌纤维化，如果在化疗后序贯放疗，放射线进一步导致小血管损伤加重心肌病变，这种损伤不是协同作用而是相加作用，如果在放疗后序贯化疗，在照射完成后数月仍存在“放疗唤醒（radiation recall）”效应，引起类似早期放射线导致的内皮损伤炎症应答。

无论在化疗前、化疗同步还是化疗后应用放疗，即使化疗剂量在安全限制范围内亦均可引起心脏损伤的并发症。当然一些其他的已知因素也会增加心脏损伤的发生风险，例如年龄、既往存在心脏基础疾病等。20~30Gy 的照射剂量联合蒽环类药物化疗较单纯化疗发生心包增厚的风险增加 2 倍，而且放疗与蒽环类化疗药物联合应用也会增加瓣膜损伤的发生率，但是通常无症状。

目前被批准用于乳腺癌治疗的靶向药物已被证实心血管事件的发生率比较高。曲妥珠单抗和拉帕替尼会引起左心功能不全，甚至充血性心力衰竭。抗血管生成药物贝伐珠单抗已被证明能增加高血压、心血管功能障碍和血栓栓塞事件的风险，此外酪氨酸激酶抑制剂和抗血管生成药物可能具有额外的心脏毒性潜在危险。特别是在与放疗联合使用时，轻微的功能下降可能会增加长期生存患者的死亡率，建议慎重考虑放疗同时或序贯使用曲妥珠单抗或拉帕替尼药物。

除上述因素外，高脂血症、放疗前外周血淋巴细胞 $>1.5 \times 10^9/L$、血沉增快、儿童、年龄 >40 岁、嗜酒、放疗前有心脏原发疾病如冠心病、心肌缺血、心律不齐等，肥胖和糖尿病者等可增加放射性心脏损伤发病率，这部分高危人群应引起重视。

四、心脏损伤在不同肿瘤中的发生情况

（一）霍奇金淋巴瘤

霍奇金淋巴瘤患者 10 年生存率 >80%，被认为是一种可治愈的疾病，随着治疗有效性和安全性的提高，各种不同器官的并发症尤其心脏损伤受到关注。几项来自北美和欧洲的研究结果表明霍奇金淋巴瘤放疗和（或）化疗后心血管损伤（包括冠状动脉疾病、瓣膜病、心衰）发生率和死亡率均增加。但是近几十年来化疗方案的更新，放疗剂量和体积降低以及放疗技术改善，使得这些结果并不能代表目前的治疗水平。Maraldo 等对 EORTC-LYSA 协作组 1964—2004 年 6039 例患者重新计算心脏受量，中位随访 9 年，发生心血管事件患者 1238 例，最多见的是缺血性心肌病（24%，292/1238）、充血性心衰（21%，263/1238）、心律失常（17%，205/1238）、瓣膜病变（14%，168/1238）、心包炎（3%，39/1238）。其中 703 例患者首次出现心血管事件，最多见的仍然是缺血性心肌病（19%，132/703）。多因素分析显示心脏受照平均剂量为放射性心血管损伤发生的独立危险因素，心脏受照平均增加剂量 1Gy，心脏损伤发生风险为 1.015。此外霍奇金淋巴瘤放疗和（或）化疗可增加心衰风险，Fredenka 等对心衰发生风险与心脏受照射剂量之间的关系进行研究，结果发现心脏受照射剂量 >20Gy 时，心衰风险增加，且心衰发生比率随左心室平均受照剂量增加而提高，左心室受照剂量为 1~15Gy、16~20Gy、21~25Gy、≥ 26Gy 时，心衰发生风险分别为 1.27、1.65、3.84、4.39。当左心室受照剂量为 0~15Gy、16~20Gy、≥ 21Gy 时，含蒽环类化疗药物 25 年心衰累计发生风险分别为 11.2%、10.9%、32.9%，不含蒽环类化疗药物 25 年心衰累计发生风险分别为 4.4%、6.2%、13.3%。

（二）乳腺癌

乳腺癌是女性发病率最高的恶性肿瘤，每年新发乳腺癌患者超过 100 万，随机对照研究表明早期乳腺癌术后放疗可降低复发率和死亡率，精准放疗技术的应用虽然可降低心脏受照剂量，但大多数患者心脏仍然会受到 1~5Gy 的照射，胸壁较薄或者内乳接受照射的患者心脏受照平均剂量可达 10Gy。放疗引起的乳腺癌患者非肿瘤原因死亡的主要因素是心脏疾病，最多见的为缺血性心肌病。Taylor 等对应用现代放疗技术治疗的 2010—2015 年 647 例乳腺癌患者进行分析，心脏平均受照射剂量为 4.4Gy，左乳癌患者较右乳癌患者的心脏受照射平均剂量明显增加（5.2Gy vs 3.7Gy）。进一步分析当心脏平均受照剂量 <4Gy、4~8Gy、>8Gy 时，照射组心脏损伤发生风险分别为 1.08、1.25、1.45。Darby 等预测对于一个 50 岁乳腺癌患者，原来没有心脏疾病危险因素，心脏平均受照射剂量 3Gy，80 岁之前因缺血性心脏病死亡的风险从 1.9% 增加至 2.4%，至少发生一种冠脉事件的风险从 4.5% 增加至 5.4%。如果其心脏平均受照射剂量为 10Gy，这两种风险分别从 1.9% 增加至 3.4% 以及从 4.5% 增加至 7.7%。若原来存在心脏疾病危险因素，那么心脏平均受照 3Gy，心血管疾病死亡风险则从 3.4% 增加至 4.1%，至少一种冠脉事件发生风险增加 1.7%。若心脏平均受照 10Gy，发生风险更高。

（三）肺癌

放疗相关的心脏损伤既往主要在乳腺癌和霍奇金淋巴瘤中受到关注，但是近 20 年来也有研究表明肺癌放疗也可增加心脏毒性事件发生，推测原因可能是肺癌患者可能年龄较高、合并有基础心脏病、吸烟等危险因素，而且肺癌根治性放疗剂量较乳腺癌或者霍奇金淋巴瘤放疗剂量高，使得放疗相关的心脏损伤可能在早期表现出来。RTOG94-10 研究结果显示肺癌放疗患者 3 级及以上心脏毒性发生率为 2.4%。RTOG0617 试验比较了局部晚期非小细胞肺癌患者中 74Gy 高剂量照射组与 60Gy 常规剂量照射组联合同步化疗的结果，发现在 6 个月时生存曲线明显分离，且高剂量组明显下降，分析原因可能是早期心脏事

件发生增加降低了患者的生存率。Lally 等研究表明自从 CT 模拟应用于现代放疗计划的制定中，心脏损伤发生率明显下降，但是 RTOG0617 试验中近一半患者应用了调强放疗技术，心脏毒性事件发生又有所增加。一项针对局部晚期非小细胞肺癌的多中心前瞻性研究试验分析了 2004—2013 年 125 例肺癌患者放疗后心脏事件发生情况，平均随访至 11 个月时，根据 CTCAE4.03 标准，15.2%（19/125）患者出现 3 级及以上心脏毒性事件，24 个月累计发生风险为 11%，多因素分析显示存在心脏基础疾病、平均心脏受照剂量（HR 1.07/Gy）与 3 级及以上心脏毒性事件有关，但与 RTOG0617 研究不同的是，心脏受照射剂量与总生存无关。

第四节 观测终点的选择

放射性心脏损伤临床研究和亚临床研究终点描述如表 28-4-1。放射线对心脏的影响潜伏期由数月（心肌炎）至数十年（冠脉血管病变、心肌梗死）不等，最主要的临床终点为充血性心衰和缺血性心脏事件（如心肌梗死和心脏原因死亡）的发病率。由于这些心脏事件在未接受放疗的患者中也有相对较高的发病情况，因此最佳数据来自于随机临床试验或者以人群为基础的研究，无论他们是否接受放疗。患者放疗后出现明显临床症状的心脏事件相对风险为 1.2~3.5，而亚临床损伤更为常见，基于终点观察的敏感性和相关并发症，50% 以上患者可以发生，需引起重视。

表 28-4-1 放射性心脏损伤研究终点

	局部终点	总体终点
亚临床	局部影像学异常（灌注缺陷或局部室壁运动异常）	整体影像学异常（弥漫性收缩减弱）
	心包纤维化	无症状左室射血分数下降
临床	冠状动脉病变	充血性心衰
	心肌梗死	心包炎 / 心包浸润
	瓣膜疾病	心律失常
		自律功能障碍（针对血流动力学改变应答心脏单节律跳动）

第五节 损伤的筛查与治疗

一、心脏损伤诊断方法

（一）心电图

心电图是放射性心脏损伤最常应用的检查方法，是反映心脏传导系统异常的敏感指标，并帮助诊断心肌缺血、心肌梗死的发生部位等。研究认为放疗中和放疗后心电图异常发生率高达 28.7%~61.5%，而原有心电图异常者放疗后均有不同程度加重，此外≥ 60 岁老年人放疗后心电图异常可能更高。放疗引起的心电图异常早期多发生在放疗（20Gy）第 2 周，晚期一般在放疗结束后数月至数年，多数在 2 个月内出现。放疗结束后半年，70% 心电图异常可恢复正常。文献报道心电图异常的主要类型包括窦性心动过速、ST 段压低及抬高、T 波低平或倒置、QRS 波电压下降、传导阻滞和低电压等，其中以窦性心动过速和 ST 段压低或抬高多见，少数见左房异常和病态窦房结综合征等。对胸部肿瘤患者放射治疗后出现心电图异常的54例患者进行分析，发现心电图异常以ST段抬高或压低（26例）及窦性心动过速（21例）为主要表现，其余为房性期前收缩（7例），偶发室性收缩（1例）、QRS低电压（3例）和心房颤动（1例）。同时根据ROC曲线分析得出心脏 $V_5 \geqslant 50\%$ 和 $V_{60} \geqslant 5.04\%$ 时，放射线引起的心电图异常发生率明显增加。心电图经济、方便，常作为初步筛查手段，但只能反映患者瞬时的心电变化，且易受发热、药物、情绪激动、体力活动等因素干扰，因此在提供参考的同时仍需结合临床因素、心肌酶、肌钙蛋白等生化指标及超声心动图等共同评估心脏损伤状态。

（二）超声心动图

超声心动图观察到的放疗后常见改变为心包积液、心包增厚、左室舒张末期直径减少、左室后壁厚度减少和二尖瓣关闭速度减慢，少数有室间隔活动幅度下降、主动脉瓣或二尖瓣增厚、关闭不全等。此外超声心动图在临床上还常用于观察放疗后左心室的收缩及舒张功能状况。王军等报道采用超声心动图评价109例胸部肿瘤患者放射治疗后左心室收缩和舒张功能状况，结果显示急性期内全组患者出现舒张功能损伤15例，收缩功能损伤24例。瓣膜病变以二尖瓣和（或）主动脉瓣轻、中度反流多见，左房前后径、E/A值放疗后首先降低，随着时间延长逐渐改善，但急性期内未能恢复到正常水平。

心包积液的超声诊断标准：①大量：心包腔内液体约超过500ml，左心室后壁的心包腔内液性暗区宽度 >2.0cm，而右心室前壁心包腔内液性暗区宽度 >1.5cm；②中量：心包腔内液体200~500ml，左心室后壁的心包腔内液性暗区宽度1.0~2.0cm，而右心室前壁心包腔内0.5~1.0cm液性暗区；③少量：心包腔内液体约50~200ml，左心室后壁的心包腔内暗区宽度0.5cm左右，而右心室前壁心包腔内无液性暗区。

（三）心肌酶谱及血清肌钙蛋白检查

磷酸肌酸同工酶（CK-MB）大量存在于心肌，占心肌总磷酸肌酸的15%~25%，至今为止是诊断急性心肌梗死的最佳血清酶学指标，但CK-MB特异性较差，诊断时间窗较短，对心肌微小损伤不敏感。肌钙蛋白（cTn）相对分子质量小，心肌损伤后游离的cTn从心肌细胞质内迅速释放入血，血中浓度迅速升高，其时间和CK-MB相当或稍早，cTn从肌原纤维上降解的过程持续时间长，可在血中保持较长时间的升高，是诊断心肌损伤灵敏性、特异性高的血清标志物。临床上常将cTnI特异性和CK-MB敏感性结合起来作为判断急性心肌细胞损伤的重要指标，但是心肌酶和肌钙蛋白不能直观反映心脏功能状态。

（四）胸部X射线和CT检查

心影显著增大但肺部无明显充血是心包积液较为明显的X射线表现，大量心包积液（>1000ml）使心影向两侧增大，呈烧瓶状，并随体位变化而变化。胸部CT示心包积液为环绕心脏周围非对称性分布的低密度影，CT可明确显示心包积液的位置、多少、心包纤维化或钙化、室壁厚度等。心包积液的胸部强化CT诊断标准按环绕心脏周围非对称性分布的低密度影分为四级：①少量：心包积液为薄带影（厚度 <1.5cm），多局限于左后心包；②中量：心包积液扩展到右前方；③大量：心包积液环绕整个心脏（厚度 >3.0cm）；④超大量：心包积液向腹腔侧膨隆。

胸部CT和超声心动图都用于诊断心包积液。但胸部CT优势之一是在某些特殊部位，如超声心动图对局限在心房处的局限性心包积液难以评估，而胸部CT会协助诊断。胸部CT的优势之二是分辨率高，可以检出超声心动图不能发现的少量心包积液。但X射线和胸部CT同超声心动图一样，在早期诊断放射性心脏损伤上敏感性可能较低。

（五）心包穿刺

既可抽液缓解症状，又可作为诊断依据，心包积液富含蛋白，可达60g/L。

（六）放射性核素心血管造影和心肌灌注/代谢显像

可评价心肌供血和心脏灌注/代谢情况。常见异常为左室射血分数减低，心室收缩及舒张容量改变，心肌缺血等。Burns 等报告放疗剂量 20~76Gy，57% 患者出现左室射血分数异常。Gomez 在霍奇金淋巴瘤放疗患者中发现心脏受照射体积 >50% 和 75%~100% 时，左室射血分数下降发生率分别为 32% 和 44%。美国 Duke 大学对 114 例左侧乳腺癌患者放射治疗前后进行 SPECT 检查，结果显示有 50%~60% 患者在放射治疗后半年到两年出现心肌灌注充盈缺损，且随着左心室的受照体积增加，充盈缺损的发生率也增加。不足的是常规 SPECT 心肌灌注显像由于空间分辨率低，无法判断心内膜下梗死并低估梗死范围，敏感性较差。

（七）功能影像组学

心脏是高耗能器官，心肌细胞利用葡萄糖产生能量。^{18}F- 氟代脱氧葡萄糖（18F-2-fluro-D-deoxy-glucose，^{18}F-FDG），是一种葡萄糖的类似物，心肌可以摄取 FDG 而显影判断心肌活性，因此利用 ^{18}F-FDG PET/CT 显像有望检测心肌缺血，早期发现放射性心脏损伤。Yan 等对 Beagles 犬进行观察，因为动物实验可排除心脏毒性药物及其他常见心脏疾病等危险因素的干扰，发现影响局部心肌 FDG 摄取增高与辐射诱导的损伤有关，且与心肌病理学损伤一致，但超声心动图并未发现心功能及室壁运动异常。因此 ^{18}F-FDG PET/CT 显像在心功能出现异常前，早期即可从分子水平观察到心肌代谢改变，因而具有更大潜在的临床价值。在临床研究中，Yu 等对左乳癌术后放疗患者进行 PET-CT 和增强 CT 显影，PET-CT 较增强 CT 显影发现左心室损伤体积更大（112.931 cm^3 vs 107.296 cm^3）。

PET/CT 价格昂贵，MRI 检测相对价格适中，其最大优势是软组织高分辨能力。心脏磁共振容易分辨心包、心外膜、心肌和心内膜，能任意方向直接成像，无需变动患者的体位即能全面显示心脏的结构。MRI 对心内膜、心外膜边界的高识别性使其不仅能很好地观察室壁运动，而且能更准确地测定室壁的增厚率以评价局部心肌功能。随着磁共振技术的快速发展，在评估心脏血流及心肌活性方面，磁共振心肌灌注成像成为一种新的无创性检查方法。心脏磁共振检查可结合形态、功能、灌注、活性等多种方法检测活性心肌，清晰显示心肌梗死的位置、程度，并可对左室室壁运动进行直观显示。研究认为 MR 电影与 MR 心肌活性扫描和 PET、病理结果的一致性均较高。Umezawa 等对 12 例食管癌患者胸部放疗完成后的 6~88 个月进行 MRI 检查评估放射性心脏损伤，结果显示接受 40Gy 和 60Gy 照射心脏损伤发生率分别为 15.38% 和 21.21%，且 11 例患者发现心肌细胞层损伤，1 例患者出现心内膜下损伤。

（八）血浆心钠肽（ANP）监测

ANP 正常情况下由心房肌细胞合成，贮存于特异性胞质颗粒，在心房牵张压升高时 ANP 释放，其浓度可反映心功能障碍。Persons 等研究发现心脏受照射 20Gy，照射后 3 个月内 ANP 升高至原基础值的 180%，并持续升高至照射后 1 年末。连续检测 ANP 浓度可反映心功能状况，作为心脏亚临床疾病的标志物，在应用化疗、放疗或者靶向治疗前 ANP 可作为参考，并可进行动态监测。

（九）心导管检查

用于评估冠状动脉血流量。

二、心脏损伤治疗

对于放射性心脏损伤的治疗并没有特异性的疗法，预防其发生是最主要的措施。放射线造成的心脏损伤主要受照射体积，总照射剂量以及单次分割剂量等影响，控制这些物理参数对减少放射性心脏损伤发生有重要作用。

目前对放射性心脏损伤的治疗并没有针对病因的特异性治疗。心包浸润或者放射性心包炎在药物治疗失败后，通常选择心包穿刺术，心包穿刺失败后才选择心包切除术。对于冠状动脉疾病进行积极有效的治疗，并预防其危险因素是至关重要的。

既往对于霍奇金淋巴瘤的放疗在技术改善和降低心脏损伤发生风险方面已经做了很多努力。照射区域合理的勾画、靶体积范围缩小，修正单次分割剂量，降低总剂量可降低心脏损伤并发症的发生率和严重性。应用现代放疗技术对心脏毒性反应的相关研究其初步结果是有希望的，由于慢性放射性心脏损伤发展的潜伏期长，长期随访仍然非常必要。

第六节　研究进展

一、立体定向放疗与心脏限量

立体定向放疗（stereotactic ablative radiotherapy，SABR 或者 stereotactic body radiation therapy，SBRT）一般分割次数为 1~5 次，主要采用高度精准、消融剂量并以根治肿瘤为目的。

串联器官正常组织限量主要取决于最大剂量，而并联器官主要取决于特定剂量下的照射体积，但是很多器官并不是简单的串联或并联结构，比如心脏就兼具串联和并联结构的特征。心脏供血系统冠状动脉属于串联器官，而心肌则属于并联器官，在立体定向放疗时代，强调心脏的限制照射剂量不仅单纯为了减少损伤，更是为了保证立体定向放疗安全有效的实施。关于应用大分割放疗心脏限量参见本书附录四、五。

二、放疗联合免疫检查点抑制剂心脏损伤的现状

局部放疗联合免疫治疗会产生一种系统的免疫介导的全身抗肿瘤反应，这种放射野外的肿瘤缩小称为远位效应。2012 年 *N EnglJ Med* 发表一例晚期黑色素瘤患者在使用抗 CTLA-4 的伊匹单抗过程中出现进展，但是在联合胸部放疗后全身多处转移灶缩小，甚至达到完全缓解，血液学检测发现抗原提呈细胞（APC）明显升高。Golden 等在 *Lancet Oncol* 首次发表非小细胞肺癌及乳腺癌放疗联合免疫治疗发现了远位效应存在，这都证实了局部放疗联合免疫治疗的协同作用。

目前肿瘤免疫治疗取得了革命性的进展，但其毒副作用同样引起了关注。免疫检查点抑制剂的器官特异性不良反应普遍存在，如结肠炎、肝炎、肺炎、甲减、垂体炎、中枢神经系统损伤、心脏炎等。最值得注意的是免疫性心脏损伤，虽然发生少见，但是一旦出现则致死性强。

目前关于免疫检查点抑制剂引起的心脏损伤的报道主要为心肌炎、心肌病、心肌纤维化、心脏骤停、左室射血分数下降、房室传导阻滞等，其中以心肌炎报道较为多见。2018 年首次针对免疫性心肌炎临床特征进行报道，作者所总结的 101 例患者中，中位年龄 69 岁（20~90 岁）。各种癌种均可发生，但以黑色素瘤和肺癌最为常见，且分布地域广泛。64%（38/59）在免疫性心肌炎发作前仅接受了 1~2 个周期治疗，56%（33/59）患者发病中位时间为 27 天（5~155 天），其中 76%（25/33）在治疗最初的 6 周内。42%（42/101）患者同时出现其他严重的免疫治疗相关不良事件，最常见为肌炎（25 例）和重症肌无力（11 例），所有重症心肌炎患者中，46%（46/101）患者死亡，抗 PD-1/ 抗 PD-L1 联合抗 CTLA-4 治疗死亡率为 67%，较抗 PD-1 或抗 PD-L1 单药应用 36% 的死亡率明显升高。5 例应用伊匹姆单抗治疗的患者，3 例死于免疫相关的心肌炎。

目前认为，免疫性心脏损伤的机制主要归纳为两个方面，一是以肿瘤和心脏共同表达抗原为靶点的T细胞扩增，选择性克隆T细胞在心肌浸润，免疫检查点抑制剂增强T细胞效应细胞功能，引起自身免疫性心肌炎发生；另一方面，CTLA-4联合PD-1单抗更大限度地打破心脏周围免疫耐受，CTLA-4与B7相互作用引起心脏抗原活化的T细胞无能，CTLA-4单抗干预二者结合，促进T细胞活化，CTLA-4单抗也可结合表达CTLA-4的Treg细胞，增加心脏反应性T细胞活化。而抗PD-1抗体通过抑制PD-1与其配体结合活化T细胞，抑制抗原提呈细胞和心肌细胞表达PD-L1，可增加心脏反应性T细胞活化。PD-1和PD-L1抑制剂能够保持心脏T细胞活性并协调对心脏的攻击。此外，抗PD-1抑制剂的应用会同时阻断其配体PD-L1和PD-L2，而PD-L1抑制剂仅阻断PD-L1配体，还保留PD-L2和PD-1的抑制作用，可能减少了对免疫稳态的影响，是否会减轻心脏自身免疫反应的发生，也值得深入探索。

（王　军　武亚晶）

参考文献

1. 王军，龙书敬，景绍武，等．胸部肿瘤放疗后急性左心室功能损伤剂量体积因素分析．中华放射肿瘤学杂志，2014，23(4)：327-330.
2. 武亚晶，王雪锋，王军．急性期放射性心肌损伤病理学表现及损伤机制研究．中华放射肿瘤学杂志，2016，25(10)：1117-1122.
3. 陈偲晔，王淑莲．乳腺癌放射性心脏损伤(RIHD)的评估和预防研究进展．中华放射肿瘤学杂志，2017，26(4)：474-480.
4. Boerma M, Roberto KA, Hauer-Jensen M.Prevention and treatment of functional and structural radiation injury in the rat heart by pentoxifylline and alpha-tocopherol.Int J Radiat Oncol Biol Phys, 2008, 72(1), 170-177.
5. Dennis C.Shrieve, Jay S.Loeffler.Human Radiation Injury.USA.2011.
6. Sridharan V, Tripathi P, Sharma SK, et al.Cardiac inflammation after local irradiation is influenced by the kallikrein-kinin system. Cancer Res, 2012, 72(19), 4984-4992.
7. Gurses I, Ozeren M, Serin M, et al.Histopathological evaluation of melatonin as a protective agent in heart injury induced by radiation in a rat model.Pathol Res Pract, 2014, 210(12), 863-871.
8. Maraldo MV, Giusti F, Vogelius IR, et al.Cardiovascular disease after treatment for Hodgkin's lymphoma: an analysis of nine collaborative EORTC-LYSA trials.Lancet Haematol, 2015, 2(11): e492-502.
9. Gujral DM, Lloyd G, Bhattacharyya S.Radiation-induced valvular heart disease.Heart, 2016, 102(4): 269-76.
10. Yan R, Song J, Wu Z, et al.Detection of Myocardial Metabolic Abnormalities by 18F-FDG PET/CT and Corresponding Pathological Changes in Beagles with Local Heart Irradiation.Korean J Radiol, 2015, 16(4): 919-28.
11. Neil K.Taunk, Bruce G.Haffty, et al.Kostis and Sharad Goyal.Radiation-induced heart disease: pathologic abnormalities and putative mechanisms.Front Oncol, 2015, 18, 5 : 39.
12. Robert Eldabaje, Duong L, Le, Wendy, Huang, et al.Radiation-associated Cardiac Injury.Anticancer research, 2015, 35(5): 2487-2492.
13. Wang J, Wu YJ, Yuan F, et al.Chronic intermittent hypobaric hypoxia attenuates radiation induced heart damage in rats.Life Sci, 2016, 160 : 57-63.
14. Boekel NB, Schaapveld M, Gietema JA, et al.Cardiovascular Disease Risk in a Large, Population-Based Cohort of Breast Cancer Survivors.Int J Radiat Oncol Biol Phys, 2016, 94(5): 1061-72.
15. Johnson DB, Balko JM, Compton ML et al.Fulminant Myocarditis with Combination Immune Checkpoint Blockade.N Engl J Med, 2016, 375(18): 1749-1755.
16. Wang K, Eblan MJ, Deal AM, et al.Cardiac Toxicity After Radiotherapy for Stage Ⅲ Non-Small-Cell Lung Cancer: Pooled Analysis of Dose-Escalation Trials Delivering 70 to 90Gy.J Clin Oncol, 2017, 35(13): 1387-1394.
17. Simone CB 2nd.Thoracic Radiation Normal Tissue Injury.Semin Radiat Oncol, 2017, 27(4): 370-377.
18. Taylor C, Correa C, Duane FK, et al.Estimating the Risks of Breast Cancer Radiotherapy: Evidence From Modern Radiation Doses to the Lungs and Heart and From Previous Randomized Trials.J Clin Oncol, 2017, 35(15): 1641-1649.
19. Vivekanandan S, Landau DB, Counsell N, et al.The Impact of Cardiac Radiation Dosimetry on Survival After Radiation Therapy for Non-Small Cell Lung Cancer.Int J Radiat Oncol Biol Phys, 2017, 99(1): 51-60.
20. Van Nimwegen FA, Ntentas G, Darby SC, et al.Risk of heart failure in survivors of Hodgkin lymphoma: effects of cardiac exposure

to radiation and anthracyclines.Blood,2017,129(16):2257-2265.

21. Kim DWN,Medin PM,Timmerman RD.Emphasis on Repair,Not Just Avoidance of Injury,Facilitates Prudent Stereotactic Ablative Radiotherapy.Semin Radiat Oncol,2017,27(4):378-392.
22. Moslehi J J,Salem J E,Sosman J A,et al.Increased reporting of fatal immune checkpoint inhibitor-associated myocarditis.Lancet,2018,391(10124):933.

第二十九章 食管的放射损伤

第一节 概 述

食管是一个管状器官，近侧端与咽喉部相连，上界为环状软骨下缘、约颈6椎体水平。正常食管有黏膜、黏膜下层、肌层和外膜4层组成。黏膜层从内向外由非角化层、复层扁平上皮、固有层和黏膜肌层组成。黏膜肌层以外的黏膜下层为疏松的结缔组织，内有血管和淋巴管丛以及神经元触觉神经丛和食管腺体。食管上段的吞咽活动是受意识控制的。吞咽时喉上升和会厌共同密封气道，通过食管上段括约肌和咽部肌肉协同调节、输送食物。食管上段括约肌在休息时收缩、吞咽时舒张。食物团通过原发蠕动波的推动通过食管，在食管平滑肌的协调收缩下，蠕动波从食管上段一直持续到食管下端。食管平滑肌是受迷走神经支配的，不受意识控制；下段食管括约肌舒张允许食管进入胃内。残余食物团可以刺激食管内感觉受体，在残留食物的食管开始次级蠕动，清除初级蠕动后残留的食物，继发性蠕动与吞咽动作无关。

头颈部肿瘤、肺癌、食管癌以及纵隔肿瘤等放疗或放化疗时，食管的放射性反应或放射损伤是重要的剂量限制性器官之一。食管黏膜更新速度快，是剂量限制的早反应组织；放疗期间就可能出现急性反应或损伤，有可能影响进食及营养状况，严重者（通常指≥3级）可能使放疗中断，延长治疗时间，而影响治疗效果；同时食管也是晚反应组织，放疗后可能出现食管狭窄、出血、穿孔等影响患者生活质量、甚至危及患者生命的晚期损伤。因此，放疗前严格限制食管受照射剂量和受照体积，减少严重放射性食管损伤发生概率，预防和治疗可能出现的相关症状是至关重要，本章节对之分别论述。

第二节 急性放射性食管炎

一、食管炎的病理学表现

食管黏膜层更新速度快，是急性（早）反应组织。动物实验食管照射后，急性期表现为黏膜下层的细胞质空泡化、有丝分裂减少 / 缺失、上皮变薄，以及黏膜下水肿。食管照射后组织恢复过程中，可出现基底细胞的灶状增生和上皮细胞再生。食管上皮细胞通常能完整再生，上皮细胞通常会在多个折叠处生长，常见黏膜增厚，偶尔也见上皮细胞萎缩。Phillips 等报道，小鼠单次大剂量照射后3天，食管细胞出现空泡化、有丝分裂缺失、黏膜下水肿、上皮细胞变薄；照射后1~2周上皮细胞脱落和再生区域同时存在，照射后3~4周，上皮细胞完全再生。Engelstad等报道，实验犬单次大剂量照射后部分动物整个食管上皮缺失，绝大多数犬能够完成食管上皮的再生。人食管照射后病理改变与动物相似，Mascarenhas等报道，38例肺癌患者常规分割照射30~40Gy时行内镜下活检，95%患者出现食管黏膜上皮细胞质空泡化、86%有丝分裂降低、55%出现上皮细胞萎缩。放射性食管炎发生时有丝分裂降低与消化性溃疡不同，后者通常发生基底层增生。人食管上皮照射后，完全再生需要3个月到2年，但高剂量照射后，上皮细胞通常不能够再生。Seaman等报道，在24MeV电子线照射73Gy/48天后，因吞咽困难11例行部分食管切除，手术切除标本中，在照射野长轴上有些区域黏膜增厚，高剂量照射区黏膜完全缺失、肌层部分破坏。总之，食管急性放射性损伤主要是上皮细胞的破坏，但存活的基底细胞可再生上皮细胞，如果基底细胞数量不足，有可能无法再生。

二、食管炎的分级标准

目前临床上主要采用RTOG或CTCAE分级标准评价急性放射性食管毒性，二者均主要依据临床症状分级，一致性很好，放射肿瘤科医生多采用RTOG标准。除此之外，还有内镜急性放射性食管炎分级标准，与RTOG分级一致性也很高，但不完全吻合，详见表29-2-1。如Mascarenhas等报道，38例肺癌采用分段放疗，按计划30~40Gy后内镜检查时无1例出现严重食管炎，但采用RTOG标准18例有轻中度（1~2级）放射性食管炎症状，其中12例（67%）内镜发现有食管炎表现与临床一致，8例病理证实、4例病理与临床不符合。余20例无进食疼痛等食管炎症状者，5例（25%）内镜发现食管炎。急性食管炎的症状多数持续数周、少数可能持续数月。Werner-Wasik等采用食管炎指数记录放化疗期间和放疗后固定期限内每周的食管毒性，不仅包括食管炎最高级别，也包括症状持续时间，能更准确地评价食管放射毒性，但评估体系烦琐，仅适合临床研究。

表29-2-1　急性放射性食管炎分级标准

分级	RTOG标准	CTCAE分级标准	内镜标准
0	无变化	无变化	
1	轻度吞咽困难或吞咽疼痛，需一般止痛药或非麻醉药镇痛，需进半流食	无症状，仅临床检查和诊断发现，无需治疗	黏膜红斑
2	中度吞咽困难或吞咽疼痛，需麻醉止痛药镇痛，需进流食	有症状，进食或吞咽改变（如饮食习惯改变，需要经口补充营养）	黏膜侵蚀/脱落
3	严重吞咽困难或疼痛，脱水或体重下降>15%，需鼻饲或静脉输液补充营养	进食或吞咽重度改变，需要鼻饲、全胃肠外营养或住院治疗	溃疡、出血、狭窄
4	完全梗阻塞，溃疡，穿孔，瘘道	危及生命，需要紧急手术治疗	

三、食管炎的临床症状

急性期放射性食管炎症状主要与食管黏膜损伤有关；包括吞咽疼痛、吞咽困难、恶心、厌食和胸骨后的烧灼痛或不适，严重者可出现脱水、营养不良、误吸和体重下降。≥3级急性放射性食管炎严重影响进食和吞咽，可能需要鼻饲饮食、全胃肠外营养；少数严重者可出现可能出现食管出血、穿孔，以及其他危及生命的症状，在放疗期间症状可持续数周至数月。既往有胃食管反流疾病或食管裂孔疝者，放疗期间发生食管炎概率明显增加，且可能症状重、持续时间长。另外，放疗期间可出现食物通过缓慢，单纯放疗 3~4 周可出现，同期放化疗则可能提前至开始治疗后 1 周就出现，但吞咽困难和体重减轻可能与食物通过延迟并不完全吻合。胸部或头颈部肿瘤常规分割（1.8~2Gy/d）照射条件下，放疗开始 2~3 周开始出现放射性食管炎的症状，症状多数在照射后 4 周内缓解，少数症状可持续数月，尤其是≥ 3 级急性食管炎者。Werner-Wasik 等总结 RTOG 非小细胞肺癌同期放化疗的前瞻性研究，结果 75% 患者出现≥ 2 级急性食管炎，≥ 3 级者 34%；19% 症状出现时间在放疗开始后 1 个月内、32% 在 2 个月内、33% 在 3 个月内；绝大多数急性食管炎患者的症状峰值出现于开始放疗的 2 个月内，仅 3% 峰值出现在放疗后 3 个月内。Hirota 等报道，放疗期间内镜下≤ 2 级及以下急性食管炎保守治疗数周内回复，提示这些患者不需要重复内镜检查；3 例内镜下 3 级急性放射性食管炎，2 例放疗后 2~4 周内镜复查发现降为 1~2 级，1 例放疗后 3 月内镜复查仍为 3 级食管炎。这可能是严重放射性食管炎症状持续时间长的原因。

四、食管炎的影像学表现

食管造影是最常采用的检查方法之一，单纯食管造影黏膜变化很微小或缺失，但可以观察到食管狭窄、黏膜皱襞增厚等变化。而气钡双重食管造影可观察急性放射性食管炎的黏膜特征性变化，如散在小溃疡、黏膜独特的颗粒状外观等。Goldstein 等报道患者纵隔照射 45~60Gy，食管造影可见不能完成初级食管蠕动波、蠕动波在受照射食管段中断，并在食管蠕动中断处到食管远端可以观察到反复无序蠕动波，部分患者食管下段括约肌不能舒张。Lamanna 等采用 ^{99m} 锝闪烁扫描法发现，25 例患者中 18 例照射 20Gy 后出现食物通过延迟，仅 1 例在 45Gy 后出现食物通过延迟。另外，内镜下急性食管炎主要表现为红斑、黏膜下水肿和内皮细胞增生、黏膜脆性增加和上皮细胞坏死。Hirota 等报道，单纯纵隔照射 60Gy 后，内镜下 17% 出现 2 级急性食管炎，未见 4 级食管炎出现；而同期放化疗纵隔照射 56Gy 后，内镜下 31% 出现 2 级食管炎，27% 出现 4 级食管炎。Mascarenhas 等报道，肺癌照射 30~40Gy 后 45%（17/38）的患者有食管炎症状，内镜下 53%（9 例）轻度黏膜发红、41%（7 例）黏膜发红和水肿、6%（1 例）黏膜脆性增加。

五、食管炎合并感染的表现

食管照射后，黏膜屏障破裂后，可继发感染，这可能加重放射性食管炎症状。临床最常见念珠菌感染、疱疹病毒和巨细胞病毒感染，需要临床鉴别诊断。但急性放射性食管炎并发感染的发生率和临床意义，目前仍有争议。Hirota 报道，82 例胸部肿瘤放疗中 16% 内镜下发现合并念珠菌感染，23 例单纯放疗者与 59 例放化疗者感染率相似。Soffer 等报道 26 例胸部放疗者，31% 内镜下证实有念珠菌感染，其中 19 例内镜证实有食管炎，有 8 例（42%）合并念珠菌感染；而 7 例内镜证实无食管炎者，无 1 例合并念珠菌感染；但 8 例严重食管炎者仅 1 例合并念珠菌感染，提示念珠菌感染的临床意义可能有限。Perez 等报道 16 例胸部放疗期间或放疗后有食管炎症状者，内镜证实 37.5%（6/16）合并感染性食管炎（念珠菌 5 例、疱疹病毒感染 1 例），另外有 1 例病理证实为腺癌，因此有 44% 食管炎症状可能原因是感染或肿瘤而不是照射引起。但食管炎区域与照射范围高度一致，感染患者中没有 1 例出现口腔症状、或念珠菌病或疱疹感染，食管放射损伤有可能增加感染机会。鉴于内镜检查的风险和费用，放疗期间常规不推荐采用内镜确诊是否合并感染，但放疗结束 4~8 周症状没有缓解或免疫功能不全者、可考虑采用内镜检查确诊。

六、影响急性放射性食管炎发生的因素

（一）照射剂量

放疗剂量是影响急性放射性食管炎的重要因素之一。放射性食管炎通常发生在常规分割照射20~30Gy后才出现，一般出现症状最少需要照射15Gy。常规分割<20Gy很少发生食管炎，多数患者照射剂量>40Gy时出现急性放射性食管炎症状。Seaman等报道24MeV电子线照射40~76Gy后，20例患者中发生轻度放射性食管炎者占55%、中度者占20%、重度者占25%。Corder等报道60Gy照射后任何级别食管炎发生率达82%。笔者曾报道NSCLC放疗或放化疗后，食管最大剂量>68Gy和≤68Gy者，≥3级急性食管炎发生率分别为22.7%和7.8%。Lamanna等也报道多数患者食管照射20Gy后食物通过短暂延迟，仅1例45Gy照射后食物吞咽才出现延迟，提示存在剂量效应关系。Werner-Wasik等报道非小细胞肺癌同期放化疗时，照射剂量与放射性食管炎发生存在正相关关系，剂量越高食管炎发生率也越高；食管炎严重程度与照射总剂量未见明显相关性。但RTOG83-11是一项超分割剂量爬坡（1.2Gy BID，总剂量60~79Gy）的试验研究，≥3级急性食管炎发生率在83例照射剂量60Gy者为5%，127例照射剂量64.8Gy者为9%，211例照射剂量74.4Gy者为7%，207例照射剂量79.9Gy者为4%，可见各个剂量组≥3级食管炎发生率相似。河北医科大学第四医院的一项前瞻性研究，比较食管癌单纯放疗50Gy和70Gy照射后疗效，结果5、10年生存率相似，但70Gy组急性期放射性食管炎明显高于50Gy组。

动物实验也证实了照射剂量影响放射性食管炎。Northway报道，负鼠食管单次20和22.5Gy照射后吞咽时下段食管括约肌舒张能力降低，但低于此剂量则不受影响。单次15Gy照射后动物进食量正常，20Gy照射后食量为正常的75%，22.5Gy照射后动物基本不进食。Phillips等也报道，单次20Gy照射后大鼠食管上皮变薄，基底细胞数量减少，单次剂量25Gy以上照射后，半数动物基底细胞缺失、上皮脱落，提示剂量超过一定限度后，再增加剂量毒副反应将显著增加。

（二）剂量-体积因素

食管受照射长度与急性放射性食管炎关系仍有争议，Michalowski等报道大鼠1/2食管24.5Gy或全食管22Gy照射后，50%会发生食管溃疡。多项研究报道食管受照射长度与食管炎发生率未见明显相关，如Ball等报道照射野长度<14cm、14~15.9cm和>16cm者，急性食管炎发生率基本相似。但也有研究显示，受照射食管长度与急性食管炎发生率有关，Rosenman等报道NSCLC同期放化疗，受照射食管长度>13.5cm者急性食管炎发生率明显增加。祝淑钗等报道NSCLC放疗或放化疗时，食管全周接受超过40~60Gy的长度和射野内食管体积均与≥2级急性食管炎有关。RTOG85-01研究中，食管癌放化疗组中全食管剂量30Gy后，肿瘤上下外扩5cm局部推量20Gy，常规分割2Gy/d，同期5-FU/顺铂化疗，≥3级急性放射性食管炎发生率为21%。RTOG0113研究中，食管肿瘤上下外扩5cm处方剂量为50.4Gy，1.8Gy/d，同期紫杉类/顺铂+5-FU化疗，≥3级急性放射性食管炎发生率为8%~12%，提示受照射食管长度与放射性食管炎有关。

食管的剂量体积限值详见本书附录。综合文献报道，评价急性放射性食管炎常用的物理学参数有食管接受5~70Gy体积（即V_5~V_{70}）、食管平均剂量、食管最大剂量等。有报道认为，食管最大剂量≥58Gy时，≥3级放射性食管炎发生率明星增加。Bradley等46报道，食管接受≥55Gy区域（食管V_{55}）和食管V_{60}与急性放射性食管炎发生有关；Kim等一项前瞻性单中心研究中，食管V_{60}>30%时急性食管炎明显增加，但食管受照射长度与食管炎无关。Caglar等报道，NSCLC同期放化疗后，全食管和野内食管的V_{45}~V_{60}和食管平均剂量均与急性食管炎相关，多因素分析显示全食管和野内食管的V_{55}预测急性放射性

食管炎最有价值，建议野内食管 V_{55} 限制在 50% 以内。Bradley 等报道肺癌放疗，食管表面接受 >55Gy 区域（V_{55}）和食管 V_{60} 均可预测急性放射性食管炎。但 Maguire 报道，肺癌中位处方剂量 78.8Gy 照射后，食管黏膜区域剂量或剂量体积参数均不能预测急性食管炎。Gunderson 等报道，全食管三维适形放疗发生≥ 3 级急性放射性食管炎的剂量限制为食管平均剂量 <34Gy，发生≥ 2 级急性放射性食管炎的剂量限制是食管 V_{35}<50%、V_{50}<40%、V_{70}<20%。一项包括 12 项研究结果的系统分析提示，食管 $V_{40\sim50}$ 与≥ 2 级急性食管炎发生率关系最密切；但 Yu 等报道，非小细胞肺癌三维适形放疗后食管 $V_{5\sim60}$、食管平均剂量等参数均可以预测急性放射性食管炎的发生率，并且不同参数的预测界值不同。总之，剂量和体积因素是影响急性放射性食管炎的重要因素之一，可用于评价的参数众多，但目前尚缺乏统一的参数用于临床预测和评估。

（三）分割方式

超分割单次剂量小于常规分割，通常采用每日 2 次或 2 次以上。其目的是减轻晚期毒性，但急性毒性明显增加。早反应组织（包括多数肿瘤）超分割或加速超分割照射时，由于单次剂量降低，为了保证肿瘤控制率，往往需要提高放疗总剂量、或缩短总治疗时间，即加速超分割。理想的超分割或加速超分割照射能够提高肿瘤控制率，急性毒副反应明显增加，但晚期毒副反应相似。Ball 报道 NSCLC 常规分割（60Gy/30 次，2 次 /d）与加速超分割（60Gy/30 次，2 次 /d）放疗相比，≥ 3 级急性食管炎从 9% 增加到 35%，且急性食管炎症状持续时间从 1.4 个月延长到 3.2 个月。另一项随机研究中，连续加速超分割（continuous hyperfractionated accelerated radiation therapy，CHART，1.5Gy/ 次，3 次 /d，总剂量 54Gy，12 天完成），≥ 3 级急性食管炎者 19%，而常规分割放疗（60Gy/30 次）仅为 3%。连续加速超分割急性期毒性明显增长，但晚期毒性与常规分割相似。RTOG83-11 超分割研究中早期放射性食管炎发生率高，但晚期毒性很小。超分割放疗同期化疗时，严重食管炎发生率显著增加，RTOG 94-10 研究中 NSCLC 单纯超分割（69.6Gy，1.2Gy/ 次，2 次 /d）放疗与同期放化疗［60Gy，2Gy/（次 · d）］相比，明显增加≥ 3 级急性放射性食管炎。Turrisi 等报道，小细胞肺癌超分割（45Gy，1.5Gy/ 次，2 次 /d，3 周）与常规分割（45Gy，1.8Gy/ 次，1 次 /d，5 周）同期化疗相比，≥ 3 级急性食管炎分别为 27% 和 11%（$P <$ 0.01）。有研究显示 NSCLC 单纯超分割照射剂量 69.6Gy，≥ 3 级急性食管炎为 1%~7%，同期化疗则增加至 34%~41%，但 NSCLC 超分割研究中部分预后差、生存期短，因此晚期毒性评价需要谨慎。总之，线性二次模型显示加速超分割照射生物等效剂量（biological equivalent dose，BED）低于常规分割照射，但急性放射性食管炎明显高于常规分割，联合化疗急性食管炎发生率更高，目前临床应用不多。

2000 年前后，我国先后开展了数十项有关食管癌后程加速超分割的研究，多数结果显示二维放疗时代后程加速超分割能改善生存率，但后程加速超分割放疗显著增加急性放射性食管炎的发生率。三维适形放疗技术条件下，也有多项研究验证了这一结果。增加照射总剂量能否进一步提高食管癌生存率，河北医科大学第四医院韩春等报道，食管癌后程加速超分割 60Gy 和 75Gy 组生存率相似，但 75Gy 组急性期 3 级放射性食管炎发生率为 28%、而 60Gy 组为 10%，且 75Gy 组死于食管穿孔、出血和放射性肺炎者高于 60Gy 组。上海肿瘤医院相关研究也提示，食管癌高剂量后程加速照射明显增加急性期食管炎的发生率和严重程度。总之，食管癌后程加速超分割放疗明显增加急性期放射性食管炎的发生率，增加放疗总剂量并不能增加疗效但显著增加毒副反应。

大分割或低分割照射：食管是管状器官，单次大剂量照射会增加急性期和晚期食管损伤。Phillips 等报道，大鼠胸部照射 50% 致死剂量为 57.45Gy/10 次 /28 天或单次 26.82Gy，其致死原因与食管上皮剥脱、饥饿和脱水有关。人类食管癌大分割照射相关资料甚少，临床常见于近距离后装治疗，治疗后溃疡、穿孔、狭窄、出血、穿孔发生率较高（下节）。河北医科大学第四医院曾开展食管癌常规分割与大分割（50Gy 分 10 次、2 周完成）照射的前瞻性研究，结果两组 5 年、10 年生存率相似，但大分割组发生食管穿孔、狭窄明显高于常规分割照射组。早期肺癌立体定向放射治疗疗效可与手术媲美，但中央型肺癌大分割放疗时，由于食管为中空管状器官，需要格外关注食管受照射剂量和体积，目前仍在探索中。

（四）近距离腔内放疗

食管腔内治疗时食管局部黏膜和纤维肌层均接受高剂量照射，低剂量率（LDR）和高剂量率（HDR）近距离治疗多与外照射联合使用，也可单独使用腔内治疗。食管癌近距离治疗后急性和晚期毒性明显增加，尤其与外照射联合时。腔内治疗时处方剂量参考点通常定义为黏膜下 1cm 处，因此黏膜剂量要明显高于处方剂量。Hishikawa 等报道，单次 20Gy 食管腔内照射后，90% 的患者会出现食管溃疡，但 12Gy 分 2 次或 18Gy 分 3 次腔内照射，食管溃疡发生率明显降低。总之，食管癌外照射加腔内治疗后，急性放射性食管炎发生率会明显增加。

（五）放化疗联合应用

同期放化疗不可手术或局部晚期头颈部肿瘤、食管癌和肺部肿瘤系临床推荐的标准治疗方案，放疗前诱导化疗并没有显著增加急性放射性食管炎，但放疗同期化疗则明显增加急性放射性食管炎，且同期放化疗时急性放射性食管炎发生率明显高于序贯放化疗和单纯放疗。

NSCLC 放疗联合化疗明显增加急性放射性食管炎，Byhardt 等总结 5 项 RTOG 有关 NSCLC 的前瞻性研究，结果诱导化疗后标准剂量放疗≥ 3 级食管炎发生率约 1.3%，诱导化疗加同期放化疗为 6%，诱导化疗后同期化疗加同期超分割放疗（69.6Gy，1.2Gy/ 次，2 次 /d）则高达 34%。有研究认为尽管 NSCLC 同期放化疗比序贯放化疗的 2 年生存率提高了 10%，但急性放射性食管炎增加了 5 倍，并且 21% 的患者因重度食管炎而中断治疗。RTOG 9410 研究中，NSCLC 序贯放化疗与同期放化疗期间发生≥ 3 级急性食管炎分别为 4% 和 22%；Aup é rin 等一项 meta 分析结果也提示，局部晚期 NSCLC 序贯放化疗 3~4 级急性食管炎为 4%，而同期放化疗为 18%。一项 19 项随机研究的 meta 分析中，NSCLC 放化疗（同期或续贯放化疗）与单独放疗比较，放射性食管炎约增加 5 倍，并且同期放化疗放射性食管炎明显高于续贯放化疗者。Werner-Wasik 等报道 NSCLC 化疗加超分割放疗急性食管炎风险增加 12 倍，并且延长了食管炎持续时间，单纯放疗食管炎持续时间为 14 天，诱导化疗加标准分割放疗为 19 天，标准分割放疗加同期化疗为 29 天、超分割放疗加同期化疗则高达 87 天。另外，不同化疗药物选择也影响食管毒性，有研究报道局部晚期 NSCLC 同期放化疗时，≥ 3 级急性食管炎发生率在吉西他滨 + 顺铂组为 52%、在紫杉类 + 顺铂组为 39%、在长春瑞滨 + 顺铂组为 26%。Hirota 等报道 82 例胸部肿瘤放疗者 23 例单纯放疗，59 例放化疗，内镜发现化疗显著增加放疗后食管溃疡、出血和狭窄发生率，放化疗为 27%，单纯放疗为 0；≥ 3 级有症状的食管炎（RTOG）分别为 8.5% 和 0%。总之，多项研究证实同期放化疗明显增加食管炎发生率和持续时间，同期放化疗急性放射性食管炎发生率明显高于序贯化放疗。

食管癌放化疗联合者急性食管炎发生率明显高于单纯放疗，同期放化疗急性放射性食管炎发生率也显著高于序贯放化疗。食管癌后程加速超分割照射基础上增加化疗是否有生存获益，赵快乐等一项Ⅲ期研究比较食管癌后程加速超分割与后程加速超分割加同期化疗，结果两组生存率相似，但放化疗组急性放射性食管炎发生率明显高于单纯放疗组。乔学英报道，食管癌后程加速超分割与后程加速超分割加同期单药顺铂化疗的疗效相似，急性和晚期食管损伤发生率也相似。但盛威等一项随机研究认为，食管癌后程加速超分割联合单药卡培他滨化疗生存率高于单纯后程加速超分割，急性期放射食管炎二者基本相似，分别为 43% 和 38%。总之，食管癌放化疗联合者明显增加急性期食管炎，后程加速超分割放疗同期联合化疗的食管毒副反应更严重，临床应用需要格外谨慎。

（六）其他影响因素

除了上述因素外，临床资料中如年龄、一般状况、治疗前吞咽困难程度及胃食管反流等也影响急性放射性食管炎的严重程度。年龄可能与急性放射性食管炎有关，RTOG 94-10 研究中，≥ 70 岁食管癌同期放化疗后≥ 3 级急性食管炎为 33%，而 <70 岁为 23%。有研究认为治疗前体重下降明显者，提示患者一般状况较差、放疗耐受性降低，放射性食管炎发生率也增加。Macquire 等报道治疗前吞咽困难者，≥ 3 级食管炎发生率明显增加，是独立危险因素。另外，胃食管反流也增量放射食管炎的发生率和严重程度，Soffer 等报道，肺癌放疗前胃镜检查 44% 患者存在食管炎，这些患者放疗期间急性放射性食管炎发生率明显增加。De Ruysscher 等报道同期放化疗后严重的中心粒细胞减少症与严重的吞咽困难等急性放射性食管炎症状相关，肿瘤负荷大和存在淋巴结转移者，放射性食管炎发生率高，可能与受照射食管体积增加有关。肿瘤浸润食管加重放射性食管炎，肿瘤侵及食管或大气管可能导致晚期食管穿孔或瘘。放射治疗技术进步更有助于保护正常组织，有研究认为肺癌三维适形放疗或调强放疗的急性放射性食管炎发生率要低于二维放疗者。Niedzielski 等最近报道 NSCLC 采用质子放疗技术和 IMRT 技术时，放射性食管炎发生概率相似。

影像技术有助于判断急性放射性损伤的程度，Court 等报道 CT 扫描能定量判断照射引起的食管损伤，CT 图像上食管扩张程度预示着食管损伤的严重程度。Yuan 等和 Nijkamp 等均报道，放疗期间食管 ^{18}F-FDG 摄入增加提示放射性食管炎的严重程度。Tang 等采用生理学上急性期反应（acute phase response，APR）分数预测急性放射性食管炎：血小板计数≥ 377×10^9/L 和血红蛋白≥ 129g/L 各作为一个危险因素；APR 评分定义 0 分（无危险因素）、1 分（1 个危险因素）、2 分（2 个危险因素），有 2 个危险因素者食管炎发生率更高。分子标志 TGF-β1 有可能作为放射性食管炎预测的分子标志物，Hildebrandt 等发现 9 个 TGF-β1 单核苷酸多态性（SNPs）者，放射性食管炎增加 1.5~4 倍。包括三个 PTGS2（COX2）变异型：rs20417、rs5275、rs689470 这些 SNPs 有剂量依赖性。另一项研究报道，HSPB1 rs2868371 的 CG/GG 亚型者放疗后发生≥ 3 级急性食管炎的风险明显低于 CC 亚型。Yuan 等报道 TGF-β1 509CC 亚型的 NSCLC 患者的放射性食管炎明显较 T 等位基因携带者严重。

第三节　晚期放射性食管损伤

一、病理学表现

食管晚期放射性损伤通常指照射后 3 个月以上出现，晚期损伤主要发生在黏膜下层和肌层。病理上主要表现为固有层和黏膜下层出现胶原蛋白均质化、毛细血管扩张和非典型成纤维细胞，也可出现黏膜下层和肌层的纤维化和增厚。Gillette 等报道一项犬模型研究中单次 1.5Gy 总剂量 72Gy 照射后 2 年，食管标本中腺体组织比例减少，而黏膜下层和肌肉组织增加，纤维化严重者可能出现食管狭窄，主要是黏膜下层增厚。负鼠和人食管照射后晚期均可出现黏膜层炎性细胞浸润，尤其是神经丛的神经节细胞周围，偶尔会出现亚急性和慢性溃疡，血管内皮细胞可以出现肥厚和形态改变，小动脉增厚和透明样改变，并出现内膜纤维化。人食管照射后晚期损伤主要表现为黏膜下层增厚，Seaman 等报道 1 例食管 76Gy 照射后 9 个月时活检，显微镜下食管管壁明显增厚，主要表现为黏膜下层的增厚。轻度至中度放射损伤区域可见肌层细胞核异常和胞质空泡化，重度放射性损伤区域为肌层细胞核结构和细胞轮廓的缺失。食管晚期损伤主要是放射线对肌层和结缔组织层的直接效应，而不是照射后血管损伤效应，总之，照射后食管晚期损伤主要是黏膜下层和肌层纤维化和炎症改变。

二、晚期食管损伤分级标准

晚期食管放射性损伤分级主要采用 RTOG 分期标准，详见表 29-3-1。

表 29-3-1　晚期食管放射性损伤分级标准

0 级	1 级	2 级	3 级	4 级
无变化	轻度纤维化，进食固体食物轻度吞咽困难，无吞咽痛	不能正常进食固体食物，半流食，有扩张指征	严重纤维化，仅能进流食，有吞咽疼痛，需扩张	坏死、穿孔或窦道形成

三、晚期食管损伤的临床表现

（一）吞咽困难和狭窄、穿孔或瘘形成

晚期食管放射性损伤症状通常在照射后半年或更长时间出现，最常见症状是吞咽困难，严重程度可从食物蠕动障碍到狭窄不等。晚期放射性吞咽困难主要表现为组织学黏膜下和肌层的纤维化和炎性改变，食管造影显示蠕动波在狭窄处逐渐消失，食管初级蠕动波紊乱和食管痉挛影响食管压力，使食管运动失调。Werner-Wasik 等总结 RTOG 非小细胞肺癌同期放化疗后，≥ 3 级晚期食管放射性损伤发生率为放疗后半年为 9%、1 年为 15%、2 年为 18%。综合文献报道放疗后食管狭窄发生率在 0%~25% 之间。单纯照射引起食管溃疡临床不多见，更常见的是肿瘤持续存在或复发。食管瘘或穿孔发生率很低，肺癌放疗后多数文献报道在 1% 以下，食管癌放疗后晚期食管瘘或穿孔发生率高于肺癌，但临床上食管癌放疗后食管瘘或穿孔需要区分是肿瘤复发还是放射损伤引起，但食管瘘或穿孔严重影响患者生存质量甚至危及生命，需要尽量避免发生、及时治疗。

（二）放射诱导食管恶性肿瘤

胸部照射可能诱发食管继发恶性肿瘤主要是食管鳞癌，发生率低，<1% 食管癌是由于照射诱导发生。辐射诱导恶性肿瘤发生于照射野内且出现在照射后 5 年以上，Micke 等综合文献报道 66 例辐射诱导食管恶性肿瘤，中位照射剂量 40Gy（范围 18.6~68Gy），中位发生时间 15 年（范围 2~63 年），鳞癌最常见，腺癌和小细胞癌也有报道。Ahsan 等报道乳腺癌照射后与未照射者比较食管鳞癌发生风险约增加 5.42 倍；Vanagunas 报道 2 例食管癌照射后 16 年和 24 年继发食管鳞癌，2 例确诊癌之前 2~4 年发生食管狭窄，病理证实为食管照射后损伤引起狭窄，提示慢性放射损伤可能引起恶性改变。照射后诱发食管癌多发生在放疗后疗效好、生存时间较长的患者中。

四、影响晚期放射性食管损伤的因素

（一）照射剂量

照射总剂量影响食管晚期放射性损伤的发生率和严重程度，Seaman 等于 1957 年率先报道了 20 例肺癌采用 24MeV 电子线照射 60~75Gy 后，其中 5 例发生晚期严重食管损伤即永久性狭窄需要扩张或瘘形成，其中 4 例照射剂量 65~75Gy/35~50 天，这 4 例重度食管损伤者中 3 例处方剂量 >60Gy/30~40 天，作者认为照射总剂量 60Gy/ 每周 10Gy 可能是食管耐受剂量的上限。Philips 等采用剂量效应曲线，预测

食管受照射剂量从 63Gy 增加到 66.5Gy，食管狭窄和溃疡发生率可能从 5% 快速增加到 50%。Morichau-Beauchant 等报道，6 周内照射剂量 <50Gy 时晚期放射性食管损伤发生率约 1%~2%，>60Gy 则为 5%~6%。RTOG85-01 研究中 54 例食管癌接受 64Gy（2Gy/ 次）照射后，≥ 3 级晚期食管损伤发生率高达 19%；而 RTOG 头颈部肿瘤研究中，术前放疗 50Gy 的晚期食管损伤发生率仅 0.8%，60Gy 术后放疗后约 6%。一项肺癌研究中，60Gy/6 周照射后食管狭窄发生率 1.2%。DeRen 等报道 869 例食管癌 50~79Gy 照射后，食管瘘发生率仅为 0.8%。Beatty 等报道食管癌放疗后 18%（27/152）患者出现食管狭窄，但在尸检时 4 名被诊断为良性狭窄的患者在狭窄部位均有恶性肿瘤。O'Rourke 等报道 80 例食管癌 56~60Gy 照射后晚期食管狭窄发生率 30%，另外 28% 患者发展为恶性狭窄。因此，临床上放疗后食管狭窄需要与肿瘤复发鉴别。总之，多数文献报道食管照射后诱发晚期狭窄发生率 50Gy 时 1%、60Gy 时 5%，70Gy 时食管瘘发生率 <1%，限制食管照射总剂量可以有效减少晚期损伤的发生。

（二）剂量 – 体积因素

照射剂量和照射体积均影响晚期食管损伤的发生，Emami B 等采用评估晚期食管狭窄或穿孔的 $TD_{5/5}$ 分别为 1/3 食管照射为 60Gy、2/3 食管照射为 58Gy、全食管照射为 55Gy；$TD_{50/5}$ 分别为 1/3 食管照射为 72Gy、2/3 食管照射为 70Gy、全食管照射为 68Gy。Caglar 等报道 NSCLC 同期放化疗后，全食管和野内食管的 V_{55} 和 V_{60} 与食管狭窄发生相关。Maguire 等报道食管 V_{50} 与晚期食管损伤有关，V_{50}>32% 者晚期食管损伤明显增加，全组 13% 患者出现晚期食管损伤，任何部位食管出现 V_{80} 明显增加晚期食管损伤，而对急性期影响不大。但三维的 DVH 于没有空间资料信息，若食管某一段很小体积功能损伤就可能影响整个食管功能。如果 50% 食管受照射，但没有某段食管全周照射，严重毒性可能不会出现；如果 10% 食管受照射，但食管全周接受高剂量就有可能发生食管损伤。因此，食管受照射时剂量和体积因素都要考虑，尤其要避免食管局部高剂量或食管全周高剂量照射。

（三）分割方式

超分割照射：超分割或加速超分割照射主要增加急性期食管炎，但不增加晚期食管损伤的发生。一项随机研究中，肺癌连续加速超分割（CHART，1.5Gy/ 次、3 次 /d，总剂量 54Gy，12 天完成）与常规分割放疗（60Gy/30 次）比较急性期毒性明显增长，但晚期毒性与常规分割相似。任宝志等报道食管癌常规分割三维适形放疗与后程加速超分割相比生存率明显提高，但二者急性放射性食管炎发生率相似，晚期食管狭窄发生率也相似。乔学英报道，食管癌后程加速超分割与常规分割加腔内治疗的疗效相似，晚期食管狭窄发生率为 2.2% 和 7.9%，但食管瘘发生率相似，为 8.1% 和 10.5%。但超分割照射总剂量增加也会增加晚期食管损伤发生率。

大分割或低分割照射：见急性放射性食管炎章节。

（四）近距离腔内放疗

食管腔内治疗时食管局部黏膜和纤维肌层均接受高剂量照射，因此食管癌近距离治疗后急性和晚期毒性放疗明显增加，尤其与外照射联合时。Hishikawa 等报道，单次 20Gy 食管腔内照射后，生存 2 年者食管狭窄率为 33%（4/12）。Homs 等一项前瞻性研究中，HDR 单次 12Gy 腔内治疗后 12% 发生食管狭窄等晚期并发症。印度一项随机研究比较食管癌外照射 55Gy 与外照射 35Gy 加 HDR 腔内治疗 12Gy（分 2 次 1 周内完成），晚期食管狭窄率 8%、而外照射组为 4%。我国一项 200 例随机研究中，比较食管癌外照射 70Gy/35 次与外照射 50Gy/25 次加腔内 19.6Gy（分 3 次）或 26.16Gy（分 4 次），两组食管穿孔或出血的发生率均为 12.6%。Hishikawa 报道，食管癌中位剂量外照射 55Gy 加 17Gy 的 HDR 腔内治疗后，食管溃疡发生率 88%、食管瘘发生率 12%。外照射 55Gy 加 12Gy（分 2 次）的 HDR 腔内治疗后，食管溃瘘发生率为 50%，上述食管癌的相关研究均未联合化疗，毒副反应已经很严重。RTOG 92-07 一项Ⅰ/Ⅱ研究中，食管癌外照射 50Gy 同期 5-FU/ 顺铂化疗 + 食管腔内推量（15Gy/HDR，5Gy/ 次，或 20Gy/LDR 0.5~1.0Gy/h，处方剂量黏膜下 1 cm），结果食管瘘发生率 12%，24% 患者有危及生命的严重毒副反应，治疗相关死亡率高达 10%，认为其毒性是不能耐受的。目前食管癌腔内治疗的临床应用不多，需要谨慎使用，尤其是单次剂量应严格限制。

第四节　预防与治疗

理想的干预措施不仅包括减少放射性食管炎的发生率和提高生活质量，而且要防止营养不良发生。缩短治疗时间增加了严重放射性食管炎的发生，中断治疗能减少放射性食管炎，但中断治疗会降低生存率和无病生存率。

一、急性放射性食管炎的预防与治疗

烟、酒、咖啡、辛辣刺激性食物、过冷或过热食物均可能引起食管黏膜炎症，清淡的软食或半流食可减少对食管黏膜的刺激。治疗期间加强营养非常重要，进流食困难时需鼻饲管加强营养或静脉营养支持。如果体重下降明显，需要鼻饲饮食或胃或空肠造瘘。尽管放置胃管可能刺激食管黏膜，但全营养支持与静脉补液比较能快速恢复体重和改善一般状况。

轻到中度吞咽疼痛需给予局部止痛药，国外对于放射性食管炎患者应用盐水或者碳酸氢钠口腔盥洗液，口服利多卡因、制霉菌素混悬液或硫糖铝混悬液等对症治疗。国内对放射性食管炎治疗一般以综合治疗为主，口服氨基糖苷类抗生素庆大霉素、抗炎及抗过敏的地塞米松、中效麻醉剂利多卡因及碳酸氢钠或维生素 B_{12} 为主配方的自制溶液，配合口服镇痛药物及静脉营养支持治疗。此外，中草药在放射性肺炎防治中也能显示其独特的作用，但相关研究大多样本较小、循证医学证据级别较低。应在积极预防的基础上综合西药及中药的优势，通过个体化治疗来改善患者症状、缩短病程。严重者可能需要吗啡止痛治疗，止痛药物给药途径包括口服、静脉、皮下或透皮途径。

食管炎患者食管括约肌收缩功能受损、反流增加，需要质子泵抑制剂或 H2 受体拮抗剂治疗，食管的放射损伤虽然不是由胃酸引起，但胃酸增多会加重症状，尤其下段食管癌存在胃食管反流者，抑酸治疗能缩短食管炎的治愈时间。Mascarenhas 等报道照射剂量 30~40Gy 时行胃镜检查，发现 47%（18/38）患者有胃炎表现，其中 78%（14/18）获病理证实，但这些患者的胃均不在照射范围内；可能是由于胃酸分泌增加是为了适应食管照射后改变，也说明放射性食管炎抑酸治疗必要性，并且抑酸治疗能够缓解症状，预防念珠菌感染。接受化疗或激素治疗者鹅口疮和念珠菌性食管炎发生率高，此时推荐预防性抗真菌药物治疗。

临床也将硫糖铝用于放射性食管炎的治疗，但有争议。硫糖铝主要用于治疗消化性溃疡和反流性食管炎，其机制为减少胃蛋白酶和胆汁酸分泌，并通过结合蛋白质分子形成黏稠的保护层，并可促进溃疡愈合。临床研究中发现硫糖铝治疗放射性食管炎的作用有限，Taal 等报道 10 例放射食管炎患者，硫糖铝每日 4 次连续服用 6 周，仅 4 例患者疼痛轻度减轻，6 周后胃镜检查提示硫糖铝治疗无效。采用 ^{99m} 锝标记的硫糖铝观察其覆盖食管的程度，结果硫糖铝附着损伤食管时间短暂，不足以缓解症状，可能需要更加频繁给药才能有效。另外用药物后缓解程度与溃疡深度或急性 / 慢性食管损伤未见明显相关。McGinnis 等一项Ⅲ期临床研究显示，硫糖铝与安慰剂相比，对治疗放射性食管炎没有作用，因此，目前临床应用较少。

二、晚期食管损伤的预防与治疗

（一）食管狭窄

食管狭窄的治疗通常采用食管扩张术，往往需要多次扩张，O'Rourke 等报道食管狭窄平均需要扩张 2.5 次，两次扩张中位时间为 5 个月。17 例放疗后食管狭窄者扩张后 70% 能进普食或软食。Coia 等报道食管癌同期放化疗后良性狭窄者约 12%，需要 1 到 2 次食管扩张。虽然放疗后食管壁增厚，但在狭窄区域食管壁可能很脆弱，存在穿孔可能；应严格掌握适应证，扩张后食管穿孔少见。食管较高剂量照射后，可出现迟发性吞咽困难，这可能与食管痉挛有关，使用钙离子通道阻滞剂如硝苯地平有可能改善症状。

（二）食管瘘

食管气管瘘是危及生命的严重并发症，治疗很困难。可考虑食管支架封堵瘘口，但需要考虑支架置入后的移位问题。胃造瘘或鼻饲营养管置入也是治疗选择之一，可以提高患者营养状况，食管瘘行食管支架植入或胃造瘘术后，即使没有经口进食，但呼吸道内分泌物排出体外也是很大问题，需要临床医生格外关注。多数专家认为由于照射抵消了组织愈合，食管穿孔者照射会加重病情。但 Burt 等发现食管癌食管气管瘘未治疗者 6 个月和 1 年生存率仅为 4% 和 1%，而放疗者为 15% 和 5%。Yamado 等报道 14 例食管癌食管气管瘘放疗者，8 例放疗前或放疗期间瘘者 5 例瘘管闭合，2 例持续很长时间后瘘管闭合，但放疗期间形成瘘管者，很少出现瘘管闭合。Gschossmann 报道 Mayo Clinic 的 10 例食管气管瘘者，放疗期间及之后观察期间发现，瘘管并没有在放疗期间加重，中位生存期 4.8 个月。

三、放射性食管损伤的预防性药物

由于严重的放射性食管炎可能使治疗中断，因此也影响着局部控制率和生存率。头颈部鳞癌中治疗时间每延长 1 天，局部控制率约降低 1%。肺癌或食管癌放疗中断，也明显降低生存率，因此预防食管炎发生不仅为了减轻患者症状和治疗安全，而且有助于控制肿瘤。

（一）阿米福汀

阿米福汀（amisfostine）是一种硫代磷酸盐，其巯基作为自由基清除剂，能够防止电离辐射后氧自由基生成；另外，巯基基团可以提供一个氢原子协助照射后 DNA 损伤的修复。阿米福汀是作为正常组织中存在的碱性磷酸酶去磷酸化的需要，其活性代谢产物 WR-1065 能够进入细胞。正常组织比肿瘤组织能更快摄取，如果在照射前 30 分钟给予，在照射时肿瘤细胞内残留的阿米福汀很少，因此被认为是一种辐射保护剂。小鼠模型中照射前给予阿米福汀能使其胸部照射后 LD_{50} 从 38Gy 增加到 60Gy，，并且能明显减轻急性期和晚期食管损伤，保护因子约为 1.5。有 3 项随机研究报道认为阿米福汀能明显降低 NSCLC 放化疗期间急性放射性食管炎的发生率，尤其≥ 3 级急性食管炎的发生率下降。但一项大型Ⅲ期随机研究 RTOG 98-01 报道，NSCLC 放化疗期间使用阿米福汀组及对照组≥ 3 级急性食管炎发生率分别为 30% 和 34%（P>0.05），但患者自我评估显示阿米福汀组放疗中吞咽困难发生率低于对照组，随访 6 周生活质量优于对照组。目前没有研究发现阿米福汀能降低肿瘤放疗疗效，约 5% 患者使用后会出现恶心、呕吐，7%~22% 患者出现低血压，虽然其预防食管炎的作用令人鼓舞，但治疗增益仍有争议。

（二）谷氨酰胺

谷氨酰胺（glutamine）是一种潜在放射保护剂，可以减轻头颈部和胸部放疗中黏膜炎、减少体重下降和作为全胃肠外营养的使用。目前有几项小样本研究提示，口服谷氨酰胺耐受性良好，能显著降低

NSCLC放疗中急性放射性食管炎严重程度和发生率。

Epigallocatechin-3-gallate（EGCG）包含55%~70%茶多酚，有报道提示EGCG能够清除超氧化物阴离子、氢氧自由基和过氧化氢。Zhao等一项前瞻性Ⅱ期临床研究显示，Ⅲ期肺癌放疗或放化疗期间，EGCG能明显减轻放射性食管炎的症状，口服疗效肯定且耐受性良好。

（三）环氧合酶抑制剂

非甾体抗炎药能够阻断前列腺素合成，而抑制炎症反应。胃肠组织照射后前列腺素合成明显增加，因此NSAIDs可用于预防放射性食管炎。环氧合酶抑制剂（包括吲哚美辛）和甲氯酚酸钠在动物实验中能减少照射诱导的组织损伤，小鼠食管单次28~30Gy照射前给予吲哚美辛，可以预防体重减轻、延长存活时间、减少组织学改变，但不保护肿瘤细胞，而且与照射剂量高低无关。但人体研究没有观察到类似效应，可能原因是：①不同物种差异；②照射方式不同，动物实验多采用单次大剂量或大分割照射，而人类临床治疗多采用常规分割、多次照射；③动物实验中食管炎的剂量效应曲线很陡峭、治疗窗很窄，而人类相关研究的照射剂量可能在治疗窗以外。

食管是头颈部和胸部肿瘤放疗或放化疗时重要的剂量限制性器官之一。急性放射性食管损伤主要是由食管黏膜上皮的损伤引起，吞咽疼痛是最常见的症状。晚期食管损伤主要是黏膜下和肌层的损伤，食管狭窄和吞咽困难是最常见的晚期损伤症状。食管照射剂量、受照射体积、分割方式、近距离治疗、同期化疗等临床及治疗相关因素均影响食管放射性损伤的严重程度，临床需要综合考虑。急性放射性食管炎尚缺乏有效预防措施，阿米福汀的辐射防护作用仍有争议。食管放射性损伤的治疗主要是缓解症状、改善患者营养状况、提高生活质量。应该尽可能减少和预防≥3级食管放射性损伤的发生。

（王玉祥　祝淑钗）

参考文献

1. 王冰，曲民江，刘士新．放射性食管炎的研究进展．中华放射肿瘤学杂志，2014，23(6)：552-554.
2. Werner-Wasik M, Yorke E, Deasy J, et al. Radiation dose-volume effects in the esophagus. Int J Radiat Oncol Biol Phys, 2010, 76(3 Suppl): S86-93.
3. Curran Jr. WJ, Paulus R, Langer CJ, et al: Sequential vs concurrent chemoradiation for stage Ⅲ non-small cell lung cancer: Randomized phase Ⅲ trial RTOG 9410. J Natl Cancer Inst, 2011, 103(19): 1452-1460.
4. Shrieve DC, Loeefler JS. Human radiation injury. Philadelphia: Wolters Kluwer/Lippincott Williams & Wilkins, 2011.
5. Palma DA, Senan S, Oberije C, et al: Predicting esophagitis after chemo-radiation therapy for non-small cell lung cancer: An individual patient data meta-analysis. Int J Radiat Oncol Biol Phys, 2013, 87(4): 690-696.
6. Zhao H, Xie P, Li X, et al. A prospective phase Ⅱ trial of EGCG in treatment of acute radiation-induced esophagitis for stage Ⅲ lung cancer. Radiother Oncol, 2015, 114(3): 351-356.
7. Gunderson LL, Tepper JE. Clinical radiation oncology. 4th ed. Elsevier, 2016.
8. Baker S, Fairchild A. Radiation-induced esophagitis in lung cancer. Lung Cancer (Auckl), 2016, 7: 119-127.
9. Yu Y, Guan H, Dong Y, et al. Advances in dosimetry and biological predictors of radiation-induced esophagitis. Onco Targets Ther, 2016, 9(1): 597-603.
10. Movsas B, Hu C, Sloan J, et al. Quality of life analysis of a radiation dose-escalation study of patients with non-small-cell lung cancer: A secondary analysis of the radiation therapy oncology group 0617 randomized clinical trial. JAMA Oncol, 2016, 2(3): 359-367.
11. Gunderson LL, Tepper JE. Clinical radiation oncology. 4th ed. Elsevier, 2016.
12. Simone Ⅱ CB. Thoracic radiation normal tissue injury. Semin Radiat Oncol, 2017, 27(7): 370-377.
13. Niedzielski JS, Yang J, Mohan R, et al. Differences in normal tissue response in the esophagus between proton and photon radiation therapy for non-small cell 14. lung cancer using in vivo imaging biomarkers. Int J Radiat Oncol Biol Phys, 2017, 99(4): 1013-1020.

第三十章

胃的放射损伤

腹部及腹膜后肿瘤放疗所导致的恶心、呕吐原因比较复杂，包括病理性的、精神性的，评估及处理都比较困难，关于放疗引起的消化道损伤的研究大多集中在口腔、食管、小肠及直肠黏膜，对于胃黏膜损伤的研究较少。近年来随着放射生物学的进展、放疗技术的进步、无痛胃镜技术的开展以及患者对生活质量的追求，相关研究逐渐增多。

第一节 临床意义

放射性胃损伤是胸部、上腹部、腹膜后肿瘤放疗常见的急慢性并发症，只要胃在放射野之内或周围，就有可能造成放射性胃损伤。通常认为，胃的耐受剂量在45~55Gy，而上述部位的目标肿瘤控制剂量一般都高于胃的耐受剂量，虽然目前临床上采用了先进的放疗技术，大大缩小了周围正常组织的受照剂量及范围，以及采用疗效较为可靠的放射保护剂阿米福汀（amifostine），但正常胃黏膜放射损伤仍不可避免，其严重程度与放疗总剂量、分次剂量、放射野大小、放疗技术、是否合并其他治疗手段（手术、化疗、靶向治疗）等多种因素有关。

放射性胃损伤以其临床症状的轻重，会不同程度地影响目标肿瘤放疗剂量的提高，尤其是发生于胃本身的恶性肿瘤，最常见的是贲门癌，其局部控制的近、远期疗效，与照射剂量呈正相关，放射性胃损伤的严重程度及其处理结果会直接影响其放疗疗效。

虽然放疗在胃癌中的地位并不像手术一样重要，但随着放射物理学及放射生物学的不断发展，放疗在进展期胃癌治疗中的应用逐渐增多。一项大型临床研究 Intergroup trial 0116 显示，术后辅助放化疗将5年总生存率从28.4%提高到40%（$P<0.001$），5年无复发生存率从25%提高到38%（$P<0.001$）。该研究结果导致胃癌治疗模式发生重大变化，目前术后辅助放化疗已成为进展期胃癌的重要治疗方案。Mayo Clinic 研究组的结果表明，胃癌术后辅助放化疗的有效率与放疗剂量呈正相关，剂量超过50Gy比低于50Gy的局部控制率、长期生存率均明显提高，所以提高胃癌术后放疗剂量是治疗的关键。但胃黏膜本身对放射线比较敏感，照射50Gy后5~8周即可出现黏膜溃疡，偶尔会引起胃穿孔。放射引起的胃黏膜反应临床上主要表现为食欲缺乏、恶心、呕吐、腹痛、呕血或黑便，发生胃穿孔者，则出现腹膜炎表现，必须及时给予妥善处理，否则会因为不能耐受而延迟或中断治疗，从而影响放疗疗效，严重者会影响患者生存质量，甚至危及其生命。同时胃周围还存在其他重要器官，如肝脏、肾脏、脊髓及小肠，它们对放射线的耐受量也有一定限度。胃组织和胃周重要器官的放射敏感性及放疗后的副反应限制着胃癌

放疗剂量的进一步提升。因此，如何增加肿瘤放疗敏感性、保护正常组织，是临床上急需解决的问题。

第二节 临床表现

胃受到15~20Gy照射后即可出现胃酸和胃蛋白酶分泌的抑制，并可持续相当长的时间，直到1年方可慢慢恢复。当剂量≥50Gy时，损伤难以完全恢复，且有可能发生黏膜溃疡，并继而发生出血、穿孔。急性反应的临床症状主要有厌食、恶心、呕吐、胃部疼痛不适及体重下降，严重者可出现胃出血、穿孔，同步化疗时症状可能出现更早、更重。恶心、呕吐可早至首次放疗后24小时内发生，接受上腹部放疗后的2~3周内大约一半的患者会出现呕吐，低剂量时呕吐可为一过性，随着受照剂量的加大，大多表现为持续性恶心、反复性呕吐，有时可长达2~3小时，严重影响患者的生活质量、体力状况和后续放疗。胃急性反应分级通常采用RTOG急性反应评分标准（表30-2-1）。

表30-2-1 RTOG急性放射性胃反应分级标准

0级	1级	2级	3级	4级
无变化	厌食伴体重下降≤5%治疗前水平/恶心但不需止吐药/不需抗副交感神经药或止痛药的腹部不适	厌食伴体重下降>5%、但≤15%治疗前水平/恶心和（或）呕吐需止吐药/需抗副交感神经药或止痛药的腹部不适	厌食伴体重下降>15%治疗前水平或需鼻胃管或胃肠外营养支持/恶心和（或）呕吐需鼻胃管或胃肠外营养支持/药物不能消除的严重腹痛或腹胀（X线平片示肠管扩张）	亚急性或急性肠梗阻、胃穿孔，需输血的出血/需胃肠减压或肠管改道的腹痛

胃晚期反应的临床症状有：①消化不良：多发生于照射后0.5~4年，为非特征性症状，无临床和影像学表现；②慢性胃炎：发生于放疗后1~12个月，伴有胃窦部痉挛或狭窄，胃镜下可见平滑肌皱壁和黏膜萎缩，病理基础为黏膜下组织发生纤维化；③慢性溃疡：发生于放疗后5个月，与普通溃疡难以鉴别，可自愈，常伴有黏膜下组织纤维化。通常认为，给予常规分割剂量时，全胃的限制剂量为45~50Gy，可出现大约5%~10%的晚期损伤，有手术史者、分次剂量较大者会增加晚期反应的严重程度。在适当情况下，可缩野推量至55Gy。同步化疗会削弱胃黏膜对放疗的耐受性，5-FU是胃肠道肿瘤化疗时最常用的化疗药物，该药无论对于肿瘤本身，还是对于正常组织，都是有效的放疗增敏剂，但当常规分割剂量45~50Gy时，一般不会出现难以耐受的放疗反应。基于上述数据，全胃受照时，$TD_{5/5}$为50Gy。胃晚期反应的评分目前多采用LENT SOMA分级标准（表30-2-2）。

表30-2-2 胃晚期反应的LENT SOMA分级标准

	1级	2级	3级	4级
主观指标				
上腹部不适	偶有且轻微	间歇性且可耐受	持续性且强烈	顽固性且剧烈
呕吐	偶有	间歇性	持续性	顽固性
疼痛	偶有且轻微	间歇性且可耐受	持续性且强烈	顽固性且剧烈
客观指标				
呕血	偶有	间歇性	持续性	顽固性
治疗后体重下降	5%~10%	10%~20%	20%~30%	>30%
黑便	潜血/偶有，Hb正常	间歇性，Hb下降<10%	持续性，Hb下降10%~20%	顽固性，Hb下降>20%
溃疡	表浅，≤1cm²	表浅，>1cm²	深溃疡	穿孔，瘘
狭窄（窦、幽门部）	<1/3正常管径	1/3~2/3正常管径	>2/3正常管径	完全阻塞

续表

	1级	2级	3级	4级
处理				
上腹部不适/呕吐	调整饮食，抗酸	间歇性药物治疗	持续性药物治疗	手术
疼痛	偶用非麻醉药	定期用非麻醉药	定期用麻醉药	手术
出血	铁剂治疗	偶需输血	多次输血	栓塞、凝固或手术
溃疡			内科处理	手术
狭窄			内科处理	手术
分析				
钡餐X线片	评估管腔和蠕动		是/否	日期：
胃镜	评估管腔和黏膜表面		是/否	日期：
CT	评估胃壁厚度、窦道及瘘管形成		是/否	日期：
MRI	评估胃壁厚度、窦道及瘘管形成		是/否	日期：

另一个值得注意的晚期副反应是辐射引起的第二肿瘤。动物模型显示，腹部受照后可诱发形成辐射相关性胃腺癌，来自睾丸癌患者的临床资料也表明，放疗后引起胃癌的相对风险是对照组的2.3倍，日本暴露于原子弹爆炸后的辐射人群显示胃癌风险增加。自1936—1965年，大约3700例消化性溃疡患者接受了低剂量辐射治疗，经过25年的长期随访，发现胃癌相关性死亡明显升高，总的相对死亡风险为2.6%。第二肿瘤大多为腺癌，也有平滑肌肉瘤。

胃的放射性晚期反应的症状与肿瘤复发或未控很难鉴别，当上述症状经过治疗后无明显改善，应进一步排除肿瘤复发或未控的可能。

第三节　发病机制

放射性胃损伤最常见的表现是恶心、呕吐。恶心是一种复杂的精神活动，可由多种因素可引起，如内脏器官疼痛、颅内高压、迷路刺激、某些精神因素等。恶心常是呕吐的前奏。呕吐是一种复杂的病理生理反射过程，反射通路包括①信息传入：由自主神经传导（其中迷走神经纤维较交感神经纤维起的作用大）；②呕吐反射中枢：目前认为中枢神经系统的两个区域与呕吐反射密切相关，一是延髓呕吐中枢，另一是化学感受器触发区（chemical trigger zone）；③传出神经：包括迷走神经、交感神经、体神经和脑神经。

胃黏膜层由分泌胃蛋白酶的主细胞和分泌胃酸的壁细胞组成。有报告兔经单次照射后，经过不同潜伏期，胃发生3种不同的异常变化：① 2~3周因发生腐蚀性和溃疡性胃炎而出现急性死亡，其发生率在28.5Gy时为17%~100%，23Gy时为13%；② 4~7周因高度角化的多层鳞状上皮替代正常胃黏膜而发生胃扩张和胃轻瘫，16~28.5Gy时为发生率为40%~100%；③照射后7个月因胃壁病变而出现胃慢性阻塞，发生率为13%~18%（剂量为14~23Gy），存活兔的胃发生黏膜萎缩和肠化生。

有多种因素影响放疗后胃黏膜的组织学变化，包括放疗总剂量、每次分割剂量、组织学检查的时间、放射野内器官的基本状况（包括血供情况）以及是否同步化疗。通常来讲，放疗总剂量越高，放疗的总疗程越短，放射野越大，放射性损伤就越重。值得一提的是，在胃部，对射线最敏感的上皮细胞是分化的细胞（壁细胞和主细胞），而非生发细胞。消化性溃疡患者放疗后的系列活检结果显示，主细胞、壁细胞出现凝固性坏死，黏膜变薄，水肿，慢性炎症细胞浸润。尽管有资料显示主细胞较壁细胞更易受到放射损伤，但低剂量照射后，仍可观察到胃酸减少往往先于胃蛋白酶量下降，且呈不规则分布。来自动物和人体的大量数据均显示，照射剂量达 20~25Gy 时，会发生胃黏膜水肿、核固缩、毛细血管扩张、内皮细胞肿胀，到 50Gy 时，这些变化更加严重，并可出现黏膜糜烂和微血栓。黏膜糜烂可能与症状性胃炎有关，甚至可进展为消化性溃疡。放疗结束后不久，淋巴细胞和浆细胞聚集的黏膜固有层即会出现腺上皮坏死，3 周后可见再生，4 个月后可见到正常的黏膜组织，尽管此时胃酸分泌仍明显不足，而且个体之间、胃的不同部位之间的差别很大。更高的放疗剂量时，胃黏膜通常表现为多层次复合损伤，造成黏膜萎缩。临床上，与放射性胃炎相关的镜下结构变化，包括细胞质的颗粒消失、水肿、出血和渗出，最早可于放疗开始后 1 周出现。细胞损伤和随后的细胞死亡首先见于深部的腺体，其次表现为胃黏膜变薄。另外，还可见腺凹变深，腺颈细胞增生。放疗第 3 周可见腺体结构消失，胃黏膜增厚。放疗结束后 3 周可见组织学缓慢恢复，包括上皮细胞重新出现，纤维化形成。

放射性胃溃疡一般位于胃窦部，大多为单发，大小约 0.5~2cm，对于饮食调理、抗酸治疗大多抗拒，也有可能自愈，但由于黏膜下纤维化，可造成中度到重度的胃窦腔明显缩窄。辐射诱发的溃疡穿孔可能会出现于治疗后 1~2 个月，由于被小肠或粘连包裹，有可能被误诊为转移性肿瘤，或者无法手术切除。一般来说，辐射诱发溃疡需要至少 45Gy 的剂量。放射性溃疡大多发生于放疗后 1 年内，大体标本可见“火山口样”突起的边缘，基底部呈纤维化，可延伸到浆膜。组织学上，溃疡可能类似于胃酸引起的消化性溃疡，基底部为坏死组织，其下为肉芽组织，再深层为纤维化。相邻的脉管系统显示为严重的内膜纤维化，导致动脉狭窄、缺血，从而加重溃疡。放射性溃疡比胃酸引起的消化性溃疡更易穿孔，可能与肿瘤组织造成的皱缩有关。

放射性溃疡的成因是多因素的，包括对黏膜的直接损伤、受照黏膜细胞的修复 / 再生能力下降、微血管黏膜的损伤导致缺血 / 缺氧等等。临床上常见的幽门梗阻症状可能是由于辐射诱发的进行性纤维化和血管损伤。

第四节　诊断及临床相关影响因素

放射性胃黏膜损伤、溃疡被定义为：在放射区域新发或在原有胃病基础上加重的黏膜损伤，在放射性炎症基础上发生的溃疡。具有如下情况之一称之为胃放射性并发症：①放疗后内镜检查可见胃黏膜破损、放射性溃疡直径 >3mm，破损深度明显可见；②照射区域出现自发的、活动性出血，需内镜下止血治疗；③放疗后行内镜检查或 X 线片、CT 扫描发现放射相关的胃穿孔。

一般来说，影响放射性胃损伤的因素大体有如下几种：

一、放疗剂量、体积等物理因素

放射性胃损伤与受照胃体积的大小、总剂量、分次剂量、最大点剂量、平均剂量等参数相关。早在 1993 年曾经进行过大鼠胃对单次、多次分割放疗的反应评估，在放疗后第 2、3 周，因出现急性胃炎导致剂量相关性的体重减轻，若以体重减轻 10% 为终点，则 α/β 值应为 10Gy。亚急性辐射损伤出现于放疗后 4~40 周，表现为胃弛缓性扩张，达到这种结局的 α/β 值为 4.8~5.3Gy。在后续的五分割实验中，随着单次分割剂量的加大，急性胃炎出现的越来越早、越来越重；当分割间歇期从 1 天增加到 1 周时，耐受性则显著提高，出现急性反应者达 0.8Gy/d，亚急性 0.4Gy/d。有研究对 90 例肝细胞肝癌患者在放疗前后均行胃镜检查，放疗总剂量 30~50Gy，中位剂量 37.5Gy，每次 2~5Gy（中位 3.5Gy），以 CTC 3.0 为评价标准。结果出现糜烂性胃炎 14 例（16%）、胃溃疡 8 例（9%）、糜烂性十二指肠炎 15 例（17%）、十二指肠溃疡 14 例（16%）。2 级反应者 19 例（21%）、3 级反应者 8 例（9%）。受试者工作特征（receiver operating characteristic，ROC）曲线分析表明，对于 2 级以上副反应来说，V_{25}、V_{35} 分别是胃、十二指肠的预测因子，在 6 个月时，胃 V_{25}<6.3% 者 2 级以上副反应发生率仅 2.9%，而 >6.3% 者则高达 57.1%；十二指肠 V_{35}<5.4% 者 2 级以上副反应发生率仅 9.4%，而 >5.4% 者则高达 45.9%。多因素回归分析显示胃 V_{25}、十二指肠 V_{35} 为有意义的预测因素，作者认为，有必要通过减少胃、十二指肠受量来提高患者的生活质量。也有研究建议全胃的受照剂量应 <45Gy，并将 D_{max} 作为迟发性放射胃炎的最佳预测因素。因此在腹部肿瘤放射治疗中，尽量采用图像引导调强放射治疗，减少胃、十二指肠的受照剂量，避免因摆位、肿瘤变化、饮食因素等带来的误差，从而降低其发生严重并发症的风险。

二、化疗药物

目前尚无大样本研究证实化疗与放射性胃损伤有确切相关性，并缺乏将不同的化疗药物进行对比的研究，放射性胃损伤的严重程度与化疗药物的种类及化疗药物的使用方式、剂量的相关性尚不甚清楚。在胰腺癌放疗的研究中发现，恶心、呕吐发生率分别为 83%、54%，与其他部位相比，原发于胰腺者恶心、呕吐的发生率更高（P=0.002，P=0.0003），同步放化疗并未明显增加恶心、呕吐的发生率或严重程度，建议把同步放化疗列为中等致吐因素。患者一般在放疗的第 1、2、5 周、放疗后的第 1 周反应最重，必须给予相应处理，否则会严重影响其生活质量。

三、靶向药物

多为个案报道，有 3 项分别报道各 1 例厄洛替尼所致的放射回忆效应，均为胰腺癌患者在放疗后服用厄洛替尼时出现了与放射性胃炎表现一致的胃体、胃窦渗血，可能与厄洛替尼引起的血管生长因子胸苷磷酸化酶的上调有关，建议若观察到放射性、出血性胃炎时应及时停药，并及时应用质子泵抑制剂。

四、肿瘤相关因素

受照肿瘤的部位是最重要的影响因素，位于上腹部者比位于盆腔、头颈部、胸部者出现的概率高、程度重。一项对 156 例局部进展期胰腺癌同步放化疗致胃肠出血的研究发现，有意义的独立预测因素为肿瘤位置（位于胰体部，P=0.007）、肿瘤大小（直径 >3cm，P=0.042），合并门脉高压、肝硬化与放射性胃、十二指肠溃疡的发生呈正相关（P=0.043），可能与门脉高压致胃远端、十二指肠局部血管扩张、黏膜脆性增加有关。

五、其他因素

包括性别、年龄、幽门螺杆菌感染、既往慢性萎缩性胃炎病史、消化性溃疡病史、糖尿病史、口服非甾体类抗炎药、反复的内镜下活检操作、既往腹部手术史等因素。

第五节　观测终点与分级标准

关于胃的放射性损伤的文献相对较少，胃耐受剂量的研究资料大多来源于霍奇金病和睾丸精原细胞瘤等需行上腹部照射的研究，而源于食管、胃、胰腺、壶腹部肿瘤的资料较少，目前尚缺乏足够的数据支持肯定的剂量 – 体积参数。EORTC1988 年报告 516 例Ⅰ、Ⅱ期霍奇金病用主动脉旁野照射隔下区，胃肠道后期损伤发生率为 7%（36 例），其中 25 例为胃和十二指肠溃疡，2 例严重胃炎。LENT 总结了胃主要并发症发生率与剂量之间的关系：40~50Gy 时胃炎发生率为 20%，≥ 50Gy 时溃疡发生率为 15%，穿孔性溃疡发生率 40~50Gy 时为 6%，50~60Gy 为 10%，> 60Gy 为 16%。有报告 63 例胃腺癌术后放疗 ± 化疗的结果，放疗剂量为 50.4Gy，53 例接受化疗，其中 9 例（14%）因急性反应而需住院治疗，6 例（9.5%）发生≥ 4 级晚期反应。为探讨食管癌术后放疗时胸腔胃受照的耐受性和剂量 - 体积关系，最近国内报道了 105 例术后病理分期均为 T3~4N0~3M0（AJCC 第七版）的患者，随机分入大野组（瘤床 + 淋巴引流区）或小野组（仅瘤床）。在入组患者的术后辅助放疗靶区中，勾画胸腔胃 GTVsto，由于并不明确胸腔内代食管胃放疗耐受剂量，因此在设计放疗计划时胸腔胃并未做剂量限制。随访患者放疗中及放疗后的消化道毒性反应，按 CTCAE4.0 标准分级。结果显示：≥ Ⅱ级急性反应出现的中位时间：16（1~40）天，大野组发生率 35.2%，小野组发生率 29.4%，两组之间统计学无差异（P=0.527）。由于总体看胸腔胃放疗副反应较小，因此，作者将急性和后期副反应综合一起评判，胸腔内胃受量与≥ Ⅱ级副反应剂量效应关系。结果显示胸腔胃 V_{50} 以 14.05% 为界点，V_{50} ≥ 14.05% 的Ⅱ级副反应为 34.5%，显著高于 V_{50}<14.05% 的 19.1%（P=0.024）。该组资料初步显示胸腔胃对放射线照射耐受性好，V_{50} 可能是用于评判胸腔胃放射性损伤的参考变量，但确切的耐受剂量仍需大样本前瞻性资料进行总结。

一般认为，全胃受照时，出现穿孔、溃疡、出血的 $TD_{5/5}$ 为 50Gy，$TD_{50/5}$ 为 65Gy；全胃 1/3 受照时，$TD_{5/5}$ 为 60Gy，$TD_{50/5}$ 为 70Gy。全胃照射的放疗剂量约为 45Gy，晚期反应（主要为溃疡）的发生率约为 5%~7%。最新数据显示，最大剂量点可能是毒性反应的主要预测指标，但仍需要更确凿的数据以进一步证实。立体定向体部放疗（stereotactic body radiotherapy，SBRT）是目前重点研究方向之一，最新研究认为，若以溃疡或穿孔作为观测终点，单次分割时，<5cc 的胃体积最大受量应≤ 17.4Gy，最大点剂量应≤ 22Gy；二分割时，分别为≤ 20Gy、≤ 26Gy；三分割时分别为≤ 22.5Gy、≤ 30Gy；四分割时分别为≤ 25Gy、≤ 33.2Gy；五分割时分别为≤ 26.5Gy、≤ 35Gy；八分割时分别为≤ 31.2Gy、≤ 42Gy（具体数据详见附表）。

第六节　预防与治疗

NCCN 指南推荐预防性处理放射性胃损伤的早期反应，在每次上腹部放疗前均口服格拉司琼 2mg qd 或口服恩丹西酮 8mg bid（ ± 口服地塞米松 4mg qd）；对于接受全身放疗（TBI）者，推荐每次放疗前均口服格拉司琼 2mg qd 或口服恩丹西酮 8mg bid~tid（ ± 口服地塞米松 4mg qd）。当与化疗同步或序贯进行时，推荐阿瑞匹坦与 5-HT_3 受体拮抗剂、糖皮质激素、苯二氮䓬类药物、奥氮平等联合应用。

恶心、上腹不适或呕吐最早可能发生在 20~25Gy 时，症状偶可很严重，特别是分次剂量较高时，可能会导致持续性上腹部疼痛，甚至出血。降低分次剂量可有效缓解症状，必要时应给予止吐药物（5-HT_3 受体拮抗剂、吩噻嗪类药物、甲氧氯普胺、糖皮质激素、苯二氮䓬类药物、抗组胺剂或抗胆碱能药物）。此外，让患者在放疗前稍进饮食也有助于减轻症状。一般急性反应的症状消失很快，不需长期处理。

晚期反应的处理一般主张应用抗溃疡药物，包括抗组胺剂及胃黏膜保护剂（如铋剂、硫糖铝凝胶、蒙脱石散、前列腺素及其衍生物、铝碳酸镁片等）。对于穿孔、严重出血及幽门部阻塞等严重并发症，主张采用外科治疗，对受损部分的胃行部分切除术。

第七节　研究进展

意大利放疗止吐研究组（Italian Group for Antiemetic Research in Radiotherapy，IGAAR）分析了1004例接受放疗或同步放化疗的患者，发现恶心、呕吐发生率分别为11.0%、27.1%，同时发生率为27.9%，多因素分析表明，与患者本身有关的影响因素为同步放化疗、之前的化疗呕吐史，与放疗有关的影响因素为放疗部位（上腹部放疗）、放射野大小（>400m^2）。

癌症支持疗法多国学会（Multinational Association of Supportive Care in Cancer，MASCC）与欧洲肿瘤内科学会（European Society for Medical Oncology，ESMO）联合推出2016版放疗致吐防治指南，根据临床数据及专家建议，按放疗部位，将放疗致吐分为4级：高、中、低、微，上腹部放疗致吐归为中级，胸部、盆腔放疗致吐归为低级，同步化疗时按化疗用药分级。该指南认为，化疗所致恶性、呕吐包括多种影响因素：女性、年轻、恶性/呕吐史、焦虑、饮酒，但放疗所致恶性、呕吐仅与此前的化疗史有关，且放疗所致恶性、呕吐的发生率、严重程度及对患者的放疗疗效、生活质量的影响在临床上常常被医生低估，在一项大型网络调查中，来自12个国家的1022名肿瘤学家中，超过一半的受访者对止吐指南不熟悉，对于放疗所致的中级和低级呕吐难以区分，对于放疗所致的中级呕吐不能熟练地预防性处理。

除了MASCC/ESMO、NCCN指南一致推荐使用5-HT$_3$受体拮抗剂、甲氧氯普胺、氯丙嗪、奥氮平等常规止吐药，有研究者尝试采用针刺疗法防治放疗所致的恶性、呕吐。在一项纳入215例患者的随机双盲对照研究中，放射野均在腹部或盆腔，≥800cm^3，总剂量≥25Gy，其中109例为真针灸，106例为假针灸，在放疗的前2周，每周针灸3次，每次30分钟，之后改为每周2次。结果真、假针灸组的恶心发生率分别为70%、62%，呕吐发生率分别为25%、28%，但两组95%、96%的患者认为针灸确实有效。

也有人尝试服用绿茶提取物（主要成分是茶多酚）防治放疗所致的恶心、呕吐、腹泻，共入组42例腹盆腔恶性肿瘤患者，放疗剂量50Gy。自放疗伊始即口服绿茶提取物胶囊450mg/d，共5周。结果发现，整个疗程治疗组81%的患者未发生腹泻，无1例严重腹泻。两组的呕吐发生率差别虽无明显统计学意义，但安慰剂组9.5%的患者出现严重呕吐。作者认为，对于腹盆腔放疗的患者，绿茶提取物对于防治放疗所致的消化道副反应是安全有效的，患者的依从性也很好。

（巩合义　李宝生）

参考文献

1. 王绿化，朱广迎，肿瘤放射治疗学．北京：人民卫生出版社，2016.
2. 王绿化，肿瘤放射治疗学．北京：人民卫生出版社，2018.
3. 李晔雄，肿瘤放射治疗学．北京：中国协和医科大学出版社，2018.
4. Kavanagh BD，Pan CC，Dawson LA，et al.Radiation dose-volume effects in the stomach and small bowel.Int J Radiat Oncol Biol Phys，2010，76：S101-S107.
5. Maranzano E，De Angelis V，Pergolizzi S，et al.A prospective observational trial on emesis in radiotherapy：analysis of 1020 patients recruited in 45 Italian radiation oncology centres.Radiother Oncol，2010，94(1)：36-41.
6. Smalley SR，Benedetti JK，Haller DG，et al.Updated analysis of SWOG-directed intergroup study 0116：a phase Ⅲ trial of adjuvant radiochemotherapy versus observation after curative gastric cancer resection.J Clin Oncol，2012，30(19)：2327-2333.
7. Dennis K，Zhang L，Lutz S，et al.International patterns of practice in the management of radiation therapy-induced nausea and vomiting.Int J Radiat Oncol Biol Phys，2012，84(1)：e49-e60.
8. Enblom A，Johnsson A，Hammar M，et al.Acupuncture compared with placebo acupuncture in radiotherapy-induced nausea-a

randomized controlled study.Ann Oncol,2012,23(5):1353–1361.

9. Lee KJ,Kim HM,Jung JW,et al.Gastrointestinal hemorrhage after concurrent chemoradiotherapy in locally advanced pancreatic cancer.Gut Liver,2013,7(1):106–111.
10. Yoon H,Oh D,Park HC,et al.Predictive factors for gastroduodenal toxicity based on endoscopy following radiotherapy in patients with hepatocellular carcinoma.Strahlenther Onkol,2013,189(7):541–546.
11. Emami H,Nikoobin F,Roayaei M,et al.Double–blinded,randomized,placebo–controlled study to evaluate the effectiveness of green tea in preventing acute gastrointestinal complications due to radiotherapy.J Res Med Sci,2014,19(5):445–450.
12. Takatori K,Terashima K,Yoshida R,et al.Upper gastrointestinal complications associated with gemcitabine–concurrent proton radiotherapy for inoperable pancreatic cancer.J Gastroenterol,2014,49(6):1074–1080.
13. Poon M,Dennis K,DeAngelis C,et al.A prospective study of gastrointestinal radiation therapy–induced nausea and vomiting. Support Care Cancer,2014,22(6):1493–1507.
14. Liu Q,Cai XW,Fu XL,et al.Tolerance and dose–volume relationship of intrathoracic stomach irradiation after esophagectomy for patients with thoracic esophageal squamous cell carcinoma.Oncotarget,2015,6(31):32220–32227.
15. Ruhlmann CH,Jahn F,Jordan K,et al.2016 updated MASCC/ESMO consensus recommendations:prevention of radiotherapy–induced nausea and vomiting.Support Care Cancer,2017,25(1):309–316.
16. Kim DWN,Medin PM,Timmerman RD.Emphasis on repair,not just avoidance of injury,facilitates prudent stereotactic ablative radiotherapy.Semin Radiat Oncol,2017,27(4):378–392.

第三十一章

肝脏的放射损伤

第一节 概 述

原发性肝癌（primary hepatic cancer，PHC）是常见的消化系统肿瘤，每年新发病例超过 500 000 例，死亡率位于全球癌症死亡的第三位，是严重威胁人类健康的恶性肿瘤之一。我国原发性肝癌患者在全球此类疾病者中的构成比超过 55%，给我国居民的生命健康造成严重的威胁。临床上，超过 80% 的肝癌是肝细胞肝癌（hepatocellular carcinoma，HCC），起病隐匿，症状不典型，发现时约 80% 的患者已失去了手术机会。近年来，由于影像及放射治疗（radiotherapy，RT）的设备和技术进步，放疗这一曾被视为肝癌治疗禁区的方法日益成为不可切除肝癌的有效治疗手段之一。目前，《中国肝癌诊疗指南》和美国 NCCN 指南都推荐不能手术的 HCC 患者接受放疗，HCC 单纯放疗后 2 年和 3 年生存率分别为 42.3% 和 24.0%，均远高于未行放疗的局部晚期 HCC 患者的 2 年（26.5%）和 3 年（11.1%）生存率。我们发现，肝癌放疗剂量达到 50~60Gy 之间，肿瘤有效率达到 76%。然而在这个剂量范围内，部分患者出现了严重程度不等的放射性肝病（radiation-induced liver diseases，RILD）。同样，RILD 亦可继发于腹腔其他肿瘤的放疗；也是人体意外辐射暴露后最易发生的严重并发症，一旦发生严重的 RILD，死亡率高达 70%。当前，RILD 依然是限制肝癌等腹腔肿瘤放疗疗效提高的瓶颈。

第二节 临床特征及诊断

放射性肝病（又称为放射性肝损伤），是指由于肝脏受到一定剂量的射线照射，根据肝脏接受照射的剂量、受照体积、照射时间 – 分割方式、肝组织自身功能情况，决定了肝细胞发生生理病理学改变的进程。射线导致肝脏发生不同程度的病理改变，往往发生急性或慢性放射性肝炎、慢性进行性肝纤维化、肝脏结构和功能的改变，发展成肝硬化等疾病，严重者可发生肝脏衰竭，甚至因此病诱发的死亡。

一、临床症状及实验室检查

RILD 可分为①早期 RILD（包括急性期即放疗期间 RILD）：与药物性肝损伤、病毒性肝炎或肝硬化等相似，临床症状不典型，主要表现为食欲减退、乏力、轻度腹胀等，生化检查仅表现为转氨酶升高或高胆红素血症等，并无特征性检查指标；②后期 RILD（放疗后 4 个月内）：可表现为厌食、恶心、腹胀、肝大、非恶性无黄疸性腹水、血清碱性磷酸酶（alkaline phosphatase，AKP）升高。

目前，国内外学者研究归纳 RILD 相关症状、体征及实验室检查，将 RILD 分为两种：

1. 经典型 RILD　常发生于放疗后 2 周 ~3 个月；表现为无黄疸性肝大和腹水；碱性磷酸酶超过 2 倍正常值上限或 2 倍基线；或 ALT 上升至 > 正常值的 5 倍；病理表现为中央静脉阻塞，肝细胞退变、充血和坏死等。

2. 非经典型 RILD　常发生于放疗后 1 周至 3 个月之间；表现为 AKP> 正常值 2 倍，或 ALT 上升至 > 正常值的 5 倍；CTCAE（common terminology criteria for adverse events）4 级；或肝功能恶化（Child-Pugh 评分下降≥ 2 分；而无经典 RILD 表现。

二、影像学表现

随着现代医学影像技术的进展，肝脏放射损伤改变可在一定程度上被超声、CT、MRI 以及核素检查所显示。

（一）超声表现

肝脏受照区可表现为低回声区。在肝肿瘤、肝硬化等基础疾病之外，急性期为肝大，而后期则为肝萎缩、腹水等声像学表现。Feng J 等在动物研究中尝试使用超声造影检测 RILD 严重程度，结果发现造影的肝动 - 静脉渡越时间（hepatic artery to vein transit time，HA-HVTT）和峰值强度（peak intensity，PI）变短可以用于诊断严重的急性放射性肝损伤。

（二）CT 表现

在肝功能正常的情况下，RILD 在 CT 上大多表现为与照射区域一致的低密度区，主要病理基础是水肿和肝脂肪浸润。对于 RILD，国内外的研究，多集中于动态增强的研究。Chiou 等发现其 CT 表现可分为 3 型：I 型表现为在平扫、动脉、门脉期均呈低密度；Ⅱ型平扫及动脉期呈低密度，门脉期为等密度；Ⅲ型平扫呈低或等密度，动脉期为低或高密度，门脉期则呈持续强化。I 型主要发生于放疗后 3 个月内，后两型主要见于放疗后 3 个月之后。总之，是临床上最常用的一种检查方法，可以较早期地发现 RILD。

（三）MRI 表现

正常肝脏磁共振平扫在 T_1WI 上为中等强度信号，T_2WI 上呈较低信号。而放射性肝损伤的肝组织若炎性反应较大、局部水分增加较明显时，即可在 T_1WI 上表现为低信号，T_2WI 上表现为高信号。Gd-DTPA 是目前临床上应用最广泛的磁共振造影剂。其主要通过缩短 T_1 弛豫时间来使 T_1WI 表现为高信号，对 T_2 作用较小。正常肝脏 Gd-DTPA 增强表现为：动脉期肝实质信号未强化或强化不明显，门脉期肝实质明显强化；而在平衡期，对比剂在血管内外分布处于平衡状态，肝实质仍强化明显。研究发现：急性放射性肝损伤后，动脉期未受照肝组织及受照肝组织均表现为无明显强化；至门静脉期未受照肝组织逐渐强化，但受照肝组织仍无明显强化，此时可见未受照肝实质区和受照区分界清晰；延迟期可见受照区逐渐强化，而此时正常肝实质强化逐渐消退；而慢性放射性肝损伤时受照肝组织的 Gd-DTPA 增强，多表现为缓慢强化，即动脉期强化不明显，门静脉期、延迟期均明显强化。

目前放射性肝损伤的研究热点在于其早期诊断。肝脏在受到辐射后，最早发生改变的是肝窦内皮的损伤。此外，肝脏经照射后 3~5 天内，初期改变还包括肝脏巨噬细胞数量减少及吞噬功能障碍。而这些结果的发现，得益于新一代对比剂——超顺磁性氧化铁（superparamagnetic iron oxide，SPIO）的开发与应用。SPIO 属于特异性磁共振阴性对比剂，可被肝内巨噬细胞特异性摄取。由于其很强的顺磁性，所

以主要通过缩短 T_2 弛豫时间，来使正常肝组织呈阴性强化。受照区肝组织因巨噬细胞摄取 SPIO 的能力下降，在 SE T_2WI 上表现为比未受照肝组织信号相对要高；当然，SPIO 在血管内均匀分布时，亦可通过缩短 T_1 弛豫时间来达到阳性强化效果，且由于在 SE T_2WI 上肝脏信号下降明显，信噪比不如 SE T_1WI。因此 SE T_1WI SPIO 增强在诊断急性放射性肝损伤上有更高的检出率：可见明显的高信号改变，而 T_2WI 则对组织内水分增多更敏感。此外，DWI 联合多 b 值也可在照射后第 3 天检出家兔的 RILD，而该时期病理学 HE 染色尚未发现明显异常；同时可利用 ADC 值对 RILD 进行分期。

随着磁共振技术和研究装置的迅速发展及临床应用，^{31}P- 磁共振波谱在放射性肝损伤中，已成为非破坏性和连续性测定活体含磷代谢物变化的重要方法。

（四）核素扫描

肝脏在受到辐射后发生的最早期的变化是网状内皮系统受损。^{99m}Tc- 植酸盐（phytate，Phy）属于肝脏特异性胶体显像剂。^{99m}Tc-Phy 可与血液中的游离钙离子螯合，形成可被肝脏网状内皮系统特异性吞噬的胶体状颗粒物。在肝脏受照区域，由于网状内皮系统受损，早期主要表现为放射性核素的摄取减少，呈放射性稀疏区或缺损区；而在延迟期，正常肝脏组织的巨噬细胞可迅速清除所摄取的核素，但损伤的肝组织中吞噬细胞清除功能减退，因此已摄取的核素会滞留在细胞中。早期动物实验发现较大剂量照射鼠后（5~6 周的潜伏期）可出现反映肝细胞功能的 ^{131}I 标记的玫瑰红清除率下降。虽然核素扫描特异性及敏感性都很高，但空间分辨力差。

因此，归纳 RILD 诊断标准为：①已接受过肝脏高剂量的放疗；②典型或非典型的 RILD 表现，伴或不伴超声、CT、MRI 等影像学表现；③排除肿瘤进展、病毒性或药物性所致临床症状和肝功能损害。

第三节　发病机制及病理特征

一、发病机制

临床实践中，肝脏是对放射较为敏感的器官。在肝癌以及上腹部其他肿瘤的放射治疗中，可能发生严重的并发症是放射性肝损伤。放射治疗诱发的急性肝损伤表现为肝脏酶的升高、肝细胞微核形成，肝细胞严重萎缩、坏死，肝实质细胞尤其在中央静脉周围静脉血管壁周围的细胞大量缩减，肝小叶中央的窦状隙充血，血管腔及传入窦状隙中发现大量的网状交替的纤维。但在体外培养肝实质细胞，对其进行放射，其属于“辐射耐受”细胞。为何在机体内不能耐受放疗，而出现肝细胞的凋亡或死亡是值得深入探讨的问题。

长期以来，对于放射损伤的认识是，特异性的靶细胞以及靶细胞的放射损伤修复和再群体化能力决定着临床过程。靶细胞的耗竭，无力再生最终导致晚期的纤维化。这一观点强调的是辐射通过直接或者间接作用于靶细胞，造成细胞 DNA 不可逆的损伤，导致细胞死亡或者增殖能力的丧失。肝脏属于放射敏感器官，仅次于骨髓、淋巴组织。因此，传统的靶细胞学说则无法解释这一现象。

随着分子生物学技术的不断进步，以及结合对放射性肺损伤机制研究的成果，使我们对放射诱导临床病理过程从以往的靶细胞学说拓展到靶细胞与周围细胞间的通讯，尤其是细胞间细胞因子的对话（cytokine conversation）。细胞损伤涉及靶细胞及其周围细胞的自分泌、旁分泌、mRNA 信息及贯穿之间的蛋白。由于受照器官是由多种类型的细胞构成的，从而导致了细胞因子的级联效应。肝脏受到辐射后，诱导了肝内微环境中细胞因子、生长因子的释放，而这些细胞因子、生长因子都有可能影响到肝实质细胞对辐射的敏感性。

肝脏主要由肝实质细胞和非实质细胞（NPCs）组成。NPCs 主要包括巨噬细胞（KCs），肝窦内皮细胞以及星状细胞（HSC）等。NPCs 属于放射敏感细胞，射线可以激活 NPCs 释放多种细胞因子。这些细胞因子介导了肝细胞的辐射损伤效应，在 RILD 中发挥了重要作用。细胞因子经放疗诱导发生级联效应，从而引起肝实质细胞放射损伤。细胞因子和生长因子在肝微环境中可以增加肝实质细胞对敏感性，从而引起损伤。我们的研究证实了的 TGF-β、TNF-α、IL-6 等细胞因子参与了这一过程。而程等的研究表明放疗激活肝脏巨噬细胞引起的 TGF-β 和 TNF-α 信号通路活化，是 RILD 发生的重要机制。

在我国，HBV 感染是肝细胞肝癌发生的重要因素，多数 HCC 患者伴慢性乙型肝炎、肝纤维化等基础疾病。RILD 与这些基础疾病之间关系密切，伴慢性乙型肝炎、肝纤维化患者全肝放疗平均耐受剂量要远低于 30Gy。以往曾有研究认为，放射治疗可通过抑制免疫或诱导多种细胞因子分泌而直接或间接的激活 HBV，从而促进 RILD 的发生。那么，我们是否可据此反推认为 HBV 放疗后活化是并发严重 RILD 的"元凶"？我们后续研究 TLR4 蛋白参与了 RILD 发生发展的过程。TLR4 蛋白是先天免疫反应的重要扳机点，它既可识别特定微生物来源的保守分子即病原体相关模式分子（pathogen-associated molecular patterns，PAMPs），如脂多糖（LPS）等外源性配体，又能和内源性损伤信号分子，即损伤相关模式分子（damage-associated molecular patterns，DAMPs）（内源性配体）相结合。尽管有研究认为放射治疗对机体免疫主要起抑制作用，但目前更多研究揭示，放射治疗在抗肿瘤治疗过程中，也有明显的免疫刺激作用，在无外源性感染的情况下，放射治疗引起的组织损伤、破坏、坏死等可继发产生 DAMP，激活细胞跨膜蛋白 TLR_4。后者又进一步激活细胞内髓样分化因子 88（MYD88）和 TRIF，并级联激活其下游一系列信号通路分子，最终导致基因表达并释放各种致炎因子和细胞因子等，进一步促进损伤进展。我们既往研究发现，与 TLR_4 正常小鼠相比，TLR_4 缺陷小鼠的 RILD 严重程度显著降低，究其原因主要为 TLR_4 缺陷小鼠存在天然 TLR_4 点突变免疫缺陷。因此我们认为，TLR_4 免疫对 RILD 起着重要的促进作用。

二、病理表现

（一）常规分割条件下肝脏放射性损伤的病理学表现

肝穿刺活检病理为判断放射性肝损伤程度的金标准。近年来随着动物及临床研究的进展，在病理学表现上肝脏放射损伤也可分为早、晚两期①早期 RILD：一般发生在肝脏受照射中或受照射后 1 个月内，表现为肝小静脉及肝窦内皮细胞持续广泛损伤、肝小叶内红细胞增多、局部淤血，肝细胞变性、凋亡、坏死，同时可见肝小叶间粒细胞浸润等急性肝脏炎症改变。动物实验中，Zois 等和我们的研究均在小鼠肝脏放疗后，观察到肝细胞空泡样变性及局灶性坏死。②晚期 RILD：一般发生在肝脏受照射后 1~3 个月后，镜下病理表现主要为经典的静脉闭塞性综合征（veno-occlusive disease，VOD）和肝小叶中央静脉周围明显肝细胞萎缩等病理改变。具体表现为小叶中央静脉管腔被红细胞、网状纤维和胶原纤维所闭塞，肝小叶肝细胞显著减少、肝索萎缩坏死，小叶间汇管区可充血、胶原蛋白增生、逐步形成放射性肝纤维化，局部常有明显的毛细胆管增生、血管增生，在临床上表现为无黄疸性腹水。大约 3~4 个月后，血管闭塞逐步修复，肝脏功能开始逐渐愈合。值得注意的是，肝脏是体内少数几个可以再生的器官，剩余至少 25% 的肝组织即可再生恢复。复旦大学中山医院的研究也提示，未受照或照射剂量小于 6~8Gy 的肝脏 3~4 个月开始代偿性再生，大约一年恢复。

既往为便于进一步研究放射性肝病等，从病理学角度评估RILD的严重程度，我们参照由Batts和Ludwig发展的慢性活动性肝炎Ishak评分与分级标准，综合复旦大学病理学和放射治疗学专家的意见，设立了复旦大学RILD病理评分系统（表31-3-1）。基于肝脏苏木素伊红（hematoxylin and eosin，HE）染色病理切片，该评分标准主要是根据病理切片所示汇管区损伤（片状、桥接状坏死或纤维化）、肝实质损伤（肝细胞凋亡、点片状坏死或纤维化）和炎症改变（中性粒细胞浸润）等病理改变程度来对放射性肝病进行评分，总分为5分。具体评分标准见表2。在此评分标准之上，我们进一步将放射性肝损伤分为四度：正常、轻、中、重。轻度放射性肝损伤主要表现为散在肝细胞变性、凋亡和点片状坏死及纤维化，散在粒细胞浸润等，一般病灶位于小血管周围，复旦病理评分为1~2分；中度放射性肝损伤表现为大量肝细胞凋亡、片状坏死或纤维化，汇管区中度桥接状坏死或纤维化，伴或不伴中度粒细胞浸润等，复旦病理评分为3分；而重度放射性肝损伤则常表现为整个肝小叶坏死或纤维化，汇管区重度桥接状坏死或纤维化，伴或不伴有重度粒细胞浸润等，复旦病理评分为4分。另外，国内肝癌患者大多数伴有肝硬化背景，在肝硬化基础上行放疗，更易出现放射性肝损伤，其主要表现为假小叶间血管和纤维间隔周围粒细胞浸润，肝细胞凋亡、坏死、纤维化等。

表31-3-1　复旦放射性肝病评分系统

评分	评分标准△		
	汇管区损伤（Ⅰ）	肝小叶内肝细胞凋亡、点片状坏死或纤维化（Ⅱ）	炎症改变（中性粒细胞浸润）（Ⅲ）
0	无	无	无
1	片状坏死或纤维化	肝细胞变性（例如气球样变、脂肪变、胆色素沉积等）	散在
2	轻度桥接状坏死或纤维化	散在肝细胞凋亡和点状坏死	轻度
3	中度桥接状坏死或纤维化	大量肝细胞凋亡、点片状坏死或纤维化	中度
4	重度桥接状坏死或纤维化	整个肝小叶坏死或纤维化	重度

△Ⅰ、Ⅱ和Ⅲ中最严重的评分被视为放射性肝病的最终评分

（二）高分次剂量肝脏放射损伤的病理学表现

放射性肝损伤的经典病理改变为VOD。近年来随着动物及临床研究的进展，发现高分次剂量肝脏放射损伤也可分为早、晚两期：①早期：一般发生在肝脏受照射后1个月内，表现为肝小静脉及肝窦内皮细胞持续广泛损伤、局部淤血，肝细胞变性、坏死，同时可见中性粒细胞浸润等急性肝脏炎症改变；②晚期：一般发生在肝脏受照射后1~2个月后，表现为肝星状细胞等激活并合成胶原纤维，逐步形成放射性肝纤维化，局部常有明显的毛细胆管增生、血管增生，肝细胞可出现脂肪变性、胆色素沉积等。另外，肝脏放疗后1~2个月时，由于细胞坏死等原因常表现为受照肝的体积缩小，不过，由于肝脏放疗一月后，正常肝细胞开始增生活跃，肝脏体积可能会逐步恢复。

进一步，根据病理改变，放射性肝损伤又可以分为正常、轻、中、重四度。轻度放射性肝损伤主要表现为散在肝细胞变性、凋亡和点片状坏死及纤维化，散在粒细胞浸润等，一般病灶位于小血管周围，复旦病理评分为1~2分；中度放射性肝损伤表现为大量肝细胞凋亡、片状坏死或纤维化，汇管区中度桥接状坏死或纤维化，伴或不伴有中度粒细胞浸润等，复旦病理评分为3分；而重度放射性肝损伤则常表现为整个肝小叶坏死或纤维化，汇管区重度桥接状坏死或纤维化，伴或不伴有重度粒细胞浸

润等，复旦病理评分为 4 分。另外，国内肝癌患者大多数伴有肝硬化背景，在肝硬化基础上行 SBRT，更易出现放射性肝损伤，其主要表现为假小叶间血管和纤维间隔周围粒细胞浸润，肝细胞凋亡、坏死、纤维化等。

更重要的是，由于 SBRT 特点是精确的靶区适形、放疗剂量很高、靶区外由高剂量区到低剂量区的过渡区跌落很快，每毫米距离剂量可跌落大约 10%，0.5cm 的过渡区剂量跌落 50% 以上，过渡区以外为肝脏受照剂量低或未受照，因此高分次剂量肝脏放疗的放疗剂量分布为 3 层结构，即高剂量靶区、窄带过渡区和肝脏受照剂量低或未受照区。相对于剂量分布，高分次剂量肝脏放疗损伤也可呈现分层样病理改变。我们在相关动物实验中发现，重度急性高分次剂量肝脏放疗损伤的典型病理改变为：Ⅰ，坏死区，位于靶区中间；Ⅱ，过渡区，位于坏死区周围，是以大量炎细胞浸润、肝细胞变性和小血管 VOD 改变为主；Ⅲ，正常区，指过渡区外围的正常或接近正常的肝脏组织（图 31-3-1）。进一步，结合国外 Olsen，C.C. 等报道的两例肝脏转移癌高分次剂量 SBRT 后手术后病理表现，我们回顾性研究了复旦大学附属中山医院近几年肝癌行高分次剂量 SBRT 后手术患者的术后病理标本发现，相对于急性损伤的病理表现，晚期严重的放射性肝损伤可以形成一典型的洋葱皮样损伤，其由内到外依次为：（a）坏死区，位于靶区中间；（b）纤维化区，靶区边缘的缺乏细胞的胶原纤维带，内可有胆盐沉积；（c）轻度肝损伤区，纤维化区外围的以毛细胆管增生、血管增生、VOD、淋巴细胞浸润、肝细胞变性和肝索结构紊乱等表现为主的区域；（d）正常区，最外层的正常或接近正常的肝脏组织。高倍镜下可见：①坏死区与纤维化区交界处，可见坏死区边缘缺乏细胞的胶原纤维带，内可有胆盐沉积；②轻度肝损伤区，可见纤维化区外围的毛细胆管增生、血管增生、VOD、淋巴细胞浸润、肝细胞变性和肝索结构紊乱等（图 31-3-2）。

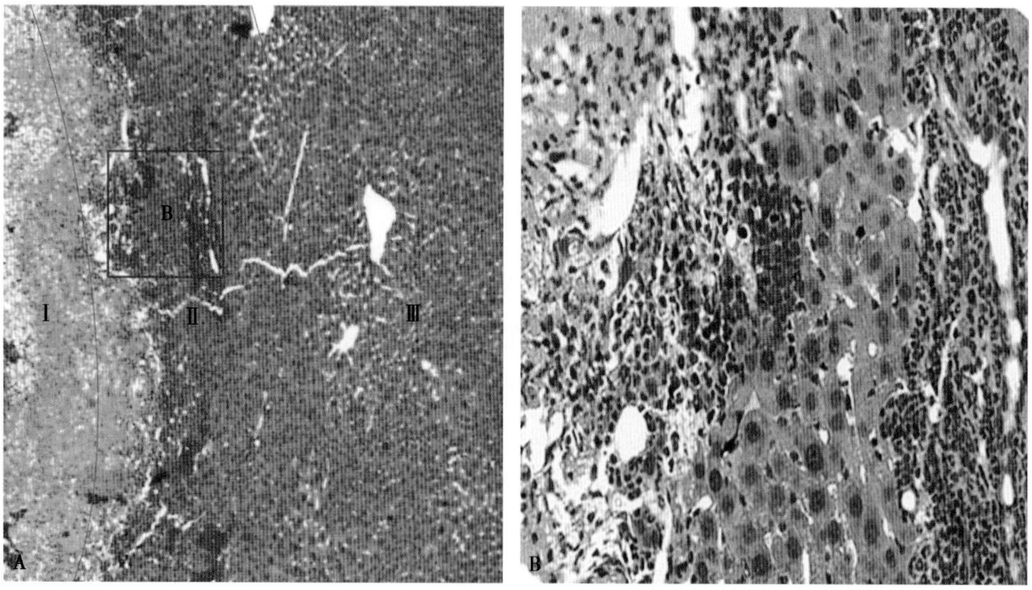

图 31-3-1　小鼠肝脏高分次剂量 SBRT 后急性重度损伤的典型病理改变

A. 低倍镜下小鼠肝脏放疗损伤（×40 倍）；B. 高倍镜下小鼠肝脏放疗过渡区损伤（×200 倍），可见炎细胞浸润、肝细胞变性和小血管 VOD 改变等

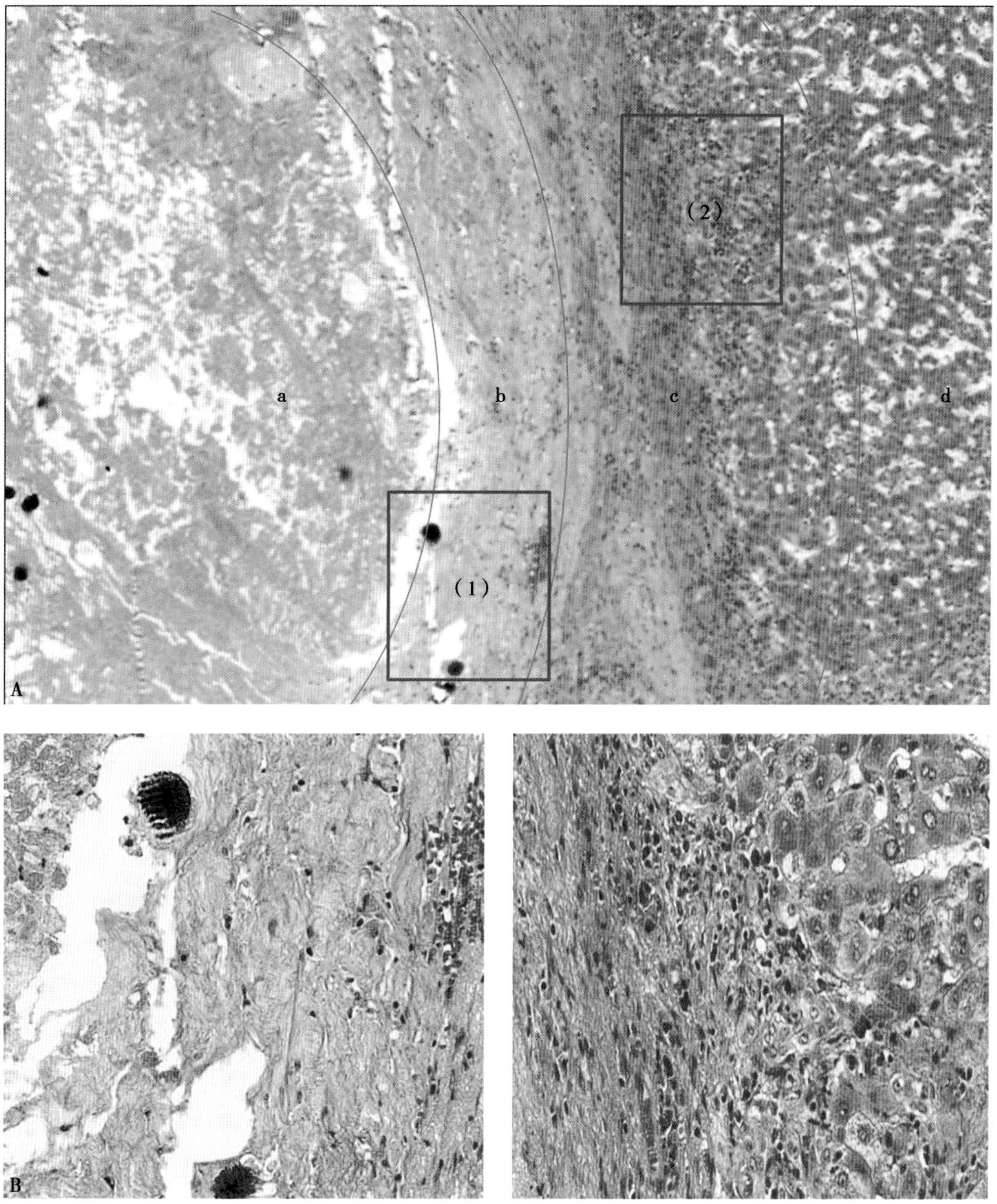

（1）　　　　　　　　　　　　　　　　（2）

图 31-3-2　人肝脏高分次剂量 SBRT 后晚期重度损伤的典型病理改变

A. 低倍镜下人肝脏放疗后损伤（×40 倍）；B. 高倍镜下人肝脏放疗后损伤（×200 倍）

第四节　预防与治疗

放射性肝病是腹部肿瘤放疗的常见剂量限制性并发症，目前临床上尚无 RILD 特效治疗方法。治疗主要是对症治疗：对于可逆、易修复急性放射性肝损伤，主要是给予降低转氨酶、退黄疸、补充白蛋白等保肝支持治疗；对于后期肝损伤，则给予糖皮质激素、利尿剂、护肝药和支持治疗。严重的 RILD 治疗效果差，绝大部分短期内死于肝衰竭。因此，目前临床处理 RILD 的关键策略为预防，即尽可能不发生，或少发生 RILD。

RILD 的预防应在放疗前充分综合评估患者的 RILD 相关危险因素，主要有：①患者有无 HBV 感染肝癌相关生物因素；②有无肝纤维化等基础肝病及原有的肝脏功能（Child-Pugh 分级）情况；③肝癌是否同时伴发静脉癌栓如门静脉、肝静脉、下腔静脉的癌栓；④治疗是否使用 TACE 和靶向治疗等；⑤大体肿瘤体积（GTV）与正常肝体积（Liver-GTV）受照体积大小；⑥ RILD 相关免疫炎症因子如 IL-6、TGF- 癌等。

临床上在制定放疗计划时，针对具体放射性肝病的影响因素，制定系统防治措施：

1. 如患者有明确 HBV 等肝炎病毒感染，应考虑抗病毒感染，防止放射治疗后 HBV 活化。目前最有效防治病毒感染的手段，仍是注射疫苗；对于已感染患者，可以使用抗 HBV 核苷（酸）类药物（阿德福韦酯，恩替卡韦等）或干扰素（IFN）-F 等抑制 HBV 复制。当然，使用这些抗病毒药物也要特别关注使用的禁忌及副作用等。

2. 由于肝纤维化等肝脏基础病变将显著降低肝脏对放射损伤的修复和肝脏再生能力，放疗前必须评估患者肝功能，进行 Child-Pugh 分级。肝功能为 Child-Pugh A 者，全肝耐受放疗剂量：常规分割，28~30Gy；4~8Gy 大分割，23Gy，$V_{30}\leq 60\%$；SBRT 时，正常肝体积 >700cm^3<15Gy，3~5 次；正常肝体积 >800cm^3 <18Gy，3~5 次，或 <20Gy/6 次。肝功能 Child-Pugh B 者，可以先予以保肝、支持，降低分级再行放疗，并尽量减少正常肝平均剂量，最好能小于 6Gy，避免肝功能 Child-Pugh C 患者行肝区放疗。

3. 肝癌同时伴发门静脉、下腔静脉癌栓的患者，如无法手术，则可予以放疗控制肿瘤进展，我们的研究提示放疗能显著延长这类患者生存。不过，由于癌栓可显著影响患者肝功能、门脉血液回流、腹水情况等，放疗前、中、后更需谨慎评估、监测及随访患者肝功能等。

4. 关于 TACE，研究表明，对于 HCC 患者肿瘤负荷较重，放疗前 TACE+ 放疗能较单纯 TACE 治疗明显提高患者生存，但是 TACE 治疗同样会影响患者肝功能，放疗前需予以评估。至于靶向制剂索拉菲尼，因其可显著增加放射性肝病的发生率，放疗期间建议停用或减半使用。

5. 最重要的是，目前临床上预防 RILD 发生的关键仍为根据肿瘤大小剩余肝体积，确定剂量治疗的方式，总剂量、分割次数，严格控制正常肝的受照剂量，最大限度降低发生 RILD 的风险。临床工作中正常组织效应的定量分析（QUANTEC）推荐的剂量体积限值见本书附录三。SBRT 或 SABR 照射技术下的肝脏剂量 - 体积限值详见本书附录五。

6. 在放疗中需密切观察患者一般状况，每周复查血常规、肝肾功能等，必要时行 B 超及 MRI 等检查，以期及时发现放疗相关肝损伤，及时予以相应处理。尤其在放疗期间出现≥ RTOG Ⅱ级急性肝损的患者应停止放疗，避免出现后续严重 RILD，这是因为如果这类患者继续放疗，则以后发生严重 RILD 的概率可高达 60%。

7. 在 RILD 发病机制中，肝脏免疫耐受解除和肝脏微环境中炎症因子增多起着非常重要的作用，在治疗时临床可使用糖皮质激素抑制免疫和炎症，但值得注意的是其特异性不强，存在促进肿瘤转移等潜在副作用。近期有研究者在动物研究中尝试使用多功能干细胞抑制放射性炎症因子、TGF- 中拮抗剂等治疗 RILD，但如要应用于临床还有待更多的研究支持。

第五节　总　　结

放射性肝病为放射治疗或人体意外辐射暴露所致肝脏疾病，是肝癌及其他腹腔肿瘤放疗的常见并发症。RILD 发生及严重程度与放疗前肝脏 HBV 感染、肝纤维化、肝脏基线免疫及微环境、肝功能 Child Pugh 分级、正常肝照射剂量和受照体积（Liver-GTV）等因素密切相关，静脉闭塞性综合征（VOD）是其经典的病理改变。肝实质细胞是辐射耐受细胞，而肝脏为辐射敏感器官。研究证实放疗后肝细胞微环境影响了肝实质细胞的放射敏感性，从而引起损伤。RILD 临床表现主要分经典和非经典型两种，临床处理 RILD 策略是以预防为主，关键在于结合患者肝功能 Child Pugh 分级等因素，在制定放疗计划时严格控制正常肝的受照剂量、体积等。目前临床尚无 RILD 特效治疗方法，故依然迫切探索有效的早期预测、早期诊断、早期治疗放射性肝病的新靶点，以期避免或减少肝癌等腹部肿瘤放射治疗并发症，提高放疗疗效。

（周乐源　曾昭冲）

参考文献

1. 中华人民共和国卫生部．原发性肝癌诊疗规范．临床肿瘤学杂志，2011，16（10）：929–946.
2. 曾昭冲．原发性肝癌放射治疗临床实践．人民卫生出版社，2013.
3. 中华医学会放射肿瘤学分会 .2016 年原发性肝癌放疗共识．中华放射肿瘤学杂志，2016，25（11）：1141–1150.
4. Olsen C C，Welsh J，Kavanagh B D，et al.Microscopic and macroscopic tumor and parenchymal effects of liver stereotactic body radiotherapy.Int J Radiat Oncol Biol Phys，2009，73（5）：1414–1424.
5. Du SS，Zeng Z C，Tang Z Y，et al.Regenerative capacity of normal and irradiated liver following partial hepatectomy in rats.Int J Radiat Biol，2009，85（12）：1114–1125.
6. Pan C C，Kavanagh B D，Dawson L A，et al.Radiation–associated liver injury.Int J Radiat Oncol Biol Phys，2010，76（3 Suppl）：S94–S100.
7. Du SS，Qiang M，Zeng Z C，et al.Radiation–induced liver fibrosis is mitigated by gene therapy inhibiting transforming growth factor–beta signaling in the rat.Int J Radiat Oncol Biol Phys，2010，78（5）：1513–1523.
8. Marks L B，Yorke E D，Jackson A，et al.Use of normal tissue complication probability models in the clinic.Int J Radiat Oncol Biol Phys，2010，76（3 Suppl）：S10–S19.
9. Sanuki–Fujimoto N，Takeda A，Ohashi T，et al.CT evaluations of focal liver reactions following stereotactic body radiotherapy for small hepatocellular carcinoma with cirrhosis：relationship between imaging appearance and baseline liver function.Br J Radiol，2010，83（996）：1063–1071.
10. Shrieve DC，Loeffler JS.Human radiation injury.Philadelphia：Wolters Kluwer/Lippincott Williams & Wilkins，2011.
11. Guha C，Kavanagh B D.Hepatic radiation toxicity：avoidance and amelioration.Semin Radiat Oncol，2011，21（4）：256–263.
12. Almaghrabi M Y，Supiot S，Paris F，et al.Stereotactic body radiation therapy for abdominal oligometastases：a biological and clinical review.Radiat Oncol，2012，7 ：126.
13. Ursino S，Greco C，Cartei F，et al.Radiotherapy and hepatocellular carcinoma：update and review of the literature.Eur Rev Med Pharmacol Sci，2012，16（11）：1599–1604.
14. Howells C C，Stinauer M A，Diot Q，et al.Normal liver tissue density dose response in patients treated with stereotactic body radiation therapy for liver metastases.Int J Radiat Oncol Biol Phys，2012，84（3）：e441–e446.
15. Zhou L Y，Wang Z M，Gao Y B，et al.Stimulation of hepatoma cell invasiveness and metastatic potential by proteins secreted from irradiated nonparenchymal cells.Int J Radiat Oncol Biol Phys，2012，84（3）：822–828.
16. ICRP statement on tissue reactions/early and late effects of radiation in normal tissues and organs–threshold doses for tissue reactions in a radiation protection context.ICRP Publication 118.Ann ICRP，2012.41（1/2）.
17. Ozen C，Yildiz G，Dagcan A T，et al.Genetics and epigenetics of liver cancer.N Biotechnol，2013.
18. Halperin EC，Wazer DE，PerezCA，et al.Perez and Brady's principles and practice of radiation oncology.6th ed.Philadelphia：Wolters Kluwer/Lippincott Williams & Wilkins，2013.
19. Wu Z F，Zhou X H，Hu Y W，et al.TLR4–dependant immune response，but not hepatitis B virus reactivation，is important in radiation–induced liver disease of liver cancer radiotherapy.Cancer Immunol Immunother，2014，63（3）：235–245.
20. Zhi–Feng W，Le–Yuan Z，Xiao–Hui Z，et al.TLR4–dependent immune response promotes radiation–induced liver disease by changing the liver tissue interstitial microenvironment during liver cancer radiotherapy.Radiat Res，2014，182（6）：674–682.
21. Weigel C，Schmezer P，Plass C，et al.Epigenetics in radiation–induced fibrosis.Oncogene，2015，34（17）：2145–2155.
22. Gunderson LL，Tepper JE.Clinical radiation oncology.4th ed.Amsterdam：Elsevier，2016.

第三十二章 小肠的放射性损伤

第一节 概 述

据统计，腹盆部恶性肿瘤约占人体恶性肿瘤的55%，且近年来其发病率不断攀升，放射治疗是其重要的治疗手段之一。即使应用更精确的放疗技术，肿瘤周围正常组织的损伤仍不可避免。小肠占据着腹腔的较大空间，不仅肠道对射线敏感，而且其组织结构复杂、器官移动度大，往往在放疗过程中不易被屏蔽，使得小肠的辐射损伤最为常见。

小肠是人体消化系统的重要组成部分，包括十二指肠、空肠及回肠三部分。小肠的上端与胃幽门相续，屈氏（TreiZ）韧带作为十二指肠及空肠的解剖分界，但空肠和回肠之间没有明确的界限。健康成年人小肠约5～7m，其上皮展开面积约为200m^2。小肠的黏膜层包括绒毛区和隐窝区。绒毛区主要包括吸收细胞、杯状细胞、内分泌细胞及M细胞，隐窝区主要包括肠干/祖细胞及帕内特细胞（Paneth cell）。这些组织和细胞各行其能，协调地进行食物消化和营养吸收。其中，小肠能够进行食物的消化和营养物质吸收，如维生素（叶酸、维生素B_{12}、维生素A、维生素D、维生素E及维生素K）及矿物元素（钙、铁、镁、锌）等物质。另外，小肠能够分泌多种消化酶，如淀粉酶、脂肪酶、肽酶、蔗糖酶、乳糖酶及麦芽糖酶等。更重要的是，肠道黏膜具有屏障功能，能够抵御异种抗原以及微生物对人体的刺激。然而，辐射应激通常引起小肠功能紊乱。这将对人的健康产生不利影响。

第二节 病理生理学过程

一、小肠放射性损伤的发病机制

小肠属于辐射敏感器官，射线易引起肠损伤，并且高发、病情迁延不愈，其主要原因在于构成小肠组织的功能性细胞，包括肠上皮细胞及血管内皮细胞，为射线作用的主要靶点。这两种细胞的损伤与辐射引起的DNA双链断裂诱发的细胞凋亡有关。小肠组织损伤后，继发炎性反应，加之菌群失调等因素的共同作用，促进了疾病的进展。在以上因素的共同作用下，小肠上皮细胞的糖转运能力下降，降低小肠营养的消化和吸收。上述的主要原因在于电离辐射产生的自由基，破坏DNA复制，降低糖的吸收以及糖的运载体钠－葡萄糖转运蛋白1（SGLT1）和葡萄糖转运蛋白5（GLUT5）基因mRNA丰度，防止糖转运蛋白表达的底物调节，这可能是通过耗竭抗氧化剂维生素 A 而引起糖吸收的降低。因此，经电离辐射的小肠在形态及功能上均发生不同程度的损伤变化。

（一）血管损伤

小肠组织内微血管内皮细胞的大量凋亡是引起小肠损伤一系列病理变化的起始因素。内皮细胞的大量丧失造成血管结构的广泛破坏，内皮下胶原的暴露启动了内源性凝血过程。崩解的内皮细胞释放出的 vWF（von Willebrand factor）可进一步促进凝血。另外，射线引起的组织损伤造成凝血Ⅲ因子释放的增加，加上肠腔内异物的直接作用，又启动了外源性凝血过程，进一步引起受损局部的微循环障碍，造成了组织缺血、缺氧，不利于组织细胞，尤其是肠上皮细胞的物质代谢，降低了肠道对营养物质的吸收功能，因而对机体产生不利的影响。另外，在病理生理过程发展的早期，因射线激活的血管内皮细胞通过上调 E-selectin、VCAM-1 和 ICAM-1 等多种细胞黏附分子及趋化因子的表达，大量募集外周循环中的炎性细胞向损伤部位迁移，如中性粒细胞及巨噬细胞的迁移，进而引起局部炎症。而这两种细胞释放的内源性过氧化物，如活性氧簇（reactive oxygen species，ROS）等，可造成组织细胞进一步损伤。

（二）上皮损伤

肠道损伤的病理生理发展过程中，除了由组织缺血和炎性细胞攻击可引起肠上皮的破坏外，射线也可直接杀伤处于隐窝部位增殖旺盛的肠干 / 祖细胞。电离辐射引起小肠上皮死亡包括如下几种形式：①细胞凋亡（apoptosis）：这是辐射诱导肠上皮细胞死亡的主要途径；②细胞坏死（necrosis）；③细胞的有丝分裂灾变死亡（mitotic catastrophe）；④细胞自噬性死亡（autophagic cell death）。其中，致死剂量辐照小肠可使 Lgr5 阳性肠干细胞在很短时间内便开始出现凋亡，并在射线作用后的 48 小时内细胞几乎丧失殆尽，因而造成肠上皮更新系统失衡，出现上皮脱落。脱落的上皮细胞不能够被有效的补充，结果导致绒毛缩短、倒伏，数量减少，隐窝消失。加上组织缺血、炎性细胞浸润及肠腔细菌的共同作用，进而引起上皮层完全脱落而形成溃疡。由此引起的肠屏障功能的下降，破坏了机体营养物质的吸收及代谢，进一步导致病患营养吸收障碍、免疫力下降和感染，甚至休克。

（三）炎症反应

继发于组织损伤后的炎症反应是诸多疾病共同的病理生理过程。在小肠放射性损伤发展的过程中，小肠所包含的炎症反应事件是复杂的。在疾病的早期，小肠组织内的淋巴细胞（intraepithelial lymphocyte，IEL）与固有淋巴样细胞（innate lymphoid cell，ILC）率先启动防御模式。如 γδT17、Th17 和 ILC-3（ILC 细胞的 group 3 亚群）细胞通过分泌 IL-17A 及 IL-22 等细胞因子来抵抗感染并促进上皮细胞的再生，以巩固上皮的屏障功能。与此同时，IL-17A 与粒细胞集落刺激因子（G-CSF）的表达呈正相关性。因此，具有吞噬和杀伤能力的固有免疫细胞，包括中性粒细胞、巨噬细胞及自然杀伤细胞等，趋化至受损部位，吞噬坏死的细胞或被病原微生物感染的细胞，通过产生 IL-1α、IL-1β、IL-2、IL-4、IL-6、IL-12 及 TNF-α 等细胞因子，进一步招募外周适应性免疫细胞至损伤部位，其中包括 B 细胞、调节性 T 细胞（Treg）、辅助性 T 细胞（Th）及细胞毒性 T 细胞（CTL）。后者通过释放穿孔素及颗粒酶等物质，介导病变的组织细胞凋亡。Treg 的主要功能是通过产生 IL-10 等因子，抑制局部过度的免疫反应。但是，IL-10 的过度释放与组织纤维化具有一定的相关性。

（四）神经 - 免疫反应

小肠神经丛对组织内肥大细胞分泌的细胞因子表型起到调控作用，这能够影响肠道组织对辐射的敏感性。在辐射应激状态下，小肠感觉神经元通过调控 P 物质及降钙素基因相关肽（calcitonin gene-related peptide，CGRP）等物质的平衡来控制小肠组织内肥大细胞的激活。其中，P 物质能够促进肥大细胞的激活，相反，CGRP 能够抑制这一过程。激活的肥大细胞通过释放 TNF-α 和白三烯（LT）等物质来吸引中性粒细胞向损伤部位募集；与此同时，激活的肥大细胞还能分泌组胺、TGF-β1、IL-4 及 TNF-α 等物质来加速组织的纤维化形成。因此，P 物质通过激活肥大细胞来影响放射性肠病的进展。

（五）菌群失调

人肠道内大约含有 300 ~ 500 个菌属，共 10^{14} 个细菌，重达 1 ~ 2kg。虽然其数量如此庞大，但其在生物学分类中主要归于两个门类即厚壁菌和拟杆菌。而变形菌、放线菌、梭菌、蓝细菌及疣微菌则占少数比例。在这一微生态世界里，菌与菌之间的相互作用以及菌与宿主的相互作用对维系肠上皮的发育起到至关重要的作用。例如，枯草杆菌、乳杆菌以及嗜热链球菌对上皮细胞的生长及提高其抗氧化损伤能力均有重要作用。另外，肠腔细菌的产物通过与免疫细胞表面的模式识别受体结合，对宿主免疫系统的建立与完善起到积极作用。

在疾病条件下，肠道菌群的失衡同样对疾病的发生发展产生不利的影响，放射性肠病的进展亦是如此。1971 年 McLaughlin 等学者在其发表的研究报告中指出，无菌小鼠的肠道对辐照呈现一定的抗拒性，这提示肠腔内微生物可促进肠损伤的发生及发展。同样，临床研究也发现了在小肠放射性损伤后，肠腔内细菌开始过度繁殖，其中致病性放线菌、大肠杆菌、志贺菌和克雷伯菌等成为优势菌。因此，菌群失调是小肠放射损伤的一个重要表现。但菌群失调并未被认为是小肠放射损伤进展过程中引起炎症的原因，反之菌群失调是肠道炎症反应带来的一个后果。另外，菌群失调可进一步提高肠道内皮系统及淋巴细胞对辐射的敏感性，对炎症反应产生反馈增强效应。

对于菌群失调与肠炎的关系，研究证实了肠道菌群失调能够引起小肠组织 IL-1β 升高。其中，肠道致病菌对 NF-κB 信号通路在其中扮演重要角色。放疗后益生菌数量减少、致病菌数量增多，能够激活转录因子 NF-κB，后者可上调 IL-1β 基因的转录。因此，小肠组织内 IL-1β 的水平与辐射诱导的肠道菌群失调存在对应关系。

IL-1β 具有破坏小肠损伤局部的细胞因子平衡并改变免疫微环境的功能。例如，IL-1β 可以激活免疫微环境，能够分泌 IL-17A 的 ILC-3 细胞，并促进 $CD4^+$ Th17 的分化，最终导致小肠组织中 IL-17A 的含量增加，后者与疾病进展密切相关。高水平的 IL-17 会加速中性粒细胞向损伤部位募集，加重局部炎症反应。另一方面，IL-1β 促进小肠微血管内皮细胞表达血管细胞黏附分子 1，增强炎症细胞与血管内皮细胞的黏附作用，进而促进炎症细胞浸润到损伤部位。

另外，辐射诱导的肠道菌群失调能够破坏肠道的黏液层。其中，产丁酸盐的细菌在肠道黏液层构成中十分重要。这是由于丁酸盐不仅可以通过抑制组蛋白去乙酰酶活性来降低 p50 蛋白二聚体活性，进而阻断 NF-κB 信号通路的激活。而且，还可以促进小肠上皮杯状细胞表达黏蛋白基因 MUC2，使得肠道中的黏液量上升。MUC2 蛋白可形成三聚体并在肠上皮表面形成黏液屏障，以便将肠道细菌隔离，对上皮完整性起到保护作用。另外，丁酸盐还可以和上皮细胞相互作用，激活参与调控肠干细胞分化、增殖和修复的相关基因的表达以及抗菌肽分泌。然而，产丁酸盐细菌数量在放疗后明显下降。

（六）组织纤维化

长期存在的局部炎症、组织缺血及功能细胞的损伤共同促进了肠壁纤维化的形成，从分子水平上考虑，这主要源于损伤局部促纤维化因子的高表达，例如结缔组织细胞生长因子（CTGF）、转化生长因子β1（TGF-β1）和血小板衍生因子（PDGF）的高表达可引起成纤维细胞的激活及过度繁殖。激活的成纤维细胞通过释放细胞外基质，引起组织重塑及瘢痕形成，这不仅降低了小肠的顺应性，进一步加剧了梗阻、穿孔等并发症的发生风险。

二、小肠放射性损伤的病理改变

由管腔向肠壁方向，正常小肠的组织学结构依次包括黏膜层（mucosal layer）、黏膜下层（submucosal layer）、平滑肌层（smooth muscle layer）及浆膜层（placenta layer）。辐射能够引起小肠的上述4种组织学结构的改变（图32-2-1）。

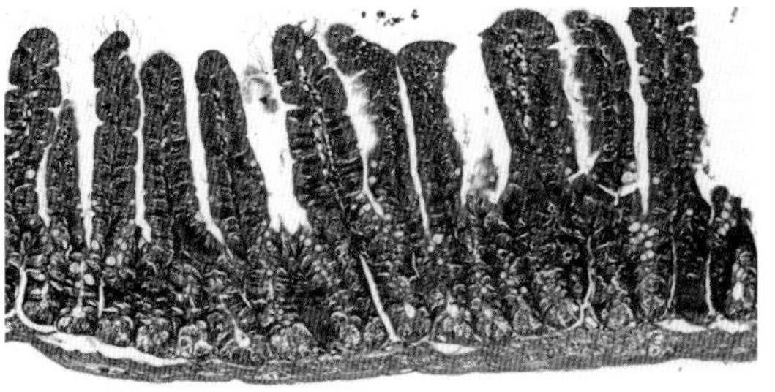

图32-2-1　正常小鼠小肠形态结构（正置显微镜，×100倍）

（一）急性期改变

放射性小肠损伤的早期镜下表现为①肠黏膜脱落：残存的绒毛缩短、稀疏和肿胀，隐窝及隐窝内增殖细胞数量减少，凋亡细胞数量增多；②黏膜下层：微血管扩张、红细胞渗出及大量炎症细胞浸润（以中性粒细胞为主）；③浆膜层：派氏淋巴结结构紊乱，滤泡中心增宽及边缘带变窄（图32-2-2）。

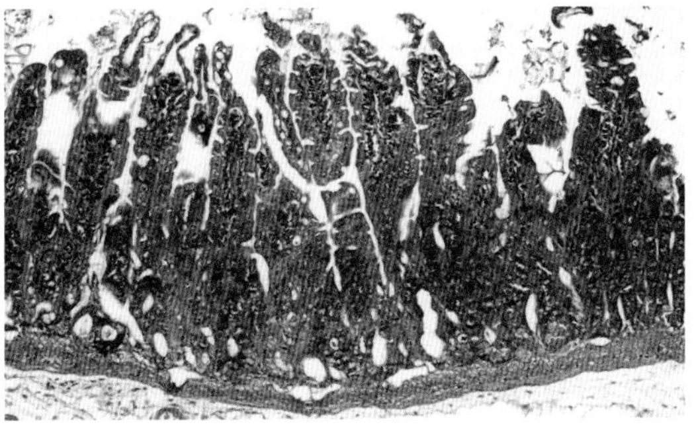

图32-2-2　小肠放射性损伤急性期改变（10Gy，正置显微镜，×100倍）

（二）延迟期改变

放射性小肠损伤的延迟期镜下改变①黏膜层：部分黏膜脱落，形成经久不愈的溃疡；②黏膜下层：少量炎症细胞浸润，胶原过度沉积，内含大量的成纤维细胞；③肌层：结构紊乱，胶原沉积；④浆膜层增厚（图32-2-3）。

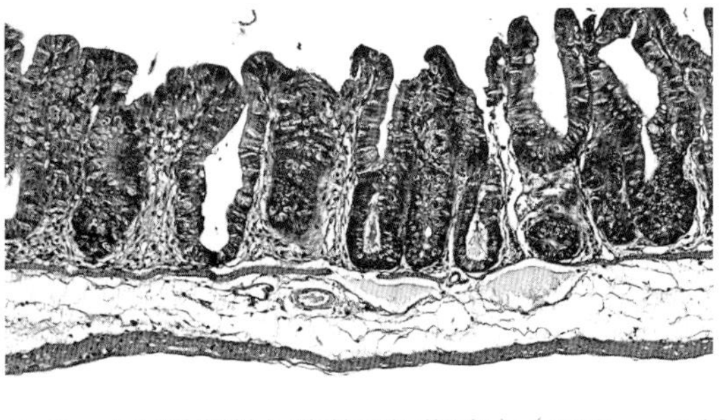

图32-2-3　小肠放射性损伤的延迟期改变（10Gy，×100倍）

三、小肠的辐射敏感性

1972 年 Ross 等学者通过对辐射与物质相互作用关系的研究，建立了经典的线性二次模型，即 L-Q 模型。该模型主要探讨了辐射剂量与 DNA 损伤之间的关系。在此基础上，细胞周期进程与辐射敏感性的依赖关系得以阐明。其中，G_2/M 期细胞的辐射敏感性最高，其次为 G_1 期及 S 期细胞，最不敏感的为 G_0 期细胞。因此，从宏观上讲，评价一种组织 / 器官是否对射线敏感，与其相关的组织 / 器官特异性干 / 祖细胞的增殖活动旺盛与否有关。

隐窝（小肠腺）是小肠上皮细胞的起源部位。在过去的研究中，隐窝数量在辐照前后所发生的变化被作为评价小肠辐射敏感性或损伤程度的一种组织学指标。但随着细胞生物学发展，人们逐渐认识到小肠的辐射敏感性与隐窝干 / 祖细胞 PUMA 蛋白的表达水平有关。小肠隐窝中存在的“活跃型”及“储备型”两类干细胞群。在生理条件下，“储备型”肠干细胞周期进程常常是静止的，因而对射线抗拒。对于“活跃型”干细胞，是维系肠上皮更新的基础。但位于隐窝 4+ 位置的 Lgr5 阳性肠干细胞的辐射敏感性较隐窝基底部的 Lgr5 阳性肠干细胞要高。在小肠上皮损伤过程中，辐射所致的隐窝细胞死亡方式包括：凋亡（apoptosis）、炎性坏死（pyroptosis）以及有丝分裂灾变（mitotic catastrophe）等。其中，细胞凋亡被认为是主要的细胞死亡方式。在小鼠模型中，已经证实了 1cGy 的辐射剂量可致 10% 的 Lgr5 阳性“活跃型”肠干细胞凋亡，而这群凋亡细胞主要位于隐窝的 4+ 位置（以隐窝基底部为 0，按帕内特细胞向上分别记作 +1、+2 等位置）。并且，在 1cGy ~ 1Gy 的单次辐射剂量之间，隐窝内凋亡细胞数量呈线性增长趋势；当剂量在 1 ~ 10Gy 之间时，隐窝凋亡细胞数量达“平台期”。这群细胞的凋亡主要集中于辐照后的 3 ~ 6 小时之间（图 32-2-4）；同时，它也说明了肠上皮属于辐射早反应组织的这一特点。另外，有研究显示小鼠小肠干细胞的 D_0 值约为 1.3 ± 0.1Gy，这一数值显著小于大肠干细胞的 D_0 值（6.0 ± 0.3Gy）。同样，利用小鼠模型还发现，单次给予≤ 6Gy 的剂量照射，小肠上皮结构并未遭到破坏；单次给予 6 ~12Gy 剂量照射，肠上皮完整性虽可被破坏，但通过依靠“储备型”干细胞可对其损伤进行修复；当剂量 >12Gy 时，小肠上皮出现不可逆损伤，其主要原因为隐窝内帕内特细胞的大量死亡，使得肠干细胞发育的“龛”被破坏。相比之下，当小鼠接受 30Gy 剂量照射时，结肠 Lgr5 阳性肠干细胞近乎全部凋亡。以上从干细胞的角度诠释出小肠上皮的辐射敏感性高于大肠的原因。

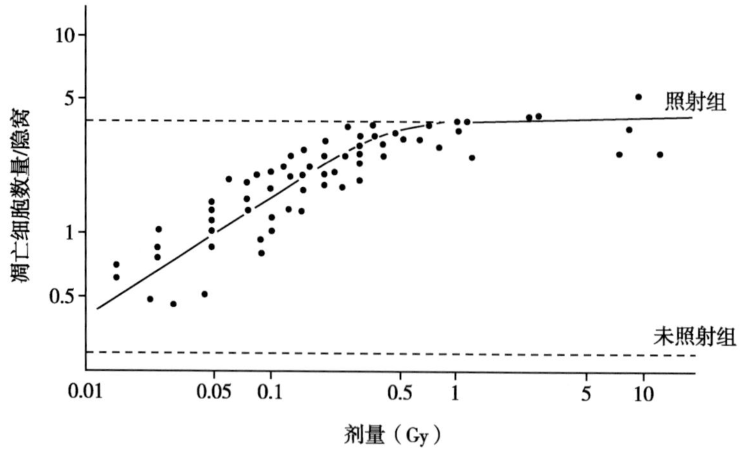

图 32-2-4　小肠隐窝细胞凋亡与辐射剂量关系（辐照后 3 ~ 6 小时）

第三节　临床特征、诊断标准及分级标准

一、临床特征

临床上，小肠放射损伤的病程包括早期（急性期）和晚期（延迟期）两种过程。急性期损伤常见于放射治疗过程中至放疗后的3个月以内，发病率为60%~80%，以顽固性腹痛、腹泻、恶心、呕吐及黏液血便为主要表现，疾病常呈自限性。而延迟性肠损伤多发生于放疗结束后的3个月至30年，以梗阻、出血及穿孔为常见。慢性损伤的发生及发展多由急性期未愈的病变过渡而来，其病理生理过程包括血管硬化、上皮脱落、炎症、胶原沉积和组织重塑等。因小肠的放射损伤具有独立的病理生理发展过程，临床学家们不再认为其仅仅是单纯的损伤，而将其作为一种独立的疾病来看待，称之为放射性肠病（radiation enteropathy，RE）。这种疾病与炎性肠病（inflammatory bowel disease，IBD）在肠道病理改变及临床表现等方面具有一定的相似性。另外，放射治疗可使合并IBD患者的急慢性肠损伤相关并发症发生率提高29%~46%。

与IBD类似，严重的放射性肠病对机体的影响远不止于局部损伤。当肠道的屏障功能下降时，肠腔内细菌及其产物易进入血内形成脓毒血症。细菌/毒素经血液循环至其他远隔脏器，可引起相关脏器功能的衰竭。例如，肠腔内革兰阴性杆菌释放的脂多糖（lipopolysaccharide，LPS）可直接引起肝脏、肾脏、肺脏和胸腺等器官的损伤，从而引起肝肾功能和呼吸功能衰竭，以及免疫功能紊乱。概括起来，脓毒血症引起全身炎症反应综合征（SIRS），继之多脏器功能衰竭（MODS），最后导致机体死亡。

二、诊断标准

小肠放射性损伤的诊断原则应结合病因、症状及辅助检查来进行综合的诊断。小肠放射性损伤的病因诊断是首要原则。其中，患者必须既往或正在接受放疗或近期存在受辐照史。在症状方面，急性期小肠放射性损伤通常以恶心、呕吐、腹痛、腹胀、腹泻及消化不良等症状起病，个别患者可合并呕血或黑便。这常需要与其他消化道疾病进行鉴别。在检查手段方面，内镜检查可以直观反映小肠的病变范围以及严重程度，其他可选的手段包括CT断层显像、腹部平片以及钡剂造影等。其中，在合并梗阻的患者中，CT或腹部平片能够直观反映梗阻的部位，以此来指导进一步治疗。另外，钡剂造影能够反映黏膜皱襞形态是否光滑、是否合并溃疡、肠腔狭窄或僵硬以及是否有瘘管或穿孔等。但目前临床上还缺乏诊断小肠放射性损伤的有效实验室检查手段。研究还发现，血中二胺氧化酶（diamine oxidase）活性可反映肠道损伤和修复情况。二胺氧化酶是一种含有脱氨的腐胺和组胺的细胞内酶，是组胺等多胺物质的分解代谢酶，95%以上分布于哺乳动物肠黏膜上层绒毛细胞胞质中，发挥调控肠黏膜增殖的作用，其活性与黏膜细胞的核酸和蛋白质合成密切相关，能反映肠黏膜的完整性和损伤程度。当肠黏膜上皮细胞受到辐射损伤后，胞内释放二胺氧化酶增加，进入肠细胞间隙、淋巴管和血液，使血中二胺氧化酶水平升高。因此，血清二胺氧化酶活性可作为评估小肠放射性损伤程度的指标。

三、分级标准

小肠属于上消化道器官，对于小肠放射性损伤的分级标准应按照RTOG/EORTC定义的上消化道损伤分级标准，包括急性期和晚期损伤（表32-3-1）。

表 32-3-1　RTOG/EORTC 辐射相关上消化道毒性反应分级标准

	0级	1级	2级	3级	4级
急性期（早期）	无变化	厌食伴体重比放疗前下降 ≤ 5%；恶心但无需止吐药；腹部不适但无需抗副交感神经或止痛药	厌食伴体重比放疗前下降 5%~15%；恶心和（或）呕吐，需要止吐药；腹部不适，需要止痛药	厌食伴体重比放疗前下降 > 15%；需鼻胃管饲喂或肠外营养支持，恶心和（或）呕吐需止吐药或肠外营养支持；腹痛，但用药后仍不缓解；呕血或黑便；腹部膨胀，平片显示肠管扩张	急性或亚急性肠梗阻；胃肠穿孔；消化道出血需要输血；腹痛需要置管减压；肠扭转
延迟期（晚期）	无变化	轻微腹泻，轻微肠痉挛，每天大便 5 次	中度腹泻，中度肠痉挛，每天大便 5 次以上	需外科处理的梗阻性出血	坏死、穿孔、窦道形成

第四节　临床防治策略

一、小肠放射性损伤的治疗原则

关于小肠放射性损伤的治疗至今未有公认的临床治疗指南。综合近年来关于小肠放射性损伤的文献报道以及临床治疗经验，提出如下治疗原则：①主动预防；②积极对症治疗；③辅以营养支持；④适度抗炎治疗；⑤必要时行手术治疗。治疗的具体内容包括：①合理膳食，适当补充益生菌 / 益生元以改善肠道菌群，避免腹泻或便秘等肠功能紊乱；②止吐、止泻及解痉等对症支持治疗，适当补充液体；③应用抗氧化损伤药物（如 Ω-3 不饱和脂肪酸、维生素 C 和维生素 E）、稳定细胞膜作用的药物（如小牛血去蛋白提取物）以及清热扶正的中药治疗等；④营养支持，静脉给养，给予高蛋白、富含维生素和微量元素的饮食；⑤应用抗生素抗感染治疗，以及应用皮质类固醇激素适当冲击治疗以缓解炎症反应；⑥给予高压氧治疗；⑦手术治疗。

二、小肠损伤的剂量 - 体积限值

小肠损伤的剂量 - 体积限值详见本书附录三。小肠属于辐射早反应组织，其 α/β 通常取值 10.4Gy。经典放射生物学将小肠认定为辐射敏感器官。总的来说，小肠的平均辐射耐受剂量与被照射的体积呈负相关（图 32-4-1）。确切地说，Baglan-Robertson 模型提示小肠 3 级以上急性毒性反应存在阈值效应（图 32-4-1）。其中，15Gy 剂量所照射的小肠体积小于 120cm^3 时，3 级以上急性毒性反应发生率低于 10%；当这一体积限值超过 120cm^3 时，3 级以上急性毒性反应发生率将提高至 40%（图 32-4-1）。同时，小肠的辐射耐受性也受到最大剂量点的限制。鉴于小肠对辐射的高度敏感性，临床医师及物理师在设计腹盆部肿瘤的放疗计划时，通常将小肠的辐射耐受性作为重要的考虑因素。采用常规分割方案放疗时，急性小肠损伤所伴发的毒性反应经常出现。美国 Albany Medical College 妇科肿瘤协作组（gyneocologic oncology group，GOG）于 *The New England Journal of Medicine* 上发表的一项研究发现，宫颈癌经 45Gy 的全盆腔照射所致的 3~4 级急性消化道毒性反应发生率为 5%。同样，一项来自欧洲癌症研究与治疗组织（European Organization for Research on Treatment of Cancer，EORTC）组织开展的临床研究发现，给予直肠癌全盆腔淋巴引流区 45Gy 照射后引起的 1 ~ 2 级急性消化道毒性反应发生率为 17%。两项研究均证实，放疗期间同步给予顺铂或氟尿嘧啶等化疗药物均可显著提

高急性消化道毒性反应的发生率。那么，对于那些接受同步放化疗的腹盆部肿瘤患者，小肠的剂量限值应该更加严格。同样，对于辐射诱发的小肠远期损伤而言，这也是不可以被忽略的。临床上，$TD_{5/5}$和$TD_{50/5}$这两个指标被分别应用于评估常规分割照射条件下的5年5%和50%患者发生远期放射性小肠损伤的剂量阈值。根据QUANTEC（2010版）文件协议，当1/3体积的小肠受照时，$TD_{5/5}$预计值为4000cGy，$TD_{50/5}$预计值为5500cGy。因此，在制定临床常规分割放疗计划时，为控制3级以上急性消化道毒性反应的发生率低于10%，通常采纳小肠V_{15}和腹腔V_{45}的剂量限值作为评估标准。其中，V_{15}（小肠）<120ml，V_{45}（腹腔）<195ml。

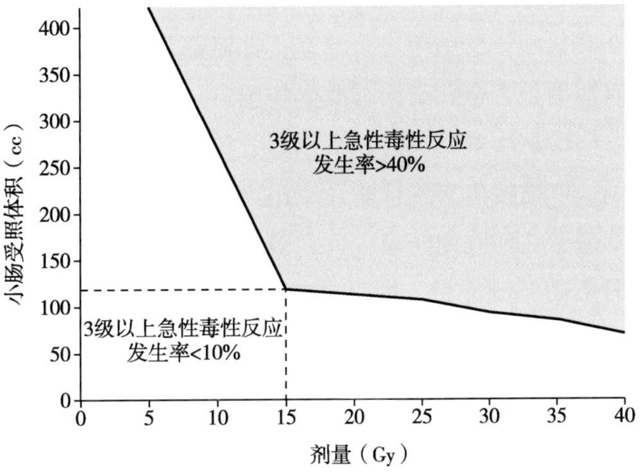

图32-4-1　小肠急性毒性反应的Baglan-Robertson模型

随着低分割放射治疗（hypofractioinated radiotherapy，HFRT）、体部立体定向放射治疗（stereotatic body radiotherapy，SBRT）以及立体定向消融放射治疗（stereotatic ablative radiotherapy，SABR）等外照射技术的普遍开展，提高了临床放射肿瘤学家对这类技术所产生相关放射生物学效应的认识。就SBRT或SABR技术而言，较常规分割外照射治疗技术的优势在于能够短时间内给予肿瘤毁损式打击。SBRT或SABR照射技术所产生的生物等效剂量（biological equivalent dose，BED）通常是同等条件下常规分割照射难以企及的。SBRT或SABR照射技术下的肠道各部位剂量-体积限值详见本书附录四、五。目前，单次大剂量照射所产生的小肠损伤的放射生物学机制并不十分清楚，总的来说，采用SBRT/SABR技术照射时的小肠辐射敏感性仍然高于大肠，这是与常规分割模式照射的相似之处。不过，采用SBRT或SABR技术照射时的小肠剂量限值较常规分割照射时的小肠剂量限值应更加严格。但是，目前临床开展上述照射技术所要面对的问题在于，当肿瘤负荷较大或者肿瘤与小肠关系密切的情况下，该照射技术对肿瘤周围亚临床病灶、淋巴引流区以及对毗邻小肠的肿瘤局部控制效果仍将产生不利影响。以胰头癌为例，十二指肠及胰腺周围小肠为限制胰腺癌局部加量外照射的主要限制因素。正因为如此，为避免小肠出现不可逆损伤，肿瘤周围毗邻小肠的亚临床病灶或淋巴引流区会陷入相对低剂量照射区，这也是引起肿瘤复发的潜在危险因素。那么，潜在的解决方案将包括手术植入“Spacer”（一种具有很好组织相容性的生物填充材料），将肿瘤与小肠有效的隔离开，以方便后续外照射的开展。

三、小肠放射性损伤临床治疗的实施流程

从细节上来讲，除严格把控放疗计划的制定与实施的各个环节外，临床通常配合应用阿米福汀来预防辐射所致的消化道毒性反应。不过，针对患者放疗期间出现的急性消化道毒性反应，首先应结合

患者的临床表现及相关辅助检查结果准确判断出相应的 RTOG 分级。对于合并 RTOG 1 ~ 2 级上消化道毒性的患者，这类患者时常以恶心、呕吐或腹痛为主要临床表现，部分患者还伴有体重下降。神经 – 免疫反应是引起放射性小肠损伤疾病进展的原因之一。当小肠遭受辐射应激时，组织内过度的 P-物质释放能够激活肥大细胞而引起组胺等物质释放增加；其中，组胺是引起患者出现恶心及呕吐的主要原因。如出现餐后呕吐且频次约为 3 次 / 天左右，可考虑临时给予静脉推注昂丹司琼或托烷司琼等止吐药物治疗；对于顽固性呕吐患者，即患者考虑每日静点盐酸帕洛诺司琼，并适当给予静脉补液以防治电解质紊乱。但需注意的是，上述药物最常见的不良反应为便秘，针对顽固性呕吐或合并便秘的患者，应在用上述药物的同时适当给予通便的药物如乳果糖或麻仁软胶囊等；若患者出现胃肠痉挛性疼痛，推荐临时给予 654–2 或盐酸小檗碱等进行治疗；针对部分患者合并的发热等症状，应积极完善相关病原学及免疫学检查以明确是否合并细菌等微生物感染。同时应当针对阳性病原体来选择抗菌谱较窄的抗生素进行治疗而非广谱抗生素。同时，不推荐放疗期间预防性应用抗生素，这主要是因为辐射本身会引起肠道菌群失调，广谱抗生素或预防性应用可能加重肠道菌群失调，但这一观点还需要进一步研究证实。另外，推荐患者在住院期间应少食、多餐，多进食高碳水化合物、高蛋白且低脂肪的食物，这样既能满足人体日需的基础能量，同时也减轻了消化道的食物负荷（表 32–4–1）。这类患者通常不需要进行肠外营养，经过上述对症处理后病情大多可以缓解。相反，针对合并 RTOG 3~4 级上消化道毒性的患者，则应立即停止放疗并积极寻求消化内科、胃肠外科、急诊科及营养科等专科医生的帮助来解决肠梗阻、肠穿孔和肠出血等合并症。在积极寻找病因的同时给予患者止血、输血和肠外营养等综合治疗（表 32–4–1）。

表 32–4–1　常见急性期（早期）辐射所致上消化道毒性反应的处理措施

分级	治疗原则	推荐措施
RTOG 0 级	无需处理	/
RTOG 1 ~ 2 级	合理饮食	少吃多餐，高碳水化合物，高蛋白，低动物脂肪
	抗组胺	甲氧氯普胺片剂口服
	止吐	昂丹司琼、托烷司琼或帕诺洛司琼
	解痉挛	654–2 或盐酸小檗碱
	维持内环境稳态	口服补钾或静脉补钾等
	通便	乳果糖或麻仁软胶囊等
	抗感染	明确病原学检查，窄谱抗生素静点等
	改善菌群失调	枯草二联活菌胶囊或整肠生胶囊等
	止泻	蒙脱石散（思密达）等
	保护消化道黏膜及促黏膜损伤修复	硫糖铝、瑞巴派特或替普瑞酮等
RTOG 3 ~ 4 级	积极寻求会诊处理并发症：①改善营养状态；②纠正贫血；③维持内环境稳态；④抗感染；⑤止痛等对症支持治疗	包括：消化内科或急诊科处理消化道出血、不全消化道梗阻（胃肠减压）；胃肠外科处理梗阻、穿孔等并发症；多学科协作制定合理的治疗方案

积极防治急性期放射性小肠损伤是十分关键的，这主要因为延迟期消化道毒性反应常因迁延不愈的急性期病变过渡而来。针对这类患者的临床治疗可以借鉴英国皇家马斯登医院的相关经验。

四、小肠放射性损伤临床治疗所面临的问题

临床上针对放射性小肠损伤的干预手段主要包括药物干预和手术切除。在放疗前根据放疗计划中对小肠等危及器官进行剂量限制，对患者可能发生的临床症状做出评估，给予能够抵抗自由基产

生的药物（如维生素 C、E）或者具有稳定细胞膜蛋白功能的药物（如小牛血去蛋白提取物等副作用较小的药物）治疗。当患者出现消化道功能紊乱，如腹痛、腹泻等，给予止泻、解痉挛、抗炎及抗水肿等药物治疗，但这类药物并未从根本上解决受损肠组织再生的问题。针对慢性损伤伴发的不良并发症如肠梗阻、肠穿孔及出血等则采取手术治疗。然而手术治疗在解除患者病痛的同时会随之伴发后续的不良病症，如因腹部手术对患者造成的二次损伤，可能包括术后肠粘连以及因肠管过多切除后而造成的短肠综合征。另外，在肿瘤负荷的患者中手术无疑是一种应激，所伴发的免疫力下降会提高肿瘤播散的风险。目前临床上尚缺乏某种药物或治疗手段能够从根本上有效解决肠损伤细胞再生的问题。总之，目前针对放射性肠损伤的有限临床治疗手段仍以对症支持治疗及手术治疗为主。然而治疗相关的并发症接踵而至，甚至可以出现“旧病未去，新疾又添”的现象。这不仅严重影响肿瘤患者的生存质量，又加重了患者的心理负担及治疗信心。因此，针对放射性小肠损伤治疗方法的改进已经迫在眉睫。

第五节 发病机制的研究进展

一、小肠上皮的自我更新与放射性小肠损伤的修复

小肠上皮是哺乳动物体内自我更新十分迅速的一类组织。据统计，正常肠上皮更新一次需 4~5 天。其中位于隐窝区的肠干 / 祖细胞的不断增殖及定向分化为小肠上皮自我更新的主要机制。

小肠隐窝中存在两类干细胞群（表 32-5-1）。其中一类位于隐窝的基底部及 4+ 位置（以帕内特细胞的数量为基准），通常以表达高水平的 Lgr5 蛋白及其形态为主要识别依据，研究者称该群细胞为“活跃型”肠干细胞。相反，在隐窝 4+ 位置存在一群“储备型”干细胞，以 Bmi1、HopX、Lrig1 及 TERT 为识别该群细胞的主要标记。生理状态下，该群“储备型”干细胞的周期进程近乎停滞；当组织损伤后，该群细胞重启细胞周期进程，通过增殖及分化完成对受损上皮的修复。

表 32-5-1 小肠干细胞群的生物学特性比较

分子标记	隐窝所处位置	细胞增殖	多向分化	辐射损伤后	Wnt 通路	上皮再生
Lgr5	基底部为主	旺盛	存在	凋亡增加	依赖	必需
Bmi1	+4 位置为主	<2%	存在	增殖增加	机制不清	必需

生理条件下，小肠上皮的自我更新依赖于“活跃型”干细胞群在时间及空间上的协同增殖与分化，称为肠干细胞的发育；其发育过程受到 Wnt/β-catenin、MAPK/ERK、Notch1/2 及 BMP/Smad 等信号通路的调控。其中，Wnt/β-catenin 通路的激活被认为是促进肠干细胞增殖的主要动力。另外，MAPK/ERK 及 Notch 通路对肠干细胞增殖状态的维持起到重要作用，而 BMP/Smad 信号通路主要介导肠干细胞的分化。研究表明，引起上述信号通路激活的配体蛋白水平具有空间依从性。例如，沿着隐窝 → 绒毛方向，R-spondin1、Wnt3、noggin、EGF 及 Dll1/4 等蛋白的含量逐渐下降，而 BMP4 蛋白含量逐渐增高。

隐窝“活跃型”肠干细胞增殖的细胞周期约为 21.5 小时。细胞增殖后，其中一部分细胞分化为分泌系（定向分化为帕内特细胞、内分泌细胞和杯状细胞）和吸收系（定向分化为吸收细胞）的始祖细胞。该群细胞再次经 4 ~ 5 次有丝分裂，分化为幼稚的肠上皮细胞，并向绒毛顶端迁移的过程中不断成熟；

至绒毛顶端时，该群细胞开始凋亡，并脱落于肠腔中。其中的特例为帕内特细胞，该群细胞来自于分泌系祖细胞，其迁移方向为隐窝部位，为肠干/祖细胞的发育提供营养，与其余类型的上皮细胞不同，该群细胞在隐窝中能存活达 6~8 周。

肠上皮受损时，位于隐窝 4+ 位置的“储备型”肠干细胞开始增殖并分化为成熟的上皮细胞，以完成对受损组织的修复。另外，该群细胞还能够转化为“活跃型”肠干细胞，对后者进行数量上的补充。已有的研究证实，“活跃型”与“储备型”肠干细胞之间可以相互转化，其具体机制仍不十分明了。但有一点可以肯定的是，二者之间的相互转化受细胞所处的微环境所调控。因此，二者之间的相互协同作用对肠上皮的损伤修复是至关重要的。

近年来国内外的科学家们对放射性小肠损伤的治疗做了大量的基础研究并取得了丰硕的成果。其中重组人表皮生长因子、前列腺素 E_2、碱性成纤维细胞生长因子、胰岛素样生长因子 -1、角化细胞生长因子、血管内皮细胞生长因子以及 IL-11 等都被证实能够有效治疗小肠放射性损伤，其主要作用是促进受照细胞增殖，并拮抗受照细胞凋亡。不仅如此，能量合剂以及中药制剂等对实验动物放射性肠炎也有很好的治疗作用。如丁酸钠作为肠道菌群代谢碳水化合物产生的一种短链脂肪酸，是肠黏膜上皮细胞的主要能量物质，在保持肠黏膜功能方面有重要的作用。在腹部肿瘤放疗中补充丁酸钠能够缓解小肠损伤相关症状。另外，腺苷三磷酸（ATP）在治疗小肠放射性损伤也是有一定效果的。ATP 是组织细胞进行生命活动的必需能源物质，通过提高受照小肠隐窝细胞 cGMP 的含量来促进其损伤的修复。同时，N-乙酰半胱氨酸（N-acetylcysteine，NAC）通过转化为天然氨基酸 L- 半胱氨酸与谷胱甘肽（GSH）而起到强有力的抗氧化作用。其中活性氧（ROS）是辐射引起细胞死亡的主要物质。利用 NAC 来提高机体的抗氧化能力对保护肠屏障功能具有重要意义。在中医药方面，清热、扶正固本功效的中医古方能够起到抗炎的作用，这将有效减轻小肠的放射性损伤。

二、间充质干细胞修复小肠放射性损伤的研究进展

间充质干细胞（mesenchymal stem cell，MSC）是一群来自于中胚层组织的成体干细胞，可从机体多种器官及组织中分离获得，如骨髓、脐带、脐血、脂肪、骨骼肌、脑、心脏、肺脏、肾脏及脾脏等。离体培养的 MSC 呈纺锤状，具有贴壁生长的特点。MSC 表面分子 CD73、CD90 及 CD105 表达阳性；缺少 CD31、CD34、CD45、CD11b/CD14、CD79α/CD19 及 HLA-DR 表达；体外培养具有三系分化的能力，即成脂、成骨和成软骨分化。另外，MSC 还具有强大的体外增殖能力及多向分化潜能，能够向心肌、神经细胞、内皮细胞、上皮细胞等中胚层及外胚层组织分化，其分化的能力受细胞所处的损伤微环境调节，因此具有损伤修复的作用。MSC 对多种疾病具有治疗作用，常见的包括心肌梗死、缺血性脑卒中、阿尔茨海默病、移植物抗宿主病及炎症性肠病等。因此，MSC 是再生医学的良好种子细胞。

2013 年，法国埃皮纳医学中心报道了利用同种异体骨髓来源 MSC 治疗的因前列腺癌局部过量照射后引起盆腔软组织损伤的个案报道，明确了 MSC 对出血、疼痛及组织损伤的修复作用，并提高患者的生存质量。在基础研究方面，国内外学者们通过基础研究证实了 MSC 治疗小肠放射性损伤的有效性。同时，这些结果揭示 MSC 对小肠放射性损伤的修复作用特点，即 MSC 主要通过其旁分泌作用来激活并加速受照宿主的内源性修复过程。表 32-5-2 汇总了 2006—2016 年国内外学者关于应用 MSC 修复小肠放射性损伤的基础研究成果。

表 32-5-2　应用间充质干细胞修复放射性肠损伤的基础研究概况

年份	研究者	干细胞种属来源	造模动物品系	辐射剂量（照射部位）	主要发现
2006	Sémont A. 等	人骨髓 MSC	NOD/SCID 小鼠	3.5Gy（全身） +4.5Gy（腹部）	促进小肠上皮再生 维持小肠上皮完整性
2008	Zhang J. 等	小鼠 MSC（过表达 CXCR4）	C57BL/6J 小鼠	13Gy（腹部）	促进小肠上皮再生 维持上皮屏障功能
2010	Kudo K. 等	小鼠骨髓 MSC	ICR nu/nu 小鼠	30Gy（腹部）	提高受照小鼠的生存率 促进受照小鼠体重恢复 维持小肠上皮的完整性
2010	Sémont A. 等	人骨髓 MSC	NOD/SCID 小鼠	3.5Gy（全身） +7Gy（腹部）	降低受照小鼠的死亡率 维持小肠上皮吸收功能 促进受损小肠上皮再生 • 促进小肠隐窝细胞的增殖 • 抑制小肠隐窝细胞的凋亡
2011	Saha S. 等	小鼠骨髓 MSC	Dipeptidlyl-peptidase 缺陷小鼠； Lgr5 $^{EGFP-IRES-CreERT2}$ 小鼠	10.4Gy（全身） 18Gy（腹部）	降低受照小鼠的死亡率 维持小肠上皮的完整性 减轻炎症
2012	Francois M. 等 .	小鼠骨髓 MSC	Barb/C 小鼠	9Gy（全身）	降低受照小鼠的死亡率 促进小肠上皮再生
2012	Gao Z. 等	人脐带 MSC	Barb/C 小鼠	7，8.5，10，11.5， 13Gy（腹部）	延长受照小鼠生存时间 . 促进小肠上皮的再生 . 维持小肠上皮的完整性
2013	Chang P. 等	人脂肪 MSC	Sprague-Dawley 大鼠	15Gy（腹部）	降低受照小鼠的死亡率 促进大鼠体重恢复 减轻受照小肠局部炎症 • 加速受照小肠微血管的新生 • 促进受照小肠上皮的再生
2013	Linard C. 等	猪骨髓 MSC	Göttingen 小型猪	21 ~ 29Gy （盆腔）	减轻受损局部炎症 抑制受损部位的纤维化 促进微血管的新生
2013	Yang C. 等	人骨髓 MSC	NOD/SCID 小鼠	4 ~ 6Gy（腹部）	降低受照动物的死亡率 抑制小肠上皮细胞凋亡 减轻局部炎症 • 维持小肠上皮更新系统平衡
2013	Hu J. 等	人脐带 MSC	NOD/SCID 小鼠	4.5Gy（全身）	维持小肠上皮的完整性 抑制氧自由基相关损伤
2014	Bessout R. 等	大鼠骨髓 MSC	Sprague-Dawley 大鼠	27Gy （盆腔）	减轻受照小肠的炎症 促进小肠上皮细胞增殖 诱导 T 细胞凋亡 • 提高糖皮质激素的含量 • 抑制效应 T 细胞增殖
2016	Gong W. 等 .	小鼠骨髓 MSC	C57BL/6 小鼠	12、14、16Gy （腹部）	降低受照小鼠死亡率 激活 Wnt 信号通路 促进受照小肠上皮再生

MSC 修复小肠放射性损伤的机制可以被概括为：① MSC 靶向病灶的募集能力；② MSC 的抗炎和免疫调节作用；③ MSC 对功能细胞损伤的修复作用。

（一）间充质干细胞的趋化作用

组织细胞的损伤可导致受损局部趋化因子表达量增加。例如，在理化因素的作用下，损伤部位表达高水平基质细胞衍生因子 1（SDF-1）。另外，MSC 表面存在多种趋化因子受体，如 CXCR4、CX_3CR1、CCR2 及 CCR5 等，其中 SDF-1 与表达于 MSC 的 CXCR4 之间的相互作用主要赋予 MSC 向损伤部位的趋化能力，其趋化效率也与这两种因子之间的相互作用有关。当体外通过构建 CXCR4 重组腺病毒来转染骨髓 MSC 时，发现经过 *CXCR4* 基因修饰的 MSC 向辐射引起的小肠损伤部位的定植效率较未经处理的 MSC 明显提高，并加快小肠损伤的修复。另外，MSC 的定植效率与损伤部位接受的照射剂量呈线性增长关系，其定植能力的提高与该部位趋化因子水平表达上调有关。再者，当组织受到损伤后，损伤局部的炎症因子表达量增高。其中，机体炎症因子水平的提高既可刺激 MSC 上调其自身 ICAM-1 及 VCAM-1 的表达，又可激发受损局部的血管内皮细胞上调 E-selectin、VCAM-1 和 ICAM-1 的表达。其结果将会增强血管内皮细胞与 MSC 之间的黏附作用。在损伤局部高浓度 SDF-1 的影响下，MSC 将穿过毛细血管壁，定植于损伤部位。此时，MSC 通过自分泌或旁分泌机制，与浸润于损伤处的炎症细胞相互作用，继而发挥其抗炎、免疫调节及促损伤修复的能力。

（二）间充质干细胞的抗炎与免疫调节作用

当小肠受照后，肠屏障功能减弱，肠腔内细菌通过释放脂多糖（LPS）或 Poly I：C 等 Toll 样受体（TLRs）激动剂，激活体内的固有免疫细胞，如巨噬细胞、树突状细胞（DC）和自然杀伤细胞（NK）等；对入侵的微生物产生初步的杀伤效应，并进一步释放炎症因子，如 TNF-α、IFN-γ、IL-1 和 IL-2 等。这些细胞因子连同固有免疫细胞的抗原提呈作用，进一步激活效应性 T 细胞，如辅助性 T 细胞 1（Th1）及 Th2 等，以扩大机体排除异己的作用，因而导致炎症反应的加剧。

在生理情况下，毛细血管的周围已预先存在一群骨髓来源的 MSC，构成了血管周细胞的一类亚群。当组织受损后，这群预先存在的 MSC 连同趋化至该受损部位的 MSC 共同组成了抵御病原侵入的血管屏障，并通过自分泌或旁分泌作用与浸润的炎症细胞发生相互作用而起到抗炎效应。其中，MSC 具有主动分泌前列腺素 E2（PGE2）、IL-10、诱导性一氧化氮合酶（iNOS）以及吲哚胺 -2，3- 双加氧酶（IDO）等抗炎因子的功能。在这类因子发挥自身的抗炎效应的同时，还能够改变浸润于损伤处的免疫细胞释放炎症细胞因子的量以及诱导炎症细胞获得抗炎的表型。在人 MSC 与异种动物外周血单个核细胞（PBMC）共培养时，MSC 能够有效抑制成熟的Ⅰ型 DC 释放 TNF-α，并促进Ⅱ型 DC 释放 IL-10；减少 Th1 细胞及 NK 细胞释放 IFN-γ，刺激 Th2 细胞释放 IL-4。此外，MSC 可以诱导宿主体内的巨噬细胞释放 IL-10，并减少其产生 IL-12。众所周知，巨噬细胞主要以释放促炎因子 IL-12 为主，但是在 MSC 作用后，其分泌表型的转化主要依赖于损伤局部 PGE2 的产量增加。MSC 细胞表面存在 TNF-α 受体（TNFR），当损伤局部 TNF-α 浓度增加时，通过与 MSC 表面的 TNFR 受体结合，进一步激活其胞质内的环氧合酶 -2（COX-2）；在损伤环境中，后者通过花生四烯酸合成 PGE2。在 PGE2 与巨噬细胞表面的 EP_2 及 EP_4 受体结合后，上调巨噬细胞胞质内酵母聚糖的合成，进而增加巨噬细胞释放 IL-10 并抑制 IL-12 的产生。不仅如此，在 MSC 与巨噬细胞体外共培养的过程中还发现，巨噬细胞所释放的 TNF-α、IL-6、IFN-γ 及 IL-12p70 显著减少，而 IL-10 和 IL-12p40 有所增加。IL-10 的释放量增加可以有效抑制中性粒细胞向损伤处浸润，IL-12 释放量的减少可抑制 NK 细胞和 CTL 细胞被进一步激活。此外，MSC 还具有抑制免疫细胞增殖的功能，如抑制 T 细胞、NK 细胞及 DC 细胞的增殖，其机制主要与 MSC 产生的 iNOS、PGE2 及 IDO 等因子有关。在 MSC 与 T 细胞共培养的过程中发现，MSC 通过上调自身 iNOS 的表达来完成对 T 细胞增殖的抑制。另外，人骨髓 MSC 可有效抑制幼稚 DC 的分化及成熟。在 MSC 与 PBMC 体外共培养的过程中，培养基中尽管加入粒细胞 – 巨噬细胞集落刺激因子（GM-CSF）和 IL-4，DC 仍然不能获得 $CD80^+$、$CD86^+$ 及 $CD83^+$ 的成熟表型。与此同时，由 DC 产生 IL-12 释放量的减少，进一步导致 T 细胞激活及增殖受阻，其原因在于 MSC 产生的 PGE2 在其中起到了核心的作用。与之类似，MSC 产生的 PGE2 及 IDO 能够下调 NK 细胞表达 NKp30、NKp44、NKG2D 和 IL-2，从而使 NK 细胞失去原有杀伤功能。另外，在离体共培养的过程中，MSC 还可抑制 IL-2 诱导的 NK 细胞增殖（表 32-5-3）。

表 32-5-3　间充质干细胞的免疫调控特点

MSC 释放递质	主要靶点	主要效应
Heme oxygenase-1	中性粒细胞	吞噬能力增强
PGE2	巨噬细胞	吞噬能力增强 IL-10 及 IL-12p40 分泌增加 TNF-α、IFN-γ、IL-6 及 IL-12p70 释放减少
PGE2	树突状细胞	IL-10 分泌增加 TNF-α 分泌下降 细胞成熟受限
PGE2、iNOS、HLA-G5	效应 T 细胞	增殖能力下降 IFN-γ 及 IL-4 释放减少
PGE2、IDO、HLA-G5	自然杀伤细胞	细胞裂解能力及增殖能力下降 IFN-γ 释放减少
HLA-G5、PGE2	调节 T 细胞	增殖能力提高
PGE2、TGF-β1	浆细胞	脱颗粒能力下降 趋化能力下降 TNF-α 释放减少
LL-37、IDO	致病菌	死亡增加

（三）间充质干细胞修复组织细胞损伤

MSC 对组织细胞损伤的修复作用包括拮抗细胞凋亡和促进细胞增殖两方面。MSC 能够分泌多种细胞生长因子，包括 VEGF、HGF、KGF、EGF、IGF-1 和 bFGF 等；例如，bFGF 具有很强的抗凋亡功能。研究证实，rh-bFGF 能够抗辐射引起的小肠微血管内皮细胞的凋亡。当 bFGF 与 FGFR 结合时，PI3K/AKT 通路来抑制 *p53* 基因的表达，并减少唯 BH3 结构域细胞自噬蛋白 PUMA 的生成，从而发生细胞凋亡。不仅如此，PUMA 对隐窝内肠上皮干 / 祖细胞的增殖及凋亡起到重要的调节作用。辐射能够上调小肠隐窝细胞表达 PUMA，并且其表达水平与细胞凋亡数量呈正相关性；相反，在 *PUMA* 基因敲除时，小肠隐窝细胞对辐射的抵抗性明显提高。而 IGF-1 能够抑制辐射后小肠隐窝细胞 PUMA 蛋白的表达。MSC 能够分泌 IGF-1，因而对小肠辐射损伤具有修复作用。另外，MSC 分泌的 PGE2 能够通过激活 PI3K/AKT 通路来抑制 BAX 蛋白的激活以及 BAX 蛋白向线粒体跨膜转位，进而抑制细胞凋亡。MSC 还能促进损伤细胞再生的能力。在正常小肠上皮更新系统的维持过程中，Lgr5 阳性的小肠干细胞发挥至关重要的作用。研究表明，骨髓 MSC 对放射性损伤肠上皮具有促完整性恢复的作用，主要原因在于 MSC 能够上调隐窝基底部 Lgr5 阳性细胞的数量，逐步形成绒毛 – 隐窝结构，以促进辐射后损伤上皮完整性的恢复。

除此之外，MSC 还可以通过旁分泌作用来调节机体的损伤修复过程。这些细胞因子通过发挥“信使”作用所产生的级联反应，来调动机体内源性具有修复能力的细胞向损伤部位动员或上调损伤部位内源性生长因子的表达。例如，发现 MSC 能够促进内皮源性细胞向损伤处周围募集，促进该部位血管的生成。血管的生成作用包括两种类型，即血管新生和血管再生，但无论哪种类型，内皮细胞数量的增多是必不可少的。骨髓中的内皮祖细胞（EPC）为产生血管内皮细胞的源泉，既可利用残存的血管骨架结构完成血管再生过程，又可分化为内皮细胞及血管平滑肌细胞来完成血管的新生过程。EPC 与髓系细胞有着共同的前体，即造血干细胞。研究证实，骨髓中存在一种具有促血管生成的 CD31 阳性的非内皮系细胞群，其中大部分为造血干细胞（HSC）及造血祖细胞（HPC）。经流式细胞分析证实，HSC 中 98% 为 CD31 阳性细胞，90% 左右为 CD31 阳性细胞。将分离出的这两群细胞体外诱导培养，发现 CD31 阳性 HSC 或 HPC 能够在 VEGF 的条件下分化为血管内皮细胞。之后，利用 CD31 阳性骨髓细胞治疗小鼠后肢缺血，发现这群细胞能够定植于损伤处并分化为血管内皮细胞，提高损伤处血管的密度，恢复患肢的血流供应。由此可见，MSC 具有刺激骨髓中具有促血管生成能力的细胞向损伤处迁移。

三、改善肠道菌群修复小肠放射性损伤的研究进展

近年来，肠道菌群微生态已成为研究热点之一。在小肠放射性损伤中，已证实肠道菌群微生态发生了重要的变化。至于肠道菌群改变带来的危害，研究者通过对比无菌小鼠灌胃喂养受照和未照射小鼠的粪便，发现前者较后者的小肠放射性损伤明显加重。相反，给受照小鼠喂养正常小鼠粪便后，受照小鼠小肠损伤程度较未接受正常小鼠粪便喂养组明显改善。因此，改善肠道菌群失调将成为临床治疗小肠放射性损伤的重要手段。

双歧杆菌是重要的益生菌，能够诱导调节性 T 细胞的发生以及分泌 IL-10，进而抑制 LPS 诱导的 NF-κB 的过度激活。另外，双歧杆菌还可以减少 TNFα 诱导的 IL-8 分泌，来抑制上皮的炎症。此外，双歧杆菌可以激活肠道上皮细胞的 NF-κB 途径，进而促进 β 防御素的生成并抑制微生物在肠道的定植。更为重要的是，双歧杆菌可以抑制 LPS 诱导的肠上皮细胞自噬的发生，进而维持肠道的物理屏障功能。另外，体内少部分益生菌也有类似的作用。其中，*Faecalibacterium prausnitzii* 菌可以刺激抗炎因子 IL-10 分泌。同样，瘤胃球菌、粪球菌属、多莉娅菌属、Roseburia 菌属和梭状芽胞杆菌也可通过抑制上皮细胞和单核细胞中的 NF-κB 通路活性来缓解炎症，但其具体机制还不明确。因此，可以通过益生菌移植的问题来治疗小肠的放射性损伤。

近年来尽管精确放疗技术在临床上得以普遍应用，但伴发的放射性小肠损伤仍然是腹 - 盆部恶性肿瘤照射剂量提升的主要限制因素。目前临床上针对放射性小肠损伤仍缺乏有效的治疗手段，而现存治疗手段没有从根本上加速受损肠道的再生问题，因此提出新的治疗方案是必要的。结合近年的研究进展，以 MSC 为代表的细胞治疗或者益生菌有望解决这一问题，但还需要大规模临床研究加以进一步验证。

（常鹏宇　董丽华）

参考文献

1. 申文江，王绿化．放射治疗损伤．北京：中国医药科技出版社，2001
2. 秦新裕，汤钊猷，陆维祺．现代胃肠道肿瘤诊疗学．上海：复旦大学出版社，2011.
3. 殷蔚伯，余子豪，徐国镇．肿瘤放射治疗学．4 版．北京：中国协和医科大学出版社，2013.
4. 莫剑忠，萧树东，江石湖．江绍基胃肠病学，2 版，上海：上海科学技术出版社，2014.
5. 许洋，彦勇，高福．肠道菌群与肠道辐射损伤的关系极其机制研究进展．中华放射医学与防护杂志，2017，37(2)：157-160.
6. Pengyu Chang.Mesenchymal Stem Cells Therapy for Radiation-induced Bowel Injury.Germany：LAP Lambert Publishing，2014.
7. Gunderson LL，Tepper JE.Clinical Radiation Oncology：4th ed.Amsterdam：Elsevier，2015.
8. Kavanagh BD，Pan CC，Dawson LA，el al.Radiation dose-volume effects in the stomach and small bowel.Int J Radiat Oncol Biol

Phys, 2010, 76(3 Suppl): S101–107.
9. Li L, Clevers H. Coexistence of quiescent and active adult stem cells in mammals. Science, 2010, 327(5965): 542–545.
10. Authors on behalf of ICRP, Stewart FA, Akleyev AV, et al. ICRP publication 118: ICRP statement on tissue reactions and early and late effects of radiation in normal tissue and organs–threshold doses for tissue reactions in a radiation protection context. Ann ICRP, 2012, 41(1–2): 1–322.
11. Zhu Y, Huang YF, Kek C, et al. Apoptosis differently affects lineage tracing of Lgr5 and Bmi1 intestinal stem cell populations. Cell Stem Cell, 2013, 12(3): 298–303.
12. Metcalfe C, Kljavin NM, Ybarra R, et al. Lgr5+ stem cells are indispensable for radiation-induced intestinal regeneration. Cell Stem Cell, 2014, 14(2): 149–59.
13. Ferreira MR, Muls A, Dearnaley DP, et al. Microbiota and radiation-induced bowel toxicity: lessons from inflammatory bowel disease for the radiation oncologist. Lancet Oncol, 2014, 15(3): e139–47.
14. Hellevik T, Martinez-Zubiaurre I. Radiotherapy and the tumor stroma: the importance of dose and fractionation. Front Oncol, 2014, 4: 1.
15. Hauer-Jensen M, Denham JW, Andreyev HJ. Radiation enteropathy–pathogenesis, treatment and prevention. Nat Rev Gastroenterol Hepatol, 2014, 11(8): 470–479.
16. Chang PY, Qu YQ, Wang J, et al. The potential of mesenchymal stem cells in the management of radaition enteropathy. Cell Death Dis, 2015, 6: e1840.
17. Cui S, Chang PY. Current understanding concerning intestinal stem cells. World J Gastroenterol, 2016, 22(31): 7099–110.
18. Popp I, Grosu AL, Niedermann G, et al. Immune modulation by hypofractionated sterotactic radiation therapy: Therapeutic implications. Radiother Oncol, 2016, 120(2): 185–194.
19. Siva S, Kothari G, Muacevic A, et al. Radiotherapy for renal cell carcinoma: renaissance of an overlooked approach. Nat Rev Urol, 2017, 14(9): 549–563.
20. Hua G, Wang C, Pan Y, et al. Distinct Levels of Radioresistance in Lgr5+ Colonic Epithelial Stem Cells versus Lgr5+ Small Intestinal Stem Cells. Cancer Res, 2017, 77(8): 2124–2133.
21. Kim DWN, Medin PM, Timmerman RD. Emphasis on Repair, Not Just Avoidance of Injury, Facilitates Prudent Stereotactic Ablative Radiotherapy. Semin Radiat Oncol, 2017, 27(4): 378–392.
22. Hanna GG, McDonald F, Murray L, et al. UK Consensus on Normal Tissue Dose Constraints for Stereotactic Radiotherapy. Clin Oncol (R Coll Radiol), 2018, 30(7): 5–14.

第三十三章 直肠的放射损伤

第一节 概 述

直肠是人体消化系统的最后一段，长约 15cm，位于真骨盆内，主要功能是储存及排出粪便。直肠由内向外分为四层：黏膜、黏膜下层、肌层和外膜。其中黏膜层是由上皮层、固有层和黏膜肌层构成。直肠的黏膜上皮在盆膈以上为单层的柱状上皮，含有大量杯状细胞，至齿状线处移行为未角化的复层扁平上皮。固有层在壶腹部含丰富的肠腺，由柱状细胞和杯状细胞组成；齿状线以下无肠腺，有较多的小静脉。黏膜肌层在壶腹部处为内环形，外纵行两层平滑肌，在齿状线附近消失。黏膜下层为疏松结缔组织，含有丰富的血管及神经。肌层为内环形和外纵行两层平滑肌。外膜为纤维膜。

常见的盆腔恶性肿瘤，如前列腺癌、宫颈癌、直肠癌、肛管癌、膀胱癌等，大多需要盆腔放射治疗的介入。射线照射后，盆腔正常组织会发生不同程度的损伤，出现相应的临床症状。放射性直肠炎是盆腔放疗最常见的放射损伤之一，是降低盆腔放疗患者生活质量的重要因素。

放射性直肠炎（radiation proctitis）是指盆腔放射治疗时直肠黏膜及肌层正常组织受到的放射线直接损伤和（或）间接损伤，又被称作放射性直肠病（radiation proctopathy）。急性期的放射性直肠炎（acute radiation proctitis，ARP）主要表现为里急后重、便血、腹泻等，慢性期的放射性直肠炎（chronic radiation proctitis，CRP）则主要表现为持续便血、梗阻、直肠阴道瘘等。由于其有明确的诱因，即放射治疗，当诱因去除后，一般可逐渐好转，表现为自愈性疾病的特点。若急性期治疗及时护理得当，可大大缓解疾病严重程度及持续时间，减轻患者的痛苦及经济负担。但不规范的治疗可能导致疾病迁延不愈，转变为慢性放射性直肠炎，长期影响患者生活质量，严重时需手术治疗，增加患者创伤。近年来，由于放射治疗技术的进步，其治疗精确度大大提高，对于保护正常器官、减轻放射性损伤是非常有利的。这就要求我们放射工作人员需要了解放射性直肠炎发生的各个方面，结合最新的治疗技术，做到提前防护，积极处理。

随着对放射性直肠炎研究的不断深入，目前研究者认为“放射性直肠炎”这一术语具有误导性，其错误地暗示了直肠病变的性质为急慢性炎症，与实际的病理改变及病程演变并不相符。Andreyev 等将放疗引起的盆腔内所有组织的损伤统称为“pelvic radiation disease（PRD）”，定义为：Transient or longer term problems，ranging from mild to very severe，arising in non-cancerous tissues resulting from radiotherapy treatment to a tumor located in the pelvis，即由盆腔放疗后非肿瘤组织引起的一过性或更长时间存在的问题，症状由轻到重变化较大。陈勇等将这一名词引入国内，翻译为“盆腔放射病”，这一概念概括了盆腔放疗后消化道、泌尿系统、生殖系统、皮肤、骨骼、神经、血管及淋巴管的病变，可能更为恰当。2015年，李幼生等提出由于此类疾病具有相同的病理生理改变、相同的预防措施和相同的治疗手段，故“放射性盆腔病（radiation pelvicopathy）”较“盆腔放射病”更能全面反映此类疾病的特点。由于本章节主要关注直肠相关病变，故仍称之为放射性直肠炎。

第二节　临床特征

一、流行病学

放射性直肠炎是盆腔放疗最常见的不良反应之一。在盆腔放疗期间有 50%~80% 都会出现不同程度的 ARP 症状。而 CRP 的发生率是与放疗技术、基础疾病、营养状况等多种因素相关的，目前文献报道的发生率大致在 1%~20%。

根据放射性直肠炎起病距放疗结束的时间长短，通常把放射性直肠炎分为急性放射性直肠炎（ARP）和慢性放射性直肠炎（CRP）。ARP 发生后数月内症状若持续存在，则被称为亚急性期放射性直肠炎（sub-ARP），CRP 起病前的一段无症状时期也被称作潜伏期（latent period）。关于各期的时间范围尚无统一的规定。文献报道中多认为急性期最长可为 3 个月，亚急性期可达 1 年，而慢性期疾病可以由急性期直接迁延不愈而来，也可以在经历数月或数年的潜伏期后开始出现，文献报道的中位起病时间大致在放疗结束后 8~13 个月。也有潜伏期长达十余年，甚至 30 年的报道。

二、病因与影响因素

（一）患者自身状况

有研究认为 <60 岁的患者出现放射性直肠炎的概率更高，但这还并没有非常充足的证据，因为年轻患者可能陈述症状的主动性更高，所以年龄并不能作为一个明确的影响因素。

在多项研究的多因素分析中，吸烟与慢性放射性直肠炎的发生具有独立相关性，吸烟者发生放射性直肠炎的概率及程度均升高。

基因差异也是影响放射性直肠炎发生的重要原因，有学者认为，基因差异可以解释至少 80% 的放疗不良反应间的差异。目前通过单核苷酸多态性（SNP）分析认为与放射性直肠炎相关的基因包括：*LIG4*、*MLH1*、*CYP2D6*、*TGFβ1*、*XRCC1*、*XRCC3*、*OGG1*、*ATM*、*SOD2*、*hHR21*。这些基因的产物可能通过调节机体炎症反应强度、改变代谢活性等途径影响放射性肠炎的发生发展。由于该过程极为复杂，单一基因在其中起到决定性作用的可能性不大，可能是多个基因共同发挥作用，基因组学的研究方法可能为我们提供更多的信息，为有针对性的治疗提供思路。

（二）抗肿瘤治疗相关因素

放疗剂量，准确来说是一定体积直肠的受照剂量，毫无疑问是放射性直肠炎最重要的影响因素，很多临床试验中也得到了相同的结论。在经典的临床放射生物学中，正常组织的放射治疗耐受包含结构性耐受和功能性耐受两个涵义。结构性组织耐受取决于细胞的放射敏感性以及在限定体积内使成熟细胞群保持在临界水平以上的干细胞活力；功能性耐受取决于作为一个整体的器官是否能继续行使功能其剂量参数需要考虑的是平均受照剂量（D_{mean}）。如中国台湾的一项分析宫颈癌放疗毒性的研究表明在

44~45Gy、50~54Gy 和 >54Gy 组别中放射性直肠炎的总发生率分别为 12%、34% 和 51%，≥ 2 级放射性直肠炎发生率分别为 5%、17% 和 27%，具有显著性差异，多因素分析提示放疗剂量是唯一独立影响因素。加拿大一项大宗的回顾性分析中也发现在接受放疗的宫颈癌患者，≥ 3 级的晚期胃肠道毒性发生率为 13%，在多因素分析中与毒性发生相关的唯一一个因素是外照射剂量 >45Gy。相关的研究还有很多，在此不加赘述。所以制定放疗计划对直肠受照体积进行剂量限制是非常重要的。1991 年发表的正常组织剂量限制中提到当直肠受照射体积为 100cm^3，其 $TD_{5/5}$ 为 60Gy，$TD_{50/5}$ 为 80Gy。2010 年临床上正常组织效应量化分析（quantitative analysis of normal tissue effects in the clinic，QUANTEC）系列文章发表，规定了许多正常组织的剂量体积参数，其中对直肠的耐受剂量有明确的推荐，具体剂量限值见本书附录三。

立体定向放射治疗（stereotactic body radiotherapy，SBRT）的主要特点是单次大剂量照射，其放射生物学特点不再遵循经典的“4R”理论。在进行 SBRT 治疗时，为避免正常组织的严重损伤，除了考虑器官的功能特点、受照射剂量、受照射体积等因素外，还需要考虑器官本身的修复能力。传统的放射生物学中将器官按照其功能特点分为“串联器官”和“并联器官”，串联器官的剂量限值主要指标是最大体积剂量，并联器官则是考虑受照射体积。在 SBRT 治疗中，有学者认为，应将器官分为四类：①串联再生器官；②串联非再生器官；③并联再生器官；④并联非再生器官。此分类虽然不能完全准确的对器官进行功能分类定性，但可以大致看出相应器官的主要修复机制，为 SBRT 时代的正常组织剂量限制评估提供了重要的思路。

直肠被认为是串联再生器官。SBRT 治疗时直肠的损伤可以大致分为两种情况：①直肠黏膜损伤，包括黏膜内干细胞损伤；②血管或基质损伤。有细胞实验表明，24~39Gy/5F 可以导致 90%~99.99% 的干细胞损伤。当照射体积大于 1/3 的直肠受照剂量大于 39Gy 时，严重直肠毒性的发生率明显升高，这可能与大照射体积导致邻近直肠黏膜中干细胞迁移不能满足损伤修复的需求有关。当直肠接受 50Gy/5F 方案照射的体积大于 3cm^3 时，受照射体积的损伤修复能力如血管新生等严重下降，也可导致严重的直肠不良事件。目前尚无完全证实的 SBRT 用直肠剂量体积限值，但有一些研究报道供参考，具体剂量限值见本书附录四、五。

放疗技术发展的重要目的就是尽量提高肿瘤受照剂量，同时剂量降低正常组织受照剂量，所以随着放疗技术的发展，放射性直肠炎的发生率也是明显下降的。1999 年的一项随机临床试验分析了前列腺癌接受适形放疗和固定野放疗后的疗效和毒性数据，结果提示放射性直肠炎的总发生率为：≥ 1 级分别为 32% 和 41%，≥ 2 级分别为 5% 和 14%，3/4 级分别为 0% 和 1%，结果均有统计学差异。2018 年的一项 Meta 分析发现在接受新辅助放疗的直肠癌患者中，使用 IMRT 较 3DCRT 可以明显降低≥ 2 级急性直肠炎（OR=0.6，$P<0.05$）和≥ 3 级急性直肠炎（OR=0.24，$P<0.03$）的发生。质子线和重离子线较光子线具有更尖锐的 Bragg 峰，剂量跌落更迅速，使得其适形度可以做到更好，对正常组织的保护也会更好。欧洲、日本、美国前列腺癌质子治疗的毒性数据提示≥ 3 级晚期胃肠道不良反应的发生率只有不超过 1%，≥ 2 级胃肠道不良反应的发射率也只有 4% 左右，远低于光子线治疗后的结果。而近距离治疗（如后装治疗、粒子植入、插植等）是否会加重放射性直肠炎尚无明确的结论，在宫颈癌中低剂量率的近距离治疗所导致的≥ 2 级 CRP 发生率低于 10%，3/4 级 CRP 发生率低于 1%。虽然近距离治疗的单次生物等效剂量较高，但只要直肠 A 点参考剂量控制在限定剂量以下，放射性直肠炎不会成为一个严重的问题。甚至有文献提示联合近距离治疗似乎还有减轻放射性直肠炎的趋势。2017 年美国近距离治疗工作组（American Brachytherapy Task Group）的工作报告认为图像引导的后装治疗其毒性数据是优于传统以 A 点剂量作为评估标准的后装治疗的。Huang 等分析了 146 名Ⅱb 期宫颈鳞癌患者接受同步放化疗

后的毒性数据与治疗时间之间的关系，结果发现总治疗时间≤ 56 天是直肠炎发生的唯一独立预后因素，外照射治疗结束到后装治疗开始的时间超过 5 天患者 5 年时 2 级及以上直肠炎发生率为 0%，而不超过 5 天的患者其发生率为 14.9%，同时总治疗时间、外照射治疗结束到后装治疗开始的时间两个因素对局部控制率和总生存期无影响，故作者认为为减少放射性直肠炎发生，应将外照射放疗与后装治疗的间隔时间延长至超过 5 天。两项高质量的综述均提示 HDR 与 LDR 相比并没有增加放射性直肠炎的发生率。

直肠受照体积也是非常重要的因素。很显然的是，直肠癌患者接受放疗后急慢性直肠炎的发生率均较其他盆腔肿瘤高，有研究报道的数据是≥ 3 级 CRP 发生率可达 40%。在 QUANTEC 和其他放疗中心的推荐中也是多以剂量直方图（dose volume histogram，DVH）的形式规定的。在实际治疗过程中，器官运动、直肠充盈和摆位误差可能使得直肠受照射体积产生变化，从而影响放射性直肠炎的发生，使用更为精确的体位验证方式是有帮助的，如在接受 IGRT 的前列腺癌患者中，使用金粒子植入标记体位引导与使用骨性标志进行图像引导治疗后≥ 2 级直肠炎发生率分别为 5.8% 和 38%，有明显的差别。

盆腔肿瘤患者，如前列腺癌、宫颈癌等，盆腔结果发现变化，由于缺乏其他器官的阻挡，直肠的活动度更大，特别是直肠前壁进入高剂量区的可能性更高，其发生放射性直肠炎的概率也有一定程度的升高。

（三）基础疾病及治疗相关因素

炎症性肠病（inflammatory bowel disease，IBD）患者接受盆腔放疗前即合并腹泻、腹痛、便血等不适。一般在放射治疗前相关症状应得到良好控制，但即使在症状控制不甚满意的患者中盆腔外照射治疗不仅不会使原有症状明显加重，反而可能到放疗后一段时间会起到一定的缓解作用，这可能与低剂量射线照射对正常组织的免疫调节作用有关。在一项中位随访时间长达 12 年的临床观察中发现，合并 IBD 的 15 例前列腺癌患者接受盆腔放疗后，G1 腹泻发生率由放疗前的 40% 下降到 22%。2015 年发表的一项 Meta 分析发现≥ 3 级的急性毒性的发生率在外照射和近距离治疗后分别为 20% 和 5%；≥ 3 级的远期毒性则分别为 15% 和 5%，相较于普通患者仅稍有升高。不过也有小型的回顾性分析发现前列腺癌近距离治疗后，急慢性肠道毒性有明显升高。相关文献提到的可能加重肠道毒性的因素包括同步化疗、同时服用抗炎症性肠病药物、使用 3DCRT 而非 IMRT。但由于回顾性分析的病例数均较少，尚不足以得到明确的结论。在治疗此类患者时，使用更为精确的放疗技术、及时处理肠道症状可能更为重要，而不应过分谨慎。关于此类患者的肠道组织限量尚无相关研究，可仍参考 RTOG 相关规定。

微循环障碍是 2 型糖尿病的主要远期并发症之一。在接受盆腔放疗的患者中，肠壁微循环障碍导致更易发生放射性直肠炎。一项研究分析了糖尿病对 944 名前列腺癌患者放疗毒性的影响，结果表明在糖尿病患者中 2 级晚期胃肠道及泌尿道毒性的发生率均高于非糖尿病患者（34% vs 23%），且糖尿病患者出现晚期放疗不良反应的时间更早（10 个月 vs 24 个月）。这种毒性增加的现象在其他部位放疗时也同样存在，提示其是系统性变化。

高血压病、动脉粥样硬化等疾病所产生的毛细血管慢性损伤也可以使放射性直肠炎的发生率增加，特别是 CRP。组织学研究发现在合并高血压病的患者中，肠壁组织在接受放疗之前就存在小动脉增厚和管腔狭窄。值得注意的是，血管紧张素转化酶 I（angiotensin-converting enzyme inhibitor，ACEI）作为一种常用的治疗高血压病的药物，也可以起到降低放射性直肠炎发生的作用。一项纳入 817 名患者的回顾性分析，将患者分为合并高血压使用 ACEI 类药物的、不合并高血压不使用 ACEI 类药物的、合并高血压不使用 ACEI 类药物的共 3 组，结果发现合并高血压使用 ACEI 类药物的患者较其他两组有更低的放射性直肠炎发生率，更快的恢复速度。部分动脉粥样硬化患者可能需要长期服用阿司匹林进行心血管事件的二级预防，阿司匹林有助于减少微血栓的形成，理论上似乎也可以起到保护末梢血管降低放射性直肠炎发生率的作用，动物实验中也确实发现使用阿司匹林后受照射直肠的炎症反应发生率降低，但尚无相关的临床数据分析。

胶原血管病（collagon vascular disease，CVD）是一组免疫调节异常疾病，包括类风湿关节炎、系统性红斑狼疮、多肌炎和多发性硬化等。在接受放射治疗的喉癌患者中，合并 CVD 者照射部位皮肤纤维化的程度更重。目前发表的多个小样本研究的结果表明，在接受盆腔放疗的 CVD 患者中，不管是发生率还是严重程度，盆腔急慢性毒性较对照组均有升高。毒性增加在 CVD 活跃时可能更为明显，且放疗还可以诱发缓解期的 CVD 再次加重。

目前认为在 AIDS 患者中，正常组织的放疗毒性是增加的，尤其是皮肤毒性和黏膜毒性。Kaposi 肉瘤患者接受放射治疗后会出现严重的黏膜炎，其皮肤成纤维细胞的放射敏感性较正常人升高，受到 HIV 感染的 T 淋巴细胞较正常人也对 X 线更敏感，其中的机制尚不清晰，可能的一个原因是 HIV 感染导致广泛性的谷胱甘肽缺乏，使具有放射防护作用的硫醇减少，增加了氧化应激。但是在 HIV 阳性的宫颈癌患者中，胃肠道毒性较 HIV 阴性患者无明显差别，在其中一项研究中≥ 3 级的胃肠道毒性发生率为 9%。在 HIV 阳性的肛管癌患者中，4 级的胃肠道毒性并不是很少见，且通常会导致放疗中断。不过 Seo 等使用 3DCRT 治疗时，即使总剂量 >55Gy，HIV 阳性患者的不良反应与免疫正常的患者间却没有发现明显升高。所以目前还无法做出肯定性的结论，在对此类患者进行盆腔放射治疗时也推荐按照标准治疗进行。

研究证明在营养不良的人群中放射性直肠炎的发生率明显升高。国内一项研究提示对于局部晚期的直肠癌患者行新辅助同步放化疗时，严重的体重丢失（BMI 下降≥ 7%）组的 3~4 级放射性直肠炎发生率更高，差异具有统计学意义。放射性直肠炎发生后，肠道组织受损，出现明显的排便习惯改变等不适。患者进食意愿下降，摄入减少，丢失增加，是营养不良发生的高危人群，特别是在肿瘤负荷较重的患者。中国台湾学者的一项研究表明盆腔放疗时腹泻程度是影响放射性直肠炎发生的显著因素。在无腹泻、中度腹泻和重度腹泻患者中 5 年无放射性肠炎发生率分别为 72%、52% 和 29%，即使把时间及组织修复的因素考虑进去，在 1~4 年期间腹泻严重程度仍是影响放射性肠炎发生的显著因素。所以，放射性直肠炎与营养不良之间形成恶性循环，需要积极的干预，这也是目前肿瘤营养学中的重要内容之一。

三、放射性直肠炎的病理生理特点

肠上皮更新速度快，为放射线早反应组织。治疗开始后的 1~2 周即可开始出现急性放射性直肠炎的症状。放射线对肠壁的损伤作用有直接和间接两种方式，在组织病理学上通常可分为 3 个时期，即急性期、亚急性期和慢性期。

（一）急性期损伤

上皮细胞的再生障碍导致的肠壁损伤，在代谢旺盛、有丝分裂活跃的细胞表现的最为明显，尤其是肠黏膜基底部的隐窝细胞和黏膜上皮细胞。黏膜的完整性依赖于对脱落上皮细胞的不断更新，在非照射区域绒毛上皮的正常更新一般需要 5~6 天。当由于放射损伤引起的肠黏膜上皮的脱落速度超过隐窝细胞产生的速度，黏膜上皮再生系统的平衡即被破坏，脱落的上皮细胞不能够被有效的补充，结果就会出现肠黏膜腐脱、肠壁绒毛变短、上皮表层区域变小。当细胞更新系统进一步受到损伤，就会形成微小溃疡，随着时间的推移，微小溃疡相互融合，可以形成肉眼可见的溃疡。同时，黏膜下发生一系列病理生理变化，出现水肿、炎性细胞浸润以及毛细血管扩张等，并引起肠黏膜对液体和营养物质的吸收障碍，黏液的过量分泌，甚至引起出血。急性期的变化常常引起自限性临床症状，例如腹痛、黏液性腹泻、里急后重和直肠出血等。该期常在放疗开始后 3~4 周达到高峰，然后逐渐消退。

（二）亚急性期损伤

此时肠黏膜可能已再生，并有不同程度的愈合。再生程度取决于起初结缔组织损伤的严重性。黏膜下小动脉的内皮细胞可发生肿胀，并与基底膜分离和发生变性，腔内可有血栓形成。进行性血管和结缔组织的病变可以造成闭塞性动、静脉炎和微血管功能不全。位于纤维结缔组织之上的黏膜可因斑片状缺血而产生溃疡。在血管内膜下可见到较大的泡沫细胞。黏膜下层因缺血性纤维化而增厚，并常出现巨怪形状的成纤维细胞。

（三）慢性期损伤

在慢性期，放射线诱导肠壁黏膜中炎症因子释放，产生持续的炎症反应，导致上皮萎缩及纤维化，表现为进行性闭塞性末端小动脉炎、广泛的胶原蛋白沉积及纤维化产生肠壁缺血和干细胞丢失。肠壁终末血管损伤和数量的逐渐减少导致肠壁血供逐渐减少，在肠壁慢性缺血以及蜂窝织炎引起的黏膜下玻璃样变和纤维化的基础上，出现进行性的黏膜萎缩和黏膜毛细血管扩张。扩张的毛细血管管壁薄弱，可以成为肠道慢性出血的来源。随着血管炎的进行性加重，可以发生肠壁的坏死、溃疡和穿孔。其中溃疡最为常见，可以穿透肌层，并引起腹膜炎或腹腔内脓肿。溃疡的愈合和修复可以导致纤维化和瘢痕形成，引起肠腔狭窄和肠梗阻。部分患者可以形成内瘘或外瘘，但不是很常见。后期也可出现放射线诱发的癌肿。组织活检可见扩张扭曲的浆膜内毛细血管，血管的内皮细胞核增大，被透明化的固有层所围绕，固有层呈现纤维化状态，上皮细胞不同程度损伤，腺窝变形，潘氏细胞化生，还可以见到微血栓。从病理表现上可将慢性放射性直肠炎分为出血型、溃疡型和混合型三种。与急性损伤相比，放射线引起的肠道慢性损伤具有更加明显的隐匿性和进行性，这些反应涉及所有的组织层，并引起比较严重的后果。

四、临床表现与分级

在急性期，多出现在放疗开始后 1~2 周时，直肠局部病变会导致里急后重、肛门灼痛或酸痛、黏液便、血便、排便困难等，一般同时恶心、呕吐、食欲减退、乏力等，持续血便还可引起正细胞正色素性或小细胞低色素性贫血，一般是少量出血，偶尔大量出血。黏膜肿胀坏死后脱落排出，可能伴有明显的酸臭味。同时由于直肠为有菌器官，黏膜破溃坏死后可能合并感染，出现发热不适。单纯发生急性放射性直肠炎时理论上是不会出现明显的上腹痛的，但由于几乎此类全部患者的小肠组织会受到照射，所以仍有可能同时合并上腹痛、腹泻或腹痛型肠易激综合征。

慢性期病变早的可在放疗后半年即发生，晚的可在 10 年后甚至 30 年后才发生，绝大多数是由于急性期症状迁延不愈所致，也有部分患者会在急性期症状完全消失很长一段时间后发生慢性期病变。常见的慢性期症状有大便次数增多、大便失禁、里急后重、直肠疼痛、血便黏液便、直肠分泌物增多等，严重的慢性期症状有直肠狭窄梗阻、难以控制的出血、瘘道形成同时可伴有盆腔脓肿。

关于其分级及评估量表则有较多不同的标准，介绍如下。

（1）RTOG 急慢性放射损伤分级标准：1995 年，美国肿瘤放射治疗组（Radiation Therapy Oncology Group，RTOG）制定了关于急慢性放射性损伤的分级标准，是目前最为常用的评价放疗不良反应的标准之一。其中关于小肠 / 大肠损伤的分级标准见表 33-2-1 和表 33-2-2。

表 33-2-1　RTOG 关于急性放射性直肠炎的分级标准

分级	小肠 / 大肠急性损伤
0 级	无变化
1 级	大便次数增多或大便习惯改变，无需用药 / 直肠不适，无需止痛治疗
2 级	腹泻，需要抗副交感神经药（如止吐宁）/ 黏液分泌增多，无需卫生垫 / 直肠或腹部疼痛，需止痛药
3 级	腹泻，需胃肠外支持 / 重度黏液或血性分泌物增多，需卫生垫 / 腹部膨隆，平片示肠管扩张
4 级	急性或亚急性肠梗阻、瘘或穿孔；胃肠道出血需输血；腹痛或里急后重，需置管减压；肠扭转

表 33-2-2　RTOG 关于慢性放射性直肠炎的分级标准

	小肠 / 大肠慢性损伤
0 级	无
1 级	轻度腹泻，轻度痉挛，轻度直肠分泌物增多或出血
2 级	中度腹泻和肠绞痛，大便 >5 次 /d，较多直肠黏液或间断出血
3 级	梗阻或出血，需手术
4 级	坏死 / 穿孔，瘘

（2）LENT/SOMA 分级标准：RTOG/EORTC 的专家组还开发的正常组织晚期不良反应的主观、客观、管理和分析（late effects on normal tissues subjective，objective，management and analytic，LENT/SOMA）。对主观症状、客观发现和处理部分的 14 个项目进行评分，每项 1~4 分。客观发现部分若没有相关毒性事件，则评为 0 分，然后计算总分，并除以 11，结果记录为 LENT 评分（表 33-2-3）。

表 33-2-3　LENT/SOMA 标准评估放射性直肠炎

	1 级	2 级	3 级	4 级	得分
主观症状					
里急后重	偶尔紧急	中度紧急	持续紧急	难以缓解	
黏膜丢失	偶尔	中度	持续	难以缓解	
括约肌控制	偶尔失控	中度失控	持续失控	难以缓解	
大便频率	每日 2~4 次	每日 4~8 次	每日 >8 次	难以控制的腹泻	
疼痛	偶尔且轻微	中度且可耐受	持续且严重	难以缓解且难以忍受	
客观发现					
出血	隐性	偶尔，大于每周 2 次	持续性，每天都有	大量血便	
溃疡	表浅溃疡，面积 $\leq 1cm^2$	表浅溃疡，面积 $>1cm^2$	深部溃疡	穿孔、瘘管	
狭窄	肠管直径 >2/3 正常肠管	肠管直径为正常肠管的 1/3~2/3	肠管直径小于正常肠管 1/3	完全梗阻	
处理					
里急后重和大便频率	偶尔，≤2次止泻药/周	经常，>2 次止泻药 / 周	多发，>2 次止泻药 /d	手术治疗，永久肠切除	
疼痛	偶尔使用非麻醉药	经常使用非麻醉药	经常使用麻醉药	手术治疗	
出血	大便软化，补铁治疗	偶尔输血	频繁输血	手术治疗，永久肠切除	
溃疡	饮食调节，大便软化	偶尔使用激素	激素灌肠，高压氧疗	手术治疗，永久肠切除	
狭窄	饮食调节	偶尔需行扩张	经常需行扩张	手术治疗，永久肠切除	
括约肌控制	偶尔使用卫生护垫	间断使用卫生护垫	持续使用卫生护垫	手术治疗，永久肠切除	

续表

	1 级	2 级	3 级	4 级	得分
分析					
钡剂灌肠	评估肠腔和肠蠕动		是 / 否，日期：		
直肠镜	评估肠腔和黏膜表面		是 / 否，日期：		
CT	评估直肠壁厚度和窦道形成		是 / 否，日期：		
MRI	评估直肠壁厚度和窦道形成		是 / 否，日期：		
肛管测压	评估直肠顺应性		是 / 否，日期：		
超声	评估直肠壁厚度和窦道形成		是 / 否，日期：		

（3）EORTC 生活质量评估量表：欧洲癌症研究与治疗组织（European Organization for Research and Treatment of Cancer，EORTC）制定了用于评估放疗患者生活质量的量表，即 QLQ-C30 量表，已被广泛使用。2008 年 EORTC 在此基础上又推出了 QLQ-PRT21 量表专门用于评估盆腔放疗后放射性直肠炎症状对生活质量的影响。该量表包含 21 个问题，已被翻译为多种语言，在多个国家进行了测试，结果提示不同文化背景下其评估效果是较为一致且准确的，但尚未进行Ⅳ期临床试验。

需要注意的时，放射性直肠炎可能出现多种症状，相应的症状又分别有单独的分级标准，如 CTCAE V5.0 中对于直肠瘘管、直肠出血、直肠黏膜炎、直肠坏死、直肠梗阻、直肠疼痛、直肠穿孔、直肠狭窄、直肠溃疡分别做出了分级规定。在实际临床工作中需对主要症状加以分级明确，而在临床试验中，则最好对所有的症状均进行记录评估。

（4）内镜下直肠黏膜损伤分级标准：对于放射性直肠炎患者，内镜检查可以发现早期的黏膜损伤，明确出血位置，并可以进行治疗，是非常重要的诊疗手段。但内镜下直肠黏膜损伤尚无公认的分级标准，目前较多见于文献报道中的是 Wachter 等关于晚期直肠黏膜变化的 Vienna 分级标准。该体系中关注 5 个主要的表现：毛细血管扩张、黏膜纠集、溃疡、狭窄、坏死。分别定义了 5 种表现的分级标准（表 33-2-4），然后得出相应的评分（表 33-2-5），再将评分相加得出最后的总分。Vienna 评分的结果与临床表现的分级（如 RTOG 分级标准）并不完全一致。需要指出的是该评分体系是在接受 3DCRT 的前列腺癌患者中进行直肠评估后做出的，在精确放疗时代（IMRT、IGRT 等）是否适用可能需要进一步研究。

表 33-2-4　Vienna 分级标准中关于症状分级的定义

	0 级	1 级	2 级	3 级	4 级
毛细血管扩张	无	单个毛细血管扩张	多个不融合的毛细血管扩张	多个融合的毛细血管扩张	-
黏膜纠集	无	点状的黏膜变红水肿	弥漫但不融合的黏膜变红伴水肿	融合的黏膜变红伴水肿	-
溃疡	无	表浅的小溃疡，面积 ≤ 1cm^2	表浅溃疡，面积 >1cm^2	深部溃疡	瘘及穿孔
狭窄	无	有狭窄，仍 >2/3 正常直径	有狭窄，1/3~2/3 正常肠镜直径	有狭窄，<1/3 正常肠腔直径	完全梗阻
坏死	无	有坏死	-	-	-

表 33-2-5　放射性直肠黏膜损伤的内镜表现 Vienna 分级标准

	黏膜纠集	毛细血管扩张	溃疡	狭窄	坏死
0 分	1 级	0 级	0 级	0 级	0 级
1 分	2 级	1 级	0 级	0 级	0 级
2 分	3 级	2 级	0 级	0 级	0 级
3 分	任何	3 级	1 级	0 级	0 级
4 分	任何	任何	2 级	1 级	0 级
5 分	任何	任何	≥ 3 级	≥ 2 级	1 级

五、诊断与鉴别诊断

患者在放射治疗期间或治疗结束 3 月内出现腹泻、里急后重、血便黏液便等症状需疑诊放射性直肠炎；若在放射治疗结束后半年以上出现上述症状或直肠梗阻及肠瘘形成，需疑诊慢性放射性直肠炎。因为以上症状并不具有特异性，所以放射性直肠炎的诊断为排他性诊断，需结合病史、实验室检测结果，必要时参考肠镜下活检结果。

病史采集时需注意患者是否具有放射性肠炎发生的相关因素。同时需注意排除其他肠炎发生的可能。如是否有近期血吸虫接触史、是否有不洁饮食史、是否有自身免疫性疾病史、是否有不洁性行为导致性传播疾病的可能等。另外还需注意患者是否有非甾体类抗炎药物滥用史，该类药物可能导致胃肠道黏膜的炎症性反应。

实验室检查中粪便常规可发现粪便性状的改变，潜血可为阳性，也可仅表现为转铁蛋白阳性或全阴性。粪便培养需注意有无沙门氏菌、志贺氏菌、弯曲杆菌、耶尔森氏菌，显微镜检注意有无真菌孢子及血吸虫卵等。虽然多数放射性直肠炎患者的粪便标本并不能培养出明确的感染源，但由于肠道本身为有菌器官，多数情况下放射性直肠炎还是会合并隐匿性局灶性的病原体感染，特别在症状较为明显时。血液学结果可能发现白细胞升高、血沉增快、C 反应蛋白升高等，同时由于患者一般合并营养问题，所以可能出现白蛋白降低、电解质紊乱等。

放射性直肠炎的内镜表现也并没有特异性。内镜下可观察到肠壁黏膜苍白、质脆，多种形态的毛细血管扩张。病变多相互连续，但各部分的严重程度可能不等。在慢性放射性直肠炎患者中，直肠同样会表现出黏膜苍白、不正常的毛细血管扩张，同时还可能发现直肠狭窄、溃疡、瘘管形成和黏膜出血等。病变部位病理学检查可发现中性粒细胞浸润、上皮细胞的异型、纤维化和毛细血管扩张。组织活检对于诊断放射性直肠炎并不具有决定性，但可排除其他感染性疾病或炎症性肠病可能。有学者提出了组织学分类的方法，但并没有被广泛接受。需要说明的是，有报道认为对疑诊放射性直肠炎的患者行内镜检查及组织活检可能增加瘘管形成的风险，但是此类患者一般是合并严重的组织坏死的，瘘管的形成可能是一个必然的结果，与内镜检查的关系不确切，所有两者之间的相关性还有待观察。肠镜下的发现可以提供重要的支持症状，但需注意的是约 1/3 的新发肠道出血可能与放疗无关，其中约 12% 是由于肿瘤复发转移或新发肿瘤所致。不过这也提醒我们在对疑诊放射性直肠炎的患者行肠镜检查时，需谨慎决定并小心操作，避开照射区域，直肠的后壁及侧壁位置更为固定，相关风险可能较小。

影像学检查在直肠梗阻或瘘管形成时可明确梗阻或瘘管位置，磁共振成像为首选检查，也可以行 CT 检查，同时还要注意区别是否有肿瘤局部复发或第二原发肿瘤的迹象。

需要与放射性直肠炎相鉴别的疾病包括感染性肠炎、炎症性肠病、改道性肠炎、缺血性肠炎、慢性移植物抗宿主疾病、肠憩室炎及药物相关性肠炎等。这些疾病可以通过病史、实验室检查和必要时的内镜检查及组织活检相鉴别。

第三节　预防和治疗

一、预防

如我们在病因与影响因素中提到的，放射性直肠炎最关键的影响因素是放射治疗的方式和剂量，所以其最重要的预防措施就是采取能够最大限度保护直肠的放射治疗方式，尽量降低直肠的受量。

除此之外，也有研究提到口服米索前列醇、直肠使用硫糖铝或静脉使用阿米福汀等治疗性药物以观察是否有预防效果的，其结果均未发现明确的预防效果。

二、治疗

治疗放射性直肠炎的方法很多。急性放射性直肠炎具有自限性，一般通过对症处理（如止泻、解痉或者暂停治疗等）即可达到满意的效果。慢性放射性直肠炎的治疗则更多样，总体来说可以分为药物治疗、内镜下治疗和手术治疗。

（一）药物治疗

抗炎药物一般是首先会被选择使用的药物，如柳氮磺胺吡啶、5- 氨基水杨酸加（或不加）糖皮质激素。但此类治疗方法的结果却存在较大差异。Kochhar 等对比了口服柳氮磺吡啶联合直肠使用泼尼松与直肠使用硫糖铝的疗效，结果发现联合用药组的症状改善率仅为 47%，而单药组为 71%。另一项研究在 20 例患者中使用 5 氨基水杨酸治疗 4 周，结果出血症状及内镜评分明显改善，但是疼痛及大便次数增多却未改善。

硫糖铝是一种多阴离子的硫酸化二糖，可以黏附在肠黏膜细胞表面，从而起到保护作用；它还以促进前列腺素的合成，提高表皮生长因子的生成，促进局部血液循环，从而加速创伤愈合和受损黏膜修复。其单药效果即优于抗炎药物联合用药。在中重度放射性直肠炎中，使用 10% 硫糖铝灌肠液 20ml，每日两次，结果发现 4 周时 77% 的患者出血减轻，16 周时 92% 的患者出血减轻或停止。

富含抗氧化物成分的药物也可以用于治疗放射性直肠炎，如维生素 A、维生素 C 和维生素 E。Kennedy 等的研究发现联合使用维生素 C 和维生素 E 可以明显减轻腹泻和排便紧急的发生率。Ehrenpreis 等对比了口服维生素 A 与安慰剂的疗效，结果发现前者可以显著减轻症状。

短链脂肪酸是结肠上皮细胞的主要营养物质，可以促进肠黏膜的增殖与细胞分化。在放射性直肠炎中，锻炼脂肪酸可以改善放疗诱导的缺氧损伤及微纤毛结构的丢失。有几项小型的临床试验提示了其疗效。

如前所述，菌群失调是放疗后几乎必然会出现的并发症，同时也会促进放射性直肠炎的发生，并伴随吸收不良、腹泻和腹胀等症状，所以使用抗生素，补充益生菌或进行菌群移植是可能均有一定治疗效果的。Cavcić等对比了美沙拉嗪联合倍他米松灌肠加 / 不加甲硝唑的效果，结果发现加用甲硝唑组直肠出血、腹泻和肠水肿在 4 周、3 个月和 12 个月的时间内均有明显改善。另外一项随机对照研究对比了菌群移植 + 环丙沙星 + 甲硝唑治疗与使用 4% 福尔马林灌肠治疗的效果，前者在治疗腹泻、排便紧急和坠涨感方面有更好的效果，且患者满意度较高。

腹泻是放射性直肠炎常见的症状，洛哌丁胺是常用的止泻药物，在治疗放射性直肠炎中也有一定的作用。Yeoh 等在 18 例患者中随机使用洛哌丁胺和安慰剂，结果发现前者可以减慢肠道蠕动，增加胆汁吸收，伴有明显的止泻作用。

米索前列醇是一种前列腺素 E1 类似物，能增加黏膜血流，从而起到保护作用。有两项临床试验在放疗前使用米索前列醇，其中一项发现急慢性放射性直肠炎的症状均有改善，另外一项较大的研究则未发现区别，同时在使用米索前列醇的患者中直肠出血的风险较高。

高压氧均有促进软组织血管生成，抑制细菌生长，抑制毒素产生等作用。一项大型的随机对照双盲交叉试验发现高压氧可以减少 32% 的发生率。在其他治疗无效的患者中，高压氧也有接近 70% 的有效率。大规模的 Meta 分析也得出了类似的结论。

早在 1986 年即有研究使用福尔马林治疗放射性直肠炎，其固化作用可以封闭神经脉管，组织继续出血。现多采用 4% 或 10% 的福尔马林灌肠，但是采用此方法需要非常小心，避免接触肛周皮肤，最好可以在直肠镜下进行，其治疗出血的有效率可达 75% 以上。不过有报道认为其有增加直肠阴道瘘、盆腔组织脓毒症、直肠壁坏死、直肠狭窄或大便失禁的风险。

（二）内镜治疗

目前内镜下有多种治疗放射性直肠炎的手段，包括狭窄扩张术、Nd：YAG 激光治疗、双极电凝、氩等离子体凝固治疗、射频治疗和冷冻治疗等。目前尚缺乏随机临床试验数据证实上述治疗手段的有效性。

继发于放射性直肠炎的肠腔狭窄在保守治疗失败后，可以考虑行球囊扩张。但狭窄段必须要短，否则穿孔的风险会增加。

Nd：YAG 激光治疗：主要用于出血性放射性直肠炎患者，目前已发表的多效小力临床研究提示其有效率为 44% 到 100%。其不良反应包括直肠的透壁坏死、纤维化、肠腔狭窄和直肠阴道瘘。该方法由于费用较高、需要精确对准出血点等弊端已逐步被淘汰。

双极电凝针：在放射性直肠炎的出血点直接使用单极电凝或双极电凝均可有效的止血，对于复杂患者一般需行 4 次左右的治疗。有一项纳入 21 例患者的研究提示其止血效果明显，且费用较低，组织损伤小。缺点是电凝针尖端需不断冲洗，使得治疗效率降低。

氩等离子电凝（argon plasma coagulation，APC）简便、安全、低廉，更多的取代了激光治疗在止血中的地位。由于其作用深度一般为 0.5~3mm，所以其引起穿孔、狭窄和瘘管形成的风险很低。在轻中度出血情况下，其有效率可达 80% 到 90%；在重度出血的患者中，则可能需要多次治疗，即使其他治疗手段失效了，APC 依然是一种有效的治疗手段。

射频治疗也可以用于出血性直肠炎的治疗。目前的文献报道均为个案，均为其他治疗失败的出血性直肠炎患者，使用射频治疗后可以取得较好的效果。而且有研究发现射频治疗后会出现上皮再生。

现在也有研究人员使用液氮作为冷冻剂进行治疗的，10 例患者中 7 例的肠镜评分有好转，8 例出现症状改善，由于液氮的状态保存不易，目前该治疗方法还仅处于探索阶段。

手术治疗是放射性直肠炎最后的治疗手段，大概 10% 的患者可能需要手术介入，通常是因为难治性的出血、穿孔、狭窄和瘘管，总的手术相关事件发生率为 30%~65%，死亡率为 6%~25%。

通过行结肠造口数或回肠造口术实现粪便分流后，腹痛、里急后重、感染等症状可明显缓解。但目前仅有一项研究支持症状改善，该手术的不良事件发生率和死亡率较低，是较多采用的治疗手段。

对于出现直肠尿道瘘、直肠阴道瘘和直肠膀胱瘘的患者，进行瘘道的修补和局部组织结构的重建是治疗方法之一。但是由于瘘道所在区域均为血供不丰富的区域，组织修复能力弱，单纯的修补疗效较差，不应再被使用。使用更富含血管的组织（如股薄肌皮瓣或 Martius 皮瓣）等可能效果更好。当进行皮瓣修补时，可能同时需行粪便转流或尿道转流，以保证皮瓣移植的成功率。

在某些复杂的瘘道形成或难治性的出血患者中，直肠切除可能是唯一的选择，其效果是一劳永逸的。但该手术相关不良事件发生率和死亡率均较高。同时还可能需行肠吻合术，为了避免吻合口瘘，还可能需要性暂时性的粪便转流术。如果需行更大范围的会阴切除术，则需要考虑行腹直肌皮瓣、臀肌皮瓣或股薄肌皮瓣移植。

第四节　发病机制的研究进展

放射性直肠炎的发生发展过程中，大致有三个重要的过程：①急慢性炎症的出现与缓解；②微血管的受损和新生；③纤维化的形成。目前已发表的基础研究也多集中在这几个方面。关于其他部位的放射性损伤（如放射性肺炎）的研究成果可被参考借鉴。

一、炎症因子的释放与免疫细胞的作用

在放射性肠炎组织中，IL-1β、IL-2、IL-6、IL-8 和 TNFα 的表达明显升高。

肥大细胞是参与过敏和超敏反应的效应免疫细胞，同时在胃肠道炎症也起到重要作用。研究表明，在肥大细胞缺失的小鼠中急慢性放射性肠道炎症的发生率均较野生型小鼠下降，中性粒细胞的浸润增加。肥大细胞释放的糜酶、类胰蛋白酶和组胺可以将肠道肌层平滑肌细胞转变为迁徙增殖促炎状态，从而加重肠道炎症。

一项研究发现在放射线诱导的肠道炎症中，T 细胞的浸润是明显增加的并在病程发展中起到重要作用，Th17 细胞是最主要的特异性免疫细胞，而不是 Th1 或 Th2 细胞。Th17 分泌 IL-17 起到促炎作用，这种作用可以被脂肪间充质干细胞（一种免疫调节细胞）所抑制。

二、血管功能及生成调节因子的变化

在慢性损伤阶段，促进及抑制血管生成的相关蛋白可能均会持续处于动态变化中，起到塑造微血管的作用，如血管内皮生长因子（vascular endothelial growth factor，VEGF）、血栓调节蛋白（thrombomodulin，TM）等。有研究表明，放疗后正常肠道中血管内皮的 TM 表达下降，微血栓形成增加。血管生成素（angiogenin）、成纤维细胞生长因子 1（fibroblast growth factor 1，FGF1）、内皮糖蛋白（endoglin）在放射性直肠炎组织中也有明显升高。在慢性放射性直肠炎的患者血液中 VEGF 表达量是高于正常人群的，提示促血管生成因素的存在。CD39、CD39、CD61 整合素等保护血管功能的分子也在放射性直肠炎组织中表达升高。而在组织标本中可见黏膜及黏膜下血管抑素弥散分布，黏膜下微血管密度较非放射性直肠炎组织明显下降，提示抑制血管生成因素的存在。

内皮素是重要的血管内皮细胞功能调节因子。在慢性放射性直肠炎组织中可观察到内皮素受体 A（ET type A receptor，ET_A）的表达升高，小鼠模型中受照射直肠组织中 ET_A 的 mRNA 也明显升高，在黏膜溃疡、不典型增生和纤维化生成的肠壁组织中 ET_A 的蛋白表达同样是非常强的，这提示在正常肠道组织接受照射后内皮素系统可能起到一定的调节作用。但是使用相应的长效 ET_A 拮抗剂却没有观察到减轻放射性炎症的作用。

沙利度胺能够抑制多种炎症因子生成和血管新生，在炎症性肠病中已被证明是一种有效的治疗手段。在急性放射性肠炎的大鼠模型中，沙利度胺也可以通过降低放疗引起的直肠微血管内皮细胞中血栓调节蛋白（thrombomodulin，TM）和血管性血友病因子（von Willebrand Factor，vWF）的水平，这两个蛋白可以反应放疗引起的微血栓形成所致血管损伤水平，同时毛细血管 VEGF 水平在沙利度胺治疗组也较单纯放疗组有明显下降。在小型的队列研究中，口服沙利度胺或沙利度胺灌肠可以降低放射性直肠炎的发生率和严重程度，减少放疗中断。这些结果提示抑制新生血管生成可能会成为一个治疗靶点。

三、细胞基质的重塑

P 钙黏蛋白是重要的细胞黏附分子，在细胞通讯和基质重塑中起到重要作用。在放射性直肠炎患者中，P 钙黏蛋白的表达在疾病早期明显升高，到后期逐渐下降。骨调蛋白（osteopontin，OPN）也是一种参与细胞外基质调节的重要蛋白，在多种慢性炎症疾病中起到重要作用。有研究发现在放射性直肠炎组织中，OPN 的水平明显升高，但在相应的基因敲除小鼠中，放射性直肠炎的发生率却无明显变化，提示其可能起到次要作用。基质金属蛋白酶 8（matrix metalloproteinase 8，MMP-8）、尿激酶型纤溶酶原激活因子（urokinase-type plasminogen activator，uPA）和乳腺丝抑蛋白（maspin）等基质重塑蛋白在放射性直肠炎组织中均有明显升高。

内皮间质转化（endothelial-to-mesenchymal transition，EndoMT）可能也是调节肠道放射性损伤的机制之一。内皮间质转化是出现胚胎发育期间重要的过程，在血管损伤和多种原因导致的纤维化等病理过程中会被再度激活，参与血管外基质形成。有研究表明，小肠上皮微血管内皮细胞接受射线照射后，TGF/Smad 通路激活，表现出向间质转化的倾向。放射性肠炎的临床标本中也发现内皮中磷酸化的 Smad2/3 表达升高，内皮的标志分子 vWF 和间质的标志分子 α-SMA 出现共定位现象，均提示可能存在 EndoMT 过程。动物模型中相关分子生物研究也发现相似的情况，在基因敲除小鼠中，通过敲除 Hey2 基因以干扰 EndoMT 过程，发现放射性肠炎的发生率及严重程度均明显减少。

（曹　振　孙绍星　谢丛华）

参考文献

1. Timmerman R D.An overview of hypofractionation and introduction to this issue of seminars in radiation oncology.Seminars in radiation oncology.Elsevier,2008,18(4):215-222.
2. Michalski,Jeff M.Radiation dose-volume effects in radiation-induced rectal injury.Int J Radiat Oncol Biol Phys,2010,76(3):S123-S129.
3. Hang LL.Radiation Proctitis.New Engl J Med,2010,363(12):1163-1163.
4. Housri N,Yarchoan R,Kaushal A.Radiotherapy for patients with the human immunodeficiency virus:are special precautions necessary？ Cancer,2010,116(2):273-283.
5. Marks LB,Yorke ED,Jackson A,et al.Use of normal tissue complication probability models in the clinic.Int J Radiat Oncol Biol Phys,2010,76(3):S10-S19.
6. Halkett G,Aoun S,Hayne D,et al.EORTC radiation proctitis-specific quality of life module-pretesting in four European countries. Radiother Oncol,2010,97(2):294-300.
7. Marks LB,Yorke ED,Jackson A,et al.Use of normal tissue complication probability models in the clinic.Int J Radiat Oncol Biol Phys,2010,76(3):S10.
8. Arcangeli G,Fowler J,Gomellini S,et al.Acute and late toxicity in a randomized trial of conventional versus hypofractionated three-dimensional conformal radiotherapy for prostate cancer.Int J Radiat Oncol Biol Phys,2011,79(4):1013-1021.
9. Andreyev HJN,Wotherspoon A,Denham J W,et al. "Pelvic radiation disease":new understanding and new solutions for a new disease in the era of cancer survivorship.Scand J Gastroenterol,2011,46(4):389-397.

10. Benjamin RP, David B, Gaurav B, et al. Long-term Outcomes and Late Effects of Definitive Chemoradiotherapy in Patients with Cervical Cancer in Nova Scotia. Cureus, 2015, 7 (10).
11. Murphy CT, Heller S, Ruth K, et al. Evaluating toxicity from definitive radiation therapy for prostate cancer in men with inflammatory bowel disease: patient selection and dosimetric parameters with modern treatment techniques. Pract Radiat Oncol, 2015, 5 : e215-222.
12. Grodsky MB, Sidani S M. Radiation proctopathy. Clinics in Colon & Rectal Surgery, 2015, 28 (02): 103-111.
13. Blirando K, Mintet E, Buard V, et al. Osteopontin Knockout Does Not Influence the Severity of Rectal Damage in a Preclinical Model of Radiation Proctitis in Mice. Digest Dis Sci, 2015, 60 (6): 1633-1644.
14. Wu XR, Liu XL, Katz S, et al. Pathogenesis, diagnosis, and management of ulcerative proctitis, chronic radiation proctopathy, and diversion proctitis. Inflamma Bowel Dis, 2015, 21 (3): 703-715.
15. Lin J, Peng J, Qdaisat A, et al. Severe weight loss during preoperative chemoradiotherapy compromises survival outcome for patients with locally advanced rectal cancer. J Cancer Res Clin, 2016, 142 (12): 2551-2560.
16. Alashkham A, Paterson C, Rauchhaus P, et al. Can angiotensin-converting enzyme inhibitors reduce the incidence, severity, and duration of radiation proctitis ? . Int J Radiat Oncol Biol Phys, 2016, 94 (1): 93-101.
17. Habl G, Uhl M, Katayama S, et al. Acute toxicity and quality of life in patients with prostate cancer treated with protons or carbon ions in a prospective randomized phase Ⅱ study—the IPI trial. Int J Radiat Oncol Biol Phys, 2016, 95 (1): 435-443.
18. Rastogi M, Nanda S S, Gandhi A K, et al. Pelvic bone anatomy vs. implanted gold seed marker registration for image-guided intensity modulated radiotherapy for prostate carcinoma: Comparative analysis of inter-fraction motion and toxicities. Journal of the Egyptian National Cancer Institute, 2017, 29 (4): 185-190.
19. Trzcinski R, Dziki A, Brys M, et al. Expression of Vascular Endothelial Growth Factor (VEGF) and its Correlation with Clinical Symptoms and Endoscopic Findings in Patients with Chronic Radiation Proctitis. Colorectal Dis, 2018, 20 (4): 321-330.
20. Rijkmans E C, van Triest B, Nout R A, et al. Evaluation of clinical and endoscopic toxicity after external beam radiotherapy and endorectal brachytherapy in elderly patients with rectal cancer treated in the HERBERT study. Radiother Oncol, 2018, 126 (3): 417-423.
21. Gerassy-Vainberg S, Blatt A, Danin-Poleg Y, et al. Radiation induces proinflammatory dysbiosis: transmission of inflammatory susceptibility by host cytokine induction. Gut, 2018, 67 (1): 97-107.

第三十四章 泌尿系统的放射损伤

第一节 肾脏的放射损伤

一、概述

肾脏是腹膜后的成对器官，位于脊柱两旁。左肾上极平第 11 胸椎，下极与第 2 腰椎下缘齐平。右肾上方与肝脏相邻，位置比左肾低半个到一个椎体，右肾上极平第 12 胸椎，下极平第 3 腰椎。每个肾脏长 10.5~11.5cm，宽 5~7.2cm，厚度 2~3cm。

肾单位是肾脏结构与功能的基本单位，它由一个肾小体和相通的小管组成。肾小体是由肾小球及包围在其外的肾小球囊组成。肾单位按其在肾脏部位不同，分为皮质肾单位和髓旁肾单位。在皮质内层近髓质处的称髓旁肾单位，其肾小管甚长，伸入到髓质内层，甚至达到乳头部，其出球小动脉除分支形成毛细血管网外，还发出直小血管进入髓质内层。皮质肾单位的肾素含量高于髓旁肾单位。而髓旁肾单位的肾小管长，加上有直血管的逆流交换作用，这对保持髓质高渗及尿液浓缩有重要作用。肾小球滤过与肾小管重吸收之间的平衡是通过一个能分泌肾素和控制血压和血容量的近肾小球部位来维持。当损伤到达一个临界值并且受影响的肾单位失去作用时，平衡将被打破。肾单位的平行排列使得肾脏具有相当程度的代偿功能，并允许剩余的未损伤的肾单位维持正常的肾功能，除非受到影响的肾单位数目太大。

在腹部肿瘤进行放射治疗时，肾脏是剂量限制器官。它主要负责水和电解质平衡，以及有毒代谢产物的排泄，产生红细胞生成素以刺激红细胞生成，也会产生肾素来维持血压稳定。

二、临床特征

放射性肾损伤可分为急性损伤、亚急性损伤和慢性损伤。急性放射性肾损伤一般发生于放疗后的 3 月内，大多无症状，也无化验异常。亚急性放射性肾损伤通常发生于放疗后的 3~18 个月内，通常出现相应的体征和症状，例如肾小球滤过率（glomerular filtration rate，GFR）下降，血 β2 微球蛋白升高。慢性放射性肾损伤发生于放疗后的 18 个月后，表现为良恶性高血压，血肌酐升高，贫血和肾衰竭。如两年内 GFR 无变化，则不会发生慢性放射性肾损伤。但是，肾脏的储备功能下降。

放射性肾损伤的发生有很长的潜伏期，67 例患者，在接受约 20Gy 的照射后的 8~19 年内，有 31

例（46%）出现肾脏毒性，其中7例为致命性的尿毒症或恶性高血压。在尸解时，可以观察到肾脏的萎缩与肾动脉的粥样硬化性改变。肾脏受到照射后，出现的高血压和氮血症，可能与肾动脉狭窄有关。单侧肾动脉狭窄引起的高血压可能是由于肾血流减少导致肾素和血管紧张素Ⅱ释放引起的。双侧肾动脉狭窄则可能引起更严重的高血压和肾衰竭。临床上放射引起肾脏损伤的发生率和严重程度往往可能被低估，主要可能使放射引起肾脏损伤的潜伏期太长以及临床上许多常见的易引起肾脏损伤的因素混杂其中。

三、发病机制与病理学改变

实验研究表明，肾脏受到照射后可能出现肾功能进行性的下降。损伤发生的时间与剂量成反比关系，但是在单次剂量>12Gy之后，在啮齿类动物照射后出现危及生命的肾功能下降不会早于4~6个月。但是，在肾脏受照射的3个月内可能会发生肾小球滤过率及肾血流量的显著降低。贫血、高血压、尿素氮的增加和蛋白尿等剂量相关并发症往往会随之而发生。接受单剂量为7~9Gy的照射后，9个月后可能出现的严重功能肾功能损伤。剂量为7~8Gy时，在肾小球中可出现轻度至中度肾小球系膜基质增生和毛细血管扩张，轻度的肾小管萎缩和纤维化，但在更低剂量的照射中并未发现。年轻动物（和儿童）的肾脏耐受性通常与成年人相似，但是未成熟发育肾脏的肾损伤阈值要相对低得多。

肾脏受到低剂量的照射后，尽管在照射后1~3个月肾小球细胞和肾小管细胞会出现增殖性再生，并且可在15个月时可观察到的整个小管的再生，但是肾功能损伤仍呈进行性发展。在一年内未引起肾损伤的低初始剂量照射后，肾脏再次接受照射的实验中发现肾脏缺乏明显的功能恢复能力。这样的研究表明，初始的低剂量的照射后引起的隐匿性损伤，很少或没有得到长期的恢复，再次照射后肾脏可能出现快速而又严重的损伤。这表明发生的增殖性再生不足以补偿肾脏照射后的细胞死亡速率，或者存活的但受损的细胞不能完全承担正常的组织功能。

放射性肾损伤的发病机制长期以来一直饱受争议，一些学者认为肾小管作为损伤的靶点，而也有一些学者则认为肾小球或大血管内皮细胞是损伤的靶点。这些观点的差异，可能主要是可归因于使用的不同的受照射剂量和随访时间。形态学研究已经证实，受到高剂量照射后近端肾小管细胞的早期损伤，会从肾小管细胞死亡的核心区域进展到更广泛的肾小管坏死与间质纤维化。然而，在小于12Gy剂量照射之后，尚未报道有这种早期肾小管细胞损伤。低剂量照射中，最早的形态学变化是肾小球毛细血管内皮细胞的肿胀和活化，而后是白细胞附着。这些早期变化之后是毛细血管通透性增加和血浆、红细胞成分的渗出，以及活化的内皮细胞增加导致的炎症和血栓递质的产生。随后的最为突出的特征是肾小球毛细血管管壁的增厚，毛细血管扩张，肾小球膜分解，肾小球血栓形成和肾小球硬化。肾小动脉和大动脉都也可能发生血栓形成，而在大动脉中会发生非血栓性内膜闭塞性病变。在此期间的肾小管变化则主要表现为包括基底膜增厚，细胞萎缩，坏死，间质纤维化。

有研究表明，肾脏具有较为强大的修复亚致死性损伤的能力，并且耐受性与单次剂量有关。但单次剂量在2~10Gy时，修复的半衰期大约为1.3~2小时。而放射治疗联合顺铂化疗，会增加肾毒性，目前顺铂已经明确可能会引起近端肾小管的变性和坏死。顺铂的肾毒性常发生在给药的1周内，但往往在1~3个月内恢复。在放疗之前或之后给予顺铂都会显著地增加晚期肾毒性，在放疗后给药尤为明显。这在一定程度上解释了进行性的放射损伤减慢了药物在动物体内的清除，但是药物诱导的细胞杀伤也可能导致亚临床放射损伤。但不管怎样，低至中等剂量的肾脏照射几个月后，再给予顺铂可能会出现更严重的毒性反应。

四、临床诊断

放射性肾损伤的临床表现通常在受照射后几个月甚至几年才发生。目前没有已知的早期生物标志物来预测放射性肾损伤的发生与发展。尽管在一项研究中发现，全身照射后肾功能的损伤可能与 ACE 基因型相关，但对它对放射性肾损伤的年龄、性别、肾脏病家族史等相关信息很少甚至没有涉及。

放射性肾损伤与其他肾脏疾病一样，随着肾小球功能的丧失，血清肌酐和尿素氮也会出现升高。放射性肾损伤的典型特点通常表现为恶性高血压的发展。肾功能下降可以通过血清肌酐值或者 GFR 来测量，例如在骨髓移植后肾损伤中，肾功能下降的速度可能比其他肾脏疾病快出 10 倍，往往可能在诊断后 6 个月内发展为完全性的肾衰竭。放射性肾损伤的还会出现贫血、氮质血症、高钾血症等。

超声或核医学检查在放射性肾损伤的诊断中的有一定的价值，但 CT 和 MR 检查的作用则相对有限。超声有利于发现肾血管疾病，比如发现包括肾脏大小的不对称性、肾血管狭窄等。更为重要的是，超声能够在放射性肾损伤尚未出现肾血管病变时，观察到实质性瘢痕形成。核医学检查可以通过示踪剂的实际摄取的降低来诊断慢性实质性疾病。同样，核医学检查的摄取不对称可能提示血管性疾病，而示踪剂的缓慢排泄可能提示尿阻塞。肾动脉造影也可能在怀疑肾血管疾病的情况下使用，但使用率相对较低。

在存在放射性肾损伤风险的患者中，还有混杂许多潜在的肾脏疾病，比如化疗引起的损伤，免疫缺陷引起的损伤等。肾活检有利于区分这些诱因并指导进一步的治疗。

五、临床相关影响因素

（一）剂量 – 体积因素

放射性肾损伤发生的风险很大程度上取决于对单个或两个肾脏受到照射的剂量体积。

全身照射联合骨髓移植在广泛用于各种血液系统恶性肿瘤的治疗。Cheng 等对全身照射后评价肾脏毒性的 12 项研究进行分析后，多因素分析显示受照剂量是肾毒性风险增加相关的唯一相关因素。除了典型的放射性肾病症状外，这些常常出现溶血性尿毒症，提示肾小球可能为主要损伤部位。另外，这些患者在移植前往往使用化疗和免疫抑制药物，这也显著增加肾损伤的风险。损伤风险与放射剂量明有关，把总剂量从 14Gy 降低到 12Gy，全身照射后肾损伤的实际发生率可以从 26% 降至 6%。

在睾丸精原细胞瘤进行腹部照射的患者中，双侧肾脏受照射 23Gy 导致肾损伤的风险显著。对双侧肾脏受到照射的结果显示，单次量小于 1.25Gy，总剂量 18~23Gy 照射后 5 年时的肾脏损伤发生率约在 5%，但 28Gy 照射后损伤的风险可以达到 50%。

部分肾脏照射的耐受剂量明显高于全肾脏，主要是因为对侧未照射或低剂量受照的肾脏具有代偿功能。尽管受到照射的肾脏仍有明显的损伤，但这种代偿效应仍可能维持肾功能在正常值。Willett 等发现当一侧肾脏受到≥ 26Gy 剂量的体积≥ 50%时，肌酐清除率可以发生明显的降低。在胃癌患者中使用前后野照射，右侧肾脏几乎没有受到剂量，但左侧肾功能进行性降低，在放化疗后 12~18 个月血清肌酐明显升高。左肾接受平均剂量 >20Gy 时肾损伤风险明显增加。这些损伤随着时间的推移而有所改善，这可能是由于未受照肾脏的储备能力的恢复。Dawson 等的研究也表明，当一侧肾脏受到≥ 20Gy 剂量的体积≥ 50%，或者受到≥ 30Gy 剂量的体积≥ 30%时，肾脏损伤风险显著增加。

（二）其他相关因素

化疗可以明显增加患者放射性肾损伤的风险。Cheng 等人发现，使用氟达拉滨、环孢素或替尼泊苷可增加肾损伤的风险（OR 分别为 6.2、5.9 和 10.5）。其他患者基础疾病，如肾功能不全、糖尿病、高血压、肝脏疾病、心脏疾病、吸烟等因素也可能增加肾脏损伤风险；然而，这些影响因素的权重尚不清楚。另外，患者的年龄也是重要的影响因素，比如新生儿的肾脏对放射线最敏感，而儿童与成人肾脏的放射耐受性基本一致。

六、观测终点与分级标准

放射性肾损伤观测的终点通常使用无症状的终点，因为症状往往是可变的，主观性强，易被混淆。由于 GFR 的改变与肾损伤相应的症状有关，因此，GFR 是目前的临床实践与研究中的一个重要观测终点。损伤的严重程度可以根据 GFR 的值来分级（表 34-1-1）。当然，其观察指标如尿蛋白，血清尿素氮，肌酐清除率，血压测量和肾衰竭症状也可用于评估放射性肾损伤。

表 34-1-1　美国肾脏病基金会 K/DOQI 对慢性肾病的分期

分期	特征	GFR 水平（ml/min）
1	已有肾损伤，GFR 正常	≥ 90
2	GFR 轻度降低	60~89
3	GFR 中度降低	30~59
4	GFR 重度降低	15~29
5	肾衰竭	<15

由于目前很少有研究可以随访 10 年及以上，因此目前所有剂量体积的推荐都存在一定的不确定性。但是，一些比较明确指导意见是可以应用于临床实践的，并有望在未来的研究中进一步确认，其具体推荐的剂量体积限值参见本书附录三。

随着放疗技术的不断进步，立体定向放射治疗在临床上逐渐得到了应用。它不同常规放疗，是由影像引导的，少分割次数的高剂量损毁肿瘤的放疗。靶区内及靶区附近的剂量分布不均匀，靶周边正常组织剂量很小。因此，常规放疗中的剂量体积限值在立体定向放疗中并不适用。美国医学物理师协会（American Association of Physicists in Medicine，AAPM）协作组制定了立体定向放疗剂量限值指南，其中肾脏的剂量参见本书附录五。

鉴于目前多个终点可以用于评估放射性肾损伤，建议使用基于患者和医生共同评估客观的、量化的评分系统，例如 LENT-SOMA 系统（表 34-1-2）。

表 34-1-2　RTOG/EORTC 肾脏 LENT-SOMA 分级标准

分级	特征
0 级	无放射反应
1 级	短暂性蛋白尿、无高血压；轻度肾功能不全（尿素氮 25%~35%，肌酐 1.5%~2.0%），肌酐清除率 >75%
2 级	持续中度蛋白尿（2+）；轻度高血压；贫血；中度肾功能不全（尿素氮 36%~60%，肌酐 2.5%~4.0%），肌酐清除率 50%~74%
3 级	严重蛋白尿；严重高血压；持续贫血（<10%）；严重肾衰（尿素氮 >60%，肌酐 >4.0%），肌酐清除率 <50%
4 级	恶性高血压；尿毒症性昏迷，尿素氮 >100%
5 级	放射反应导致死亡

七、预防与治疗

减少肾脏照射剂量和体积是减少放射性肾脏损伤的关键。目前 IMRT 新技术的使用，可以使得在大多数情况下，部分肾脏免于或者减少受照。而放射防护剂如阿米福汀，理论上可以预防放射性肾损伤，但是在照射时给药，它有可能同样也可以保护肿瘤组织。

肾素 – 血管紧张素系统（renin–angiotensin system，RAS）的拮抗作用已被证明对预防和治疗实验性放射性肾损伤具有非常有效的作用，血管紧张素转换酶（angiotensin converting enzyme，ACE）抑制剂或与血管紧张素Ⅱ受体阻断剂（angiotensin Ⅱ receptor blocker，ARB）能够有效地治疗大鼠的放射性肾病。ACE 抑制剂和 ARBs 在照射后使用时，也可有效降低放射诱发的肾衰竭的发生。但是其他类型的抗高血压药已经被证明不能预防动物的放射性肾损伤。实验研究表明，使用 ACE 抑制剂长期减轻放射性肾损伤。临床数据也表明，ACE 抑制剂卡托普利可以缓解糖尿病肾病的进展。一项针对造血干细胞移植后全身照射后的慢性肾衰竭患者的临床研究显示，卡托普利可以减少慢性肾衰竭的发生，降低肾病综合征的发生率。ARB 类药物对于实验大鼠的放射性肾病治疗同样非常有效。因此，临床上可以使用 ACE 抑制剂或 ARB 来预防和治疗放射性肾损伤。事实上临床实践中，有效控制高血压、改善贫血，同样可以减缓甚至阻止肾损伤的进展。但是，即使进行了适当的预防和治疗，放射性肾损伤仍可能发展为完全性肾衰竭，这就需要进行透析或肾移植。

八、研究现状与展望

目前对于现代放疗技术条件下部分肾脏受照的耐受性了解甚少。需要进一步的前瞻性的临床研究，收集剂量体积与连续长期客观评估结果之间的关系，并详细记录基线临床肾功能和合并症，以及使用肾毒性或抗高血压药物。此外，今后关于放射性肾损伤的研究应包括以下方面：放射性肾损伤发生发展的病理生理学机制；临床因素对肾脏放射耐受剂量的影响；开发减轻放射性肾损伤的方法和保护剂；低剂量照射引起肾脏代偿能力的变化；利用生物学指标（如细胞因子等）来进行放射性肾损伤的评估等。

第二节　膀胱、尿道的放射损伤

一、概述

膀胱是一个中空的、具有高度顺应性的器官，充盈时大约可以容纳 500ml 的尿液。排空时，它位于耻骨和直肠之间，女性膀胱位于耻骨和子宫之间。膀胱主要分为两个部分：收集和储存尿液的膀胱体以及穿过尿生殖膈与尿道相连接的膀胱颈。而膀胱体由腹膜覆盖，膀胱体底部与直肠相邻，在男性中，它被输精管、精囊和输尿管隔开。在女性中，膀胱底部与直肠被子宫和阴道隔开。膀胱的下界与耻骨、肛提肌和闭孔内肌相邻，以及周围的后耻骨和周围结缔脂肪组织。膀胱体延伸到膀胱颈有 2~3cm 长，呈漏斗状，并连接到尿道。膀胱体从盆腔向腹部上升，而膀胱颈则由男性的耻骨支韧带和女性的耻骨膀胱韧带固定。

尿路上皮覆盖着一层糖胺聚糖，它作为一种保护膜将尿液与潜在的膀胱分隔开，尿路上皮和糖胺聚糖层充当渗透屏障，允许尿液储存在膀胱内，而不会使其他电解质和分子渗透。尿路上皮的固有层由稀疏的平滑肌纤维和松散的结缔组织组成。其下方是由排列在各个方向上的平滑肌纤维组成的逼尿肌肌层，在膀胱颈部会聚，形成外纵向层，中间圆形层和内纵向层。逼尿肌的内层和外层沿尿道向下延伸，中间层在膀胱颈部终止。

膀胱接收来自自主神经系统的发出神经。副交感神经纤维起源于脊髓 $S_{3\sim4}$ 水平，通过骶骨和骨盆神经到达膀胱。膀胱交感神经来自于脊髓 $T_{11\sim12}$ 水平，控制膀胱的三角区域，以及男性的精囊和壶腹。通过骨盆神经和交感神经通路分别将膀胱体和膀胱颈 / 三角区引起的伸展和膀胱壁膨胀的感觉传递到 $T_{11}\sim L_2$ 水平。

尿道连接膀胱颈，是由黏膜和平滑肌层组成。男性尿道长 17~18cm，解剖学上主要分为三个部分：前列腺部、膜部和海绵体部。前列腺部长 3~4cm，贯穿于前列腺，输精管和部分前列腺导管通向前列腺尿道，用以传递精子。膜部长度只有 1~2cm，内衬有假层柱状上皮，为尿道穿过尿生殖膈的部分，周围有尿道膜部括约肌环绕。海绵体部长约 15cm，近端为假层柱状上皮，远端为非角化鳞状上皮。女性尿道长 3~4cm，起于膀胱颈，延伸到阴蒂和阴道口之间。

尿道近端 1/3 为移行上皮，远端 2/3 为鳞状上皮。尿道下端还有一些腺体称为尿道旁腺，其导管开口于尿道外口附近。女性尿道有 1/3 穿过尿生殖膈，周围有尿道阴道括约肌环绕，该肌为横纹肌，可受意志支配。

二、临床特征

放疗引起的下尿路毒副反应可分为急性和晚期反应。急性反应发生在放疗后 3 个月内。大多数急性症状在放射治疗的数周内恢复缓解。晚期反应通常发生在放疗后 3 个月以后。

（一）急性毒性反应

放疗引起的急性毒性反应主要是尿路刺激性或梗阻性的症状，这主要取决于患者性别、照射野和照射剂量。放疗诱发的炎症反应、水肿以及尿路上皮损伤是导致急性毒性反应的潜在因素。刺激性症状包括尿频、尿急、尿痛、夜尿增多和排尿困难。阻塞性症状包括尿无力、尿不尽、排尿延迟，极少数情况下会出现完全性阻塞和溢流性尿失禁。但是，对于不同恶性肿瘤患者，急性毒性反应的发生率从 23%~80% 不等。这种发生率的差异主要是由于不同恶性肿瘤的治疗方式，照射剂量和靶区不同引起的。

（二）晚期损伤

放疗引起的晚期损伤主要来自于上皮和微血管的改变，神经损伤、纤维化以及膀胱生理的变化。临床可表现为膀胱容量下降、输尿管狭窄以及继发恶性肿瘤。与急性毒性反应相反，晚期损伤是慢性和不可逆转的。

根据照射部位和剂量不同，晚期损伤可能会涉及整个膀胱、部分膀胱或尿道。在放疗后的数月至数年里，有可能会发生膀胱纤维性化、胶原蛋白沉积和成纤维细胞替换平滑肌组织。如果膀胱挛缩严重，则有可能会出现尿失禁、尿频和尿不尽等症状。膀胱功能的这些变化可表现为容量减少，顺应性下降。尿道狭窄和慢性尿道炎，也是常见的晚期损伤表现。例如，前列腺癌放疗后，尿道狭窄的发生率大约为 2%~5%。而慢性尿道炎，则可能会表现为血尿。

一般情况下，晚期损伤反应发生的时间通常在治疗后 2~3 年，中位时间约为 13~20 个月。一项针对 1786 例ⅠB 期宫颈癌患者的研究显示，患者均接受 45Gy 的外照射，其 5 年、10 年和 20 年发生血尿的风险分别是 6%、7% 和 10%。另一项针对高剂量放疗的前列腺癌患者的研究表明，多达 50% 的患者 15 年后发生会发生血尿。这些研究表明，在大多数患者中，下尿路晚期损伤反应的症状可能在治疗后的几年甚至十几年后才会显现，而目前真实发生率可能被低估了。这些研究显示了对盆腔放疗患者进行长期随访的重要性，因为长期毒性可能在初始治疗后数十年后才发生，如膀胱纤维化、膀胱挛缩、血尿和继发性恶性肿瘤。

此外，继发性恶性肿瘤在放疗多年后也会产生。放疗后的继发性膀胱恶性肿瘤通常是高级别的移行细胞癌，预后较差。流行病学调查显示，前列腺癌放疗后继发恶性肿瘤的风险增加，发生继发膀胱癌的风险比为 1.63。对 2674 例宫颈癌放疗后患者的调查数据显示，其继发膀胱恶性肿瘤发病率为一般女性人群的 57.6 倍。

三、发病机制与病理学改变

动物模型的应用对于放射性膀胱损伤的研究有着重要作用。目前已经可以利用各种技术来确定放射可能诱发的膀胱壁的变化及其对膀胱功能的影响。

尿道上皮是一种保护性的屏障，可以维持尿液最初的成分，并储存很长一段时间。当尿道上皮被破坏时，可导致膀胱肌肉的收缩，进一步引起尿频、尿急和排尿困难等膀胱刺激症状。正常情况下，尿路上皮细胞增殖率较低。小鼠尿路上皮的增殖周期从 6 周到 1 年不等。尿路上皮细胞在放疗后 3 个月会出现核不规则、细胞水肿、溶酶体和自噬空泡增加等情况。在接受照射后 6 到 12 个月，可以观察到正常细胞分化的丧失和细胞增殖模式的改变。研究表明，放疗后尿路上皮细胞会在几周内完全破坏，并且需要几个月的才能得到恢复。Stewart 等人用尿频率和膀胱测压法对小鼠膀胱进行测量后证实，放疗诱发的急性期损伤主要发生在放疗后 1 到 3 周。晚期膀胱损伤大约在发生在放疗后 6 个月，与照射剂量成反比。晚期损伤是持续性的、不可逆转的，主要表现为局灶性增生、纤维化、溃疡等。这些病理变化主要与核不规则、细胞水肿和自噬空泡增加有关，这些变化一般在放疗后 3 个月出现。

在动物模型中也研究了放疗对膀胱脉管系统损伤的程度及时间过程。放疗后 3 个月，可观察到血管内皮水肿。放疗后 6~12 个月，可发生内皮细胞增生、血管周围纤维化和血管闭塞，而且这种现象可以在放疗后的几年内观察到。严重的情况下，甚至会引起局灶性膀胱缺血，导致膀胱壁纤维化。毛细血管的扩张（图 34-2-1）可能导致内皮细胞生长与小血管成熟之间的平衡改变。这些薄壁、扭曲、异常扩张的血管通常是对放疗引起的晚期损伤表现。并且膀胱壁毛细血管扩张容易破裂出血，导致镜下血尿。

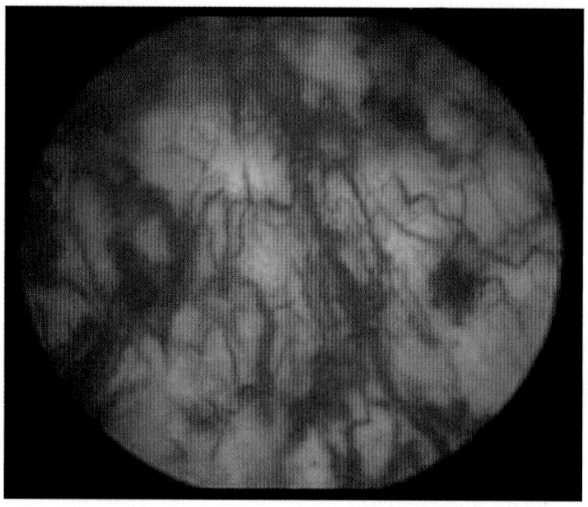

图 34-2-1 膀胱黏膜毛细血管扩张

膀胱壁的平滑肌层决定了顺应性。膀胱急性放射损伤通常在放疗后 2 周出现，并在数周内消退。病理变化主要包括细胞水肿、炎症反应和细胞死亡，这些都是引起膀胱功能降低的早期变化。而晚期损伤大多是不可逆的，并且表现为膀胱顺应性和膀胱容量减少。平滑肌的减少、成纤维细胞的浸润、胶原沉积的增加以及微血管闭塞都有可能导致膀胱挛缩和功能丧失。

动物实验表明，接受照射后膀胱功能的早期变化主要归因于平滑肌水肿和内皮屏障的丧失，而不是神经功能。放疗诱发的损伤可能导致感觉神经的刺激，引起疼痛感觉。临床上，接受了膀胱放射治疗的患者，均可能出现膀胱壁支配神经的损伤。

四、临床诊断

放射性膀胱炎需要依靠病史、临床表现、辅助检查以明确诊断，放射性膀胱炎的患者必须有明确的盆腔放射治疗史，临床上可出现突发性、反复的肉眼血尿，或伴尿频、尿急、尿痛等膀胱刺激症状，严重者可致排尿困难、急性尿潴留、失血性贫血等。辅助检查可行超声、CT 及膀胱镜检查。超声可发现膀胱壁增厚、内壁毛糙，其中以后壁三角区为著，并可探及突起；CT 可发现后壁三角区增厚隆起及原发病灶表现；膀胱镜及活组织检查可作为金标准，可见水泡状改变、出血点、溃疡、团状隆起等。

五、临床相关影响因素

（一）剂量 – 体积因素

膀胱癌、前列腺癌和子宫颈癌放疗期间，膀胱和尿道可能会受到比较大的剂量。膀胱的耐受性明显高于肾脏，对于总剂量为 55~60Gy，单次剂量 2Gy 的照射，发生膀胱损伤的风险大约为 5%。但是，对于大分割或者超分割的全膀胱照射，其损伤的风险可能显著增加。Emami B 等人对盆腔恶性肿瘤患者数据汇总分析显示，全部膀胱照射的 $TD_{5/5}$ 为 65Gy，2/3 的膀胱照射的 $TD_{50/5}$ 估计为 80Gy。Marks 等人针对前列腺癌、膀胱癌和子宫颈癌进行的类似研究，发现全膀胱照射 50Gy 后，临床出现 3~4 级毒性反应的发生率约为 5%~10%，当受照射剂量为 50~65Gy 时，其毒性反应发生率更高。因此，目前认为全膀胱照射剂量 >50Gy 与发生膀胱功能障碍的风险显著相关。而输尿管比膀胱的放疗耐受性更高，总剂量 60~70Gy 后发生尿路梗阻的概率 <5%。

当 1/3~1/2 的膀胱受到 50~65Gy 的照射时，可能导致约 5%~10% 的并发症发生率。小部分的受照膀胱（<20%）接受到 65~75Gy 的较高剂量照射时，可导致约 5% ~10% 的晚期毒性。这些数据是基于二维放疗的研究，可能会高估当前的放疗技术对膀胱损伤的风险。最近 Fox Chase 癌症中心对 503 名前列腺癌患者的研究显示，膀胱的 V_{60}、V_{70} 与≥ 2 级泌尿系统毒性的显著相关。而芝加哥大学一项对 296 例前列腺癌患者的研究结果也显示，膀胱的剂量 – 体积关系与≥ 2 级泌尿系统毒性相关。对于高剂量（≥ 72Gy）的前列腺癌患者，膀胱三角区也可能接受≥ 70Gy 的剂量，当膀胱毒性反应不明显。

目前，临床上都以治疗计划的 CT 图像来评价膀胱的剂量体积，但这种方法不尽合理。由于膀胱是一个可以自由膨胀的器官，其充盈程度除受到所含尿量多少外，还受肠道充盈度和呼吸等因素的影响。一项研究通过利用每周 CT 扫描来评估膀胱癌患者的膀胱运动，发现整个膀胱移动度达到了 2cm。另外一项研究评估了前列腺癌患者中膀胱的运动，在整个治疗过程中每 2 周进行一次 CT 扫描，研究者发现膀胱容量随着时间的推移而下降，因此认为是基于初始 CT 扫描的 DVH 的计算是不可靠的，并且强调了精确放疗年代中存在的剂量分布和预测毒性的挑战。图像引导放射治疗（image guided radiotherapy，IGRT）的应用在降低泌尿系毒性风险方面的起着重要作用，有多项研究中显示使用 IGRT 较未使用 IGRT 可降低泌尿系毒性风险。

（二）其他相关因素

前列腺切除术、子宫切除术、活检以及放疗前的任何类型的手术都可能潜在地增加损伤风险。前列腺切除术及子宫切除术均可能损伤膀胱神经，导致尿潴留。患者放疗前行经尿道前列腺切除术（trans urethral resection prostate，TURP），最终可能导致 5% 的患者出现尿失禁，而没有接受手术的患者其发病率为 1%。在前列腺癌放疗后，先前未行 TURP 的患者尿道狭窄率约为 2%~5%，而先前行 TURP 的患者为 6%~16%。

同步或者辅助化疗可能加重膀胱、尿道损伤。环磷酰胺可能引起慢性出血性膀胱炎、尿失禁、膀胱输尿管反流等不良反应。一项在接受放化疗后 8 年的宫颈癌患者随访中，有 3% 的患者发生晚期膀胱损伤。与放疗联合使用时，化疗可以肿瘤组织敏感性，但也增加了正常组织敏感性，但目前尚未有研究显示其可能增加宫颈癌或膀胱癌患者晚期膀胱损伤风险。

目前一致认为基础泌尿功能是泌尿系统毒性的第一个基本风险因素，存在泌尿功能受损的患者更易发生严重的急性和晚期泌尿毒性。另外，年龄、糖尿病、血管并发症和心血管药物的使用及盆腔炎病史与泌尿系统毒性有显著相关性。在宫颈癌中，来自 MD Anderson 癌症中心的数据显示 10 年膀胱损伤的发生率为 3%，多因素分析结果显示，剂量 >50Gy、吸烟史、体重指数 >30kg/m^2 与膀胱损伤的发生呈显著相关性。

六、观测终点与分级标准

膀胱损伤可以通过多种方式来进行评估，比如症状、体征、影像学、膀胱镜检查以及组织学检查。目前已经提出了几种评分系统来评估膀胱毒性反应。LENT/SOMA 标准是一个比较常用的评分系统，旨在使主观客观数据标准化（表 34-2-1）。美国泌尿外科协会症状指数（American Urological Association symptom index，AUASI）也是一个常用量表，用于评估患者是否存在排尿期和储尿期症状，它包括了 7 个项目的问卷，每个项目的得分为 0 到 5 分，总分 35，超过 7 分为中度症状，超过 19 分为重度症状，有临床意义的评分至少超过 3 分。另外还有一些生活质量评分量表可用于评估放射治疗期间引起急性反应。CTCAE 在临床上也被广泛应用，它评估的项目包括膀胱痉挛、膀胱炎、尿失禁、遗尿、尿路梗阻、狭窄、尿频、尿潴留等。

表 34-2-1 RTOG/EORTC 膀胱 LENT-SOMA 分级标准

分级	特征
0 级	无放射反应
1 级	轻度上皮萎缩；轻度毛细血管扩张（镜下血尿）
2 级	中度尿频；普遍毛细血管扩张；间断肉眼血尿
3 级	严重尿频；排尿困难；严重毛细血管扩张（瘀斑）；频发血尿；膀胱容量降低（<150ml）
4 级	坏死；膀胱痉挛（容量 <100ml）；严重出血性膀胱炎
5 级	放射反应导致死亡

由于在数周的放射治疗过程中，膀胱充盈状态的变化，初始静态 CT 不能代表整个治疗过程中膀胱真实的受照射的剂量体积，因此目前临床上仍缺乏非常可靠的膀胱放射耐受量的数据。目前主要运用关于前列腺癌治疗的 RTOG0415 试验中的临床数据来指导临床实践，而关于立体定向放射治疗条件下推荐勾画膀胱壁，其推荐的剂量限制见本书附录五。

七、预防与治疗

放疗诱发的急性症状，如尿频、血尿和排尿困难等，是由于尿路上皮和膀胱平滑肌的刺激和炎症所致。α 受体拮抗剂如特拉唑嗪、多沙唑嗪、坦索罗辛和西洛多辛，通常是通过松弛前列腺平滑肌并促进膀胱完全排空以减轻膀胱刺激性和阻塞性症状。特拉唑嗪和多沙唑嗪是非选择性 α 受体拮抗剂，并且会出现头晕、体位性低血压、乏力、鼻充血、异常射精、阳痿等不良反应。而坦索罗辛和西洛多辛是选择性的α受体拮抗剂，不良反应相对较轻。抗胆碱能药物，如托特罗定、奥昔布宁可可能改善患者尿频、尿急症状，但临床上要慎用这些药物，因为它们可能会加重梗阻症状或引起急性尿潴留。另外，非甾体类抗炎药也可以改善患者的刺激性症状。

放疗引起的晚期并发症是由于膀胱壁纤维化、容量减少、顺应性下降及毛细血管扩张等引起的，它们往往是慢性的，大多数情况下是不可逆转的。使用α受体拮抗剂或抗胆碱能药和解痉药可缓解尿失禁、尿频和尿不尽等症状。而患者出现血尿，需要根据其严重程度来进行治疗。镜下血尿可能发生于膀胱黏膜的毛细血管扩张，可以予以药物止血治疗。出血性膀胱炎是比较少见的并发症，治疗方式包括膀胱内滴注福尔马林、选择性栓塞下腹动脉或高压氧疗。对于特别严重的病例，膀胱切除或膀胱重建也是一种选择。

八、研究现状与展望

目前对于膀胱耐量剂量的上限仍是未知的。今后我们同样需要更多的临床试验提供详细的剂量 - 体积数据以及有长期临床随访数据。另外，今后关于放射性膀胱损伤的研究应包含以下几个方面：利用3D影像手段，观察实际的DVH参数与临床结果之间的相关性；着手研究膀胱不同部位之间放射反应与损伤的差异；以及深入理解高剂量近距离放射治疗对膀胱产生的放射损伤。

（邢鹏飞　邹莉　毛卫东）

参考文献

1. 王绿化 . 肿瘤放射治疗学 . 北京：人民卫生出版社 .2018 年 .
2. 李晔雄 . 肿瘤放射治疗学 . 北京：中国协和医科大学出版社 .2018 年 .
3. Dawson LA, Kavanagh BD, Paulino AC, et al.Radiation-associated kidney injury.Int J RadiatOncolBiol Phys.2010 ;76(3 Suppl): S108-115.
4. Viswanathan AN, Yorke ED, Marks LB, et al.Radiation dose-volume effects of the urinary bladder.Int J RadiatOncolBiol Phys, 2010, 76(3 Suppl): S116-122
5. Roach M 3rd, Nam J, Gagliardi G, et al.Radiation dose-volume effects and the penile bulb.Int J RadiatOncolBiol Phys, 2010, 76(3 Suppl): S130-134.
6. Shrieve DC, Loeffler JS.Human radiation injury.Philadelphia: Wolters Kluwer/Lippincott Williams & Wilkins, 2011.
7. ICRP statement on tissue reactions/early and late effects of radiation in normal tissues and organs-threshold doses for tissue reactions in a radiation protection context.ICRP Publication 118.Ann ICRP, 2012.41(1/2).
8. Pederson AW, Fricano J, Correa D, et al.Late toxicity after intensity-modulated radiation therapy for localized prostate cancer: an exploration of dose-volume histogram parameters to limit genitourinary and gastrointestinal toxicity.Int J RadiatOncolBiol Phys.2012, 82(1): 235-241.
9. Halperin EC, Wazer DE, PerezCA, Brady LW.Perez and Brady's principles and practice of radiation oncology.6th ed.Philadelphia: Wolters Kluwer/Lippincott Williams & Wilkins, 2013.
10. Yahya N, Ebert MA, Bulsara M, et al.Dosimetry, clinical factors and medication intake influencing urinary symptoms after prostate radiotherapy: An analysis of data from the RADAR prostate radiotherapy trial.RadiotherOncol, 2015, 116(1): 112-118.
11. Gunderson LL, Tepper JE.Clinical radiation oncology.4th ed.Elsevier, 2016.
12. Palorini F, Cozzarini C, Gianolini S, et al.First application of a pixel-wise analysis on bladder dose-surface maps in prostate cancer radiotherapy.RadiotherOncol, 2016, 119(1): 123-128.
13. Wortel RC, Incrocci L, Pos FJ, et al.Late side effects after image guided intensity modulated radiation therapy compared to 3D-conformal radiation therapy for prostate cancer: results from 2 prospective cohorts.Int J RadiatOncolBiol Phys, 2016, 95(2): 680-689.
14. Byrne K, Hruby G, Kneebone A, et al.Late genitourinary toxicity outcomes in 300 prostate cancer patients treated with dose-escalated image-guided intensity-modulated radiotherapy.ClinOncol(R CollRadiol), 2017, 29(9): 617-625.
15. Rancati T, Palorini F, Cozzarini C, et al.Understanding urinary toxicity after radiotherapy for prostate cancer: first steps forward.

Tumori, 2017, 103(5): 395-404.

16. Kim DWN, Medin PM, Timmerman RD. Emphasis on Repair, Not Just Avoidance of Injury, Facilitates Prudent Stereotactic Ablative Radiotherapy. SeminRadiatOncol, 2017, 27(4): 378-392.

17. Koontz BF. Radiation therapy treatment effects. An evidence-based guide to managing toxicity. New York: Demos, 2018.

第三十五章 生殖系统的放射损伤

在癌症放疗中，由于男性及女性生殖器官的放射敏感性高，可能导致严重的急慢性损伤，从而影响生育、内分泌及性功能。由于一些医疗、经济、社会和法律条件的不足，防护与治疗生殖器官的放射损伤仍然存在不少困难。为了克服这些障碍，在进行肿瘤的放化疗前，医生就应该具有传播意识，以及与患者加强沟通，以选择更有效的解决方案，这是生殖保护策略成功的一个重要因素。

生殖细胞对辐射非常敏感，例如精子发生的某些发育阶段，在0.15Gy后就可引起暂时性不孕，卵母细胞对辐射诱导的细胞凋亡也非常敏感，估计的半数致死量（median lethal dose，LD_{50}）小于2Gy，这是辐射导致不孕的重要原因。而生殖系统的内分泌调节细胞则具有较强的放射抵抗力。另外，子宫阴道则可耐受相对较高的治疗剂量。

第一节 睾丸的放射损伤

一、临床特征

睾丸肿瘤或者盆腔肿瘤放疗的副作用包括对生育能力的影响和受照局部及内分泌系统的影响。由于男性生育能力对生活质量非常重要，应该对睾丸的放疗副作用有充分的考虑。

精原细胞、初级精母细胞和精子细胞对辐射损伤敏感，在任何年龄睾丸生殖细胞都易受放射治疗的影响。各种类型的生殖细胞对辐射诱导细胞凋亡敏感性有明显不同。由于细胞凋亡是暴露于电离辐射后睾丸生殖细胞死亡的主要机制，因此这些差异是重要的。睾丸间质细胞更耐辐射损伤，因此在辐射剂量较低时，睾酮降低的概率较低。未分化好的精原细胞比分化好的精原细胞对放疗更敏感，处于分化早期的精原细胞数目较少，因此可以被一定照射剂量的射线选择性地杀死，而同样的剂量对精子产生过程中成熟的细胞则几乎没有作用。因此，放疗的最初几周内精子数目仍然是正常的，直到后期才会出现精子数目的急剧下降。因为大部分干细胞处于细胞周期中的辐射抵抗阶段，如果放疗时间延长，则干细胞可能通过细胞周期进入了对放疗更加敏感的阶段，放射损伤加重，因此分割照射或者持续小剂量照射，比等剂量单次急性照射的损伤更大。例如，虽然在盆腔放疗期间，每日睾丸会接受到散射线的剂量较低，却可导致长期持续的精子缺乏；此外，职业暴露于电离辐射多年后，仍可见睾丸功能低下，均与此有关。细胞毒性药物对精子的形成也具有实质性影响，如MOPP联合化疗治疗霍奇金淋巴瘤可导致几乎所有患者不育，并且药物延长治疗时间，可对进入细胞周期的干细胞造成更明显的杀伤。

二、发病机制

放疗引起的睾丸损伤的机制已在一些动物的研究中被证实。睾丸受到辐照时显示出相当大的恢复能力。在适当的支持环境下，恢复的时间和程度取决于暴露剂量和存活的精原干细胞池。在大鼠模型中，已经证明在包括放射治疗的细胞毒性治疗后，一些生殖细胞能够存活，这是精原细胞存在增殖和分化无力，从而导致无精子症的后果。

小鼠的研究显示，精原细胞和精母细胞在受到 25~200mGy 时，p53 诱导的细胞凋亡增加，最大的影响在 75mGy。然而，如果在高剂量的辐射前给予 75mGy，会导致一个显著的适应性反应，降低高剂量辐射诱导后细胞的死亡。

一些动物研究表明，精子的放射敏感性取决于其增殖率和暴露于辐射的时间，第二到第六阶段生精小管的精原细胞是辐射诱导细胞凋亡最敏感的生殖细胞。Mazonakis 等人用三维体模代表 5、10 和 15 岁的患者，测量使用 6 或 18MV 直线加速器多叶准直器（multi-leaf collimator，MLC）放疗时的睾丸的散射剂量，睾丸剂量用热释光剂量计进行测量。他们发现，肿瘤剂量 12~55Gy 之间时，睾丸的散射剂量在 0.4~145cGy，数值取决于患者的大小和治疗特殊类型。此外，他们发现，使用传统的铅块进行适形放疗时，性腺剂量比使用 MLC 增加了 2 倍。而腹部照射时，6MV 的 X 线相比 15MV 的 X 线可以减少性腺剂量。

三、临床相关因素

（一）全身照射对睾丸的影响

接受骨髓移植（bone marrow transplantation，BMT）化疗方案的青少年和成人可在 BMT 后出现睾丸功能障碍。接受移植的儿童在青春期接受骨髓移植时，青春期和睾酮水平正常，出现青春期发育，但由于生发上皮损伤，睾丸体积仍可能较低。BMT 前的强化治疗可能直接影响睾丸间质细胞的功能。BMT 前的治疗方案经常会导致不孕，而如果 BMT 前的治疗方案包括全身照射（total body irradiation，TBI），可造成持久性的性腺功能紊乱和不孕。Sondes 等人报道睾丸功能恢复的长期数据，他们跟踪研究了 463 名接受 10~15.5Gy TBI 的患者，中位随访 20 年以上，18% 的患者恢复正常的 LH，FSH，睾酮水平与精子生产，然而，只有 5 人（1%）生孩子。需要注意的是，烷化剂在这些治疗方案中的普遍使用可能是增加睾丸毒性的重要因素，因而难以确定放射治疗对睾丸功能障碍的相对影响。

（二）局部外照射对睾丸功能的影响

1. 颅脑放疗 Tamminga 等研究对辐射时屏蔽的睾丸组织中的 DNA 损伤情况，以探讨进行头颅照射是否会影响生殖系。他们报告说，局部头颅照射导致精子细胞中未修复的 DNA 损伤显著积累，如果辐射暴露一周后受孕，可以导致未受辐射的后代发生明显的表观遗传失调。

两项连续的儿童肿瘤研究，对采用化疗长期生存的急性淋巴细胞白血病患者的睾丸功能进行了研究。结果发现高水平的 FSH 和（或）减少睾丸体积均与照射野的设置显著相关；另一方面，大多数受试者血浆浓度的 LH 和睾酮、青春期发育没有受到影响。

2. 直肠肿瘤放疗 放射治疗盆腔肿瘤如直肠癌和前列腺癌可能会给睾丸带来辐射剂量。临床数据表明，直肠癌放射治疗，睾丸接受的剂量为 3%~17%。直肠癌的放射治疗可导致血清 FSH 和 LH 显著升高，睾酮水平显著下降，表明直肠放疗患者，性激素的生成对放射线仍很敏感。长时间的随访后，仍有部分受照射的患者血清睾酮水平和游离睾酮水平低于对照组。总睾酮、游离睾酮和促性腺激素的水平与骨盆腔结构和射野边缘的距离有关，但睾丸的散射剂量导致的内分泌功能异常最终也得到了恢复。

3. 前列腺癌放疗　对局限性前列腺癌术后放射治疗的睾丸效应进行的研究发现，66~70Gy 的剂量（睾丸剂量约为 2Gy）导致治疗后 3 个月血清睾酮水平有一个小而显著的下降（9%）。因此，前列腺癌的放射治疗可能影响 70 岁左右男性的睾丸间质细胞功能。然而，也有研究已经显示出不同的结果。例如，有研究显示虽然治疗后 1 周和 3 个月睾丸激素水平显著下降，但治疗后 12 个月恢复到基线水平。此外，其他研究表明睾丸剂量为 2.5~6Gy 的放射治疗后，睾酮水平没有显著下降。前列腺癌放疗对促性腺激素的效果之间的研究较为一致，显示血浆 LH 和 FSH 水平显著增加，并持续到辐射后的 1~2 年。此外前列腺癌的放疗还可以引起勃起功能障碍、性高潮功能障碍等变化。

4. 精原细胞瘤的放疗　精原细胞瘤患者中常见生精障碍，二分之一的患者甚至在任何治疗开始之前会有精液异常、基线精子数偏低。这使得治疗对生育的影响后续评估更难。那些睾丸切除后接受放疗的睾丸精原细胞瘤患者，接受剂量 0.32Gy 后 1 年，精子计数减少，而接受 0.09Gy 低剂量时，精子计数没有显著影响。然而，其他研究中，睾丸切除术患者在接受小于 0.5Gy 剂量时，无精症不会出现，接受 0.65Gy 以上剂量照射后，超过 70% 的患者在 30~80 周后又恢复。此外，SWOG 8711 研究了男性精原细胞瘤患者在睾丸切除后放疗后的睾丸功能。睾丸接受剂量低于 0.79Gy 的患者，精子数在大约 6 个月时下降到最低点，然后 12 个月后恢复，随着剂量的增加出现更长的恢复延迟。用主动脉旁野代替经典的“狗腿”野治疗，其中包括同侧髂内淋巴结，可以使睾丸的中位剂量减少至 0.09Gy，接受主动脉旁野治疗时，患者的精子数量没有减少，而接受“狗腿”野放疗的患者，精子计数在 1 年时减少 50%。

四、诊断与治疗

对睾丸功能的测试包括对精子数量和形态的测试，血清中睾酮水平测定，LH 和 FSH 水平测定，睾酮与黄体生成素的比值的测定。

（一）睾丸间质细胞功能障碍

儿童可能会出现青春期延迟。Tanner 分期和睾丸检查评估萎缩应作为日常体检的一部分。黄体生成素和睾酮水平应该在 13 岁时和随后的随访中监测，如果有必要，应转诊到内分泌科。

成人睾丸间质细胞功能障碍最常见的症状是性欲减退。激素替代疗法是可用的，但应注意避免应用于激素敏感的肿瘤，如前列腺癌。患者睾酮降低存在骨质疏松的风险，骨密度测定有助于早期发现和管理。西地那非等药物对于 ED 的治疗显示了一定的效果。

（二）生殖细胞的损伤

目前没有任何治疗方法可以治疗放射治疗后生殖细胞的辐射损伤。治疗前预防和精子银行是减轻这些人随后面临的挑战的最佳方法。无精子症患者暂时避免生育，建议间隔 12 个月，以使新一代的精原细胞完成他们的细胞周期成为精子，避免可能诱发的遗传缺陷。

（三）睾丸的屏蔽防护

睾丸屏蔽可影响睾丸的剂量。Mazonakis 等人比较了常规的 8cm 厚铅挡块与市售圆睾丸盾的使用。他们发现，圆形防护罩将性腺剂量降低了 66%，而常规盾降低了 41%。其研究表明，“狗腿”野的屏蔽可以将剩余的睾丸剂量减少到处方剂量的 1% 和 2% 之间。较低的射野边界的水平是影响睾丸在盆腔放疗剂量的一个重要的因素。腹主动脉旁野治疗代替经典的“狗腿”野，可以使睾丸剂量中位剂量从 0.32Gy 减少到 0.09Gy。

第二节　卵巢的放射损伤

一、临床意义

卵巢是女性生殖系统对射线最敏感的部分，这就使得年轻患者在治疗时有发生不孕不育相关并发症的风险。每年在世界范围内，超过 660 万的女性被诊断出癌症，其中约 10% 是育龄期患者（年龄 <40）；她们通常接受积极的化疗和放疗可能导致卵巢功能受损、卵巢早衰。由于癌症诊断和治疗的最新进展，年轻女性和癌症女孩生育率的指导方针，大多数育龄期患者和癌症女患儿的五年生存率都显著提高。因此，如何预防化疗和放疗引起的卵巢功能和生育能力的损伤得到了越来越多的关注。医学专业人员需要努力鉴别那些有卵巢损伤风险的人，并尽可能防止卵巢损伤的发生。

妇女的正常生殖功能包括卵泡发育、排卵、黄体发育和黄体退化的周期性过程。这个系统是通过下丘脑、垂体和卵巢的相互作用来控制的。完整的卵巢功能需要有一个适当的内分泌环境和一定数量的初始卵泡。卵泡对电离辐射敏感，在放疗后，出现卵巢皮质萎缩，原始卵泡和成熟卵泡消失，正常的皮质基质细胞丧失，激素分泌减少和过早绝经。接受外照射治疗的患者全部的皮质均匀萎缩，但近距离放疗后，仅约一半的病例中出现皮质的萎缩，严重程度不等。

二、临床特征

（一）急性反应

在辐射暴露后 4~8 周，血清雌激素水平下降。血清 FSH 和 LH 水平逐步升高。成熟卵泡耗竭可导致暂时性闭经，而原始卵泡的破坏可导致永久性闭经。

（二）亚急性反应

卵巢的辐射剂量很小时，只引起短暂的闭经或不孕，尽管原始卵泡的数量会减少，在 6~18 个月后，会完全恢复。大剂量辐射可能导致卵泡减少或发育不成熟，与暂时闭经或不育相关。在足够高的剂量下，卵巢卵泡完全或几乎完全消失，就会发生永久性不孕。

（三）晚期反应

大剂量辐射会引起暂时闭经、不育或数年内不排卵。病理上，卵巢有相当数量的原始卵泡减少，有明显的卵巢过早退化。在亚致死剂量照射的小鼠，卵巢肿瘤发生的频率非常高。雌性小鼠暴露于单一的身体总剂量 87~350R，可导致颗粒细胞瘤、管状腺瘤或黄体瘤，发病率随暴露时间的增加而增加，可能在 17 个月后影响所有动物。然而，类似的影响还没有在人类中观察到。在一项研究中 2068 名妇女，卵巢接受了 350~720R 的照射，平均 19 年的随访观察中，没有发现卵巢癌增多。

有人担心辐射诱发的遗传异常可能导致后代的出生缺陷和癌症（例如，生殖系突变和染色体畸变）。从理论上讲，由于辐射诱变是一种随机效应，任何辐射剂量都有引起突变的风险。尽管实验动物的高剂量辐射在他们的后代中引起了一系列的异常，但是涉及人类的多个大型研究并未发现增加遗传疾病的风险。

三、临床相关因素

在癌症的治疗过程中，卵巢功能的受损通常发生在使用烷化剂化疗或放射治疗后。抗肿瘤治疗对卵巢功能的影响，取决于放疗与化疗的剂量和患者年龄。

卵母细胞放射敏感性极高，辐射对成熟卵泡和正在成熟的卵泡可造成同等损害，因此可像男性一样，立即发生不孕，没有潜伏期。激素的分泌也与卵巢成熟有关，因此辐射可导致性欲的丧失以及类似更年期的变化。卵母细胞的放射敏感性在不同物种的实验动物之间呈现出多元化，早期发育阶段的卵母细胞比后期发育阶段的卵母细胞对辐射更敏感。卵母细胞的数量随着年龄的增长而下降，这会导致引起老年女性不育的辐射剂量降低。在小鼠中观察到，与急性单次剂量辐射相比，长期暴露于辐射对卵巢的损伤程度减少。射线对儿童生殖功能具有剂量依赖性和年龄依赖性，青春期前和青春期的女孩有不孕和早产的风险，在 40 岁以上的妇女对两个卵巢用 4~7Gy 的单次剂量行放射线治疗，可以看到不可逆的卵巢衰竭，而闭经的发病需要高达 12 或 15Gy 的剂量。年轻女性的卵巢对放射线有更强的抵抗力，能够承受更高剂量的辐射，导致青春期推迟。此外，随着年龄的增长，卵母细胞储备减少，不育的风险增加。

对 3390 名儿童癌症经治疗后幸存者的研究显示，急性卵巢衰竭的发生率为 6.3%，危险因素有年龄、霍奇金病、腹部 / 盆腔 RT（特别是卵巢剂量 >20Gy，与 >70% 的急性卵巢衰竭相关）、暴露于咪酰胺或环磷酰胺。Wallace 等人研究了 38 名在儿童期接受全腹放疗（20~30Gy）的患者，27 名患者未完成青春期发育，4 名患者有怀孕的记录（剂量范围，20~26.5Gy），然而全部在孕中期流产，15 例患者（单侧辐照剂量范围内，20~30Gy）几乎完全保留对侧卵巢，卵巢功能除一例外都是正常的。有报道患者接受 TBI 治疗后（10~15.75Gy、2Gy/ 次），经过长时间的随访，90% 的患者出现了卵巢早衰，而分次全腹照射治疗后（20~30Gy，1~2Gy/ 次），则有 97% 患者出现了卵巢早衰。Mills 等人评估 188 例急性淋巴细胞白血病（acute lymphoblastic leukemia，ALL）儿童患者，全脑全脊髓照射（craniospinal irradiation，CSI）剂量小于 24Gy 者，月经初潮无延迟。然而，那些接受 24Gy 以上剂量 CSI 的儿童，月经初潮比对照组明显延后。

卵巢功能恢复部分依赖于放疗的分割，对于 25 岁以下接受 TBI 方案的患者。12Gy 分次 TBI 组与 10Gy 单一剂量组相比，有更高的恢复率。然而，分次总剂量在超过 15Gy 时卵巢功能无法复苏。值得注意的是，由于卵母细胞通过凋亡死亡，分割放疗对生存的影响比通过有丝分裂死亡导致的细胞死亡少。

四、预防和治疗

癌症患者的卵巢受累风险有很大的不同，为了保存罹患癌症的年轻妇女和女孩的生育功能，避免卵巢毒性，需要在新兴的肿瘤生育领域寻求各种治疗选择，包括生于保留方案（如胚胎或卵子冷冻）、盆腔屏蔽放疗技术和手术卵巢移位术（卵巢固定术）。

尽管生育保留方案可能有很好的成功率，但各种生育保留方案也都有自身的优点和缺点，可能并不适合所有患者。此外，由于癌症治疗的放化疗剂量以及癌症患者的年龄和健康状况有很大的差异，所以应谨慎地估计女性生育能力保护方案的成功率。同样重要的是要强调，患者的年龄对任何女性患者的肿瘤生育治疗的成功率，起着至关重要的作用。这些问题可以在开始化疗和放疗之前通过早期咨询来解决，以便为每个患者制定最合适的生育保护策略。如果患者是 40 岁以下的，有生存机会，有良好的生殖功能，化疗和放疗的计划应包括检查和评估卵巢功能和生育的风险。如果卵巢功能和生育能力丧失的风险大于 50% 的患者希望在未来怀孕，化疗和放疗开始前应进行生育保存策略。

对于计划接受放射治疗的绝经前妇女来说，确定卵巢是否处于辐射区是很重要的。卵巢的位置可能受到多种因素的影响（如：子宫和卵巢的大小、膀胱充盈程度、直肠乙状结肠扩张程度，盆腔肿块大小等），因此必须知道如何定位卵巢，卵巢静脉常在 CT 上容易识别，左卵巢静脉汇入左肾静脉，右卵巢静脉在肾血管水平汇入下腔静脉，CT 轴向显示成像时卵巢通常沿外血管或髂总血管方向延伸，这种结构通常比其他卵巢韧带附着更明显。卵巢与患者的年龄和激素状态相关，有明显的形态变化。在生育年龄的妇女，正常卵巢大部分是能识别的。他们往往包含可见囊性滤泡或生理性囊肿，这被看作是流体衰减的区域特征。绝经后卵巢小，经常无法辨认。如果卵巢在 CT 定位有困难，超声或 MRI 可能是有用的。此外，MRI/CT 放射治疗计划融合可能在识别困难的情况下提供帮助。如果不能通过改变放射治疗技术充分限制卵巢剂量，卵巢移位或卵巢固定术可能是适当的卵巢保护措施，以使卵巢远离照射野。

卵巢早衰一旦发生，是不可逆转的。因此，卵巢早衰伴随着更年期及其相关症状和风险。对激素不敏感的肿瘤，应考虑给予激素替代疗法（hormone replacement therapy，HRT）。当然，必须仔细评估激素替代疗法所带来的生存获益与危害，如替代疗法可增加患乳腺癌的概率。然而，卵巢早衰的妇女患乳腺癌的风险降低。此外，没有证据表明，与治疗后仍处于绝经前的妇女相比，相关治疗卵巢早衰的妇女患乳腺癌风险增加。

第三节　阴道的放射损伤

一、临床意义

妇科恶性肿瘤是妇女常见的恶性肿瘤，主要包括子宫内膜癌、宫颈癌和阴道癌。由于生殖道器官邻近重要器官结构，在局部晚期疾病中手术往往受到限制，因此放射治疗在这些患者的治疗中起着重要的作用。在子宫内膜癌和子宫颈癌的治疗中，近端阴道受到高剂量的辐射，深入了解影响阴道辐射损伤的因素，是女性盆腔肿瘤放射治疗的重要保证。

二、临床特征

（一）阴道狭窄和缩短

阴道狭窄和缩短是阴道放疗最常见的后遗症。阴道狭窄的典型的临床症状在放疗后 3 到 6 个月出现，但也可能会更晚发生。不同研究中，非卵巢妇科恶性肿瘤放射治疗后阴道狭窄的发生率有很大的差异。这与研究方法的异质性有关，一些研究报告仅仅基于患者的报告，其他的研究则采用了更严格的方法，包括阴道检查和阴道长度的测量。平均而言，大部分的阴道长度减少发生在治疗后的 12 个月内，在 36 个月后稳定下来。阴道坏死会发生在急性损伤消失后，因此阴道坏死被认为是一个重要的晚期效应。坏死的发生取决于总剂量、分割、位置和技术。在同样剂量的辐射下，阴道坏死的风险根据解剖位置的不同而不同，阴道远端与近端相比，对电离辐射的敏感性更强，溃疡形成的风险增加。

（二）直肠阴道瘘 / 膀胱阴道瘘

直肠阴道瘘 / 膀胱阴道瘘是妇科恶性肿瘤放射治疗中最严重的潜在并发症之一。直肠阴道瘘，通常伴有盆腔疼痛和直肠溃疡形成。其症状包括直肠出血、阴道粪瘘。膀胱阴道瘘最常见的症状是阴道内的尿瘘，诊断通常需要阴道镜或膀胱镜检查，但动态对比度增强 CT 或 MRI 造影对诊断有帮助。一般来说，在放射治疗完成后的两年内，可能出现非典型或典型症状。直肠或膀胱肿瘤侵犯是阴道坏死与瘘道形成的主要危险因素，但目前尚不清楚这种风险是否与治疗方式有关。

（三）性功能障碍

虽然大多数关于性功能障碍的研究都涉及前列腺放疗后勃起功能障碍，但放射治疗也可能对妇女的性功能产生重大影响。女性性功能障碍（female sexual dysfunction）包括了放射治疗和（或）手术之后，由于身体和心理因素的副作用引起的性交障碍。盆腔放疗后的性功能障碍通常是多因素的，可能直接影响性功能的症状包括阴道干涩、阴道狭窄和缩短，阴道干涩可能因治疗导致卵巢功能衰竭而加重。这些因素可能导致性交困难和性交后出血，或使性交不能进行。放射治疗的晚期性功能障碍评估显示，医生对患者报告的不适和性功能障碍有明显的低估，医生报告的发病率明显低于患者的报告。由于不同治疗部位和不同治疗方式的结合有所差异，症状和严重程度会有很大的不同，这使得放射肿瘤学家很难非常准确地预测女性性功能障碍。

三、发病机制

（一）急性放射损伤

阴道黏膜的急性辐射损伤实质上与口腔黏膜内的放射损伤一致。快速增殖的基底层细胞对常规剂量的辐射非常敏感。当上皮脱落率超过基底细胞的有丝分裂置换率，就会出现浅表溃疡。显微镜下，表现为上皮变薄。急性期的特征是血管充血，黏膜下出血，淋巴细胞和粒细胞迁移到鳞状上皮之间。急性病理变化还包括黏膜下层结缔组织玻璃样变及胶原化、血管壁增厚和管腔闭塞、玻璃样变、纤维化的肌层和明显的炎症浸润。阴道的急性辐射反应有红斑、湿性脱皮和融合性黏膜炎，可持续 3~6 个月，并导致阴道上皮细胞的缺失。放射治疗开始后不久，出现急性细胞病变，包括细胞质空泡化，大小不均和气球样变性。这些变化在治疗后 1 天就可在基底细胞出现，10 天后明显。在 20 天左右可能出现明显的白细胞浸润。早期的数据表明，出现特征辐射后变化细胞的比例与宫颈癌的预后有关，因此人们特别关注正常阴道上皮的“敏化反应”或“放射反应”。除了具有预测价值外，正常上皮的辐射反应程度也与严重并发症的发生率有关。在临床上，当上皮脱落率超过有丝分裂的基底细胞置换率时，溃疡形成。低剂量率近距离放射治疗时，可能是接触放射源的区域首先形成溃疡。这被认为是由于急性放射损伤和来自施源器的直接压力共同作用的结果。临床症状通常在治疗结束后 1 至 2 周出现高峰。尽管在治疗结束时经常观察到阴道溃疡，但这些损伤通常耐受性良好，而且常常没有症状。阴道不同于口腔黏膜和外阴，相对疼痛不敏感，因此治疗过程中明显的阴道疼痛是不常见的，应该进行进一步检查。溃疡发生时可分泌大量的浆液，黏液减少，诱发感染的发生，黏膜损伤加重。穹隆表层的溃疡通常在 3 至 6 个月内消退，但可能长期存在而进展为坏死。临床诊断黏膜坏死意味着全层溃疡和基底细胞层脱落，导致延迟愈合。虽然组织学上与溃疡完全相同，但临床上常用术语“坏死”来描述持续性溃疡。阴道照射过程中溃疡并不少见，但临床相关症状有限。

（二）亚急性及晚期放射损伤

在放射治疗后，组织学和细胞学的变化是很常见的，并且可能会一直发展，出现明显的改变：黏膜萎缩和上皮变薄，只留下残留的基底细胞层，黏膜下层结缔组织玻璃样变及胶原化，严重的白细胞浸润，肌肉层的纤维化。血管壁的变化包括血管壁的变化，内膜的增生，以及由此产生的血腔直径的减小。这些血管阻塞的变化会影响到受伤组织的血液输送，由此产生的组织缺氧可能导致持续性的溃疡和瘘道的形成。在 2 年的时间内，阴道通常会恢复完整的或接近完整的上皮细胞和组织，但是其他的组织学变化可能会持续存在。一些研究表明，大多数患者在接受治疗后的 10 年时间内，都会出现阴道细胞学的显著变化，这对区分新发或复发性恶性肿瘤是很重要的。因此，对于临床医生来说，将放射治疗的病史告之病理学专家是很重要的。需要注意的是辐射可能诱导良性腺细胞化生，这可能被误解为复发性腺癌。放射治疗后阴道的大体变化包括黏膜苍白、毛细血管扩张、粘连、阴道狭窄、干燥、变薄和阴道缩短。临床上，粘连和狭窄可能会使阴道检查困难或无法进行，并阻碍疾病的监测。此外，这些副作用可以明显地影响性功能。

四、预防和治疗

控制和管理阴道急性辐射损伤疼痛的主要措施是维护卫生、抗感染治疗、同时口服或外用止痛药。念珠菌阴道炎是常见的放疗后阴道感染原因，临床医生应该在必要时尽早外用抗真菌药物。由于限制阴道急性损伤可以减少阴道晚期发展为坏死和瘘道相关损伤，建议放疗后常规进行机械性阴道扩张，或进行填塞。在一项随机对照试验中，外用雌激素可降低阴道毒性的发生率。局部雌激素虽可有效降低阴道症状发生，但却可吸收入血而作用于全身，因此从肿瘤预防的角度看是不利的。一般不建议在有完整子宫的女性腺癌患者接受放射治疗后，进行雌激素治疗。在放疗后宫颈狭窄的患者中，补充雌激素孕激素可能会导致子宫内膜增生导致经血增多。一旦阴道纤维化发生，尚不清楚机械扩张可以逆转阴道狭窄和缩短程度。有病例报告患者开始机械扩张阴道治疗阴道狭窄时，发生直肠阴道瘘的，但这似乎很少发生，因此建议进行温和的阴道扩张预防阴道狭窄的进展。保守措施失败时，应考虑手术治疗重度阴道狭窄。放射性坏死的保守治疗包括局部清创、双氧水灌洗、抗生素、抗真菌药物和雌激素。通过溃疡活检鉴别阴道坏死与肿瘤复发是必要的，但是尽量避免多点活检，这种做法已经证实可使瘘形成的风险增加。据报道，高压氧有助于阴道坏死的愈合。辐射诱导的膀胱阴道或直肠阴道瘘的治疗是具有挑战性的。非手术治疗如膀胱阴道瘘的导尿可能是有效的。然而，直肠阴道瘘粪便改道需要手术治疗。尽管事实上，性功能障碍可以显著影响主观幸福感，患者往往不愿意报告性交困难，因为他们觉得接受放疗后，他们的损伤没有“足够严重”。因此，应在放疗后常规评价性功能。应告知患者进行适当的润滑和常规扩张。研究发现在放疗后局部使用雌激素（2C 级证据）和机械的扩张（2A 级证据）可治疗阴道狭窄引起的性功能障碍。

第四节　子宫的放射损伤

一、临床表现

子宫在 TBI 或腹部或盆腔照射后，有很大的损伤风险，并与剂量照射和年龄有关。分次照射剂量 14~30Gy 由于破坏子宫血管和肌肉的弹性，子宫功能可能受损但仍能恢复。但是有报道更低的辐照剂量也能引起生长和血流障碍。在童年时子宫受照会增加初产妇的自然流产和胎儿宫内发育迟缓发生率，而改善子宫功能的努力获得的进展有限。产科医生应告知此类患者为高危妊娠，并意识到潜在的问题并进行管理。腔内放疗时，子宫颈和子宫的剂量可高达 200Gy。可见子宫内膜腺体和间质的萎缩和溃疡形成。来自 Green DM 对儿童癌症经治疗后幸存者的研究结果显示，如果子宫照射剂量 >5Gy，18% 的后代小于胎龄，但先天畸形率无差异，因此儿童癌症治疗的幸存者虽然可能缩短了生育寿命，但仍可正常生育。

二、预防和治疗

激素替代治疗可能对既往接受盆腔放疗的女性是有益的，可以改善子宫体积和血流量的减少。在一系列的接受 TBI 患者中，进行三个周期的生理激素替代治疗后，血流量明显改善，虽然仍低于正常值。

超声可以评估孕期，子宫胎盘的附着，并可监测胎儿生长。在年轻的成年女性，生理性激素替代治疗能改善子宫功能（血流和子宫内膜厚度），这可能使这些女性更好的从辅助生殖技术中获益。不幸的是，还没有可靠的方法预测和预防早产和分娩。

（沈云天　杨咏强　朱雅群）

参考文献

1. Clement C.H, Stewart F.A, Akleyev A.V, et al.ICRP Statement on Tissue Reactions/Early and Late Effects of Radiation in Normal Tissues and Organs–Threshold Doses for Tissue Reactions in a Radiation Protection Context.ICRP Publication 118.Ann.ICRP 41 (1/2).2012.
2. Michael.Joiner Basic clinical radiobiology: the UK, MPG Books.2009
3. Christopher J.Anker, David K.Gaffney.Ovary//Dennis C.Shrieve, Jay S.Loeffler.Human radiation injury: Philadelphia, Lippincott Williams & Wilkins.2011.
4. May Abdel–Wahab, Alan Pollack//Dennis C.Shrieve, Jay S.Loeffler.Human radiation injury: Philadelphia, Lippincott Williams & Wilkins.2011.
5. Christopher J.Anker, David K.Gaffney.Ovary//Dennis C.Shrieve, Jay S.Loeffler.Human radiation injury: Philadelphia, Lippincott Williams & Wilkins.2011.
6. Gerard C.Morton.Testicular Cancer//Edward C.Halperin, David E.Wazer, Carlos A.Perez, et al.Perez & Bradys Principles and practice of radiation oncology 6th edi: Philadelphia, Lipincott Williams & Wilkins, a Wolters Kluwer business.2013.
7. Peter W.M.Chung, Phillipe Bedard, and Padraig R.Warde.Testicular Cancer//Leonard L.Gunderson, Joel E.Tepper, Clinical Radiation Oncology by Gunderson LL & Tepper JE 4th edition: Elsevier, 2016.
8. Frey A, Sønksen J, Jakobsen H, et al.Prevalence and predicting factors for commonly neglected sexual side effects to radical prostatectomies: results from a cross–sectional questionnaire–based study.J Sex Med, 2014, 11 (9): 2318–26.
9. Salama M1, Woodruff TK.Anticancer treatments and female fertility: clinical concerns and role of oncologists in oncofertility practice.Expert Rev Anticancer Ther, 2017, 17 (8): 687–692.
10. Roach M 3rd, Nam J, Gagliardi G, et al.Radiation Dose–Volume Effects and the Penile Bulb.Int J Radiat Oncol Biol Phys, 2010, 76 (3 Suppl): S130–4.
11. Green DM, Sklar CA, Boice JD Jr, et al.J Clin Oncol, 2009, 27 (14): 2374–81.
12. Mahmood J, Shamah AA, Creed TM, et al.Radiation–induced erectile dysfunction: Recent advances and future directions.Adv Radiat Oncol, 2016, 1 (3): 161–169.

第三十六章 造血系统的放射损伤

第一节 概　述

骨髓是人体主要的造血器官，包括造血细胞和造血微环境。造血细胞由造血干细胞（hematopoietic stem cell，HSC）、造血祖细胞（hematopoietic progenitor cell，HPC）以及各系前体细胞组成。HSC 大部分存在于骨髓中，少数存在于外周血循环中，是最原始的造血细胞，具有自我更新的能力，可定向分化为造血祖细胞和前体细胞，并进一步分化为各系成熟的血细胞成分，包括白细胞、红细胞和血小板等，并释入外周血，以满足机体造血需要。HPC 是快速增殖的细胞，具有有限的自我更新能力，其增殖和分化可满足正常造血及满足各种造血危机，如失血、溶血或感染时血细胞的需求。造血微环境（hematopoietic microenvironment，HM）是由骨髓基质细胞（亦称间充质干细胞）、微血管、神经以及各类细胞因子构成，是维持造血干细胞的增殖、分化及成熟的“土壤”，是造血功能的调控中心。

众所周知，放射治疗是恶性肿瘤的主要治疗手段之一。但由于造血系统对放射线高敏感性，放射治疗可造成造血干细胞减少、造血微环境损伤以及骨髓微循环障碍等，导致外周血细胞数量下降，从而引起贫血、出血、继发感染，甚至死亡等不良后果。为避免重度骨髓抑制的发生，放射治疗常常被迫中断，甚至停止，从而影响了肿瘤治疗效果。因此，深入探究放射线对造血系统损伤的发生机制、发病特点以及防治方法，不仅是在核灾难、放射性事故发生时救治受照射人员的需要，更是减轻肿瘤放疗引起的血液学毒性的需要。通过有效防治造血系统的放射损伤，从而进一步提高肿瘤治疗效果，改善肿瘤放疗患者的生存质量。

第二节 骨髓的放射损伤

一、放射引起的骨髓组织病理学和影像学改变

动物实验显示小鼠受到 6Gy 照射后各时间点均可见骨髓组织出血。受照射后第 1 天可见脂肪细胞、巨核细胞和网状细胞；第 3 天骨髓组织被脂肪填充，可见残存的巨核细胞和网状细胞；第 7 天有少量骨髓细胞残留；第 14 天和第 21 天骨髓腔呈空虚状态，几乎全被脂肪组织填充；照射后 28 天仍以脂肪填充为主，但可见红系、粒系细胞。用电镜观察显示，小鼠受照射后骨髓细胞减少，粒系受损，粒细胞变

性，细胞核变形，核周髓腔变宽，特异性颗粒减少，粗面内质网脱粒、扩张，线粒体肿胀，细胞质内出现较多大脂滴。钴 60（^{60}Co）机 γ 射线照射 7.0Gy 后，死亡猴的骨髓组织病理发现，骨髓腔空虚，造血细胞明显减少，以幼稚红细胞为主，且红细胞多为哑铃型，可见广泛出血点。血小板形态各异，排列不规整。细胞核萎缩、偏移且形状不规则。电镜下见线粒体高度肿胀，内质网扩张，核膜间隙变宽。

随着影像学的发展，放射引起的骨髓损伤在影像学中亦有特征性的表现。例如，在骨髓损伤早期，由于细胞肿胀、血管损伤引起的出血，脂肪细胞浸润，在磁共振 SPIR 序列中表现为骨髓信号增强，T_1WI 不均匀高信号，T_2WI 高信号。损伤后期，由于造血细胞衰亡，微血管闭塞，脂肪细胞进一步增多，磁共振 SPIR 序列中骨髓信号降低，T_1WI、T_2WI 呈高信号。骨髓损伤的磁共振特征可用于判断骨髓放射性损伤的程度，也有助于鉴别放射后骨髓损伤和骨髓转移瘤。

二、放射对骨髓象的影响

机体受照射后骨髓象的变化与照射剂量密切相关，在不同的时间段其骨髓象的表现也大不相同。很容易理解，照射剂量越高，骨髓的损伤程度也就越重，骨髓象的改变越明显。照射后的时间段不同，骨髓象的变化也呈一定的规律性，我们称之为时相性。机体受照射后骨髓象的变化可分为四个阶段，分别是初期、假愈期、极期和恢复期。放射线主要干扰和破坏骨髓内造血细胞的分裂能力，而对分化成熟的细胞则影响较小。

（一）初期阶段——以骨髓破坏为主

照射后数日内，骨髓内有核细胞总数持续减少。由于幼稚造血细胞对射线十分敏感，所以原红细胞、早幼红细胞消失最快，中幼红细胞和晚幼红细胞减少明显。淋巴细胞数量减少，形态变异。巨核细胞稍晚减少，裸核增加。红系细胞比例下降，红、粒两系细胞减少的时间和程度有差异，与各自的辐射敏感性不同有关。髓系中各系造血细胞的辐射敏感性顺序为：淋巴细胞 > 红系细胞（原始红细胞、早幼红细胞）> 粒系细胞（原始粒细胞、早幼和中幼粒细胞）> 单核细胞 > 巨核细胞。初期破坏阶段骨髓造血细胞的有丝分裂呈指数降低。

（二）假愈阶段——表现为骨髓有核细胞数量的暂时回升

照射后 10~15 天，骨髓造血细胞有丝分裂指数及红系、粒系细胞数都有一定回升，致使外周血象暂时性回升得以出现。残存的造血干细胞增殖分化成熟约需 10 天，故假愈期的出现在照射后 11 天或更晚。由于造血干细胞受损，增殖能力有限，仅进行几次分裂后就会死亡。加之造血微环境的破坏未及时恢复，故回升只是暂时的。

（三）极期阶段——骨髓功能严重抑制

红系造血细胞极度减少，粒系幼稚细胞基本消失，粒系较成熟细胞数也明显减少。网状细胞、浆细胞、破骨细胞等可大量出现。骨髓失去正常红色外观，或呈灰黄色。

（四）恢复阶段——骨髓内有核细胞数量逐渐增加

红细胞首先恢复，红系造血细胞有丝分裂指数迅速上升，粒 / 红比例倒置，淋巴细胞比例下降。粒系细胞恢复稍晚于红系，幼稚和成熟单核细胞出现为粒系造血细胞开始恢复的前奏。巨核系细胞恢复较慢，开始恢复时，巨核细胞体积较小，核分叶较少、血小板功能差，而后才出现有血小板能力的、形态正常的巨核细胞。

骨髓象的变化是外周血变化的基础。除非在照射面积过广、照射剂量过大的情况下，骨髓造血功能一般都能自行恢复。骨髓中红系造血细胞对射线较粒系造血细胞敏感，因此损伤较重，但恢复却较粒系快。照射后骨髓造血细胞恢复的顺序为：红系造血细胞、淋巴系造血细胞、粒系和巨核系造血细胞。

三、放射对造血微环境的影响

骨髓造血微环境是由多种基质细胞群落相互作用而形成的复杂网络，是维持机体造血过程所必需的环境条件。骨髓基质细胞（marrow stroma cell，MSC）具有多向分化的潜能，能分化为成骨细胞、脂肪细胞、软骨细胞及肌细胞等，为支持和调节生物体造血功能提供定居、增殖、分化和发育的微环境。MSC 抗辐射性较强。研究发现，予以离体基质细胞 100Gy 照射剂量并不引起细胞死亡，50Gy 以内剂量不影响造血支持作用，仅使 MSC 分裂增殖能力减弱，集落形成数量减少。

成骨细胞是造血干细胞龛的重要组分，其一方面分泌相关黏附分子将造血干细胞固定在骨内膜表面，另一方面分泌产生各种细胞因子，包括白介素、集落细胞刺激因子、肿瘤坏死因子 -α（TNF-α）等，调节造血干细胞的数量及功能。有研究发现，成骨细胞在维持 $CD34^+$ 造血祖细胞的体外扩增中发挥重要作用。约 50%$CD34^+$ 祖细胞表达 c-kit，c-kit 被认为是造血干细胞早期分化的特异性指标，中低剂量射线会引起 c-kit 发生细胞凋亡，细胞集落形成能力下降，造血细胞增殖能力下降，引起急性骨髓抑制。成骨细胞中骨桥蛋白 +/N- 钙黏蛋白 +/CD45 亚群已被证实可保持造血干细胞的静止状态，放射能破坏该亚群的稳定性，促使造血干细胞改变静止状态，耗竭造血干细胞。成骨细胞对放射线敏感，大量研究表明在放射早期，成骨细胞就已经出现不同程度的损伤。

脂肪细胞对造血细胞起负性调节作用。在体外，脂肪细胞可通过神经纤毛蛋白 -1 抑制成熟多核中性粒细胞的分化，阻断巨噬细胞的粒 - 单核细胞集落刺激因子（franulocyte-macrophage colony-stimulating factor，GM-CSF）产生。在体内，脂肪细胞抑制造血祖细胞增殖，同时可通过产生瘦素促进成骨细胞的分化。放射损伤可引起骨髓内脂肪细胞扩增，减少造血干细胞增殖，最终引起造血系统损伤。

但是，近期有动物实验指出，照射后脂肪细胞的产生是在血细胞减少时为促进造血作用而产生的应急反应。脂肪细胞可表达干细胞因子（stem cell factor，SCF），SCF 能促进受照射造血干细胞的再生和血细胞的生成。也有研究指出，不同部位骨髓中的脂肪细胞受照射后的功能有所差异。长骨细胞中脂肪细胞经照射后促进造血恢复，尾椎骨中脂肪细胞受照射后却通过抑制骨髓血管形成而抑制造血再生。此结果虽和前述中脂肪细胞对造血的负调节作用描述不符，但这可能归咎于不同骨髓部位、人和动物的差异性，或存在其他不明的机制的作用，这都有待于我们进行进一步的探究。

骨髓基质细胞可分泌大量的细胞因子，包括巨噬细胞刺激因子、粒细胞集落细胞刺激因子、白血病抑制因子（leukemia inhibitory factor，LIF）、白细胞介素 -6（IL-6）、白细胞介素 -7（IL-7）、白细胞介素 -8（IL-8）、白细胞介素 -11（IL-11）和血小板生长因子（PDGF）等，这些细胞因子在刺激造血细胞的增殖、分化和促进造血功能恢复中发挥重要作用。另外，骨髓基质中存在对造血细胞的增殖和分化有抑制活性的造血负调因子，如 TNF-α、TGF-β1、TGF-β2、TGF-β3 和 INF-γ 等。正常情况下，基质细胞分泌一定量的造血负调因子，它们和血细胞生成刺激因子共同调控造血细胞的分化方向和增殖速度，维持造血微环境的稳定和造血干细胞的数量和比例。放射能引起造血刺激因子分泌减少，或负调因子增多，导致造血功能障碍。

高剂量电磁辐射不仅对造血干细胞产生严重损伤，而且伤及造血微环境。造血微环境恢复缓慢，加之失去造血因子的刺激，导致造血功能调控失衡，骨髓恢复缓慢且反复无常。然而对于低剂量的电磁辐射，虽然骨髓损伤的表现在早期呈逐渐加重的趋势，但是，在受照射 1~3 个月后，骨髓细胞的数量和形态仍有自行恢复的可能。

四、放射对骨髓微循环的影响

放射对骨髓微循环的影响主要表现为微血管内皮细胞的损伤，毛细血管破裂及血栓形成；中等大小的血管表现为内膜增生，纤维素样坏死，血栓形成，或者急性动脉炎。另外，大剂量照射后微血管的舒缩功能出现明显改变。在早期，由于细动脉、前毛细血管的反应性增强和血管紧张素Ⅱ、儿茶酚胺、5-羟色胺、血栓烷素等缩血管活性物质的释放增多，出现收缩反应。30分钟至数小时后，微血管的紧张性降低，组织中酸性代谢产物堆积，转为以舒张为主的改变，尤以毛细血管和细静脉舒张为明显。细静脉舒张使微循环后阻力增加，血流瘀滞。

微血管明显舒张的同时，血流速度减慢，正常的层流紊乱和流态异常。同时由于内皮细胞破坏、脱落，基底膜和胶原纤维裸露，血小板黏附于血管壁，并发生聚集和释放反应，形成微小血栓。微小血栓增加血流阻力，并可阻塞毛细血管，加重微循环障碍。

照射后微血管壁的结构发生明显损伤，内皮细胞收缩变圆和细胞间基质解聚，使紧密连接松弛，形成裂缝，毛细血管通透性增高。微血管壁结构损伤、血流缓慢、毛细血管内压增高等因素致使微血管壁通透性增高。渗出的血浆充填于组织间隙，挤压实质细胞，妨碍物质交换。

放射引起微循环障碍，造成骨髓内缺血、缺氧，从而进一步加重放射对骨髓内造血细胞和造血微环境的直接损伤，影响骨髓结构和功能的修复，从而使损伤持续存在，甚至不断加重。因此，改善微循环障碍是治疗骨髓放射性损伤的重要环节之一。

第三节　放射治疗中外周血的变化特征

外周血细胞数量减少及形态异常是放射治疗导致骨髓损伤最直接的体现，也是评估放、化疗患者骨髓抑制的常见的观测终点及指标。机体受照射后，外周血细胞计数和前述的骨髓象几乎是相同的经历过程：血细胞数量在初期迅速下降，假愈期稍有回升，极期降到最低值，如果机体没有死亡，将逐渐进入恢复期。而恢复的程度将取决于辐射损伤的程度和是否得到及时、有效的治疗。骨髓损伤的临床表现为白细胞、红细胞、血小板数量下降，最终引起贫血、出血、感染等，甚至造成死亡。

一、白细胞的变化

由于白细胞对射线较敏感，且其寿命短暂，当生成来源减少或中断时，数量会迅速下降。全身照射2Gy以上的剂量即可引起外周血白细胞数量显著降低，因此观察机体受照射以后白细胞总数、构成及形态变化对评估骨髓损伤的程度十分必要。

（一）白细胞计数的变化

白细胞计数的变化可分为早期升高、初期下降、假愈期暂时性回升、极期降至最低值、恢复期回升、过度增多和恢复正常共7个时相。

早期升高：照射后数小时至2天白细胞计数增多，高峰值为正常值的2倍。主要是中性粒细胞增加，增高程度和剂量成正比。照射剂量较低时，早期增高可不出现。早期白细胞增多的原因是在体液因子的作用下，贮存的白细胞被加速动员释放以及粒细胞体内再分配有关。

初期下降：早期增高后白细胞计数开始下降，下降的速度和程度与照射剂量成正比。这是有增殖分裂能力的幼稚细胞在照射后发生间期死亡和增殖死亡造成的。

假愈期暂时性回升：主要是中性粒细胞回升，回升的时间在受照射后 10~15 天。原因是一些损伤较轻的残存造血干细胞、祖细胞仍保留部分增殖能力，继而由于其耗尽导致回升受挫，又被称为“流产性回升”。暂时性回升出现的时间和回升峰值与受照射剂量呈反比，因此可将此数值作为照射剂量范围、病情轻重和预后好坏的指标之一。

极期：白细胞最低值反映了病情的严重程度，白细胞最低值与受照射剂量成正比。

恢复期：渡过极期后，白细胞计数逐渐升高。由于此时造血干细胞、祖细胞数逐渐增多且增殖能力较强，体内造血因子水平升高，因此多半患者会出现超常恢复（过度增多时相）。最后在机体的调控系统下恢复正常。

各类白细胞恢复正常的先后顺序为：单核细胞、嗜碱性粒细胞、嗜酸性粒细胞。

（二）细胞形态变化

中性粒细胞形态变化：中性粒细胞首先呈核左移，随后为核右移，这可能和成熟储存池的加速释放有关。胞体大小异常，早期可见巨型中性粒细胞，体积为正常粒细胞的 2 倍左右，核大叶多而不规则。极期可出现小型中性粒细胞，胞质颗粒减少或消失，出现中毒性颗粒及空泡形成，胞核异常，可见核碎裂、核固缩、溶解等凋亡或坏死征。

此外，在白细胞功能上可见吞噬能力降低，丝裂原刺激后增殖能力受挫、抗体生成障碍，继而细胞因子表达失衡等。

二、淋巴细胞的变化

淋巴细胞对射线最为敏感，照射数小时后，淋巴细胞就会急剧下降。到极期，淋巴细胞数甚至可以降至 0。受照射剂量越高，淋巴细胞减少越严重。因此照后淋巴细胞数变化被视为急性骨髓抑制程度和受照剂量的重要指标。淋巴细胞的恢复晚于白细胞，顺序依次为单核细胞、嗜碱性粒细胞、嗜酸性粒细胞、淋巴细胞。

淋巴细胞形态变化：照射后淋巴细胞形态变化十分明显，早期可出现核固缩、核碎裂、核疝、双叶核、空泡等变化。在极期可出现异型淋巴细胞，如单核淋巴细胞、浆细胞样淋巴细胞等。胞质中可有多数空泡，色深而浑。

三、红细胞的变化

由于成熟红细胞寿命可达 120 天，因此照射后早期外周血中红细胞计数变化不大。尤其当患者因呕吐、腹泻而失水导致血液浓缩时更不易察觉。2 周左右患者可出现贫血和血红蛋白下降。主要原因可能是：①造血干细胞严重损伤，红系造血几乎完全停止；②红细胞寿命缩短；③溶血：感染和照射后红细胞膜损伤，脆性增加，易导致溶血；④出血：由于凝血机制障碍引起出血，造成大量红细胞丢失。贫血维持几周后，自行缓慢恢复。

照射后红细胞除数量变化外，还有大小不均、异型和多染性细胞出现等形态学变化。有时在恢复期，外周血中可见幼稚红细胞。

四、血小板变化

血小板的正常寿命为 9~10 天，加之照射后初期仍有少量成熟巨核细胞保留着生成血小板的能力，因此外周血中血小板计数在 1~2 周后才会下降。随后，血小板数量呈进行性下降直至最低。血小板下降的速度和程度与照射剂量呈正相关。血小板在最低水平持续一段时间后可缓慢恢复。

血小板形态变化初期为核固缩和无结构型等变性型血小板增多，恢复期出现大型、不整型等再生型血小板。血小板超微结构可见伪足消失，致密颗粒减少，β 颗粒膨胀液化和 α 颗粒空泡化等变化。照射后血小板的凝聚功能、抗出血功能等均受损，成为临床出血综合征发生的重要环节。

近年有研究发现，照射部位不同，患者血象变化亦有差异。当脊椎骨、肋骨、胸骨以及长骨骨骺端受到照射时，外周血白细胞下降明显，而仅有颅骨受照时，白细胞下降不明显。究其原因，脊椎骨、肋骨、胸骨及长骨等主要是红骨髓分布处，红骨髓承担粒系、红系、巨核系三系血细胞生成功能，造血功能旺盛，其中白细胞对放射性较敏感，而颅骨红骨髓较少。

第四节　放射损伤的分类与分级

根据放射性骨髓损伤的程度和损伤发生的时期，放射性骨髓损伤可分为放射性骨髓抑制和放射性骨髓远后效应。

一、放射性骨髓抑制

根据放射性骨髓抑制出现的时机和发生机制不同，又可分为急性骨髓抑制和潜在性骨髓损伤两种类型。

（一）急性骨髓抑制

急性骨髓抑制发生在照射后不久，辐射损伤引起造血细胞减少，造血祖细胞应激产生快速增殖反应，并迅速被耗竭。急性骨髓抑制的发生主要和放射造成的骨髓细胞 DNA 损伤、自由基产生、细胞周期变化有关。临床表现主要为贫血、出血和感染等。实验室检查骨髓涂片表现为有核细胞数量减少，外周血细胞计数降低，细胞形态出现异常。

（二）潜在性骨髓损伤

潜在性骨髓损伤是一种迟发性损伤。其具体表现为患者在正常情况下外周血细胞计数正常，临床上不易被察觉。但当机体处于应急状况下，如大出血、严重感染、接受放化疗等时，出现外周血细胞计数持续低下，骨髓象呈有核细胞减少，这时才会被发现和诊断。

潜在性骨髓损伤更常见于遭受大面积照射者，研究发现小鼠接受 6.5Gy 亚致死剂量后即可出现潜在性骨髓损伤。潜在性骨髓损伤目前缺乏有效的治疗手段，导致患者预后较差。因此，潜在性骨髓损伤机制的研究成为近年来基础和临床研究的热点。

造血干细胞衰老是潜在性骨髓损伤的主要机制，主要表现为造血干细胞更新、克隆能力下降。研究证实造血干细胞的衰老和 *Bmil* 基因缺失相关。*Bmil* 基因是一种广泛表达的蛋白，敲除小鼠的 *Bmil* 基因，小鼠骨髓受损，造血功能下降，甚至导致小鼠快速死亡。其他研究发现骨髓损伤的小鼠血清中 β- 半乳糖苷酶（SA-β-gal）、抑癌蛋白 p16 抗体（p16）水平升高，这些都是与造血干细胞衰老有关的指标。

造血干细胞对活性氧（reactive oxygen species，ROS）的毒性非常敏感。放射能诱导 ROS 产生增加，一方面 ROS 诱导 DNA 氧化，同时体内 NADPH Oxidase4（NOX4）水平上调，引起体内持续的氧化应激反应，氧化应激可使 DNA 双键断裂、变异，诱导造血干细胞凋亡。另一方面，ROS 过多可影响造血干细胞的细胞周期，使处于静止期的造血干细胞数量减少，处于增殖期的造血干细胞增加，导致干细胞耗尽。另有研究表明，ROS 增加能激活 P53–P21 通路和 P16–Rb 通路，前者启动干细胞衰老程序，后者维持干细胞衰老状态，任一通路激活均可诱导造血干细胞衰老，造成长期的骨髓损伤。

放射通过激活丝裂原活化蛋白激酶 P38（P38 mitogen-activated protein kinase，P38 MAPK）级联反应，引起细胞毒性、氧化应激、端粒细胞缩短致使 DNA 损伤，诱导 P16 活化和造血干细胞衰亡。而这一过程可持续 5 周以上。

放射造成骨髓基质细胞或造血干细胞龛的损害。骨髓基质细胞以及造血干细胞龛对维持造血干细胞自我更新起着十分重要的作用。研究发现，将正常小鼠的骨髓基质移植到放射线照射的小鼠身上，骨髓造血功能可恢复到接近正常水平，间接反映骨髓基质细胞损害在造血干细胞衰老中的负面作用。

二、放射性骨髓远后效应

一次中等剂量以上的 X、γ 射线或中子照射，或长期小剂量累积作用，或放射性核素一次大量或多次少量进入机体内所致内照射损伤，在受照射后数月（约数年或数十年）出现的病理变化，或急性放射损伤未恢复而迁延成经久不愈的病变，称为放射引起的骨髓远后效应。

在射线最初破坏机体稳态后，造血干细胞代偿性提高增殖速率，加速造血干细胞、祖细胞和前体细胞的分化和成熟，以满足机体的需要。但是造血干细胞长期处于较高或异常增殖状态，造成造血干细胞老化、无效造血增加。造血干细胞 DNA 损伤未能及时修复，导致基因突变，从而诱发造血系统的远后损伤。

放射性骨髓远后效应一般都有显著的临床表现，而放射性潜在骨髓损伤的患者在一般情况下往往具有正常的血细胞计数，临床上不易被察觉。因此，放射引起的骨髓远后效应要比潜在性骨髓损伤更为明显、更为严重。放射诱导的造血系统的远后效应有白血病、再生障碍性贫血、白细胞与血小板低下、骨髓纤维化等。

在放射性骨髓远后效应中以白血病最为严重。其发生率高，潜伏期短，因此受到广泛关注。放射引起的白血病类型主要有 3 种，即慢性骨髓性（chronic myelocytic leukemia，CML）、急性骨髓性（acute myelocytic leukemia，AML）和急性淋巴细胞白血病（acute lymphoblastic leukemia，ALL）。

白血病的发生率和受照剂量、受照时年龄以及受照后时间有关。受照剂量越大，白血病发生率越高。国际辐射防护委员会（International Commission on Radiological Protection，ICRP）已采用 100mSv 作为确定的白血病最小致病剂量，但是 0~100mSv 被认为仍然是危险的。青年人受照后发病率高于老年人，而年龄小于 10 岁的儿童发生白血病的风险超高。白血病多在照射 3 年后开始发病，而这种发病现象甚至可以延长 10 年之久。发生辐射 20 年后，造血系统损伤概率可能逐渐减少，但实体瘤的发生率逐渐增加。

美国国家癌症研究院（NCI）1988 年颁布了通用毒性标准（common toxicity criteria，CTC 2.0），目的是为了全面评价肿瘤化疗、放疗和外科治疗的不良反应，并对不良反应的严重程度和分级标准也进行了规范和统一。其局限性是主要针对急性损伤，没有对迟发不良反应进行描述。其后 NCI 发布的通用不良反应术语标准（common terminology criteria for adverse events，CTCAE），同时涵盖了急性不良反应和迟发性不良反应的评级标准。但就放射性血液学毒性标准来看，从 CTC 2.0 到 CTCAE 5.0，其分级和评价标准基本没有发生明显的变化（表 36-4-1）。

准确认识骨髓抑制的分级、演变规律，尽早发现并正确处理骨髓抑制，对及时调整放疗范围和放疗剂量、改变化疗方案和化疗周期，以及重新制定诊疗决策有着十分重要的意义。

表 36-4-1　肿瘤放化疗骨髓抑制相关外周血细胞减少的诊断及分级

分级	0	Ⅰ	Ⅱ	Ⅲ	Ⅳ
白细胞（$10^9/L$）	≥ 4.0	3.0~3.9	2.0~2.9	1.0~1.9	<1.0
中性粒细胞（$10^9/L$）	≥ 2.0	1.5~1.9	1.0~1.4	0.5~0.9	<0.5
血红蛋白（g/L）	≥ 110	100~109	80~99	65~79	<65
血小板（$10^9/L$）	≥ 100	75~99	50~74	25~49	<25

第五节　预防与治疗

由于人体的造血系统对放射线高度敏感，机体在遭受大剂量照射后若不及时处理，可能导致骨髓造血功能衰竭、外周血细胞数量急剧下降，并导致致死性出血以及严重的感染，甚至在 2~4 周内死亡。因此对造血系统放射损伤的防治十分重要，具体措施详述如下。

一、减少或避免不必要的照射

（一）避免放射性事故的发生

核反应堆泄漏、放射源、放射性废物丢失等会对人类生命、健康造成严重危害或损失，我们应当竭尽全力避免此类灾难性事故的发生。

然而，最常见的放射性事故多发生于放射治疗中。2013 年 1 月《英国每日邮报》报道法国因照射剂量过量导致 12 例肿瘤患者死亡的事件。放射治疗引起的放射性事故和不必要照射，多由人为因素和（或）设备因素引起。人为因素包括技术人员培训不充分、操作不规范或违反操作规程、指导人员监督管理不当等；设备因素如设备老化、机器失灵、技术水平不足等。对放射性事故的预防和监管，应该落实到放射治疗的每个环节、每一个人。要防微杜渐，将不必要伤害发生的可能降到最低。

（二）勾画骨髓，限制危及器官照射剂量

急性骨髓抑制的发生与造血骨髓的受照剂量及受照体积密切相关。有学者提出骨髓受照射剂量达 30~50Gy 时，骨髓血管和血窦受到损伤，影响造血干细胞的功能，骨髓功能恢复需要时间较长，甚至发生不可逆性损伤。另外，骨髓为“并联器官”，其损伤程度和受照射体积有一定相关性。目前已有的关于盆腔骨髓放射损伤的剂量－体积－效应关系研究多以平均剂量、V_{10}、V_{20}、V_{40} 等作为评估、预测因子。RTOG 0418 的研究认为宫颈癌同步放、化疗的血液学毒性与盆腔骨髓平均剂量（D_{mean}）、V_{40} 相关。D_{mean} 越高，骨髓抑制越明显。D_{mean} 小于 34.2Gy 者发生Ⅱ度骨髓抑制率明显低于大于 34.2Gy 的患者。V_{40} ≥ 37% 时，75% 的患者发生Ⅱ度骨髓抑制。此外临床上还有不少关于盆腔骨髓剂量、体积参数的分析，是以 V_{10}、V_{15}、V_{20}、V_{40}、V_{50} 等作为研究参数，但目前尚无统一的评估标准。正在进行的 RTOG 1203 比较子宫颈癌常规盆腔放疗和保护骨髓的盆腔放疗对于造血功能的影响，期待其研究结果对防治造血损伤提供有价值的预测因子。

调强放疗（intensity modulated radiation therapy，IMRT）因为有着良好的剂量分布日益得到广泛应用，同样其在减少血液学毒性上也有一定的优势。有研究比较了 IMRT 和 CRT 在宫颈癌同步放、化疗中对骨髓抑制影响的差异，结果表明 IMRT 的 V_{30}、V_{40}、V_{50}（62.93%、31.36%、9.79%）明显低于 CRT（76.91%、39.60%、15.44%），而前者白细胞、中性粒细胞发生Ⅱ度以上降低的概率同样低于后者（80%vs 90%，40%vs 80%）。但也有临床研究并未发现 IMRT 在降低骨髓抑制率方面优于 CRT，因此还

需要更多的证据来证实 IMRT 在盆腔放疗时的骨髓保护作用。

值得注意的是，临床上在定义危及器官时，往往忽略对骨髓的勾画，因此也无法对骨髓受照剂量做出限制要求。但是，目前对盆腔骨髓勾画缺乏统一标准。早期的研究以勾画整体骨性骨盆的方法，此后的研究多采用勾画靶区范围内骨骼外轮廓或骨髓腔的方式，但此方法并不能区分无造血功能的黄骨髓和造血红骨髓范围，因此也存在一定局限性。更多被大家接受的方法是，将盆腔 MRI 图像与模拟定位 CT 图像上融合，T_1 加权图像上比肌肉信号稍高或与之相似的区域定义为造血活性骨髓。仅将此区定义为骨髓危及器官，勾画层面为 PTV 头脚方向外扩 2cm 的范围。多数文献推荐的骨髓剂量学参数限制如下：V_5<95%，V_{10}<90%，V_{20}<75%，V_{30}<60%，V_{40}<40%。对盆腔肿瘤的患者，若能在不影响放疗计划质量的同时，保护骨髓，使其照射剂量降低，相信能使患者在一定程度上获益。

二、减少或避免化疗的协同毒性

放疗和化疗单独应用时，均会引起骨髓抑制。由于化疗常常具有放疗增敏作用，目前同步放、化疗成为很多具有高危因素肿瘤患者治疗的主要手段。随着同步放、化疗疗效的增加，毒副反应也随之增加，骨髓抑制的发生率也明显上升。RTOG 0418 研究提出宫颈癌同步放、化疗患者骨髓抑制的发生率高达 81%。国内研究发现宫颈癌行调强放射治疗（IMRT）+ 顺铂化疗的患者，发生Ⅲ~Ⅳ度骨髓抑制率达 25%~30%。接受卡培他滨 + 放疗的直肠癌患者，最为严重的副反应为白细胞减低。

如何合理的调整化疗的强度、放疗的范围和剂量，从而减少放、化疗的协同毒性一直临床研究的焦点和努力方向。避免不必要的化疗，或合理地将同步放、化疗调整为序贯治疗是可以有效降低放射性骨髓抑制的发生率。

三、药物治疗

根据药物使用的时机不同，治疗放射损伤的药物可分为放射防护剂、放射缓解剂和放射治疗剂三类。放射防护剂是在照射之前使用的预防性用药；放射缓解剂是在受照射后立即使用，以刺激损伤组织的恢复，但必须在损伤症状出现之前使用；放射治疗剂用于放射损伤症状出现后，用于刺激组织和器官功能的再生和恢复。

（一）放射防护剂

阿米福汀（WR2721）是获得 FDA 批准的用于预防头颈部肿瘤放射治疗引起的唾液腺受损的药物，但是其对造血系统的防护作用却不可忽视。阿米福汀本身没有清除自由基作用，其去磷酸化代谢产物能激活乙酰转移酶 Tip60（Tat interactive protein-60）的活性，Tip60 是上调 ATM 激酶的关键因子，进而发挥阿米福汀清除自由基、减轻 DNA 损伤功能。阿米福汀在减轻白细胞、血小板、中性粒细胞和红细胞的损伤同时，还能促进其恢复过程，这对改善放射损伤所致的出血、清除毒素以及增强抵抗力尤为重要。

天然异黄酮（6，7，3，4 羟基异黄酮，T3）是合成的雌激素类似物，含有 4 种酚羟基，能提高抗氧化能力和辐射防护作用。T3 对于辐射早期造血细胞凋亡有很好的缓解作用，能提高受照射小鼠白细胞和血小板计数，促进骨髓造血功能的恢复。

γ- 生育三烯酚（GT3）广泛存在于天然植物中，是维生素 E 的亚型。具有较强的抗氧化剂和清除自由基功能。在放射引起的造血系统损伤治疗中，GT3 能明显缓解中性粒细胞和血小板减少的持续时间和严重程度，改善外周血细胞以及骨髓中造血祖细胞功能的恢复，并诱导相对高水平的 G-CSF 和 IL-6

生成。

蛋氨酸分为左旋体（L 型）、右旋体（D 型）和消旋体（DL 型），一般氨基酸右旋体在机体内是无生物效应的，而蛋氨酸除外。右旋蛋氨酸（D-met）是经 FDA 批准的用于保护辐射引起的口腔黏膜炎的药物。近年研究发现，D-met 对骨髓细胞有保护作用，能作为合成底物提高细胞内抗氧化物谷胱甘肽的合成，选择性抑制因辐射引起的氧化应激作用，从而降低造血细胞死亡。同时能通过增强辐射损伤骨髓细胞的集落形成能力达到对造血细胞的保护作用。

许多证据表明肾素 - 血管紧张素系统在造血调控和造血祖细胞发育中具有重要的作用。研究大鼠在照射后使用血管紧张素转换酶抑制剂（ACEI），小鼠生存率从 60% 升至 92%~97%，并减少放射引起的出血时间。卡托普利和培哚普利被证实通过维持和恢复血细胞水平来限制放射诱导的血细胞减少，这可能和血清祖细胞保护和再生有关，但具体机制仍需大量实验数据证实。

（二）放射缓解剂

5- 雄烯二醇（5-androstenediol，5-AED）对放射诱导的骨髓抑制具有潜在的保护作用。研究显示 5-AED 可激活骨髓细胞和巨核细胞的产生，明显改善总体血液指标，包括血小板、粒细胞水平，从而减轻与急性放射损伤相关的中性粒细胞减少症和血小板减少。另外，5-AED 能启动大鼠机体内细胞因子级联反应，调控骨髓中巨细胞刺激因子、IL-2、IL-6 等，从而提高受照射大鼠生存率和 G-CSF 水平。

重组白介素 -12（rh IL-12）主要由 B 细胞和巨噬细胞产生，能促进骨髓保护功能和增强机体免疫效应。有研究发现 rh IL-12 不仅能促进造血功能的恢复，对造血微环境也有一定的保护作用。

基质细胞源性因子 -1（SDF-1）是造血微环境的重要组成部分，是和骨髓造血功能相关的细胞因子。SDF-1 及其受体 CXCR4 结合，促进骨髓造血，抑制造血细胞的凋亡。另外，SDF-1 能通过促进基质细胞分泌抗炎因子而降低造血干细胞移植后感染的概率。

（三）治疗剂

粒细胞集落刺激因子（granulocyte colony-stimulating factor，G-CSF）的主要作用是刺激中性粒细胞前体的增殖、分化和功能，以及促进中性粒细胞的成熟和功能。G-CSF 的放射保护功能已在各种实验动物中得到证实，且无论辐射源如何，G-CSF 都会持续增强物种的存活和血液白细胞、中性粒细胞的恢复，即使延迟数天甚至数周给药也可能获得益处。G-CSF 目前在临床工作中广泛应用，但其疗效仍取决于照射范围、照射剂量及联合治疗方案等。

粒 - 单核细胞集落刺激因子（franulocyte-macrophage colony-stimulating factor，GM-CSF）能促进粒细胞、单核细胞和巨噬细胞的存活、增殖和分化。当单独给药或与其他细胞因子组合时，GM-CSF 可增强机体血液白细胞水平的恢复。和 G-CSF 一样，GM-CSF 能降低中性粒细胞减少的严重程度和持续时间，增加中性粒细胞恢复、白细胞计数的总体恢复以及骨髓中粒细胞、巨噬细胞集落形成单位的增加。

重组人血小板生长因子（rhTPO）是作用于巨核细胞系的特异性造血细胞因子，能减轻放疗患者血小板下降的程度和缩短血小板减少的持续时间。用药时注意定期复查血常规，密切观察外周血小板变化，当血小板达标时，应立即停药。重组人白介素 -11（rhIL-11）可联合其他造血因子，通过促进骨髓造血细胞进入细胞周期增殖分化，减少细胞凋亡，减少增加外周血小板数量，降低血小板减少的严重程度，缩短血小板减少症的病程。

促红细胞生成素（erythropoietin，EPO）是一种糖蛋白激素，能刺激骨髓造血功能，增加外周血中红细胞数量，提高血液携氧能力，甚至使用后 120 天都能使血红蛋白升高，使红细胞比积增加 55%~60%。

（四）造血干细胞移植技术

极重度骨髓抑制的患者因病情严重而造血功能难以恢复，一般治疗难以奏效时，需要施行造血干细胞移植（hematopoietic stem cell transplantation，HSCT）以期重建造血功能。造血干细胞移植主要方式有骨髓造血干细胞、外周血造血干细胞和脐带血造血干细胞移植。造血干细胞移植在急性放射病的治疗和帮助患者骨髓造血重建中发挥十分重要的作用。与血液病和肿瘤的移植治疗相比，放射引起的造血系统损伤的移植治疗更应该尽早进行，为移植成功和延长患者生命争取时间。

但是干细胞移植技术仍存在很多问题，如免疫排斥反应、感染、器官衰竭等。在1986年的切尔诺贝利核电站事故中，约200人受到大剂量全身照射，其中13人接受了骨髓移植治疗，仅2人存活时间超过3年，其他人均救治无效。干细胞移植技术在辐射损伤中的救治作用取决于很多因素，如其他系统的损伤程度、受照剂量、供－受体组织相容性以及免疫排斥抑制剂副反应等，这些问题尚无很好的解决方法，需要我们进一步探究，寻找更有效的治疗方法。

（五）中药防治放射性造血系统损伤的研究

中医药在防治造血系统损伤中表现出了一定的优势。中药具有毒性低、不良反应小以及取材方便等特点，对抗辐射药物的开发具有广阔前景。越来越多研究者将临床经验和实验研究相结合，取得临床疗效的同时，更深层次探究中药改善造血损伤的作用机制，使中医药的应用更加有理、有据。

人参对 ^{60}Co γ 射线照射小鼠有明显的保护作用，增加外周血白细胞、红细胞数量，同时增加超氧化物歧化酶（super-oxide dismutase，SOD）活性，降低辐射诱导的染色体畸变。

黄芪能降低白细胞下降的程度，增加体内细胞因子的产生，促进受辐射小鼠造血再生，缩短造血恢复时间。

枸杞有效成分枸杞多糖可提高骨髓增殖功能，通过调控Bcl-2水平提高抗辐射功能，同时具有良好的抗氧化作用，减少造血细胞的凋亡。

川芎提取物川芎嗪能显著提高小鼠粒系－巨噬细胞集落生成单位、红细胞集落生成单位集落数，调节多种骨髓细胞蛋白质的表达，增强造血作用。

四物汤（熟地、川芎、当归、白芍）能升高受照射小鼠外周血白细胞、增加造血集落刺激数，抑制骨髓细胞凋亡，对造血系统具有良好的保护作用。

中药对造血系统辐射损伤具有一定的干预作用。相信随着中药抗辐射机制研究的逐步深入，以及中药品种和方药不断拓展，一定能发现更高效、低毒的药物，以造福广大患者。

第六节　总　　结

目前，放射对造血系统损伤机制及防治药物的研究已经取得许多有意义的成果，并在指导临床诊治过程中发挥了积极作用。但是这一领域的不解之谜依然大量存在，这些问题的最终解决将有赖于科学的进步、研究人员的通力合作，也有赖于科研部门和制药公司的有效协调。

纵观诸多现存问题，展望今后探索方向，核心研究内容依然是：①加强对造血系统放射损伤的机制的认识，为防治工作提供理论依据；②系统研究辐射和造血系统损伤的剂量－效应关系，依此制定个体化治疗方案；③从分子水平上研发防治药物，提高药物治疗的靶向性；④提高造血干细胞移植技术，减少干细胞移植技术引起的不良反应，提高受移植患者的存活率；⑤发掘天然抗辐射药物，研究其作用机制。大力推广中医、中药在防治放射损伤中积极作用，中西并重，更好地服务于临床。

（于大海　刘 婕）

参考文献

1. Tomonaga M.Overview: effects of radiation on the human body: acute and chronic sequelae in hematopoietic organs.Int J Hematol, 2012, 95(3): 225-6.
2. Poncin G, Beaulieu A, Humblet C, et al.Characterization of spontaneous bone marrow recovery after sublethal total body irradiation: importance of the osteoblastic/adipocytic balance.PLoS One, 2012, 7(2): e30818.
3. Rodgers KE, Espinoza T, Roda N, et al.Accelerated hematopoietic recovery with angiotensin-(1-7) after total body radiation.Int J Radiat Biol, 2012, 88(6): 466-76.
4. Gupta ML, Srivastava NN, Dutta S, et al.Blood biomarkers in metal scrap workers accidentally exposed to ionizing radiation: a case study.Hum Exp Toxicol, 2013, 32(12): 1311-22
5. Klopp AH, Moughan J, Portelance L, et al.Hematologic toxicity in RTOG 0418 : a phase 2 study of postoperative IMRT for gynecologic cancer.Int J Radiat Oncol Biol Phys 2013 ; 86 : 83-90.
6. Zhang XG, Du AN, Geng C, et al.Clinical and experimental observations of peripheral blood leukocytes and nucleated bone marrow cells after local irradiation.Minerva Med, 2014, 105(1): 51-6.
7. Reeves G.Overview of use of G-CSF and GM-CSF in the treatment of acute radiation injury.Health Phys, 2014, 106(6): 699-703.
8. Singh VK, Newman VL, Romaine PL, et al.Radiation countermeasure agents: an update (2011-2014).Expert Opin Ther Pat, 2014, 24(11): 1229-55.
9. Kim JS, Jang WS, Lee S, et al.A study of the effect of sequential injection of 5-androstenediol on irradiation-induced myelosuppression in mice.Arch Pharm Res, 2015, 38(6): 1213-22.
10. Xu G, Wu H, Zhang J, et al.Metformin ameliorates ionizing irradiation-induced long-term hematopoietic stem cell injury in mice. Free Radic Biol Med, 2015, 87 : 15-25.
11. Porada CD, Atala AJ, Almeida-Porada G.The hematopoietic system in the context of regenerative medicine.Methods, 2016, 99 : 44-61.
12. Xue XL, Han XD, Li Y, et al.Astaxanthin attenuates total body irradiation-induced hematopoietic system injury in mice via inhibition of oxidative stress and apoptosis.Stem Cell Res Ther, 2017, 8(1): 7.
13. Chang J, Feng W, Wang Y. ^{28}Si total body irradiation Injures bone marrow Hematopoietic stem cells via induction of cellular apoptosis.Life Sci Space Res(Amst), 2017, 13 : 39-44.
14. Liu C, Liu J, Hao Y, et al.6, 7, 3, 4-Tetrahydroxyisoflavone improves the survival of whole-body-irradiated mice via restoration of hematopoietic function.Int J Radiat Biol, 2017, 93(8): 793-802.
15. Singh VK, Seed TM.A review of radiation countermeasures focusing on injury-specific medicinals and regulatory approval status: part I.Radiation sub-syndromes, animal models and FDA-approved countermeasures.Int J Radiat Biol, 2017, 93(9): 851-869.
16. Cho J, Bing SJ, Kim A, et al.Beetroot(Beta vulgaris) rescues mice from γ-ray irradiation by accelerating hematopoiesis and curtailing immunosuppression.Pharm Biol, 2017, 55(1): 306-319.

第三十七章

皮肤的放射损伤

第一节 临床意义

放射性皮炎（radiation dermatitis）是最早为人们所认识的放射性损伤，也是放射生物实验中最常研究的内容之一。放射性皮炎是癌症放疗最常见的副作用之一，95%的放疗患者可能出现放射性皮肤损伤。皮肤损伤的分类方法较多，其中以RTOG/EORTC分类系统最常用，将皮肤反应分为早期反应（early effect）和晚期反应（late effect）。辐射诱导的皮肤反应可能是影响放疗患者生活质量最重要因素，在一些严重病例中，这些皮肤反应可能会带来生命危险。因此，了解相关组织放射反应的病理生理学，掌握减轻或治疗皮肤损伤有效方法，对于临床医生是至关重要的。

第二节 发病机制

一、皮肤的解剖结构

皮肤的基本结构是由不同厚度的表皮和真皮所构成。其中表皮由基底层（可持续分裂的干细胞组成）和10~20个表面层（由不分裂的、持续分化的、角化上皮细胞组成）所组成；真皮比较厚，由成纤维细胞、毛细血管、淋巴管、神经、腺体、毛囊和蛋白质组成的不规则网状结构（图37-2-1）。保留了皮肤结构单位所有特征的皮肤最小单位是一个与表皮和真皮有关的微血管群，称为皮肤的功能性单位。通常皮肤功能单位直径约30μm，长约350μm。皮肤的结构模型着重强调皮肤功能单位的剂量反应。

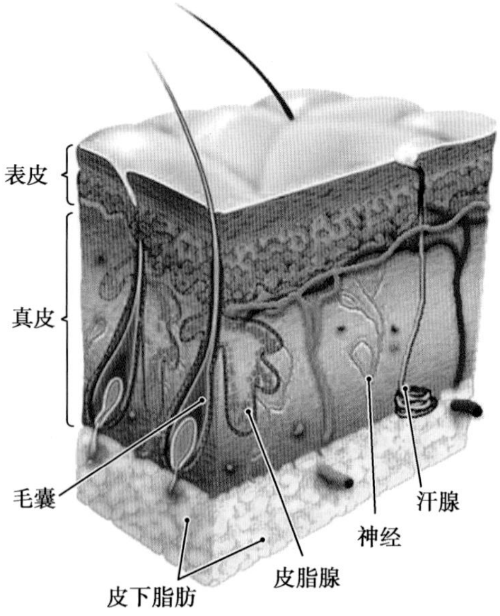

图37-2-1 皮肤的结构模型

二、放射性皮肤损伤的发病机制

（一）早期反应

基底角质形成细胞，毛囊中的干细胞和黑色素细胞具有高度放射敏感性。在放射治疗期间，辐射可以通过直接作用引起细胞核和线粒体 DNA 的不可逆的双链断裂，并可以通过间接作用引起细胞水的电离产生短寿命的自由基引起后续的损伤。辐射诱发炎症的机制尚不完全清楚。电离辐射通过驻留的皮肤细胞激发表皮和真皮之间的信号传导。辐射诱发的皮肤损伤的标志是白细胞和其他免疫细胞从循环到受照射的皮肤的跨内皮迁移。这些激活信号产生许多细胞因子和趋化因子，这些信号作用于局部血管的内皮细胞，引起黏附分子如细胞黏附分子 1（ICAM1）、血管细胞黏附分子 1（VCAM1）、E- 选择素（E-selectin）的上调。急性放射性皮肤毒性与各种细胞因子和趋化因子的形成增加有关，特别是白细胞介素（IL）-1α、IL-1β、肿瘤坏死因子（TNF）-α、IL-6、IL-8、趋化因子配体（CCL）4、半胱氨酸 -X- 半胱氨酸基序趋化因子配体（CXCL）10 和 CCL2。辐射性皮肤损伤还涉及抗氧化状态的不平衡。辐射暴露后与氧化应激有关的特定酶包括超氧化物歧化酶、谷胱甘肽过氧化物酶、硫氧还蛋白、血红素加氧酶、热休克蛋白 -27（HSP27）和一氧化氮合酶。Th2 介导的免疫反应也可能是辐射后伤口愈合延迟的原因。

（二）晚期效应

辐射暴露后数小时内增加的转化生长因子（TGF-β）被认为与晚期辐射诱导的纤维化变化有关。TGF-β 是一种调节蛋白，可控制细胞增殖和分化，伤口愈合以及正常组织炎症反应中细胞外基质成分的合成

第三节 临床表现

一、早期反应

早期的放射反应通常是由于受照皮肤（基底层干细胞）中快速增殖的细胞成分的丧失所致。通常在辐射的第 1 周内，一些患者就可能出现由一过性皮肤红斑改变，这是由炎症反应引起的毛细血管扩张、通透性增加和水肿。这些反应可以在单次剂量 5Gy 或者更大剂量照射后几个小时内发生，并在 24~48 小时内消退。剂量为 2~4Gy 时，表皮、毛囊和皮脂腺中生殖细胞有丝分裂被抑制。一般来说，与照射野一致的红斑在分次照射第 2 周或第 3 周出现（即累计剂量为 10~20Gy 时）。脱毛通常在治疗的第 2 周或第 3 周发生，根据原子弹幸存者相关数据，脱发发生剂量可以低至 0.75Gy。一般认为皮脂腺与毛囊具有相同放射敏感性，因此，皮肤干燥通常与脱发同时发生。在出现皮肤干燥和脱毛发生之前，表皮细胞和皮肤附属物（即皮脂腺，汗腺和毛囊）会发生各种组织学变化，包括细胞质肿胀、核收缩、染色质凝结和表皮下细胞间水肿。如果不超过永久性脱发的阈值剂量，从辐射后 2~3 个月开始毛发会再生长。在第三到第四周的治疗后红斑会更加明显。红斑边界与照射野的边界相一致，皮肤会出现皮温升高和水肿。红斑期的主要组织学变化包括血管扩张、水肿、上皮细胞的乳头膨大、内皮细胞水肿、纤维蛋白血栓形成导致小动脉栓塞、淋巴细胞浸润和真皮内出现小的出血灶。组织中炎症反应的特征是在辐射的第一周内中性粒细胞开始聚集。随后其他炎症细胞（炎性渗出物）迁移到真皮中，包括巨噬细胞、嗜酸性粒细胞、浆细胞、淋巴细胞和肥大细胞。如果皮肤的总剂量不超过 30Gy，红斑阶段通常会在照射后的第 4 周或第 5 周进入“干性脱皮”阶段。在此阶段，基底层中黑色素产生增加，导致皮肤瘙痒、结痂和色素沉着。此外，真皮乳头会发生扁平化，表皮变薄。炎症通常在几个星期内得到纠正，而色素沉着消失得慢，需要 2 个月时间。如果皮肤的剂量超过 40Gy，紧接着会进入“湿性脱皮”阶段，其组织学特征跟皮肤二度烧伤相似。早期在基底层以上和表皮层以下出现水

泡。最后，受照射的表皮细胞以及水泡根部脱落，纤维蛋白层覆盖裸露表面。真皮和表皮下水肿持续存在，伴随基质纤维蛋白形成和表皮炎症浸润。上皮再生一般在湿性脱皮的 10 天内开始，并且在辐射的第 6~8 周完成；通常发生在受影响较小的基底细胞群。红斑和脱屑的早期阶段也统称为放射性皮炎。因为表皮基底细胞更新时间为 12~48 天，脱屑通常在照射 3~6 周后发生。不断增殖的基底细胞的消耗程度不同，脱屑将进展为干性或湿性脱屑阶段。当剂量足够高并使基底干细胞耗竭时，愈合则靠照射区域外的细胞向照射区域的迁移。

二、晚期效应

晚期辐射反应在皮肤缓慢增殖的细胞群（例如，内皮细胞和成纤维细胞）中表现明显。这些细胞比快速增殖的基底细胞对单次分割剂量增加更敏感，也就是 α/β 值较低的特点。在照射后几个月至几年内，会发生各种临床和亚临床反应，包括色素沉着和（或）减退、表皮和（或）皮肤萎缩、皮肤干燥（由于皮脂腺的损伤）、汗腺及其管道减少、脱发、毛细血管扩张、基底角质形成细胞和黑色素细胞的不典型生长、角化过度、脊髓损伤、表皮基底膜消失、皮肤接头处的纤维蛋白形成以及毛细血管数量减少。此外，还可能会出现表皮与皮下交界处的小动脉和动脉内膜增生，以及间质的透明化和增厚。辐射诱导血管内皮损伤为晚期反应的主要表现，并呈剂量依赖性。对内皮细胞，辐射诱导的晚期损伤可能导致血栓形成或腔内闭塞。血管壁坏死很少发生，如果发生可能与血栓形成、坏死、溃疡和出血有关。溃疡可以在辐射后的任何时间内发生。早期（辐射后数周至数月）溃疡形成是由于放射性坏死引起的表皮脱落，并且可能在接受高剂量照射后的 2 周内发生。这些溃疡通常会愈合，以后也会可能复发。暴露于高剂量辐射的皮肤，其慢性辐射反应可导致表皮和皮肤萎缩以及血管不足，使其容易受到创伤、感染和进一步的辐射所致的损伤。延迟（辐射后数月至数年）的溃疡形成比早期溃疡形成更常见，主要是由于缺乏血管的区域皮肤缺血和坏死形成。这些溃疡常常是由局部皮肤的创伤造成，伤口愈合能力严重受损。这些溃疡通常在几个月或几年内缓慢愈合，被纤维蛋白渗出物覆盖并在基底部形成极小的肉芽组织。表皮和（或）真皮的增生虽然不常见，但可以在照射后多年后发生。相关的过度角化可能导致不规则棘皮症和发育不良，这与光照角化病的表现非常相似。癌症可以由某些角化病发展而来，其平均潜伏期为照射后 23 年。鳞状细胞癌和基底细胞癌是辐射诱导的最常见的皮肤恶性肿瘤，其中鳞状细胞癌更常见。

第四节　临床诊断与分级（评分）标准

一、临床诊断

急性放射性皮炎是一个临床的诊断。近期具有放射治疗史的患者皮肤出现红斑、干性脱屑、湿性脱屑和皮肤坏死，可以诊断为放射性皮肤损伤。诊断的关键要素是放射治疗的历史以及累计辐射剂量。皮肤的明显分界变化以及皮肤损伤局限在照射区域也是诊断的重要线索。皮肤活检通常不是诊断放射性皮炎所必需的，然而，如果诊断不明确，皮肤活检的组织病理学检查可能会有所帮助。病理学上，急性放射性皮炎的特征在于凋亡的角质形成细胞，基底层的空泡化和表皮水肿。根据辐射剂量的不同，可以看到表皮坏死伴有水疱形成和表皮脱落，这些变化在临床上表现为湿性脱屑。干性脱屑可见角化过度。皮肤改变包括皮肤和内皮细胞水肿，血管舒张，红细胞外渗和血管中的纤维蛋白血栓。在整个真皮中可以观察到炎性浸润。

二、分级（评分）标准

在文献中最常用的是 RTOG/EORTC 合作组织损伤分级系统，其创建了基于临床表现的严重程度标准化的急性和晚期毒性分级系统（表 37-4-1）。但是，美国国立癌症研究所（NCI）通用术语标准不良事件分级系统（NCI-CTCAE-v5.0，表 37-4-2）最新更新的标准不再区分急性和晚期不良反应，他们认为在“多种治疗手段综合应用的时代，通过预定时间来区分早晚反应（即 90 天后发生的称为晚期效应）的方法针对个体患者已经不再适用了”。

表 37-4-1　RTOG/EORTC 皮肤和皮下组织辐射反应评分标准

系统	0 级	1 级	2 级	3 级	4 级	5 级
RTOG/EORTC（急性）放疗第 1~90 天	基线没有变化	滤泡样暗色红斑，轻度红斑 / 脱发 / 干性脱皮 / 出汗减少	触痛性或鲜色红斑，片状湿性脱皮 / 中度水肿	皮肤褶皱外的融合的湿性脱皮，凹陷性水肿	溃疡，出血，坏死	死亡
RTOG/EORTC（晚期皮肤）放疗 90 天后	无改变	轻微萎缩 色素沉着 轻微脱发	斑块萎缩；中度毛细血管扩张；全身脱发	标志性萎缩；毛细血管扩张症	溃疡	死亡
RTOG/EORTC（晚期皮下组织）放疗 90 天后	无改变	轻度纤维化和皮下脂肪萎缩	中度纤维化，但无症状；轻度野挛缩；<10% 线性减少	严重硬化和皮下组织减少，野挛缩 >10% 线性单位	坏死	死亡

表 37-4-2　NCI CTCAE v5.0 放射性皮炎评分标准

副反应	1 级	2 级	3 级	4 级	5 级
放射性皮炎	微弱的红斑或干燥的脱屑	中度至轻快的红斑；斑片状湿润脱屑，主要局限于皮肤皱褶和皱褶；中度水肿	皮肤皱褶和折痕以外的区域湿润脱屑；轻微创伤或磨损引起的出血	危及生命的后果；全层真皮皮肤坏死或溃疡；涉及部位的自发性出血；皮肤移植指示	死亡

第五节　临床相关影响因素

一、辐射相关因素

（一）照射总剂量

一般来说，随着总剂量的增加，皮肤急性和晚期反应的发生率增加。在一项 EORTC 大型试验中，保乳术后患者随机分组行全乳房照射（50Gy）加或不加瘤床加量（16Gy），中位随访时间为 10.8 年，与无加量组相比，加量组患者中度至重度纤维化发生率较高（分别为 28% 和 13%）。许多加速部分乳房照射（accelerated partial breast irradiation，APBI）试验已经证实，随着皮肤剂量的增加，皮肤和皮下组织的急性、晚期反应加重，并且美容效果更差。用浅表的 X 射线治疗皮肤癌的 1149 例病例研究表明，总剂量、射野大小和单次剂量与晚期皮肤美观程度（即色素沉着，毛细血管扩张和红斑等）显著相关。

（二）分割剂量

辐射诱导的皮肤反应随着分割剂量的增加而逐渐加重。晚期反应组织（如成纤维细胞和内皮细胞）比早期反应组织（如皮肤基底细胞）更容易受到分割剂量的影响，单次剂量越低，影响越小。在放射治疗实践中，小分割正变得越来越普遍，因此皮肤反应越来越受到分割方式的影响。立体定向放射治疗（SBRT）采用大分割方式，但是目前很多原因导致获得其皮肤反应对应剂量的数据很困难。例如处方剂量和分割方式的多样性、缺乏一致的治疗后皮肤反应评估和标准化报告、照射野数目的可变性以及每个照射野皮肤体积的可变性等，使用从常规分割得到生物等效剂量的线性二次模型来建立皮肤剂量限度不适用于大分割方式（即 > 8Gy/f）。德克萨斯西南大学的研究人员最近提出了用于 SBRT 治疗计划的剂量 / 体积限制（见本书附录五）。重要的是要注意，这些限制只是指导方针，将随着收集新数据而不断被更新。RTOG 前瞻性地收集了所有参加 SBRT 试验的患者剂量测定信息和临床毒性数据，这些数据最终将被用于建立正式的剂量 / 体积限制。放射生物学早期实验中收集到的关于皮肤（即猪皮）效应的历史数据可能被再验证，有助于建立限于 SBRT 治疗计划的剂量反应限值。

一项大型随机对照试验（n=1410）中，患者接受三种外照射分割方案之一（均治疗 5 周，50Gy/25f，42.9Gy/13f，39Gy/13f），评估晚期乳房外观变化。最少随访 5 年，乳房外观任何发生变化的风险分别为 39.6%（50Gy）、45.7%（42.9Gy）、30.3%（39Gy），乳房外观变化的 α/β 值约为 3.6Gy，可触及乳房硬结（即纤维化）的 α/β 值约为 3.1Gy。在 START（标准化乳腺放疗）试验中，低剂量方案美观效果更优。START-A 试验中患者（n=2236）被随机分为 3 组，每组照射时间均为 5 周，分割方式分别为 50Gy/25f、41Gy/3.2Gy/13f、39Gy/13f。平均随访 5.1 年时，受照 39Gy 的患者与受照 50Gy 的患者相比，乳房反应（皮肤和乳房外观和肿胀）的发生风险比较低，HR=0.69，晚期乳房反应的预计 α/β 比为 3.4Gy。START-B 试验（n=2215）是按两种照射方式（50Gy/25f，40Gy/15f）将患者随机分组，在 6 年中位随访中，与 50Gy 组相比，40Gy 组的晚期乳房外观变化率有降低趋势。

（三）照射体积

一般来说，皮肤的修复能力与照射皮肤的范围成反比。在一项针对 129 例肢体组织肉瘤术前（50Gy）或术后放射治疗（66Gy）患者的随机试验中，较高的照射体积与较高的纤维化（P=0.002）相关。乳腺组织照射的体积与外观美观度直接相关。75 例接受 HDR APBI（使用间质植入）的患者，150% 和 200% 等剂量曲线（分别为 V_{150} 和 V_{200}）包括的乳腺体积越高，皮肤反应越严重，而美观度越差。

（四）再程放疗

已有许多研究发布了皮肤对再次照的耐受度。主要来自啮齿动物模型观察再程放疗数据显示，皮肤能够耐受在初次治疗 2~6 月后 90%~100% 全耐受剂量再照。受到低于完全耐受的剂量的照射后，皮肤仅仅需要 4~6 周的恢复就可接受全耐受剂量的再照射。单次大剂量（以 6 或 9 周为间隔）反复照射会导致连续剂量治疗时耐受性（用于从急性效应中恢复）降低。

二、放射性皮肤反应的其他危险因素

（一）一般因素

一些研究者认为，高龄、糖尿病、吸烟、继发于手术和（或）以前放射治疗造成的组织损伤，以及合并化疗可能会增加皮肤毒性反应的发生。这些危险因素可能与伤口愈合延缓和组织缺血有关，例如血管生成减少、内皮细胞损伤、微血管纤维化/阻塞、成纤维细胞损伤等。关于年龄与皮肤毒性反应增加相关的研究较少。但一项研究认为，较低年龄（即≤ 30 岁）与晚期效应的增加有关，这可能是由于晚期反应的产生需要较长的时间。另外一组研究表明接受常规 EBRT 全乳房照射治疗时，70 岁以上妇女与年轻女性相比，其急性皮肤红斑发生率明显降低。

（二）遗传因素

一些患者可能发生特异性辐射晚期反应［即毛细血管扩张和（或）皮下纤维化］，但是这并不总是与其他急性或晚期效应相关。晚期放射反应的个体差异似乎与某些遗传表型（例如 ATM、TGFB1、XRCC1、XRCC3、SOD2、hHR21 等遗传变体）相关。这些具体的遗传变异尚不清楚但是一个前沿的研究领域。有些研究小组通过体外测定（存活分数）证实个体成纤维细胞的内在放射敏感性可能与毛细血管扩张和纤维化的发生相关，而其他研究组认为也有其他因素可能在晚期反应和延迟伤口愈合中发挥作用。此外，系统性红斑狼疮（SLE）和硬皮病等结缔组织病（CTD）通常被认为是放射治疗的相对禁忌证，因为这些患者皮肤毒性反应更重。

（三）种族差异

在一项针对 308 例肿瘤患者的局部症状调查问卷研究中，发现黑人患者（20%）放射治疗部位的皮肤反应比白人（8%）严重。更多观察到治疗部位严重的皮肤反应与疼痛（r=0.541，P<0.001）。在对 1614 例（101 例非裔美国人，1513 例白色人种）乳癌肿块切除术后放射治疗患者进行的研究中，非裔美国人的美观度（水肿，纤维化和色素沉着）较差，90%的白人在整体美观度上是优秀的，而非裔美国人只有 55%。

（四）药物因素

研究认为许多系统药物（表 37-5-1）可以增强辐射对皮肤的影响，被称为辐射增敏剂，和（或）导致炎症反应进展，也可诱发辐射回忆性皮炎（radiation recall dermatitis，RRD）的发生。当某种药物使用加重皮肤反应，并且其发挥增敏作用药物使用后与照射间隔时间短（即<7 天），则被认为是辐射增敏剂。随着药物的使用和照射增强间隔延长，辐射皮肤反应的严重程度和风险随时间降低。长期后遗症包括皮肤萎缩、纤维化和毛细血管扩张。辐射敏化机制包括亚致死性损伤修复减少、细胞周期动力学变化（即 G_2 和 M 期辐射敏感细胞的百分比增加）、血液供应增加和被照射组织的再氧化。辐射回忆性皮炎（RRD）是在既往受照射区域皮肤给予某些全身性药剂，诱发的炎症反应。类似于在辐射过程中看到的皮肤反应，暴发性 RRD 常表现为明显界线的疼痛性红斑、黄斑丘疹皮疹、脱屑和溃疡。一般情况下，用药和照射的时间间隔较长（即 > 7 天），之后发生的皮肤反应被归类为 RRD。另外，暴露于紫外线后也可发生辐射回忆性皮炎。辐射回忆性皮炎可以在给予辐射增敏剂后数分钟至数月内发生，并且给药途径可以改变该反应的表现和结果的进程，（如静脉给药较口服给药时 RRD 发生发展更快）。辐射与导致 RRD 药使用的时间间隔，可以是辐射后的几天或数年。一些机构提出了剂量 - 反应关系，给予高剂量药物可能增加发生该反应的风险。另一个辐射剂量—反应关系认为，发生回忆反应的风险可能取决于超过阈值的剂量。

表 37-5-1　药物影响辐射致敏和（或）辐射回忆性皮炎

药品	辐射诱导反应	药品	辐射诱导反应
更生霉素	辐射致敏 辐射“回忆反应”	多西紫杉醇 / 紫杉醇	辐射致敏 辐射“回忆反应”
达卡巴嗪	辐射“回忆反应”	吉西他滨	辐射致敏 辐射“回忆反应”
多柔比星 / 柔红霉素 伊达比星	辐射致敏 辐射“回忆反应”	他莫昔芬 卡培他滨	辐射“回忆反应” 辐射致敏 辐射“回忆反应”
博来霉素	辐射致敏 辐射“回忆反应”	6- 巯基嘌呤	辐射致敏
奥沙利铂	辐射“回忆反应”	环磷酰胺	辐射“回忆反应”
顺铂	辐射致敏	洛莫司汀	辐射“回忆反应”
兰瑞	辐射“回忆反应”	依达曲塞 / 曲米法	辐射“回忆反应”
西妥昔单抗	辐射致敏	依托泊苷	辐射“回忆反应”
培美曲塞	辐射“回忆反应”	阿糖胞苷	辐射“回忆反应”
羟基脲	辐射致敏 辐射“回忆反应”	长春碱 卡莫司汀	辐射“回忆反应” 辐射致敏
甲氨蝶呤	辐射致敏 辐射“回忆反应”	辛伐他汀 结核病药物（利福平，异烟肼，吡嗪酰胺）	辐射“回忆反应” 辐射“回忆反应”
马法兰	辐射“回忆反应”	加替沙星 / 左氧氟沙星	辐射“回忆反应”
三氧化二砷	辐射“回忆反应”	干扰素 2a~2b	辐射“回忆反应”
丝裂霉素 -C	辐射致敏	芬特明	辐射“回忆反应”
氟尿嘧啶	辐射致敏 辐射“回忆反应”	头孢唑啉 / 头孢替兰	辐射“回忆反应”

第六节　预防与治疗

一、减少辐射诱导的皮肤毒性的策略

（一）选择合适的射线能量

降低皮肤剂量，减少放射皮肤反应的风险。高能量光子（即 10 MV 与 6 MV）由于更强的“皮肤保护”效应，发生永久性脱发的风险较低。射线能量越高保乳手术后行 EBRT 患者的急性皮肤反应越低。

（二）调强放射治疗

研究表明，与三维适形技术相比，调强放射治疗和螺旋断层治疗能够在保证靶组织的剂量的同时更好的降低靶区外正常乳腺组织受照剂量。在一项单中心试验中，纳入 281 名行保乳术后 IMRT 治疗的患者，99%的患者在 12 个月的随访中表现出良好的美观度。另外没有患者出现毛细血管扩张或明显纤维

化。在一项多中心、双盲、前瞻性随机对照试验中，358 名患者随机分 IMRT 全乳放疗和标准全乳放疗（楔形板切线野）两组，结果显示接受 IMRT 与标准放射治疗的患者相比，急性辐射皮肤毒性反应（即湿性脱屑）明显较少，两者分别为 31.2% 和 47.8%。一项小型研究（*n*=24）比较了三种类型的术前放疗技术（常规治疗方式，3D-CRT 和 IMRT）用于肢端软组织肉瘤。研究者发现 IMRT 技术大大降低了未来手术皮肤的剂量，并在不影响肿瘤覆盖前提下减低了手术皮肤受照的体积。

（三）立体定向放射治疗

计划行 SBRT 治疗时，要注意计算皮肤和皮下组织的剂量。已有研究表明 SBRT 治疗时较高皮肤剂量会增加急性效应（即急性放射性皮炎和脱屑）和晚期效应（即坏死，疼痛性皮下纤维化）的发生。

（四）使用加速部分乳房照射（APBI）技术

如前所述，治疗体积越大，晚期纤维化更严重，美观度更差。与全乳房照射相比，部分乳房放射治疗技术可以显著降低高剂量区的皮肤体积。通过选择适当的患者和技术，在绝大多数情况下，美观度均达到良好或优秀。美国乳腺外科医师协会仅在肿瘤大小 <3cm 的患者中推荐 APBI。另外，高剂量治疗区域到皮肤表面的距离在剂量计划中至关重要。一项大型前瞻性关于高剂量率（HDR）APBI 的研究（*n*=1449）中，使用单孔气囊导管腔内放疗装置，中位随访时间为 30.1 个月，93% 的患者能实现良好或优秀的美观度。该研究 36 个月的初步报告，9.7% 的患者在随访时发生了毛细血管扩张。胸罩杯尺寸 A 或 B，气囊至皮肤距离缩短，以及球囊体积越小（≤ 50ml）均与毛细血管扩张增加有关。

通过增加源到皮肤距离或修正加载 / 停留位置时间，可以减少 APBI 治疗中的皮肤剂量。对使用孔气囊导管腔内放疗装置（MammoSite 装置）进行 APBI 治疗的 483 例患者的回顾性研究的结果示，气囊表面与皮肤之间的皮肤间隔 <6mm 显著增加急性皮肤反应的风险（*P*=0.0178）和毛细血管扩张风险（*P*=0.028）。在 191 例患者的研究中，从 MammoSite 气囊表面到皮肤使用 7 mm 及以上的距离可显著改善美观度并降低急性放射性皮炎的发生率。

在保乳手术时进行的术中放射治疗（IORT）可以类似地用于在保乳手术后加量或根治性辅助放射剂量。在 50 例接受了乳腺肿块切除术和单次 10Gy 术中电子放射治疗（IOERT）后加量行 50Gy EBRT 的患者中，所有患者均可达到长期（9.1 年中位随访）良好的美观度，只有 12% 的患者发生 2 级晚期皮下纤维化。Ivaldi 等人发表了 211 名患者在保乳手术时的使用单次 12Gy IOERT 加量的研究结果。随后进行大分割全乳 EBRT 方案放疗（每天 2.85Gy，分为 13 次）。作者统计了皮肤反应最大时（治疗后 1 个月）急性皮肤毒性反应的发生率，3.8% 3 级，28.6% 2 级，67.6% 1 级，无 0 级或 4 级。晚期皮肤毒性反应，1 例 4 级（0.9%），1 例 3 级，2 级以下 106 例（98.2%）。Veronesi 等人报告了 590 例保乳手术的患者单次 21Gy IOERT（生物相当于 1.8~2.0Gy 部分中的 58~60Gy）治疗的初步研究结果，在 20 个月的中位随访中，只有 3.2% 的患者发生纤维化（其中只有 1 名患者发生严重的纤维化）。

整个照射区域剂量的均匀性与照射后美观度直接相关。相关研究证明接受低剂量均匀性指数（DHI）的近距离放射线置入治疗的患者具有较少的皮肤毒性反应和更好的美观度。另外，接受较高剂量照射组织的体积越大，美观度越差。这些剂量学因素在降低皮肤反应和提高美观度方面是非常重要的。

（五）体位固定技术

在辐射野使用固定装置可作为与下方皮肤接触时的补偿物，必须考虑减少较高剂量的皮肤受照。在模拟和治疗期间，对具有大或松弛的乳房的患者使用固定装置（即塑料环 / 管），可以防止乳房直接垂在腹壁上。据报道，这些装置降低了在乳房褶皱区皮肤发生明显皮肤反应（急性：潮湿脱屑；晚期：纤维化和毛细血管扩张）的风险。俯卧定位是减少这些患者的乳房皮肤皱褶剂量不均匀性的另一种方法。使用侧卧位定位进行电子线加量治疗的乳腺癌患者，照射瘤床时可以减少皮肤到靶区的最大距离。这改善了瘤床的电子线覆盖，并减少了对皮肤的入射剂量。

（六）表面剂量计算和测量

在设计放疗计划期间，关注皮肤剂量可降低皮肤毒性。精确的表面剂量测量可以调整辐射剂量和治疗体积，特别是当皮肤不是靶组织时。使用 3D 图像引导的近距离放射治疗和体内皮肤表面剂量学可调整近距离放射治疗计划，来计算实际的源皮距。

（七）局部或全身使用的药物

在动物和人体模型已经发现了某些局部或全身药物可具有毛囊和皮肤的放射性防护作用。动物实验表明使用某些药物可明显减少临时脱发和急性皮肤反应，例如：前列腺素 E2、WR-2721、硝基氧、角质形成细胞生长因子、人参、咖啡因、姜黄根提取物、塞来昔布、维生素 C、麦角蛋白、别嘌呤醇凝胶、生长激素和商陆皂苷甲等。已有相关报道称己酮可可碱（有或没有 α- 生育酚）可减少辐射诱导的皮下纤维化。己酮可可碱是黄嘌呤衍生物，可抑制血小板聚集并增强微血管血流量。然而，这种药物如何减少纤维化的确切机制仍是未知的。己酮可可碱治疗的最佳剂量和持续时间也是未知的，但有些数据表明长期（> 2~3 年）使用可能会获得最佳结果。芦荟已被证实具有抗炎作用，并且通常用来降低放疗患者皮肤放射性皮炎严重性。然而大多数研究通过局部使用芦荟没有证实可明显减少或预防放射性皮炎。在一项小型前瞻性随机临床试验中，接受放射治疗的 45 名儿科患者被随机分为局部应用基于阴离子极性磷脂（APP）的乳膏或芦荟凝胶，研究报告更倾向于使用 APP 乳膏来改善干燥（P=0.002）和红斑（P=0.002）。局部类固醇可能会延缓急性放射性皮炎发展的时间，但并不能预防。在一项大型前瞻性随机对照试验中，局部使用三乙醇胺（水杨酸乳膏）尚未减轻急性放射性皮炎。针对头颈部肿瘤放疗患者的三期随机双盲试验显示，与安慰剂对照组相比，口服锌补充剂的患者发生急性Ⅲ度放射性皮炎明显减少。另外，与对照组相比，接受锌补充剂的患者急性Ⅱ度放射性皮炎发生延迟。人体研究已经证明使用局部超氧化物歧化酶或有机蛋白（超氧化物歧化酶的金属蛋白形式）可减少急性皮肤反应。在 Halperin 等人的研究中，应用于全脑放射治疗患者局部头皮使用维生素 C 并没有降低急性放射性皮炎的发生率。在一项小型随机对照研究观察了 61 名外阴部放射治疗患者，局部同时应用粒细胞 - 巨噬细胞集落刺激因子（GM-CSF）和类固醇乳膏的患者相比单独接受类固醇乳膏的患者急性放射性皮炎的严重程度和持续时间显著降低。据报道，在全脑放疗之前，局部给予头皮一种氮氧化物 Tempol（4- 羟基 -2，2，6，6- 四甲基哌啶 -N- 烃氧基）对毛囊具有放射防护作用。一项小阶段研究短期随访结果表明，每次放射治疗之前 15 分钟用 Tempol 溶液局部使用，减轻了急性脱发症状。

二、放射性皮肤损伤的治疗

放射性皮炎的治疗应以皮肤损伤的严重程度为指导，涉及一般的皮肤护理措施、预防、继发性皮肤感染的治疗和衣物的使用等。

（一）Ⅰ度放射性皮炎

对于大多数发生轻度放射性皮炎（RTOG 或 NCI-CTCAE）的患者来说，除了一般的皮肤护理措施之外，不需要特殊的治疗。在首次放疗之前，应对患者进行适当的皮肤护理方面的教育：①为避免过度刺激和干燥，应使用中性 pH 的保湿皂或清洁剂轻轻清洁皮肤；②尽量穿着宽松的衣物以减少对被照射皮肤的摩擦；③为了防止过度的皮肤干燥（汗液和皮脂腺功能的丧失所致），通常推荐使用可吸收水分且轻度润滑的亲水保湿产品，应避免含有酒精或薄荷醇的产品，因为它们可以去除天然的脂质，使皮肤更加干燥；④照射皮肤对紫外线更敏感，因此，还应指导患者减少照射区皮肤（治疗期间和治疗后）在阳光或其他紫外线源（如美黑床等）等情况下的暴露。既往照射过的皮肤的任何区域推荐使用SPF为15以上的防晒霜。

尽管是否应该洗涤患处在医学界仍存在争议，但是一些随机对照实验的结果发现规律的洗涤可以减轻皮肤损伤部位的瘙痒、红斑和脱屑症状。此外，更为重要的是让患者保持自己的卫生习惯可以明显减少患者对于治疗的心理障碍。但是值得注意的是，涂于皮肤表面的润肤膏及或者啫喱等可以增加皮肤的吸收剂量，因此必须严格要求患者在每次放疗前保持照射部位皮肤的清洁及干燥，严禁在每次放疗之前使用润肤膏等护肤品。

（二）Ⅱ～Ⅲ度放射性皮炎

对于Ⅱ～Ⅲ度放射性皮炎的患者，治疗包括预防继发性皮肤感染以及在皮肤脱屑区域使用敷料。如果发生感染，应使用局部和（或）全身抗生素开始标准的抗感染治疗。具体来说，湿性脱屑区域可使用碱性肥皂和温和的清洁剂（如稀释的过氧化氢）清洗。抗生素乳膏（如1%磺胺嘧啶银）可用于防止革兰阳性菌、革兰阴性菌和白色念珠菌感染。如果临床怀疑是蜂窝织炎，应该开始使用局部或全身抗生素。水溶性伤口敷料（如百时美施贵宝公司旗下ConvaTec生产的DuoDERM有边敷料）和（或）非黏附性膜（如3M医疗公司的Tegaderm透明伤口敷料）置于湿性脱屑区域以促进坏死组织的酶解，从而增强坏死碎片和细菌的炎性吞噬作用。伤口敷料，还可以作为皮肤和细菌的屏障，防止污染衣物，并减少对皮肤的摩擦。

（三）Ⅳ度放射性皮炎

Ⅳ度放射性皮炎很少见。患有全层皮肤坏死和溃疡的患者应根据具体情况进行个体化的治疗。他们可能需要停止放射治疗，以及接受包括伤口专家、放射肿瘤学家、皮肤科医生和护士在内的多学科治疗。治疗可包括外科清创术、全层皮肤移植术或肌皮瓣/椎弓根皮瓣移植术。

（四）未来的治疗方向

临床前研究已经确定了有希望的辐射损伤靶向治疗，包括转化生长因子-β1通路抑制剂、合成超氧化物歧化酶/过氧化氢酶类似物、重组白细胞介素-12、Toll样受体-2/5激动剂以及细胞周期蛋白依赖性激酶的抑制剂等。在一例严重放射性烧伤患者的报告中，坏死皮肤切除后注射到伤口床内和周围的间充质干细胞促进了组织再生和伤口愈合。在动物模型中，普伐他汀通过上调内皮型一氧化氮合酶来维持内皮细胞功能，从而减少辐射诱导的皮肤损伤。

（俞辰道　邹 莉　沈云天）

参考文献

1. 王绿化，朱广迎. 肿瘤放射治疗学，北京：人民卫生出版社. 2016年.
2. 王绿化. 肿瘤放射治疗学. 北京：人民卫生出版社. 2018年.
3. 李晔雄. 肿瘤放射治疗学. 北京：中国协和医科大学出版社. 2018年.
4. Delanian S, Porcher R, Rudant J, et al. Kinetics of response to long-term treatment combining pentoxifylline and tocopherol in patients with superficial radiation-induced fibrosis. J Clin Oncol, 2005, 23: 8570-8579.
5. Liu W, Ding I, Chen K, et al. Interleukin 1beta (IL1B) signaling is a critical component of radiation-induced skin fibrosis. Radiat Res, 2006, 165: 181-191.
6. Bentzen SM. Preventing or reducing late side effects of radiation therapy: Radiobiology meets molecular pathology. Nat Rev Cancer, 2006, 6: 702-713.

7. Travis EL.Genetic susceptibility to late normal tissue injury.Semin Radiat Oncol,2007,17 :149–155.
8. Brush J,Lipnick SL,Phillips T,et al.Molecular mechanisms of late normal tissue injury.Semin Radiat Oncol,2007,17 :121–130.
9. Timmerman RD.An overview of hypofractionation and introduction to this issue of seminars in radiation oncology.Semin Radiat Oncol,2008,18 :215–222.
10. Delanian S,Lefaix JL.Current management for late normal tissue injury:Radiation–induced fibrosis and necrosis.Semin Radiat Oncol,2007,17 :99–107.
11. Devalia HL,Mansfield L.Radiotherapy and wound healing.Int Wound J,2008,5 :40–44.
12. Hill RP,Kaspler P,Griffi n AM,et al.Studies of the in vivo radiosensitivity of human skin fibroblasts.Radiother Oncol,2007,84 :75–83.
13. Zhang S,Wang W,Gu Q,et al.Protein and miRNA profiling of radiation–induced skin injury in rats:the protective role of peroxiredoxin–6 against ionizing radiation.Free Radical Bio Med,2014,69 :96–107.
14. Wang W,Luo J,Sheng W,et al.Proteomic profiling of radiation–induced skin fibrosis in rats:Targeting the ubiquitin–proteasome system.Int J Radiat Oncol Biol Phys,2016,95(2):751–760.
15. Xue J,Yu C,Sheng W,et al.The Nrf2/GCH1/BH4 Axis ameliorates radiation–induced skin injury by modulating the ROS Cascade.J Invest Dermatol,2017,137(10):2059–2068.
16. Song J,Zhang H,Wang Z,et al.The Role of FABP5 in Radiation–Induced Human Skin Fibrosis.Radiat res,2017,189(2):177–186.

第三十八章

骨骼的放射损伤

第一节 概　述

虽然骨骼通常被认为是钙质和惰性的，但骨骼对维持独立有效活动以及外观身体体质至关重要。损坏骨骼将产生严重影响，包括物理、生理和心理，如骨骼损伤有可能导致畸形，重要解剖结构的机械不稳定或疼痛等，甚至有诱发恶性肿瘤的可能，所有这些可能会在辐射暴露许多年后出现。如前所述，这些问题的发生往往是多因素的。

辐射相关的骨并发症可能影响任何年龄和性别的患者，并终身潜在发病风险。严重的骨放射损伤可表现为病理性骨折、畸形和放射性骨坏死（osteoradionecrosis，ORN）等。放射性骨损伤发生的相关因素，除了放射治疗因素（即总剂量和分割）之外，与手术、化疗等其他治疗以及个体因素相关。乳腺癌、前列腺癌、宫颈癌，淋巴瘤/霍奇金病和某些儿童恶性肿瘤的数据，是我们认识骨的并发症的风险、表现和治疗的认识重要的参考。

第二节 发病机制

一、解剖和生理学

在胎儿发育的早期，骨最初主要由透明软骨构成，透明软骨形成最初骨架，而最终形成的骨骼。头骨、上颌骨和下颌骨中原始基质细胞直接发育为成骨细胞，成骨细胞通过膜性骨化的过程形成骨。骨骼的其余部分通过软骨内骨化转化为骨骼。在胎儿期和产后早期，某些未知的信号促进原发性（中枢骨）和继发性（长骨骨骺）骨化中心的产生。有些骨仅有单一的骨化中心（例如颧骨，腕骨和跗骨），而长骨具有多个骨化中心进行纵向生长。初级和次级骨化中心由骨骺生长板分离，有利于骨的纵向生长，骨骺生长板是生长骨辐射最敏感的区域。生长板由大量软骨排列组成。该层中的细胞迅速增殖，组织学上表现为平行于骨长轴的柱状细胞。紧靠增生区，软骨细胞扩增，促使临床钙化区的基质以及软骨骨化，从而形成骨骼。这种新生骨从骨骺向外连续生长的过程有助于骨的纵向生长，其中最活跃的部位是股骨远端、胫骨近端和股骨近端。当骨骼成熟时，通常为中青年时期，骨骺成长板消失。

虽然骨骼看起来毫无生命，但它其实是一种动态组织，其功能取决于其细胞组分和细胞外基质，并以两种形式存在。皮质骨主要由长的、平行的、柱状的细胞外基质组成，称为骨单位，它们在哈弗斯系统中紧密相邻，并提供长骨骨干最大抗弯曲和压缩的力。松质骨比较多孔，由分支小梁组成不规则的空间，能抵抗多个方向的力量。松质骨通常存在于长骨和颅骨，椎骨和骨盆的干骺端。骨的细胞外基质既有无机元素，也有无机元素。有机元素主要是（94%）Ⅰ型胶原，排列在高度交联的平行束中，最大限度地抵抗弯曲。无机成分是磷酸钙的结晶化合物，称为羟基磷灰石。

骨骼中存在三种特别的细胞群体：成骨细胞，破骨细胞和骨细胞。在骨合成过程中，一部分成骨细胞嵌入细胞外基质中并发育为骨细胞，构成90%成熟骨细胞成分。破骨细胞是负责骨吸收的移动多核细胞。骨细胞是连接破骨细胞和成骨细胞间，调节骨细胞成分空间分布，从而调节骨形成和骨破坏。

正常的骨发育和维持是机械、化学和代谢等刺激作用下，精确调节的骨吸收和合成的过程。骨的外表面包括骨膜覆盖，其包含类似成纤维细胞的细胞外层可形成肌肉附着部位。内层包含骨祖细胞，可分化为成骨细胞，可促进骨轴向生长和骨折愈合。骨折后，成骨细胞发育成软骨细胞，合成软骨基质，然后被破骨细胞吸收由后方成骨细胞替代。骨膜还包含许多血管，其通过哈佛斯系统进入皮层，向嵌入骨小梁的骨细胞提供营养物质。

二、辐射对骨骼的生物学效应

（一）辐射对未成熟骨的影响

骨骺板（physeal plate）负责未成熟骨骼的纵向生长，最容易受到辐射的影响。因此，辐射在儿童中最常见的骨骼作用是纵向生长停滞，从而导致肢体缩短或成角。增殖区（proliferative zone）快速增殖的细胞似乎是生长板最敏感的区域。对于较低剂量，储备区的干细胞可使增殖区再群化，使得组织水平生长恢复。随着剂量的增加，这种影响可以是永久性的，增殖区不能再群化。临床钙化区（provisional calcification）的软骨细胞（chrodrocytes）也可能在辐射后消减，使得新钙化的骨骼被非预期激活的破骨细胞（osteoclast）吸收，导致生长板增厚。软骨细胞功能恢复可以需要几个月，并可恢复纵向生长。

（二）辐射对成熟骨的影响

在早期阶段，辐射导致闭塞性动脉内膜炎和血管内皮细胞细胞质空泡化。随后，血管中间层的内膜纤维化和肥大导致哈佛斯系统（Haversiansystem）的管腔变窄，最终导致受照射后血流量减少。辐射影响成骨细胞增殖，导致合成骨基质细胞减少，骨萎缩可能是骨骼对损伤或机械负荷的反应减低。辐射对成骨细胞最终的影响是持续的骨吸收。破骨细胞骨吸收可以继续，但不同时伴有骨形成，骨密度降低，易发生骨折。影像学骨皮质减少和粗糙的小梁形成是显而易见的。骨血管减少，成骨细胞受照射后骨形成受损，骨折－愈合的环境改变，都往往导致骨不连。

第三节　临床表现

一、未成熟骨放疗的临床并发症

辐射对生长骨的临床结果是可变的，甚至戏剧性的，并总结如下。尽管临床问题的意义非常重大，但是对致病剂量效应的评估仍不确定。来自几项研究的数据表明，未成熟骨的辐射损伤的剂量－效应曲线的陡峭部分可能在15~35Gy之间。辐射分割剂量对骨异常生长风险的效应并没有很好的数据。除了剂量参数外，照射体积、受照射时的年龄、化疗的使用以及辐射暴露时间和辐射部位骨的生长活性也是重要的变量。

（一）辐射导致的颅面生长发育异常

儿童颅面发育迟缓可能导致严重的后果，包括面部不对称，对美容和功能产生严重后果。所观察到的异常可以通过建立放射学指标来量化评估，包括颅面骨发育不全、小颌畸形、咬合不正、颞下颌关节活动受限或牙关紧闭和（或）腭咽闭合不全。辐射对牙齿发育的影响包括降低矿物化，牙齿大小减小和（或）不发育。各种颅面畸形严重影响为儿童癌症生存者的社会心理。

大多数颅面横纹肌肉瘤的儿童接受最小剂量 50Gy 的放射治疗都发生临床上或影像学上颌面畸形。Guyuron 等人指出平均年龄 4.7 岁（范围：1~17 岁）的儿童，接受颌面部照射的骨副反应的阈值剂量为 30Gy。颅面骨发育受损害的一个重要因素是年龄在小于 5 岁，这些儿童生长骨正迅速增殖。Soniset 等人证实在 5 岁之前接受 24Gy 的头部照射的患者颅面畸形（主要是小颌畸形）的发生率高达 90%，而年龄在 5 岁以上接受 24Gy 的患者则没有发生颅面畸形。此外，10Gy 的全身照射（TBI）联合环磷酰胺化疗导致颅面生长迟缓，特别是 6 岁或 6 岁以下的儿童更为显著。因此，低剂量辐射联合化疗也会影响骨的生长。Jaffe 等人对 68 名接受治疗的儿童进行了分析，结果显示，与霍奇金病和白血病（平均剂量 35Gy）相比，横纹肌肉瘤（平均剂量 55Gy）治疗的患儿畸形发生率最高。这表明，即使剂量在 30~35Gy 以上，也可能对生长骨造成额外的伤害。

（二）脊柱、骨盆和四肢的骨骼发育异常

脊柱放射治疗与身材矮小相关。脊椎部分照射可引起局部生长停滞，导致脊柱侧凸和脊柱后凸。四肢照射可能导致肢体长度的显著差异。这些影响的严重程度取决于辐射剂量和放射治疗时骨骼生长速率。婴儿，幼儿和青少年在发育期最容易受影响。

1. 身材矮小 Willman 等人观察了 124 名儿童霍奇金病身高受损的幸存者，发现在青春期前治疗以及照射剂量大于 33Gy 的全脊髓放射治疗的儿童最为严重。平均身高受损为 7.7%，相当于身高降低 13cm。较低的辐射剂量，部分脊柱照射、或年龄较大的儿童，身高受损较轻。荷兰晚期效应研究小组对 285 例儿童期癌症生存者的测量数据显示，全脑全脊柱照射和颅骨照射均可导致成年后身高受损，而 8 岁以前受照射儿童最严重。维尔姆斯国立肿瘤研究小组对超过 2700 名放疗后有身高缺陷的儿童的分析结果显示，年轻患者生长迟缓的风险较高，较高剂量的辐射导致更多的身材矮小的发生。对于诊断时间 <1 岁的患者，接受 10Gy 或更多腹侧放射治疗的患者，与没有进行放射治疗的患者相比，预测成年后身高下降为 7.7cm。

2. 脊柱侧弯和脊柱后凸 辐射后的脊柱侧弯主要与脊柱的部分照射有关，或与治疗肾母细胞瘤时可能发生脊柱剂量分布不均匀有关。Paulino 等人报道了 1968—1994 年间接受放射治疗的 42 例肾母细胞瘤患者的脊柱侧弯发生率为 43%，脊柱侧弯的发展的平均时间为 102 个月。放射治疗后 5 年、10 年和 15 年的脊柱侧弯的发生率分别为 5%、52% 和 57%。治疗剂量低于 24Gy 的患者的发生率（26%）显著低于接受剂量 24Gy 或更高的患者（63%）。

3. 肢体缩短 长骨受照会干扰生长，最终导致受累肢体的长度不一致。约 80% 的肱骨生长来自近端生长中心，70% 的股骨生长来自于远端骨骺，60% 的胫骨生长来自近端生长中心。因此，一个完整的膝关节的照射，包括相邻的股骨和胫骨，可能导致严重的肢体长度缩短，需要外科矫正干预。

4. 股骨头骨骺滑脱症 辐射诱导的骨骺滑脱可能发生于没有其他危险因素股骨头，阈值剂量为 25 至 30Gy。较小的年龄似乎是关键因素，因为 4 岁之前受照射的患者发生率为 47%，而较大的患者仅 5%。

二、成熟骨放疗的临床并发症

临床通常使用的放射剂量不会对骨骼结构造成深度的急性损伤。由于骨的代谢周转速度慢，临床检测到的特异性变化有较长的潜伏期。晚期反应通常在辐射一年后出现，包括成骨细胞的损伤，基质形成减少和骨质减少。骨的修复可能来源于在未吸收的骨小梁的骨沉积。最初可能无症状，影像学上表现为靠近损伤骨的局部区域不透明度增加，被称为放射性骨炎（radiation-inducedosteitis）。最终取决于受照骨的解剖部位和损伤的严重程度，可能表现为由于骨坏死或应力性 / 不全性骨折引起的症状，或由于结构缺陷而出现病理性骨折。

（一）下颌骨的放射性骨坏死

下颌骨是放射治疗后经常损伤的骨骼之一，放射性骨坏死是头颈部恶性肿瘤放射治疗后最严重的后遗症之一。最近有一篇相关的综述发表。细胞消耗、血供差、氧合不足（潜在的与血管损害或持续吸烟有关）及感染联合作用导致该综合征。通常在放射治疗后 6 个月至数年出现，此后仍有终生风险但比率较低。影像学诊断标准包括骨质疏松，由于吸收引起的骨斑、骨硬化和骨膜增厚。可能最终导致骨溶解和骨折。最常见也是最重要的临床标志是表现为长期溃疡性黏膜中有骨质坏死，或较少见的具有窦道形成的皮肤溃疡。放射性骨坏死（ORN）经典定义为照射野中坏死骨在 3 个月未能愈合。这样引起持续性的感染，导致骨萎缩的持续进展，血管减少和对感染的防御性差。

下颌骨的放射性骨坏死的发生与下颌骨受照的总剂量相关，但是常规分割放疗 60Gy 以下的放射性骨坏死几乎不会出现（例如 2Gy/f）。较高强度的放射治疗可增加风险，大分割治疗时，如果下颌骨没有在靶体积中去除，下颌骨坏死发生率可达到 20%。历来专家的共识表明调强放射治疗（IMRT）方法似乎降低了放射性骨坏死的发生率。此外，注意口腔卫生和牙齿健康是至关重要的，一般而言，牙齿的管理（龋齿或坏牙、牙龈问题）应在放射治疗之前进行，因为放射治疗后这些问题将成为易患因素。严重的龋齿需要小心拔除，确保牙槽边缘光滑，然后缝合覆盖的黏膜层闭合。如果该部位包括在放射治疗的靶体积内，至少需要 1~2 周的愈合期。

（二）辐射诱发躯干及四肢骨的骨折

病理性骨折（pathologic fracture）定义为经辐射的骨骼在无创伤或最小创伤后发生的骨折。大多数关于长骨病理性骨折的资料来源于软组织肉瘤、骨盆肿瘤和儿童肉瘤的经验，大多数研究集中在股骨骨折，因为常见且立即致残。股骨颈和股骨干是最常见的部位。放疗总剂量、分次剂量、是否整个骨骼横截面暴露于射野、骨膜剥脱、骨骼部分切除、女性、高龄、绝经后、化疗均为发生病理性长骨骨折的危险因素。因此，全程将全部股骨包括在放射野内（常发生在对穿照射技术中）是不推荐的。骨膜剥离会导致营养血管的破坏，因此影响外皮质的血液供应。由于剥离过程中骨膜的骨祖细胞去除，从而导致骨骼愈合和再生的潜力降低。股骨发生骨膜剥离使 5 年骨折率增加 29%（$P<0.0001$）。一些研究证实骨折发生还与骨外科相关的骨暴露相关，包括部分皮质骨切除术。

妇科、泌尿生殖系统或胃肠道肿瘤患者进行盆腔照射后，可能会发生辐射诱导的骨盆骨折，尤其是承重骶髂关节相邻的部位。通常表现为骨盆不全性骨折（pelvic insufficiency fractures，PIF），也称为轻微骨折或应力性骨折。50% 是双侧的，10% 至 20% 发生在耻骨上，5% 发生在髋臼。超过 60% 的病例出现多发性骨折。有症状的 PIF 通常表现为轻度至中度的疼痛，可能持续数月甚至超过 1 年。少数（13%）病例中，PIF 症状严重，可能需要麻醉治疗和（或）住院治疗。仅有少数研究进行了 PIF 的危险因素分析。一般来说，危险因素似乎包括皮质类固醇的使用、年龄较大和骨质疏松。能够确定的因素是照射剂量，特别是超过 50Gy 时特别重要（当剂量小于或大于 50.4Gy 时，PIF 的 5 年发病率分别为 2% 和 23.4%）。近期一则对 83 例 PIF 患者的多变量分析表明，年龄大、体重低和放射剂量与 PIF 风险显著有关。

乳腺癌放射治疗后肋骨骨折发生率从 <1% 到 19% 不等。现在的放射治疗技术避免了正常结构的受照，提高了放射野的匹配，并且较高光子能量的直线加速器的应用似乎与较低的肋骨骨折发生率相关，在 20 世纪 60 年代至 80 年代传统的放射治疗方法可以引起接近 19% 的肋骨骨折发生率。单次大剂量照射是肋骨骨折的辐射相关危险因素。在 1978—1980 年期间，使用标准剂量（约 2.3Gy/f），每周 5 次，总剂量为 51.3Gy，或每次较高剂量（约 3.9Gy/f），每周 2 次，总剂量 46.4Gy，分 12 次照射，影像学发现的无症状的肋骨骨折，高剂量组为 19%，低剂量组为 6%（P <0.05）。最近更多关于调整大分割方式的Ⅲ期随机试验中，2.7~3.2Gy/ 次，共 13~16 次，总剂量 39~41.6Gy 分割方法，与标准的 50Gy/25f 的分割方式相比没有增加迟发性毒副作用包括肋骨骨折的风险。在加拿大 Whelan 等人的研究中，仅报告了一例肋骨骨折（在标准分割方式中）。在两个英国试验（START A 和 START B）中，报告了相同的肋骨骨折发生率。报告的肋骨骨折发生率为 1.5%，确诊肋骨骨折发生率为 0.2%，标准组与实验组无差异。因此，即使总剂量是合适的（例如 46.4Gy），高于某一阈值（高于 3.2~3.9Gy/f）的分次剂量是骨损伤发展的一个因素。其他潜在影响因素包括射线束的能量（例如 4MV vs 6~8 MV）、乳房照射时剂量和体积以及辅助化疗药物的使用。辐射诱发的肋骨骨折可发生放疗后 1 个月至 5 年（中位时间 12~27 个月），通常累及超过一根肋骨，幸运的是大多数不需要干预可完全愈合。慢性后遗症可能包括反应性愈合障碍，继发软组织表现以及照射区域软组织萎缩。

辐射诱导的锁骨骨折或放射性骨坏死主要见于乳腺癌和头颈部肿瘤。辐射诱导的椎体（包括颈椎、胸椎或腰椎）骨折或放射性骨坏死也可能发生，但并不常见。损伤包括骨质疏松表现，骨质硬化和压缩性骨折，但没有关于辐射剂量参数或其他危险因素的数据。

第四节　预防与治疗

一、避免放射性骨骼损伤的策略

（一）辐射技术

避免辐射对骨骼的晚期反应可以通过减少骨的辐射剂量实现。在骨骼本身不是辐射治疗的指定目标结构的情况下，可以实现通过使用适形或调强放射治疗（IMRT）来避免骨高剂量。儿科肿瘤学中，对正在成长的骨骼照射后局部骨生长受损，可能导致骨骼畸形（例如不对称、脊柱侧弯）。为了防止这一点，标准辐射技术达到均匀辐射剂量和避免生长骨陡峭的剂量梯度可能比 IMRT 更佳。一个例子是在治疗椎旁神经母细胞瘤或儿童腹部肿瘤，放疗方法需包括整个脊柱。但是，这样将增加对其他器官的暴露，例如肾脏，必须进行权衡潜在的获益。另一个避免辐射诱发的骨损伤的方法是减少单次剂量，如前所述治疗儿童尤文肉瘤时减少由辐射导致的病理性骨折发生率。然而，关于这个问题的临床资料非常有限，最终结论还不能做出。

（二）辐射防护药物

研究证实细胞保护药阿米福汀有潜在的保护骨骼和维持放疗后的骨生长的作用。在动物模型中，Damron 等人发现在分次放射治疗之前用阿米福汀治疗，与单独照射相比可降低长骨生长的丢失。骨矿物质密度（BMD）分析和受照射骨组织学检查显示阿米福汀治疗增加了BMD，并增加存活的成骨细胞数量。除了保存长骨生长外，在动物模型中也证实阿米福汀对辐射诱发的颅面生长损害也有保护作用。然而，关于阿米福汀在骨放射防护效应，还没有临床数据可以参考。

二、药物治疗

（一）放射性骨坏死

已酮可可碱是甲基黄嘌呤衍生物，具有血管扩张作用，它还能降低血液黏度，改善红细胞的可塑变形性，抑制人类表皮成纤维细胞的增殖，增加组织氧水平，似乎可改善放射治疗引起的软组织坏死。在一个病案报告中，它改善了辐射诱发的骨盆骨折的临床预后。

Delanian 和 Lefaix 开发一种放射性骨坏死的治疗方案，联合应用己酮可可、维生素 E 及双膦酸盐氯膦酸二钠。这种组合方法的原理是维生素 E 清除活性氧，有助于减少纤维化。氯膦酸盐是新一代双膦酸盐，通过减少破骨细胞的数量和活性来抑制骨吸收。已经有小队列研究报道对放射性骨坏死有改善作用，但需要随机试验数据来确定这种治疗的价值。

（二）生长障碍

外源性生长激素（GH）补充对于行颅脑放射治疗或全身放射治疗的患者，可治疗辐射诱导的生长延迟。这种方法已经被用于 GH 缺乏症，或无 GH 缺乏情况下生长受损的患者。在多因素回归分析结果显示，GH 治疗似乎让 10 岁以前接受骨髓移植的儿童的最终身高显著增加，而 10 岁以后接受骨髓移植的儿童没有发现显著效果。

即使没有 GH 缺乏，GH 补充治疗似乎对身高也有积极的影响。虽然 GH 能够降低由辐射引起的生长障碍，但是与正常情况相比，最终仍然不能完全恢复。GH 的补充治疗在 TBI 治疗后颅面生长受损也已有研究，平均年龄 12 岁开始 GH 治疗，平均治疗时间为 3.6 年。GH 对头颅似乎的影响较小，可能是由于这一部位的生长在相对较早的年龄完成。

三、高压氧治疗

高压氧（hyperbaricoxygen，HBO）广泛应用于下颌骨放射性骨坏死的治疗，基于的理论前提是持续性缺氧是导致伤口长期不愈的重要因素，HBO 可促进血管生成、成纤维细胞增殖和胶原合成。Marx 等人随机对照试验比较了牙齿摘除后青霉素联合 HBO 与青霉素单独使用时放射性骨坏死的发生率，HBO 组的发生率更低。然而，随后许多关于牙齿摘除和放射治疗应用的研究表明，在缺乏 HBO 的情况下，放射性骨坏死的风险也是极低的。尽管如此，使用 HBO 来治疗可能出现的放射性骨坏死仍然被普遍接受。然而，令人担忧的是，这种昂贵的方法可能达不到期望的效果。法国的研究者对放射性骨坏死的患者进行了安慰剂对照的随机双盲试验，但由于 HBO 在延缓进展、缓解疼痛、促进愈合没有获益，而被提前终止研究。

四、外科治疗

（一）治疗骨折的流程

到目前为止，辐射相关骨折主要发生在骨盆的承重部位和下肢。骨盆骨折通常与泌尿生殖器肿瘤、结直肠肿瘤和妇科肿瘤的治疗相关，而股骨和胫骨骨折通常见于肢体肉瘤的手术切除和联合放疗。血管损伤，包括可能伴随肉瘤切除术的骨膜剥离和血管结扎，使骨骼无血管供应，影响骨骼愈合。在高危患者进行肉瘤切除术时可考虑预防性髓内钉，但是这可能并不经济，而且可能会导致其他并发症，并不能保证骨折不会发展。

在上肢的非承重骨、骨盆的非关节骨发生的罕见的辐射相关性骨折通常可以保守治疗。而痛性骨不连、关节内骨折移位以及在负重骨（特别是在下肢）的骨折，需要手术治疗来恢复功能和行走。常规的手术固定，如插入髓内钉，需要增加自体髂嵴骨移植来增强骨诱导刺激。选择骨折不愈合的股骨干骨折患者（例如没有外周血管疾病的患者）进行血管化腓骨的移植，如果患者可以耐受，将可能从该治疗中获益。股骨干骨折也可以用手术切除，骨髓泥节段型假体可能允许这些患者早期承重，从而迅速恢复独立性。这些原则也适用于股骨近端骨折治疗。假体植入可以提供即刻的承重力，特别是以前的平板固定尝试不成功的情况。

（二）生长畸形的治疗

照射的肢体发生生长障碍是由于辐射导致生长板的损伤。虽然最好的治疗总是避免辐射，但若需要对未成熟的骨骺板放疗，最好照射整个生长板，避免未辐射的生长板持续生长，导致成角畸形。后者比肢体长度异常的外科手术纠正难度更大。由于照射引起的对称生长改变的治疗取决于骨骼所受影响和骨骼成熟度的预期差异。在很大程度上，预期的差异取决于孩子的年龄。孩子年龄越小接受辐射骨骺损伤后，对肢体生长的影响越大，预期差异也越大。与下肢相比，上肢骨骼的生长停止更易接受。

下肢长度差异大可导致骨盆倾斜，髋关节发育异常和腰椎退行性疾病。因此，准确预测骨骼成熟期的腿长是很重要的。年长儿童，特别是青少年，普遍耐受这种缺陷，不需要治疗。如果患者有症状，鞋子增高通常可用于小的差异。对于较大的差异（例如 2cm 和 6cm），参考对侧未受影响肢体行骺骨干固定术，确保腿长度接近相等。任何轻微的差异可以用鞋子增高来克服。

对于一个年纪很小的孩子，差异可能非常严重，通常可以手术加长受影响的骨骼和缩短对侧未受影响的骨头。在延长手术过程中，利用外部固定装置对受影响的股骨或胫骨近端和远端进行固定。中间骨头在接下来的几周内发生骨化，外部固定器由患者伸长，每天约 1~1.5mm。这样，骨膜仍连续，并伸展和产生新骨，称为“再生”。当延迟达到预设目标，伸长终止，但是外部固定器仍然保留几个星期，使得再生成熟。对于预期的腿长度差异在 20cm 以上，通常的结果是严重变形以及腿无功能，可能最好的方法是截肢和早配假体。非常小的孩子，预期出现显著的差异，通常会更好适应假肢。

（三）下颌骨放射性骨坏死的治疗

对于症状明显的下颌骨放射性骨坏死的病例且保守治疗无效，通常需要相对根治的手术，特别是那些一般情况较好并且不带瘤的患者。一般来说，广泛切除坏死骨即刻进行皮瓣重建是治疗的最佳选择。最根本的目标是消除所有失活的骨骼，并采用照射体积外的健康的血管丰富的组织替代。此外，这类病例可以考虑使用高压氧治疗。

（邹　莉　俞辰逍　朱雅群）

参考文献

1. 王绿化，朱广迎．肿瘤放射治疗学，北京：人民卫生出版社．2016 年．
2. 王绿化．肿瘤放射治疗学．北京：人民卫生出版社．2018 年．
3. 李晔雄．肿瘤放射治疗学．北京：中国协和医科大学出版社．2018 年．
4. Paulino AC.Late effects of radiotherapy for pediatric extremity sarcomas.Int J RadiatOncolBiol Phys.2004，60（1）：265–274.
5. Micha JP，Goldstein BH，Rettenmaier MA，et al.Pelvic radiation necrosis and osteomyelitis following chemoradiation for advanced stage vulvar and cervical carcinoma.GynecolOncol.2006，101（2）：349–352.
6. Cannon CP，Ballo MT，Zagars GK，et al.Complications of combined modality treatment of primary lower extremity soft–tissue

sarcomas.Cancer.2006,107(10):2455-2461.

7. Livi L,Santoni R,Paiar F,et al.Late treatment-related complications in 214 patients with extremity soft-tissue sarcoma treated by surgery and postoperative radiation therapy.Am J Surg.2006,191(2):230-234.
8. Noordijk EM,Carde P,Dupouy N,et al.Combined-modality therapy for clinical stage I or Ⅱ Hodgkin's lymphoma:long-term results of the European Organisation for Research and Treatment of Cancer H7 randomized controlled trials.J ClinOncol.2006,24(19):3128-3135.
9. Ahmad M,Sampair C,Nazmul-Hossain AN,et al.Therapeutic doses of radiation alter proliferation and attachment of osteoblasts to implant surfaces.J Biomed Mater Res A.2008,86(4):926-934.
10. Indelicato DJ,Keole SR,Shahlaee AH,et al.Definitive radiotherapy for Ewing tumors of extremities and pelvis:long-term disease control,limb function,and treatment toxicity.Int J RadiatOncolBiol Phys.2008,72(3):871-877.
11. Bentzen SM,Agrawal RK,Aird EG,et al.The UK Standardisation of Breast Radiotherapy(START) Trial B of radiotherapy hypofractionation for treatment of early breast cancer:a randomised trial.Lancet.2008,371(9618):1098-1107.
12. Dickie CI,Parent AL,Griffi n AM,et al.Bone fractures following external beam radio-therapy and limb-preservation surgery for lower extremity soft tissue sarcoma:relationship to irradiated bone length,volume,tumor location and dose.Int J RadiatOncolBiol Phys.2009,75(4):1119-1124.
13. GortzakY,Lockwood GA,Mahendra A,et al.Prediction of pathologic fracture risk of the femur after combined modality treatment of soft tissue sarcoma of the thigh.Cancer.2010,116(6):1553-1559.

附 录

附录一 1991 年 Emami B 等关于放射治疗中正常组织耐受性的推荐

器官	TD5/5 体积（cGy）			TD50/5 体积（cGy）			观测终点
	1/3	2/3	3/3	1/3	2/3	3/3	
肾脏 I	5000	3000*	2300		4000*	2800	临床肾炎
肾脏 Ⅱ							
膀胱	N/A	8000	6500	N/A	8500	8000	症状性膀胱挛缩和体积缩小
骨：							
股骨头 I 和 Ⅱ	—	—	5200	—	—	6500	坏死
颞下颌关节	6500	6000	6000	7700	7200	7200	关节功能显著受限
肋骨	5000	—	—	6500	—	—	病理性骨折
皮肤	$10cm^2$	$30cm^2$	$100cm^2$	$10cm^2$	$30cm^2$	$100cm^2$	毛细血管扩张
	—	—	5000	—	—	6500	
	7000	6000	5500	—	—	7000	坏死、溃疡
大脑	6000	5000	4500	7500	6500	6000	坏死、梗死
脑干	6000	5300	5000	—	—	6500	坏死、梗死
视神经 I 和 Ⅱ	无部分体积		5000	—	—	6500	失明
视交叉	无部分体积		5000	无部分体积		6500	失明
脊髓	5cm	10cm	20cm	5cm	10cm	20cm	脊髓炎、坏死
	5000	5000	4700	7000	7000	—	

续表

器官	TD5/5 体积（cGy）			TD50/5 体积（cGy）			观测终点
	1/3	2/3	3/3	1/3	2/3	3/3	
马尾	无体积效应		6000	无体积效应		7500	临床明显的神经损伤
臂丛神经	6200	6100	6000	7700	7600	7500	临床明显的神经损伤
眼晶状体Ⅰ和Ⅱ	无部分体积		1000	—	—	1800	需要干预的白内障
视网膜Ⅰ和Ⅱ	无部分体积		4500	—	—	6500	失明
中 / 外耳	3000	3000	3000*	4000	4000	4000*	急性浆液性中耳炎
中 / 外耳	5500	5500	5500*	6500	6500	6500*	慢性浆液性中耳炎
腮腺*Ⅰ和Ⅱ	—	3200*	3200*	—	4600*	4600*	口腔干燥症
				（TD100/5 为 5000）			
喉	7900*	7000*	7000*	9000*	8000*	8000*	软骨坏死
喉	—	4500	4500*	—	—	8000*	喉头水肿
肺Ⅰ	4500	3000	1750	6500	4000	2450	肺炎
肺Ⅱ							
心脏	6000	4500	4000	7000	5500	5000	心包炎
食管	6000	5800	5500	7200	7000	6800	临床狭窄 / 穿孔
胃	6000	5500	5000	7000	6700	6500	溃疡，穿孔
小肠	5000		4000*	6000		5500	梗阻 / 穿孔 / 瘘管
结肠	5500		4500	6500		5500	梗阻 / 穿孔 / 瘘管 / 溃疡
直肠	体积 100cm³，无体积效应		6000	体积 100cm³，无体积效应		8000	严重的直肠炎 / 坏死 / 瘘管，狭窄
肝脏	5000	3500	3000	5500	4500	4000	肝功能衰竭

*：小于 50% 体积时没有引起明显的变化

附录二　2005—2016 年美国肿瘤放射治疗协作组关于放射治疗中危及器官剂量 / 体积限值的推荐

器官	类型	体积	剂量	资料来源
臂丛神经	最大剂量	/	<66Gy	RTOG 0619
臂丛神经	体积（%）	5%	<60Gy	RTOG 0619
脑干	最大剂量	/	<54Gy	RTOG 0225
脑干	体积（%）	1%	<60Gy	RTOG 0225
耳蜗	体积（%）	5%	<55Gy	RTOG 0615
内耳 / 中耳	平均剂量	/	<50Gy	RTOG 0225
眼球	最大剂量	/	<50Gy	RTOG 0615
眼球	平均剂量	/	<35Gy	RTOG 0225
声门型喉	平均剂量	/	<45Gy	RTOG 0225
晶状体	最大剂量	/	<25Gy	RTOG 0615
下颌骨	最大剂量	/	<70Gy	RTOG 0225
下颌骨	体积（cc）	<1cc	75Gy	RTOG 0225
视神经	最大剂量	/	<54Gy	RTOG 0225
视神经	体积（%）	1%	<60Gy	RTOG 0225
口腔	平均剂量	/	<40Gy	RTOG 0615
腮腺（单侧）	平均剂量	/	<26Gy	RTOG 0912
腮腺（单侧）	体积（%）	50%	<30Gy	RTOG 0912
腮腺（双侧）	体积（cc）	<20cc	20Gy	RTOG 0912
颞叶	最大剂量	/	<60Gy	RTOG 0225
颞叶	体积（%）	1%	<65Gy	RTOG 0225
颞颌关节	最大剂量	/	<70Gy	RTOG 0225
颞颌关节	体积（cc）	<1cc	75Gy	RTOG 0225
舌	最大剂量	/	<55Gy	RTOG 0225
舌	体积（%）	1%	<65Gy	RTOG 0225
食管	平均剂量	/	<35Gy	RTOG 0920
食管	体积（%）	15%	<54Gy	RTOG 0920
食管	体积（%）	33%	<45Gy	RTOG 0920
心脏	体积（%）	33%	<60Gy	RTOG 0623
心脏	体积（%）	67%	<45Gy	RTOG 0623
心脏	体积（%）	100%	<40Gy	RTOG 0623
双侧全肺	平均剂量	/	<20Gy	RTOG 0623
双侧全肺	体积（%）	37%	<20Gy	RTOG 0623
肾	体积（%）	33%	<50Gy	RTOG 0436
肾	体积（%）	67%	<30Gy	RTOG 0436

续表

器官	类型	体积	剂量	资料来源
肾	体积（%）	100%	<23Gy	RTOG 0436
肝	体积（%）	50%	<35Gy	RTOG 0436
肝	体积（%）	100%	<30Gy	RTOG 0436
小肠	最大剂量	/	<50Gy	RTOG 0822
小肠	体积（cc）	<100cc	40Gy	RTOG 0822
小肠	体积（cc）	<180cc	35Gy	RTOG 0822
小肠	体积（cc）	<65cc	45Gy	RTOG 0822
膀胱	体积（%）	15%	<80Gy	RTOG 0126
膀胱	体积（%）	25%	<75Gy	RTOG 0126
膀胱	体积（%）	35%	<70Gy	RTOG 0126
膀胱	体积（%）	50%	<65Gy	RTOG 0126
股骨头	最大剂量	/	<50Gy	RTOG 0822
股骨头	体积（%）	25%	<45Gy	RTOG 0822
股骨头	体积（%）	40%	<40Gy	RTOG 0822
阴茎球	平均剂量	/	<52.5Gy	RTOG 0126
直肠	体积（%）	15%	<75Gy	RTOG 0126
直肠	体积（%）	25%	<70Gy	RTOG 0126
直肠	体积（%）	35%	<65Gy	RTOG 0126
直肠	体积（%）	50%	<60Gy	RTOG 0126
脊髓	最大剂量	/	<45Gy	RTOG 0623

（1）RTOG-0619：A Randomized Phase Ⅱ Trial of Chemoradiotherapy Versus Chemoradiotherapy and Vandetanib For High-Risk Postoperative Advanced Squamous Cell Carcinoma of the Head and Neck.（2010）

（2）RTOG-0225：A Phase Ⅱ Study of Intensity Modulated Radiation Therapy（IMRT）+/Chemotherapy for Nasopharyngeal Cancer.（2005）

（3）RTOG-0615：A Phase Ⅱ Study of Concurrent Chemoradiotherapy Using Three-Dimensional Conformal Radiotherapy（3D-CRT）or Intensity-Modulated Radiation Therapy（IMRT）+ Bevacizumab（BV）For Locally or Regionally Advanced Nasopharyngeal Cancer.（2011）

（4）RTOG-0912：A Randomized Phase Ⅱ Study of Concurrent Intensity Modulated Radiation Therapy（IMRT），Paclitaxel and Pazopanib（NSC 737754）/Placebo，for The Treatment of Anaplastic Thyroid Cancer.（2016）

（5）RTOG-0920：A Phase Ⅲ Study of Postoperative Radiation Therapy（IMRT）+/-Cetuximab for Locally-Advanced Resected Head and Neck Cancer.（2010）

（6）RTOG-0623：A Phase Ⅱ Trial of Combined Modality Therapy with Growth Factor Support for Patients with Limited Stage Small Cell Lung Cancer.（2007）

（7）RTOG-0436：A Phase Ⅲ Trial Evaluating the Addition of Cetuximab to Paclitaxel，Cisplatin，and Radiation for Patients With Esophageal Cancer Who Are Treated Without Surgery.（2012）

（8）RTOG-0822：A Phase Ⅱ Evaluation of Preoperative Chemoradiotherapy Utilizing Intensity Modulated Radiation Therapy（IMRT）in Combination with Capecitabine and Oxaliplatin for Patients with Locally Advanced Rectal Cancer.（2011）

（9）RTOG-0126：A Phase Ⅲ Randomized Study of High Dose 3DCRT/IMRT versus Standard Dose 3DCRT/IMRT in Patients Treated for Localized Prostate Cancer.（2014）

附录三 2010 年临床工作中正常组织效应定量分析危及器官剂量 / 体积限值的推荐[1]

器官	体积划分	照射类型（默认为部分器官）[2]	观测终点	剂量（Gy）或剂量 / 体积参数[2]	并发症概率（%）	剂量 / 体积参数说明
脑	整个器官	3D-CRT	症状性坏死	D_{max}<60	<3	生物效应剂量在 72Gy 和 90Gy 的数据根据 BED 模型换算
	整个器官	3D-CRT	症状性坏死	D_{max}=72	5	
	整个器官	3D-CRT	症状性坏死	D_{max}=90	10	
	整个器官	SRS（单分次照射）	症状性坏死	V_{12}<5~10cc	<20	当 V_{12}>5~10cc 时，并发症概率迅速上升
脑干	整个器官	整个器官	永久颅内神经病变或坏死	D_{max}<54	<5	
	整个器官	3D-CRT	永久颅内神经病变或坏死	D_{1-10cc} ≤ 59[3]	<5	
	整个器官	3D-CRT	永久颅内神经病变或坏死	D_{max}<64	<5	点剂量 <<1cc
	整个器官	SRS（单分次照射）	永久颅内神经病变或坏死	D_{max}<12.5	<5	听神经瘤患者
视神经 / 视交叉	整个器官	3D-CRT	视神经病变	D_{max}<55	<3	考虑到视神经 / 视交叉体积较小，3D CRT 下受照射的往往是整个器官[4]
	整个器官	3D-CRT	视神经病变	D_{max} 55~60	3~7	
	整个器官	3D-CRT	视神经病变	D_{max}>60	>7~20	
	整个器官	SRS（单分次照射）	视神经病变	D_{max}<12	<10	
脊髓	部分器官	3D-CRT	脊髓病变	D_{max}=50	0.2	包括完整的脊髓横截面
	部分器官	3D-CRT	脊髓病变	D_{max}=60	6	
	部分器官	3D-CRT	脊髓病变	D_{max}=69	50	
	部分器官	SRS（单分次照射）	脊髓病变	D_{max}=13	1	部分脊髓横截面照射 3 个分次，仅部分脊髓横截面受照射
	部分器官	SRS（大分割照射）	脊髓病变	D_{max}=20	1	
耳蜗	整个器官	3D-CRT	感音神经性听力损失	平均剂量≤ 45	<30	耳蜗平均剂量，在 4kHz 测试听力
	整个器官	SRS（单分次照射）	感音神经性听力损失	处方剂量≤ 14	<25	可感知的听觉
腮腺	双侧全腮腺	3D-CRT	长期腮腺唾液分泌功能 减少到低于放疗前 25% 的水平	平均剂量 <25	<20	双侧全腮腺合并评估[5]
	单侧全腮腺	3D-CRT	长期腮腺唾液分泌功能 减少到低于放疗前 25% 的水平	平均剂量 <20	<20	单侧腮腺， 至少有一侧腮腺保护到平均剂量小于 20Gy

续表

器官	体积划分	照射类型（默认为部分器官）②	观测终点	剂量（Gy）或剂量 / 体积参数②	并发症概率（%）	剂量 / 体积参数说明
	双侧全腮腺	3D-CRT	长期腮腺唾液分泌功能 减少到低于放疗前 25% 的水平	平均剂量 <39	<50	双侧全腮腺合并评估
咽部	咽缩肌	整个器官	症状性吞咽或误吸困难	平均剂量 <50	<20	
喉部	整个器官	3D-CRT	声带功能障碍	D_{max}<66	<20	有化疗参与，数据源于单一研究
	整个器官	3D-CRT	误吸	平均剂量 <50	<30	有化疗参与，数据源于单一研究
	整个器官	3D-CRT	水肿	平均剂量 <44	<20	无化疗参与， 数据源于非喉癌患者的单一研究
	整个器官	3D-CRT	水肿	V_{50}<27%	<20	
肺	整个器官	3D-CRT	症状性肺炎	V_{20} ≤ 30%	<20	双侧全肺，剂量响应平缓
	整个器官	3D-CRT	症状性肺炎	平均剂量 =7	5	不包括有目的的全肺照射
	整个器官	3D-CRT	症状性肺炎	平均剂量 =13	10	
	整个器官	3D-CRT	症状性肺炎	平均剂量 =20	20	
	整个器官	3D-CRT	症状性肺炎	平均剂量 =24	30	
	整个器官	3D-CRT	症状性肺炎	平均剂量 =27	40	
食管	整个器官	3D-CRT	≥ 3 级急性食管炎	平均剂量 <34	5~20	基于 RTOG 和其他几项研究
	整个器官	3D-CRT	≥ 2 级急性食管炎	V_{35}<50%	<30	多种交替关联的剂量阈值 表现为剂量 – 体积效应
	整个器官	3D-CRT	≥ 2 级急性食管炎	V_{50}<40%	<30	
	整个器官	3D-CRT	≥ 2 级急性食管炎	V_{70}<20%	<30	
心脏	心包	3D-CRT	心包炎	平均剂量 <26	<15	基于单一研究
	心包	3D-CRT	心包炎	V_{30}<46%	<15	
	整个器官	3D-CRT	长期心脏性死亡	V_{25}<10%	<1	基于模型预测的过度安全风险估计
肝脏	全肝减去 GTV	3D-CRT 或全肝	典型 RILD⑥	平均剂量 <30~32	<5	不包括患基础肝病或肝癌的患者， 这些患者的耐受剂量更低
	全肝减去 GTV	3D-CRT	典型 RILD	平均剂量 <42	<50	
	全肝减去 GTV	3D-CRT 或全肝	典型 RILD	平均剂量 <28	<5	适用 Child-Pugh A 分级且有基础肝病或肝细胞肝癌的患者，不含乙肝再激活患者
	全肝减去 GTV	3D-CRT	典型 RILD	平均剂量 <36	<50	

续表

器官	体积划分	照射类型（默认为部分器官）②	观测终点	剂量（Gy）或剂量 / 体积参数②	并发症概率（%）	剂量 / 体积参数说明
	全肝减去GTV	SBRT（大分割照射）	典型RILD	平均剂量 <13	<5	原发性肝癌，3分次照射
				<18	<5	原发性肝癌，6分次照射
	全肝减去GTV	SBRT（大分割照射）	典型RILD	平均剂量 <15	<5	肝转移癌，3分次照射
				<20	<5	肝转移癌，6分次照射
	超过700cc的正常肝脏	SBRT（大分割照射）	典型RILD	D_{max}<15	<5	基于重要危及器官的限量，3~5分次照射
肾脏	双侧全肾⑦	双侧全肾或3D-CRT	临床相关的肾脏功能障碍	平均剂量 <15~18	<5	
	双侧全肾⑦	双侧全肾	临床相关的肾脏功能障碍	平均剂量 <28	<50	
	双侧全肾⑦	3D-CRT	临床相关的肾脏功能障碍	V_{12}<55% V_{20}<32% V_{23}<30% V_{28}<20%	<5	双侧全肾
胃	全部器官	全部器官	溃疡	D_{100}<45③	<7	
小肠	单独的小肠肠管	3D-CRT	≥3级急性并发症⑧	V_{15}<120cc	<10	基于分割出的单独小肠肠管体积，而不是整个腹膜腔
	腹膜腔内整个潜在空间	3D-CRT	≥3级急性并发症⑧	V_{45}<195cc	<10	腹膜腔内整个潜在空间体积
直肠	全器官	3D-CRT	≥2级直肠晚期毒性反应 ≥3级直肠晚期毒性反应	V_{50}<50%	<15 <10	前列腺癌放疗数据
	全器官	3D-CRT	≥2级直肠晚期毒性反应 ≥3级直肠晚期毒性反应	V_{60}<35%	<15 <10	
	全器官	3D-CRT	≥2级直肠晚期毒性反应 ≥3级直肠晚期毒性反应	V_{65}<25%	<15 <10	
	全器官	3D-CRT	≥2级直肠晚期毒性反应 ≥3级直肠晚期毒性反应	V_{70}<20%	<15 <10	

续表

器官	体积划分	照射类型（默认为部分器官）②	观测终点	剂量（Gy）或剂量/体积参数②	并发症概率（%）	剂量/体积参数说明
	全器官	3D-CRT	≥2级直肠晚期毒性反应 ≥3级直肠晚期毒性反应	V_{75}<15%	<15 <10	
膀胱	全器官	3D-CRT	≥3级的晚期RTOG毒性	D_{max}<65	<6	膀胱癌放疗数据 膀胱的大小、形状或位置变化复杂， 影响了精确数据的获取。
	全器官	3D-CRT	≥3级的晚期RTOG毒性	V_{65}≤50% V_{70}≤35% V_{75}≤25% V_{80}≤15%		前列腺癌放疗数据 基于当前的RTOG 0415推荐值
阴茎球	全器官	3D-CRT	严重的勃起功能障碍	95%腺体体积的平均剂量<500	<35	
	全器官	3D-CRT	严重的勃起功能障碍	D_{90}<50③	<35	
	全器官	3D-CRT	严重的勃起功能障碍	D_{60-70}<70	<55	

缩写：3D-CRT=3-dimensional conformal radiotherapy（三维适形放射治疗），SRS=stereotactic radiosurgery（立体定向放射外科治疗），BED=biologically effective dose（生物效应剂量），SBRT=stereotactic body radiotherapy（体部立体定向放射治疗），RILD=radiation-induced liver disease（放射性肝病），RTOG=radiation therapy oncology group（肿瘤放射治疗协作组）

①除非另有说明，所有的数据均来自QUANTEC中总结的文献。

这些数据在临床上应谨慎使用。强烈建议使用前查阅对应的文献以核对这些限值参数的临床适用性，多数数据来源非IMRT治疗

②除非另有说明，否则均为常规分次照射（即，每天1.8~2.0Gy/分次）。Vx为器官接受照射剂量≥xGy的百分体积。D_{max}=maximum radiation dose（最大照射剂量）

③ D_x=器官中接受最高剂量的x%体积（或x ml）里最低的剂量

④对于视神经，其发生神经性病变的受量约为59Gy（详见相关文献）。垂体瘤的耐受剂量应有所降低

⑤严重的口干症与其他因素相关，包括颌下腺的受照剂量

⑥典型的放射性肝病（RILD），包括无黄疸的肝大、腹水，通常发生在治疗后2周到3个月之间。典型的RILD也涉及高碱性磷酸酶（比正常或基线阀的上限高两倍）

⑦非全身照射

⑧联合化疗

附录四　2010年美国医学物理师协会 Task Group 101 报告关于立体定向放射治疗中危及器官的剂量 / 体积限值推荐

串联组织	高于阈值的最大危险体积	1分次		3分次		5分次		观察终点（≥3级）
		阈值剂量（Gy）	最大点剂量（Gy）[a]	阈值剂量（Gy）	最大点剂量（Gy）[a]	阈值剂量（Gy）	最大点剂量（Gy）[a]	
视觉通路	<0.2cc	8	10	15.3（5.1Gy/fx）	17.4（5.8Gy/fx）	23（4.6Gy/fx）	25（5Gy/fx）	神经炎
耳蜗			9		17.1（5.7Gy/fx）		25（5Gy/fx）	听力损伤
脑干（非髓质）	<0.5cc	10	15	18（6Gy/fx）	23.1（7.7Gy/fx）	23（4.6Gy/fx）	31（6.2Gy/fx）	脑神经病变
脊髓和髓质	<0.35cc	10	14	18（6Gy/fx）	21.9（7.3Gy/fx）	23（4.6Gy/fx）	30（6Gy/fx）	脊髓炎
	<1.2cc	7		12.3（4.1Gy/fx）		14.5（2.9Gy/fx）		
脊髓亚体积（每个治疗平面上下5~6 mm）	<10%的亚体积	10	14	18（6Gy/fx）	21.9（7.3Gy/fx）	23（4.6Gy/fx）	30（6Gy/fx）	脊髓炎
马尾	<5cc	14	16	21.9（7.3Gy/fx）	24（8Gy/fx）	30（6Gy/fx）	32（6.4Gy/fx）	神经炎
骶丛	<5cc	14.4	16	22.5（7.5Gy/fx）	24（8Gy/fx）	30（6Gy/fx）	32（6.4Gy/fx）	神经病变
食管[b]	<5cc	11.9	15.4	17.7（5.9Gy/fx）	25.2（8.4Gy/fx）	19.5（3.9Gy/fx）	35（7Gy/fx）	狭窄 / 瘘
臂丛神经	<3cc	14	17.5	20.4（6.8Gy/fx）	24（8Gy/fx）	27（5.4Gy/fx）	30.5（6.1Gy/fx）	神经病变
心脏 / 心包	<15cc	16	22	24（8Gy/fx）	30（10Gy/fx）	32（6.4Gy/fx）	38（7.6Gy/fx）	心包炎
大血管	<10cc	31	37	39（13Gy/fx）	45（15Gy/fx）	47（9.4Gy/fx）	53（10.6Gy/fx）	血管瘤
气管和大支气管[b]	<4cc	10.5	20.2	15（5Gy/fx）	30（10Gy/fx）	16.5（3.3Gy/fx）	40（8Gy/fx）	狭窄 / 瘘
小支气管	<0.5cc	12.4	13.3	18.9（6.3Gy/fx）	23.1（7.7Gy/fx）	21（4.2Gy/fx）	33（6.6Gy/fx）	肺不张
肋骨	<1cc	22	30	28.8（9.6Gy/fx）	36.9（12.3Gy/fx）	35（7Gy/fx）	43（8.6Gy/fx）	疼痛 / 骨折
	<30cc			30.0（10.0Gy/fx）				
皮肤	<10cc	23	26	30（10Gy/fx）	33（11Gy/fx）	36.5（7.3Gy/fx）	39.5（7.9Gy/fx）	溃疡
胃	<10cc	11.2	12.4	16.5（5.5Gy/fx）	22.2（7.4Gy/fx）	18（3.6Gy/fx）	32（6.4Gy/fx）	溃疡 / 瘘
十二指肠[b]	<5cc	11.2	12.4	16.5（5.5Gy/fx）	22.2（7.4Gy/fx）	18（3.6Gy/fx）	32（6.4Gy/fx）	溃疡
	<10cc	9		11.4（3.8Gy/fx）		12.5（2.5Gy/fx）		

续表

串联组织	高于阈值的最大危险体积	1 分次		3 分次		5 分次		观察终点（≥ 3 级）
		阈值剂量（Gy）	最大点剂量（Gy）[a]	阈值剂量（Gy）	最大点剂量（Gy）[a]	阈值剂量（Gy）	最大点剂量（Gy）[a]	
空肠 / 回肠	<5cc	11.9	15.4	17.7（5.9Gy/fx）	25.2（8.4Gy/fx）	19.5（3.9Gy/fx）	35（7Gy/fx）	肠炎 / 梗阻
结肠[b]	<20cc	14.3	18.4	24（8Gy/fx）	28.2（9.4Gy/fx）	25（5Gy/fx）	38（7.6Gy/fx）	结肠炎 / 瘘
直肠[b]	<20cc	14.3	18.4	24（8Gy/fx）	28.2（9.4Gy/fx）	25（5Gy/fx）	38（7.6Gy/fx）	直肠炎 / 瘘
膀胱壁	<15cc	11.4	18.4	16.8（5.6Gy/fx）	28.2（9.4Gy/fx）	18.3（3.65Gy/fx）	38（7.6Gy/fx）	膀胱炎 / 瘘
阴茎球	<3cc	14	34	21.9（7.3Gy/fx）	42（14Gy/fx）	30（6Gy/fx）	50（10Gy/fx）	勃起功能障碍
股骨头（左和右）	<10cc	14		21.9（7.3Gy/fx）		30（6Gy/fx）		坏死
肾门 / 主血管干	<2/3 体积	10.6		18.6（6.2Gy/fx）		23（4.6Gy/fx）		恶性高血压

并联组织	阈值以下的最低危险体积	1 分次		3 分次		5 分次		观察终点（≥ 3 级）
		阈值剂量（Gy）	最大点剂量（Gy）[a]	阈值剂量（Gy）	最大点剂量（Gy）[a]	阈值剂量（Gy）	最大点剂量（Gy）[a]	
肺（右和左）	1500cc	7	/	11.6（2.9Gy/fx）	/	12.5（2.5Gy/fx）	/	基本肺功能
肺（右和左）	1000cc	7.4	/	12.4（3.1Gy/fx）	/	13.5（2.7Gy/fx）	/	肺炎
肝脏	700cc	9.1	/	19.2（4.8Gy/fx）	/	21（4.2Gy/fx）	/	基本肝功能
肾皮质（右和左）	200cc	8.4	/	16（4Gy/fx）	/	17.5（3.5Gy/fx）	/	

[a] 点定义的体积为≤ 0.035cc；[b] 避免环周照射

附录五 2017 年 Kim DWN 关于立体定向消融和大分割放射治疗中剂量 / 体积限值推荐

	体积（cc）	最大体积剂量（Gy）	最大点剂量（Gy）*	终点（≥ 3 级）
单次分割				
串联组织				
视觉通路	<0.2	8	10	神经炎
耳蜗			9	听力受损
脑干（非髓质）	<0.5	10	15	脑神经病变
脊髓和髓质	<0.35	10	14	脊髓炎
马尾	<5	14	16	神经炎
骶丛	<5	14.4	16	神经病变
食管†	<5	20	24	食管炎
臂丛神经	<3	13.6	16.4	神经病变
心脏 / 心包	<15	16	22	心包炎
大血管	<10	31	37	血管瘤
气管和大支气管†	<4	27.5	30	肺清除能力受损
支气管和小气道	<0.5	17.4	20.2	肺不张
肋骨	<5	28	33	疼痛或骨折
皮肤	<10	25.5	27.5	溃疡
胃	<5	17.4	22	溃疡 / 瘘
胆管			30	狭窄
十二指肠†	<5	17.4	22	溃疡
空肠 / 回肠†	<30	17.6	20	肠炎 / 肠梗阻
结肠†	<20	20.5	31	结肠炎 / 瘘
直肠†	<3.5	30	33.7	直肠炎 / 瘘
	<20	23		
	<33% 直肠周长	24		
输尿管			35	狭窄
膀胱壁	<15	12	25	膀胱炎 / 瘘
阴茎球	<3	16		勃起功能障碍
股骨头	<10	15		坏死
肾门 / 血管主干	15	14		恶性高血压
并联组织				
肺（右和左）	男性 1500，女性 950‡	7.2		基础肺功能
肺（右和左）			V_{-8}<37%	放射性肺炎
肝		11.6		基础肝功能
肾皮质（右侧和左侧）	700‡	9.5		基础肾功能
	200‡			

续表

	体积（cc）	最大体积剂量（Gy）	最大点剂量（Gy）[*]	终点（≥ 3 级）
两次分割				
串联组织				
视觉通路	<0.2	11.7	13.7	神经炎
耳蜗			11.7	听力受损
脑干（非髓质）	<0.5	13	19.1	脑神经病变
脊髓和髓质	<0.35	13	18.3	脊髓炎
马尾	<5	18	20.8	神经炎
骶丛	<5	18.5	20.8	神经病变
食管[†]	<5	24.3	28.3	食管炎
臂丛神经	<3	17.8	21.2	神经病变
心脏 / 心包	<15	20	26	心包炎
大血管	<10	35	41	血管瘤
气管和大支气管[†]	<4	34.5	38	肺清除能力受损
支气管和小气道	<0.5	21.6	25.1	肺不张
肋骨	<5	34	41.5	疼痛或骨折
皮肤	<10	28.3	30.3	溃疡
胃	<5	20	26	溃疡 / 瘘
胆管			33	狭窄
十二指肠[†]	<5	20	26	溃疡
空肠 / 回肠[†]	<30	19.2	24	肠炎 / 肠梗阻
结肠[†]	<20	25.8	39	结肠炎 / 瘘
直肠[†]	<3.5	38	41.3	直肠炎 / 瘘
	<20	26.7		
	<33% 直肠周长	30		
输尿管			37.5	狭窄
膀胱壁	<15	14.5	29	膀胱炎 / 瘘
阴茎球	<3	20.5		勃起功能障碍
股骨头	<10	19.5		坏死
肾门 / 血管主干	15	16.8		恶性高血压
并联组织				
肺（右和左）	男性 1500，	9.4		基础肺功能
肺（右和左）	女性 950[‡]		V-10<37%	放射性肺炎
肝		15.1		基础肝功能
肾皮质（右侧和左侧）	700[‡]	12.5		基础肾功能
	200[‡]			

续表

	体积（cc）	最大体积剂量（Gy）	最大点剂量（Gy）[*]	终点（≥ 3 级）
三次分割				
串联组织				
视觉通路	<0.2	15.3	17.4	神经炎
耳蜗			14.4	听力受损
脑干（非髓质）	<0.5	15.9	23.1	脑神经病变
脊髓和髓质	<0.35	15.9	22.5	脊髓炎
马尾	<5	21.9	25.5	神经炎
骶丛	<5	22.5	25.5	神经病变
食管[†]	<5	27.9	32.4	食管炎
臂丛神经	<3	22	26	神经病变
心脏 / 心包	<15	24	30	心包炎
大血管	<10	39	45	血管瘤
气管和大支气管[†]	<5	39	43	肺清除能力受损
支气管和小气道	<0.5	25.8	30	肺不张
肋骨	<5	40	50	疼痛或骨折
皮肤	<10	31	33	溃疡
胃	<5	22.5	30	溃疡 / 瘘
胆管			36	狭窄
十二指肠[†]	<5	22.5	30	溃疡
空肠 / 回肠[†]	<30	20.7	28.5	肠炎 / 肠梗阻
结肠[†]	<20	28.8	45	结肠炎 / 瘘
直肠[†]	<3.5	43	47	直肠炎 / 瘘
	<20	30.3		
	<33% 直肠周长	34		
输尿管			40	狭窄
膀胱壁	<15	17	33	膀胱炎 / 瘘
阴茎球	<3	25		勃起功能障碍
股骨头				
肾门 / 血管主干				
	<10	24		坏死
	15	19.5		恶性高血压
并联组织				
肺（右和左）	男性 1500，女	10.8		基础肺功能
肺（右和左）	性 950[‡]		V-11.4<37%	放射性肺炎
肝		17.7		基础肝功能
肾皮质（右侧和左侧）	700[‡]	14.7		基础肾功能
	200[‡]			

续表

	体积（cc）	最大体积剂量（Gy）	最大点剂量（Gy）[*]	终点（≥3 级）
四次分割				
串联组织				
视觉通路	<0.2	19.2	21.2	神经炎
耳蜗			18	听力受损
脑干（非髓质）	<0.5	20.8	27.2	脑神经病变
脊髓和髓质	<0.35	18	25.6	脊髓炎
马尾	<5	26	28.8	神经炎
骶丛	<5	26	28.8	神经病变
食管[†]	<5	30.4	35.6	食管炎
臂丛神经	<3	24.8	29.6	神经病变
心脏 / 心包	<15	28	34	心包炎
大血管	<10	43	49	血管瘤
气管和大支气管[†]	<5	42.4	47	肺清除能力受损
支气管和小气道	<0.5	28.8	34.8	肺不张
肋骨	<5	43	54	疼痛或骨折
皮肤	<10	33.6	36	溃疡
胃	<5	25	33.2	溃疡 / 瘘
胆管			38.4	狭窄
十二指肠[†]	<5	25	33.2	溃疡
空肠 / 回肠[†]	<30	22.4	31.6	肠炎 / 肠梗阻
结肠[†]	<20	30.8	48.5	结肠炎 / 瘘
直肠[†]	<3.5	47.2	51.6	直肠炎 / 瘘
	<20	34		
	<33% 直肠周长	37		
输尿管			43	狭窄
膀胱壁	<15	18.5	35.6	膀胱炎 / 瘘
阴茎球	<3	27		勃起功能障碍
股骨头	<10	27		坏死
肾门 / 血管主干	15	21.5		恶性高血压
并联组织				
肺（右和左）	男 性 1500，女	12		基础肺功能
肺（右和左）	性 950[‡]		V-12.8<37%	放射性肺炎
肝		19.6		基础肝功能
肾皮质（右侧和左侧）	700[‡]	16		基础肾功能
	200[‡]			

续表

	体积（cc）	最大体积剂量（Gy）	最大点剂量（Gy）*	终点（≥3级）
五次分割				
串联组织				
视觉通路	<0.2	23	25	神经炎
耳蜗			22	听力受损
脑干（非髓质）	<0.5	23	31	脑神经病变
脊髓和髓质	<0.35	22	28	脊髓炎
马尾	<5	30	31.5	神经炎
骶丛	<5	30	32	神经病变
食管†	<5	32.5	38	食管炎
臂丛神经	<3	27	32.5	神经病变
心脏 / 心包	<15	32	38	心包炎
大血管	<10	47	53	血管瘤
气管和大支气管†	<5	45	50	肺清除能力受损
支气管和小气道	<0.5	32	40	肺不张
肋骨	<5	45	57	疼痛或骨折
皮肤	<10	36.5	38.5	溃疡
胃	<5	26.5	35	溃疡 / 瘘
胆管			41	狭窄
十二指肠†	<5	26.5	35	溃疡
空肠 / 回肠†	<30	24	34.5	肠炎 / 肠梗阻
结肠†	<20	32.5	52.5	结肠炎 / 瘘
直肠†	<3.5	50	55	直肠炎 / 瘘
	<20	37.5		
	<33% 直肠周长	39		
输尿管			45	狭窄
膀胱壁	<15	20	38	膀胱炎 / 瘘
阴茎球	<3	30		勃起功能障碍
股骨头	<10	30		坏死
肾门 / 血管主干	15	23		恶性高血压
并联组织				
肺（右和左）	男性 1500，女性 950‡	12.5		基础肺功能
肺（右和左）			V-13.5<37%	放射性肺炎
肝		21.5		基础肝功能
肾皮质（右侧和左侧）	700‡	17.5		基础肾功能
	200‡			

续表

	体积（cc）	最大体积剂量（Gy）	最大点剂量（Gy）*	终点（≥3级）
八次分割				
串联组织				
视觉通路	<0.2	27.2	29.6	神经炎
耳蜗			26.4	听力受损
脑干（非髓质）	<0.5	27.2	37.6	脑神经病变
脊髓和髓质	<0.35	26.4	33.6	脊髓炎
马尾	<5	34	38.4	神经炎
骶丛	<5	34	38.4	神经病变
食管†	<5	36.8	43.2	食管炎
臂丛神经	<3	32.8	39.2	神经病变
心脏 / 心包	<15	34.4	40	心包炎
大血管	<10	55.2	62	血管瘤
气管和大支气管†	<5	50	56	肺清除能力受损
支气管和小气道	<0.5	38.4	48.8	肺不张
肋骨	<5	50	63	疼痛或骨折
皮肤	<10	43.2	45.6	溃疡
胃	<5	31.2	42	溃疡 / 瘘
胆管			48	狭窄
十二指肠†	<5	31.2	42	溃疡
空肠 / 回肠†	<30	28.8	40	肠炎 / 肠梗阻
结肠†	<20	35.2	57.5	结肠炎 / 瘘
直肠†	<3.5	56	61.5	直肠炎 / 瘘
	<20	45		
	<33% 直肠周长	45		
输尿管			53	狭窄
膀胱壁	<15	22.4	44.8	膀胱炎 / 瘘
阴茎	<3	35		勃起功能障碍
股骨头	<10	35		坏死
肾门 / 血管主干	15	28		恶性高血压
并联组织				
肺（右和左）	男性 1500，女	14.4		基础肺功能
肺（右和左）	性 950‡		V-15.2<37%	放射性肺炎
肝		24.8		基础肝功能
肾皮质（右侧和左侧）	700‡	20		基础肾功能
	200‡			

*“点剂量”定义为 0.035cc 或更小

†避免圆周性照射

‡三分之一的“天然”器官体积（在器官切除或体积减少性疾病之前的器官体积），以较大的为准

中英文名词对照

2 Gy/ 次 等 效 剂 量（equivalent total dose in 2-Gy fraction, EQD2）
Bragg 峰（Bragg peak）
DNA 损伤（DNA lesions）
DNA 损伤修复（DNA damage repair）
Lhermitte 征（Lhermitte sign）
α/β 比值（α/β ratio）

A

阿米福汀 / 氨磷汀 (amifostine）
艾滋病病毒（human immunodeficiency virus, HIV）

B

表观遗传组学（epigenetic）

C

肠道损伤模型（intestinal injury animal model）
肠内营养（enternalnutrition）
常见毒性反应术语标准（common terminology criteria for adverse events, CTCAE）
超氧化物歧化酶（superoxide dismutase, SOD）
传能线密度（linear energy transfer，LET）

D

大（低）分割放射治疗（hypofractionated radiotherapy）
单核苷酸多态性（single nucleotide polymorphisms, SNP）
蛋白质组学（proteomics）
第二原发肿瘤（second malignant neoplasm）
凋亡（apoptosis）
多发性硬化症（multiple sclerosis）

E

恶病质（cachexia）

F

放射基因组学（radiogenomics）
放射敏感性（radiosensitivity）
放射性臂丛神经损伤（radiation-induced brachial plexopathy）
放射性肠损伤（病）（radiation enteropathy）
放射性发音障碍（radiation-induced dysphonia）
放射性肺损伤（radiation-induced lung injury)
放射性肺纤维化（radiation-induced pulmonary fibrosis）
放射性肺炎（radiation pneumonitis）
放射性分泌性中耳炎（radiation-induced secretory otitis media）
放射性肝损伤（病）（radiation-induced liver diseases）
放射性睾丸损伤（radiation-induced testicular injury）
放射性骨骼损伤（radiation-induced skeletal injury）
放射性骨坏死（osteoradionecrosis）
放射性骨盆不全性骨折（radiation-induced pelvic insufficiency fractures）
放射性脊髓损伤（病）（radiation-induced spinal cord injury）
放射性甲状腺功能减退（radiation-induced hypothyroidism）
放射性口干（radiation-induced xerostomia）
放射性口腔黏膜炎（radiation-induced oral mucositis）
放射性卵巢损伤（radiation-induced ovary injury）
放射性脑干损伤（radiation-induced brainstem injury）
放射性脑坏死（radiation-induced cerebral necrosis）
放射性脑神经损伤（radiation-induced cranial nerve injury）
放射性脑损伤（radiation-induced brain injury）
放射性颞叶坏死（radiation-induced temporal lobe necrosis）
放射性膀胱损伤（炎）（radiation-induced bladder injury）
放射性皮肤损伤（radiation-induced cutaneous syndrome）
放射性肾损伤（radiation-induced nephropathy）

放射性食管损伤（radiation-induced）
放射性食管炎（radiation-induced esophagitis）
放射性视神经损伤（radiation-induced optic neuropathy）
放射性视网膜病变（radiation-induced retinopathy）
放射性听觉损伤（radiation-induced auditory injury）
放射性吞咽障碍（radiation-induced dysphagia）
放射性外周神经损伤（radiation-induced peripheral nerves injury）
放射性胃损伤（radiation-induced gastricism）
放射性下丘脑-垂体轴功能损伤（radiation-induced hypothalamic and pituitary function injury）
放射性涎腺损伤（radiation-induced sialadenitis）
放射性心包炎（radiation-induced pericarditis）
放射性心肌炎（radiation-induced myocarditis）
放射性心脏损伤（radiation-induced heart injury）
放射性阴道损伤（radiation-induced vaginal injury）
放射性造血系统损伤（radiation-induced hematopoietic syndrome）
放射性直肠损伤（炎）（radiation proctitis）
放射性子宫损伤（radiation-induced uterine injury）
非同源末端连接（non-homologous end joining）
肺损伤模型（lung injury animal model）
分子靶向治疗（molecular targeted therapy）
分子标志物（molecular biomarker）
分子影像学（molecular imaging）
辐射回忆性皮炎（radiation recall dermatitis）
辐射致癌（radiation-induced oncogenesis）

G

高通量基因组测序（next-generation sequencing）
高血压（hypertension）
功能性亚单元（functional subunits, FSU）

H

海马保护性全脑放疗（hippocampal-sparing whole brain radiotherapy）
化学治疗（chemotherapy）
坏死（necrosis）

J

基因组学（genomics）
急性辐射综合征（acute radiation syndrome）
己酮可可碱（pentoxifylline）
剂量率效应（dose rate effects）
剂量体积直方图（dose-volume histogram，DVH）
间期死亡（interphase death）
胶原血管性疾病（collagen vascular disease, CVD）

L

类风湿关节炎（rheumatoid arthritis, RA）
立体定向放射外科 (stereotactic radiosurgery，SRS)
立体定向消融放射治疗（stereotactic ablative radiotherapy，SABR）
临床工作中正常组织效应定量分析（quantitative analysis of normal tissue effects in the clinic，QUANTEC）

M

美国放射肿瘤学协作组（Radiation Treatment Oncology Group，RTOG）

N

脑损伤模型（brain injury animal model）

O

欧洲癌症研究与治疗组织（European Organization of Research and Treatment of Cancer，EORTC）

P

皮肤损伤模型（cutaneous injury animal model）

Q

潜在致死性损伤修复（potentially lethal damage recovery or repair）
全基因组关联研究（genome-wide association study, GWAS）
全身照射（total body irradiation, TBI）

S

三维适形放射治疗（three-dimensional radiation therapy, 3DCRT）
神经认知功能障碍（neurocognitive dysfunction）
生物标志物（biomarker）
生物等效剂量（biological equivalent dose，BED）
实验动物模型（experimental animal model）
术中放射治疗（intraoperative radiotherapy，IORT)

T

糖尿病（diabetes）
体部立体定向放射治疗（stereotactic body radiotherapy，